REVISÃO EM ULTRASSONOGRAFIA

Física • Abdome • Obstetrícia e Ginecologia

REVISÃO EM ULTRASSONOGRAFIA

Física • Abdome • Obstetrícia e Ginecologia

2ª EDIÇÃO

Susanna Ovel, RDMS, RVT, RT(R)
Clinical Instructor and Senior Sonographer
Sonography Consultant
Sacramento, California

Thieme
Rio de Janeiro • Stuttgart • New York • Delhi

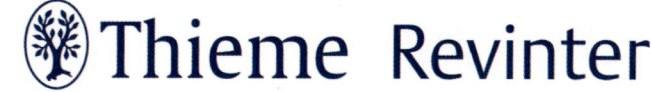

Dados Internacionais de Catalogação na Publicação (CIP)

OV96

Ovel, Susanna
    Revisão em ultrassonografia: Física, Abdome, Obstetrícia e Ginecologia/Susanna Ovel; tradução de Mônica Regina Brito & Edianez Chimello – 2. Ed. – Rio de Janeiro – RJ: Thieme Revinter Publicações, 2017.

    572 p.: il; 21,3 × 27,7 cm
    Título original: Sonography Exam Review: Physics, Abdomen, Obstetrics and Ginecology
    Inclui Bibliografia e Índice Remissivo
    ISBN 978-85-67661-32-2

    1. Ultrassonografia. 2. Abdome. 3. Doenças genitais. 4. Genitália. 5. Complicações da gravidez. I. Título.

    CDD: 616.07543
    CDU: 616.073:618

Tradução:
MÔNICA REGINA BRITO (Caps. 1 a 16)
Médica-Veterinária, Tradutora Especializada na Área da Saúde, SP

EDIANEZ CHIMELLO (Caps. 17 a 29)
Tradutora Especializada na Área da Saúde, SP

Revisão Técnica:
FLÁVIA DJAHJAH
Graduada em Medicina pela UFRJ
Residência Médica em Radiologia pela UERJ
Médica Radiologista da Rede Labs D´Or, Rio de Janeiro

Nota: O conhecimento médico está em constante evolução. À medida que a pesquisa e a experiência clínica ampliam o nosso saber, pode ser necessário alterar os métodos de tratamento e medicação. Os autores e editores deste material consultaram fontes tidas como confiáveis, a fim de fornecer informações completas e de acordo com os padrões aceitos no momento da publicação. No entanto, em vista da possibilidade de erro humano por parte dos autores, dos editores ou da casa editorial que traz à luz este trabalho, ou ainda de alterações no conhecimento médico, nem os autores, nem os editores, nem a casa editorial, nem qualquer outra parte que se tenha envolvido na elaboração deste material garantem que as informações aqui contidas sejam totalmente precisas ou completas; tampouco se responsabilizam por quaisquer erros ou omissões ou pelos resultados obtidos em consequência do uso de tais informações. É aconselhável que os leitores confirmem em outras fontes as informações aqui contidas. Sugere-se, por exemplo, que verifiquem a bula de cada medicamento que pretendam administrar, a fim de certificar-se de que as informações contidas nesta publicação são precisas e de que não houve mudanças na dose recomendada ou nas contraindicações. Esta recomendação é especialmente importante no caso de medicamentos novos ou pouco utilizados. Alguns dos nomes de produtos, patentes e *design* a que nos referimos neste livro são, na verdade, marcas registradas ou nomes protegidos pela legislação referente à propriedade intelectual, ainda que nem sempre o texto faça menção específica a esse fato. Portanto, a ocorrência de um nome sem a designação de sua propriedade não deve ser interpretada como uma indicação, por parte da editora, de que ele se encontra em domínio público.

Copyright © 2014 by Mosby Inc., an imprint of Elsevier Inc.
This edition of Sonography Exam Review: Physics, Abdomen, Obstetrics and Gynecology, 2nd edition by Susanna Ovel is published by arrangement with Elsevier Inc.
Esta edição de Sonography Exam Review: Physics, Abdomen, Obstetrics and Ginecology, 2nd edition de autoria de Susanna Ovel, foi publicada conforme acordo com Elsevier Inc.
ISBN 978-0-323-10046-5

© 2017 Thieme Revinter Publicações Ltda.
Rua do Matoso, 170, Tijuca
20270-135, Rio de Janeiro – RJ, Brasil
http://www.ThiemeRevinter.com.br

Thieme Medical Publishers
http://www.thieme.com

Impresso no Brasil por Prol Editora Gráfica Ltda.
ISBN 978-85-67661-32-2

Todos os direitos reservados. Nenhuma parte desta publicação poderá ser reproduzida ou transmitida por nenhum meio, impresso, eletrônico ou mecânico, incluindo fotocópia, gravação ou qualquer outro tipo de sistema de armazenamento e transmissão de informação, sem prévia autorização por escrito.

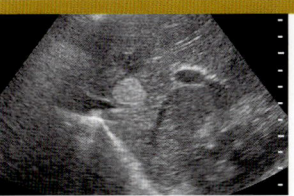

Sobre o Autor

Susanna Ovel, RDMS, RVT, RT(R) começou sua carreira em 1979 como técnica em radiologia no Radiological Associates of Sacramento. Ela se tornou uma Médica Ecografista Registrada (RDMS), com especialização em abdome e obstetrícia/ginecologia em 1985, Técnica Vascular Registrada (RVT) em 1993 e uma pioneira na Ecografia de Mama em 2002.

Susanna já lecionou ultrassonografia obstétrica/ginecológica e abdominal em cursos introdutórios e avançados, bem como física e instrumentação da ultrassonografia no Sacramento City Community College. Ela foi a coordenadora clínica de um novo programa de ultrassonografia médica diagnóstica em Kaiser Permanente Richmond Medical Center, em Richmond, Califórnia.

Ela trabalha como visitante no Joint Review Committee-Diagnostic Medical Sonography (JRC-DMS) e é membro no Continuing Medical Education Committee da SDMS desde 2009. Susanna também trabalha como consultora para novos programas de ultrassonografia em todo o país. Já escreveu materiais instrucionais e de testes para livros didáticos da Elsevier e continua a lecionar em vários assuntos ultrassonográficos, ao mesmo tempo em que trabalha como ecografista e instrutora clínica no Radiological Associates, em Sacramento.

Para meu pai, Bill Rusher.

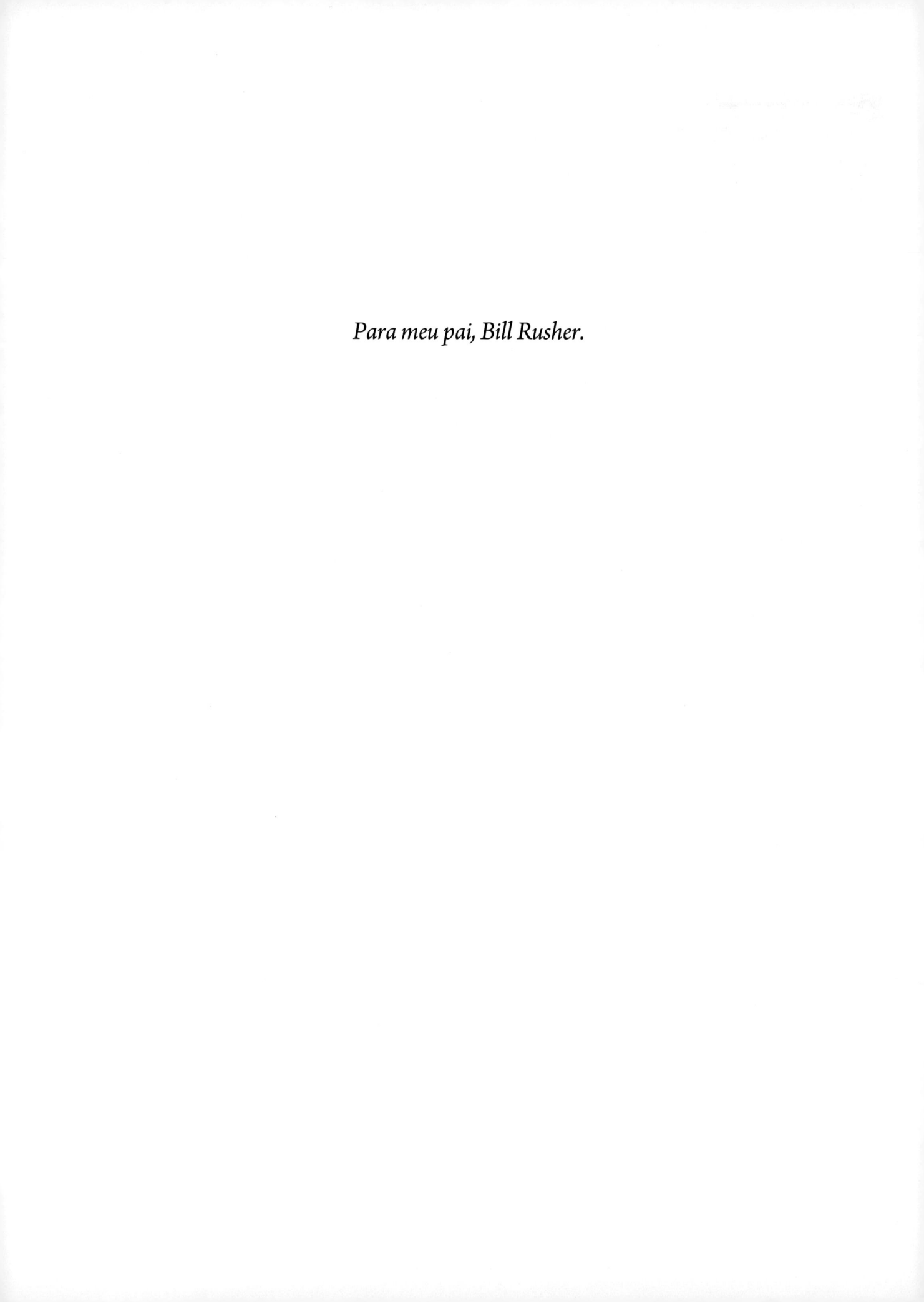

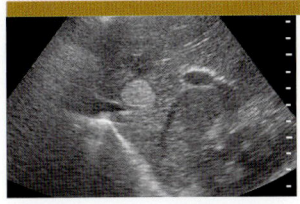

Colaboradores

Jacqueline Renee Bennett, BSRS, RDMS, RVS, RT(R,CT)
Sonography Program Director
Weatherford College
Weatherford, Texas

Elizabeth Brown, RDMS, RT(N), MSRS
Program Director
Midland College
Midland, Texas

Rosemarie P. Cann, BS, RDMS, RDCS
Program Director, Diagnostic Medical Sonography
Hunter Business School—Allied Health Division
Medford, New York

Janice Dolk, MA, RT(R), RDMS
Adjunct Faculty
Palm Beach State College
Palm Beach Gardens, Florida

Tim S. Gibbs, BSDMS, RT(R)(F), RDMS, RVT, CTNM
Clinical Instructor
Part-time Faculty
Orange Coast College
Costa Mesa, California

Karen M. Having, MS Ed, RT(R), RDMS
Associate Professor, School of Allied Health
Southern Illinois University–Carbondale
Carbondale, Illinois

Ecaterina-Mariana Hdeib, MA, RDMS
Clinical Assistant Professor, Diagnostic Medical Ultrasound Program
University of Missouri–Columbia
Columbia, Missouri

Harry H. Holdorf, PhD, MPA, RDMS, RT(AS, ARRT, (R))
Director, Diagnostic Medical Sonography Program
JFK Medical Center—Muhlenberg Snyder Schools
Plainfield, New Jersey

Robert Lilly, MS, RDMS (Abdomen and Ob/Gyn), RDCS
DMS Program Director
Mountain State University
Beckley, West Virginia

Kimberly Anne Pace, BS, MBA, RDCS, RDMS, RVT
Program Chair, Cardiovascular Sonography
Sanford-Brown College
Portland, Oregon

Kellee Stacks, BS, RTR, RDS, RVT
Cape Fear Community College
Wilmington, North Carolina

Anthony E. Swartz, BS, RT(R), RDMS
Practice Supervisor
WakeMed Faculty Physicians Maternal-Fetal Medicine
Raleigh, North Carolina

Regina Swearengin, AAS, BS, RDMS(AB)(OB)(NE)
Department Chair, Sonography
Austin Community College
Austin, Texas

Ann Willis, MS, RDMS, RVT
Assistant Professor
Baptist College of Health Sciences
Memphis, Tennessee

Cheryl Zelinsky, MM, RT(R), RDMS
Chair, Diagnostic Medical Sonography
Sanford-Brown College–Portland
Portland, Oregon

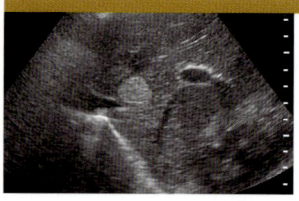

Prefácio

CONTEÚDO E ORGANIZAÇÃO

Revisão em Ultrassonografia: Física, Abdome, Obstetrícia e Ginecologia destina-se a alunos em preparação para os exames do American Registry of Diagnostic Medical Sonography (ARDMS), a prova de título em Ultrassonografia nos EUA.

O texto é dividido em três seções principais, incluindo os seguintes tópicos gerais: Física, Abdome, e Obstetrícia e Ginecologia. Cada seção segue e abrange por completo o exame do ARDMS.

- **Parte I:** *Física* inclui o material mais recente incluso no exame do ARDMS, iniciando na primavera de 2009. O tópico de Assistência ao Paciente e Comunicações é abordado junto com as informações sobre ultrassonografia Doppler e hemodinâmica.
- **Parte II:** *Abdome* divide o material em órgãos específicos, estruturas vasculares e áreas associadas na cavidade abdominal. Estruturas superficiais e artérias extracranianas também são incluídas. Cada capítulo inclui valores laboratoriais associados, anomalias congênitas, e aparência ultrassonográfica normal e patológica de estruturas específicas. Considerações diferenciais também são incluídas.
- **Parte III:** *Obstetrícia* e *Ginecologia* divide o material em seções menores, possibilitando a revisão de áreas específicas pelo aluno de ultrassonografia. Cada capítulo inclui valores laboratoriais, aparência ultrassonográfica e considerações diferenciais.

Os capítulos individuais seguem um formato consistente, com o uso de tabelas sempre que possível. Considerações diferenciais e valores laboratoriais são incluídos nas seções Abdome e Obstetrícia e Ginecologia, possibilitando o uso do texto como uma referência e guia de estudos.

CARACTERÍSTICAS

Perguntas de Nível de Prova de Título

Cinquenta perguntas de múltipla escolha, de nível de prova de título, seguem cada capítulo. Uma explicação acompanha todas as respostas, indicando as palavras-chave na pergunta e/ou motivos pelos quais a resposta certa está correta e as demais alternativas estão incorretas para a pergunta específica. As explicações aumentam a compreensão e retenção do material específico, e permitem o foco em áreas que necessitam de uma maior revisão.

Um simulado do exame de prova de título segue cada uma das três seções para ajudar os alunos a avaliar o conhecimento acumulado em cada parte. Cada exame inclui imagens, explicações e o número exato de perguntas do exame de prova de título verdadeiro.

Imagens e Ilustrações

Mais de 350 ilustrações anatômicas e varreduras, demonstrando a anatomia normal e as condições patológicas, são utilizadas nas seções de Abdome e Obstetrícia e Ginecologia, tanto no texto como nos simulados. Imagens tridimensionais são incluídas na seção de Obstetrícia e Ginecologia. Estas imagens ajudam no reconhecimento dos achados ultrassonográficos em casos normais e anormais. Visto que agora imagens coloridas são incluídas nas provas de título, imagens de Doppler em cores também são incluídas para ajudar a identificar o fluxo sanguíneo, e estas podem ser encontradas em um encarte em cores (p. xv).

Modo de Uso

O texto fornece informações sobre os três exames de ultrassonografia geral do ARDMS e é um guia de estudos eficaz para ser utilizado em todo o programa de ultrassonografia geral. O conteúdo pode ser citado como um suplemento na maioria dos cursos de ultrassonografia geral.

Como um livro de revisão, este texto fornece uma abordagem lógica e planejada no preparo para Provas e Concursos. O conteúdo, tão eficaz durante todo o programa educacional, é particularmente apreciado na revisão. Todo o conteúdo que pode ser testado é apresentado em um formato de fácil utilização e compreensão. Pelo fato de eu ter ensinado estes tópicos, minha abordagem ao leitor é a mesma que em uma sala de aula todas as vezes que o livro é aberto.

Alguns cuidados foram tomados para a criação de perguntas de múltipla escolha que abordassem a informação primária ensinada nos programas de ultrassonografia diagnóstica geral, sendo, portanto, relevantes nos exames do ARDMS. Essa filosofia, junto com o formato do conteúdo e tabelas, ajuda os alunos a otimizar o tempo de estudo. Todas as perguntas são escritas no estilo de múltipla escolha utilizado nas provas de título. As explicações e respostas descrevem as palavras-chave e/ou os motivos pelos quais as demais alternativas estão incorretas. Essa abordagem aumenta a compreensão do material.

A informação fornecida em cada capítulo individual deve ser revisada antes de tentar realizar o exame do assunto. Testes e arquivos podem ser datados para posterior revisão. Revisão das respostas de prévios exames pode demonstrar a repetição de áreas problemáticas, guiando o aluno para os assuntos ou áreas com necessidade de revisão adicional.

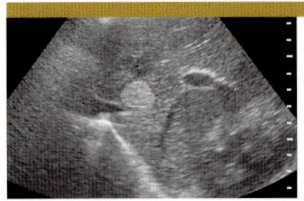

Agradecimentos

Gostaria de expressar meu reconhecimento e agradecimento a diversas pessoas por suas contribuições. Meus sinceros agradecimentos a Jeanne Olson e Linda Woodard, cuja visão e suporte tornaram este texto possível. Estendo um reconhecimento e apreço especial a Sonya Seigafuse pela edição especializada, encorajamento e eterno apoio. Meus agradecimentos sinceros para a equipe da Elsevier pelas contribuições profissionais e imediatas a este texto. Em virtude dos talentos superiores da equipe da Elsevier, quaisquer erros ou omissões neste livro são exclusivamente meus.

Estendo um agradecimento especial a L. Todd Dudley, MD e ao falecido Thomas K. Bellue, MD pelo encorajamento e pela ajuda no progresso de minha carreira e vida.

Susanna Ovel

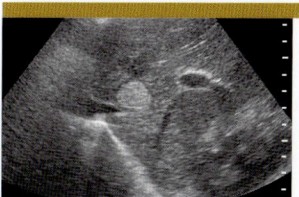

Lista de Abreviaturas

AAA	aneurisma da aorta abdominal	HD	hipocôndrio direito
ACR	*American College of Radiology*	HE	hipocôndrio esquerdo
ACTH	hormônio adrenocorticotrófico	HIPAA	*Health Insurance Portability and Accountability Act*
AED	desfribilador externo automatizado	HPB	hiperplasia prostática benigna
AFP	alfafetoproteína	HVL	camada semirredutora
AHRQ	*Agency for Healthcare Research and Quality*	ILA	índice de líquido amniótico
AIDS	síndrome da imunodeficiência adquirida	IMA	artéria mesentérica inferior
AIUM	*American Institute of Ultrasound in Medicine*	IR	índice de resistência
ALT	alanina aminotransferase	IRC	coeficiente da intensidade de reflexão
AMS	artéria mesentérica superior	ITC	coeficiente da intensidade de transmissão
ART	tecnologia de reprodução assistida	IUP	gravidez intrauterina
AST	aspartato aminotransferase	JCAHO	*Commission on Accreditation of Healthcare Organizations*
AV	arteriovenoso		
BUN	nitrogênio ureico no sangue	JUP	junção ureteropélvica
CA	circunferência abdominal	JUV	junção ureterovesical
CA	eixo celíaco	LA	líquido amniótico
CC	circunferência da cabeça	LAN	rede de área local
CCN	comprimento cabeça-nádegas	LCD	tela de cristal líquido
CDC	*Centers for Disease Control and Prevention*	LCR	líquido cefalorraquidiano
CHC	carcinoma hepatocelular	LFT	prova de função hepática
CRT	tubo de raios catódicos	LH	hormônio luteinizante
D&C	dilatação e curetagem	LHRF	fator de liberação do hormônio luteinizante
DBC	ducto biliar comum	LPO	oblíqua posterior esquerda
DBP	medição do diâmetro biparietal	MI	índice mecânico
DDH	displasia do desenvolvimento do quadril	MSD	diâmetro médio do saco
DF	fator de trabalho	NEMA	Associação Nacional de Fabricantes de Produtos Elétricos
DHC	ducto hepático comum		
DICOM	comunicação de Imagens Digitais em Medicina	NPO	nada por via oral
DIN	rede de digitalização de imagens	NTA	necrose tubular aguda
DIP	doença inflamatória da pelve	OSHA	Administração de Saúde e Segurança Ocupacional
DIU	dispositivo contraceptivo intrauterino	PA	média do pulso
DVT	trombose venosa profunda	PAAF	punção e aspiração com agulha fina
EFD	epífise femoral distal	PACS	sistema de comunicação e arquivamento de imagens
ETP	epífise tibial proximal		
FDA	*Food and Drug Administration*	PD	duração do pulso
FFT	transformada rápida de Fourier	PM	manutenção preventiva
FID	fossa ilíaca direita	PRF	frequência de repetição do pulso
FL	comprimento focal	PRP	período de repetição do pulso
FN	falso-negativo	PSA	antígeno específico da próstata
FP	falso-positivo	PTH	paratormônio
FSH	hormônio de estimulação de folículos	PVDF	fluoreto de polivinilideno
GDA	artéria gastroduodenal	PZT	titanato zirconato de chumbo
GI	gastrointestinal	QA	garantia de qualidade
hCG	gonadotropina coriônica humana	QC	controle de qualidade

RAM	memória de acesso aleatório	TI	índice térmico
RBCs	hemácias	TIB	índice térmico no osso
RCIU	restrição de crescimento intrauterino	TIC	índice térmico craniano
RCP	reanimação cardiopulmonar	TIPS	Anastomose portossistêmica intra-hepática transjugular
ROM	memória somente de leitura		
RPM	ruptura prematura das membranas	TIS	índice térmico de tecidos moles
RPO	oblíqua posterior direita	TJC	*The Joint Commission*
RTU	ressecção transuretral da próstata	TMB	taxa metabólica basal
SA	média espacial	TP	pico temporal
SAPA	média espacial-média do pulso	TSH	hormônio tireoestimulante
SATA	média espacial-média temporal	TSH	tirotropina
SATP	média espacial-pico temporal	TTS	síndrome da transfusão feto-fetal
SP	pico espacial	TV	transvaginal
SPL	comprimento espacial do pulso	VCI	veia cava inferior
SPPA	pico espacial-média do pulso	VMS	veia mesentérica superior
SPTA	pico espacial-média temporal	VN	verdadeiro-negativo
SPTP	pico espacial-pico temporal	VP	verdadeiro-positivo
SV	saco vitelino	VV	vesícula vitelina
T/R	transmissor/receptor	WES	sinal parede-eco-sombra
TA	média temporal	WRMSD	distúrbios musculoesqueléticos relacionados ao trabalho
TA	transabdominal		
TC	tomografia computadorizada	ZC	zona central
TCD	Doppler transcraniano	ZP	zona periférica
TDLU	unidade ducto-lobular terminal	ZT	zona de transição

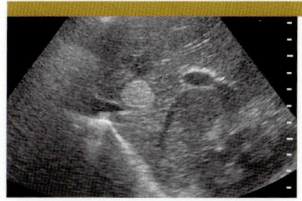

Sumário

Parte I: Física, 1

1. Segurança Clínica, 2
2. Princípios Físicos, 13
3. Transdutores de Ultrassom, 25
4. Instrumentação do Sistema Pulso-Eco, 37
5. Instrumentação e Hemodinâmica Doppler, 55
6. Garantia de Qualidade, Protocolos e Novas Tecnologias, 68

Exame Simulado – Física, 75

Parte II: Abdome, 85

7. Fígado, 86
8. Sistema Biliar, 105
9. Pâncreas, 123
10. Sistema Urinário, 136
11. Baço, 158
12. Retroperitônio, 170
13. Vasculatura Abdominal, 184
14. Trato Gastrointestinal, 199
15. Estruturas Superficiais: Ultrassonografia da Mama, Parede Abdominal e Musculoesquelética, 212
16. Escroto e Próstata, 229
17. Pescoço, 245
18. Peritônio, Tórax Não Cardíaco e Procedimentos Invasivos, 259

Exame Simulado – Abdome, 271

Parte III: Obstetrícia e Ginecologia, 295

- **19** Anatomia da Pelve, 296
- **20** Fisiologia da Pelve Feminina, 315
- **21** Doença do Útero e do Ovário, 331
- **22** Doença dos Anexos e Infertilidade, 343
- **23** Avaliação do Primeiro Trimestre, 353
- **24** Avaliação do Segundo Trimestre, 368
- **25** Avaliação do Terceiro Trimestre, 379
- **26** Anormalidades Fetais, 388
- **27** Complicações na Gravidez, 401
- **28** Placenta e Cordão Umbilical, 411
- **29** Cuidados e Técnicas com o Paciente, 425

Exame Simulado – Obstetrícia e Ginecologia, 440

Respostas de Física, 460

Respostas de Abdome, 473

Respostas de Obstetrícia e Ginecologia, 501

Bibliografia, 522

Créditos de Ilustração, 523

Índice Remissivo, 524

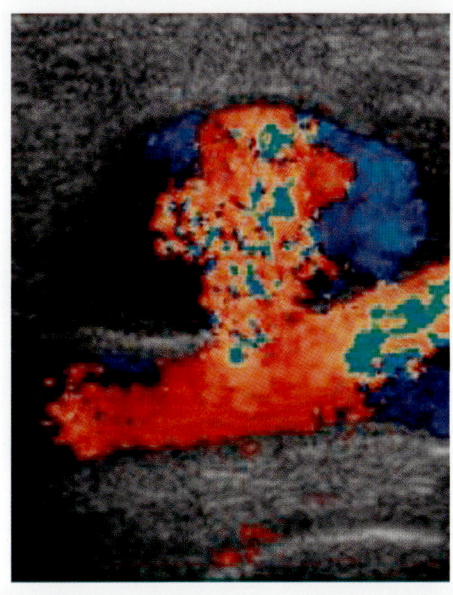

Ilustração em Cores 1 Imagem sagital da artéria femoral.

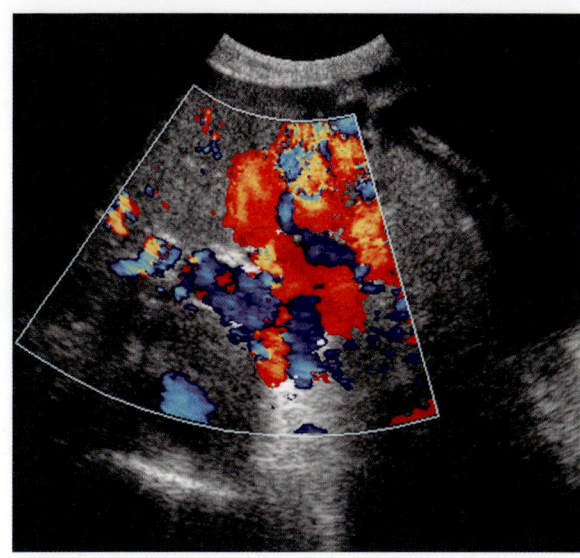

Ilustração em Cores 4 Imagem Doppler do hipocôndrio esquerdo.

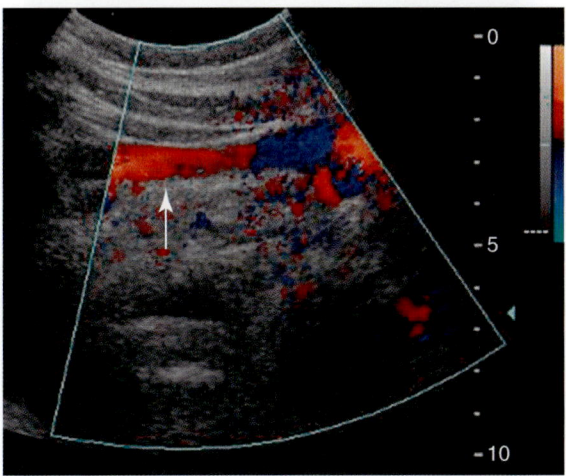

Ilustração em Cores 2 Imagem sagital da aorta abdominal.

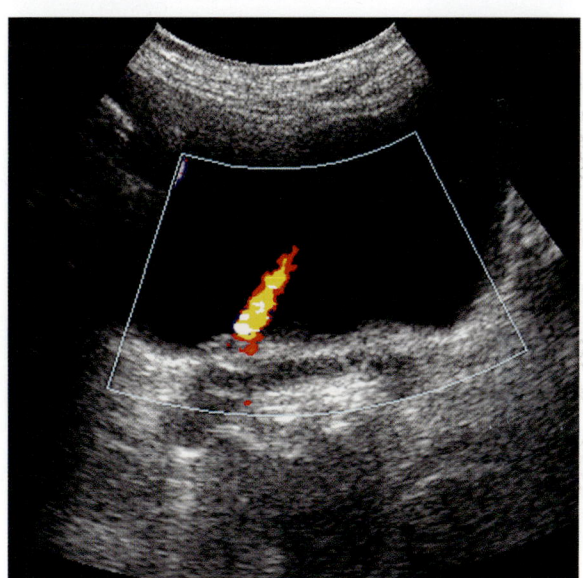

Ilustração em Cores 5 Sonograma transversal com Doppler.

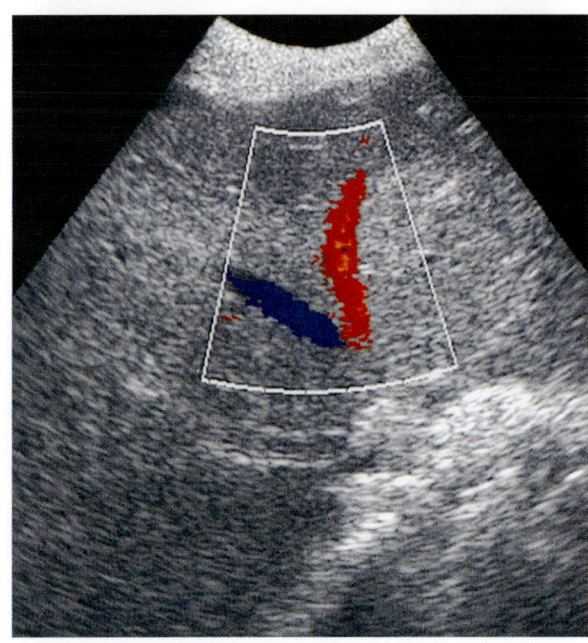

Ilustração em Cores 3 Imagem sagital do fígado.

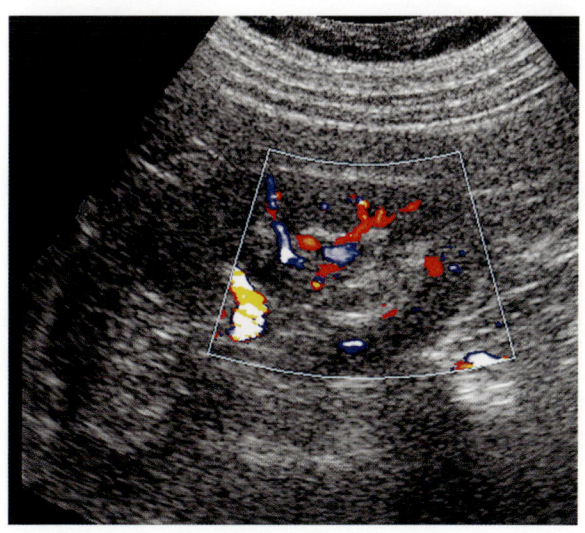

Ilustração em Cores 6 Imagem sagital com Doppler.

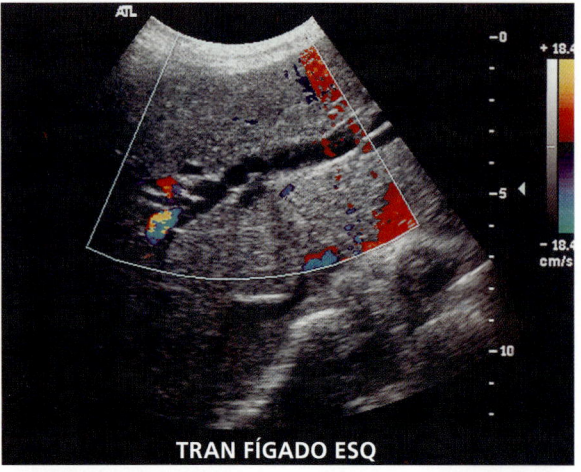

Ilustração em Cores 7 Sonograma transversal do fígado.

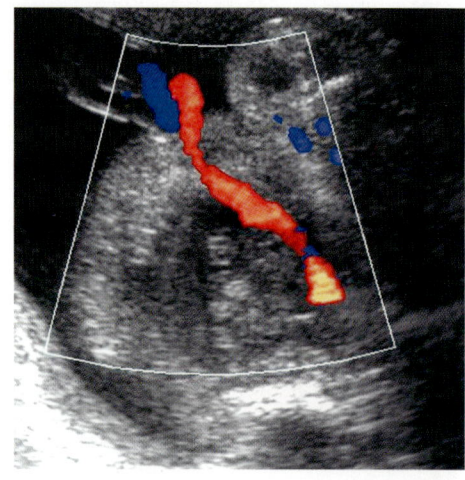

Ilustração em Cores 10.

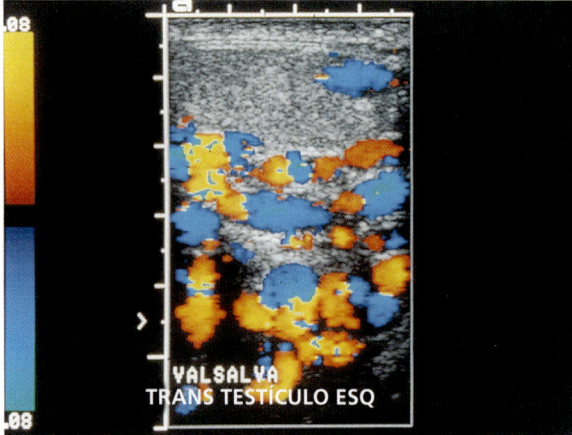

Ilustração em Cores 8 Sonograma duplex da porção inferior do escroto esquerdo.

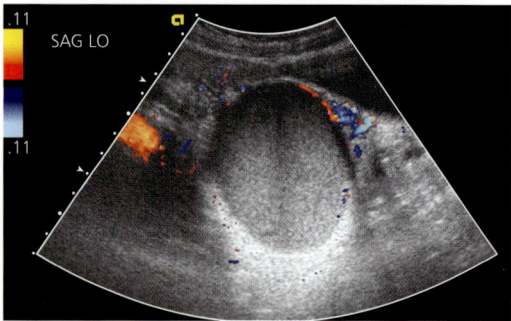

Ilustração em Cores 11 Sonograma dos anexos.

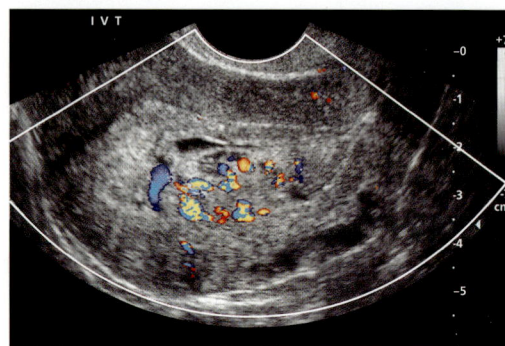

Ilustração em Cores 12.

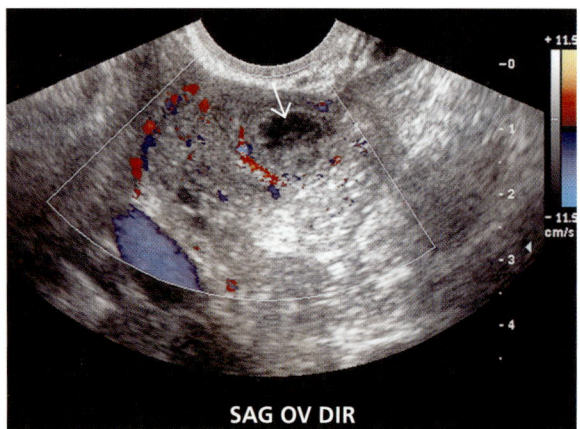

Ilustração em Cores 9 Sonograma endovaginal.

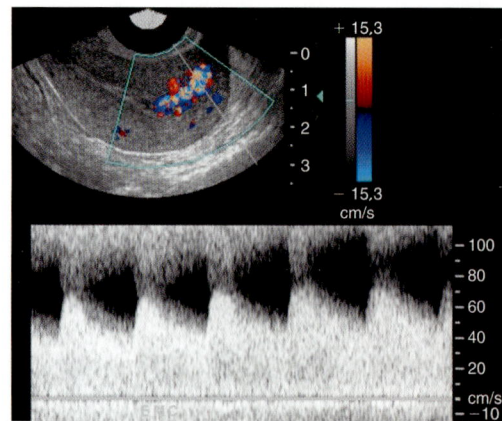

Ilustração em Cores 13 Imagem sagital do útero.

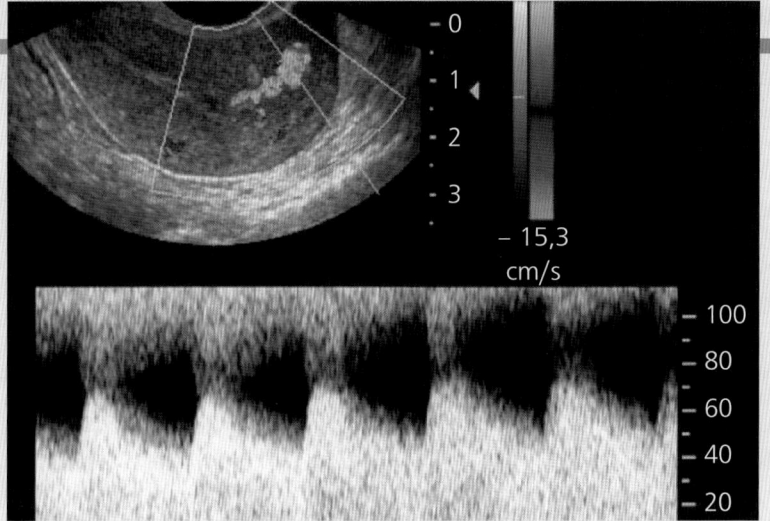

Física

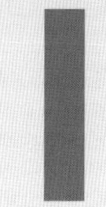

PARTE

CAPÍTULO 1

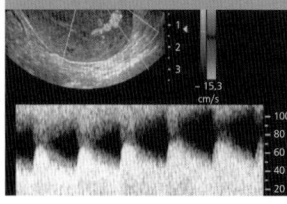

Segurança Clínica

PALAVRAS-CHAVE

Administração de Saúde e Segurança Ocupacional (OSHA) uma lei aprovada pelo Congresso para garantir condições de trabalho seguras e saudáveis.

cavitação interação da onda sonora com as bolhas de gás microscópicas encontradas nos tecidos.

distúrbios musculoesqueléticos relacionados com o trabalho (WRMSD) lesões causadas ou agravadas por atividades desenvolvidas no local de trabalho, incluindo lesões musculares, tendinosas e articulares.

efeito biológico efeito das ondas ultrassônicas sobre os organismos vivos, incluindo composição, função, crescimento, origem, desenvolvimento e distribuição.

epidemiologia estudos dos vários fatores que determinam a frequência e a distribuição de doenças na comunidade humana.

ergonomia estudo do corpo humano no trabalho.

ex vivo refere-se aos experimentos realizados dentro ou no tecido vivo em um ambiente artificial fora do organismo.

exposição acústica quantidade de energia acústica que o paciente recebe.

força de radiação força exercida pelo feixe sonoro em um absorvedor ou refletor.

in vitro refere-se à técnica utilizada para a realização de determinado experimento em um tubo de ensaio ou, normalmente, em um ambiente controlado fora de um organismo vivo.

in vivo refere-se aos experimentos realizados dentro ou no tecido vivo de um organismo vivo, em oposição a um parcial ou totalmente morto. Experiências com animais e ensaios clínicos são formas de pesquisa *in vivo*.

índice mecânico (MI) descreve a probabilidade de ocorrência de cavitação.

índice térmico (TI) relacionado com o aquecimento do tecido.

índice térmico craniano (TIC) relacionado com o aquecimento craniano.

índice térmico de tecidos moles (TIS) relacionado com o aquecimento em tecidos moles.

índice térmico no osso (TIB) relacionado com o aquecimento do osso.

média do pulso (PA) intensidade média ao longo da duração do pulso.

média espacial (SA) intensidade média através do feixe sonoro inteiro.

média temporal (TA) média da intensidade durante o período de repetição do pulso.

pico espacial (SP) pico de intensidade através do feixe sonoro.

pico temporal (TP) intensidade máxima durante o pulso.

princípio ALARA (as low as reasonably achievable) tão baixo quanto razoavelmente possível; utilizado para reduzir os efeitos biológicos em humanos e feto.

ADMINISTRAÇÃO DE SAÚDE E SEGURANÇA OCUPACIONAL (OSHA)

- Lei aprovada pelo Congresso em 1970 para garantir condições de trabalho seguras e saudáveis.
- Uma agência do Departamento do Trabalho dos Estados Unidos.
- Abrange os empregadores e seus empregados diretamente pela OSHA federal ou por um programa estadual aprovado pela OSHA.
- Garante condições de trabalho seguras e saudáveis para trabalhadores através do estabelecimento e aplicação de padrões, e fornecimento de treinamento, envolvimento, educação e assistência.

ERGONOMIA

- Estudo do corpo humano no trabalho.
- O objetivo primário é o aumento da produtividade ao mesmo tempo em que reduz a ocorrência de lesões.
- Conquistada pela modificação de produtos, tarefas e ambiente de trabalho.
- A prevenção de lesões é a chave, e a chave para a prevenção é a educação.

DISTÚRBIOS MUSCULOESQUELÉTICOS RELACIONADOS COM TRABALHO (WRMSD)

- Definidos como lesões que:
  1. Resultam em trabalho limitado.
  2. Resultam em dias de afastamento.
  3. Envolvem sintomas musculoesqueléticos que persistem por 7 dias ou mais.
  4. Envolvem sintomas musculoesqueléticos que requerem tratamento médico além dos primeiros socorros.
- Incluem lesões dos músculos, tendões e articulações.
- Mais de 80% dos ultrassonografistas apresentam alguma forma de WRMSD, geralmente dor no ombro.

Causas de WRMSD na Ultrassonografia

- Postura estática no trabalho.
- Postura de varredura inadequada (ou seja, inclinada, contorcida).
- Movimentos forçados e repetitivos.
- Abdução prolongada da extremidade superior.
- Altura inadequada do monitor.
- Preensão incorreta ou contínua do transdutor.

Tipos de Lesões

Tipos de Lesões Musculoesqueléticas

TIPO	DESCRIÇÃO	CAUSA
Bursite	Inflamação de uma bursa sinovial, comumente no ombro	Movimento repetitivo Abdução repetida do braço limita o fluxo sanguíneo aos tecidos moles
Síndrome do túnel do carpo	Compressão do nervo mediano à medida que passa pelos ossos carpais do punho	Flexão e extensão repetida do punho Pressão mecânica contra o punho
Síndrome do túnel cubital	Compressão do nervo ulnar à medida que passa pelo cotovelo	Rotação repetida do antebraço Pressão mecânica contra o cotovelo quando este repousa sobre a mesa de exame
Doença de de Quervain	Tipo específico de tendinite do polegar	Preensão repetida do transdutor
Epicondilite	Inflamação da área periosteal da inserção do tendão bíceps no úmero distal	Rotação repetida do antebraço
Lesão do manguito rotador	Desgaste ou ruptura do manguito rotador do ombro	Abdução repetida do braço Movimento repetitivo
Degeneração espinal	Degeneração do disco intervertebral	Movimento repetitivo Postura estática
Tendinite	Inflamação do tendão e da bainha ao redor do tendão	Movimento repetitivo Abdução repetida do braço
Síndrome do desfiladeiro torácico	Compressão de nervos que pode ocorrer em diferentes níveis	Movimento repetitivo Posturas incômodas
Dedo em gatilho	Inflamação e tumefação da bainha tendinosa em um dedo comprime o tendão e limita o movimento do dedo	Preensão repetida do transdutor

Prevenção de Lesões

- Posicionar a mesa de exames em uma altura apropriada, com o paciente próximo o bastante para evitar a inclinação do corpo e o movimento de alcance.
- Colocar o monitor diretamente na frente do operador, posicionando o monitor de modo que os olhos fiquem no mesmo nível que a parte superior do monitor.

- Cadeira ergonômica posicionada para um alinhamento apropriado da coluna e suporte dos pés para evitar rotação do corpo e movimento de alcance.
- Manter o cotovelo próximo do corpo, com abdução do ombro a um ângulo ≤ 30 graus.
- Manter as mãos em posição neutra.
- Evitar apoiar o punho no teclado.
- Usar luvas de tamanho adequado para manter uma preensão relaxada do transdutor (evitar uma preensão em pinça).
- Nunca colocar o cabo do transdutor ao redor do pescoço.
- Posição neutra do pescoço para evitar inclinação ou rotação.
- Evitar a postura estática; alternar entre as posições ortostática e sentada.
- Uso de almofadas ergonômicas de apoio.
- Posicionar o sistema de ultrassom próximo ao corpo.
- Exercícios regulares de alongamento e fortalecimento.
- Alimentação e horas de sono apropriadas.

BIOEFEITOS E PRINCÍPIO ALARA

Segurança

- Conhecimento dos bioefeitos é importante para o uso seguro e prudente do ultrassom.
- O FDA (Food and Drug Administration) regula os instrumentos ultrassonográficos de acordo com a aplicação, intensidades de saída e índices térmicos e mecânicos.
- O American Institute of Ultrasound in Medicine (AIUM) recomenda o uso prudente do ultrassom no ambiente clínico, minimizando o tempo de exposição e a potência de saída.

Princípio ALARA

- Tão baixo quanto razoavelmente possível (ALARA)
- Obter informações com a mínima quantidade possível de exposição do paciente com a energia.
- Uso de alto ganho do receptor e uma baixa potência de saída.
- A potência deve ser reduzida em exames obstétricos e pediátricos.
- O tempo de exposição deve ser mantido no mínimo.
- O benefício deve compensar os riscos.

Quantidades de Saída Acústica

QUANTIDADES	DEFINIÇÃO	UNIDADES	RELAÇÃO
Exposição acústica	Quantidade de energia acústica que o paciente recebe	S	Diretamente relacionada com a intensidade do feixe sonoro e tempo de exposição
Intensidade	Potência dividida pela área	W/cm^2 mW/cm^2	Proporcional à saída acústica e intensidade ao quadrado. Determinada por um hidrofone ou sistema de equilíbrio de forças
Potência	Taxa em que o trabalho é realizado	mW	Proporcional à amplitude ao quadrado. Determinada por um hidrofone
Pressão	Força dividida pela área	Pa MPa mmHg	Áreas de compressão e rarefação são medidas. Determinada por um hidrofone

INTENSIDADE DO ULTRASSOM

- A intensidade varia ao longo do feixe sonoro.
- A intensidade é mais alta no centro do feixe sonoro e declina próximo à periferia.
- A intensidade varia com o tempo e é nula entre pulsos.
- A intensidade varia dentro de um pulso, sendo elevada no início e diminuindo à medida que se aproxima do final.
- Os valores entre a intensidade mínima e máxima nas várias modalidades imagiológicas incluem:
  - Pico espacial–médio temporal (SPTA) de 1-200 mW/cm² para imagens em escala de cinza.
  - SPTA de 70-130 mW/cm² para imagens em modo M.
  - SPTA de 20-290 mW/cm² para Doppler de onda pulsada.
  - SPTA de 10-230 mW/cm² para Doppler em cores.
- A intensidade do Doppler de onda pulsada é superior ao Doppler de onda contínua.

Pico Espacial (SP)

- Maior intensidade encontrada ao longo do feixe sonoro.
- Geralmente localizado no centro do feixe sonoro.

Média Espacial (SA)

- A intensidade média através do feixe sonoro.
- Igual à potência total no feixe dividida pela área do feixe.

Pico Temporal (TP)

- Intensidade máxima durante o pulso.

Média Temporal (TA)

- Intensidade média durante os tempos de transmissão e recepção (período de recepção do pulso).
- Igual à intensidade da PA multiplicada pelo fator de trabalho (DF).

Média do Pulso (PA)

- Intensidade média ao longo de toda a duração do pulso (duração o pulso).
- Para onda contínua, a média do pulso é igual ao pico temporal.

MEDIDAS DE INTENSIDADE (Intensidade Mínima até a Máxima)

Média Espacial–Média Temporal (SATA)

- Média das intensidades espacial e temporal do feixe sonoro.
- Valor da intensidade mais baixa para determinado feixe sonoro.
- Intensidade medida durante o pulso e o tempo receptor (período de repetição do pulso).
- O calor é mais dependente da intensidade SATA.

Pico Espacial–Média Temporal (SPTA)

- Intensidade média no centro do feixe.
- Utilizado para descrever as intensidades do pulso ultrassônico e determinar os efeitos biológicos.
- Medido durante o período de repetição o pulso.
- Geralmente superior aos valores de SATA por um fator de 2-3 para transdutores não focalizados e 5-200 para transdutores focalizados.

Média Espacial–Média do Pulso (SAPA)

- Intensidade média em um feixe durante toda a duração do pulso.
- Medida ao longo da duração do pulso.

Pico Espacial–Média do Pulso (SPPA)

- Intensidade média que ocorre durante o pulso.
- Medido ao longo da duração do pulso.

Média Espacial–Pico Temporal (SATP)

- Intensidade média no feixe na intensidade máxima no tempo.
- Utilizada para descrever as intensidades do pulso ultrassônico.
- Medida ao longo da duração do pulso.

Pico Espacial–Pico Temporal (SPTP)

- Intensidade de pico do feixe sonoro no espaço e tempo.
- A medida de intensidade mais elevada para um determinado feixe sonoro.
- Medido ao longo da duração do pulso.

INTENSIDADE DE SAÍDA DO INSTRUMENTO

- Os instrumentos imagiológicos possuem a menor intensidade de saída.
- Doppler de onda pulsada tem maior intensidade de saída.
- Determinada por um hidrofone.

EFEITOS BIOLÓGICOS

- Como uma forma de energia, o ultrassom tem o menor potencial para produzir um efeito biológico.
- O ultrassom é absorvido pelos tecidos, produzindo calor.
- Os tecidos de adultos são mais tolerantes a aumentos de temperatura do que os tecidos de fetos e recém-nascidos.
- Menores em transdutores não focalizados em decorrência da maior área do feixe.
- Não há efeitos biológicos significativos confirmados nos tecidos de mamíferos para exposições inferiores a 100 mW/cm² (1000 mW/cm²) com um transdutor não focalizado e 1 W/cm² com um transdutor focalizado.
- Intensidades mais elevadas são necessárias para produzir bioefeitos com um transdutor focalizado.
- Um tempo de exposição de até 50 horas não demonstrou bioefeitos significativos.

Cavitação

- Provocada por mudanças de pressão em tecidos moles que causam formação de bolhas de gás.
- Pode produzir danos teciduais graves.
- Taxa mais elevada em tecidos com colágeno.
- Os parâmetros relevantes incluem pressão, amplitude e intensidade.
- A introdução de bolhas nos tecidos e circulação causada por agentes de contraste pode aumentar o risco de cavitação.

Cavitação Estável
- Envolve microbolhas já presentes nos tecidos.
- Quando pressão é aplicada, as microbolhas irão se expandir e colapsar.
- Bolhas podem interceptar e absorver uma grande quantidade de energia acústica.

Cavitação Transitória
- Dependente da pressão do pulso ultrassônico.
- Pode ocorrer com pulsos curtos.
- As bolhas se expandem e colapsam violentamente.
- Pulsos com intensidade de pico superior a 3.300 W/cm² (10 MPa) podem induzir cavitação em mamíferos.

Estudos sobre os Bioefeitos do Ultrassom

ESTUDO	FINALIDADE	ACHADOS
Animais	Determinação das condições sob as quais os bioefeitos térmicos e não térmicos ocorrem	Mortalidade pós-parto Anormalidades fetais e redução do peso Lesões teciduais Paralisia dos membros posteriores Estase do fluxo sanguíneo Cicatrização lenta de feridas Regressão tumoral
Células	Útil para identificar efeitos celulares	Alterações do citoesqueleto ultrassonicamente induzidas são, supostamente, inespecíficas e temporárias
Epidemiologia	Estudos a longo prazo em fetos ou humanos com um histórico de prévias ultrassonografias Avaliação de peso ao nascimento, anomalias, inteligência e saúde total	Nenhuma diferença biológica significativa foi detectada entre os pacientes expostos e os não expostos
In vitro	Realização de experimentos em um tubo de ensaio Limita o teste em tecidos vivos	Parâmetros encontrados servem como diretrizes para o desenvolvimento de experimentos *in vivo* Pode revelar interações intracelulares e intercelulares fundamentais
In vivo	Observação de tecidos vivos Capacidade de explorar e avaliar tecidos ou áreas específicas	Podem ocorrer lesões focais com intensidades de pico espacial-média temporal superiores a 10 W/cm^2
Plantas	Para compreender os efeitos cavitacionais em tecidos vivos	Quando os tecidos contêm corpos gasosos estabilizados e de tamanho micrométrico, o pulso ultrassônico pode produzir danos

PADRÕES DE SAÍDA ACÚSTICA

- Padrão de exibição de saída voluntária.
- Inclui dois tipos de índices: mecânico e térmico.

Índices de Saída Acústica

- Energia não é perdida, mas sim convertida
- Harmônicas, feixe transversal, número de zonas focais e maior profundidade podem aumentar a potência para uma área com o aumento dos índices

ÍNDICE	DESCRIÇÃO	RELAÇÃO
Índice mecânico (MI)	Indicador de cavitação Igual ao pico de pressão rarefacional dividido pela raiz quadrada da frequência operacional Dependente de limiares	Valor < 1 indica baixo risco de efeitos adversos ou cavitação Proporcional à saída Inversamente proporcional à frequência operacional Relacionado com a resolução temporal
Índice térmico (TI)	Razão entre a potência acústica produzida pelo transdutor e a potência necessária para elevar em 1° C a temperatura dos tecidos Relacionado com atenuação (calor) e com a intensidade de pico espacial–média temporal Doppler de onda contínua tem o maior potencial de aquecimento	Valor < 2 indica baixo risco de efeitos adversos Uma elevação na temperatura superior a 2° C é significativa Acima de 39° C, os efeitos biológicos são determinados pela temperatura e tempo de exposição *In situ*, uma temperatura acima de 41° C é perigosa ao feto Proporcional ao tempo de exposição Calculado pela análise da potência acústica, área do feixe, frequência operacional, atenuação e propriedades térmicas do tecido mole
Índice térmico no osso	Relacionado com o aquecimento do osso	Aumenta com diâmetro focal Absorção é mais elevada no osso do que no tecido mole, especialmente no feto
Índice térmico craniano	Relacionado com o aquecimento do crânio	Exposição não deve exceder 33 minutos contínuos para evitar lesão térmica à superfície cerebral Doppler transcraniano (TCD) demonstra rápido aumento na temperatura
Índice térmico de tecidos moles	Relacionado com o aquecimento nos tecidos moles	Aumenta com o aumento na frequência

MANUTENÇÃO DO SISTEMA

- Transdutores e teclados são limpos após o exame de cada paciente.
- Cabos dos transdutores e conexões, monitor e filtros de ar são limpos e avaliados uma ou duas vezes por semana.
- Serviço de manutenção preventiva geralmente é concluído duas ou três vezes por ano.
- Evitar produtos com acetona, óleo mineral, iodo, perfume à base de óleo e cloro.
- Nunca autoclavar ou utilizar esterilização por calor.
- Exceto para transdutores de endocavidades, o transdutor do ultrassom não deve ser imerso em líquido.

REVISÃO DOS BIOEFEITOS E SEGURANÇA

1. Qual dos seguintes são tipos de cavitação?
   a. estável e térmica
   b. *in vivo* e *in vitro*
   c. transitória e estável
   d. espacial e transitória

2. Qual dos seguintes exibe o menor valor de intensidade na ultrassonografia de onda pulsada?
   a. SPTP
   b. SAPA
   c. SPTA
   d. SATA

3. Com um transdutor focalizado, para qual das exposições abaixo não há efeitos biológicos significativos confirmados nos tecidos de mamíferos?
   a. $1\ W/cm^2$
   b. $1\ mW/cm^2$
   c. $100\ W/cm^2$
   d. $100\ mW/cm^2$

4. O acrônimo SPPA indica:
   a. pulso espacial–média do pico
   b. pico espacial–média do pulso
   c. pulso espacial–média da pressão
   d. pulso espacial–amplitude do pulso

5. Qual das seguintes modalidades imagiológicas demonstra a maior intensidade?
   a. Doppler em cores
   b. imagem em tempo real
   c. Doppler de onda pulsada
   d. Doppler de onda contínua

6. A limpeza dos transdutores deve ser realizada
   a. diariamente
   b. de hora em hora
   c. semanalmente
   d. após cada paciente

7. Estudos em plantas são úteis para compreender:
   a. os efeitos na cicatrização de feridas
   b. quando lesões focais irão ocorrer
   c. os efeitos térmicos em tecidos vivos
   d. os efeitos cavitacionais em tecidos vivos

8. Cavitação transitória é mais dependente de:
   a. pulso ultrassônico
   b. tamanho das bolhas de gás
   c. tipo de agente de contraste usado
   d. taxa de expansão das microbolhas

9. O estudo dos vários fatores que determinam a frequência e a distribuição das doenças na comunidade humana descreve:
   a. cavitação
   b. epidemiologia
   c. índice mecânico
   d. efeitos biológicos

10. Índice mecânico indica a:
    a. probabilidade de ocorrência de cavitação
    b. intensidade de pico do feixe sonoro
    c. quantidade de calor absorvido pelos tecidos humanos
    d. probabilidade de elevação de 2° C na temperatura dos tecidos

11. Na pesquisa dos efeitos biológicos da ultrassonografia diagnóstica, qual intensidade é mais comumente utilizada?
    a. SATA
    b. SPTA
    c. SATP
    d. SPTP

12. Ensaios clínicos são exemplos de qual dos seguintes?
    a. estudos *in situ*
    b. estudos *in vivo*
    c. estudos *ex vivo*
    d. estudos *in vitro*

13. Qual a maior intensidade durante o pulso?
    a. pico espacial
    b. média do pulso
    c. pico temporal
    d. média espacial

14. Média do pulso é definida como a intensidade média:
    a. do pulso
    b. sobre a área do pulso
    c. ao longo da duração do pulso
    d. através de todo o feixe sonoro

15. Cavitação é a interação da onda sonora com:
    a. organismos vivos
    b. um refletor acústico
    c. bolhas de gás no gel aquoso
    d. bolhas de gás microscópicas nos tecidos

16. Qual das seguintes organizações regula o equipamento de ultrassom?
   a. ACR
   b. FDA
   c. AIUM
   d. CAAHEP

17. O AIUM recomenda:
   a. ultrassom como um procedimento obstétrico seguro
   b. diminuição do ganho do receptor e aumento da potência acústica
   c. uso prudente do ultrassom no ambiente clínico
   d. exames obstétricos para determinação do sexo de um feto

18. Cavitação é o resultado de:
   a. um aumento superior a 1° C na temperatura do tecido
   b. atenuação da onda sonora à medida que percorre pelo tecido mole
   c. mudanças de pressão nos tecidos moles, causando a formação de bolhas de gás
   d. introdução de bolhas nos tecidos e circulação por agentes de contraste

19. Absorção do feixe sonoro é mais alta em:
   a. ar
   b. ossos
   c. fluidos
   d. músculo

20. O aquecimento dos tecidos moles é proporcional à:
   a. espessura do tecido
   b. índice mecânico
   c. frequência operacional
   d. intensidade do pico espacial

Responda à pergunta 21 usando a Fig. 1-1.

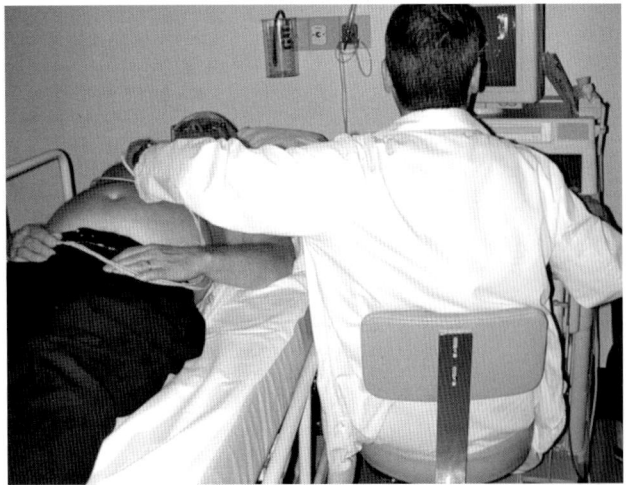

FIG. 1-1

21. Nesta imagem, o ultrassonografista está demonstrando qual dos seguintes?
   a. rotação do pescoço e movimento de alcance do braço
   b. abdução do ombro e rotação do tronco
   c. rotação do tronco e movimento de alcance do braço
   d. movimento de alcance do braço e abdução o ombro

22. Distúrbios musculoesqueléticos relacionados com o trabalho (WRMSD) são definidos como lesões que envolvem sintomas musculoesqueléticos persistentes por:
   a. 7 ou mais dias
   b. 2 ou mais semanas
   c. 7 ou mais semanas
   d. 1 ou mais meses

23. Preensão repetida do transdutor está mais comumente associada a:
   a. síndrome do túnel do carpo
   b. doença de de Quervain
   c. síndrome do túnel cubital
   d. síndrome do desfiladeiro torácico

24. Qual dos seguintes denota a probabilidade de ocorrência de cavitação?
   a. índice térmico
   b. força de radiação
   c. intensidade SATA
   d. índice mecânico

25. Qual das seguintes intensidades é maior ao longo do feixe sonoro?
   a. pico espacial
   b. pico temporal
   c. média espacial
   d. média temporal

26. Pesquisas demonstraram que o Doppler transcraniano (TCD) resulta em:
   a. uma quantidade mínima de cavitação
   b. lesões teciduais em mamíferos pequenos
   c. rápido aumento na temperatura do crânio
   d. aumento mínimo na temperatura do crânio

27. O ultrassom tem um pequeno potencial de produzir um efeito biológico porque:
   a. é uma forma de energia
   b. intervalo de frequência empregado
   c. agentes de contraste introduzem bolhas nos tecidos
   d. tecido fetal é menos tolerante a aumentos de temperatura

28. Estudos biológicos do citoesqueleto demonstraram:
    a. ultrassom aumenta o risco de cavitação
    b. alterações induzidas pelo ultrassom são temporárias
    c. ultrassom produz lesão tecidual a longo prazo
    d. ultrassom aumenta o risco de hiperplasia tecidual

29. O uso de agentes de contraste na ultrassonografia diagnóstica:
    a. já induziu alterações celulares
    b. pode aumentar o risco de cavitação
    c. demonstra rápido aumento na temperatura do tecido
    d. determina as condições sob as quais os efeitos térmicos ocorrem

30. Limitar tempo de exposição a um feto é um exemplo de:
    a. lei de Snell
    b. índice mecânico
    c. princípio ALARA
    d. princípio de Huygens

31. Experimentos em tecidos vivos em um ambiente artificial descreve qual dos seguintes?
    a. *in situ*
    b. *in vivo*
    c. *ex situ*
    d. *ex vivo*

32. O calor é mais dependente de qual das seguintes intensidades?
    a. SPTP
    b. SATP
    c. SATA
    d. SPTA

33. Pulsos podem induzir cavitação em mamíferos com uma intensidade de pico superior a:
    a. 10 MPa
    b. 20 MPa
    c. 10 W/cm^2
    d. 2.000 W/cm^2

34. Intensidades mais elevadas são necessárias para produzir bioefeitos com um:
    a. transdutor focalizado
    b. transdutor não focalizado
    c. transdutor multifrequencial
    d. transdutor tridimensional

35. Qual tipo de cavitação envolve as microbolhas já presentes nos tecidos?
    a. estável
    b. espacial
    c. térmica
    d. transitória

36. Com um transdutor não focalizado, para qual das exposições listadas abaixo não existem efeitos biológicos significativos confirmados em tecidos de mamíferos?
    a. 1 W/cm^2
    b. 1 mW/cm^2
    c. 100 W/cm^2
    d. 100 mW/cm^2

37. A intensidade média durante o período de repetição do pulso define:
    a. média espacial
    b. média temporal
    c. média espacial–média do pulso
    d. média espacial–média temporal

38. Qual dos seguintes reduz a ocorrência de lesões ocupacionais?
    a. queixo é ligeiramente elevado
    b. olhos no mesmo nível que a porção média do monitor
    c. queixo é ligeiramente dobrado
    d. olhos no mesmo nível que a porção superior do monitor

39. Qual das seguintes técnicas é mais provável de ser realizada em um laboratório?
    a. *ex vivo*
    b. *in vivo*
    c. *in utero*
    d. *in vitro*

40. Qual das alternativas abaixo define, com maior precisão, a força de radiação?
    a. medida da saída acústica
    b. capacidade de identificar intensidades fracas
    c. capacidade de colocar ecos na posição apropriada
    d. força exercida no feixe sonoro em um absorvedor

41. A intensidade comum durante a extensão de um pulso define:
    a. fator de trabalho
    b. média do pulso
    c. média espacial
    d. média temporal

42. Exposição de um feto ao ultrassom é perigosa acima de:
    a. 10° C
    b. 35° F
    c. 39° C
    d. 41° C

43. Estudos epidemiológicos sobre os efeitos biológicos da ultrassonografia diagnóstica determinaram:
    a. pulso ultrassônico causa danos aos tecidos moles
    b. nenhum efeito biológico significativo
    c. temperaturas superiores a 39° C são perigosas ao feto
    d. lesão focal pode ocorrer em intensidades de SPTA superiores a 10 W/cm^2

44. Alterações de pressão nos tecidos moles são mais prováveis de resultar em:
   a. cavitação
   b. lesões teciduais
   c. estase do fluxo sanguíneo
   d. anormalidades fetais

45. Microbolhas irão se expandir e colapsar quando:
   a. a pressão for aplicada
   b. o índice térmico alcançar 2.0
   c. a temperatura do osso aumentar 1° C
   d. a temperatura do tecido mole aumentar 2° C

46. Qual dos seguintes é consistente com o princípio ALARA?
   a. tempo de exposição limitado e alta saída acústica
   b. baixa saída acústica e tempo de exposição limitado
   c. baixa saída acústica e alta frequência operacional
   d. alta frequência operacional e tempo de exposição limitado

47. O uso do ultrassom para entretenimento é:
   a. aprovado pelo FDA
   b. exame clinicamente aprovado
   c. desencorajado pela comunidade médica
   d. uma excelente ferramenta de vínculo entre a mãe e o feto

48. Potência é definida como:
   a. energia entre dois pontos
   b. taxa à qual o trabalho é realizado
   c. taxa de movimento com respeito ao tempo
   d. quantidade de força aplicada a uma área específica

49. Testes em animais é uma forma de qual tipo de pesquisa?
   a. *in situ*
   b. *in vivo*
   c. *ex vivo*
   d. *in vitro*

50. A intensidade da imagem em modo M é maior que a intensidade de:
   a. Doppler em cores
   b. imagem em escala de cinza
   c. Doppler de onda pulsada
   d. Doppler de onda contínua

CAPÍTULO 2

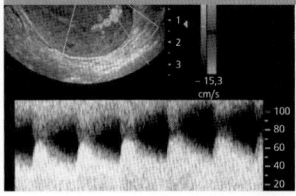

Princípios Físicos

PALAVRAS-CHAVE

absorção processo em que a energia sonora é dissipada em um meio, primariamente na forma de calor.

acústica relacionado com o som.

amplitude relacionada com a força da onda de compressão; variação máxima de uma variável acústica.

ângulo de reflexão ângulo entre o som refletido e uma linha perpendicular à interface entre dois meios.

ângulo incidente direção do feixe incidente com respeito à interface entre dois meios.

área quantidade de espaço em uma interface específica.

atenuação enfraquecimento do som à medida que se propaga através de um meio.

camada semirredutora (HVL) espessura do tecido necessária para reduzir a intensidade do feixe pela metade; também conhecida como profundidade de penetração ou camada de meia interface.

ciclo uma variação completa na pressão ou outra variável acústica.

circunferência distância ao redor do perímetro de um objeto.

coeficiente de atenuação atenuação que ocorre em cada centímetro do trajeto da onda.

compressão região de alta pressão ou densidade em uma onda de compressão.

comprimento de onda distância (comprimento) de um ciclo completo.

comprimento do pulso espacial distância sobre a qual um pulso ocorre.

decibel uma unidade utilizada para comparar a razão das intensidades ou amplitudes de duas ondas sonoras ou dois pontos ao longo da onda.

densidade concentração da massa, peso ou matéria por unidade de volume.

dispersão de Rayleigh ocorre quando o refletor é muito menor do que o comprimento de onda do feixe sonoro.

dispersão dependência da velocidade ou outros parâmetros físicos da onda com sua frequência.

dispersão redirecionamento do feixe sonoro para várias direções após atingir uma superfície irregular; também conhecida como reflexões não especulares.

distância quantidade de espaço de um objeto ao outro.

duração do pulso período de tempo desde o início até o final e um pulso; a ultrassonografia geralmente utiliza 2 a 3 ciclos, enquanto o Doppler utiliza 5 a 30 ciclos por pulso.

energia capacidade de realizar trabalho.

espacial relacionado com o espaço

fator de qualidade (fator Q) para pulsos curtos, o fator Q é igual ao número de ciclos em um pulso; quanto menor o fator Q, melhor a qualidade de imagem.

fator de trabalho fração de tempo que o pulso ultrassônico está sendo transmitido.

feixe incidente feixe inicial ou de partida.

feixe refletido o feixe redirecionado de volta para o transdutor após colidir com uma interface entre dois meios.

feixe transmitido o feixe sonoro que continua até a próxima interface entre dois meios.

frequência número de ciclos em uma onda ocorrendo em 1 segundo.

frequência de repetição do pulso número de pulsos por segundo.

frequência fundamental frequência operacional original.

frequência harmônica ecos duas vezes superiores à frequência transmitida no corpo que reflete de volta para o transdutor, o que aumenta a qualidade da imagem.

granulação múltiplos ecos recebidos ao mesmo tempo, gerando interferência na onda sonora e resultando em uma aparência granulosa do sonograma.

hertz (Hz) um ciclo por segundo; unidade de frequência.

impedância acústica resistência do som à medida que se propaga em um meio.

impedância determina o quanto de uma onda sonora incidente é refletida de volta para o primeiro meio e quanto é transmitida para o segundo meio.

incidência oblíqua ultrassom incidente que percorre em um ângulo oblíquo à interface entre dois meios.

incidência perpendicular ultrassom incidente que percorre em um ângulo perpendicular à interface entre dois meios.

intensidade taxa em que ocorre a transmissão de energia em uma área específica.

largura de banda espectro de frequências encontrado em um pulso ultrassônico.

largura de banda fracionária comparação do espectro de frequências (largura de banda) com a frequência operacional.

onda contínua uma onda não pulsada em que o ciclo se repete indefinitivamente.

onda longitudinal onda que percorre em uma linha reta.

período de repetição do pulso tempo entre o início de um ciclo e o início do próximo ciclo.

período tempo para completar um ciclo.

pressão concentração da força.

pulso ultrassônico alguns pulsos de ultrassom seguidos por uma pausa mais longa sem ultrassom. Durante esse "silêncio", os ecos de retorno são recebidos e processados.

pulso uma coleção de um número de ciclos que percorrem juntos.

quilohertz (kHz) 1.000 ciclos por segundo.

rarefação regiões de baixa pressão ou densidade em uma onda de compressão.

reflexão redirecionamento (retorno) de uma porção do feixe sonoro para o transdutor.

reflexões especulares estas compreendem as interfaces de órgãos e refletem o som apenas em uma direção; reflexões especulares são ângulo-dependentes.

PALAVRAS-CHAVE *(Cont.)*

refração mudança na direção da onda sonora após sua passagem de um meio para outro.

rigidez resistência de um material à compressão.

som uma variação das variáveis acústicas.

temporal relacionado com o tempo.

variáveis acústicas efeitos sobre o feixe sonoro causados pelo meio; incluem pressão, densidade e movimento das partículas (distância e temperatura).

velocidade de propagação velocidade em que uma onda atravessa um meio.

volume quantidade de espaço ocupado de um objeto em três dimensões.

CATEGORIAS SONORAS

Infrassom

- Frequência abaixo de 20 Hz.
- Abaixo do limite da audição humana.

Som Audível

- Frequência acima de 20 Hz e abaixo de 20.000 Hz.
- Dentro do limite da audição humana.

Ultrassom

- Frequência acima de 20.000 Hz (20 kHz).
- Acima do limite da audição humana.

ONDAS SONORAS

- Variação das variáveis acústicas (pressão, densidade e movimento das partículas).
- Ondas longitudinais, mecânicas e de pressão.
- Matéria deve estar presente para que o som se propague; o som não consegue se propagar através de um vácuo.
- Ondas sonoras carregam energia – não matéria – de um lugar para outro.
- Vibrações são levadas de uma molécula até a próxima molécula ao longo do mesmo eixo. Estas oscilações continuam até que o atrito cause sua descontinuação.
- Contêm regiões de compressão (alta pressão) e rarefação (baixa pressão).

Prefixo Métrico

PREFIXO MÉTRICO	VALOR	SÍMBOLO
Tetra	10^{12} (trilhão)	T
Pico	10^{-12} (trilionésimo)	p
Giga	10^{9} (bilhão)	G
Nano	10^{-9} (bilionésimo)	n
Mega	10^{6} (milhão)	M
Micro	10^{-6} (milionésimo)	μ
Quilo	10^{3} (mil)	k
Mili	10^{-3} (milésimo)	m
Hecto	10^{2} (cem)	h
Centi	10^{-2} (centésimo)	c
Deca	10^{1} (dez)	Da
Deci	10^{-1} (décimo)	d

Variáveis de Onda
Comprimento de Onda (λ) = Velocidade de Propagação (c)/Frequência (f)

VARIÁVEL DE ONDA	DEFINIÇÃO	UNIDADES	DETERMINADA POR	RELAÇÃO
Frequência (*f*)	Número de ciclos em 1 s	Hz kHz MHz	Transdutor	Proporcional à qualidade da imagem e atenuação Inversamente proporcional ao comprimento de onda, período e profundidade de penetração
Período (*T*)	Tempo para completar um ciclo	s ms μs	Transdutor	Proporcional ao comprimento de onda Inversamente proporcional à frequência
Velocidade de propagação (*c*)	Velocidade com a qual uma onda percorre através de um meio	s ms μs	Rigidez e densidade do meio	Proporcional à rigidez do meio Inversamente proporcional à densidade do meio Estruturas densas ou patologias diminuem a velocidade de propagação Estruturas rígidas aumentam a velocidade de propagação (osso) Tecidos moles – velocidade de propagação é igual a 1,54 mm/μs 13 μs é o tempo necessário para o som percorrer um trajeto de ida e volta em 1 cm de tecido mole
Comprimento de onda (λ)	Distância necessária para completar um ciclo	m mm	Transdutor Meio	Proporcional ao período e profundidade de penetração Inversamente proporcional à frequência

Propriedades do Ultrassom

PROPRIEDADE	DEFINIÇÃO	UNIDADES	DETERMINADA POR	RELAÇÃO
Amplitude	Variação máxima que ocorre em uma variável acústica Magnitude desde o valor neutro até a extensão máxima em uma oscilação Relacionada com a força do som	Depende da variável acústica	Sistema de ultrassom Ajustável pelo operador através do controle de saída ou de potência	Proporcional à potência Diminui à medida que a onda se propaga pelo tecido
Intensidade	Relacionada com a força do feixe sonoro Taxa em que a energia atravessa uma unidade de área Igual à potência total do feixe dividido pela área sobre a qual a força é dispersa	W/cm^2 mW/cm^2	Sistema de ultrassom Ajustável pelo operador através do controle de saída ou de potência	Proporcional à potência Inversamente proporcional à área do feixe Proporcional à amplitude da onda ao quadrado
Potência	Taxa em que a energia é transmitida no corpo Taxa em que o trabalho é realizado	W mW	Sistema de ultrassom Ajustável pelo operador através do controle de saída ou de potência	Proporcional à intensidade
Pressão	Quantidade de força sobre uma área específica Variável acústica	Pascal (Pa) MPa	Ajustável pelo operador através do controle de saída ou de potência	Proporcional à quantidade de força e volume da onda sonora Inversamente proporcional à área coberta

PULSO ULTRASSÔNICO

- Energia elétrica aplicada ao transdutor produz pequenos pulsos de energia acústica.
- Um pulso deve ter um começo e um fim.
- Existem dois componentes para um pulso: transmissão (*on*) e recepção (*off*).

Propriedades do Pulso Ultrassônico

PROPRIEDADE	DEFINIÇÃO	UNIDADES	DETERMINADO POR	RELAÇÃO
Largura da banda	Espectro de frequências contidas em um pulso	MHz	Transdutor Sistema de ultrassom Não pode ser ajustada pelo operador	Inversamente proporcional ao comprimento do pulso (SPL) e fator Q A porção da largura da banda utilizada é ajustada com o controle multi-Hertz ou harmônico
Fator de trabalho (DF)	Porcentagem do tempo que o ultrassom pulsado é transmitido (*on time*)	Nenhuma	Transdutor Ajustável pelo operador através do controle de profundidade	Proporcional à PRF e PD Inversamente proporcional ao PRP
Duração do pulso (PD)	Tempo necessário para a ocorrência de um pulso Fase *on time*	µs	Sistema de ultrassom Transdutor Não pode ser ajustada pelo operador	Proporcional ao fator de trabalho e número de ciclos em um pulso Inversamente proporcional à PRF
Frequência de repetição do pulso (PRF)	Número de pulsos que ocorre em 1 s	kHz	Sistema de ultrassom Ajustável pelo operador através do controle de profundidade	Proporcional ao fator de trabalho Inversamente proporcional à profundidade da imagem e à PRP
Período de repetição do pulso (PRP)	Tempo desde o início de um pulso até o início do próximo pulso	ms	Sistema de ultrassom Ajustável pelo operador através do controle de profundidade	Proporcional à profundidade da imagem Inversamente proporcional à PRF
Comprimento espacial do pulso (SPL)	Comprimento de um pulso do início ao fim SPL e PD medem a mesma coisa, porém, em unidades diferentes	mm	Sistema de ultrassom Meio Não pode ser ajustado pelo operador	Proporcional ao comprimento de onda e número de ciclos em um pulso Inversamente proporcional à frequência Comprimentos de pulso mais curtos melhoram a qualidade da imagem

PROPAGAÇÃO DO ULTRASSOM

- O som se propaga através dos tecidos em diferentes velocidades, de acordo com a densidade e rigidez do meio.
- A impedância determina quanto da onda será transmitida para o próximo meio.

  Impedância (rayls) = densidade do meio (kg/m^3) × velocidade de propagação no meio (m/s).

- O som se propaga mais rápido em meios mais densos do que o ar em razão da compressibilidade reduzida.

Velocidades de Propagação

MEIO	VELOCIDADE DE PROPAGAÇÃO
Ar	330 m/s
Gordura	1.459 m/s
Tecidos moles	1.540 m/s ou 1,54 mm/µs
Sangue	1.570 m/s
Músculo	1.580 m/s
Osso	4.080 m/s

FEIXE INCIDENTE = FEIXE REFLETIDO + FEIXE TRANSMITIDO

- *Feixe incidente* é o feixe inicial transmitido a partir do transdutor.
- *Feixe refletido* é a porção do feixe que retorna ao transdutor.
- *Feixe transmitido* é a porção do feixe que continua a se propagar.

INCIDÊNCIA PERPENDICULAR

- Direção perpendicular do feixe incidente em relação à interface entre dois meios.
- Permite a reflexão do feixe sonoro.
- O feixe transmitido continua a se propagar ao longo do trajeto do feixe incidente.
- A intensidade do som refletido e transmitido é dependente da diferença de impedância entre os dois meios.

INCIDÊNCIA OBLÍQUA

- Direção não perpendicular do feixe incidente em relação à interface entre dois meios.
- A direção do feixe incidente a respeito da interface entre dois meios é chamada de *ângulo de incidência*.
- O ângulo de incidência é igual ao ângulo de reflexão.
- O ângulo de transmissão depende da velocidade de propagação no meio.

REFLEXÃO DO ULTRASSOM

- Redirecionamento de uma porção do feixe sonoro de volta ao transdutor.
- Uma diferença na impedância entre duas estruturas e colisão na interface entre dois meios em um ângulo perpendicular DEVE acontecer para que a reflexão ocorra.
- Quanto *maior* a diferença de impedância entre dois meios, *maior* a reflexão.
- A porcentagem do feixe incidente, refletido de volta ao transdutor, após a passagem do feixe sonoro de um tecido para o próximo é chamada de *coeficiente da intensidade de reflexão* (IRC).
- O IRC é determinado pela seguinte fórmula:

$$IRC = \left[\frac{Z_2 - Z_1}{Z_2 + Z_1}\right]^2 = \frac{\text{Intensidade refletida (W/cm}^2)}{\text{Intensidade incidente (W/cm}^2)}$$

- $Z1$ = impedância do meio 1.
- $Z2$ = impedância do meio 2.

Reflexão do Som

INTERFACE	REFLEXÃO
Gordura-músculo	1%
Gordura-osso	50%
Tecido-ar	100%

Reflexões Especulares

- Ocorrem quando a onda colide com uma superfície grande e regular a um ângulo de 90° (ou seja, o diafragma).
- Ângulo-dependentes.

Dispersão

- Uma reflexão não especular que permite a definição do parênquima do órgão.
- Um refletor que é menor, mais irregular ou mais áspero do que o feixe incidente demonstrará dispersão.
- Não é dependente do ângulo.
- Proporcional à frequência.

Dispersão de Rayleigh

- Ocorre quando o refletor é muito menor que o comprimento da onda do feixe sonoro (ou seja, hemácias).
- É igualmente direcionada em todas as direções.

FREQUÊNCIAS HARMÔNICAS

- Criadas pela propagação do feixe através do tecido e não são produzidas na reflexão.
- Não estão presentes na superfície do transdutor.
- Velocidades desiguais da onda sonora através de compressões (mais rápida) e rarefações (mais lenta) criam energia harmônica.
- Cria uma imagem a partir da reflexão que é duas vezes a frequência do feixe sonoro transmitido.
- Gerada no corpo a partir da interação dos tecidos ou meio de contraste.
- Dependente do comportamento não linear da onda sonora através do corpo.
- Aumenta a resolução espacial e de contraste.
- Diminui a resolução axial.
- Os feixes são mais estreitos com lobos laterais reduzidos, aumentando a resolução lateral.
- Mais frequências harmônicas são geradas com energia acústica mais concentrada.
- O aumento da profundidade aumentará os sinais harmônicos.
- As harmônicas teciduais são criadas durante a transmissão.
- As harmônicas de contraste são criadas durante a recepção.

TRANSMISSÃO DO ULTRASSOM

- Com uma incidência perpendicular, aproximadamente 99% do feixe incidente é transmitido.
- A porcentagem da intensidade do feixe incidente que é transmitido após a passagem do feixe sonoro de um tecido para o próximo é chamada de *coeficiente da intensidade de transmissão* (ITC).
- O ITC é determinado pelas seguintes fórmulas:

$$ITC = \frac{\text{Intensidade transmitida (W/cm}^2\text{)}}{\text{Intensidade incidente (W/cm}^2\text{)}}$$

OU

$$ITC = 1 - IRC$$

REFRAÇÃO DO ULTRASSOM

- Redirecionamento ou curvamento do feixe transmitido à medida que passa de um meio para outro.
- Uma incidência oblíqua e uma mudança da velocidade ou velocidade de propagação entre dois meios DEVEM acontecer para que a refração ocorra.
- Se a velocidade de propagação no segundo meio for *maior* do que a velocidade no primeiro meio, o feixe transmitido irá se curvar na direção *oposta* ao feixe incidente. O ângulo de transmissão é *maior* do que o ângulo incidente e vice-versa.
- Refração de um feixe sonoro obedece a lei de Snell e é utilizada para determinar a quantidade de refração em uma interface.

DECIBEL (dB)

- Compara a relação entre dois valores de intensidade ou amplitude ao longo da onda sonora.
- Não representa um valor absoluto.
- Com base em uma escala logarítmica com ampla gama de valores.
- Decibéis positivos resultam quando a intensidade final excede a intensidade inicial (ou seja, aumentando o controle de ganho).
- Decibéis negativos resultam quando a intensidade final é inferior à intensidade inicial (ou seja, atenuação).

Valores Decibéis

DECIBEL	VALOR
3 dB	Aumento de 2×
6 dB	Aumento de 4×
9 dB	Aumento de 8×
10 dB	Aumento de 10×
20 dB	Aumento de 100×
30 dB	Aumento de 1.000×
40 dB	Aumento de 10.000×
-3 dB	Redução de 1/2
-6 dB	Redução de 1/4
-9 dB	Redução de 1/8
-10 dB	Redução de 1/10
-20 dB	Redução de 1/100
-30 dB	Redução de 1/1.000
-40 dB	Redução de 1/10.000

ATENUAÇÃO

- Enfraquecimento progressivo da amplitude ou intensidade da onda sonora à medida que esta se propaga através de um meio.
- Ocorre em decorrência de absorção, reflexão e dispersão do feixe sonoro incidente.

Atenuação total (dB) = Coeficiente de atenuação (dB/cm/MHz) × Comprimento do trajeto (cm)

Valores de Atenuação

TECIDO	ATENUAÇÃO
Gordura	0,6 dB/cm/MHz
Fígado	0,9 dB/cm/MHz
Rim	1 dB/cm/MHz
Músculo	1,2 dB/cm/MHz
Ar	12 dB/cm/MHz
Osso	20 dB/cm/MHz

COEFICIENTE DE ATENUAÇÃO

- Quantidade de atenuação no feixe sonoro para cada centímetro percorrido.

$$\text{Coeficiente de atenuação (dB/cm)} = \frac{1}{2} \text{Frequência (MHz)}$$

CAMADA SEMIRREDUTORA

- Espessura do tecido necessária para reduzir a intensidade do feixe sonoro pela metade.
- Também conhecida como profundidade de penetração ou camada de meia interface.

$$\text{Camada semirredutora (cm)} = \frac{3}{\text{Coeficiente de atenuação (dB/cm)}}$$

OU

$$\text{Camada semirredutora (cm)} = \frac{6}{\text{Frequência (MHz)}}$$

EQUAÇÃO DO ALCANCE

- Distância do refletor.
- Tempo (μs) é igual à distância (cm).
- A direção do eco e a distância percorrida devem ser conhecidas.
- Proporcional ao tempo de percurso de ida e volta do pulso.

$$\text{Distância (mm)} = \frac{1}{2} \text{velocidade de propagação (mm/}\mu s\text{)} \times \text{tempo de percurso de ida e volta (}\mu s\text{)}$$

OU

$$\text{Distância (cm)} = \frac{\text{Tempo de percurso de ida e volta (}\mu s\text{)}}{13 \text{ (}\mu s/cm\text{)}}$$

Propagação do Som

PROPRIEDADE	DEFINIÇÃO	UNIDADES	RELAÇÃO
Atenuação	Enfraquecimento progressivo na intensidade da onda sonora à medida que esta se propaga no corpo humano **Resulta de:** Absorção*: conversão do som em calor Reflexão: redirecionamento do feixe sonoro de volta para o transdutor Dispersão: redirecionamento do som em múltiplas direções	dB	Proporcional à frequência e profundidade de penetração
Coeficiente de atenuação	Quantidade de atenuação por cm percorrido Nos tecidos moles, é igual à metade da frequência do transdutor (MHz)	dB/cm	Proporcional à frequência e profundidade de penetração
Densidade	Concentração da massa por unidade de volume Peso de 1 cm^3 de material	kg/m^3	Proporcional à impedância e velocidade de propagação
Camada semirredutora	Espessura do tecido necessária para reduzir a intensidade do feixe sonoro pela metade Igual a uma redução na intensidade de -3 dB	cm	Inversamente proporcional à frequência
Impedância (Z)	Igual à densidade do meio multiplicado por sua velocidade de propagação	rayls	Proporcional à densidade e velocidade de propagação do meio

*Causa mais comum.

Fórmulas do Capítulo

Atenuação (dB) = Coeficiente de atenuação (dB/cm) × comprimento do trajeto (cm)

Coeficiente de atenuação (dB) = $\frac{1}{2}$ Frequência (MHz)

Fator de trabalho (sem unidade) = $\dfrac{\text{Duração do pulso (μs)}}{\text{Período de repetição do pulso (μs)}}$

Largura de banda fracionária (sem unidade) = $\dfrac{\text{Largura de banda (MHz)}}{\text{Frequência operacional (MHz)}}$

Frequência (MHz) = $\dfrac{1}{\text{Período (μs)}}$

Camada semirredutora (cm) = $\dfrac{3}{\text{Coeficiente de atenuação (dB/cm)}}$

Impedância (rayls) = Densidade do meio (kg/m^3) × Velocidade de propagação no meio (m/s)

Intensidade (mW/cm^2) = $\dfrac{\text{Potência (mW)}}{\text{Área (cm}^2\text{)}}$

IRC = $\left[\dfrac{Z_2 - Z_1}{Z_2 + Z_1}\right]^2 = \dfrac{\text{Intensidade refletida (W/cm}^2\text{)}}{\text{Intensidade incidente (W/cm}^2\text{)}}$

Período (μs) = $\dfrac{1}{\text{Frequência (MHz)}}$

Período de repetição do pulso (ms) = $\dfrac{1}{\text{Frequência de repetição do pulso (kHz)}}$

Equação do alcance:

Distância (mm) = $\frac{1}{2}$ [Velocidade de propagação (mm/μs) × Tempo de percurso de ida e volta (μs)]

Distância (cm) = $\dfrac{\text{Tempo de percurso de ida e volta (μs)}}{13 \text{ (μs/cm)}}$

Comprimento do pulso espacial (mm) = Número de ciclos em um pulso × Comprimento de onda (cm)

Comprimento de onda (mm) = $\dfrac{\text{Velocidade de propagação (mm/μs)}}{\text{Frequência (MHz)}}$

REVISÃO DOS PRINCÍPIOS FÍSICOS

1. Nos tecidos moles, se a frequência de uma onda aumenta, a velocidade de propagação irá:
   a. dobrar
   b. aumentar
   c. diminuir
   d. permanecer a mesma

2. O espectro de frequências encontrado em um pulso descreve qual dos seguintes termos?
   a. fator de trabalho
   b. largura de banda
   c. harmônica
   d. frequência de repetição do pulso

3. Em uma imagem em escala de cinza, quantos ciclos por pulso geralmente são usados?
   a. 2 a 3
   b. 4 a 5
   c. 5 a 10
   d. 10 a 30

4. Qual das seguintes frequências se encontra em um limite audível?
   a. 15 Hz
   b. 15 kHz
   c. 25 kHz
   d. 25.000 Hz

5. A velocidade de propagação por um meio é determinada pelo:
   a. período de repetição do pulso
   b. intensidade e amplitude da onda
   c. densidade e rigidez do meio
   d. diferença de impedância entre os meios

6. Qual dos seguintes é uma variável acústica?
   a. intensidade
   b. comprimento de onda
   c. movimento das partículas
   d. velocidade de propagação

7. Em tecidos moles, um transdutor de 7,5 MHz com um pulso de dois ciclos irá gerar um comprimento do pulso espacial de:
   a. 0,2 mm
   b. 0,4 mm
   c. 0,8 mm
   d. 1,5 mm

8. Se a rigidez de um meio aumenta, a velocidade de propagação irá:
   a. dobrar
   b. aumentar
   c. diminuir
   d. permanecer a mesma

9. O comprimento de um pulso do início ao fim é chamado de:
   a. comprimento de onda
   b. duração do pulso
   c. comprimento do pulso espacial
   d. período de repetição do pulso

10. Em qual dos seguintes meios o som se propaga mais rápido?
    a. ar
    b. osso
    c. músculo
    d. tecido mole

11. Qual é a frequência de uma onda sonora no tecido mole demonstrando um comprimento de onda de 0,1 mm?
    a. 2 MHz
    b. 5 MHz
    c. 7,5 MHz
    d. 15 MHz

12. Se a amplitude de uma onda sonora duplica, a intensidade irá:
    a. duplicar
    b. quadruplicar
    c. diminuir pela metade
    d. diminuir um quarto

13. O tempo para que um pulso ocorra define:
    a. período
    b. duração do pulso
    c. comprimento do pulso espacial
    d. período de repetição do pulso

14. Qual dos seguintes está associado a uma largura de banda mais ampla?
    a. um menor fator Q
    b. um aumento na amplitude
    c. um comprimento do pulso espacial mais longo
    d. uma diminuição no número de frequências em um pulso

15. Regiões de baixa densidade em uma onda de compressão são denominadas:
    a. ciclos
    b. largura de banda
    c. rarefações
    d. compressões

16. Qual das seguintes fórmulas calcula o fator de trabalho?
    a. potência da fonte dividido pela área
    b. duração do pulso dividido pelo período de repetição do pulso
    c. frequência de repetição do pulso dividido pela duração do pulso
    d. frequência da fonte multiplicado pela velocidade de propagação

17. Resistência à propagação do som através de um meio define:
   a. reflexão
   b. atenuação
   c. impedância acústica
   d. dispersão de Rayleigh

18. Quanto tempo leva para o som realizar um percurso de ida e volta de 5 cm nos tecidos moles?
   a. 26 µs
   b. 30 µs
   c. 65 µs
   d. 130 µs

19. A compensação do ganho total é definida em 36 dB. Se o ganho for reduzido pela metade, o novo ganho será de:
   a. 18 dB
   b. 25 dB
   c. 30 dB
   d. 33 dB

20. Atenuação ocorrendo à medida que o som se propaga através de cada centímetro do tecido mole é igual a:
   a. ½ da frequência operacional
   b. coeficiente de atenuação × comprimento do percurso
   c. densidade do meios × velocidade de propagação
   d. 1/2 (velocidade de propagação × tempo de percurso de ida e volta)

21. *Espacial* é um termo utilizado para:
   a. tempo
   b. velocidade
   c. espaço
   d. distância

22. Qual das seguintes unidades mede a atenuação do som em tecidos moles?
   a. µs
   b. dB
   c. rayls
   d. dB/cm

23. Se a frequência for aumentada, a duração do pulso irá:
   a. dobrar
   b. aumentar
   c. diminuir
   d. permanecer inalterada

24. Qual dos seguintes prefixos métricos denota 1 bilhão?
   a. deca
   b. mega
   c. tetra
   d. giga

25. Qual das seguintes unidades de medida representa o número de pulsos que ocorre em um segundo?
   a. µs
   b. kHz
   c. mW
   d. W/cm^2

26. Qual das seguintes fórmulas determina a impedância de um meio?
   a. atenuação multiplicado pela velocidade de propagação do meio
   b. velocidade de propagação do meio multiplicado pelo tempo de percurso de ida e volta
   c. densidade do meio multiplicado pelo coeficiente de atenuação
   d. densidade do meio multiplicado pela velocidade de propagação do meio

27. Enfraquecimento da onda sonora à medida que esta percorre através de um meio define:
   a. dispersão
   b. harmônica
   c. atenuação
   d. impedância acústica

28. O que ocorre quando uma onda sonora atinge uma superfície grande e regular em um ângulo de 90°?
   a. refração
   b. reflexão especular
   c. dispersão de Rayleigh
   d. reflexão não especular

29. Com uma incidência perpendicular, qual porcentagem do feixe incidente continua no próximo meio?
   a. 50%
   b. 85%
   c. 99%
   d. 100%

30. A unidade de média utilizada para descrever a amplitude da pressão em uma onda é:
   a. rayl
   b. watt
   c. joule
   d. variável

31. Qual das seguintes propriedades é proporcional à frequência de repetição do pulso?
   a. período
   b. fator de trabalho
   c. profundidade de penetração
   d. comprimento do pulso espacial

32. Qual dos seguintes é mais provável de diminuir a velocidade de propagação de uma onda?
   a. aumento da profundidade de penetração
   b. aumento da rigidez do meio
   c. redução da frequência do transdutor
   d. aumento da densidade do meio

33. Para pulsos curtos, o fator de qualidade (Q) é igual a:
   a. distância de um pulso
   b. metade da frequência
   c. número de ciclos em um pulso
   d. intensidade do feixe sonoro

34. A metade positiva da pressão de uma onda corresponde a:
   a. amplitude
   b. intensidade
   c. rarefação
   d. compressão

35. Na incidência perpendicular, qual porcentagem da onda sonora refletirá em uma interface se a impedância do meio 1 for de 40 rayls e a impedância do meio 2 de 50 rayls?
   a. 1%
   b. 10%
   c. 75%
   d. 90%

36. O curvamento de um feixe sonoro transmitido após sua passagem de um meio para outro descreve:
   a. dispersão
   b. refração
   c. reflexão
   d. reverberação

37. Atenuação é comumente o resultado de:
   a. reflexão
   b. dispersão
   c. absorção
   d. transmissão

38. A camada semirredutora (*half value layer*) é igual a uma redução na intensidade de:
   a. 3 dB
   b. 6 dB
   c. 10 dB
   d. 50 dB

39. A velocidade de propagação está diretamente relacionada com:
   a. densidade
   b. rigidez
   c. frequência
   d. comprimento da onda

40. Qual dos seguintes é proporcional à impedância de um meio?
   a. comprimento da onda
   b. velocidade de propagação
   c. rigidez do meio
   d. coeficiente de atenuação

41. Qual das seguintes unidades compara a razão de amplitudes ao longo de dois pontos de uma onda sonora?
   a. W
   b. dB
   c. rayl
   d. dB/cm

42. Atenuação do feixe sonoro é proporcional à:
   a. frequência da onda sonora
   b. direção do feixe incidente
   c. intensidade refletida da onda sonora
   d. intensidade transmitida da onda sonora

43. Qual dos seguintes é responsável pela determinação da quantidade de reflexão e transmissão da onda sonora?
   a. densidade
   b. rigidez
   c. impedância
   d. velocidade de propagação

44. Dissipação do calor em um meio, primariamente, na forma de calor descreve:
   a. reflexão
   b. refração
   c. absorção
   d. camada semirredutora (*half value layer*)

45. Em que profundidade uma frequência de 3 MHz demonstra uma atenuação de 9 dB?
   a. 2 cm
   b. 3 cm
   c. 6 cm
   d. 9 cm

46. A lei de Snell determina a quantidade de:
   a. reflexão em uma interface
   b. refração em uma interface
   c. transmissão através de um meio
   d. dispersão distal para um meio denso

47. A direção do feixe incidente com relação à interface entre dois meios é chamada de:
   a. ângulo especular
   b. ângulo de reflexão
   c. ângulo de propagação
   d. ângulo de transmissão

48. Demonstração das interfaces entre órgãos é um resultado de:
   a. refração
   b. transmissão
   c. reflexão especular
   d. dispersão de Rayleigh

49. Qual é a profundidade de penetração de uma frequência de 3,5 MHz durante a aquisição de imagens da aorta abdominal?
   a. 0,86 cm
   b. 1,71 cm
   c. 0,86 mm
   d. 1,75 mm

50. Com uma incidência perpendicular, quanto maior a diferença de impedância entre os meios, maior a:
   a. dispersão
   b. reflexão
   c. absorção
   d. transmissão

CAPÍTULO 3

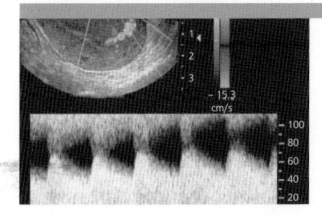

Transdutores de Ultrassom

PALAVRAS-CHAVE

abertura tamanho do elemento transdutor.

abertura dinâmica abertura que aumenta à medida que o comprimento focal aumenta; minimiza a ocorrência de alterações na largura do feixe sonoro.

ângulo de divergência a ampliação do feixe sonoro na campo distante.

apodização polarização (excitação) não uniforme dos elementos em um arranjo para diminuir os lobos secundários.

arranjo coleção de elementos ativos conectados a correntes eletrônicas individuais em um transdutor.

arranjo convexo transdutor linear curvo contendo múltiplos elementos piezoelétricos.

arranjo linear sequencial operado pela aplicação de pulsos de tensão a um grupo de elementos em sucessão.

camada de casamento material fixado na face frontal do transdutor para reduzir reflexões na superfície do transdutor.

canais múltiplos elementos transdutores com fiação e eletrônica individuais.

comprimento focal distância entre um transdutor focalizado até o centro da zona focal; distância entre um transdutor focalizado até a região do feixe, desde o transdutor até a intensidade de pico espacial.

cristal elemento piezoelétrico.

difração desvio na direção da onda sonora que *não* é provocado pela reflexão, dispersão ou refração.

elemento componente piezoelétrico do transdutor.

em fase a aplicação de pulsos de tensão em todos os elementos na construção como um grupo, mas com diferenças de tempo menores. Pulsos em fase permitem múltiplas zonas focais, direcionamento do feixe e focalização o feixe.

fenômeno de interferência interferência que ocorre quando duas ondas interagem ou se sobrepõem, resultando na criação de uma nova onda.

focalização dinâmica foco de recepção variável que acompanha a mudança de posição do pulso à medida que este se propaga através do tecido; a saída elétrica dos elementos pode ser regulada para "escutar" em uma determinada direção e profundidade.

frequência de ressonância frequência operacional.

frequência operacional frequência natural do transdutor; é determinada pela velocidade de propagação e espessura do elemento no ultrassom pulsado e pela frequência elétrica na onda contínua.

interferência construtiva ocorre quando duas ondas, em fase, uma com a outra criam uma nova onda com uma amplitude superior às duas ondas originais; em fase.

interferência destrutiva ocorre quando duas ondas fora de fase criam uma nova onda com amplitude inferior às duas ondas originais; fora de fase.

lobos laterais feixes fracos adicionais que resultam de um transdutor de um único elemento e percorrem em direções diferentes do feixe primário.

lobos secundários feixes fracos adicionais emitidos por um transdutor de elementos múltiplos que se propagam em diferentes direções do feixe primário.

material de absorção material fixado na parte posterior do elemento transdutor para reduzir a duração do pulso.

partes do transdutor elemento transdutor, material de absorção, camadas de casamento e invólucro; também conhecido como sonda, cabeçote de varredura ou transdutor.

piezoeletricidade conversão da pressão em tensão elétrica.

ponto de Curie temperatura em que um material é aquecido na presença de um forte campo elétrico, rendendo propriedades piezoelétricas. Se a temperatura excede o ponto de Curie, as propriedades piezoelétricas são perdidas.

ponto focal concentração do feixe sonoro em uma área menor.

princípio de Huygens todos os pontos em uma frente de onda ou em uma fonte são fontes pontuais para a produção de ondículas esféricas secundárias.

resolução axial capacidade de distinguir duas estruturas ao longo de um trajeto paralelo ao feixe sonoro.

resolução de elevação resolução detalhada, localizada perpendicular ao plano de varredura; a resolução de elevação é igual à espessura do corte e é a fonte do artefato de espessura de corte.

resolução detalhada inclui a resolução axial e a lateral.

resolução lateral capacidade de distinguir duas estruturas posicionadas em um plano perpendicular ao trajeto do som.

subdicing divide cada elemento em pequenos pedaços para reduzir os lobos secundários.

titanato zirconato de chumbo (PZT) um material cerâmico com propriedades piezoelétricas.

transdutor dispositivo que converte uma forma de energia em outra.

zona de Fraunhofer zona distante.

zona de Fresnel zona próxima.

zona distante região do feixe sonoro em que o diâmetro aumenta conforme a distância do transdutor aumenta.

zona focal área ou região do foco.

zona próxima região do feixe entre o transdutor e o ponto focal, que se estreita à medida que se aproxima do foco.

TRANSDUTORES NA ULTRASSONOGRAFIA DIAGNÓSTICA

- Convertem energia elétrica em energia acústica durante a transmissão e energia acústica em energia elétrica na recepção.
- Opera sob o princípio da piezoeletricidade.
- Geralmente acionado por um ciclo de tensão alternada.
- As frequências diagnósticas variam de 2 a 20 MHz.

PIEZOELETRICIDADE (Efeito Piezoelétrico)

- O princípio piezoelétrico afirma que alguns materiais geram uma voltagem quando deformados por uma pressão aplicada.
- Várias formas de cerâmica e quartzo são naturalmente piezoelétricas.
- Titanato zirconato de chumbo (PZT) é o elemento piezoelétrico manufaturado mais comum.
- PZT colocado em um forte campo elétrico, quando em alta temperatura, atua como um elemento com propriedades piezoelétricas (ponto de Curie).
- Se o material excede o ponto de Curie, o elemento perderá suas propriedades piezoelétricas (ou seja, esterilização por autoclave).

Partes do Transdutor

COMPONENTE	FUNÇÃO	DESCRIÇÃO	RELAÇÃO
Elemento piezoelétrico, também chamado de elemento cristal ativo ou elemento transdutor	Converte a tensão elétrica em pulsos ultrassônicos e os ecos de retorno em tensão elétrica. Energia elétrica é aplicada ao elemento, aumentando ou diminuindo a espessura de acordo com a polaridade da voltagem	A espessura do elemento varia de 0,2 a 1 mm. A velocidade de propagação do elemento varia de 4 a 6 mm/µs. *Materiais Naturais:* Sal de Rochelle, quartzo e turmalina. *Materiais Manufaturados:* Titanato zirconato de chumbo (PZT), titanato de bário, metaniobato de chumbo e fluoreto de polivinilideno. Mistura de polímero e material piezocerâmico (novo). Materiais independentes se encontram na forma de um disco. Transdutores matriciais contêm diversos elementos com fiação elétrica separada. Contém uma largura de banda de frequências. Impedância é muito maior do que dos tecidos moles	A velocidade de propagação do elemento está diretamente relacionada com a frequência operacional. A espessura do elemento está inversamente relacionada com a frequência operacional. A espessura é igual à metade do comprimento de onda. A impedância é 20x superior à da pele
Bloco amortecedor, também chamado de camada de retaguarda	Reduz o número de ciclos em cada pulso. Uma forma eletrônica para suprimir a oscilação dos cristais. Reduz a duração, o pulso e o comprimento espacial do pulso	Fixado na parte posterior do elemento. Composto de pós metálicos e um plástico ou epóxi. Alto coeficiente de absorção. Reduz a sensibilidade e a impedância do fator Q de modo similar àquele do elemento	Aumenta a largura de banda e a resolução axial
Camadas conjugadas (*matching layers*)	Reduz a diferença de impedância entre o elemento e a pele. Melhora a transmissão sonora na interface entre o elemento e o tecido	Duas camadas são tipicamente utilizadas. Gel aquoso é uma camada conjugada entre a face do transdutor e a pele	Aumenta a transmissão do som no corpo. A espessura é igual a um-quarto do comprimento de onda. A impedância da camada conjugada está entre aquelas do elemento e da pele
Invólucro do transdutor	Protege os componentes do transdutor. Protege o operador e o paciente de choque elétrico. Previne interferência externa no transdutor	Cobertura dos componentes do transdutor. Feito de metal ou plástico	Dano ao invólucro pode aumentar o risco de choque elétrico e diminuir a qualidade da imagem

TIPOS DE TRANSDUTORES

Onda Contínua

- Produz uma onda sonora contínua.
- É composto de elementos separados de transmissão e recepção contidos em um único transdutor.
- Frequência da onda sonora é determinada pela frequência elétrica do sistema de ultrassom.
- Demonstra uma largura de banda estreita.

Onda Pulsada

- Transmite pulsos sonoros e recebe ecos de retorno.
- Classificado pela espessura e velocidade de propagação do elemento.
- Demonstra uma largura de banda ampla e comprimento de pulso curto.
- Linear, convexo e anular são tipos de transdutores.
- Sequencial, de fase e vetor são tipos de operação de transdutores.
- Produz um pulso de 2 a 3 ciclos nas imagens em escala de cinza e um pulso de 5 a 30 ciclos nas técnicas Doppler.
- Feixes menores ou secundários percorrendo em direções diferentes do feixe primário são denominados de lobos *laterais* ou *secundários*.
- Frequência do pulso sonoro é igual à frequência operacional.

$$\text{Frequência operacional (MHz)} = \text{Velocidade de propagação do elemento (mm/}\mu\text{s)} \times \text{Espessura do elemento (mm)}$$

Transdutores de Onda Pulsada

TIPO	DESCRIÇÃO	FOCALIZAÇÃO	FEIXE DE DIREÇÃO
Arranjo convexo sequencial	Múltiplos elementos organizados em uma linha curva Operado pela aplicação de pulsos de tensão a grupos de elementos em sucessão Os pulsos percorrem em diferentes direções, produzindo uma imagem de formato setorial Também chamado de: arranjo curvo, arranjo convexo e arranjo curvilíneo	Eletrônica	Eletrônico
Intracavitário	Transdutores mecânicos, de arranjo linear ou de arranjo de fase acoplados a sondas projetadas para serem inseridas na vagina, reto ou esôfago O cristal é, mecanicamente, arrastado para cima e para baixo para produzir uma imagem setorial de 45 a 110 graus Alta frequência com cadências altas otimizam a resolução axial e lateral Também chamado de endocavitário e transcavitário	Eletrônica	Eletrônico
Intraluminal	Arranjos de cristais extremamente pequenos são acoplados na extremidade de um cateter projetado para ser inserido em uma estrutura fetal, vascular ou anatômica (ou seja, cordão umbilical, artéria, trompas de Falópio) Alta frequência (10 a 20 MHz) Também chamado de transluminal	Eletrônica	Eletrônico
Arranjo linear sequencial	Linha reta de elementos retangulares com uma extensão de, aproximadamente, um comprimento de onda Operado pela aplicação de pulsos de tensão a grupos de elementos em sucessão Os pulsos percorrem em linhas retas e paralelas, produzindo uma imagem retangular Também chamado de arranjo linear	Eletrônica	Eletrônico
Arranjo linear de fase	Contém uma linha compacta de elementos com uma extensão de, aproximadamente, um quarto do comprimento de onda Operado pela aplicação de pulsos de tensão à maioria ou todos os elementos, com o uso de pequenas diferenças de tempo Pulsos resultantes podem ser moldados ou direcionados Ecos recebidos seguem a posição alterada do pulso Permite múltiplas zonas focais	Eletrônica	Eletrônico
Mecânico	Utiliza um único elemento com uma profundidade focal fixa Produz imagem setorial	Mecânica	Fixo
Setorial	Cada pulso é originado a partir do mesmo ponto de partida	Eletrônica	Eletrônico
Arranjo de vetores	Emite pulsos a partir de diferentes pontos de partida e em diferentes direções Combina as tecnologias de arranjo linear sequencial e arranjo de fase linear Converte o formato de um arranjo linear em uma imagem trapezoide	Eletrônica	Eletrônico

FEIXE SONORO NÃO FOCALIZADO (Figs. 3-1 e 3-2)

- Ocorrerá algum estreitamento do feixe.
- O comprimento do campo próximo é igual à metade do diâmetro do feixe.
- Dois comprimentos do campo próximo são iguais ao diâmetro do transdutor.

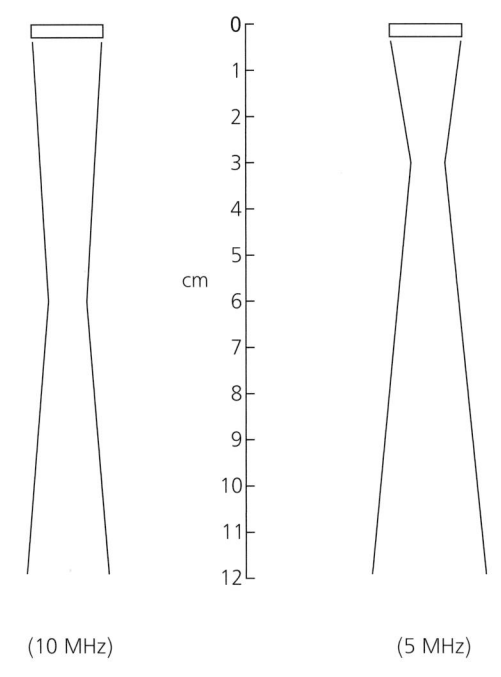

FIG. 3-1 Os feixes de transdutores em forma de disco têm um diâmetro de 6 mm em duas frequências. Frequências mais elevadas produzem feixes de menor diâmetro (a uma distância superior a 4 cm neste caso) e comprimentos do campo próximo mais longos.

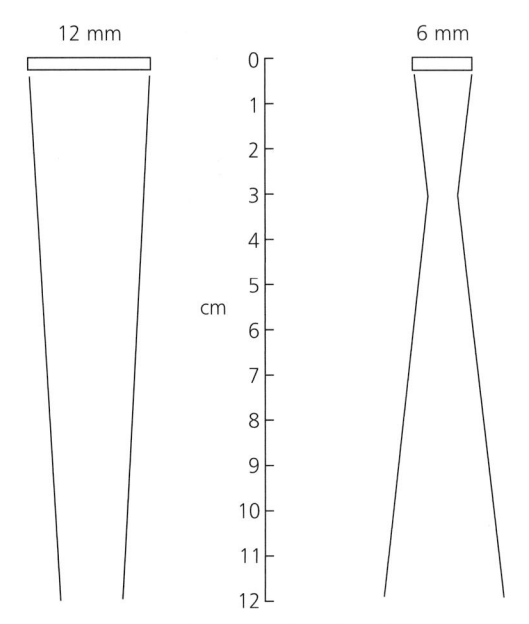

FIG. 3-2 Dois diâmetros de transdutores em forma de disco de 5 MHz. O transdutor mais largo (*esquerda*) produz o comprimento do campo próximo mais longo. Um transdutor menor (*direita*) pode produzir um feixe de maior diâmetro na zona distante. Neste exemplo, os diâmetros dos feixes são iguais a uma distância de 8 cm.

Características do Foco do Feixe

CARACTERÍSTICA	DESCRIÇÃO
Campo distante	Região distal ao ponto focal onde ocorre divergência do feixe sonoro Intensidade do feixe é mais uniforme Inversamente relacionado com a frequência operacional e ao diâmetro do elemento (o aumento da frequência diminui o ângulo de divergência) Também chamado de zona de Fraunhofer, zona distante
Comprimento focal	Também chamado de comprimento do campo próximo Distância entre o transdutor e a porção mais estreita do feixe Determinado pela frequência operacional e pelo diâmetro do elemento FL (mm) = [diâmetro do cristal (mm^2)] × frequência (MHz) FL (mm) = $\dfrac{(\text{diâmetro do cristal})^2}{4 \times \text{comprimento de onda}}$ Diretamente relacionado com a frequência operacional e o diâmetro do elemento Inversamente relacionado com a divergência do feixe no campo distante
Ponto focal	Porção mais estreita do feixe Largura no ponto focal é igual à metade da largura do transdutor Área de máxima intensidade no feixe Também chamado de foco
Zona focal	Região ou área do foco Metade da zona focal está localizada no campo próximo e a outra metade está localizada no campo distante Também chamada de área focal, região focal
Campo próximo	Região entre o transdutor e o foco Formato cônico Variações na intensidade são as maiores Comprimento do campo próximo está diretamente relacionado com a frequência do transdutor e o diâmetro do elemento Foco adicional pode ser acrescentado nesta região Também chamado de zona de Fresnel, zona próxima

FOCALIZAÇÃO DO FEIXE SONORO (Fig. 3-3)

- Melhora a resolução lateral.
- Conquistada somente no campo próximo.
- Cria um feixe sonoro mais estreito sobre uma área especificada.
- O diâmetro do feixe no campo próximo diminui em direção ao ponto focal.
- O diâmetro do feixe no campo distante (ângulo de divergência) aumenta depois do ponto focal.
- O aumento da frequência ou diâmetro do elemento produzirá um feixe mais estreito, um comprimento focal mais longo e menor divergência no campo distante.

Tipos de Foco

Espelhos Acústicos
- Foco predeterminado
- O feixe sonoro é apontado em direção a um espelho acústico curvo, que reflete o feixe no corpo.

Foco Receptor Dinâmico
- Controlado pelo sistema de ultrassom.
- Foco ocorre durante a recepção.
- Introduz tempos de atraso variáveis a alguns sinais elétricos durante a recepção.
- Os tempos de atraso dependem da profundidade do refletor.
- Os padrões de atraso mudam continuamente.

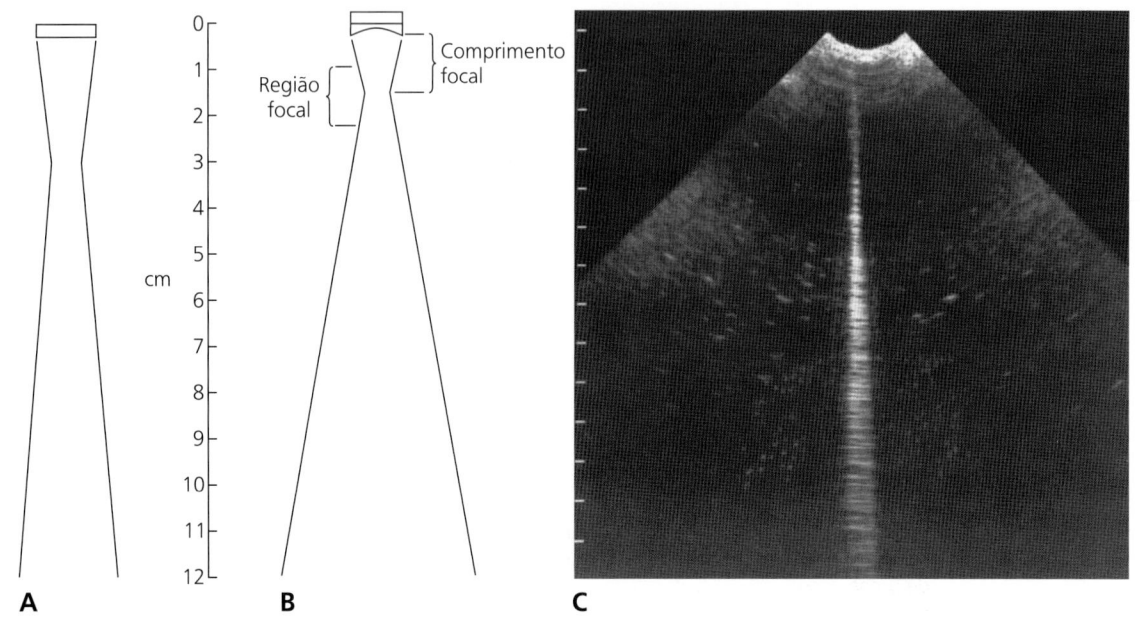

FIG. 3-3 Diâmetro do feixe para um transdutor de 6 mm e 5 MHz sem (**A**) e com (**B**) foco. O foco reduz a largura mínima do feixe, quando comparada àquela produzida sem o foco. No entanto, muito além da região focal, a largura do feixe focalizado é superior àquela do feixe não focalizado. (**C**) Um feixe focalizado. Esta é uma imagem de ultrassom de um teste de medida do perfil do feixe contendo uma camada de dispersão vertical fina até o centro. A varredura deste objeto gera uma imagem do feixe (a largura do pulso em todas as profundidades). Neste caso, o foco ocorre a uma profundidade de, aproximadamente, 4 cm (esta imagem tem uma profundidade total de 15 cm). Os marcadores de profundidade (em incrementos de 1 cm) estão indicados na margem esquerda da figura.

Eletrônico
- Controlado pelo operador.
- Permite múltiplas zonas focais.
- Utiliza o fenômeno de interferência para direcionar o feixe sonoro.
- Os pulsos são atrasados para cada elemento, causando a união de ondículas em variáveis pontos focais.
- Aplicado a feixes individuais para aumentar a espessura de corte e a resolução lateral.
- Melhora a resolução espacial no ponto focal.

Externo
- Espectro focal predeterminado.
- Uma lente acústica é colocada em frente do cristal para direcionar o feixe sonoro.

Interno
- Espectro focal predeterminado.
- Elemento(s) piezoelétrico(s) e (são) moldado(s) de forma côncava para direcionar o feixe sonoro.
- O diâmetro do feixe é reduzido no ponto focal.

DIRECIONAMENTO DO FEIXE SONORO (Fig. 3-4)
- Criado pelo gerador de feixe.
- Direcionamento eletrônico é ajustável pelo operador.
- Utilizado para realizar a varredura da onda sonora sobre uma área específica.
- O sistema altera a excitação eletrônica dos elementos, direcionando o feixe em várias direções.
- Os ecos de retorno também são atrasados.

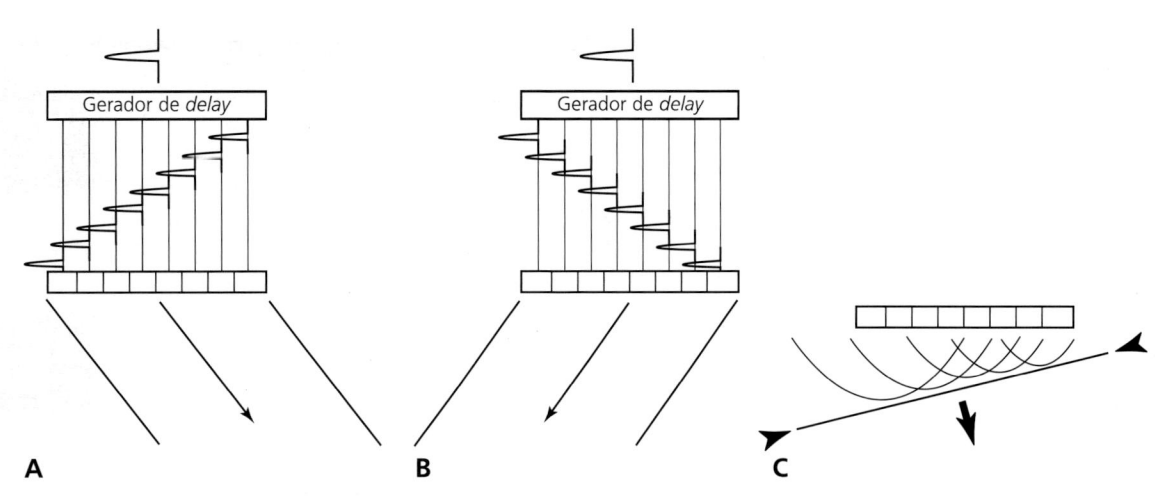

FIG. 3-4 Um transdutor de varredura linear (perspectiva lateral). **(A)** Quando os pulsos de tensão são aplicados em rápida progressão da esquerda para a direita, um pulso ultrassônico é produzido e direcionado para a direita. **(B)** De modo similar, quando os pulsos de tensão são aplicados em rápida progressão da direita para a esquerda, um pulso ultrassônico é produzido e direcionado para a esquerda. **(C)** Os atrasos em **A** produzem um pulso cuja frente de onda de pressão combinada (*pontas de seta*) é inclinada do lado esquerdo inferior para o lado direito superior. Uma onda sempre percorre perpendicular à sua frente de onda, tal como indicado pela seta.

RESOLUÇÃO

- A capacidade de distinguir dois refletores adjacentes como duas estruturas separadas.

Tipos de Resolução

RESOLUÇÃO	DESCRIÇÃO	DETERMINADA POR	RELAÇÃO
Axial, também chamada de: Longitudinal Alcance Profundidade	Capacidade de distinguir duas estruturas em um trajeto paralelo ao feixe sonoro. Não varia com a distância. Melhora com o uso de um bloco amortecedor. Sempre melhor que a resolução lateral. Valores diagnósticos: 0,05 a 0,5 mm	Transdutor Meio	Igual à 1/2 SPL. Diretamente relacionada com a frequência operacional. Inversamente relacionada com o comprimento espacial do pulso e profundidade de penetração. Quanto menor, melhor
Contraste	Capacidade de diferenciar entre ecos de amplitudes ligeiramente diferentes. Alto contraste demonstra menos tons de cinza. Baixo contraste demonstra mais tons de cinza	Sistema de ultrassom	Diretamente relacionada com a resolução axial e lateral
Elevação, também chamada de: Eixo Z Corte ou espessura do corte	Espessura do tecido escaneado perpendicular ao plano de escaneamento	Transdutor	Relacionada com a largura do feixe. Cortes mais finos produzem melhor qualidade de imagem
Lateral, também chamada de: Angular Transversal Azimutal	Capacidade de distinguir duas estruturas em um trajeto perpendicular ao feixe sonoro. Varia com a distância. Melhora com a focalização	Transdutor	Igual ao diâmetro do feixe. Diretamente relacionada com o diâmetro, frequência, focalização e distância do feixe
Espacial	Capacidade de observar detalhes na imagem. Inclui a resolução axial, de elevação e lateral	Transdutor	Diretamente relacionada com o número de linhas de varredura. Indiretamente relacionada com a resolução espacial
Temporal	Capacidade de posicionar precisamente as estruturas em movimento. Capacidade de separar dois pontos no tempo	Cadência	Diretamente relacionada com a cadência. Inversamente relacionada com o número de zonas focais, profundidade da imagem e resolução espacial

Otimizando a Resolução

RESOLUÇÃO	TÉCNICA DE OTIMIZAÇÃO
Axial	Aumento da frequência do transdutor *Opções Adicionais:* Aumento do número de zonas focais Diminuição da profundidade de imagem
Contraste	Aumento da compressão (espectro dinâmico) *Opções Adicionais:* Aumento da frequência do transdutor Diminuição da largura do feixe Mapeamento pós-processo
Lateral	Posicionamento focal apropriado *Opções Adicionais:* Diminuição da largura do feixe Diminuição da profundidade da imagem
Temporal	Diminuição do número de zonas focais Diminuição da profundidade da imagem *Opções Adicionais:* Diminuição da largura do feixe Diminuição da persistência

CUIDADOS COM O TRANSDUTOR

- Não esterilizar pelo calor.
- Não deixar o transdutor cair e não pisar nos cabos do transdutor.
- Utilizar agentes de limpeza recomendados pelo fabricante do transdutor.
- Verificar, regularmente, a presença de danos às partes do transdutor.

Fórmulas do Capítulo

$$\text{Resolução axial (mm)} = \frac{1}{2}[\text{comprimento espacial do pulso (mm)}]$$

$$\text{Resolução axial no tecido mole (mm)} = \frac{0{,}77 \times n^{\circ} \text{ de ciclos em um pulso}}{\text{Frequência (MHz)}}$$

$$\text{Diâmetro do foco (mm)} = \frac{1}{2}\text{Diâmetro do transdutor}$$

$$\text{Resolução lateral (mm)} = \text{Diâmetro do feixe (mm)}$$

$$\text{Comprimento do campo próximo (mm)} = \frac{[\text{Diâmetro do cristal (mm)}]^2 \times \text{Frequência (MHz)}}{6}$$

$$\text{Comprimento do campo próximo (mm)} = \frac{[\text{Diâmetro do cristal (mm)}]^2}{4 \times \text{Comprimento de onda (mm)}}$$

$$\text{Frequência operacional (MHz)} = \frac{\text{Velocidade de propagação do elemento (mm/}\mu\text{s)}}{2 \times \text{Espessura do elemento (mm)}}$$

REVISÃO DO TRANSDUTOR

1. Ampliação do feixe sonoro é demonstrada:
   a. no ponto focal
   b. na zona focal
   c. na zona de Fresnel
   d. na zona de Fraunhofer

2. Feixes fracos emitidos a partir de um transdutor de arranjo linear sequencial são chamados de:
   a. lobos laterais
   b. harmônicas
   c. lobos secundários
   d. ondas mecânicas

3. A frequência de ressonância de uma onda de pulsos é determinada por:
   a. diâmetro do feixe
   b. impedância da camada conjugada
   c. frequência elétrica do sistema de ultrassom
   d. espessura e velocidade de propagação do elemento

4. Esterilização por calor não é recomendada para transdutores diagnósticos, pois:
   a. ocorrerá apodização
   b. o invólucro pode ser danificado
   c. o epóxi na parte posterior derreterá
   d. as propriedades piezoelétricas serão perdidas

5. Qual dos seguintes componentes é desnecessário na construção de um transdutor de onda contínua?
   a. camada conjugada (*matching layer*)
   b. material de absorção
   c. fiação elétrica
   d. dois elementos ativos

6. Resolução lateral é determinada por:
   a. largura do feixe
   b. comprimento do campo próximo
   c. comprimento espacial do pulso
   d. espessura do elemento ativo

7. Qual é a resolução espacial no tecido mole quando uma frequência de 5 MHz é utilizada com um pulso de dois ciclos e um elemento de 0,5 mm de espessura?
   a. 0,3 mm
   b. 0,5 mm
   c. 0,6 mm
   d. 0,8 mm

8. Qual é a frequência operacional de um pulso de dois ciclos com um elemento de 0,2 mm de espessura e uma velocidade de propagação de 4 mm/µs?
   a. 3,5 MHz
   b. 5 MHz
   c. 7,5 MHz
   d. 10 MHz

9. Em qual dos seguintes princípios os transdutores de ultrassonografia diagnóstica operam?
   a. lei de Snell
   b. princípio ALARA
   c. princípio de Huygens
   d. efeito piezoelétrico

10. Se a largura do transdutor é 5 cm, quanto é a largura no ponto focal?
    a. 1 cm
    b. 2,5 cm
    c. 5 cm
    d. 10 cm

11. Interferência construtiva criará uma onda com amplitude:
    a. igual às ondas originais
    b. inferior às ondas originais
    c. menor que as ondas originais
    d. maior que as ondas originais

12. A redução da diferença de impedância entre o cristal e a pele é a função primária de qual dos seguintes componentes do transdutor?
    a. gel aquoso
    b. camada de absorção
    c. camada conjugada
    d. camada de retaguarda

13. Um feixe sonoro demonstra a intensidade mais uniforme no:
    a. campo distante
    b. campo próximo
    c. zona focal
    d. comprimento focal

14. Qual é o comprimento do campo próximo de um transdutor de 6 mm e 5 MHz?
    a. 5 mm
    b. 10 mm
    c. 15 mm
    d. 30 mm

15. Qual das seguintes alterações irá melhorar a resolução temporal?
    a. aumento na largura do feixe
    b. aumento na profundidade da zona focal
    c. diminuição na profundidade da imagem
    d. diminuição no espectro dinâmico

16. O comprimento do campo próximo de um transdutor de 3 mm e 10 MHz é de:
    a. 5 mm
    b. 7 mm
    c. 10 mm
    d. 15 mm

17. Qual dos seguintes elementos transdutores tem o comprimento focal mais longo?
   a. 7 mm, 2,5 MHz
   b. 2 mm, 7,5 MHz
   c. 5 mm, 10 MHz
   d. 3 mm, 15 MHz

18. A distância entre a face de um transdutor focalizado e o ponto da intensidade de pico espacial é denominada de:
   a. região focal
   b. duração do pulso
   c. comprimento focal
   d. comprimento espacial do pulso

19. O menor diâmetro de um feixe sonoro é chamado de:
   a. zona focal
   b. área focal
   c. ponto focal
   d. região focal

20. Qual das alternativas abaixo melhor descreve a apodização?
   a. alargamento do feixe sonoro na zona próxima
   b. dispersão do feixe sonoro distal ao ponto focal
   c. excitação irregular dos elementos em um arranjo para reduzir os lobos secundários
   d. criação de uma nova onda sonora com maior amplitude do que a onda original

21. Qual das alternativas abaixo determina o diâmetro do foco?
   a. comprimento espacial do pulso
   b. espessura do elemento
   c. diâmetro do transdutor
   d. velocidade de propagação do elemento

22. A impedância da camada de absorção é:
   a. inferior à do elemento
   b. similar à do elemento
   c. superior à do elemento
   d. o dobro daquela do elemento

23. A finalidade do material de absorção no transdutor é de:
   a. diminuir a largura de banda
   b. aumentar a duração do pulso
   c. proteger os componentes da umidade
   d. reduzir o número de ciclos em um pulso

24. Arranjo de vetores é um tipo de:
   a. componente do transdutor
   b. operação do transdutor
   c. construção do transdutor
   d. composição do transdutor

25. A focalização do feixe sonoro está diretamente relacionado com a:
   a. resolução axial
   b. resolução lateral
   c. resolução de contraste
   d. resolução de elevação

26. O direcionamento do feixe sonoro é conquistado por:
   a. interferência construtiva
   b. focalização do feixe sonoro
   c. aumento da frequência de ressonância
   d. alteração da excitação dos elementos ativos

27. A ultrapassagem do ponto de Curie de um elemento transdutor resultará em:
   a. uma largura de banda mais ampla
   b. uma velocidade de propagação mais elevada
   c. uma frequência operacional mais elevada
   d. a perda de todas as propriedades piezoelétricas

28. Um elemento ativo com uma espessura de 0,8 mm e uma velocidade de propagação de 4 mm/µs terá uma frequência operacional de:
   a. 2,5 MHz
   b. 3,5 MHz
   c. 4 MHz
   d. 5 MHz

29. Qual é a espessura do cristal com uma frequência operacional de 5 MHz e uma velocidade de propagação de 4 mm/µs?
   a. 0,1 mm
   b. 0,2 mm
   c. 0,3 mm
   d. 0,4 mm

30. Resolução temporal é determinada pelo:
   a. meio
   b. cadência
   c. largura do feixe
   d. espessura do elemento

31. Qual é a resolução axial no tecido mole quando uma frequência de 15 MHz é utilizada com um pulso de dois ciclos?
   a. 0,1 mm
   b. 0,3 mm
   c. 0,4 mm
   d. 0,55 mm

32. Qual dos seguintes transdutores opera por meio da aplicação de pulsos de tensão a grupos de elementos lineares em sucessão?
   a. arranjo de vetores
   b. arranjo linear de fase
   c. arranjo convexo de fase
   d. arranho linear sequencial

33. Focalização do feixe sonoro é conquistada apenas na:
    a. área focal
    b. zona focal
    c. campo próximo
    d. região focal

34. Qual é o diâmetro do feixe sonoro em um comprimento do campo próximo quando um transdutor de 6 mm de 2,5 MHz é utilizado?
    a. 3 mm
    b. 6 mm
    c. 9 mm
    d. 12 mm

35. A capacidade de distinguir duas estruturas em um trajeto perpendicular ao feixe sonoro descreve:
    a. resolução espacial
    b. resolução de contraste
    c. resolução temporal
    d. resolução azimutal

36. O material piezoelétrico mais comum utilizado em transdutores de ultrassonografia diagnóstica é:
    a. quartzo
    b. turmalina
    c. titanato de bário
    d. titanato zirconato de chumbo

37. O *subdicing* dos elementos nos transdutores de ultrassonografia diagnóstica é utilizado para:
    a. reduzir os lobos secundários
    b. estreitar a largura de banda
    c. aumentar a resolução temporal
    d. aumentar o comprimento do campo próximo

38. As frequências diagnósticas variam entre:
    a. 1 e 10 MHz
    b. 2 e 12 MHz
    c. 2 e 20 MHz
    d. 3,5 e 15 MHz

39. Qual das seguintes alterações irá melhorar a resolução axial?
    a. aumento na largura do feixe
    b. aumento na frequência do transdutor
    c. aumento na profundidade da imagem
    d. diminuição no número de zonas focais

40. Durante a transmissão, os transdutores de ultrassonografia diagnóstica convertem:
    a. energia cinética em energia térmica
    b. energia acústica em energia elétrica
    c. energia elétrica em energia térmica
    d. energia elétrica em energia acústica

41. Qual das alternativas abaixo afirma "Alguns materiais produzem uma tensão quando distorcidos por uma pressão aplicada"?
    a. lei de Snell
    b. princípio de Huygens
    c. lei acústica de Ohm
    d. princípio piezoelétrico

42. Qual das alternativas abaixo é um efeito negativo do uso de um material de absorção no transdutor?
    a. fator de baixa qualidade
    b. sensibilidade reduzida
    c. estreitamento da largura de banda
    d. aumento da duração do pulso

43. Quantos ciclos por pulso geralmente são utilizados no Doppler?
    a. 2 a 20
    b. 3 a 15
    c. 5 a 30
    d. 6 a 40

44. O ultrassonografista é capaz de determinar a profundidade da zona focal com o uso de um transdutor com um:
    a. foco interno
    b. foco externo
    c. foco eletrônico
    d. foco mecânico

45. A impedância da camada combinada é:
    a. inferior à impedância da pele
    b. igual à impedância da pele
    c. inferior à impedância do cristal
    d. igual à impedância do cristal

46. Qual dos seguintes transdutores exibe uma imagem trapezoide?
    a. arranjo convexo
    b. arranjo de vetores
    c. arranjo anular
    d. arranjo curvilíneo

47. Qual das alternativas abaixo diferencia tecidos similares ou dissimilares?
    a. resolução axial
    b. resolução lateral
    c. resolução de contraste
    d. resolução temporal

48. A espessura de corte está relacionada com a:
    a. cadência
    b. largura do feixe
    c. profundidade de penetração
    d. frequência operacional

49. A frequência operacional de um transdutor está diretamente relacionada com:
   a. a espessura do elemento
   b. o diâmetro do elemento
   c. a impedância do elemento
   d. a velocidade de propagação do elemento

50. Um transdutor focalizado de 10 mm e 15 MHz demonstrará um diâmetro focal de:
   a. 2,5 mm
   b. 3 mm
   c. 5 mm
   d. 10 mm

CAPÍTULO 4

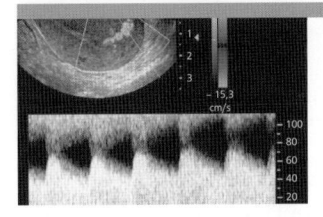

Instrumentação do Sistema Pulso-Eco

PALAVRAS-CHAVE

ambiguidade de alcance produzida quando ecos são situados muito superficialmente em virtude da emissão de um segundo pulso antes do retorno de todas as reflexões do primeiro pulso.

artefato qualquer coisa não devidamente indicativo da anatomia ou movimento visualizado.

bit dígito binário; menor quantidade de informação na memória do computador.

byte grupo de oito bits da memória do computador.

cadência (*frame rate*) o número de varreduras (imagens) completas exibidas por segundo.

campo de visão imagem exibida dos ecos de retorno.

canal um trajeto de sinal independente que consiste em um elemento transdutor, *delay* e outros componentes eletrônicos.

cauda de cometa uma série de ecos de reverberação estreitamente espaçados atrás de um refletor forte.

cine-loop armazenamento dos últimos quadros varridos em tempo real.

composição espacial média dos quadros que visualiza a anatomia a partir de diferentes ângulos.

congelamento da imagem manter e exibir um quadro da sequência de tempo real.

densidade de pixel número de elementos de imagem por polegada.

dispersão redirecionamento do feixe sonoro em várias direções após atingir uma superfície irregular.

especular superfície grande, plana e regular.

excitação codificada uma série de pulsos e lacunas que permite múltiplas zonas focais e frequências harmônicas.

faixa dinâmica a razão entre a maior e menor amplitude que o sistema de ultrassom consegue suportar.

frequência de repetição do pulso número de pulsos de tensão enviados ao transdutor por segundo.

ganho razão entre a potência de saída e entrada de energia elétrica de um amplificador.

imagem em espelho um artefato gerado no lado oposto de um refletor forte na imagem em escala de cinza, fluxometria em cores e Doppler.

imagem em tempo real imagem bidimensional do movimento de estruturas móveis.

imagem panorâmica a exibição de uma imagem expandida além dos limites normais do transdutor.

interpolação de pixels designação de um valor de brilho a um pixel ausente.

inversão de pulso uma técnica de imagem harmônica que utiliza dois pulsos por linha de varredura, em que o segundo pulso é uma inversão do primeiro pulso.

limite de Nyquist número mínimo de amostras necessário para evitar sobreposição espectral (*aliasing*); a frequência de desvio Doppler acima da qual ocorre sobreposição espectral.

linha de densidade número de linhas varridas por quadro; densidade da linha de varredura.

lobos secundários feixes sonoros secundários produzidos por um transdutor de elementos múltiplos.

matriz denota as fileiras e colunas de pixels em uma imagem digital.

memória armazenamento dos dados de ecos.

memória de acesso aleatório (RAM) permite o acesso de dados armazenados em uma ordem não sistemática.

memória somente de leitura (ROM) dados armazenados não podem ser modificados.

múltiplas vias o trajeto em direção e no sentido oposto de um refletor é diferente.

número binário grupo de bits.

período de repetição do pulso tempo entre o início de um pulso de tensão e o início do próximo pulso de tensão.

pixel elemento de imagem; menor porção de uma imagem digital.

quadro uma varredura completa do feixe ultrassônico; imagem individual composta de múltiplas linhas de varredura.

razão sinal-ruído comparação de informações significativas em uma imagem (sinal) com a quantidade de perturbação do sinal (ruído).

reflexão porção do feixe sonoro refletida na interface de um meio.

reforço acústico aumento na amplitude de reflexão provocado por estruturas posicionadas atrás de uma estrutura fracamente atenuadora.

refração mudança na direção do feixe sonoro à medida que passa de um meio para outro.

reverberação múltiplas reflexões entre uma estrutura e o transdutor ou no interior de uma estrutura.

ruído perturbação que reduz a clareza do sinal.

sombreamento de borda perda na intensidade causada pela dobra do feixe sonoro em uma superfície curva.

sombreamento redução da amplitude de reflexão dos refletores situados atrás de uma estrutura fortemente refletora ou atenuadora.

tubo de raios catódicos (CRT) monitor onde a potência do feixe de elétrons determina o brilho.

voxel a menor parte distinguível de uma imagem tridimensional.

MODOS DE EXIBIÇÃO

Modo A

- Modo de amplitude.
- Imagem quantitativa unidimensional (1D) com o uso de um único feixe sonoro.
- Exibe, verticalmente, a amplitude do eco de retorno (eixo y) e a distância está ao longo do eixo horizontal (eixo x).

Modo B

- Modo de brilho.
- Cria uma imagem 2D transversal e qualitativa com o uso de múltiplos feixes sonoros.
- Exibe a força dos ecos de retorno na forma de pixels em vários tons de cinza.
- O eixo vertical ou y representa a profundidade crescente, e o eixo horizontal ou x representa as superfícies laterolateral ou superoinferior do corpo.
- Quanto mais forte a reflexão, mais brilhante o pixel.

Modo M

- Modo de movimento.
- Série quantitativa 1D dos pixels do modo B.
- O eixo vertical ou y representa a profundidade do refletor e demonstra o movimento dos ecos de reflexão, e o eixo horizontal ou x representa o tempo.

Varredura Volumétrica

- Modo 3D que demonstra comprimento, largura e espessura.
- Exibição 2D de um volume 3D de dados de ecos.
- Aquisição mais lenta de dados.
- A apresentação de dados 3D inclui a renderização da superfície, cortes 2D em um volume 3D e transparência dos tecidos.

IMAGEM EM TEMPO REAL

- Múltiplos quadros por segundo compõem múltiplas linhas de varredura por quadro.
- A profundidade da imagem determina quando o próximo pulso é transmitido.
- O brilho do eco aumenta com a amplitude do eco.
- A posição do eco é determinada pelo tempo de ida e volta do refletor.

Vantagens

- Rápida localização da anatomia.
- Movimento pode ser observado.
- Estruturas ou vasos podem ser seguidos.

Limitações

- A profundidade de penetração é limitada pela velocidade de propagação do meio.
- O plano de imagem exato não pode ser sistematicamente reproduzido.
- A medida de estruturas maiores que o campo de visão é estimada.

Parâmetros em Tempo Real

PARÂMETRO	DESCRIÇÃO	UNIDADES	RELAÇÃO
Campo de visão	Tamanho da imagem exibida	N/A	Diretamente relacionado com a frequência de repetição do pulso (PRF) Inversamente relacionado com a cadência (*frame rate*) e a resolução temporal Ajustável pelo operador através da configuração da profundidade e região de interesse
Cadência (*frame rate*)	Número de imagens por s Geralmente 30-60 quadros/s são usados nas imagens em tempo real O olho humano detecta menos de 15-20 quadros/s	Hz Quadros/s	Determina a resolução temporal Determinada pela velocidade de propagação do meio e profundidade da imagem Proporcional à PRF Inversamente proporcional ao número de zonas focais utilizadas, profundidade da imagem e linhas por quadro (largura do feixe) Ajustável pelo operador pela configuração da profundidade e PRF

Parâmetros em Tempo Real (Cont.)

PARÂMETRO	DESCRIÇÃO	UNIDADES	RELAÇÃO
Densidade de linhas	Concentração de linhas de varredura em um campo de visão	Linhas/cm Linhas/graus	Diretamente relacionada com a PRF e a resolução espacial Inversamente relacionada com a velocidade dos quadros e a resolução temporal
Profundidade máxima da imagem	Profundidade de penetração máxima para os parâmetros gerais utilizados	cm	Dependente da velocidade dos quadros, número de linhas por quadro e número de zonas focais utilizadas Inversamente relacionada com a PRF
Frequência de repetição do pulso	Determina o número de linhas de varredura por quadro Igual à tensão da PRF Tipicamente 2-15 kHz é utilizado na imagem em tempo real	Hz kHz	Inversamente relacionada com a frequência operacional e a profundidade da imagem Indiretamente ajustada pelo operador através da configuração da profundidade da imagem

Técnicas Imagiológicas em Tempo Real

TIPO	DESCRIÇÃO
Excitação codificada	Utiliza uma série de pulsos e lacunas em vez de um único pulso de excitação O conjunto de pulsos impele o transdutor de gerar uma linha de varredura Melhora a resolução de contraste, espacial e axial Ocorre no gerador de pulsos
Campo de visão estendido (panorâmico)	Expansão da exibição de imagem além dos limites normais do diâmetro do transdutor Retém prévios dados de ecos, ao mesmo tempo em que acrescenta novos dados de ecos paralelamente ao plano de varredura
Imagem quadridimensional	Apresentação em tempo real de uma imagem tridimensional O tempo como quarta dimensão é combinado com dados volumétricos adquiridos rapidamente
Frequências harmônicas (MHz)	Múltiplos pares e ímpares da frequência fundamental Geradas a uma maior profundidade de imagem, reduzindo o artefato de reverberação Geradas na intensidade mais elevada e porção mais estreita do feixe Sinais harmônicos de retorno são processados separadamente dos sinais operacionais Melhora a resolução lateral Diminui a resolução de contraste Reduz os lobos secundários
Imagem multifocal	Capacidade de utilizar múltiplas zonas focais durante a imagem de tempo real Diretamente relacionada com a resolução lateral e a frequência de repetição do pulso Inversamente relacionada com a velocidade dos quadros e resolução temporal
Interpolação de pixels	Designa um valor de brilho a pixels ausentes Com base no brilho médio de pixels adjacentes Comumente usada na varredura setorial
Presets	Configuração dos controles de escala de cinza, profundidade e imagem Doppler para a realização do exame
Inversão de pulsos	Uma técnica na imagem harmônica que utiliza dois pulsos por varredura, em que o segundo pulso é a inversão do primeiro pulso Possibilita uma largura de banda mais ampla e pulsos mais curtos Melhora a resolução axial Reduz a resolução temporal
Composição espacial	Linhas de varredura são direcionadas em múltiplas direções Melhora a visualização de estruturas abaixo de uma estrutura altamente atenuadora Aplaina superfícies especulares Reduz o *speckle* e o ruído Utiliza fases para examinar as estruturas mais de uma vez

Imagem tridimensional	Adquirida pela reunião de muitas varreduras 2D paralelas em um volume 3D de dados de ecos
	Adquirida a taxas de até 30 volumes por s
	Obtida por:
	  1. Varredura manual com sensores de posicionamento do transdutor
	  2. Transdutores de varredura mecânica automatizada
	  3. Varredura eletrônica com um transdutor matricial 2D

INSTRUMENTAÇÃO DO SISTEMA PULSO-ECO

Funções

1. Preparar e transmitir sinais eletrônicos ao transdutor para produzir uma onda sonora.
2. Receber sinais eletrônicos a partir de reflexões.
3. Processar a informação refletida para exibição.

POTÊNCIA

- Controle de saída.
- Controla a amplitude do feixe sonoro transmitido e a amplitude dos ecos recebidos.
- Varia de 0 a 500 volts.
- Diretamente relacionada com a razão sinal-ruído.
- Diretamente relacionada com a intensidade da exposição acústica ao paciente.
- A exposição acústica é medida pelo índice mecânico (MI) e índice térmico (TI).

TRANSDUTOR

- Produz pulsos ultrassônicos para cada pulso elétrico aplicado.
- Recebe reflexões de ecos de retorno, produzindo uma tensão elétrica.
- Fornece tensão elétrica à memória.
- Gera um pequeno sinal de tensão (radiofrequência) proporcional à amplitude do eco de retorno.
- Os sinais de radiofrequência são processados pelo sistema.
- Pré-amplificação pode ocorrer.

Canais

- Trajetos individuais de sinais para transmissão e recepção do feixe sonoro.
- O número de canais é igual ao número de elementos transdutores.
- No ultrassom, geralmente são usados 64, 128 ou 196 canais.
- O controle das características do feixe sonoro está diretamente relacionado com o número de canais empregados.
- O *delay* de pulso independente e a combinação de elementos constitui um canal de transmissão.
- Cada elemento independente, amplificador, conversor analógico-digital e atraso do sinal constitui um canal de recepção.

SINCRONIZADOR PRINCIPAL

- Medidor que instrui o gerador de pulsos a enviar um sinal elétrico ao transdutor.
- Coordena todos os componentes do sistema de ultrassom.
- Cérebro ou gerenciador do sistema de ultrassom.

GERADOR DE PULSOS (Transmissor)

- Varia de 10 a 500 volts.
- Gera os pulsos elétricos para excitação dos cristais, produzindo ondas ultrassônicas pulsadas.
- Determina a frequência de repetição do pulso, o período de repetição do pulso e a amplitude do pulso.
- Impulsiona o transdutor ao longo dos pulsos atrasados, com um pulso de tensão por linha de varredura.
- Ajusta a PRF apropriadamente com a profundidade da imagem.
- Comunica-se com o receptor no momento em que o cristal é excitado para ajudar a determinar a distância até o refletor.

Gerador de Feixes Digital

- Considerado parte do gerador de pulsos.
- Um *chip* de computador é a forma mais comum.
- Determina o atraso de disparo de sistemas matriciais.
- Durante a recepção, estabelece o tempo de atraso utilizado na focalização dinâmica.
- Vantagens: programação de *software* e extremamente estável com vasta gama de frequências.

Delay de Pulso

- Parte do gerador de feixes utilizado para controlar o direcionamento e a focalização do feixe na varredura de arranjo de fase.
- Controla o tamanho do elemento e a apodização no transdutor de arranjo de fase.

Chave Transmissor/Receptor (Chave T/R)

- Parte do gerador de feixes.
- Direciona as tensões de ativação do gerador de pulsos e retarda os pulsos para o transdutor durante a transmissão.
- Direciona as tensões do eco de retorno do transdutor para o receptor durante a recepção.
- Protege os componentes do receptor de elevadas tensões de ativação do pulso.

PROCESSADOR DE SINAIS

- Determina o tempo de voo (localização) e a amplitude das reflexões de ecos.
- Transforma as reflexões de ecos de retorno em sinais adequados para exibição.

RECEPTOR

- Recebe, amplifica e modifica os dados de ecos que retornam do transdutor.
- O receptor possui cinco funções:
  1. Amplificação.
  2. Compensação.
  3. Compressão.
  4. Demodulação.
  5. Rejeição.

Amplificação

- Unidades – dB.
- Aumenta as pequenas tensões elétricas recebidas do transdutor a um nível adequado para processamento.
- Ajustável pelo operador pelo ajuste do ganho total (ajusta toda a imagem).
- Permite amplificação idêntica, independente da profundidade.
- NÃO aumenta a razão sinal-ruído.
- Geralmente, 60 a 100 dB de ganho está disponível.

Compensação do Ganho de Tempo (Fig. 4-1)

- Unidades – dB.
- Mecanismo que compensa a perda da potência do eco causada pela profundidade do refletor.
- Ajustável pelo operador com o uso de controles deslizantes de divisão para compensação do ganho de tempo ou compensação do ganho de profundidade (ajusta profundidades variáveis da imagem).
- Fornece uma amplitude igual a todas as estruturas similares, independente da profundidade.
- Compensa a atenuação por meio do aumento das amplitudes de reflexões profundas e supressão de reflexões artificiais.
- Campo próximo – área de mínima amplificação.
- *Delay* – profundidade em que uma compensação variável se inicia.

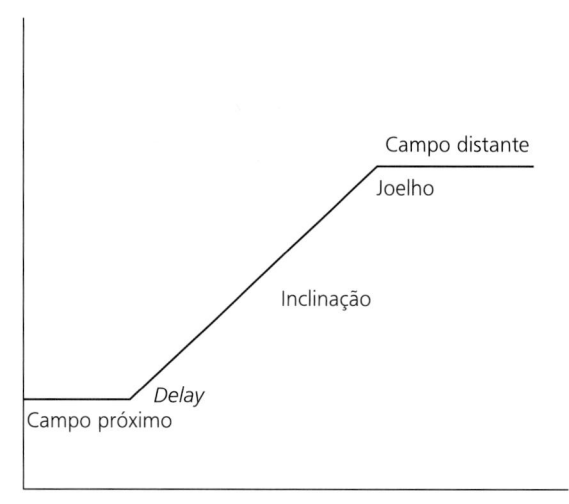

FIG. 4-1 Curva de compensação do ganho de tempo.

- Inclinação – região disponível para compensação da profundidade.
- Joelho – região mais profunda em que a compensação da atenuação pode ocorrer.
- Campo distante – área de máxima amplificação.

Compressão

- Unidades – dB.
- Processo interno em que ecos mais fortes são equalizados com ecos mais fracos.
- Muda as características da escala de cinza de uma imagem sem perder a relação entre as amplitudes mínima e máxima.
- Ajustável pelo operador através do ajuste da faixa dinâmica ou da compressão.
- Quanto mais o sinal é processado, menor a faixa dinâmica disponível.
- O ajuste de uma faixa dinâmica estreita ou menor fornece uma imagem de alto contraste.
- O amplificador ultrassônico utiliza uma faixa de compressão de 100 a 120 dB.
- Transdutores têm uma faixa de compressão de até 120 dB.
- Conversor de varredura utiliza uma faixa de compressão de 40 a 50 dB.
- Os monitores de imagem exibem uma faixa de compressão de até 30 dB.
- O olho humano é capaz de perceber aproximadamente 20 dB.
- Arquivos têm uma faixa de compressão de 10 a 30 dB.

Demodulação

- Não controlada pelo operador.
- Processo de conversão das tensões fornecidas ao receptor em uma forma mais útil de processamento.
- Muda o formato do sinal de retorno para uma forma que os componentes do sistema possam processar.
- Ausência de alterações visíveis na imagem.
- Consiste em dois componentes:
  - Retificação.
    - Elimina a metade negativa dos sinais transformando-a em tensões positivas.
  - Suavização.
    - Nivela as margens irregulares do sinal (envelopes).

Rejeição (Limiar, Supressão)

- Supressão ou eliminação dos pulsos de tensão de menor amplitude produzidos por reflexões fracas.
- Um tipo é integrado no sistema, e o outro tipo é ajustável pelo operador.
- Diminui o ruído acústico.
- Não afeta ecos intensos.

ARMAZENAMENTO DE IMAGENS

Conversor de Varredura

- Torna possível a imagem em escala de cinza.
- Transfere os dados dos ecos recebidos em um formato adequado para a exibição.
- Localiza, apropriadamente, cada série de ecos em linhas de varredura individuais para armazenamento.

Conversores de Varredura Analógicos
- Encontrados em aparelhos mais antigos.
- As cargas utilizadas variam o brilho do monitor.

Conversores de Varredura Digitais
- Armazenam as amplitudes de reflexão do eco em uma série de números binários.
- Fornecem estabilidade, uniformidade e precisão, quando comparados aos conversores analógicos.
- Consistem em: conversor analógico-digital, memória digital e conversor digital-analógico.

Conversor Analógico-Digital
- Altera as tensões dos sinais recebidos em valores numéricos.

Memória Digital
- Armazena a imagem na forma de números binários.

Conversor Digital-Analógico
- Converte os números binários da memória em valores analógicos para exibição no CRT.
- Determina o brilho dos ecos exibidos.

Memória

- A memória do computador armazena a amplitude e a localização do eco em um formato binário (digital).
- A memória divide a imagem em diversos pixels (quadrados).

Funções
1. Aceita o sinal do receptor.
2. Armazena os dados na memória.
3. Designa um tom de cinza aos sinais de retorno.
4. Envia o sinal de retorno para o monitor.

Memória de Acesso Aleatório (RAM)
- Armazena a amplitude e a localização dos ecos.
- Os dados armazenados são perdidos se a rede elétrica for desligada.

Memória Somente de Leitura (ROM)
- Dados não podem ser modificados.

Bit
- Dígito binário.
- Menor quantidade de memória do computador.
- Dois níveis de armazenamento: 0 = "Desligado"; 1 = "Ligado".
- Determina o número de tons de cinza.
- Número de bits de memória = 2^n tons de cinza.
- 3 bits de memória = $2^3 = 2 \times 2 \times 2 = 8$ tons de cinza.
- 5 bits de memória = 2^5 (elevado a 5) = $2 \times 2 \times 2 \times 2 \times 2 = 32$ tons de cinza.
- Uma memória de múltiplos bits permite diversos tons de cinza.
- Os sistemas de ultrassom normalmente empregam memórias de 6 a 8 bits.

Números Binários

- Em sistemas digitais, os números binários determinam o número de tons de cinza.
- "Desligado" = 0; "Ligado" = 1.

Tons de Cinza com o Uso de Números Binários

NÚMERO BINÁRIO	64	32	16	8	4	2	1	NÚMERO DECIMAL
0100101 =	0	1	0	0	1	0	1	= 32 + 4 + 1 = 37
1010010 =	1	0	1	0	0	1	0	= 64 + 16 + 2 = 82

Pré-Processamento

- Parte do conversor de varredura.
- Processa um sinal ou imagem antes de armazenar na memória.
- Ajustável pelo operador.
- Acentua as interfaces.
- Exemplos de pré-processamento incluem compensação do tempo de ganho, faixa dinâmica, *zoom* de escrita, região de interesse/expansão, persistência, interpolação de pixels, composição espacial, imagem panorâmica e aquisição 3D.

Persistência
- Média dos quadros.
- Reduz o ruído e suaviza a imagem.

Região de Interesse/Expansão
- Condensa as linhas de varredura em uma área de imagem menor.
- Aumenta a resolução detalhada.

Zoom *de Escrita*
- Repete a varredura somente na área de interesse.
- Adquire novos dados.
- Aumenta o número de pixels ou linhas de varredura.
- Melhora a resolução espacial.

Pós-Processamento (Variação do Contraste)

- Designação do brilho do monitor antes ou após o armazenamento de dados na memória.
- Exemplos de pós-processamento incluem *zoom* de leitura, *calipers* de medida, imagem modo B colorido, apresentação 3D.

Modo B Colorido
- Apresentação de diferentes intensidades de ecos em diversas cores.
- Melhora a resolução de contraste.

Apresentação 3D
- Renderização da superfície – popular na imagem obstétrica.
- Cortes 2D em um volume 3D – orientação plana da imagem pode ser apresentada.
- Transparência dos tecidos – possibilita uma imagem transparente da anatomia similar a um filme radiográfico.

Zoom *de Leitura*
- Exibe apenas os dados originais.
- Número de pixels ou linhas de varredura é o mesmo que da imagem original.

MONITOR

- Recebe impulsos elétricos, traduzindo-os em uma imagem.
- Cada imagem é dividida em múltiplos quadrados pequenos organizados em uma matriz, similar a um tabuleiro de damas.
- Um número 0 = "Desligado" ou 1 = "Ligado" é designado para cada quadrado da matriz.

Matriz

- Quanto maior o número de fileiras e colunas, melhor a resolução espacial.
- Tubos de raios catódicos tipicamente utilizam uma matriz 512 × 512 ou 262.144 *pixels*.

Pixel

- Menor elemento de imagem visível de um monitor.
- Cada *pixel* armazena um tom de cinza.

Densidade de *Pixel*

- Número de elementos de imagem por polegada.
- Diretamente relacionada com a resolução espacial e detalhada.
- Inversamente relacionada com o tamanho do *pixel*.

Voxel

- Menor elemento de imagem visível de um monitor tridimensional.
- Armazena comprimento, largura e espessura.

TUBO DE RAIOS CATÓDICOS (CRT)

- Proporciona a capacidade de cor e escala de cinza.
- Consiste em um envelope de vidro a vácuo contendo um canhão de elétrons e uma tela fluorescente revestida com fósforo.
- Quando os elétrons atingem a tela fluorescente, luz é emitida.
- Imagens são produzidas pela modulação da intensidade do feixe de elétrons com um sinal de vídeo recebido.
- Apresenta uma imagem através da varredura de um ponto luminoso da esquerda superior para a direita inferior nas linhas horizontais, e de cima para baixo.
- A potência do feixe de elétrons determina o brilho do monitor.
- Apresenta imagens a uma taxa de 30 quadros/s ou 60 campos/s.
- Cintilação ocorre com taxas inferiores a 20 quadros/s.
- Emprega 525 linhas horizontais entrelaçadas em campos de linhas pares e ímpares.

Monitor do Computador

- Um CRT que apresenta dados recuperados da memória em uma matriz 2D de *pixels*.
- Atualiza o monitor aproximadamente 60 vezes por segundo.
- Apresenta os dados de imagens na forma de linhas horizontais.
- Utiliza deflexão magnética em vez de eletrostática.

TELA DE CRISTAL LÍQUIDO (LCD)

- Dispositivo de exibição plano e fino, composto de qualquer número de *pixels* coloridos ou monocromáticos organizados em frente a uma fonte luminosa ou refletor.
- Ao controlar a tensão aplicada na camada de cristal líquido em cada *pixel*, a luz pode atravessar em quantidades variadas, formando diferentes níveis de cinza.
- Geralmente exibida em uma matriz retangular 1024 × 768.

TÉCNICAS DE GRAVAÇÃO

Imagens Impressas

Filme Radiográfico
- Filme radiográfico de emulsão única.
- Folha de acetato de celulose revestida por uma emulsão gelatinosa que contém cristais de brometo de prata.
- Após exposição à luz do monitor, o filme é quimicamente desenvolvido.

Processadores Térmicos
- Utilizam um meio de papel para gravar a imagem.
- Pequenos elementos de calor criam a imagem.
- Resolução e escala de cinza reduzidas.
- Menos estável do que um filme radiográfico.
- Impressoras térmicas contêm uma fita de tintas coloridas.
- As cores incluem ciano, magenta, amarelo e preto.

Imagem a Laser
- Manuseio e revelação automática do filme.
- 15 ou mais imagens por folha de filme.
- Maior resolução, e menor escala de cinza com menos distorção.

Dispositivo de Gravação Digital
- Armazena imagens em CDs ou na memória.
- Permite a visualização em monitores e transferência de filme.

Reprodutores de Vídeo
- Utilizados para gravar o movimento ou as imagens em tempo real.

ARMAZENAMENTO DE ARQUIVOS

Disco Magneto-Óptico
- Armazena informações com segurança em um disco óptico.
- O disco pode ser reescrito e apagado.

Sistema de Comunicação e Arquivamento de Imagens (PACS)
- Também conhecido como rede de digitalização de imagens (DIN), gestão da informação arquivística e estações de comunicação (IMACS).
- Transfere, eletronicamente, imagens e informações associadas para estações de trabalho externas ao sistema de ultrassom.
- Aquisição, exibição, impressão e componentes do computador são interconectados com o uso de uma rede de área local (LAN).
- Permite o acesso virtual de estudos arquivados de múltiplas modalidades imagiológicas.
- Dados de ultrassom são digitalizados e transferidos para a rede.
- Os dados não se deterioram ao longo do tempo.

PADRÕES DE ARQUIVAMENTO DE ARQUIVOS MÉDICOS

American College of Radiology (ACR)
- Desenvolve padrões para a codificação de informações no prontuário do paciente e interpretação.

Comunicação de Imagens Digitais em Medicina (DICOM)
- Protocolos padronizados para sistemas de comunicação de imagens.

Associação Nacional de Fabricantes de Produtos Elétricos (NEMA)

- Desenvolve padrões para a codificação de informações no prontuário do paciente e interpretação.

ARTEFATOS DO ULTRASSOM

- Reflexão não devidamente indicativa da estrutura visualizada.
- Um eco aparente para o qual a distância, direção ou amplitude não correspondem ao alvo real.
- Inclui reflexões que não são reais, estejam ausentes, inadequadamente posicionadas, ou de brilho, formato ou tamanho inapropriados.
- Quando medidas corretivas são tomadas, os artefatos geralmente desaparecem.

Causados por

1. Suposições do sistema de ultrassom.
2. Erro do operador.
3. Física do ultrassom.
4. Mau funcionamento do equipamento.
5. Uso inadequado do equipamento.

Suposições no Desenho dos Sistemas de Ultrassom

1. Plano da imagem é fino.
2. Som percorre apenas em uma linha reta.
3. Ecos se originam de objetos situados no eixo central.
4. Distância até um refletor é proporcional ao tempo que leva para um eco retornar.
5. Intensidade de um eco corresponde à potência de um refletor.
6. O som percorre diretamente para e de um refletor.
7. O som percorre no tecido mole a exatamente 1,54 mm/µs.

Artefatos de Imagem

ARTEFATO	DEFINIÇÃO	CAUSA	MANIFESTAÇÃO
Speckle	Ondas sonoras de baixa intensidade que interferem entre si Interferência construtiva – ecos reforçam uns aos outros Interferência destrutiva – ecos se cancelam entre si completamente ou parcialmente	Interferência de ecos pela distribuição de partículas espalhadoras no tecido	Objetos adicionados Imagem granular Interfere com a capacidade de detectar objetos de baixo contraste
Cauda de cometa	Trilha densa e afilada de ecos imediatamente distal a uma estrutura fortemente refletora Localizada paralela ao feixe sonoro	Reverberação Causada por dois refletores fortes estreitamente espaçados no tecido mole Corpo estranho, cálcio ou ar	Objetos adicionados Aparece como múltiplas bandas pequenas ecogênicas
Duplicação	Redirecionamento do feixe sonoro, o qual atravessa as margens mediais do músculo reto abdominal	Refração Exclusivo ao músculo reto abdominal	Objetos adicionados Tamanho incorreto do objeto
Sombreamento de borda	Redirecionamento do feixe sonoro na margem de estruturas arredondadas ou ovais O feixe atinge a margem de uma estrutura maior que a largura do feixe	Refração	Brilho incorreto do objeto Objetos ausentes
Reforço acústico	Aumento do brilho atrás de uma estrutura fracamente atenuadora O feixe sonoro atravessa uma área de baixa atenuação	Atenuação	Brilho incorreto do objeto

(Continua)

Artefatos de Imagem (Cont.)

ARTEFATO	DEFINIÇÃO	CAUSA	MANIFESTAÇÃO
Focal banding	Produto de um reforço acústico horizontal ou de uma mancha na(s) zona(s) focal(is)	Aumento na intensidade do feixe sonoro na(s) zona(s) focal(is)	Brilho inadequado
Grating lobes	Feixes sonoros secundários menores de um transdutor matricial percorrendo em direções diferentes do feixe primário Reduzidos por apodização e *subdicing*	Espaçamento dos elementos ativos	Localização incorreta do objeto Duplica estruturas na zona lateral às estruturas verdadeiras
Imagem em espelho	Objetos presentes em um lado de um refletor forte são duplicados no lado oposto do refletor Imagens verdadeiras e falsas estão equidistantes do refletor forte Falsa imagem é colocada mais profundamente	Reflexão Diafragma, pleura e intestino	Objetos adicionados
Múltiplas vias	O trajeto de ida e volta para o transdutor é diferente O feixe atinge uma interface em um ângulo e é refletido de uma segunda interface de volta ao transdutor	Reflexão	Localização incorreta do objeto Brilho inadequado Degrada a qualidade da imagem e a resolução axial
Erro da velocidade de propagação	Os refletores aparecem em número correto, porém, em locais irregulares Velocidades lentas posicionam os refletores muito profundamente	Erro de velocidade	Localização incorreta do objeto Desloca as estruturas axialmente
Ambiguidade de alcance	Todos os ecos não são recebidos antes da emissão do próximo pulso	A frequência de repetição do pulso é muito alta	Localização incorreta do objeto
Refração	Mudança em direção ao feixe sonoro à medida que passa de um meio para outro	Dobra do feixe transmitido A onda sonora atinge uma interface em um ângulo oblíquo	Desloca as estruturas lateralmente Tamanho incorreto do objeto Formato incorreto do objeto Degrada a resolução lateral
Resolução	Falha em distinguir dois objetos adjacentes separados	Largura do feixe Comprimento do pulso espacial	Objeto ausente Tamanho ou formato incorreto do objeto
Reverberação	Reflexões igualmente espaçadas de amplitude reduzida com profundidade da imagem aumentada Dois ou mais refletores fortes são encontrados no trajeto do som; múltiplas reflexões ocorrerão Mais reflexões do que realmente existe	Múltiplas reflexões entre o transdutor e o tecido mole Criada quando uma onda sonora salta em ambas as direções entre os refletores fortes	Objetos adicionados Aparece em múltiplos Localizado paralelo ao feixe sonoro
Ring-down	Aparece como uma série de linhas paralelas ou uma listra sólida atrás de um refletor	Reverberação Fenômeno de ressonância associado à bolha de gás	Objetos adicionados
Sombreamento	Redução no brilho de reflexão de refletores que se encontram atrás de uma estrutura fortemente atenuadora ou margens de estruturas refletoras	Atenuação Refração	Brilho incorreto do objeto
Lobos laterais	Feixes sonoros secundários menores de um transdutor de elemento único percorrendo em direções diferentes do feixe primário	Mudança de espessura do elemento transdutor	Localização incorreta do objeto
Espessura do corte	Espessura do volume do tecido varrido Determinada pela espessura do plano de imagem O plano de imagem não é fino ou uniforme em espessura	A largura do feixe é superior à largura do refletor	Objetos adicionados O refletor verdadeiro se encontra fora do suposto plano de imagem

Terminologia Ultrassonográfica

Anecoico: sem ecos internos

Ecogênico: produzindo ecos de intensidade variada

Heterogêneo: termo utilizado para descrever uma ecotextura mista

Hiperecoico: termo comparativo utilizado para descrever um aumento na ecogenicidade quando comparado a outra estrutura ou ao padrão de ecos normais esperado de uma estrutura

Hipoecoico: termo comparativo utilizado para descrever uma redução na ecogenicidade quando comparado a outra estrutura ou ao padrão de ecos normais esperado de uma estrutura

Homogêneo: termo utilizado para descrever uma ecotextura uniforme

Isoecoico: ecotextura igual às estruturas adjacentes

Fórmulas do Capítulo

$$\text{Profundidade máxima (cm)} = \frac{77}{\text{PRF (kHz)}}$$

Profundidade máxima (cm) × Número de zonas focais × Linhas por quadro × Cadência ≤ 77.000

Frequência de repetição do pulso (Hz) = Linhas por quadro × Cadência (quadros/s)

REVISÃO DA INSTRUMENTAÇÃO DO SISTEMA PULSO-ECO

1. O movimento das estruturas móveis em um monitor 2D descreve:
   a. modo de movimento
   b. modo de amplitude
   c. imagem em tempo real
   d. resolução temporal

2. Em uma exibição em modo de brilho, o eixo *y* representa:
   a. profundidade de penetração
   b. curva de compensação
   c. amplitude do refletor
   d. lado direito ou esquerdo do corpo

3. O número de imagens por segundo define:
   a. cadência (*frame rate*)
   b. densidade de linhas
   c. período de repetição do pulso
   d. frequência de repetição do pulso

4. A cadência na imagem em tempo real pode ser modificada ajustando a:
   a. potência de saída
   b. faixa dinâmica
   c. amplificação
   d. profundidade da imagem

Responda a pergunta 5 usando a Fig. 4-2.

5. Qual das seguintes alterações melhoraria o sonograma sagital do quadrante superior esquerdo?
   a. redução do ganho total e foco mais profundo
   b. foco mais elevado e aumento do ganho total
   c. aumento do ganho na zona próxima e profundidade da imagem
   d. redução da profundidade da imagem e foco mais elevado

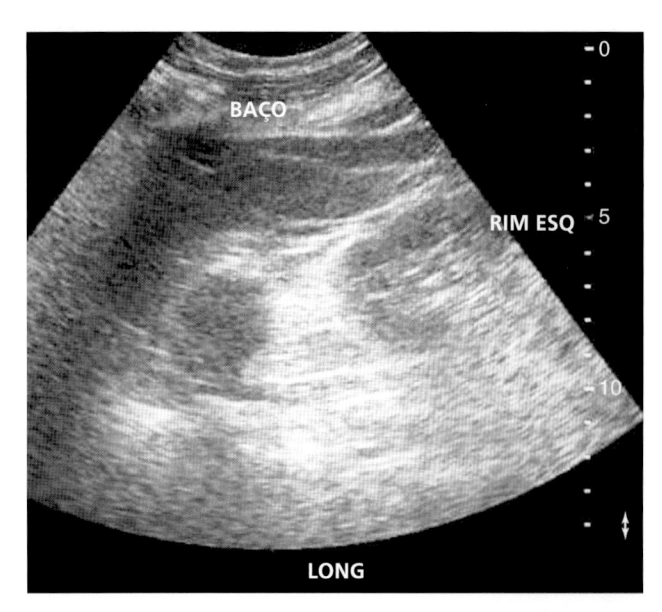

FIG. 4-2

6. Qual dos seguintes modos de exibição demonstra a potência das reflexões ao longo do eixo vertical?
   a. modo M
   b. modo B
   c. modo A
   d. modo E

7. A cadência (*frame rate*) é determinada pela profundidade de penetração e:
   a. resolução temporal
   b. frequência operacional
   c. frequência de repetição do pulso
   d. velocidade de propagação do meio

8. Se a densidade de linhas for aumentada, qual dos seguintes é mais provável de ocorrer?
   a. redução da cadência (*frame rate*)
   b. redução da resolução espacial
   c. aumento da resolução temporal
   d. redução da frequência de repetição do pulso

9. A velocidade de propagação de um meio limita qual dos seguintes.
   a. profundidade de penetração
   b. interpolação de *pixels*
   c. frequências harmônicas
   d. composição espacial

10. Uma frequência de repetição do pulso de 10.000 Hz demonstrará uma profundidade de penetração máxima de:
    a. 7 a 8 cm
    b. 8 a 10 cm
    c. 10 a 11 cm
    d. 12 a 14 cm

11. A quantidade máxima de linhas por quadro que um transdutor pode empregar a uma profundidade de 10 cm, quando 30 quadros/s e duas zonas focais são utilizadas, é de:
    a. 116
    b. 128
    c. 135
    d. 178

12. Qual dos seguintes está diretamente relacionado com a frequência de repetição do pulso?
    a. densidade de linhas
    b. profundidade da imagem
    c. resolução espacial
    d. frequência operacional

13. Um aumento de 3 dB da amplitude do feixe sonoro irá:
    a. quadruplicar a intensidade acústica
    b. aumentar a razão sinal-ruído
    c. aumentar a frequência de repetição do pulso
    d. aumentar a frequência do transdutor

14. Qual dos seguintes descreve uma função da chave T/R?
   a. fornece tensão elétrica à memória
   b. gera pulsos elétricos para excitação dos cristais
   c. protege os componentes do receptor da tensão de pulso
   d. ajusta a frequência de repetição do pulso com a profundidade da imagem

15. A saída de um sistema de ultrassonografia diagnóstica varia entre um valor imediatamente superior a zero e:
   a. 100 V
   b. 200 V
   c. 500 V
   d. 600 W

Responda a pergunta 16 usando a Fig. 4-3.

16. Qual das seguintes técnicas de estudo por imagem iria melhorar a imagem sagital do quadrante superior direito?
   a. elevando o foco
   b. aprofundando o foco
   c. diminuindo a profundidade da imagem
   d. diminuindo o ganho total

17. Qual dos seguintes compensa a atenuação do feixe sonoro?
   a. amplificador
   b. compressão
   c. demodulação
   d. compensação

18. Qual dos seguintes descreve uma função do transdutor?
   a. fornece tensões acústicas ao monitor
   b. fornece tensões elétricas à memória
   c. controla a amplitude dos sinais recebidos
   d. ajusta a frequência de repetição do pulso com alterações na profundidade da imagem

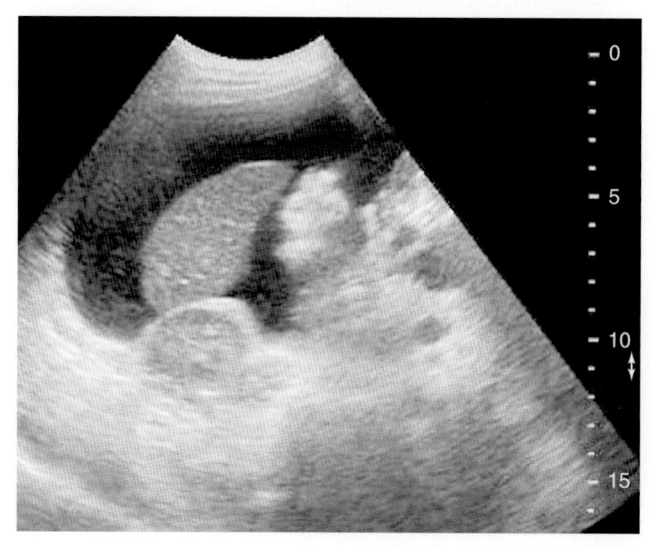

FIG. 4-3

19. O joelho de uma curva de compensação do ganho de tempo representa a:
   a. área de mínima amplificação
   b. área de máxima amplificação
   c. profundidade em que a compensação variável se inicia
   d. região mais profunda em que a compensação da atenuação pode ocorrer

20. Qual componente do sistema de ultrassom ajusta a frequência de repetição do pulso com alterações na profundidade da imagem?
   a. gerador de pulsos
   b. chave T/R
   c. gerador de feixes
   d. sincronizador principal

21. A chave transmissor/receptor faz parte de qual dos seguintes instrumentos?
   a. gerador de pulsos
   b. receptor
   c. gerador de feixes
   d. conversor de varredura digital

22. Qual dos seguintes constitui um canal de transmissão?
   a. uma tensão elétrica e um elemento
   b. uma tensão elétrica e um atraso de disparo
   c. um atraso do sinal e um elemento individual
   d. um retardo de pulso independente e um elemento

23. Qual das afirmações abaixo descreve com precisão a demodulação?
   a. a demodulação suprime os ecos de baixo nível
   b. a demodulação muda as características da escala de cinza de uma imagem
   c. as interfaces das estruturas são acentuadas quando demodulação é usada
   d. o processamento do sinal recebido é possível através da demodulação

24. Qual das seguintes funções do receptor diminui o ruído acústico?
   a. suavização
   b. limiar
   c. retificação
   d. compressão

25. Qual dos seguintes permite múltiplas zonas focais e frequências harmônicas?
   a. canalização
   b. excitação codificada
   c. focalização dinâmica
   d. interferência construtiva

26. Qual dos seguintes é um aspecto pós-processamento?
   a. *cine-loop*
   b. persistência
   c. *zoom* de escrita
   d. aquisição 3D

27. O número binário 0110010 corresponde a um número decimal de:
  a. 25
  b. 50
  c. 74
  d. 100

28. Quantos tons de cinza existem em uma memória de 6 bits?
  a. 32
  b. 48
  c. 64
  d. 96

29. Qual é o termo utilizado para descrever um elemento de volume da imagem?
  a. bit
  b. *byte*
  c. *pixel*
  d. *voxel*

Responda a pergunta 30 usando a Fig. 4-4.

30. Qual das seguintes modificações melhoraria a imagem?
  a. elevando o foco
  b. diminuindo a profundidade da imagem
  c. diminuindo o ganho total
  d. diminuindo a frequência do transdutor

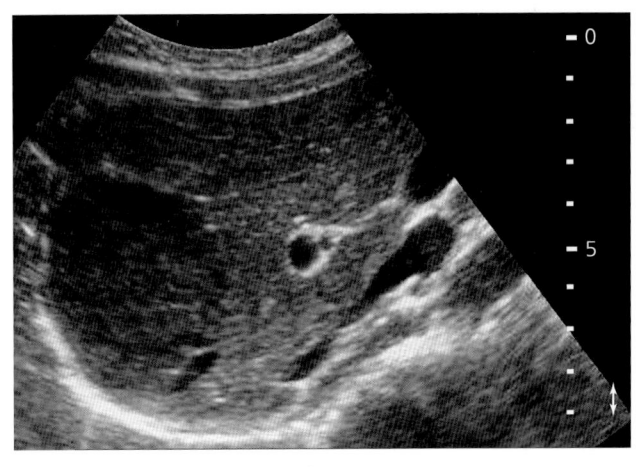

FIG. 4-4.

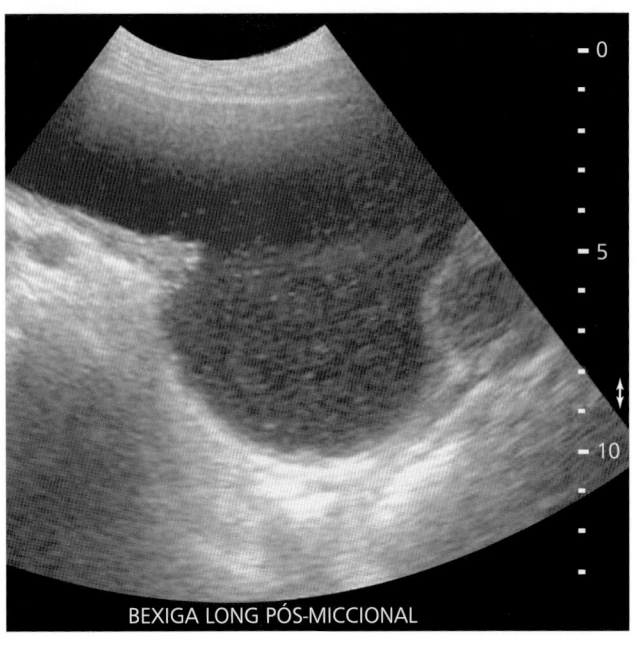

FIG. 4-5.

Responda a pergunta 31 usando a Fig. 4-5.

31. Qual das seguintes técnicas de imagem em tempo real é a mais provável de melhorar esta imagem da bexiga urinária?
  a. imagem harmônica
  b. interpolação de pixels
  c. composição espacial
  d. campo de visão estendido

32. Qual dos seguintes é uma característica do *zoom* de leitura?
  a. adquire novos dados
  b. exibe apenas os dados originais
  c. melhora a resolução espacial
  d. repete a varredura somente na área de interesse.

33. O número de quadros por segundo necessário para que uma imagem em tempo real seja livre de cintilação é:
  a. 20
  b. 30
  c. 40
  d. 60

34. Qual dos seguintes é mais provável de estar relacionado com a densidade de *pixel*?
  a. compressão de log
  b. resolução espacial
  c. resolução de contraste
  d. resolução temporal

35. O armazenamento de vários quadros previamente varridos em tempo real descreve:
  a. *cine-loop*
  b. congelamento da imagem
  c. videoimagem
  d. média dos quadros

36. Qual das alternativas abaixo melhor descreve uma matriz digital?
   a. armazenamento de elementos de imagem
   b. menor quantidade de memória do computador
   c. número de elementos de imagem em uma imagem digital
   d. fileiras e colunas de elementos de imagem em uma imagem digital

37. Qual dos seguintes melhora a resolução e o contraste?
   a. rejeição
   b. modo B colorido
   c. persistência
   d. compressão

38. Qual dos seguintes componentes aumenta o número de linhas de varredura?
   a. *zoom* de leitura
   b. modo B colorido
   c. persistência
   d. *zoom* de escrita

39. Qual dos seguintes artefatos exibe, incorretamente, a localização de um refletor verdadeiro?
   a. imagem em espelho
   b. reverberação
   c. *focal banding*
   d. ambiguidade de alcance

40. Quando o ajuste de ganho Doppler é muito alto, qual dos seguintes artefatos é mais provável de ocorrer?
   a. sobreposição espectral (*aliasing*)
   b. imagem em espelho
   c. ambiguidade de alcance
   d. *speckle* acústico

41. Qual dos seguintes diminui a probabilidade do artefato de ambiguidade de alcance?
   a. incidência perpendicular
   b. diminuição do ganho do receptor
   c. diminuição da frequência operacional
   d. diminuição da frequência de repetição do pulso

42. O desenho dos sistemas de ultrassom assume que:
   a. a espessura do plano de imagem é uniforme
   b. o som percorre em velocidades variáveis nos tecidos moles
   c. o som percorre diretamente para e de um refletor
   d. feixes secundários percorrem lateralmente ao feixe primário

43. Fraqueza de ecos localizados distalmente a uma estrutura fortemente atenuadora descreve:
   a. refração
   b. *ring-down*
   c. sombreamento
   d. reforço acústico

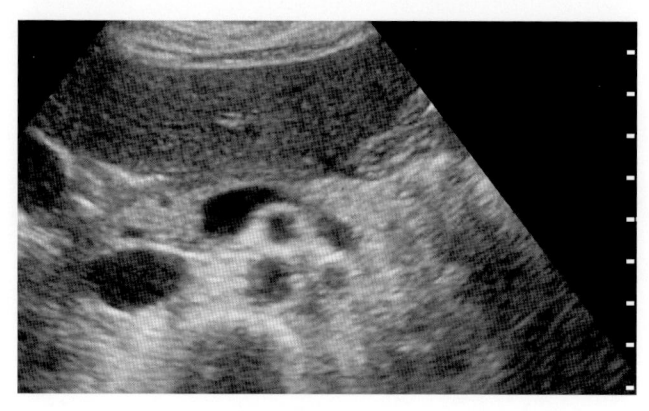

FIG. 4-6

Responda a pergunta 44 usando a Fig. 4-6.

44. Qual dos seguintes ajustes irá melhorar esta imagem transversal do abdome superior?
   a. aumento do ganho total
   b. diminuição da profundidade da imagem
   c. aumento do ganho no campo distante
   d. aumento do ganho no campo próximo

45. O aumento das reflexões de ecos ocorrem distal a um:
   a. refletor não especular
   b. estrutura fortemente refletora
   c. estrutura fracamente atenuadora
   d. estrutura de alta impedância

46. Uma mudança na direção do feixe de ultrassom é, mais comumente, o resultado de:
   a. fenômeno de ressonância
   b. interferência de múltiplas partículas espalhadoras
   c. uma interface atingida em um ângulo oblíquo
   d. feixes sonoros secundários emitidos de um arranjo de fase

47. Os espaços entre os elementos ativos de um transdutor de arranjo de fase resultam em:
   a. reflexões de múltiplas vias
   b. produção de lobos laterais
   c. reforço acústico na zona focal
   d. produção de lobos secundários

48. A distância até um refletor é determinada por:
   a. intensidade do eco de retorno
   b. espessura do plano de imagem
   c. tempo que leva para um eco retornar
   d. velocidade de propagação do meio

49. Um grampo cirúrgico irá, provavelmente, demonstrar qual dos seguintes artefatos?
   a. refração
   b. múltiplas vias
   c. cauda de cometa
   d. *speckle* acústico

50. Sombreamento e reforço acústico resultam de quais tipos de artefatos de imagem?
   a. reflexão
   b. refração
   c. atenuação
   d. erro de velocidade de propagação

CAPÍTULO 5

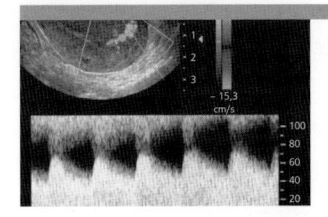

Instrumentação e Hemodinâmica Doppler

PALAVRAS-CHAVE

alargamento espectral aumento no espectro das frequências exibidas de desvio Doppler, resultando em uma perda da janela espectral; geralmente observado na estenose.

arteríolas menores artérias no sistema circulatório que controlam as necessidades de órgãos e tecidos.

capilares os menores vasos sanguíneos do corpo que conectam arteríolas e vênulas, e possibilitam a troca de oxigênio ou dióxido de carbono e nutrientes às células teciduais.

desvio de frequência Doppler desvio de frequência criado entre a frequência transmitida e recebida por uma interface que se movimenta com velocidade formando um ângulo com as ondas ultrassônicas.

efeito Bernoulli redução de pressão em uma região de alta velocidade de fluxo.

efeito Doppler alteração na frequência observada do som refletido quando a fonte de som ou o observador se movem em relação ao meio transmissor.

equação de Poiseuille prediz o volume do fluxo em um vaso cilíndrico.

fluxo movimento em um jato, com mudança contínua de posição e direção.

fluxo em pistão (*plug flow*) velocidade é constante ao longo do vaso.

fluxo helicoidal sinuosidade do fluxo sanguíneo.

gate (porta) dispositivo eletrônico que controla a transmissão ou recepção de um sinal Doppler; o tamanho da porta é determinado pelo diâmetro do feixe, comprimento da porta receptora e comprimento do pulso ultrassônico.

gradiente de energia diferença da energia entre dois pontos.

gradiente de pressão diferença na pressão necessária para que o fluxo ocorra.

hemodinâmica princípios científicos ou físicos relacionados com o estudo da circulação sanguínea.

índice de pulsatilidade um parâmetro utilizado para expressar a pulsatilidade de uma forma de onda variável no tempo.

índice de resistência diferença entre os desvios máximo e mínimo de frequência Doppler dividido pelo desvio máximo de frequência Doppler; também conhecido como índice de Pourcelot.

inércia a resistência à aceleração.

limite de Nyquist a frequência máxima em um sinal amostrado, representado inequivocamente; igual à metade da frequência de repetição do pulso.

mapa de cores a cor detectada; qualquer cor ou uma combinação de cores primárias.

mapa de saturação de cores grau em que a cor original é diluída com branco; quanto mais clara a cor (ou menos saturada), mas rápida a velocidade de fluxo; quanto mais pura a cor, menor a velocidade de fluxo.

microcirculação consiste em arteríolas, capilares e vênulas.

modo de variância a velocidade média é calculada com as cores posicionadas lado a lado.

modo de velocidade a média de todas as velocidades mensuradas para cada porta é calculada, e as cores são dispostas acima e abaixo.

número de Reynold prediz o início do fluxo turbulento.

pacote posicionamento de múltiplas portas de Doppler pulsado sobre a área de interesse.

pico de velocidade velocidade máxima em qualquer momento.

pressão hidrostática a pressão criada em um sistema de fluido, tal como o sistema circulatório; quando em supina, a pressão hidrostática é 0 mmHg. Quando em posição ortostática, a pressão é negativa acima do coração e positiva abaixo do coração.

ruído de fundo (*clutter*) ruído no sinal Doppler causado por desvios de frequência Doppler de alta amplitude.

sobreposição espectral (*aliasing*) uma representação errônea do desvio de frequência Doppler em uma direção negativa que ocorre quando a frequência de repetição do pulso é posicionada muito baixa.

sopro som auscultatório em uma artéria gerado por um fluxo sanguíneo turbulento.

taxa de fluxo volumétrico a quantidade de sangue que passa por um vaso por unidade de tempo.

velocidade taxa de movimento em relação ao tempo.

vênulas as menores veias que recebem sangue dos capilares e drenam para veias de maior calibre.

volume de amostra dispositivo eletrônico que controla a região de detecção do fluxo Doppler.

volume sistólico quantidade de sangue que segue em direção anterógrada; sangue sendo ejetado.

HEMODINÂMICA

- Uma diferença em pressão (gradiente de pressão) é necessária para a ocorrência de fluxo.
- A diferença de pressão pode ser gerada pelo coração ou pela gravidade.
- O sangue flui da pressão mais alta para a pressão mais baixa.
- Pressão igual em ambas as extremidades resulta em ausência de fluxo.
- Quanto maior a diferença de pressão, maior o volume de fluxo sanguíneo.

Circulação Cardíaca

- Sangue desoxigenado flui da veia cava superior e inferior para o átrio direito.
- Do átrio direito, o sangue ruma segue pela válvula tricúspide para o ventrículo direito.
- O sangue flui para os pulmões a partir do ventrículo direito através das artérias pulmonares.
- Sangue oxigenado flui para o átrio esquerdo através das veias pulmonares.
- O sangue continua a fluir através da válvula mitral para o ventrículo esquerdo.
- Do ventrículo esquerdo, o sangue é bombeado para a aorta e circulação sistêmica.
- As válvulas estão presentes no coração para permitir o fluxo anterógrado e prevenir o fluxo retrógrado.
- Resistência periférica é um controle regulatório primário do débito cardíaco.
- Vasodilatação das artérias da extremidade inferior diminui a resistência, aumentando o fluxo para os membros.
- Vasoconstrição das artérias da extremidade inferior aumenta a resistência, diminuindo o fluxo para os membros.
- Disfunção das válvulas pode limitar o fluxo anterógrado (estenose) ou permitir o fluxo retrógrado pela ausência de fechamento completo (insuficiência ou regurgitação).

Variáveis do Fluxo Sanguíneo

FATORES CONTRIBUINTES	DESCRIÇÃO
Densidade	Massa por unidade de volume
Fluidos	Substâncias que fluem e se adequam ao formato de seus recipientes Gases e líquidos
Energia cinética	Proporcional ao quadrado de sua densidade e velocidade
Massa	Medida da resistência de um objeto à aceleração Diretamente relacionada com a inércia e a resistência à aceleração
Pressão	Força por unidade de área Força propulsora atrás do fluxo sanguíneo Diretamente relacionada com o volume de fluxo sanguíneo Com cada contração cardíaca, o sangue é ejetado para o sistema de arteríolas e microcirculação Igualmente distribuída ao longo de um fluido estático e forçada em todas as direções
Gradiente de pressão	Diferença de pressão necessária para que o fluxo ocorra Proporcional à taxa de fluxo
Resistência	A resistência das arteríolas é responsável por aproximadamente metade da resistência total no sistema sistêmico As paredes musculares das arteríolas podem contrair ou relaxar, produzindo alterações dramáticas na resistência do fluxo Diretamente relacionada com o comprimento do vaso e viscosidade do fluido Inversamente relacionada com o raio do vaso
Velocidade	Velocidade em que as hemácias (RBCs) percorrem em um vaso Não é constante ou uniforme ao longo de um vaso Dependente do débito ventricular esquerdo, resistência das arteríolas, área de secção transversa e trajeto do vaso
Viscosidade	A capacidade de um fluido em resistir à mudança no formato ou fluxo Resistência ao fluxo oferecida por um fluido em movimento Diretamente relacionada com o número de hemácias Sangue é 4 vezes mais viscoso do que a água Unidades – Poise ou kg/m x s

TAXA DE FLUXO VOLUMÉTRICO

- Volume de sangue que passa por um ponto por unidade de tempo.
- O fluxo cardíaco no adulto é de 5.000 mL/min.
- Determinada pela diferença de pressão e resistência ao fluxo.
- Depende da diferença de pressão, comprimento e diâmetro do tubo e viscosidade do fluido.
- Débito cardíaco = volume sistólico × frequência cardíaca.
- Volume sistólico (mL) = volume diastólico final *menos* volume sistólico final.

Regra da Continuidade

- A taxa de fluxo volumétrico deve ser constante, pois o sangue não é criado nem destruído à medida que flui através de um vaso.
- A velocidade média de fluxo em uma estenose deve ser superior àquela proximal e distal à estenose, de modo que a taxa de fluxo volumétrico seja constante ao longo de todo o vaso.
- Referente a uma pequena porção de um vaso.

Equação de Poiseuille

$$\text{Taxa de fluxo volumétrico} = \frac{\text{Mudança na pressão} \times \pi \times \text{Raio do vaso}^4}{8 \times \text{Viscosidade do sangue} \times \text{Comprimento do vaso}}$$

DEFINIÇÃO	RELAÇÃO
Prediz o volume do fluxo em um vaso cilíndrico longo e reto	Diretamente relacionada com a diferença de pressão e o tamanho ou raio do vaso
	Inversamente relacionada com o comprimento do vaso, resistência e viscosidade do fluido
	Relacionada com um fluxo constante em um tubo longo e desobstruído

Efeito de Bernoulli

DEFINIÇÃO	RELAÇÃO
Região de pressão reduzida em uma área de alta velocidade de fluxo	Se a velocidade de fluxo aumenta, a energia de pressão diminui
Pressão diminui antes da estenose para permitir que o fluido acelere em seu interior e desacelere em seu exterior	Relacionado com um vaso curto e obstruído

TIPOS DE FLUXO SANGUÍNEO

- O fluxo sanguíneo geralmente é não uniforme através de um vaso específico ou ao longo do corpo.
- As paredes musculares das arteríolas podem contrair ou relaxar, controlando o fluxo sanguíneo para tecidos e órgãos específicos de acordo com suas necessidades.
- Formas de onda de baixa resistência demonstram uma fase ascendente lenta na sístole e uma grande quantidade de fluxo diastólico (ou seja, artéria carótida interna).
- Formas de onda de alta resistência demonstram uma fase ascendente acentuada na sístole e um fluxo diastólico muito pequeno (ou seja, artéria carótida externa).

Tipos de Fluxo Sanguíneo Arterial

TIPO	DESCRIÇÃO
Laminar	Fluxo em que camadas de fluido deslizam uma sobre a outra Velocidade máxima de fluxo localizada no centro da artéria Velocidade mínima de fluxo localizada próximo da parede arterial Encontrado em artérias menores
Fluxo parabólico	Tipo de fluxo laminar Velocidade média de fluxo é igual à metade da velocidade máxima de fluxo no centro
Fluxo em pistão (*plug*)	Velocidade constante ao longo do vaso Encontrado em artérias de grande calibre (ou seja, aorta)
Pulsátil	Fluxo constante com aceleração e desaceleração sobre o ciclo cardíaco Inclui fluxo anterógrado adicional e/ou fluxo retrógrado em todo o ciclo cardíaco em alguns locais no sistema circulatório Fluxo diastólico arterial exibe o estado de arteríolas a jusante
Alterado	Fluxo anterógrado alterado ou interrompido Encontrado em bifurcações e obstruções leves Forma de fluxo laminar
Turbulento	Padrão de fluxo aleatório e caótico Caracterizado por turbilhões e múltiplas velocidades de fluxo Mantém um fluxo anterógrado Início previsto por um número de Reynold superior a 2.000 Causado por uma curva no trajeto de um vaso ou uma redução no diâmetro do vaso

HEMODINÂMICA VENOSA

- Veias oferecem pouca resistência ao fluxo.
- O sistema venoso demonstra o fluxo de baixa pressão e não pulsátil.
- A pressão é menor quando o paciente está deitado.
- Grande parte do sangue circulante está localizada no sistema venoso.
- Veias acomodam maiores alterações no volume sanguíneo, com pouca alteração na pressão.
- Retorno venoso das pernas na posição supina requer menos energia do que na posição ortostática.

Características do Fluxo Venoso

CARACTERÍSTICA	DESCRIÇÃO
Aumento	Aumento da velocidade de fluxo após uma ou mais manobras de compressão distal

Fásico	Variação do fluxo durante a respiração
	Inspiração:
	  Aumenta a pressão abdominal, diminuindo o fluxo venoso das extremidades inferiores
	  Diminui a pressão torácica, aumentando o fluxo venoso das extremidades superiores
	Expiração:
	  Aumenta a pressão torácica, diminuindo o fluxo venoso das extremidades superiores
	  Diminui a pressão abdominal, aumentando o fluxo venoso das extremidades inferiores

Pressão proximal	Pressão manual ou manobra de Valsalva impede o retorno venoso Avalia a competência valvular
Espontâneo	Fluxo venoso espontâneo
Unidirecional	Fluxo em uma única direção Exceções incluem as veias hepáticas e a veia cava inferior proximal

Desvio Doppler

- A mudança na frequência causada pelo movimento.
- Diferença entre a frequência emitida e a frequência de eco que retorna das partículas espalhadoras em movimento.
- Desvio Doppler é proporcional à velocidade de fluxo e frequência da fonte.
- Desvio Doppler é dependente do ângulo Doppler.
- Valores do cosseno estão inversamente relacionados com o ângulo Doppler.

EQUAÇÃO DOPPLER

- Relaciona o desvio Doppler com a velocidade de fluxo e frequência operacional.

$$\text{Desvio Doppler} = \frac{2 \times \text{Frequência do transdutor (MHz)} \times \text{Velocidade do sangue (m/s)} \times \text{Cosseno do ângulo Doppler}}{\text{Velocidade de propagação do meio}}$$

- "2" na equação é um resultado de um desvio Doppler na forma de um receptor em movimento e um desvio Doppler na forma de um emissor em movimento.

EFEITO DOPPLER

- Unidades – Hz.
- Resulta do movimento do sangue.
- Alteração na frequência observada ou no comprimento de onda sonora em razão do movimento refletor em relação à fonte de som ou ao observador.
- Utilizado para determinar a velocidade de fluxo e a direção dos refletores em movimento.

DETECÇÃO DO DESVIO DOPPLER

- As hemácias são menores que o comprimento de onda do feixe sonoro, resultando em dispersão de Rayleigh.
- Desvio Doppler ocorre na faixa audível.
- Se as frequências recebidas e emitidas forem as mesmas, não há desvio Doppler.
- Um desvio Doppler positivo ocorre quando a frequência recebida é superior à frequência emitida.
- Um desvio Doppler negativo ocorre quando a frequência recebida é inferior à frequência emitida.

FATORES QUE INFLUENCIAM O DESVIO DOPPLER

- O ângulo entre a fonte e o refletor está inversamente relacionado com o desvio Doppler.
- A concentração de hemácias pode afetar diretamente a intensidade do desvio Doppler.
- A frequência operacional está diretamente relacionada com o desvio Doppler.
- Um transdutor de baixa frequência pode ser necessário para alcançar desvios Doppler em planos mais profundos.

Instrumentação Doppler

TIPO DE DOPPLER	INSTRUMENTAÇÃO	VANTAGENS/DESVANTAGENS
Doppler de onda contínua	Utiliza dois cristais – um para transmitir e outro para receber os dados Doppler Exibe apenas uma forma de onda Volume de amostra grande na região onde os feixes sonoros transmitidos e recebidos convergem O som é transmitido em 100% do tempo	**Vantagens** Capacidade de medir velocidades altas (ausência de sobreposição espectral) Capacidade de utilizar altas frequências Altamente sensível a baixas velocidades de fluxo Sonda de tamanho pequeno Forma mais simples do Doppler **Desvantagens** Falta de capacidade de formação de imagens Examina todos os vasos no sítio de amostragem (ambiguidade de alcance)
Doppler de onda pulsada	Utiliza um único cristal para transmitir e receber dados Doppler Exibe a imagem ultrassonográfica do vaso e dados Doppler O volume de amostra ou porta é posicionado em um vaso específico Mínimo de 5 ciclos e máximo de 30 ciclos por pulso	**Vantagens** Posicionamento do volume de amostra ajustável pelo operador (resolução de alcance) Permite um volume de amostra menor Capacidades de ultrassonografia Duplex **Desvantagens** Máximo desvio Doppler detectável é determinado por sobreposição espectral
Ultrassonografia duplex	Combinação de 2D da escala de cinza com os dados Doppler A varredura eletrônica permite a mudança entre as funções imagem e Doppler várias vezes por s, dando a impressão de imagens simultâneas As cadências das imagens são reduzidas para permitir a aquisição interligada de dados Doppler	**Vantagens** Capacidade de posicionar o volume de amostra em um vaso específico **Desvantagens** Diminui a cadência em imagens em escala de cinza
Análise espectral	Permite a visualização do sinal Doppler Fornece dados quantitativos, que são utilizados para avaliar o desvio Doppler Impedância alta e baixa à jusante dá origem a diferentes exposições espectrais O eixo vertical representa a frequência de desvio (velocidade) O eixo horizontal representa o tempo Utiliza uma transformada rápida de Fourier (FFT) para converter a informação de desvio Doppler em uma análise espectral visual FFT separa os sinais complexos do desvio Doppler em frequências individuais	**Vantagens** Permite a mensuração do pico, média e mínima velocidade de fluxo, direção do fluxo e características do fluxo sanguíneo Apresenta as frequências de desvio Doppler em ordem de frequência **Desvantagens** Não é capaz de medir com precisão as altas velocidades sem sobreposição espectral
Doppler em cores	Apresentam informações codificadas por cores em 2D do movimento imposto sobre uma imagem em escala de cinza Exibe a direção e velocidade de fluxo codificada por cores A cor é mapeada em velocidade ou modo de variância Velocidades mais rápidas exibem tons ou cores mais claras A informação do mapeamento colorido é obtida em pacotes (posicionamento de múltiplos volumes de amostra sobre a área de interesse) 3 a 32 pulsos são utilizados para obter uma linha de varredura dos dados coletados em imagens de mapeamento colorido Aproximadamente 100 a 400 amostras Doppler por linha de varredura 4 a 60 quadros por s são utilizados, de acordo com o tamanho da caixa de cores Aumentos no comprimento da caixa de cores diminui a cadência Alteração do ângulo Doppler em uma imagem produz várias cores em diferentes locais Autocorrelação é necessária para rápida obtenção das frequências de desvio Doppler	**Vantagens** Capacidade de detectar rapidamente o fluxo sanguíneo Ajuda a distinguir velocidades de baixo fluxo Determina a direção do fluxo sanguíneo Demonstra movimento avascular (jatos ureterais) O aumento do tamanho do pacote aumentará também a sensibilidade e a precisão **Desvantagens** Exibe velocidades médias Sobreganho da imagem em escala de cinza diminui a sensibilidade à cor Menos preciso que a análise espectral O aumento do tamanho do pacote diminui a cadência e a resolução temporal Sobreposição espectral ocorre em velocidades mais baixas, quando comparada, ao Doppler de onda pulsada ou contínua

Instrumentação Doppler (Cont.)

TIPO DE DOPPLER	INSTRUMENTAÇÃO	VANTAGENS/DESVANTAGENS
Doppler de potência (*Power* Doppler)	Uma imagem em tempo real da amplitude do sinal (eixo z) • Exibe uma imagem 2D colorida, que representa o fluxo sanguíneo imposto sobre uma imagem em escala de cinza	**Vantagens** Aumento da sensibilidade aos desvios Doppler em um fluxo baixo e lento e em vasos profundos Insensível aos efeitos do ângulo Doppler e sobreposição espectral Melhor definição da parede **Desvantagens** Não demonstra a direção do fluxo, a velocidade ou informações das características

Artefatos Doppler

ARTEFATO	DEFINIÇÃO	CAUSA	MANIFESTAÇÃO	MÉTODOS PARA SUPRIMIR O ARTEFATO
Sobreposição espectral (*aliasing*)	Representação errônea do desvio Doppler de onda pulsada em uma direção negativa Excede o limite de Nyquist	O desvio Doppler excede metade da frequência de repetição do pulso Subamostra do desvio Doppler	Representação incorreta da informação amostrada Retroprojeção da onda pulsada ou exibição de Doppler em cores Direção de fluxo incorreta	Aumentar a frequência de repetição do pulso (PRF) (escala) Aumentar o ângulo Doppler Ajustar os valores basais para zero Diminuir a frequência operacional Diminuir a profundidade do volume de amostra Mudar para onda contínua
Flash	Explosão súbita de cores que se estendem além da região do fluxo sanguíneo, causada pelo movimento de tecidos moles ou do transdutor	Movimento de tecidos Movimento do transdutor	Extensão do color Doppler além da região do fluxo sanguíneo	Aumentar a PRF Diminuir o ganho de Doppler em cores Aumentar a filtragem de baixas velocidades de fluxo
Imagem em espelho	Duplicação de um vaso ou desvio Doppler no lado oposto a um refletor forte	Ganho Doppler é ajustado muito alto	Vaso ou desvio Doppler adicional	Diminuir o ganho do Doppler em cores Utilizar uma janela acústica diferente
Ambiguidade de alcance	Desvios Doppler recebidos não são todos do mesmo vaso	Posicionamento incorreto do volume de amostra	Representação errônea do desvio Doppler	Reajustar a posição do volume de amostra

RAZÕES ESPECTRAIS

- Índices são utilizados para obter informações envolvendo o fluxo sanguíneo e a impedância vascular que não podem ser obtidas apenas com a informação da velocidade absoluta.
- Índices dependem de razões envolvendo o pico sistólico, diástole final e velocidade média ao longo do ciclo cardíaco, de modo que a correção do ângulo não seja necessária.

Índice de Pulsatilidade

- Razão mais sensível.
- Um parâmetro utilizado para conhecer a pulsatilidade de uma forma de onda variável no tempo.
- Igual ao pico sistólico menos a diástole final, dividido pela velocidade média.
- Utilizado em imagens abdominais e obstétricas.

Índice de Resistência (Índice de Pourcelot)

- Índice da pulsatilidade e oposição ao fluxo.
- Formas de onda de baixa resistência demonstram picos sistólicos amplos e fluxo anterógrado na diástole.
- Formas de onda de alta resistência demonstram picos sistólicos altos, estreitos e acentuados, e fluxo diastólico retrógrado ou ausente.

HEMODINÂMICA E REVISÃO DOPPLER

1. O principal componente celular do sangue é:
   a. plasma
   b. plaquetas
   c. leucócitos
   d. eritrócitos

2. Qual das alternativas abaixo é uma consequência auscultatória do fluxo turbulento?
   a. sopro
   b. fluxo alterado
   c. alta resistência
   d. aumento de velocidade

3. Qual dos seguintes é a definição mais precisa de hemodinâmica?
   a. a pressão criada em um sistema de fluidos
   b. a capacidade de um fluido em resistir a mudanças no formato ou fluxo
   c. a diferença de pressão necessária para que o sangue flua
   d. os princípios físicos relacionados com o estudo da circulação sanguínea

4. Qual tipo de fluxo sanguíneo arterial exibe uma velocidade constante através do vaso?
   a. fluxo em pistão (*plug*)
   b. laminar
   c. pulsátil
   d. parabólico

5. A microcirculação consiste em:
   a. artérias e veias
   b. arteríolas e vênulas
   c. arteríolas, capilares e vênulas
   d. artérias, veias, vênulas e capilares

6. Qual porção do sistema circulatório troca nutrientes vitais com as células teciduais?
   a. aorta
   b. vênulas
   c. arteríolas
   d. capilares

7. Qual das alternativas abaixo é mais provável de resolver a sobreposição espectral (*aliasing*)?
   a. diminuição do ângulo Doppler
   b. aumento da frequência operacional
   c. aumento do período de repetição do pulso
   d. diminuição da profundidade do volume de amostra

8. Um desvio Doppler positivo ocorre quando a:
   a. informação espectral é exibida abaixo da linha de base
   b. frequência recebida é inferior à frequência transmitida
   c. frequência recebida é superior à frequência transmitida
   d. frequência transmitida é superior à frequência recebida

9. Qual das alternativas abaixo é mais provável de aumentar a sensibilidade do sistema dos desvios Doppler?
   a. aumento do ângulo Doppler
   b. reposicionamento do volume de amostra
   c. aumento da frequência operacional
   d. diminuição do tamanho do volume de amostra

10. Se as frequências recebidas e transmitidas forem idênticas, qual dos seguintes ocorrerá?
    a. ausência de desvio Doppler
    b. desvio Doppler positivo
    c. desvio Doppler negativo
    d. desvio Doppler proporcional

11. A principal vantagem do Doppler de onda contínua é:
    a. a facilidade de uso
    b. o tamanho pequeno da sonda
    c. a capacidade de medir altas velocidades
    d. o exame simultâneo de múltiplos vasos

12. A equação Doppler determina:
    a. taxa de fluxo volumétrico
    b. número de Reynolds
    c. cosseno do ângulo Doppler
    d. mudança nas frequências transmitidas e recebidas

13. Qual das alternativas abaixo é o indicador mais consistente de fluxo turbulento?
    a. desvio Doppler
    b. índice de resistência
    c. gradiente de pressão
    d. número de Reynolds

14. Qual das alternativas abaixo é necessária para que o fluxo sanguíneo ocorra?
    a. desvio Doppler
    b. energia cinética
    c. gradiente de pressão
    d. alto débito cardíaco

15. A velocidade em que o sangue percorre através de um vaso é mais provável de ser dependente em qual dos seguintes?
    a. taxa de fluxo volumétrico
    b. tamanho dos capilares
    c. débito ventricular esquerdo
    d. resistência das vênulas

16. Em qual das seguintes posições a pressão venosa é mais baixa?
    a. ereta
    b. supina
    c. decúbito
    d. semiereta

17. A maior porção do sangue circulante está localizada no:
   a. cérebro
   b. coração
   c. sistema venoso
   d. sistema arterial

18. Qual tipo de fluxo sanguíneo ocorre se a velocidade média de fluxo for igual à metade da velocidade máxima de fluxo no centro?
   a. fluxo em pistão (*plug*)
   b. fluxo laminar
   c. fluxo pulsátil
   d. fluxo parabólico

19. Variações respiratórias normais no fluxo sanguíneo venoso são denominadas:
   a. fásicas
   b. pulsáteis
   c. espontâneas
   d. bidirecionais

20. Qual das alternativas abaixo é uma desvantagem da imagem duplex?
   a. redução na cadência da imagem
   b. combina informações da imagem e do Doppler
   c. permite a mensuração apenas das velocidades médias
   d. incapacidade de utilizar frequências operacionais altas

21. Ruído em um sinal Doppler é conhecido como:
   a. *flash*
   b. ruído de fundo (*clutter*)
   c. sobreposição espectral
   d. *speckle acústico*

22. Qual dos seguintes é a força propulsora do fluxo sanguíneo?
   a. velocidade
   b. pressão
   c. resistência
   d. taxa de fluxo volumétrico

23. Alterações na frequência observada em estruturas móveis definem mais precisamente:
   a. desvio Doppler
   b. limite de Nyquist
   c. efeito Doppler
   d. gradiente de pressão

24. O limite de Nyquist é igual a:
   a. frequência operacional
   b. a velocidade do pico sistólico
   c. a frequência de repetição do pulso
   d. metade da frequência de repetição do pulso

25. Qual tipo de mapeamento de fluxo a cores exibe uma combinação de cores primárias?
   a. tonalidade
   b. mosaico
   c. variância
   d. saturação

26. Espessamento do traço espectral resulta, provavelmente, de:
   a. artefato de reverberação
   b. desvios Doppler de baixa amplitude
   c. um aumento na faixa de frequências de desvio Doppler
   d. quantidade de sangue que passa em um volume de amostra

27. Esse espessamento espectral é chamado de:
   a. ruído de fundo (*clutter*)
   b. sobreposição espectral
   c. saturação
   d. alargamento espectral

28. O tamanho do volume de amostra é determinado pelo diâmetro do feixe, comprimento do pulso ultrassônico e:
   a. desvio Doppler
   b. ângulo Doppler
   c. frequência operacional
   d. comprimento da porta receptora

29. Qual dos seguintes converte a informação de desvio Doppler em uma análise espectral visual?
   a. conversor de varredura
   b. autocorrelação
   c. transformada rápida de Fourier
   d. conversor digital-analógico

30. No Doppler e cores, múltiplos volumes de amostra posicionados na área de interesse são denominados de:
   a. pixels
   b. voxels
   c. pacotes
   d. volumes em cores

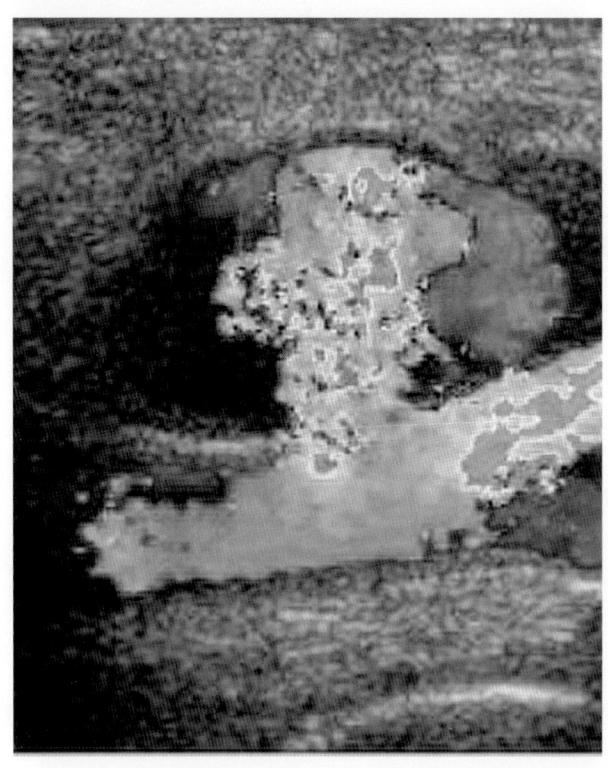

FIG. 5-1 Imagem sagital da artéria femoral (ver Ilustração em Cores 1).

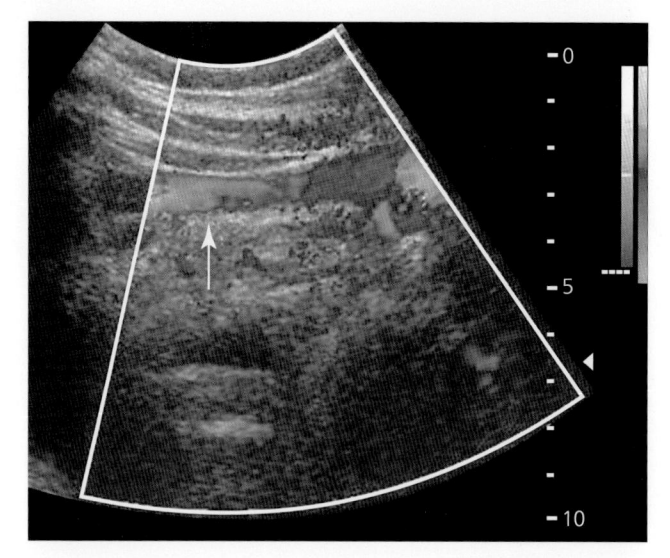

FIG. 5-2 Imagem sagital da aorta abdominal (ver Ilustração em Cores 2).

Responda a pergunta 31 usando a Fig. 5-1 e a Ilustração em Cores 1.

31. Qual das seguintes alterações irá melhorar esta imagem de Doppler em cores?
    a. elevação da linha de base colorida
    b. redução do ganho de cor
    c. aumento da escala de cores
    d. alteração da janela acústica

32. Qual das alternativas abaixo descreve corretamente a hemodinâmica do fluxo sanguíneo?
    a. sangue flui apenas quando as pressões são iguais
    b. sangue flui da pressão mais baixa para a pressão mais alta
    c. sangue flui da pressão mais alta para a pressão mais baixa
    d. sangue flui da velocidade mais alta para a velocidade mais baixa

33. O aumento da frequência operacional irá:
    a. suprimir a sobreposição espectral
    b. aumentar o tamanho do pacote
    c. aumentar o limite de Nysquit
    d. aumentar a sensibilidade a baixos desvios Doppler

Responda a pergunta 34 usando a Fig. 5-2 e a Ilustração em Cores 2.

34. Qual das seguintes alterações irá melhorar esta imagem de Doppler em cores?
    a. diminuição da escala de cores
    b. diminuição do ganho de cor
    c. diminuição da profundidade da imagem
    d. diminuição da frequência operacional

35. Quanto maior o gradiente de pressão, maior:
    a. a velocidade de fluxo
    b. a resistência ao fluxo
    c. o número de Reynolds
    d. o volume do fluxo sanguíneo

36. A resistência ao fluxo sanguíneo é proporcional:
    a. à velocidade de fluxo
    b. ao número de Reynolds
    c. ao volume do fluxo sanguíneo
    d. ao comprimento do vaso

37. Qual dos seguintes ocorre durante a inspiração?
    a. aumento da pressão abdominal e torácica
    b. diminuição da pressão abdominal e aumento da pressão torácica
    c. aumento da pressão abdominal e diminuição da pressão torácica
    d. diminuição da pressão abdominal e a pressão torácica permanece inalterada

38. Qual das alternativas abaixo é a forma mais simples de Doppler?
   a. Doppler em cores
   b. Doppler de amplitude
   c. Doppler de onda pulsada
   d. Doppler de onda contínua

39. O eixo vertical de uma análise espectral representa:
   a. tempo
   b. movimento
   c. intensidade
   d. frequência

40. A taxa de movimento em relação ao tempo define:
   a. energia
   b. inércia
   c. velocidade
   d. aceleração

41. A equação de Poiseuille prediz:
   a. o início da sobreposição espectral
   b. o início de turbulência
   c. resistência à aceleração
   d. volume do fluxo em um vaso cilíndrico

42. O Doppler de onda pulsada utiliza um máximo de:
   a. 5 ciclos por pulso
   b. 15 ciclos por pulso
   c. 20 ciclos por pulso
   d. 30 ciclos por pulso

43. Os desvios de frequência do Doppler em cores são obtidos com o uso de:
   a. medidor de perfil
   b. conversor de varredura
   c. autocorrelação
   d. transformada rápida de Fourier

Responda a pergunta 44 usando a Fig. 5-3.

44. Nesta análise espectral, qual das seguintes alterações é mais provável de demonstrar o fluxo sanguíneo de baixa velocidade?
   a. redução do filtro de parede
   b. aumento do ganho espectral
   c. aumento da frequência operacional
   d. diminuição da frequência de repetição do pulso

45. A demonstração do movimento avascular geralmente é alcançada com o uso de:
   a. Doppler em cores
   b. análise espectral
   c. Doppler de onda pulsada
   d. Doppler de onda contínua

46. A imagem do Doppler de potência exibe:
   a. energia
   b. velocidade
   c. amplitude
   d. desvio de frequência

Responda a pergunta 47 usando a Fig. 5-4.

47. Qual das alterações abaixo irá melhorar a imagem duplex?
   a. aumento do filtro de parede
   b. diminuição do ganho Doppler
   c. diminuição da frequência de repetição do pulso
   d. aumento da frequência de repetição do pulso

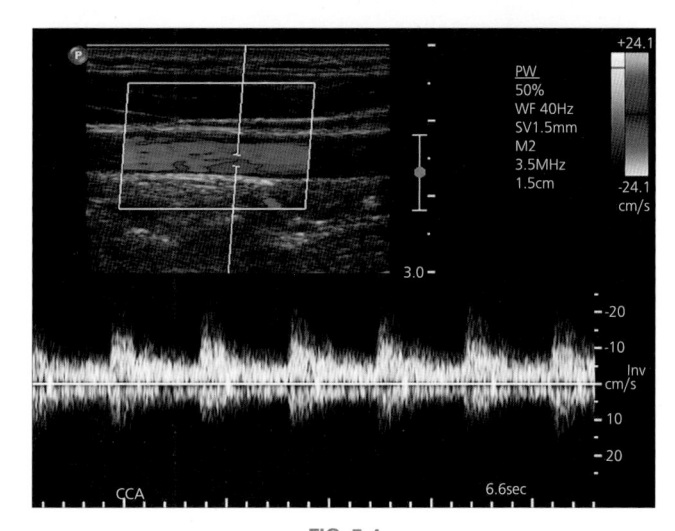

FIG. 5-4

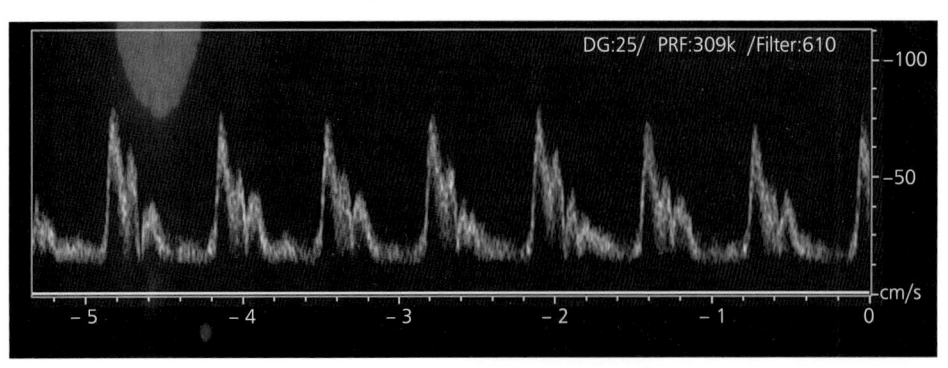

FIG. 5-3

48. O aumento do ângulo Doppler é um método para a supressão de:
   a. *flash*
   b. sobreposição espectral
   c. imagem em espelho
   d. ambiguidade de alcance

49. Artérias menores comumente demonstram:
   a. fluxo em pistão (*plug*)
   b. fluxo laminar
   c. fluxo parabólico
   d. fluxo turbulento

50. O aumento do tamanho do pacote do Doppler em cores diminuirá a:
   a. precisão
   b. cadência
   c. sensibilidade
   d. desvio Doppler

CAPÍTULO 6

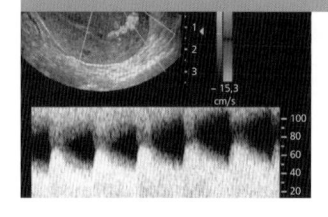

Garantia de Qualidade, Protocolos e Novas Tecnologias

PALAVRAS-CHAVE

controle de qualidade (QC) teste utilizado para coletar dados sobre o funcionamento e emissão acústica do sistema de ultrassom.

fantoma (*phantom*) dispositivo equivalente ao tecido, com características similares às dos tecidos.

garantia de qualidade (QA) a verificação periódica e regular dos dados coletados sobre o desempenho do sistema de ultrassom e transdutores.

hidrofone dispositivo que mede a emissão acústica.

medidor de perfil um dispositivo que registra as amplitudes de reflexão recebidas pelo transdutor.

objetos de teste dispositivo sem propriedades similares aos tecidos criado para medir algumas características do sistema de imagem.

precisão de registro capacidade de colocar os ecos em uma posição apropriada quando a imagem é obtida em diferentes orientações.

sensibilidade do sistema medida da reflexão mais fraca que o sistema pode exibir.

serviço de manutenção preventiva (PM) limpeza interna periódica e avaliação geral do funcionamento do sistema de ultrassom; geralmente realizado pelo fabricante do sistema.

zona morta distância mais próxima ao transdutor, em que a aquisição de imagens não pode ser realizada.

GARANTIA DE QUALIDADE (QA)

- Avaliação mensal de rotina do sistema de ultrassom.
- Garante a qualidade e a consistência da imagem diagnóstica.
- Previne a baixa qualidade das imagens e falhas do sistema.
- Os dispositivos de teste estão disponíveis para determinar se os instrumentos ultrassonográficos ou Doppler estão funcionando correta e consistentemente.

MÉTODOS DE AVALIAÇÃO

Testes Operacionais

- Considera todo o instrumento de ultrassom.
- Avalia o sistema de ultrassom na forma de uma ferramenta diagnóstica.

Testes de Emissão Acústica

- Considera somente o gerador de pulsos e o transdutor.
- Avalia a segurança e os efeitos biológicos do ultrassom e imagem Doppler.
- Requer equipamento especializado e geralmente é realizado pelo fabricante.

Métodos para a Avaliação Operacional do Sistema

DISPOSITIVO	DESCRIÇÃO	PARÂMETROS AVALIADOS

Objeto de teste de 100 mm do AIUM	Um dispositivo sem propriedades de tecido, criado para medir algumas características do sistema
	Fornece medição do desempenho do sistema
	Utiliza hastes de aço inoxidável de 0,75 mm colocados em uma mistura com velocidade de propagação de 1.540 m/s
		Zona morta
		Compensação
		Resolução axial
		Resolução lateral
		Calibração vertical e horizontal
		Precisão de registro
		Sensibilidade do sistema
		Não é capaz de avaliar:
		    Escala cinza
		    Penetração
		    Compressão

Medidor de perfil	Um dispositivo que registra as amplitudes de reflexão 3D recebidas pelo transdutor	Amplitudes refletidas recebidas pelo transdutor Um dispositivo com propriedades similares a diferentes tipos de tecidos
Fantoma (*phantom*) mimetizador de tecido humano	As propriedades de tecido incluem os tecidos moles, e estruturas císticas e sólidas Pequenos filtros são utilizados para avaliar a resolução axial e lateral	Zona morta Penetração Compressão Compensação Resolução axial Resolução lateral Resolução de contraste Resolução de espessura do corte Calibração vertical e horizontal Sensibilidade do sistema Precisão de registro
Fantomas para Doppler	Um dispositivo que utiliza um líquido mimetizador de sangue Simula as condições clínicas Velocidade, taxa e duração dos pulsos são conhecidas Alguns podem conter estenose ou linhas móveis que dispersam o feixe sonoro Fácil de calibrar Pode produzir movimento pulsátil e retrógrado	Penetração do feixe sonoro Direção do fluxo Precisão da localização da porta Precisão da velocidade de fluxo mensurada Congruência da imagem

AIUM, American Institute of Ultrasound in Medicine.

Métodos para Avaliação da Emissão Acústica

DISPOSITIVO	DESCRIÇÃO	PARÂMETROS AVALIADOS
Sistema de compensação de forças	Um dispositivo que mede a força (pressão) do feixe sonoro	Mede a intensidade ou potência do feixe sonoro
Hidrofone	Um transdutor pequeno acoplado em uma agulha oca ou em uma membrana piezoelétrica grande com pequenos eletrodos metálicos em ambos os lados A membrana é composta de fluoreto de polivinilideno (PVDF)	Relação entre a quantidade de pressão acústica e a tensão produzida Mede a emissão acústica Mede a pressão e as intensidades através do feixe sonoro Mede o período, o período de repetição, o pulso e a duração do pulso

SISTEMA DE REGISTROS

- Ajuda a detectar alterações graduais ou esporádicas no sistema.
- Documenta a necessidade de reposição do equipamento existente.
- Necessário para a acreditação de hospitais e clínicas.
- Os arquivos para cada unidade de ultrassom devem conter:
  - Pedido e garantia originais.
  - Especificações do equipamento.
  - Resultados de prévios testes de QA.
  - Documentação dos problemas.
- Relatórios de serviço de manutenção preventiva ou faturas.

ÍNDICES ESTATÍSTICOS

- *Positivo* significa que o teste indicou a presença de doença.
- *Negativo* significa que o teste indicou a ausência de doença.
- *Verdadeiro-positivo* (TP) significa que o teste corresponde ao padrão ouro – ambos são positivos para doença.
- *Verdadeiro-negativo* (TN) significa que o teste corresponde ao padrão ouro – ambos são negativos para doença.
- *Falso-positivo* (FP) significa que o teste não corresponde ao padrão ouro – o teste diz que existe doença, quando na verdade não há doença.
- *Falso-negativo* (FN) significa que o teste não corresponde ao padrão ouro – o teste diz que não existe doença, quando, na verdade, há doença.

  Sensibilidade: capacidade de um teste detectar a doença.

$$\frac{\text{Verdadeiro-Positivo}}{\text{Verdadeiro-Positivo} + \text{Falso-Negativo}}$$

  Especificidade: capacidade de um teste detectar a ausência de doença.

$$\frac{\text{Verdadeiro-Negativo}}{\text{Verdadeiro-Negativo} + \text{Falso-Positivo}}$$

  Valor Preditivo Positivo: mede a frequência que o teste está correto quando positivo para a doença.

$$\frac{\text{Verdadeiro-Positivo}}{\text{Verdadeiro-Positivo} + \text{Falso-Positivo}}$$

  Valor Preditivo Negativo: mede a frequência que o teste está correto quando negativo para a doença.

$$\frac{\text{Verdadeiro-Negativo}}{\text{Verdadeiro-Negativo} + \text{Falso-Negativo}}$$

  Precisão: mede a porcentagem de exames que corrobora com o padrão ouro.

$$\frac{\text{Verdadeiro-Positivo} + \text{Verdadeiro-Negativo}}{\text{Verdadeiro-Positivo} + \text{Verdadeiro-Negativo} + \text{Falso-Positivo} + \text{Falso-Negativo}}$$

PROTOCOLOS

- *American Institute of Ultrasound in Medicine* (AIUM) e *American College of Radiology* (ACR) adaptaram protocolos universais de varredura para exames médicos de ultrassonografia.
- Extensão desses protocolos pode ser necessária quando anomalias, anormalidades e patologias são descobertas.

- Imagens adicionais devem representar os achados com precisão e avaliar as estruturas adjacentes, não apenas a área de interesse.
- Imagens de anormalidades com e sem medidas devem ser documentadas em dois planos de varredura.
- As imagens devem incluir o Doppler em cores e a análise espectral da anormalidade.
- As anormalidades devem ser visualizadas com ajustes de alto e baixo ganho em dois planos de varredura.
- Localização, eco e características Doppler devem ser incorporadas nos relatórios técnicos do ultrassonografista.

NOVAS TECNOLOGIAS

Agentes de Contraste

- Injetados no corpo para realçar as estruturas anatômicas.
- Os tipos incluem bolhas de gás encapsuladas, bolhas de gás livres, suspensões coloidais, emulsões e soluções aquosas.
- A refletividade de pequenas partículas é dependente da frequência.
- Microbolhas aumentam a difusão e ondas sonoras emitidas nas frequências harmônicas.
- Os agentes de contraste aumentam a detecção da lesão quando a ecogenicidade da lesão é similar ao tecido adjacente, lesões demonstrando fases arteriais e portais e fracos sinais Doppler.
- Os agentes de contraste aprovados nos Estados Unidos incluem Definity (microesfera lipídica de perflutreno), Imagent (microesfera lipídica de perflexano) e Optison (microesfera de proteína tipo A de perflutreno).
- Agentes de contraste aprovados no Canadá, Europa e Japão incluem Echovist, Levovist e SonoVue.

Imagem Harmônica de Contraste

- Produzida durante a reflexão na superfície de microbolhas.
- O desarranjo de bolhas demonstra um sinal harmônico mais forte.
- Demonstra índices mecânicos mais elevados.

Elastografia

- Versão de imagem da palpação.
- Detecta o deslocamento relativo do tecido antes (sem estresse) e durante a compressão (com estresse).
- A radiofrequência de cada linha do sinal é adquirida antes e após a compressão.
- A quantidade de deslocamento do tempo produz deslocamento daquele segmento de tecido.
- Representa a rigidez do tecido.
- Comumente observado como uma sobreposição sobre a imagem em escala de cinza.
- Utilizada para detectar carcinoma de anatomia superficial, para avaliar a viabilidade do miocárdio e para monitorar as terapias de alteração do tecido (ou seja, procedimentos de ablação).

REVISÃO DE GARANTIA DE QUALIDADE

1. O número dos testes com resultados corretos dividido pelo número total dos testes define:
   a. precisão
   b. sensibilidade
   c. especificidade
   d. valor preditivo positivo

2. A capacidade de um teste em detectar a ausência de doença define:
   a. sensibilidade
   b. especificidade
   c. precisão
   d. valor preditivo negativo

3. Qual dispositivo mede a emissão acústica?
   a. objeto de teste
   b. hidrofone
   c. medidor de perfil
   d. fantoma (*phantom*)

4. Qual das alternativas abaixo descreve com maior precisão a garantia de qualidade?
   a. avaliação de rotina do sistema de ultrassom
   b. avaliação periódica dos transdutores de ultrassom
   c. limpeza interna periódica do sistema de ultrassom
   d. avaliação de rotina dos transdutores e sistema de ultrassom

5. O medidor de perfil é um dispositivo que mede:
   a. emissão acústica
   b. precisão da profundidade
   c. características do fluxo
   d. características do transdutor

6. Quando agentes de contraste são utilizados, a refletividade de partículas pequenas é dependente de:
   a. frequência
   b. cadência (*frame rate*)
   c. profundidade da imagem
   d. resolução de contraste

7. A capacidade de posicionar, apropriadamente, as reflexões, independente da orientação da imagem, descreve:
   a. precisão
   b. garantia de qualidade
   c. especificidade do sistema
   d. precisão de registro

8. Elastografia descreve:
   a. a densidade do tecido
   b. a rigidez do tecido
   c. a temperatura
   d. o conteúdo de água

9. Um dispositivo com características de tecidos moles específicos é chamado de:
   a. fantoma (*phantom*)
   b. objeto de teste
   c. hidrofone
   d. medidor de perfil

10. Protocolos para exames médicos de ultrassonografia foram adaptador por:
    a. American College of Radiology
    b. American Institute of Ultrasound Medicine
    c. American Registry of Diagnostic Medical Sonographers
    d. American College of Radiology and American Institute of Ultrasound Medicine

11. O objeto de teste de 100 mm do *American Institute of Ultrasound Medicine* (AIUM) *não é capaz* de avaliar:
    a. zona morta
    b. compressão
    c. resolução axial
    d. desempenho do sistema

12. O sistema de registros de cada unidade de ultrassom é necessário para:
    a. requisições de serviço
    b. acreditação de hospitais e clínicas
    c. detecção de alterações graduais ou esporádicas do sistema
    d. agendamento do próximo serviço de manutenção preventiva

13. Qual é a precisão se 10 de 100 exames forem erroneamente diagnosticados?
    a. 1%
    b. 10%
    c. 50%
    d. 90%

14. O valor preditivo positivo é determinado pelo número de:
    a. soma dos testes verdadeiro-positivos e verdadeiro-negativos dividido pelo número total de testes
    b. soma de testes verdadeiro-negativos e falso-negativos
    c. testes verdadeiro-positivos divididos pela soma de testes verdadeiro-positivos e verdadeiro-negativos
    d. testes verdadeiro-positivos divididos pela soma de testes verdadeiro-positivos e falso-positivos

15. O objeto de teste de 100 mm do AIUM avalia qual dos seguintes?
    a. resolução de contraste
    b. sensibilidade do sistema
    c. direção do fluxo sanguíneo
    d. características da escala de cinza

16. Qual dispositivo emprega um transdutor pequeno?
   a. hidrofone
   b. medidor de perfil
   c. objeto de teste do AIUM
   d. sistema de compensação de forças

17. Os programas de garantia de qualidade fornecem uma avaliação de:
   a. qualidade da imagem
   b. precisão do ultrassonografista
   c. protocolos de exame
   d. serviço de manutenção preventiva

18. Qual dispositivo é mais provável de ser utilizado em um programa de garantia de qualidade?
   a. hidrofone
   b. fantoma (*phantom*) para Doppler
   c. objeto de teste de 100 mm do AIUM
   d. fantoma (*phantom*) equivalente ao tecido humano

19. Um sistema de compensação de forças mede:
   a. congruência da imagem
   b. calibração horizontal
   c. a potência do feixe sonoro
   d. precisão da velocidade de fluxo mensurada

20. O hidrofone mede:
   a. resolução temporal
   b. precisão de registro
   c. direção do fluxo sanguíneo
   d. período de repetição do pulso

21. O número de resultados verdadeiro-positivos dividido pela soma de resultados verdadeiro-positivos e falso-negativos revela a:
   a. especificidade
   b. precisão
   c. sensibilidade
   d. valor preditivo positivo

22. Qual dispositivo registra as amplitudes de reflexão recebidas pelo transdutor?
   a. hidrofone
   b. medidor de perfil
   c. linhas móveis
   d. sistema de compensação de forças

23. Qual dos seguintes avalia o funcionamento do sistema de ultrassom?
   a. medidor de perfil
   b. sistema de compensação de forças
   c. fantoma equivalente ao tecido humano
   d. serviço de manutenção preventiva

24. Qual dos seguintes avalia a segurança e os efeitos biológicos da imagem de ultrassom?
   a. avaliação operacional
   b. avaliação do transdutor
   c. teste de emissão acústica
   d. programa de manutenção do sistema

25. O valor preditivo negativo é a capacidade que um teste diagnóstico tem de:
   a. prever achados normais
   b. prever achados anormais
   c. prever a presença real de doença
   d. identificar a presença real de doença

26. A saída do hidrofone indica a:
   a. probabilidade de cavitação
   b. pressão do feixe sonoro
   c. probabilidade de efeitos biológicos
   d. exposição acústica do paciente

27. Qual dos seguintes agentes de contraste é aprovado nos Estados Unidos?
   a. Imagent
   b. Echovist
   c. Lenovist
   d. SonoVue

28. Qual dos seguintes dispositivos mede o período de repetição do pulso?
   a. hidrofone
   b. medidor de perfil
   c. fantoma (*phantom*) tecidual
   d. sistema de compensação de forças

29. Qual dos seguintes é uma versão de imagem da palpação?
   a. inversão do pulso
   b. elastografia
   c. composição espacial
   d. imagem tridimensional

30. Fantomas mimetizadores de tecido humano são incapazes de avaliar:
   a. penetração
   b. compressão
   c. direção do fluxo
   d. sensibilidade do sistema

31. O teste de emissão acústica considera somente:
   a. gerador de pulsos
   b. receptor e gerador de pulsos
   c. gerados de pulsos e transdutor
   d. transdutor e receptor

32. A largura do feixe sonoro determina a:
   a. zona morta
   b. resolução axial
   c. resolução lateral
   d. profundidade de penetração

33. O desenvolvimento de um programa de garantia de qualidade garante:
   a. acreditação do laboratório
   b. consistência da imagem
   c. aumento na produtividade
   d. trabalho em equipe

Responda às perguntas 34-37 usando a pesquisa abaixo.

Cem exames da aorta abdominal, realizados ao longo de um período de 6 meses, diagnosticaram corretamente 20 resultados verdadeiro-positivos, 5 falso-positivos, 75 verdadeiro-negativos e 0 falso-negativo quando comparados ao padrão ouro.

34. O valor preditivo positivo desse estudo é:
   a. 20%
   b. 50%
   c. 75%
   d. 80%

35. A sensibilidade desse estudo é:
   a. 21%
   b. 50%
   c. 80%
   d. 100%

36. A precisão geral desse estudo é:
   a. 50%
   b. 75%
   c. 95%
   d. 100%

37. O valor preditivo negativo desse estudo é:
   a. 50%
   b. 75%
   c. 95%
   d. 100%

38. A imagem harmônica de contraste é produzida durante:
   a. reflexão de pequenas partículas
   b. transmissão de pequenas partículas
   c. reflexão na superfície de microbolhas
   d. transmissão de microbolhas

39. A zona morta está localizada:
   a. próximo à face do transdutor
   b. adjacente à zona focal
   c. superior à zona focal
   d. o mais distante da face do transdutor

40. A capacidade de uma técnica diagnóstica em identificar a presença real de uma doença é denominada:
   a. especificidade
   b. sensibilidade
   c. valor preditivo positivo
   d. valor preditivo negativo

41. O uso de uma membrana piezoelétrica é encontrado em um:
   a. hidrofone
   b. medidor de feixe
   c. sistema de compensação de forças
   d. fantomas com linhas móveis

42. Qual dos seguintes dispositivos simula condições clínicas?
   a. hidrofone
   b. fantoma para Doppler
   c. objetos de teste de 100 mm do AIUM
   d. sistema de compensação de forças

43. A capacidade de identificar corretamente a ausência de doença é denominada de:
   a. sensibilidade
   b. especificidade
   c. valor preditivo positivo
   d. valor preditivo negativo

44. A porcentagem de exames que corroboram com o padrão ouro é denominada:
   a. sensibilidade
   b. precisão
   c. especificidade
   d. valor preditivo positivo

45. A precisão de um teste diagnóstico é, mais precisamente, definida como a:
   a. porcentagem de erros
   b. identificação da doença
   c. predição de doença documentada
   d. qualidade de estar próximo do valor verdadeiro

46. Fantomas mimetizadores de tecido humano *não são capazes* de avaliar:
   a. zona morta
   b. escala cinza
   c. fluxo sanguíneo
   d. compressão

47. Um dispositivo que registra a amplitude de reflexão tridimensional recebida pelo transdutor avalia:
   a. emissão acústica
   b. características do transdutor
   c. intensidade do feixe sonoro
   d. precisão do volume de amostra

48. Qual dos seguintes dispositivos é capaz de simular o fluxo pulsátil ou retrógrado?
   a. hidrofone
   b. objeto de teste de 100 mm do AIUM
   c. fantomas com linhas móveis
   d. fantoma mimetizador de tecido humano

49. A relação entre a quantidade de pressão acústica e a tensão produzida é avaliada pelo:
   a. hidrofone
   b. medidor de perfil do feixe
   c. sistema de compensação e forças
   d. fantomas com linhas móveis

50. Qual é a precisão de um teste diagnóstico se 2 exames de 20 exames forem erroneamente diagnosticados?
   a. 65%
   b. 75%
   c. 90%
   d. 95%

EXAME SIMULADO – FÍSICA

1. Redução da probabilidade de bioefeitos provocados pela emissão acústica é uma missão do:
   a. limite de Nyquist
   b. número de Reynolds
   c. princípio de Huygens
   d. princípio ALARA

2. O número de ciclos em um pulso está diretamente relacionado com:
   a. fator de trabalho
   b. comprimento do pulso espacial
   c. frequência operacional
   d. frequência de repetição do pulso

3. A frequência de desvio Doppler é proporcional a:
   a. valores do cosseno
   b. ângulo Doppler
   c. frequência operacional
   d. velocidade do refletor

4. Na zona de Fraunhofer
   a. a largura do feixe diverge
   b. o feixe tem formato cônico
   c. a intensidade do feixe é maior
   d. a intensidade do feixe é inconsistente

5. Artefatos que consistem em linhas paralelas igualmente espaçadas são característicos de:
   a. múltiplas vias
   b. lobos secundários
   c. reverberação
   d. ambiguidade de alcance

6. Um aumento nas amplitudes de reflexão provocado por estruturas refletoras posicionadas atrás de uma estrutura fracamente atenuadora é chamado de:
   a. artefato de cauda de cometa
   b. sombreamento acústico
   c. artefato de espessura de corte
   d. reforço acústico

7. A razão entre a maior e a menor potência que o sistema de ultrassom pode suportar descreve:
   a. largura de banda
   b. compensação
   c. faixa dinâmica
   d. resolução de contraste

8. A resolução axial está diretamente relacionada com:
   a. comprimento do pulso espacial
   b. resolução temporal
   c. diâmetro do transdutor
   d. frequência operacional

9. Quando tensão é aplicada ao cristal piezoelétrico, o cristal irá:
   a. vibrar
   b. aumentar em tamanho
   c. reduzir em tamanho
   d. aumentar ou diminuir de acordo com a polaridade

10. A resistência das arteríolas representa, aproximadamente, qual porcentagem da resistência sistêmica total?
    a. 25%
    b. 33%
    c. 50%
    d. 75%

11. A dispersão de Rayleigh é mais provável de ocorrer quando a onda encontra:
    a. o fígado
    b. a pleura
    c. o diafragma
    d. as hemácias

12. Qual cor sempre representa a linha de base no Doppler em cores?
    a. vermelho
    b. azul
    c. branco
    d. preto

13. Qual das alternativas abaixo define corretamente a frequência acústica?
    a. comprimento de um ciclo
    b. número de pulsos em um ciclo
    c. número de ciclos em um segundo
    d. força da onda de compressão

14. Qual componente não está presente em modo A, mas é necessária para a imagem em modo B?
    a. relógio
    b. monitor
    c. amplificador
    d. conversor de varredura

15. Lobos secundários são causados por:
    a. focalização dinâmica
    b. artefato de reverberação
    c. fenômeno de interferência
    d. espaçamento dos elementos de arranjo

16. O ruído de fundo pode ser reduzido com o uso de quais controles abaixo?
    a. filtro de parede
    b. suavização
    c. faixa dinâmica
    d. frequência de repetição do pulso

17. Regiões de alta intensidade em uma onda acústica são denominadas:
   a. reflexões
   b. rarefações
   c. transmissões
   d. compressões

18. Decibel é a unidade de medida para:
   a. intensidade
   b. pressão
   c. amplitude
   d. compressão

19. Transmissão da onda sonora de um meio para o próximo é determinada pela:
   a. densidade do meio
   b. rigidez do meio
   c. impedância do meio
   d. velocidade de propagação do meio

20. Focalização do feixe sonoro:
   a. diminui a intensidade do feixe
   b. aumenta a resolução lateral
   c. aumenta as reflexões especulares
   d. cria um feixe sonoro amplo sobre a área especificada

21. Conforme o diâmetro do transdutor aumenta:
   a. o comprimento da zona próxima diminui
   b. a espessura do elemento diminui
   c. a intensidade na zona focal aumenta
   d. a divergência no campo distante diminui

22. A sustentação de uma única imagem dos dados ultrassonográficos para exibição é denominada de:
   a. pixel
   b. linha de varredura
   c. *cine-loop*
   d. congelamento da imagem

23. O número binário 0010011 equivale a qual número decimal?
   a. 10
   b. 19
   c. 21
   d. 35

24. A espessura da camada de casamento (*matching*) é igual a:
   a. comprimento de onda
   b. duas vezes o comprimento de onda
   c. metade do comprimento de onda
   d. um-quarto do comprimento de onda

25. Qual das alternativas abaixo é mais provável de melhorar a resolução axial?
   a. aumentando a cadência
   b. diminuindo a largura do feixe
   c. diminuindo o ângulo de incidência
   d. aumentando a frequência do transdutor

26. Qual transdutor de onda pulsada exibe uma imagens trapezoide?
   a. vetor
   b. linear
   c. convexo
   d. endocavidade

27. A esterilização por calor dos transdutores de ultrassom não é recomendada, pois:
   a. a estabilidade do transdutor diminui
   b. o calor danificará os cabos elétricos
   c. as propriedades piezoelétricas serão perdidas
   d. o transdutor não é capaz de suportar a temperatura

28. A formação de um feixe sonoro a partir de uma abertura é explicada por:
   a. lei de Snell
   b. princípio ALARA
   c. efeito piezoelétrico
   d. princípio de Huygens

29. A zona de Fresnel é outro nome para a:
   a. zona distante
   b. zona morta
   c. zona próxima
   d. zona focal

30. Qual dos seguintes deve permanecer constante quando localizado proximal, sobre e distal a uma estenose?
   a. velocidade
   b. pressão
   c. resistência
   d. taxa de fluxo volumétrico

31. Quanto maior a diferença de impedância entre duas estruturas maior a:
   a. refração
   b. reflexão
   c. atenuação
   d. transmissão

32. Qual ângulo Doppler produz o maior desvio Doppler?
   a. 0 graus
   b. 10 graus
   c. 45 graus
   d. 60 graus

33. O aumento da frequência do transdutor irá:
   a. diminuir a resolução de contraste
   b. aumentar a profundidade de penetração
   c. aumentar a quantidade de atenuação
   d. diminuir a sensibilidade aos desvios Doppler

34. A qualidade de imagem é melhorada por:
   a. diminuição da emissão
   b. diminuição da cadência
   c. aumento da largura do feixe
   d. encurtamento do comprimento do pulso

35. Qual é a finalidade do material de absorção no transdutor?
   a. aumento na sensibilidade
   b. redução na duração do pulso
   c. melhora na transmissão sonora no corpo
   d. diminuição das reflexões na superfície do transdutor

36. Qual dos seguintes instrumentos gera o pulso de som?
   a. gerador de pulsos
   b. transdutor
   c. gerador de feixe
   d. sincronizador principal

37. Os atrasos de disparo encontrados nos sistemas matriciais são determinados pelo:
   a. receptor
   b. transdutor
   c. gerador de feixes
   d. sincronizador principal

38. A velocidade em que uma onda percorre através de um meio é determinada pela:
   a. distância da fonte sonora
   b. rigidez e densidade do meio
   c. resistência e impedância do meio
   d. amplitude e intensidade do feixe sonoro

39. Qual dos seguintes é um método para suprimir a sobreposição espectral?
   a. desvio da linha de base
   b. aumento da profundidade da imagem
   c. redução do ângulo Doppler
   d. aumento da frequência operacional

40. O brilho dos ecos na zona focal resulta de:
   a. *speckle* acústico
   b. artefato de espessura de corte
   c. reforço acústico horizontal
   d. erro de velocidade de propagação

41. Uma desvantagem da imagem duplex é:
   a. diminuição na cadência da imagem
   b. incapacidade de exibir os picos de velocidade
   c. incapacidade de demonstrar a direção do fluxo
   d. diminuição na profundidade de penetração máxima

42. Qual dos seguintes transdutores produzirá um comprimento focal mais longo se o diâmetro do cristal permanecer constante?
   a. transdutor focalizado de 5 MHz
   b. transdutor focalizado de 10 MHz
   c. transdutor não focalizado de 5 MHz
   d. transdutor não focalizado de 10 MHz

43. O fator de trabalho no pulso ultrassônico é proporcional:
   a. à duração do pulso
   b. à profundidade de penetração
   c. à frequência operacional
   d. ao período de repetição do pulso

44. O ganho de profundidade é necessário para:
   a. neutralizar a atenuação
   b. aumentar a resolução axial
   c. diminuir a resolução de contraste
   d. armazenar amplitudes de eco e locais

45. O número de Reynolds indica o início de:
   a. sobreposição espectral (*aliasing*)
   b. fluxo turbulento
   c. um desvio Doppler
   d. efeitos biológicos

46. Em qual dos seguintes tipos de resolução o comprimento de onda apresenta o efeito máximo?
   a. axial
   b. lateral
   c. contraste
   d. temporal

47. O objetivo da camada de casamento (*matching layer*) em um transdutor de ultrassom é reduzir:
   a. a duração do pulso
   b. o comprimento de pulso espacial
   c. número de ciclos em cada pulso
   d. diferença de impedância entre o elemento e a pele

48. Qual é o número mínimo de bits de memória necessário para exibir 128 tons de cinza?
   a. 2
   b. 5
   c. 7
   d. 10

49. Qual dos seguintes é uma função do *zoom* de leitura?
   a. ponderação dos quadros
   b. magnificação e exibição de dados armazenados
   c. aquisição e magnificação de nova informação
   d. aumento no número de pixels por polegada

50. A ponderação da cadência é ajustável pelo operador com o uso de quais das funções abaixo?
   a. *zoom* de leitura
   b. persistência
   c. faixa dinâmica
   d. variação de contraste

51. Em uma estenose, a pressão irá:
   a. duplicar
   b. aumentar
   c. diminuir
   d. permanecer inalterada

52. A redução pela metade de uma compensação de ganho de 30 dB exibirá um novo ganho de:
   a. 10 dB
   b. 15 dB
   c. 24 dB
   d. 27 dB

53. Redução na intensidade da onda sonora resulta de:
   a. calor, reflexão e transmissão
   b. absorção, dispersão e reflexão
   c. dispersão, refração e absorção
   d. absorção, dispersão e transmissão

54. Divergência do feixe sonoro é demonstrada na:
   a. zona focal
   b. zona morta
   c. zona de Fresnel
   d. zona de Fraunhofer

55. A capacidade de um sonograma identificar a ausência real de doença representa:
   a. precisão
   b. especificidade
   c. sensibilidade
   d. valor preditivo positivo

56. Não existem efeitos biológicos significativos confirmados nos tecidos de mamíferos em exposições:
   a. inferiores a 100 W/cm² com transdutores não focalizados e 1 W/cm² com transdutores focalizados
   b. superiores a 100 W/cm² com transdutores não focalizados e 1 W/cm² com transdutores focalizados
   c. inferiores a 1 mW/cm² com transdutores não focalizados e 1 mW/cm² com transdutores focalizados
   d. inferiores a 100 mW/cm² com transdutores não focalizados e 1 W/cm² com transdutores focalizados

57. Especifique as faixas de intensidade da menor para a maior:
   a. SPTP, SATP, SPTA, SATA
   b. SATA, SATP, SPTA, SPTP
   c. SATA, SPTA, SATP, SPTP
   d. SATA, SATP, SPTP, SPTA

58. Os transdutores de ultrassonografia diagnóstica operam em qual das seguintes teorias?
   a. lei de Snell
   b. princípio ALARA
   c. efeito piezoelétrico
   d. princípio de Huygens

59. Intensidade uniforme do feixe sonoro está localizada no:
   a. campo distante
   b. campo próximo
   c. ponto focal
   d. centro do feixe

60. A amplitude dos sinais transmitidos e recebidos é a responsabilidade do:
   a. gerador de pulsos
   b. amplificador
   c. transdutor
   d. saída do sistema

61. Qual função do receptor elimina as reflexões mais fracas?
   a. limiar
   b. compressão
   c. compensação
   d. demodulação

62. A densidade de linhas está diretamente relacionada com:
   a. profundidade da imagem
   b. resolução temporal
   c. período de repetição do pulso
   d. frequência de repetição do pulso

63. Qual dos abaixo são frequências harmônicas uniformes de um transdutor de 2 MHz?
   a. 2, 4, 6
   b. 3, 5, 7
   c. 4, 6, 8
   d. 4, 8, 12

64. Qual dos seguintes é mais provável de ocorrer se a frequência de repetição do pulso for configurada muito elevada?
   a. *flash*
   b. sobreposição espectral
   c. *speckle* acústico
   d. ambiguidade de alcance

Responda a pergunta 65 usando a Fig. 1.

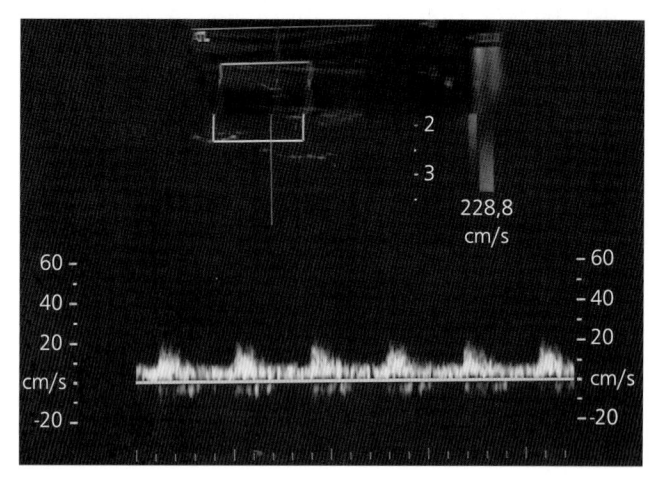

FIG. 1

65. Qual das seguintes alterações aumentaria a precisão da velocidade arterial?
   a. diminuição da frequência de repetição de pulso; diminuição do ganho Doppler
   b. angular volume de amostra; ajuste da correção do ângulo para o fluxo sanguíneo
   c. angular caixa de cores; angular volume de amostra, diminuição do ganho Doppler
   d. diminuição da frequência de repetição de pulso; ajuste da correção do ângulo para o fluxo sanguíneo

66. O artefato de imagem em espelho resulta de:
   a. um refletor fraco
   b. um refletor forte
   c. uma diferença de impedância
   d. uma estrutura fortemente atenuadora

67. Com uma incidência perpendicular, aproximadamente qual porcentagem do feixe sonoro refletirá de uma interface entre dois meios se as impedâncias forem diferentes?
   a. 1
   b. 10
   c. 50
   d. 99

68. O posicionamento de um eco é determinado pelo tempo de ida e volta de um refletor e pela:
   a. densidade
   b. rigidez
   c. amplitude
   d. velocidade de propagação

Responda a pergunta 69 usando a Fig. 2.

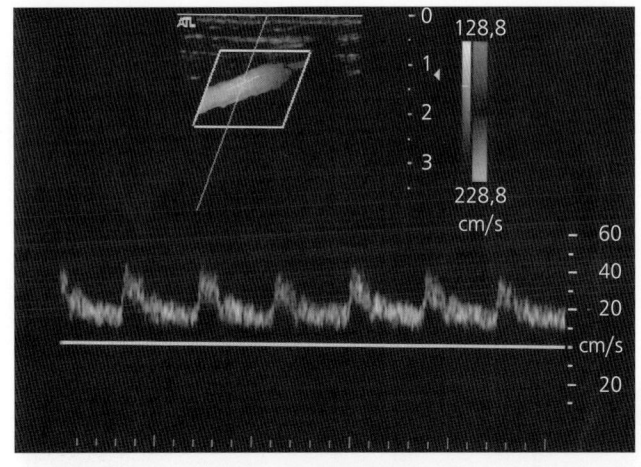

FIG. 2

69. Qual das seguintes alterações irá melhorar essa análise espectral?
   a. diminuição do filtro de parede; diminuição do ganho Doppler
   b. deslocamento da linha de base para cima; diminuição da frequência de repetição do pulso
   c. diminuição da zona focal; diminuição da frequência de repetição do pulso
   d. diminuição do filtro de parede; diminuição da frequência de repetição do pulso

70. Qual dos seguintes determina o número de linhas de varredura por quadro?
   a. resolução de contraste
   b. frequência operacional
   c. resolução temporal
   d. frequência de repetição do pulso

71. Quando a onda percorre de um meio de menor velocidade de propagação para um meio de maior velocidade de propagação, a frequência da onda sonora irá:
   a. duplicar
   b. aumentar
   c. diminuir
   d. permanecer constante

72. A inversão do fluxo na diástole indica:
   a. uma estenose
   b. uma obstrução
   c. alta resistência distalmente
   d. alta resistência proximalmente

73. Como o ultrassonografista pode aumentar a resolução temporal deste sonograma?
   a. aumentando a largura do feixe
   b. diminuindo a profundidade da imagem
   c. aumentando a frequência do transdutor
   d. diminuindo o número de zonas focais

74. Qual a extensão dos elementos de um transdutor linear?
   a. um comprimento de onda
   b. metade de um comprimento de onda
   c. um décimo de um comprimento de onda
   d. um quarto de um comprimento de onda

75. Em uma curva de compensação do ganho de tempo, o atraso representa:
   a. área de mínima amplificação
   b. área de máxima amplificação
   c. região disponível para compensação da profundidade
   d. profundidade em que a compensação variável se inicia

76. Qual instrumento localiza, apropriadamente, cada série de refletores em linhas de varredura individuais para armazenamento?
   a. conversor de varredura
   b. autocorrelação
   c. transformada rápida de Fourier
   d. memória de acesso aleatório

77. Reflexões especulares ocorrem quando a onda sonora:
   a. colide com uma superfície irregular
   b. encontra um refletor forte
   c. encontra um refletor menor
   d. colide com um refletor grande e regular

78. O ultrassonografista é capaz de melhorar a resolução lateral:
   a. aumentando a cadência
   b. aumentando a profundidade da imagem
   c. diminuindo o comprimento do pulso espacial
   d. aumentando o número de zonas focais

Responda à pergunta 79 usando a Fig. 3.

79. Qual das seguintes alterações otimizará esse sonograma do quadrante superior direito?
   a. aumento da profundidade da imagem; rebaixamento da zona focal; aumento do ganho geral
   b. diminuição da profundidade da imagem; aumento da compensação do ganho de tempo na zona distante
   c. diminuição da profundidade da imagem; rebaixamento da zona focal; aumento do ganho geral
   d. aumento no número de zonas focais; aumento da compensação do ganho de tempo na zona distante

80. A frequência operacional é determinada por:
   a. frequência do elemento ativo
   b. espessura e diâmetro do cristal
   c. diâmetro e velocidade de propagação do cristal
   d. velocidade de propagação e espessura do elemento

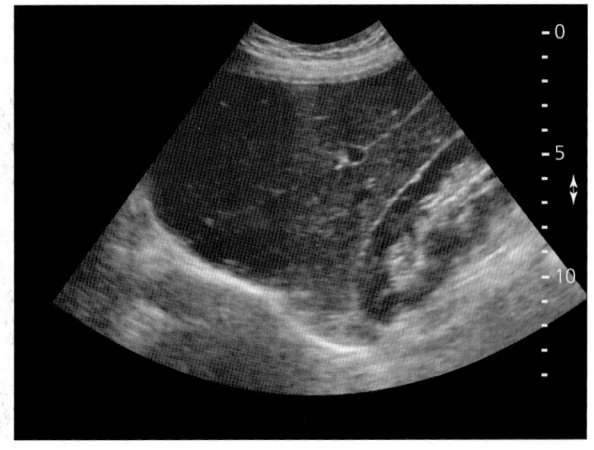

FIG. 3

81. A porção de tempo que o transdutor está transmitindo um pulso é chamada de:
   a. período
   b. fator de trabalho
   c. período de repetição do pulso
   d. frequência de repetição do pulso

82. Se a duração do pulso é encurtada:
   a. o período de repetição do pulso aumentará
   b. a frequência de repetição do pulso diminuirá
   c. o número de ciclos em um pulso aumentará
   d. o número de pulsos por segundo diminuirá

83. Um pacote grande na dopplerfluxometria a cores irá:
   a. aumentar a cadência
   b. diminuir a sensibilidade Doppler
   c. aumentar a taxa de fluxo volumétrico
   d. diminuir a resolução temporal

Responda a pergunta 84 usando a Fig. 4.

84. A análise espectral está demonstrando qual dos seguintes?
   a. sobreposição espectral
   b. fluxo bidirecional
   c. fluxo turbulento
   d. artefato de imagem em espelho

85. Qual dos seguintes controles ajusta a faixa de amplitudes de sinal exibida?
   a. rejeição
   b. compressão
   c. amplificação
   d. compensação

86. Qual controle ajustável do sistema afeta a cadência?
   a. profundidade de imagem
   b. compressão
   c. compensação
   d. energia de transmissão

87. A variação da tensão de excitação de cada elemento no arranjo que forma o pulso de ultrassom é determinada:
   a. *subdicing*
   b. apodização
   c. focalização dinâmica
   d. composição espacial

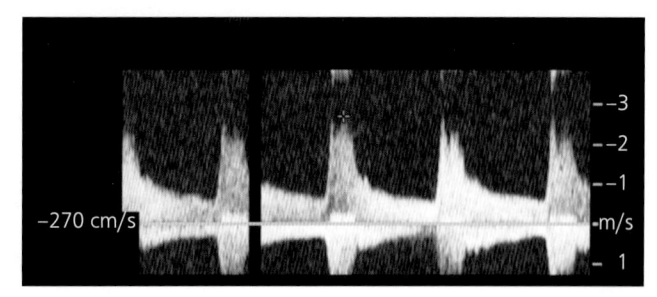

FIG. 4

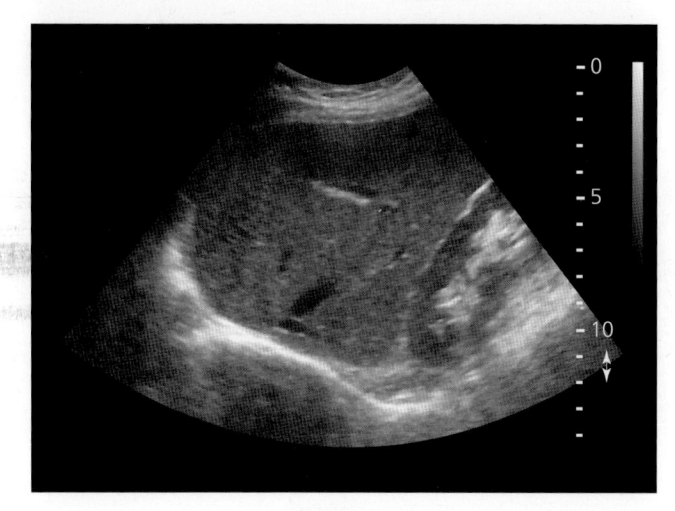

FIG. 5

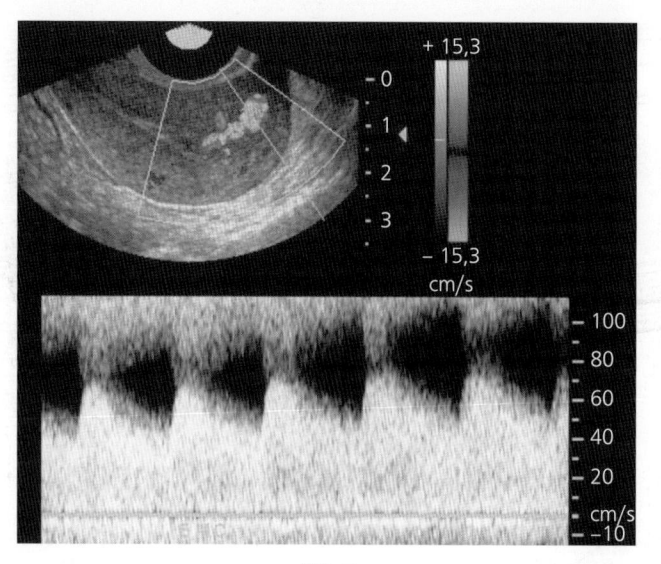

FIG. 6

Responda a pergunta 88 usando a Fig. 5.

88. Como o ultrassonografista poderia melhorar essa imagem usando apenas um controle?
    a. aumento da frequência do transdutor
    b. diminuição da profundidade da imagem
    c. aumento do número de zonas focais
    d. aumento da compensação do ganho de tempo no campo próximo

89. O índice mecânico é inversamente proporcional à:
    a. largura do feixe
    b. emissão acústica
    c. pressão acústica
    d. frequência operacional

90. Um transdutor linear varre o feixe de ultrassom:
    a. eletronicamente, por ativação tardia dos cristais no arranjo
    b. mecanicamente, por ativação sequencial dos cristais no arranjo
    c. eletronicamente, por rotação sequencial dos cristais no arranjo
    d. eletronicamente, por ativação sequencial dos cristais no arranjo

91. Qual das seguintes é a técnica mais provavelmente utilizada na imagem harmônica?
    a. apodização
    b. inversão de pulso
    c. interpolação de pixels
    d. composição espacial

92. Qual dos seguintes utiliza um foco de recepção variável?
    a. *subdicing*
    b. apodização
    c. abertura dinâmica
    d. focalização dinâmica

Responda a pergunta 93 usando a Fig. 6.

93. Quais controles Doppler necessitam de ajuste nessa análise espectral?
    a. escala; ganho; correção do ângulo
    b. desvio da linha de base; inversão; filtro de parede
    c. inversão; linha de base; correção do ângulo
    d. tamanho do volume de amostra; desvio da linha de base; filtro de parede

94. Qual dos seguintes é igual à metade da frequência de repetição do pulso?
    a. limite de Nyquist
    b. índice de pulsatilidade
    c. número de Reynolds
    d. coeficiente de atenuação

95. Uma intensidade igual para todas as estruturas similares, independente da profundidade, é uma função da:
    a. supressão
    b. retificação
    c. amplificação
    d. compensação

96. Qual técnica imagiológica é mais provável de visualizar estruturas abaixo de uma estrutura fortemente atenuadora?
    a. inversão de pulso (*plug*)
    b. interpolação de pixels
    c. composição espacial
    d. frequências harmônicas

97. Os agentes de contraste melhoram a visualização por meio do aumento da:
    a. dispersão
    b. reflexão
    c. refração
    d. reverberação

98. A frequência é proporcional:
   a. ao período
   b. à atenuação
   c. ao comprimento de onda
   d. à profundidade de penetração

Responda a pergunta 99 usando a Fig. 7.

99. Qual das seguintes alterações otimizará o diagnóstico desse sonograma?
   a. aumento do ganho geral
   b. aumento da profundidade da imagem
   c. aumento da compensação do ganho de tempo na zona distante
   d. aumento da compensação do ganho de tempo na zona próxima

100. Qual tipo de fluxo sanguíneo demonstra uma velocidade constante ao longo do vaso?
   a. fluxo em pistão
   b. fluxo laminar
   c. fluxo pulsátil
   d. fluxo parabólico

101. Se a amplitude de uma onda duplica, a intensidade irá:
   a. duplicar
   b. quadruplicar
   c. diminuir pela metade
   d. diminuir por um décimo

102. Estruturas que possuem ecos de amplitude menor que os tecidos adjacentes são chamadas de:
   a. anecoicas
   b. isoecoicas
   c. ecogênicas
   d. hipoecoicas

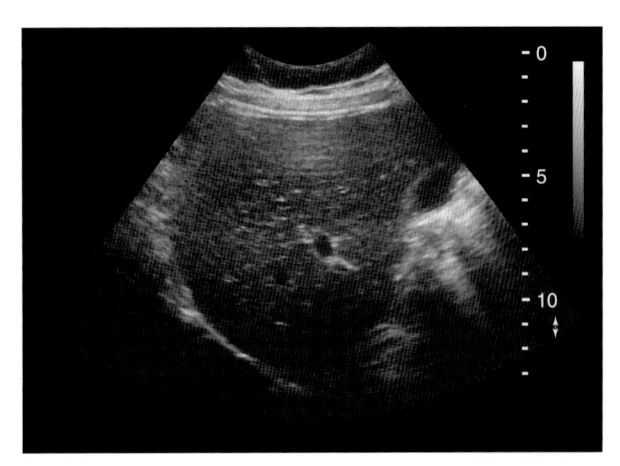

FIG. 7

103. Para que ocorra refração, qual dos seguintes deve acontecer?
   a. incidência perpendicular e uma mudança de velocidade
   b. incidência perpendicular e uma mudança na impedância
   c. incidência oblíqua e uma mudança na velocidade de propagação
   d. incidência oblíqua e uma mudança no ângulo de transmissão

104. O Doppler de potência exibe:
   a. cadência
   b. presença de fluxo
   c. direção do fluxo
   d. características do fluxo

105. A concentração de linhas de varredura no campo de visão está diretamente relacionada com:
   a. cadência
   b. resolução temporal
   c. período de repetição do pulso
   d. frequência de repetição do pulso

106. Um hidrofone é um instrumento utilizado para medir:
   a. cavitação
   b. índice térmico
   c. emissão acústica
   d. índice mecânico

107. Um aumento na temperatura corporal é significativo quando excede:
   a. 1° C
   b. 2° C
   c. 5° C
   d. 9° C

108. Para um transdutor não focalizado, dois comprimentos de zona próxima são iguais a:
   a. diâmetro do transdutor
   b. distância até o foco
   c. distância até o refletor
   d. espessura do elemento ativo

109. Qual artefato exibe uma série de ecos estreitamente espaçados distal a um refletor forte?
   a. *speckle*
   b. múltiplas vias
   c. cauda de cometa
   d. sombreamento

110. A inclinação para a direita ou esquerda da caixa de cores Doppler altera:
   a. cadência
   b. velocidade de fluxo
   c. desvio Doppler
   d. frequência de repetição do pulso

111. Uma velocidade de propagação inferior àquela do tecido mole receberá refletores que estão muito:
   a. profundos
   b. mediais
   c. laterais
   d. superficiais

112. Para suprimir a ambiguidade de alcance:
   a. a profundidade da imagem deve ser aumentada
   b. o número de Reynolds deve ser reduzido
   c. o período de repetição do pulso deve ser reduzido
   d. a frequência de repetição do pulso deve ser reduzida

113. O direcionamento do feixe sonoro é conquistado por:
   a. redução da frequência de repetição do pulso
   b. alteração da frequência com aumento da profundidade
   c. emissão de pulsos a partir de diferentes pontos de partida
   d. alteração da excitação eletrônica dos elementos

114. Qual das seguintes técnicas fornece dados quantitativos?
   a. modo de amplitude
   b. imagem duplex
   c. análise espectral
   d. dopplerfluxometria a cores

115. Qual das seguintes estruturas demonstra o maior coeficiente de atenuação?
   a. gordura
   b. ar
   c. fígado
   d. músculo

116. A faixa de frequências contida em um pulso é denominada:
   a. espectro
   b. largura de banda
   c. harmônica
   d. frequências ressonantes

117. Qual das seguintes frequências se encontra na faixa de infrassom?
   a. 10 Hz
   b. 25 Hz
   c. 10 kHz
   d. 25 kHz

118. Qual das seguintes técnicas utiliza elementos separados de transmissão e recepção?
   a. imagem duplex
   b. modo de movimento
   c. imagem em tempo real
   d. Doppler de onda contínua

119. A maioria dos artefatos de imagem é, provavelmente, um resultado de:
   a. erro do operador
   b. hipóteses do sistema
   c. estruturas fracamente atenuadoras
   d. estruturas fortemente atenuadoras

120. Estruturas situadas na zona focal podem exibir:
   a. tamanho incorreto
   b. localização incorreta
   c. brilho incorreto
   d. resolução incorreta

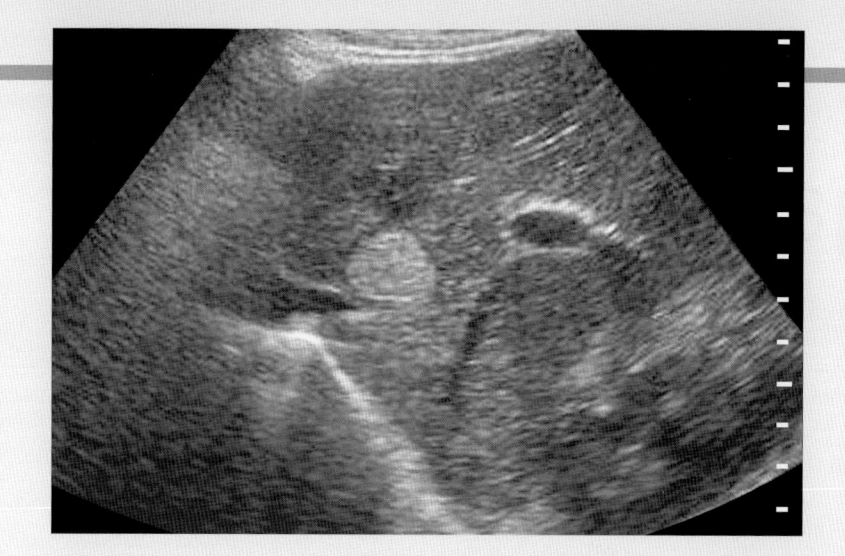

PARTE

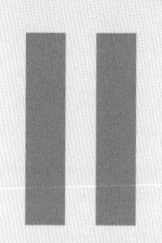

II

Abdome

CAPÍTULO 7

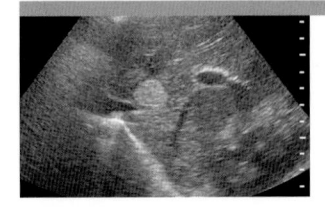

Fígado

PALAVRAS-CHAVE

anatomia de Couinaud divide o fígado em oito segmentos em um padrão imaginário em forma de *H*.

anatomia funcional lobar-segmentar divide o fígado em lobo direito, esquerdo e caudado.

anatomia lobar tradicional divide o fígado em lobos direito, esquerdo, caudado e quadrado.

área nua uma área triangular grande que não é revestida pelo peritônio. Esta área está localizada entre as duas camadas do ligamento coronário.

cirrose um termo geral utilizado para insultos crônicos e graves às células hepáticas que resultam em fibrose e formação de nódulos regenerativos.

cisto equinocócico uma doença cística infecciosa, associada à criação de ovelhas em países subdesenvolvidos.

cisto hepático verdadeiro formação cística congênita, associada ao enfraquecimento da parede do ducto biliar.

colateral uma via sanguínea acessória desenvolvida através da dilatação de vasos secundários.

derivação uma passagem entre dois canais naturais.

hemangioma cavernoso neoplasia hepática benigna mais comum, composta de grandes espaços císticos preenchidos por sangue.

hepatofugal fluxo sanguíneo em direção oposta ao fígado.

hepatomegalia aumento do fígado.

hepatopetal fluxo sanguíneo em direção ao fígado.

hipertensão portal aumento da pressão venosa na circulação portal associado à compressão ou oclusão da veia porta ou hepática.

infiltração gordurosa deposição excessiva de gordura neutra nas células parenquimais.

lobo de Riedel extensão do lobo hepático direito inferior e anterior ao polo inferior do rim direito.

porta hepática região no hilo hepático que contém a artéria hepática própria, o ducto comum e a veia porta principal.

provas de função hepática (LFTs) termo genérico utilizado para os valores laboratoriais que determinam a função hepática (ou seja, TGP, fosfatase alcalina).

síndrome de Budd-Chiari trombose das veias hepáticas principais.

stent um tubo projetado para ser inserido em uma passagem ou vaso, para mantê-lo patente.

variz uma veia, artéria ou vaso linfático dilatado ou tortuoso.

FISIOLOGIA

Funções do Fígado

- Degrada as hemácias, produzindo pigmentos biliares.
- Secreta bile no duodeno através dos ductos biliares.
- Converte aminoácidos excessivos em ureia e glicose.
- Produz glicogênio a partir da glicose e o armazena para futuro uso.
- Secreta glicogênio na forma de glicose.
- Produz heparina.

ANATOMIA (Figs. 7-1 e 7-2)

- O fígado é o maior órgão sólido presente no organismo, pesando até 1.600 gramas em homens e 1.400 gramas em mulheres.
- O fígado é revestido pela cápsula de Glisson.

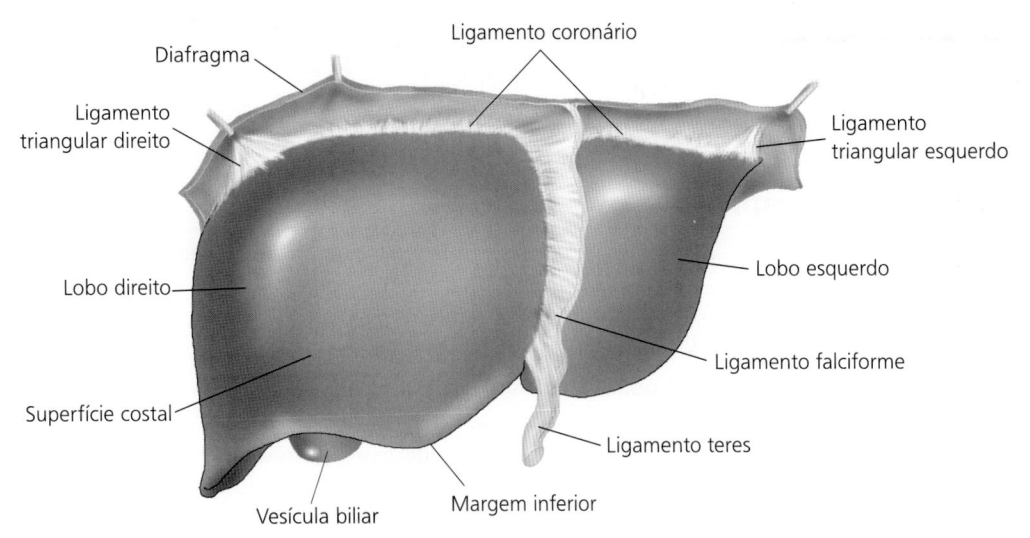

FIG. 7-1 Anatomia do fígado, superfície anterior.

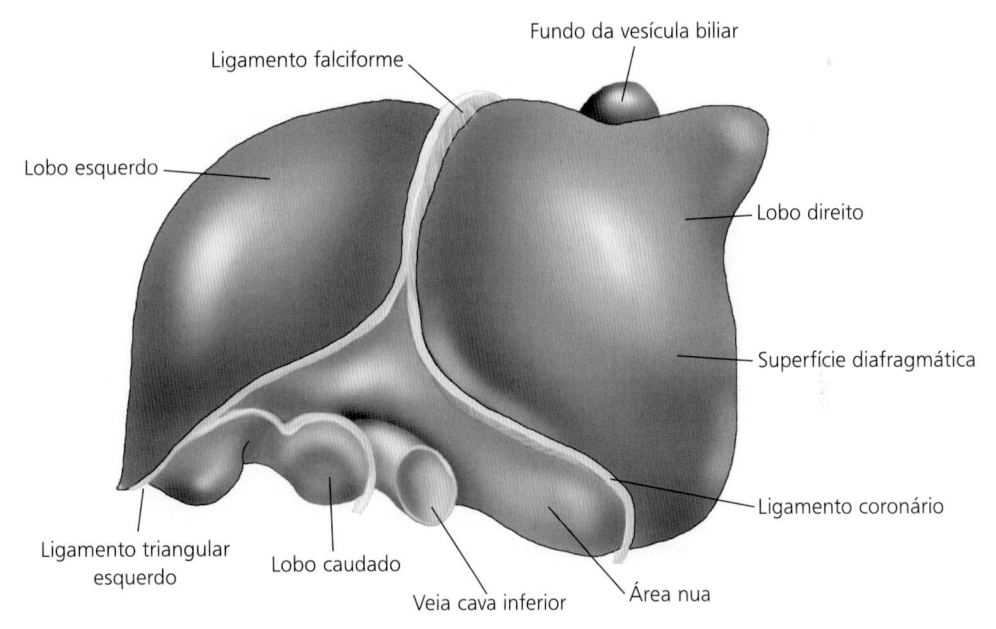

FIG. 7-2 Anatomia do fígado, superfície posterior.

Divisões Hepáticas

Lobo Esquerdo
- Dividido em segmentos medial e lateral pela veia hepática esquerda e ligamento teres.
- Separado do lobo caudado pelo ligamento venoso.
- Separado do lobo direito pela veia hepática média, superiormente, e pela fissura lobar principal, inferiormente.

Lobo Direito
- Dividido em segmentos anterior e posterior pela veia hepática direita.
- Seis vezes maior do que o lobo esquerdo.
- Três fossas posteriores: vesícula biliar, porta hepática e veia cava inferior.

Lobo Caudado
- Menor lobo do fígado.
- Separado do lobo esquerdo pelo ligamento venoso.
- Suprimento arterial através das veias portais e artérias hepáticas.

Ligamentos Hepáticos

- O fígado está preso ao diafragma, parede abdominal anterior, estômago e retroperitônio por ligamentos.

Coronário
- Consiste em uma camada superior e uma camada inferior.
- A camada superior é formada pelo peritônio, que se estende da margem superior da área nua até a face inferior do diafragma.
- A camada inferior é refletida desde a margem inferior da área nua até o rim direito e é chamada de ligamento hepatorrenal.
- Os ligamentos triangulares direito e esquerdo fazem parte do ligamento coronário.
- Conecta a porção posterior do fígado ao diafragma.

Falciforme
- Prende o fígado à parede abdominal anterior.
- Estende-se do diafragma até o umbigo.
- Separa os espaços subfrênicos direito e esquerdo.

Gastro-Hepático
- Conecta a curvatura menor do estômago ao fígado.

Hepatoduodenal
- Conecta o fígado ao duodeno proximal.

Teres
- Está contido no ligamento falciforme.
- Prévia veia umbilical fetal.

Triangular
- A porção mais lateral do ligamento coronário.
- Conecta o fígado à parede do organismo.

Venoso
- Separa o lobo hepático esquerdo do lobo caudado.
- Ducto venoso obliterado.
- Omento menor prende-se ao fígado na fissura do ligamento venoso.

Espaços Hepáticos

Bolsa de Morison (Bolsa Hepatorrenal)
- Localizada lateral ao lobo hepático direito e anterior ao rim direito.
- Comunica-se com o espaço paracólico direito.

Espaço Sub-Hepático
- Espaço localizado entre a margem inferior do lobo direito e anterior ao rim direito.

Espaço Subfrênico
- Espaço localizado entre o diafragma e a borda hepática superior.

ANATOMIA VASCULAR

Artérias Hepáticas

- A artéria hepática própria entra no fígado na porta hepática e se divide em artérias hepáticas direita e esquerda.
- Trinta por cento do suprimento sanguíneo do fígado é realizado através da artéria hepática.
- Situa-se medial ao ducto hepático comum e anterior à veia porta principal.
- O diâmetro normal da artéria hepática própria é de 2 a 4 mm.

Veias Hepáticas

- As veias hepáticas direita, média e esquerda convergem para esvaziar na veia cava inferior.
- Transportam sangue desoxigenado das células hepáticas até a veia cava inferior.
- Rumam entre os lobos (interlobar) e entre os segmentos (interssegmentar).
- Apresentam mínima quantidade de colágeno nas paredes.
- Seguem um trajeto longitudinal reto, aumentando de calibre à medida que se aproximam do diafragma.

Veias Portas

- A veia porta principal entra na porta hepática e se divide em veias portas direita e esquerda.
- A veia porta esquerda se subdivide em veias portas medial esquerda e lateral esquerda.
- A veia porta direita se subdivide em veias portas anterior direita e posterior direita.
- Fornecem aproximadamente 70% do suprimento sanguíneo do fígado.
- Transportam sangue rico em nutrientes do trato digestório para as células hepáticas para processamento metabólico e armazenagem.
- Estão localizadas nos lobos (intralobar) ou nos segmentos (intrassegmentar) do fígado.
- As paredes contêm fibrina.
- O diâmetro normal da veia porta principal não deve exceder 13 mm.

LOCALIZAÇÃO

- O fígado é um órgão intraperitoneal.
- Está localizado na região do hipocôndrio direito.

Lobo Esquerdo

- Está situado anterior à porta hepática e veia hepática média.
- Localizado inferior ao diafragma.
- Pode-se estender até a linha hemiclavicular esquerda.

Lobo Direito

- Está situado anterior ao rim direito.
- Localizado posterior à veia hepática média.

Lobo Caudado

- Está situado anterior e medial à veia cava inferior.
- Localizado posterior ao ligamento venoso e porta hepática.
- Localizado lateral ao omento menor.

Anomalias Congênitas

ANOMALIA	DESCRIÇÃO	ACHADOS ULTRASSONOGRÁFICOS	CONSIDERAÇÕES DIFERENCIAIS
Variantes do lobo esquerdo	Extensão até o quadrante superior esquerdo Lobo esquerdo pequeno	Extensão do lobo esquerdo para o espaço subfrênico ou pela linha média Ecogenicidade igual à do parênquima hepático	Esplenomegalia Hepatomegalia Neoplasia esplênica
Lobo de Riedel	Extensão do lobo direito Prevalência em indivíduos do sexo feminino	Extensão inferior e anterior do lobo direito até o polo inferior do rim Ecogenicidade igual à do parênquima hepático Lobo esquerdo raramente se estende pela linha média	Hepatomegalia Neoplasia renal

Tamanho

TAMANHO	ETIOLOGIA	ACHADOS CLÍNICOS	ACHADOS ULTRASSONOGRÁFICOS	CONSIDERAÇÕES DIFERENCIAIS
Adulto normal	Hemiclavicular		7-17 cm de comprimento 10-12,5 cm de altura 20-22,5 cm de largura	
Hepatomegalia	Insuficiência cardíaca congestiva Processo inflamatório Doença policística Infiltração gordurosa Obstrução biliar Neoplasia Síndrome de Budd-Chiari	Assintomático Dor no hipocôndrio direito (HD) Massa palpável no HD	Comprimento excede 18 cm Diâmetro anteroposterior excede 15 cm	Lobo de Riedel Variante do lobo esquerdo Erro técnico

APARÊNCIA ULTRASSONOGRÁFICA

Fígado

- Parênquima liso homogêneo e moderadamente ecogênico.
- Estruturas tubulares anecoicas no parênquima, que representam os vasos sanguíneos e os ductos biliares.

Ductos Biliares

- Estruturas tubulares anecoicas que atravessam o parênquima hepático.
- Margens das paredes lisas e hiperecoicas.

Veia Hepática

- Estruturas tubulares anecoicas que rumam em direção à veia cava inferior.
- O calibre aumenta à medida que se aproxima da veia cava inferior.
- Margens das paredes lisas.
- Padrão de fluxo sanguíneo hepatofugal multifásico.

Veia Porta

- Estruturas tubulares anecoicas que rumam a partir do hilo hepático, através do parênquima hepático.
- O calibre aumenta à medida que se aproxima do hilo hepático.
- Margens das paredes hiperecoicas lisas proeminentes.
- Padrão de fluxo sanguíneo hepatopetal fásico.

Artéria Hepática

- Estrutura tubular anecoica que atravessa o parênquima hepático.
- Margens das paredes lisas.

- Fluxo sanguíneo hepatopetal de baixa resistência, demonstrando fluxo contínuo na diástole.
- Geralmente não visualizada no parênquima hepático.

TÉCNICA

Preparação

- Nada por via oral (NPO) 6 a 8 horas antes do exame para adultos, 6 horas para crianças e 4 horas para recém-nascidos.
- Exames de urgência podem ser realizados sem preparação.

Técnica de Exame e Otimização da Imagem

- Utilizar o transdutor abdominal de maior frequência possível para a obtenção de uma resolução ideal da profundidade de penetração.
- Configurar os ajustes de ganho para exibir o parênquima hepático normal em um tom médio de cinza, com ajustes para reduzir os ecos no interior dos vasos.
- Zonas focais no nível ou abaixo da área de interesse.
- Profundidade de imagem suficiente para visualizar estruturas situadas imediatamente posterior à região de interesse.
- Imagens harmônicas ou redução da compressão do sistema (faixa dinâmica) podem ser utilizadas para reduzir os ecos artefatuais no interior de estruturas anecoicas.
- Composição espacial pode ser utilizada para melhorar a visualização de estruturas situadas posterior a uma estrutura altamente atenuadora.
- Abordagem sistemática para avaliar e documentar todo o fígado nos planos longitudinal e transversal com o uso de referências anatômicas específicas.
- As medidas do diâmetro longitudinal e anteroposterior do fígado devem ser incluídas.
- As medidas do diâmetro anteroposterior do ducto hepático comum e ducto biliar comum devem ser incluídas.
- Doppler em cores, com um ângulo igual ou inferior a 60 graus, para avaliar a direção do fluxo e análise espectral das veias porta e hepática.
- Avaliação e documentação dos ductos biliares intra e extra-hepáticos.
- Documentação e mensuração de qualquer anormalidade em dois planos de varredura, com e sem Doppler em cores.

Indicações para Exame

- Testes de função hepática (LFTs) anormais.
- Doença hepatocelular.
- Doença biliar.
- Dor abdominal.
- Dor pós-prandial.
- Fígado ou baço palpável.
- Pancreatite.

VALORES LABORATORIAIS

Fosfatase Alcalina

- Valores normais em adultos: 35 a 150 U/L.
- Uma enzima produzida primariamente pelo fígado, osso e placenta, e excretada através dos ductos biliares.
- Elevação acentuada está associada à icterícia obstrutiva.

Alfafetoproteína

- Uma proteína normalmente sintetizada pelo fígado, saco vitelino e trato GI do feto.
- Um marcador inespecífico para malignidade.

Alanina Aminotransferase (ALT) ou (TGP)

- Valores normais: 1 a 45 U/L.
- Uma enzima encontrada em alta concentração no fígado e concentrações mais baixas no coração, músculo e rins.
- Permanece elevada por um período de tempo maior que a aspartato aminotransferase (AST).
- Utilizada para avaliar a icterícia.
- Elevação está associada a cirrose, hepatite e obstrução biliar.
- Elevação leve está associada à metástase hepática.

Aspartato Aminotransferase (AST) ou (TGO)

- Valores normais: 1 a 36 U/L.
- Uma enzima presente em muitos tipos de tecido, a qual é secretada quando células são lesionadas ou danificadas; os níveis serão proporcionais à quantidade de dano e ao tempo decorrido entre o dano celular e o teste.
- Utilizada para diagnosticar doença hepática antes da ocorrência de icterícia.
- Elevação está associada à cirrose, hepatite e mononucleose.

Bilirrubina

- Valores normais da bilirrubina total: 0,3 a 1,1 mg/dL.
- Valores normais da bilirrubina direta: 0,1 a 0,4 mg/dL.
- Um produto derivado da degradação da hemoglobina em hemácias velhas; um comprometimento no processo pode causar níveis anormais; extravasamento nos tecidos fornece uma aparência amarelada da pele.
- Reflete o equilíbrio entre a produção e a excreção da bile.
- Elevação de bilirrubina direta ou conjugada está associada a obstrução, hepatite, cirrose e metástase hepática.
- Elevação de bilirrubina indireta ou não conjugada está associada a condições não obstrutivas.

Tempo de Protrombina

- O tempo normal de coagulação é de 10 a 15 segundos.
- Enzima produzida pelo fígado.
- A produção depende da quantidade de vitamina K.
- Elevação está associada à cirrose, malignidade, má absorção de vitamina K e falha na coagulação.
- Diminui na colecistite subaguda ou aguda, fístula biliar interna, carcinoma da vesícula biliar, lesão aos ductos biliares e obstrução biliar extra-hepática prolongada.

Albumina Sérica

- Valores normais: 3,3 a 5,2 g/dL.
- Redução sugere uma diminuição na síntese proteica.

Cistos Hepáticos

CISTOS	ETIOLOGIA	ACHADOS CLÍNICOS	ACHADOS ULTRASSONOGRÁFICOS	CONSIDERAÇÕES DIFERENCIAIS
Cisto	Adquirido, secundário à infecção parasitária, inflamação ou trauma. Cisto verdadeiro é causado por uma fraqueza de um ducto biliar	Assintomático. Dor maçante no hipocôndrio direito (HD)	Massa anecoica de formato oval ou arredondado. Margens lisas e bem definidas. Reforço acústico posterior. Pode conter septações ou ecos internos de baixa amplitude	Hematoma em resolução. Abscesso. Doença policística. Cistadenoma. Cisto equinocócico
Cistadenoma	Neoplasia benigna contendo estruturas císticas no interior da lesão. Raro. Mulheres de meia-idade	Hepatomegalia. Massa palpável no HD	Massa cística multiloculada. Margens bem definidas. Septações finas demonstrando margens finas. Septações espessas ou nódulos murais levantam a suspeita de malignidade	Hematoma em resolução. Cisto hemorrágico. Cisto equinocócico. Abscesso. Adenoma

Cistos Hepáticos (Cont.)

CISTOS	ETIOLOGIA	ACHADOS CLÍNICOS	ACHADOS ULTRASSONOGRÁFICOS	CONSIDERAÇÕES DIFERENCIAIS
Doença policística	Um distúrbio congênito Ocorre em 1 de cada 500 indivíduos Prevalência em indivíduos do sexo feminino Meia-idade	Assintomática Hepatomegalia Massa palpável no HD Dor no HD	Múltiplas estruturas císticas no interior do tecido hepático Difícil de distinguir do parênquima hepático normal Reforço acústico posterior Múltiplos cistos também podem ser encontrados nos rins, pâncreas e baço	Múltiplos cistos simples Metástase cística Cistadenoma

Inflamação e Infecção Hepática

INFLAMAÇÃO/INFECÇÃO	ETIOLOGIA	ACHADOS CLÍNICOS	ACHADOS ULTRASSONOGRÁFICOS	CONSIDERAÇÕES DIFERENCIAIS
Abscesso, inclui: Amebiano Fúngico Piogênico	Colangite ascendente é mais comum Recente viagem para o exterior Infecção biliar Apendicite Diverticulite	Dor abdominal Febre e calafrios Leucocitose Níveis elevados de fosfatase alcalina Icterícia Hepatomegalia	Massa complexa Lobo direito é a localização mais comum (80%) Formato oval ou arredondado Margens irregulares Geralmente solitário Reforço acústico posterior	Hematoma em resolução Cisto complicado Hemangioma cavernoso Cisto equinocócico Metástase
Candidíase	Infecção fúngica	Pacientes imunodeprimidos Dor abdominal Febre e calafrios Fígado palpável	Lesões uniformemente hipoecoicas no parênquima hepático Margens espessas Hepatomegalia Pode demonstrar um aspecto de alvo ou de "roda dentro de uma roda" Lesões hiperecoicas com sombra acústica posterior	Metástase Hematoma em resolução
Cisto equinocócico	Parasita *Echinococcus granulosum* Viagem recente a países subdesenvolvidos	Dor no hipocôndrio direito (HD) Leucocitose Febre Hepatomegalia Níveis elevados de fosfatase alcalina	Massa cística septada ("favo de mel") Ecos internos móveis ("flocos de neve") Cisto contendo cistos menores (cistos filhos) Cisto colapsado no interior de um cisto (sinal da vitória régia) Formato arredondado ou oval Margens lisas	Cisto hepático septado Abscesso em resolução Hematoma em resolução Cistadenoma Cisto complicado
Hepatite	**Tipo A** Infecção Viral Incubação de 30-40 dias **Tipo B** Infecção viral, transmitido pela inoculação de sangue ou fluidos corporais infectados Aumenta o risco de desenvolver um hepatoma **Tipo C** Transfusão sanguínea ou agulha "suja" Aumenta o risco de desenvolver cirrose ou neoplasia hepática	Fadiga Perda de apetite Febre e calafrios Náusea Icterícia não obstrutiva Elevação acentuada nos níveis de aspartato aminotransferase, alanina aminotransferase e bilirrubina	Parênquima hepático de aparência normal Parênquima hepático hipoecoico Proeminência das veias portas (efeito estrela) Hepatomegalia Esplenomegalia associada Ecogenicidade elevada do parênquima hepático em casos crônicos	Fígado normal Obstrução biliar

(Continua)

Inflamação e Infecção Hepática (Cont.)

INFLAMAÇÃO/INFECÇÃO	ETIOLOGIA	ACHADOS CLÍNICOS	ACHADOS ULTRASSONOGRÁFICOS	CONSIDERAÇÕES DIFERENCIAIS
Peliose hepática	Ocorre em pacientes cronicamente enfermos Distúrbio raro	Hepatomegalia	Massas hepáticas císticas focais ou difusas Desenvolvimento de espaços hepáticos necróticos e preenchidos por sangue que se comunicam com as veias hepáticas	Metástase cística Abscesso Cistadenoma
Esquistossomose	Parasita penetra através da pele ou mucosa e migra para o pulmão e, então, para o fígado Sintomas podem levar 4-6 semanas para aparecer Pode levar vários anos para se desenvolver	Erupção cutânea Febre Diarreia Linfadenopatia Dor no HD	Aumento na ecogenicidade das paredes das veias portas Margens espessas das paredes das veias portas Atrofia do lobo direito Hipertrofia do lobo esquerdo Espessamento da parede da vesícula biliar Colaterais portossistêmicos	Hepatite Cirrose Infiltração gordurosa

Condições Hepáticas Benignas

CONDIÇÃO	ETIOLOGIA	ACHADOS CLÍNICOS	ACHADOS ULTRASSONOGRÁFICOS	CONSIDERAÇÕES DIFERENCIAIS
Adenoma	Longo histórico de uso de contraceptivos orais Associado à doença de armazenamento do glicogênio tipo I	Assintomático Valores laboratoriais normais Dor no hipocôndrio direito (HD)	Massa sólida ligeiramente hipoecoica Halo hipoecoico Massa complexa é demonstrada com hemorragia ou necrose	Hemangioma cavernoso Hiperplasia nodular focal Hematoma Abscesso
Hemangioma cavernoso	Neoplasia congênita benigna, consistindo em grandes espaços císticos preenchidos por sangue Prevalência feminina Massa hepática benigna mais comum	Assintomático Dor no HD	Massa hiperecoica homogênea Margens bem definidas Formato arredondado Pode aumentar de tamanho Padrão complexo de ecos em razão da hemorragia ou necrose	Metástase Hiperplasia nodular focal Adenoma Abscesso
Cirrose	Alcoolismo e hepatite C crônica são as causas mais comuns nos Estados Unidos Obstrução biliar Hepatite viral Síndrome de Budd-Chiari Deficiências nutricionais Doença cardíaca	Fraqueza e fadiga Perda de peso Dor abdominal Ascite Níveis elevados de aspartato aminotransferase, alanina aminotransferase e bilirrubina Alterações cutâneas e perda capilar Icterícia não obstrutiva	Aumento difuso na ecogenicidade do parênquima hepático Contorno nodular irregular Incapacidade de distinguir as margens da veia porta Aumento na atenuação sonora Dilatação do lobo caudado Esplenomegalia Ascite	Infiltração gordurosa Metástase difusa
Infiltração gordurosa	Obesidade Diabetes Cirrose Hepatite Uso abusivo de álcool Hiperlipidemia Distúrbio metabólico Colite ulcerativa	Assintomático Testes de função hepática elevados Hepatomegalia	Aumento difuso na ecogenicidade do parênquima hepático Paredes dos vasos normais Parênquima hepático normal aparece como uma massa hipoecoica adjacente à veia cava inferior (VCI) ou anterior à porta hepática	Cirrose Doença de armazenamento do glicogênio

Condições Hepáticas Benignas (Cont.)

CONDIÇÃO	ETIOLOGIA	ACHADOS CLÍNICOS	ACHADOS ULTRASSONOGRÁFICOS	CONSIDERAÇÕES DIFERENCIAIS
Hiperplasia nodular focal	Influência hormonal Malformação vascular congênita Segunda massa hepática benigna mais comum	Assintomático	Massa hepática hiperecoica ou isoecoica Margens bem definidas Localização subcapsular Cicatriz estelar central hipoecoica Fluxo sanguíneo periférico e central Frequentemente encontrado no lobo direito	Adenoma Hemangioma cavernoso Metástase
Doença de armazenamento do glicogênio	Distúrbio autossômico recessivo Deposição excessiva de glicogênio no fígado, rins e trato GI Tipo I – doença de Von Gierke, é a mais comum Tipo II – doença de Pompe, geralmente afeta o músculo esquelético e o coração	Hepatomegalia Retardo de crescimento Insuficiência renal Hipoglicemia Hematoma Osteoporose	Aumento difuso acentuado na ecogenicidade do parênquima hepático Aumento na atenuação acústica Hepatomegalia Massas hepáticas sólidas Associada à nefromegalia, adenoma hepático e hiperplasia nodular focal	Infiltração gordurosa Cirrose

Hemangioendotelioma	Hemangioma infantil
	Tumor vascular sintomático mais comum na infância
	Complicações
	  Trombocitopenia
	  Anemia angiopática
	  Sangramento gastrointestinal
		Massa abdominal	Múltiplas lesões hipoecoicas
			Tamanho varia de 1 a 3 cm
			Múltiplos vasos periféricos
			Veias de drenagem grandes com dilatação da porção proximal da aorta abdominal e derivação arteriovenosa
				Hepatoblastoma
				Abscesso

Hemocromatose	Doença rara, caracterizada por depósito de ferro em excesso em todo o corpo Pode causar cirrose	Fadiga Falta de ar Palpitações cardíacas Dor abdominal crônica	Hepatomegalia Aumento uniforme na ecogenicidade do parênquima hepático	Infiltração gordurosa Abscesso
Hamartoma mesenquimal	Lesão rara que ocorre em crianças com menos de 2 anos de idade	Tumor cístico não encapsulado do desenvolvimento Organização desordenada dos ductos biliares, parênquima hepático e mesoderma primitivo	Distensão abdominal difusa Massa abdominal palpável Massa complexa grande e bem definida Predominantemente anecoico Configuração reticular	Hepatoblastoma Abscesso

Neoplasias Hepáticas Malignas

MALIGNIDADE	ETIOLOGIA	ACHADOS CLÍNICOS	ACHADOS ULTRASSONOGRÁFICOS	CONSIDERAÇÕES DIFERENCIAIS
Hemangiossarcoma	Exposição ao arsênico, polivinil e Thorotrast	Dor abdominal Perda de apetite Letargia	Massa hiperecoica heterogênea Massa cística com septação interna Lesões metastáticas na veia porta, baço, pulmões, linfonodos, tireoide e cavidade peritoneal Fluxo sanguíneo interno	Hepatoblastoma Hemangioma cavernoso degenerativo Hematoma em resolução Cistadenocarcinoma
Hepatoblastoma	Tumor de células germinativas Tumor maligno mais comum em crianças de 3 ou menos anos de idade	Distensão abdominal Náusea/vômito Perda de peso Puberdade precoce Elevação acentuada de AFP	Massa hiperecoica heterogênea Massa cística com septações internas Fluxo arterial interno de baixa resistência	Metástase
Carcinoma hepatocelular (hepatoma)	Cirrose Hepatite B crônica Exposição a carcinógenos no alimento ou ambiente	Massa palpável Dor abdominal Perda de peso Febre inexplicável Nível elevado de alanina aminotransferase (ALT), aspartato aminotransferase (AST) e fosfatase alcalina Positivo para alfafetoproteína Icterícia	Massa sólida com ecogenicidade variável Pode demonstrar um halo hipoecoico Múltiplos nódulos ou massas infiltrativas difusas também podem ser demonstrados Hepatomegalia Ascite	Metástase Abscesso Hemangioma cavernoso Adenoma Cirrose
Metástases	Maioria proveniente do cólon Pâncreas Mama Pulmão	Hepatomegalia Dor no hipocôndrio direito (HD) Perda de peso Perda do apetite Icterícia Aumento nos níveis de AST, ALT e bilirrubina Leve aumento no nível de fosfatase alcalina	Cinco padrões Lesão em "olho de boi" ou "alvo" Massas hiperecoicas Massas císticas Massas complexas Padrão difuso	Múltiplos abscessos Cirrose nodular Infiltração gordurosa Múltiplos hemangiomas cavernosos

Anormalidades Vasculares Hepáticas

CONDIÇÃO VASCULAR	ETIOLOGIA	ACHADOS CLÍNICOS	ACHADOS ULTRASSONOGRÁFICOS	CONSIDERAÇÕES DIFERENCIAIS
Síndrome de Budd-Chiari	Hepatoma Extensão tumoral (renal ou hepática) Distúrbio hematológico Estreitamento congênito da VCI ou do átrio direito	Dor abdominal Hepatomegalia Edema nas extremidades inferiores Leve aumento no nível de fosfatase alcalina	Ecos intraluminais hipoecoicos nas veias hepáticas (trombo) Veias hepáticas dilatadas Espessamento da parede da veia Fluxo venoso hepático ausente ou alterado Hepatomegalia Lobo caudado dilatado Ascite Parênquima hepático hiperecoico Trombose nas veias portas	Cirrose Trombose da veia porta Erro técnico

Anormalidades Vasculares Hepáticas (Cont.)

CONDIÇÃO VASCULAR	ETIOLOGIA	ACHADOS CLÍNICOS	ACHADOS ULTRASSONOGRÁFICOS	CONSIDERAÇÕES DIFERENCIAIS

Hipertensão portal	Cirrose
	Hepatite
	Infiltração gordurosa
	Obstrução da veia porta
	Síndrome de Budd-Chiari
		Esplenomegalia
		Hepatomegalia
		Aumento nos valores dos testes de função hepática
		Hematêmese
		Icterícia
		Distensão abdominal
			Doença hepática intrínseca
			Diâmetro da veia porta principal excede 13 mm
			Esplenomegalia
			Ascite
			Veia esplênica e mesentérica superior excede 10 mm
			Alterações no fluxo venoso portal
			  a. hepatofugal
			  b. pulsátil
			  c. redução na velocidade
			Colaterais portossistêmicos
			Índice de resistência superior a 0,8 na artéria hepática sugere hipertensão portal
				Cirrose
				Síndrome de Budd-Chiari
				Trombose da veia porta

Trombose da veia porta	Hepatoma ou metástase hepática Septicemia Distúrbios da coagulação sanguínea Cirrose Idiopático	Dor abdominal grave Perda de apetite	Ecos intraluminais hipoecoicos nas veias portas Aumento no diâmetro da veia porta Proeminência das artérias intra-hepáticas Fluxo sanguíneo venoso portal ausente ou alterado	Síndrome de Budd-Chiari Cirrose Erro técnico
Anastomose portossistêmica intra-hepática transjugular (TIPS)	Uma derivação é colocada entre uma veia porta e uma veia hepática Comumente realizada entre a veia porta direita e a veia hepática direita Complicações incluem: estenose da veia hepática, oclusão de *stent* e estenose no intra*stent*	Assintomático Sintomas podem variar de acordo com a doença hepática subjacente	**Escala cinza normal** Claramente ecogênico, estrutura tubular sem sombra acústica Conecta uma veia porta à veia hepática direita *Stent* deve possuir um diâmetro de 8-12 mm ao longo de todo seu comprimento **Escala cinza anormal** Diâmetro inferior a 8 mm Novo episódio de ascite **Doppler normal** Fluxo hepatopetal na veia porta principal a 20-60 cm/s Fluxo hepatofugal nas veias portas direita e esquerda Velocidade de pico do fluxo no interior do *stent* varia de 65-225 cm/s **Doppler anormal** Velocidade elevada no interior do *stent* Velocidade intra*stent* inferior a 60 cm/s Diminuição na velocidade na veia porta principal Fluxo retrógrado no interior do *stent*	Erro técnico

Colaterais na Hipertensão Portal e Derivações Porto-Cava

COLATERAL	DESCRIÇÃO
Veia coronária	Localizada na porção média do epigástrico, superior à junção portoesplênica
Gastroesofágica	Localizada posterior ao lobo esquerdo do fígado, próximo da junção gastroesofágica Tende a romper e causar sangramento interno
Mesoenterocaval	Detecção de fluxo retrógrado na veia mesentérica superior sugere uma derivação mesoenterocaval Colaterais na pelve
Veia paraumbilical	Ruma no interior no ligamento falciforme, da veia porta esquerda até o umbigo Fluxo hepatofugal
Esplenorrenal	Desvia o sangue da veia esplênica para a veia renal esquerda Associada à dilatação da veia renal esquerda
Derivações Porto-Cava	
Mesocaval	Fixação cirúrgica da porção média à distal da veia mesentérica superior na veia cava inferior
Portocaval	Fixação cirúrgica da veia porta principal na confluência portoesplênica à face anterior da veia cava inferior
Esplenorrenal	Remoção cirúrgica do baço com anastomose da veia esplênica na veia renal esquerda

TRANSPLANTE HEPÁTICO

- A artéria hepática fornece o *único* suprimento sanguíneo à árvore biliar.
- Os testes de função hepática são os melhores indicadores de rejeição.

Protocolo Pré-Operatório

- Medir o diâmetro da veia porta e artéria hepática.
- Documentar a patência das veias portas e hepáticas, veia mesentérica superior, artéria hepática e veia cava inferior.
- Avaliar a presença de colaterais portossistêmicos.
- Medir o comprimento do baço.
- Examinar o fígado e a árvore biliar para verificar a presença de patologia.
- Examinar a cavidade abdominal para verificar a presença de ascite.

Complicações Pós-Operatórias

- **Trombose da artéria hepática** – mais comum nas primeiras 6 semanas; aumento no índice de resistência (IR).
- **Estenose da artéria hepática** – geralmente na anastomose; pico de velocidade sistólica normal pode ser de até 250 cm/s; IR inferior a 0,5.
- **Infecção ou acúmulo de fluidos** – abscesso, ascite, biloma, hematoma, linfocele e seroma.
- **Estenose da veia porta** – causada por dobra ou encurvamento nas anastomoses; pico de velocidade sistólica superior a 100 cm/s.
- **Trombose da veia porta** – associada à rejeição aguda; o IR da artéria hepática é igual ou inferior a 0,5.

REVISÃO DO FÍGADO

1. O fígado adulto é considerado como aumentado quando o diâmetro anteroposterior excede:
   a. 10 cm
   b. 12 cm
   c. 15 cm
   d. 20 cm

2. Os achados ultrassonográficos comumente associados à hipertensão portal incluem quais dos seguintes:
   a. parênquima hepático hipoecoico e varizes gástricas
   b. esplenomegalia e fluxo hepatofugal na veia porta principal
   c. parênquima hepático hiperecoico e fluxo hepatopetal na veia porta principal
   d. esplenomegalia e resistência reduzida na artéria hepática própria

3. As configurações de ganho devem ser ajustadas para demonstrar o fígado normal:
   a. como um tom médio de cinza
   b. hipoecoico em relação ao baço
   c. hiperecoico em relação ao pâncreas
   d. hiperecoico em relação ao córtex renal

4. Um hemangioma cavernoso hepático geralmente aparece no ultrassom como uma:
   a. massa complexa
   b. massa hiperecoica
   c. massa isoecoica
   d. massa hipoecoica

5. Qual dos seguintes ligamentos separa o lobo esquerdo do lobo caudado do fígado?
   a. coronário
   b. falciforme
   c. venoso
   d. hepatoduodenal

6. A causa mais comum de cirrose nos Estados Unidos é:
   a. hepatite B
   b. anorexia nervosa
   c. uso abusivo de álcool
   d. obstrução biliar

7. Qual dos seguintes sintomas não está associado ao carcinoma hepatocelular?
   a. perda de peso
   b. dor abdominal
   c. febre inexplicável
   d. nível elevado de albumina sérica

8. Nos Estados Unidos, o desenvolvimento de um abscesso hepático é mais provável em qual das seguintes condições?
   a. pancreatite aguda
   b. obstrução biliar
   c. colangite ascendente
   d. síndrome de Budd-Chiari

9. Qual das seguintes estruturas separa o lobo hepático esquerdo do lobo direito?
   a. veia hepática esquerda e fissura lobar principal
   b. veia hepática média e ligamento venoso
   c. veia hepática média e fissura lobar principal
   d. veia hepática esquerda e fissura intersegmentar direita

10. O lobo hepático direito é dividido em segmentos anterior e posterior pela:
    a. veia porta principal
    b. veia porta direita
    c. veia hepática direita
    d. veia hepática média

11. Um paciente apresenta histórico de dor no quadrante superior direito, febre e leucocitose. Ao ser questionado mais a fundo, o paciente revela uma recente viagem ao exterior. Uma massa complexa é identificada no lobo hepático direito. Essa massa, provavelmente, representa um(a):
    a. abscesso hepático
    b. lesão metastática
    c. cisto equinocócico
    d. colangiocarcinoma

12. Pacientes com histórico de hepatite B apresentam fator de risco predisponente para o desenvolvimento de:
    a. um adenoma
    b. um hepatoma
    c. hiperplasia nodular focal
    d. um hemangioma cavernoso

13. "Cistos filhos" estão associados a qual das seguintes patologias?
    a. adenoma
    b. abscesso fúngico
    c. cistadenoma
    d. cisto equinocócico

14. Qual das seguintes estruturas hepáticas se encontra em posição interlobar?
    a. artéria hepática
    b. veia porta
    c. veia hepática
    d. ducto biliar

15. O padrão de fluxo sanguíneo normal na veia porta principal é descrito como:
   a. fásico
   b. pulsátil
   c. hepatofugal
   d. contínuo

Responda as perguntas 16 e 17 usando a Fig. 7-3.

16. Um paciente adulto obeso e assintomático apresenta níveis elevados de aspartato aminotransferase (AST) e alanina aminotransferase (ALT), que foram descobertos durante o exame para obtenção de um seguro de vida. A área hipoecoica documentada na ultrassonografia provavelmente representa:
   a. fibrose nodular
   b. um linfonodo
   c. uma lesão maligna
   d. tecido hepático normal

17. A patologia hepática demonstrada nesta ultrassonografia, provavelmente, representa:
   a. cirrose
   b. linfoma
   c. infiltração gordurosa
   d. metástase hepática

Responda a pergunta 18 usando a Fig. 7-4.

18. Uma paciente na pós-menopausa apresenta um histórico de dor no quadrante superior direito e testes de função hepática normais. Ela nega o uso de terapia de reposição hormonal ou de uma cirurgia abdominal prévia. Uma massa solitária é identificada no lobo hepático direito. Essa massa, provavelmente, representa um(a):
   a. adenoma
   b. hematoma
   c. hemangioma cavernoso
   d. hiperplasia nodular focal

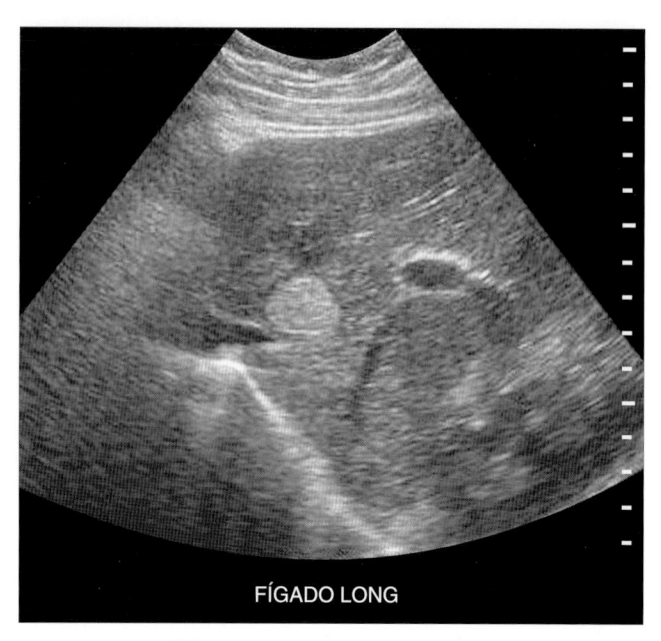

FIG. 7-4 Imagem sagital do fígado.

Responda a pergunta 19 usando a Fig. 7-5.

19. Um paciente apresenta um histórico de hepatite C e distensão abdominal. O achado nessa imagem duplex de porta hepática está comumente associado a qual das seguintes condições?
   a. hepatite
   b. hipertensão portal
   c. síndrome de Budd-Chiari
   d. trombose da veia porta

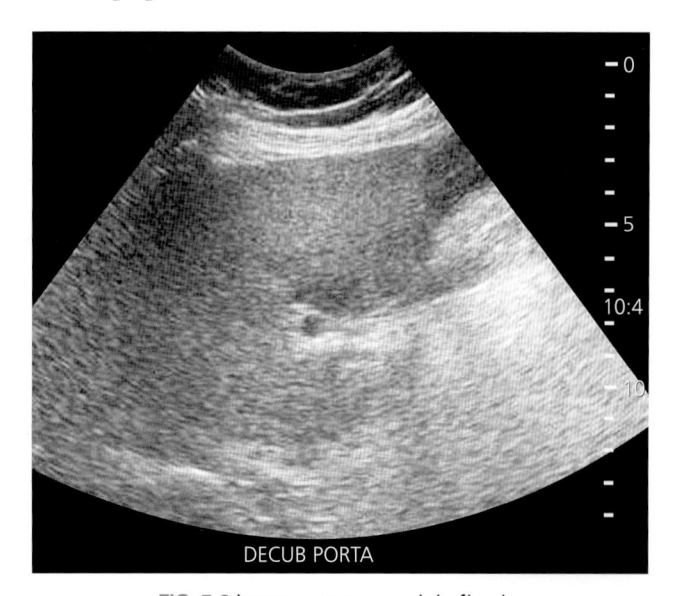

FIG. 7-3 Imagem transversal do fígado.

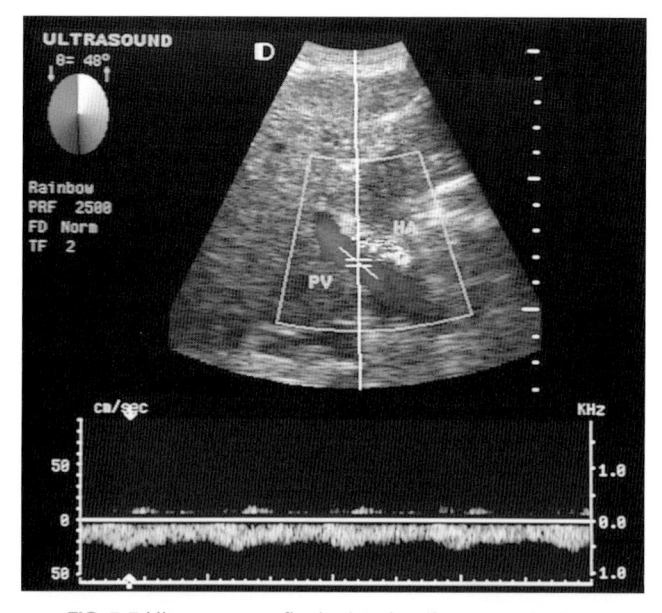

FIG. 7-5 Ultrassonografia duplex da veia porta principal.

Responda a pergunta 20 usando a Fig. 7-6.

20. A seta identifica qual dos seguintes lobos hepáticos?
   a. lobo caudado
   b. lobo lateral esquerdo
   c. lobo medial esquerdo
   d. lobo anterior direito

Responda a pergunta 21 usando a Fig. 7-7.

21. Uma paciente apresenta um histórico de dor pós-prandial. O lobo hepático esquerdo não se estende pela linha média. Essa imagem do lobo direito está, provavelmente, demonstrando qual das seguintes condições?
   a. hepatite
   b. cirrose
   c. lobo de Riedel
   d. hepatomegalia

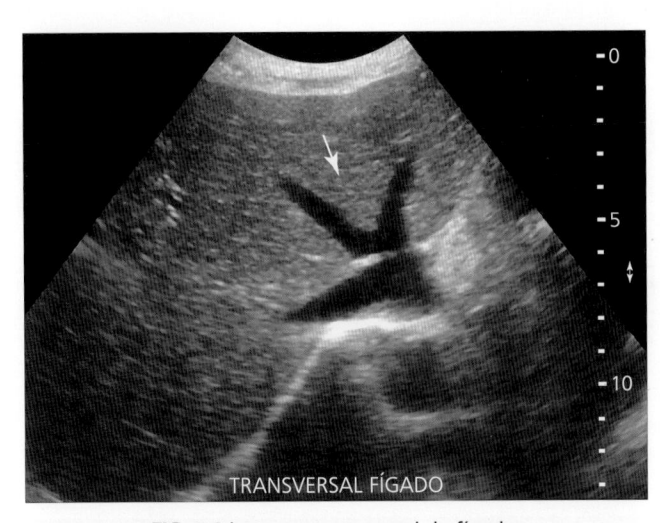

FIG. 7-6 Imagem transversal do fígado.

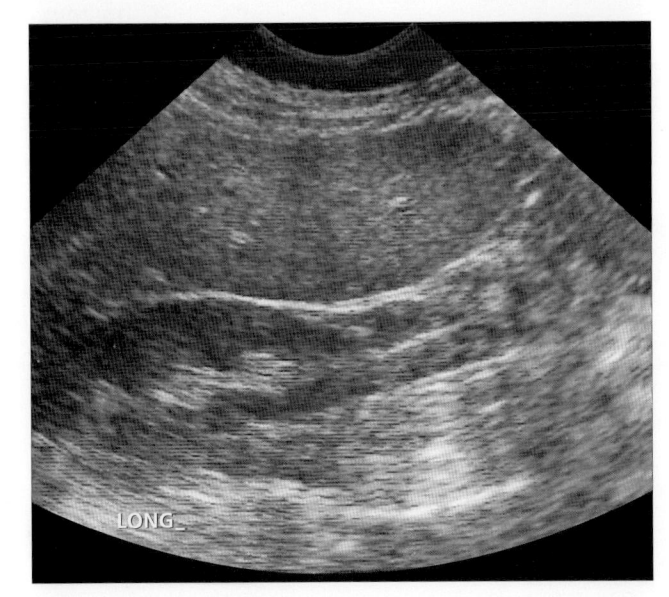

FIG. 7-7 Ultrassonografia longitudinal do quadrante superior direito.

Responda as perguntas 22 e 23 usando a Fig. 7-8.

22. Um paciente assintomático é encaminhado para o departamento de ultrassom para avaliação de uma massa hepática solitária documentada em uma recente tomografia computadorizada (TC). Uma estrutura anecoica não avascular é identificada na área em questão. Com base nesse histórico clínico e na ultrassonografia, a massa identificada é mais compatível com um:
   a. biloma
   b. cisto simples
   c. hematoma em resolução
   d. cisto equinocócico

23. Qual das seguintes patologias também é demonstrada na ultrassonografia?
   a. colecistite
   b. coledocolitíase
   c. colelitíase
   d. hemangioma cavernoso

24. Qual das seguintes patologias hepáticas está associada a pacientes imunodeprimidos?
   a. adenoma
   b. candidíase
   c. cisto equinocócico
   d. doença policística

25. Lesões metastáticas envolvendo o fígado comumente se originam a partir de uma malignidade primária do(a):
   a. pâncreas
   b. cólon
   c. estômago
   d. vesícula biliar

26. Qual dos seguintes ligamentos atua como uma barreira entre o espaço subfrênico e a bolsa de Morison?
   a. falciforme
   b. coronário
   c. gastro-hepático
   d. hepatoduodenal

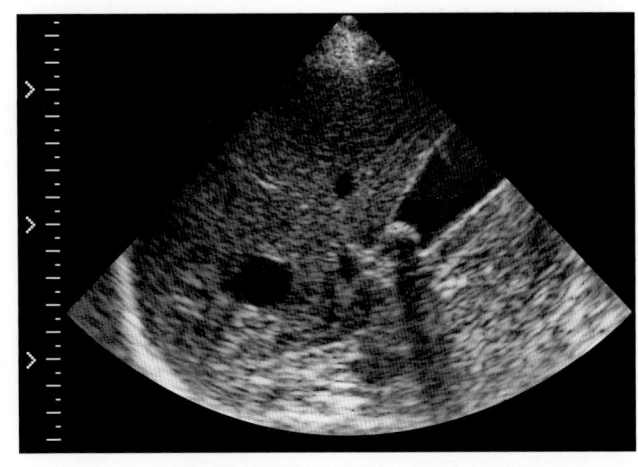

FIG. 7-8 Quadrante superior direito.

27. Uma veia anormalmente aumentada ou dilatada geralmente é denominada de:
    a. derivação
    b. variz
    c. aneurisma
    d. perfurador

28. A anatomia lobar tradicional divide o fígado em:
    a. três lobos
    b. quatro lobos
    c. seis lobos
    d. oito lobos

29. Um insulto grave às células hepáticas resultando em subsequente necrose descreve:
    a. cirrose
    b. hipertensão porta
    c. síndrome de Budd-Chiari
    d. hiperplasia nodular focal

30. A doença de von Gierke está mais comumente associada à:
    a. cirrose
    b. esquistossomose
    c. doença de armazenamento do glicogênio
    d. hiperplasia nodular focal

31. Proeminência das veias portas está mais comumente associada à qual das seguintes patologias?
    a. cirrose
    b. hepatite
    c. doença policística
    d. doença de armazenamento do glicogênio

32. Uma anastomose portossistêmica intra-hepática transjugular (TIPS) comumente é realizada entre:
    a. veia hepática direita e veia porta direita
    b. veia hepática média e veia cava inferior
    c. veia porta direita e veia cava inferior
    d. veia porta esquerda e veia cava inferior

33. A veia paraumbilical vai do umbigo até a:
    a. veia hepática esquerda
    b. veia mesentérica superior
    c. veia hepática média
    d. veia porta esquerda

34. Qual das seguintes condições descreve uma extensão congênita do fígado anterior e inferior ao rim direito?
    a. hepatomegalia
    b. lobo de Riedel
    c. variante do lobo esquerdo
    d. lobo caudado hiperplásico

35. Qual dos seguintes espaços está localizado superior ao fígado e inferior ao diafragma?
    a. pleura
    b. omento menor
    c. espaço sub-hepático
    d. espaço subfrênico

36. Dilatação do lobo caudado está mais comumente associada à qual das seguintes patologias?
    a. cirrose
    b. candidíase
    c. infiltração gordurosa
    d. metástase hepática

37. No Doppler espectral, as veias hepáticas são caracterizadas por qual dos seguintes tipos de fluxo?
    a. laminar
    b. parabólico
    c. multifásico
    d. turbulento

38. Qual dos seguintes ligamentos prende o fígado à parede abdominal anterior?
    a. venoso
    b. falciforme
    c. triangular
    d. ligamento coronário direito

Responda a pergunta 39 usando a Fig. 7-9 e a Ilustração em Cores 3.

39. Uma imagem duplex transversal do fígado exibe:
    a. fluxo venoso portal normal
    b. fluxo venoso hepático normal
    c. fluxo venoso portal normal e anormal
    d. fluxo venoso hepático normal e anormal

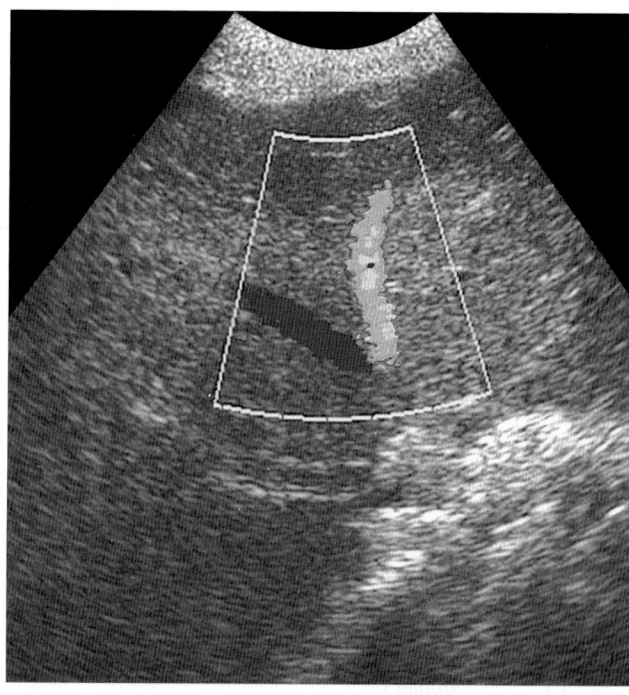

FIG. 7-9 Imagem sagital do fígado (ver Ilustração em Cores 3).

40. Qual das alternativas abaixo descreve com maior precisão a localização do lobo caudado?
   a. medial ao omento menor
   b. posterior à veia cava inferior
   c. posterior à porta hepática
   d. lateral à veia cava inferior

Responda a pergunta 41 usando a Fig. 7-10 e a Ilustração em Cores 4.

41. Um paciente apresenta um histórico de cirrose. Com base no histórico clínico, a imagem duplex do quadrante superior esquerdo é mais compatível com:
   a. artefato *flash*
   b. varizes gástricas
   c. peristalse intestinal
   d. aneurisma da aorta abdominal

42. Reduções no tempo de protrombina estão associadas à qual das seguintes?
   a. cirrose
   b. falha na coagulação
   c. colecistite aguda
   d. má absorção de vitamina K

43. O sintoma mais comum associado à trombose aguda das veias portas é:
   a. perda de peso
   b. taquicardia
   c. dor abdominal grave
   d. edema das extremidades inferiores

44. O diâmetro mínimo de uma anastomose portossistêmica intra-hepática transjugular (TIPS) deve ser de:
   a. 4 mm
   b. 6 mm
   c. 8 mm
   d. 10 mm

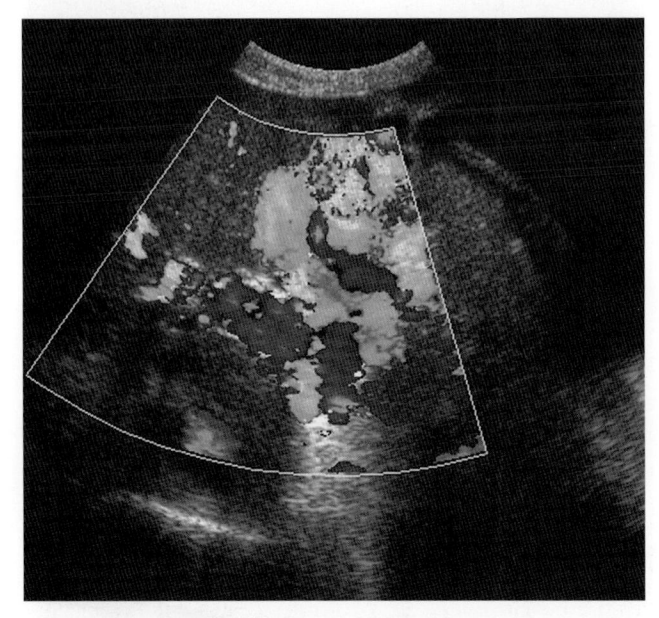

FIG. 7-10 Imagem Doppler do hipocôndrio esquerdo (ver Ilustração em Cores 4).

Responda a pergunta 45 usando a Fig. 7-11.

45. Uma paciente de 45 anos de idade é encaminhada para o departamento de ultrassom com dor pós-prandial. Cálculos biliares são identificados junto com uma massa no lobo hepático direito. A paciente toma contraceptivos orais por 10 anos. Com base nesse histórico clínico e no sonograma, a massa é mais compatível com um:
   a. um adenoma
   b. um hepatoma
   c. um hemangioma cavernoso
   d. uma hiperplasia nodular focal

Responda as perguntas 46 e 47 usando a Fig. 7-12.

46. Um paciente de 70 anos de idade apresenta níveis elevados de fosfatase alcalina, dor no quadrante superior direito e sangramento retal. Uma ultrassonografia sagital do quadrante superior direito é documentada. Com base em seu histórico clínico, os achados ultrassonográficos são mais compatíveis com qual das seguintes patologias?
   a. cirrose
   b. infiltração gordurosa
   c. candidíase
   d. metástase hepática

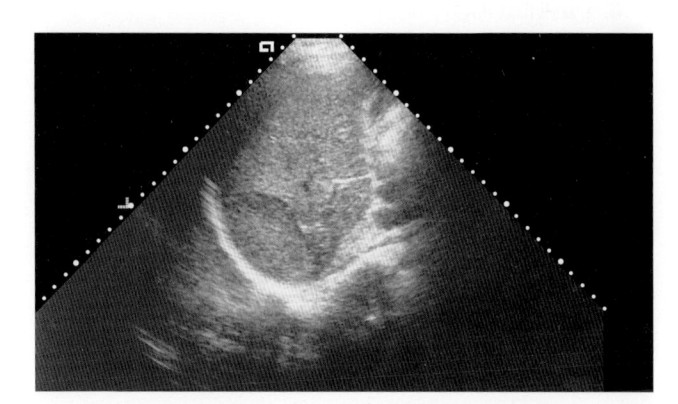

FIG. 7-11 Ultrassonografia transversal do fígado.

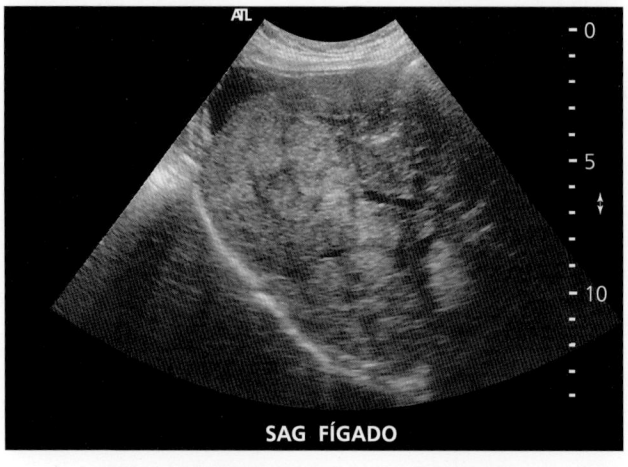

FIG. 7-12 Ultrassonografia sagital do fígado.

47. O acúmulo de fluido identificado nessa imagem está localizado em qual dos seguintes espaços?
   a. pleura direita
   b. espaço sub-hepático
   c. goteira paracólica direita
   d. espaço subfrênico direito

Responda a pergunta 48 usando a Fig. 7-13.

48. Um paciente se queixando de dor pós-prandial e encaminhado para uma ultrassonografia abdominal. Os valores laboratoriais estão dentro dos limites normais. Com base nesse histórico clínico e no ultrassom, a massa é mais compatível com um:
   a. cisto de colédoco
   b. cisto hepático simples
   c. linfonodo anormal
   d. aneurisma de artéria hepática

Responda a pergunta 49 usando a Fig. 7-14.

49. Qual dos ligamentos abaixo é demonstrado nessa imagem sagital do fígado?
   a. coronário
   b. venoso
   c. falciforme
   d. triangular

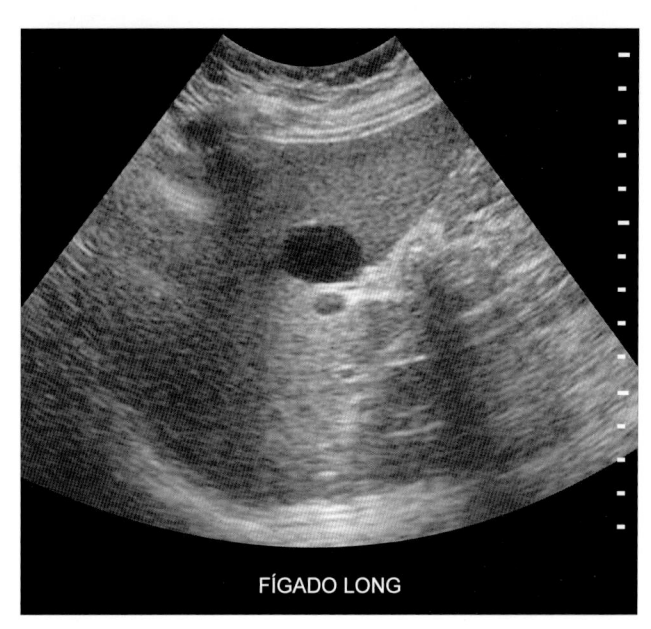

FIG. 7-13 Ultrassonografia sagital do fígado.

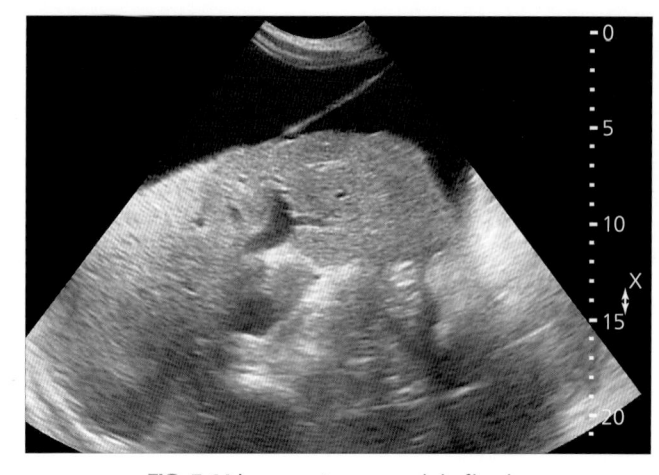

FIG. 7-14 Imagem transversal do fígado.

Responda a pergunta 50 usando a Fig. 7-15

50. Um paciente de 40 anos de idade chega para uma ultrassonografia abdominal para excluir a presença de cálculos biliares. O paciente se queixa de fadiga, febre, calafrios e perda de apetite na semana anterior ao exame. Os testes laboratoriais exibem uma elevação acentuada nos níveis de AST, ALT e bilirrubina. Com base nesse histórico clínico, o ultrassom é mais compatível com qual das seguintes patologias?
   a. candidíase
   b. hepatite aguda
   c. infiltração gordurosa
   d. trombose da veia porta

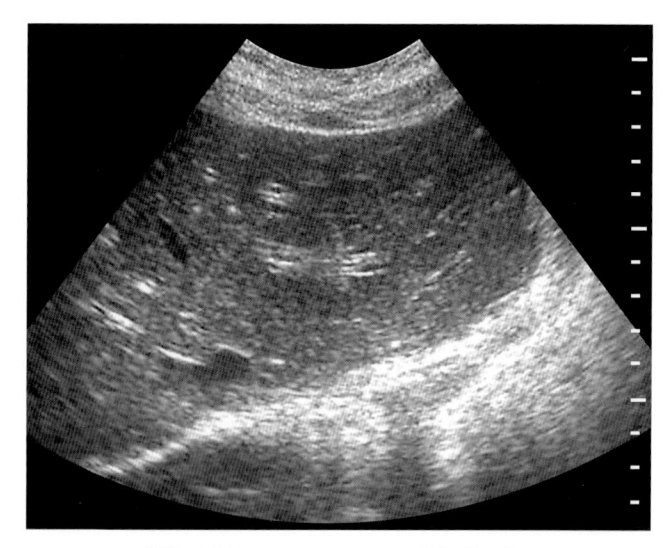

FIG. 7-15 Imagem transversal do fígado.

CAPÍTULO 8

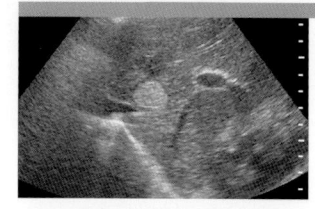

Sistema Biliar

PALAVRAS-CHAVE

adenoma um tumor epitelial benigno; histologicamente similar a um pólipo na parede intestinal; neoplasia benigna mais comum.

adenomiomatose hiperplasia das camadas epiteliais e musculares na parede da vesícula biliar; uma pequena massa polipoide da parede da vesícula biliar; diverticulose da vesícula biliar.

ampola de Vater abertura no duodeno para a entrada do ducto biliar comum.

ascaridíase ascarídeo que habita o intestino.

atresia biliar ausência parcial ou completa do sistema biliar.

barrete frígio dobra no fundo da vesícula biliar.

bile um fluido secretado pelo fígado, concentrado na vesícula biliar e que entra no intestino delgado pelos ductos biliares; exerce uma função na emulsificação, absorção e digestão de gorduras.

bilirrubina pigmento amarelo na bile, formado pela degradação de hemácias.

biloma um acúmulo extra-hepático de bile extravasada em consequência de trauma, cirurgia ou doença da vesícula biliar.

bola de lama massa móvel, ecogênica e sem sombra acústica na porção dependente da vesícula biliar.

bolsa de Hartmann pequeno saco posterior, localizado próximo ao colo da vesícula biliar.

canal paralelo condição na obstrução biliar que representa a imagem do ducto hepático dilatado e veia porta adjacente.

cisto do colédoco dilatação cística do ducto biliar comum.

clonorquíase parasita que, geralmente reside nos ductos intra-hepáticos; a vesícula biliar e o pâncreas também podem estar afetados.

colangiocarcinoma carcinoma de ducto biliar.

colangite inflamação de ducto biliar.

colecistite inflamação da vesícula biliar.

colecistite aguda inflamação aguda da vesícula biliar.

colecistite crônica ataques recorrentes de colecistite aguda.

colecistite enfisematosa gás na parede ou lúmen da vesícula biliar.

colecistocinina um hormônio secretado no intestino delgado que estimula a contração da vesícula biliar e a secreção de enzimas pancreáticas; a estimulação ocorre depois que o alimento alcança o duodeno.

coledocolitíase cálculo no ducto comum; os cálculos contêm pigmentos biliares, sais de cálcio biliares e colesterol.

colelitíase a presença ou formação de cálculos biliares; os cálculos contêm colesterol, bilirrubinato de cálcio e carbonato de cálcio.

colesterolose uma forma de colecistose hiperplásica causada pelo acúmulo de triglicerídeos e esteróis esterificados nos macrófagos da parede da vesícula biliar.

colesterose tipo de colesterolose associado à aparência de morango na vesícula biliar.

cólica biliar dor visceral associada à passagem de cálculos através dos ductos biliares; também chamada de colecistalgia.

dilatação biliar ductos biliares dilatados.

dobra juncional dobra ou septação da vesícula biliar na junção entre o corpo e o colo.

doença de Caroli uma aparência segmentar, sacular e de "contas de rosário" dos ductos biliares intra-hepáticos.

ducto biliar comum porção do sistema biliar extra-hepático formada na junção entre os ductos hepático comum e cístico; esvazia na segunda porção do duodeno.

ducto cístico pequeno ducto que drena a vesícula biliar.

ducto comum termo utilizado para incluir o ducto hepático comum extra-hepático e o ducto biliar comum.

ducto hepático comum os ductos hepáticos direito e esquerdo se unem para formar o ducto hepático comum na porta hepática (hilo hepático).

fissura lobar principal uma linha hiperecoica que se estende da veia porta até a fossa da vesícula biliar; uma interface entre os lobos hepáticos direito e esquerdo.

hemobilia sangramento na árvore biliar associado à biópsia hepática, trauma fechado ou ruptura de um aneurisma de artéria hepática.

icterícia descoloração amarelada da pele ou esclera relacionada com nível elevado de bilirrubina no sangue.

lama biliar bile ecogênica; bile viscosa; contém bilirrubinato de cálcio.

lama tumefeita bile ecogênica que não se distribui uniformemente; similar a uma massa polipoide.

pneumobilia ar na árvore biliar.

pólipo uma massa de tecido mole que se projeta da parede da vesícula biliar.

sinal de Courvoisier icterícia indolor associada a uma dilatação da vesícula biliar causada pela obstrução da região distal do ducto biliar comum por uma massa externa (tipicamente adenocarcinoma da cabeça do pâncreas).

sinal WES sinal parede-eco-sombra; sinal do "arco duplo"; observado em uma vesícula biliar preenchida por cálculos.

síndrome de Bouveret taquicardia paroxística.

síndrome de Mirizzi cálculo impactado no ducto cístico, causando compressão do ducto hepático comum, o que resulta em icterícia.

tumor de Klatskin carcinoma localizado na junção dos ductos hepáticos direito e esquerdo.

vesícula biliar de porcelana calcificação da parede da vesícula biliar.

vesícula biliar reservatório para bile.

SISTEMA BILIAR

Funções do Sistema Biliar

- Transporte da bile para a vesícula biliar através dos ductos biliares.
- Armazenamento e concentração da bile na vesícula biliar.
- Transporte da bile pelos ductos biliares até o duodeno.

ANATOMIA BILIAR (Fig. 8-1)

Ductos Biliares

- O sistema biliar se origina no fígado como uma série de dúctulos cursando entre as células hepáticas.
- Os ductos biliares são subdivididos em ductos intra e extra-hepáticos.
- Os ductos intra-hepáticos seguem o trajeto das veias portas e ramos arteriais hepáticos.
- Os ductos hepáticos principais direito e esquerdo se situam anteriormente ao tronco da veia porta correspondente.
- Ductos extra-hepáticos incluem os ductos cístico e comum.
- A bile flui se a pressão intraductal for inferior à pressão secretória do fígado. As diferenças de pressão são afetadas pela atividade do esfíncter de Oddi, pelo enchimento e absorção da bile na vesícula biliar, e pelo fluxo da bile proveniente do fígado.

Ducto Hepático Comum

- Os ductos hepáticos direito e esquerdo se unem próximos ao nível da porta hepática, formando o ducto hepático comum (DHC).

Ducto Cístico

- Drena a vesícula biliar.
- Configuração variável, com um comprimento médio de, aproximadamente, 4 cm.
- Na pós-colecistectomia, o ducto cístico residual apresenta um comprimento de 1 a 2 cm.
- Contém as válvulas espirais de Heister.
- Ruma posterior e inferiormente, unindo-se com o DHC para formar o ducto biliar comum (DBC).
- Não é regularmente visualizado na ultrassonografia.

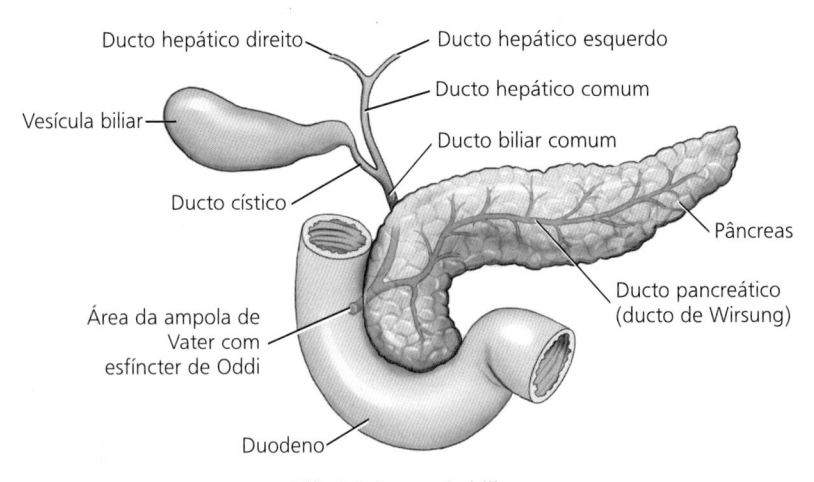

FIG. 8-1 Anatomia biliar.

Ducto Biliar Comum
- O DHC é unido pelo ducto cístico para formar o DBC.
- Ruma inferiormente, unindo-se ao ducto pancreático principal na ampola de Vater para entrar na porção descendente do duodeno.
- Situa-se anterior à veia porta principal e lateral à artéria hepática própria.

Tamanho do Ducto Biliar Normal
- O diâmetro intraluminal médio do DHC é de 4 mm, não devendo exceder 6 mm em adultos.
- O diâmetro intraluminal médio do DBC é igual ou inferior a 6 mm em adultos.
- A partir dos 60 anos de idade, o diâmetro do DBC pode aumentar 1 mm por década.
- Pacientes pós-colecistectomia podem demonstrar leve aumento no diâmetro, porém, este não deve exceder 10 mm.
- O diâmetro intraluminal médio do DBC é igual ou inferior a 4 mm em crianças, inferior a 2 mm em bebês de até 1 ano e inferior a 1 mm em recém-nascidos.
- O DBC diminuirá de tamanho ou permanecerá inalterado após uma refeição gordurosa.

APARÊNCIA ULTRASSONOGRÁFICA

Ductos Biliares Intra-Hepáticos Normais
- Estruturas tubulares avasculares anecoicas que migram para o parênquima hepático.
- Paredes hiperecoicas lisas.
- Diâmetro intraluminal normal do DHC.
- Os ductos biliares hepáticos direito e esquerdo geralmente se situam anteriores à veia porta correspondente.
- Os ductos biliares intra-hepáticos não são regularmente visualizados na ultrassonografia.

Ductos Biliares Extra-Hepáticos Normais

Plano Longitudinal
- Estrutura tubular avascular anecoica situada anterior à veia porta principal e artéria hepática própria.
- Paredes hiperecoicas lisas.
- Diâmetro intraluminal normal do DBC.

Plano Transversal
- Estrutura tubular avascular anecoica situada anterior à veia porta principal e lateral à artéria hepática própria.
- Paredes hiperecoicas lisas.

Ductos Intra e Extra-Hepáticos Anormais
- Diâmetro intraluminal anormal dos ductos hepático comum ou biliar comum (≥ 6 mm e ≥ 10 mm, respectivamente, em pacientes adultos pós-colecistectomia).
- Paredes espessas, irregulares e não paralelas.

FISIOLOGIA E ANATOMIA DA VESÍCULA BILIAR

Funções da Vesícula Biliar
- Concentra a bile através do epitélio da vesícula biliar.
- Armazena bile concentrada.
- Contrai para secretar bile quando o hormônio colecistocinina é liberado na circulação sanguínea.

Divisões da Vesícula Biliar

- *Fundo:* porção mais inferior e anterior; extremidade cega.
- *Corpo:* porção média entre o colo e o fundo.
- *Colo:* estrutura estreita e cônica, similar a um tubo; porção mais superior; menor diâmetro transversal; relação anatômica fixa com a fissura lobar principal e veia porta direita.

Camadas da Parede da Vesícula Biliar

1. Camada serosa externa – peritônio visceral.
2. Camada subserosa – tecido conectivo.
3. Camada muscular – contrai em resposta à colecistocinina.
4. Camada epitelial interna – camada mucosa.

Localização da Vesícula Biliar

- Um órgão intraperitoneal.
- Localizada na fossa da vesícula biliar, na superfície posterior do fígado.
- Situa-se lateral à veia cava inferior e anterior e medial ao rim direito.
- Situa-se posterior e inferior à fissura lobar principal.
- O colo da vesícula biliar situa-se mais superior.

VARIANTES ANATÔMICAS DA VESÍCULA BILIAR

- *Bolsa de Hartmann:* bolsa posterior pequena, situada próxima ao colo da vesícula biliar.
- *Dobra juncional:* dobra ou septação da vesícula biliar na junção entre o corpo e o colo.
- *Barrete frígio:* dobra no fundo da vesícula biliar.

ANOMALIAS CONGÊNITAS

- Agenesia – raro.
- Duplicação – parcial ou completa.
- Hipoplasia – associada à fibrose cística.
- Localização intra-hepática ou ectópica – pode herniar para o omento menor.
- Multisseptada – malformação congênita.

TAMANHO DA VESÍCULA BILIAR

- A vesícula biliar normal em um adulto em jejum mede, aproximadamente, 8 a 10 cm de comprimento e 3 a 5 cm de diâmetro.
- A vesícula biliar normal em uma criança em jejum mede, aproximadamente, 1,5 a 3 cm de comprimento e 1,2 cm de largura em bebês com menos de 1 ano de idade, e 3 a 7 cm de comprimento e 1 a 3 cm de diâmetro em crianças entre 2 e 16 anos de idade.

APARÊNCIA ULTRASSONOGRÁFICA

Vesícula Biliar Normal em Jejum

- Uma estrutura elipsoidal anecoica localizada na fossa da vesícula biliar e demonstrando reforço acústico posterior.
- Demonstra paredes hiperecoicas lisas de espessura igual ou inferior a 3 mm.
- Localizada na superfície inferomedial do fígado.

Vesícula Biliar Anormal em Jejum

- Diâmetro transverso inferior a 2 cm ou superior a 5 cm.
- Parede espessa ou edematosa com espessura superior a 3 mm.

- Parede de contorno irregular.
- Ecos ou foco intraluminal.
- Sombra acústica posterior à fossa da vesícula biliar.

Motivos para a Não Visualização da Vesícula Biliar

- Paciente sem jejum.
- Ausente cirurgicamente.
- Obliteração do lúmen da vesícula biliar por ar intestinal ou cálculos biliares.
- Biotipo do paciente.
- Localização ectópica.
- Agenesia.

Causas Não Inflamatórias de Espessamento da Parede da Vesícula Biliar

- Paciente sem jejum.
- Ascite.
- Cirrose.
- Insuficiência cardíaca congestiva.
- Hipoalbuminemia.
- Hepatite aguda.

TÉCNICA

Preparação

- Nada por via oral (NPO) 6 a 8 horas antes do exame para adultos, 6 horas para crianças e 4 horas para recém-nascidos.
- Os exames geralmente são marcados pela manhã.
    1. diminui a quantidade de ar intestinal.
    2. paciente está de jejum.
- Exames de urgência podem ser realizados sem preparação.

Técnica de Exame e Otimização da Imagem

- Utilizar o transdutor abdominal de maior frequência possível para a obtenção de uma resolução ideal da profundidade de penetração.
- Configurar os ajustes de ganho para exibir o parênquima hepático normal em um tom médio de cinza, com ajustes para reduzir os ecos no interior dos vasos.
- Zonas focais no nível ou abaixo da área de interesse.
- Profundidade de imagem suficiente para visualizar estruturas situadas imediatamente posteriores à região de interesse.
- Imagens harmônicas e redução da compressão do sistema (faixa dinâmica) podem ser utilizadas para reduzir os ecos artefatuais no interior de estruturas anecoicas e aumentar a proeminência da sombra acústica posterior.
- Composição espacial pode ser utilizada para melhorar a visualização de estruturas situadas posteriores a uma estrutura altamente atenuadora.
- Começar com o paciente na posição supina.
- Ductos intra-hepáticos, ductos extra-hepáticos, vesícula biliar e pâncreas devem sempre ser examinados.
- Após a avaliação em posição supina, o paciente é colocado em posição oblíqua de decúbito ou ereta para demonstrar a mobilidade dos cálculos biliares ou evitar o obscurecimento por gases intestinais.
- Abordagem sistemática para avaliar e documentar os ductos intra e extra-hepáticos, vesícula biliar e pâncreas nos planos longitudinal e transversal com o uso de referências anatômicas específicas.
- As medidas intraluminais e imagens dos ductos hepático comum e biliar comum devem ser documentadas (apenas o diâmetro interno é mensurado).
- No paciente com icterícia, uma avaliação minuciosa dos ductos intra-hepáticos é conduzida.

- Doppler em cores, com um ângulo igual ou inferior a 60 graus, para distinguir estruturas vasculares da árvore biliar intra e extra-hepática e para avaliar estruturas no interior ou em torno da vesícula biliar.
- Documentação e mensuração de qualquer anormalidade em dois planos de varredura devem ser incluídas.

Indicações para o Exame Ultrassonográfico

- Dor no hipocôndrio direito – pode irradiar para a região dorsal superior e tórax.
- Aumento nos valores dos testes de função hepática.
- Náusea/vômito.
- Intolerância a alimentos gordurosos.
- Dor pós-prandial.
- Sinal de Murphy positivo.
- Icterícia.

VALORES LABORATORIAIS

Fosfatase Alcalina

- Valores normais em adultos: 35 a 150 U/L.
- Uma enzima produzida primariamente pelo fígado, osso e placenta, e excretada através dos ductos biliares.
- Elevação acentuada geralmente é observada na icterícia obstrutiva.

Alanina Aminotransferase (ALT)

- Valores normais: 1 a 45 U/L.
- Uma enzima encontrada em alta concentração no fígado e concentrações mais baixas no coração, músculo e rins.
- Permanece elevada por um período de tempo maior que a aspartato aminotransferase (AST).
- Elevação está associada à cirrose, hepatite e obstrução biliar.
- Elevação leve está associada à metástase hepática.

Aspartato Aminotransferase (AST)

- Valores normais: 1 a 36 U/L.
- Uma enzima presente em muitos tipos de tecido, que é secretada quando células são lesionadas ou danificadas; os níveis serão proporcionais à quantidade de dano e ao tempo decorrido entre o dano celular e o teste.
- Elevação está associada a cirrose, hepatite e mononucleose.

Bilirrubina

- Valores normais da bilirrubina total: 0,3 a 1,1 mg/dL.
- Valores normais da bilirrubina direta: 0,1 a 0,4 mg/dL.
- Um produto derivado da degradação da hemoglobina em hemácias velhas; um comprometimento no processo pode causar níveis anormais; extravasamento nos tecidos fornece uma aparência amarelada da pele.
- Reflete o equilíbrio entre a produção e a excreção da bile.
- Elevação de bilirrubina direta ou conjugada está associada a obstrução, hepatite, cirrose e metástase hepática.
- Elevação de bilirrubina indireta ou não conjugada está associada a condições não obstrutivas.

Patologia Intra-Hepática

PATOLOGIA	ETIOLOGIA	ACHADOS CLÍNICOS	ACHADOS ULTRASSONOGRÁFICOS	CONSIDERAÇÕES DIFERENCIAIS
Dilatação biliar	Obstrução biliar	Assintomático Dor no hipocôndrio direito Icterícia Níveis elevados de bilirrubina direta e fosfatase alcalina	Ductos biliares intra e extra-hepáticos dilatados Canal paralelo Veia porta pode aparecer achatada com dilatação progressiva	Árvore biliar normal Hipertensão portal

Atresia biliar	Anomalia congênita
	Infecção viral
	Complicações:
	    Morte
	    Cirrose
	    Colangite
	    Hipertensão portal
		Icterícia persistente	Ausência de radículas biliares hepáticas
			Vesícula biliar pequena ou ausente
			Ducto hepático comum (DHC) ausente
			Hepatomegalia
				Árvore biliar normal
				Hepatite

Aerobilia	Biópsia hepática Trauma Malformação vascular	Dor abdominal Hematêmese	Ecos de baixa amplitude no interior dos ductos biliares Dependente da gravidade	Erro técnico Colangite
Pneumobilia	Procedimento cirúrgico Trauma Infecção Esfíncter de Oddi incompetente	Assintomático Dor no hipocôndrio direito	Foco(s) hiperecoico(s) nos ductos biliares intra-hepáticos Artefato de reverberação em cauda de cometa Em geral localizado centralmente	Corpo estranho Cálculo biliar Calcificação arterial
Doença de Caroli		Dor abdominal Cólica abdominal Febre Icterícia intermitente	Aparência segmentar, sacular ou de "contas de rosário" dos ductos biliares intra-hepáticos Múltiplas estruturas císticas no fígado que se comunicam com a árvore biliar	Doença hepática policística Obstrução biliar
Clonorquíase	Ingestão de carne de peixe de água doce	Dor no hipocôndrio direito Febre Leucocitose	Dilatação dos ductos biliares intra-hepáticos Espessamento difuso das paredes dos ductos biliares Foco ecogênico no interior do ducto biliar	Colangite Colangiocarcinoma
Tumor de Klatskin		Icterícia Início agudo de dor abdominal Cólica biliar Perda de peso Níveis elevados de bilirrubina e fosfatase alcalina Aumento leve nos níveis de aspartato aminotransferase (AST) a alanina aminotransferase (ALT)	Massa ecogênica pequena localizada próximo do hilo hepático Dilatação dos ductos biliares intra-hepáticos Ductos biliares extra-hepáticos normais	Artefato Trombose da veia porta Tumor hepático Linfadenopatia

Patologia Extra-Hepática

PATOLOGIA	ETIOLOGIA	ACHADOS CLÍNICOS	ACHADOS ULTRASSONOGRÁFICOS	CONSIDERAÇÕES DIFERENCIAIS
Biloma	Cirurgia Trauma Doença da vesícula biliar	Dor no hipocôndrio direito	Acúmulo anecoico de fluidos próximo da porta hepática Fluido pode demonstrar mobilidade com mudanças na posição do paciente Examinar as goteiras pélvica e paracólica para a presença de fluido livre	Seroma Fluido no estômago ou intestinos Ascite
Colangite	Estenose congênita ou adquirida Infecção Infestação parasitária Estase biliar Colite ulcerativa Síndrome da imunodeficiência adquirida (AIDS)	Dor abdominal Febre Leucocitose Icterícia Elevação leve nos níveis de aspartato aminotransferase (AST) e alanina aminotransferase (ALT) Elevação acentuada nos níveis de bilirrubina e fosfatase alcalina	Dilatação biliar Espessamento das paredes dos ductos biliares Aerobilia Hidropisia da vesícula biliar Tríade portal altamente ecogênica	Obstrução biliar Doença de Caroli

Colangiocarcinoma	**Fatores de risco**
	    Colite ulcerativa
	    Colangite
	    Cisto coledociano
	    Estase biliar crônica
	    Doença de Caroli
	    Prevalência masculina
		Icterícia
		Início agudo de dor abdominal
		Cólica biliar
		Perda de peso
		Fadiga
		Níveis elevados de bilirrubina e fosfatase alcalina
		Aumento leve nos níveis de AST e ALT
			Massa ecogênica no interior de um ducto biliar
			Dilatação dos ductos biliares intra e extra-hepáticos
			Hidropisia da vesícula biliar
			Hepatomegalia
			Cálculos biliares (30% dos casos)
			Ascite
				Artefato
				Trombose da veia porta
				Linfadenopatia
				Coledocolitíase
				Massa pancreática

Coledocolitíase
Complicações:
  Obstrução biliar
  Colangite
  Pancreatite
	Cálculo no ducto comum
	Maioria dos cálculos migra a partir da vesícula biliar
		Dor em cólica do hipocôndrio direito
		Níveis elevados de bilirrubina e fosfatase alcalina
		Aumento leve nos níveis de AST e ALT
			Foco(s) ecogênico(s) no interior do ducto comum
			Sombra acústica posterior (60 a 80% dos casos)
			Dilatação biliar
			Vesícula biliar hidrópica
				Grampo cirúrgico
				Ducto biliar tortuoso
				Remanescente do ducto cístico
				Ar intestinal
				Tumor intraductal

Cisto coledociano	Fraqueza congênita da parede dúctil Refluxo dos sucos pancreáticos para o ducto biliar	Assintomático Icterícia Massa no hipocôndrio direito Dor no hipocôndrio direito	Massa cística avascular localizada medial à vesícula biliar e lateral à cabeça do pâncreas Dilatação do ducto hepático comum (DHC) e ducto biliar comum (DBC), ou ducto cístico penetrando na massa cística Ductos biliares intra-hepáticos dilatados	Cisto hepático Cisto pancreático Junção normal dos ductos hepático comum e cístico Duplicação da vesícula biliar
Ascaridíase	Ingestão de água ou alimento contaminado Mais prevalente na África, Ásia e América do Sul	Assintomático Dor no hipocôndrio direito Febre Leucocitose	Estrutura ecogênica em forma de espaguete no interior de um ducto biliar Ausência de sombra Reforço acústico posterior	*Stent* Colangite Colangiocarcinoma Coledocolitíase

Patologia da Vesícula Biliar

PATOLOGIA	ETIOLOGIA	ACHADOS CLÍNICOS	ACHADOS ULTRASSONOGRÁFICOS	CONSIDERAÇÕES DIFERENCIAIS
Adenoma (pólipo)	Tumor epitelial benigno	Assintomático Dor maçante no hipocôndrio direito Intolerância a alimentos gordurosos	Focos intraluminais ecogênicos Imóvel Ausência de sombra acústica Espessamento da parede da vesícula biliar	Colelitíase Dobra na vesícula biliar Carcinoma
Adenomiomatose	Hiperplasia das camadas epiteliais e musculares da parede da vesícula biliar	Assintomático Dor maçante no hipocôndrio direito Intolerância a alimentos gordurosos	Foco intraluminal ecogênico Artefato de reverberação difuso em cauda de cometa Artefato de cintilação do Doppler em cores Imóvel	Colelitíase Dobra na vesícula biliar Carcinoma
Colesterólise	Distúrbio local no metabolismo do colesterol Não associada aos níveis séricos de colesterol Dois tipos – colesterolose e pólipos de colesterol	Assintomático Dor abdominal	Focos intraluminais ecogênicos Ausência de sombra acústica Vesícula biliar normal na maioria dos casos Aspecto de morango com colesterolose	Colelitíase Carcinoma Dobra na vesícula biliar

Colelitíase	Composição anormal da bile
	Estase biliar
	Infecção
	Fatores de risco
	  Histórico familiar
	  Obesidade
	  Gravidez
	  Diabetes
	  Prevalência feminina (4:1)
		Assintomático
		Dor no hipocôndrio direito
		Dor epigástrica
		Dor torácica e no ombro
		Valores elevados nos testes de função hepática
		Náusea/vômito
		Dor pós-prandial
		Intolerância a alimentos gordurosos
			Focos intraluminais hiperecoicos
			Sombra acústica posterior
			Móvel
			Sinal parede-eco-sombra (WES)
				Ar intestinal
				Adenomiomatose
				Pólipo
				Dobra na vesícula biliar
				Grampo cirúrgico

Vesícula biliar em porcelana	Diminuição no suprimento vascular para a vesícula biliar Obstrução do ducto cístico, causando estase biliar Infecção crônica de baixo grau **Fatores de risco** Prevalência feminina	Assintomático Dor indistinta no hipocôndrio direito	Cálculos biliares (95%) Parede hiperecoica Sombra acústica posterior acentuada Difusa ou localizada	Vesícula biliar contraída com cálculos (WES) Ar intestinal Adenomiomatose
Síndrome de Mirizzi	Cálculo impactado no ducto cístico ou no colo da vesícula biliar Obstrução do ducto hepático comum (DHC) Icterícia DHC dilatado acima da obstrução	Dor no hipocôndrio direito Icterícia Níveis elevados de bilirrubina e fosfatase alcalina Aumento nos níveis de aspartato aminotransferase (AST) e alanina aminotransferase (ALT)	Cálculo imóvel no ducto cístico ou colo da vesícula biliar Dilatação dos ductos intra-hepáticos e DHCs Ducto biliar comum (DBC) normal	Coledocolitíase
Lama biliar	Jejum prolongado Estase biliar Obstrução biliar Colecistite Anemia falciforme	Assintomático Dor no hipocôndrio direito Náusea/vômito	Ecos de baixa amplitude sem sombra acústica sobrepostos na porção dependente da vesícula biliar Ecos se movimentam lentamente com mudança na posição Pode preencher toda a vesícula biliar Pode demonstrar níveis fluido-fluido	Fatores técnicos Ar intestinal Carcinoma Hemobilia

(Continua)

Patologia da Vesícula Biliar (Cont.)

PATOLOGIA	ETIOLOGIA	ACHADOS CLÍNICOS	ACHADOS ULTRASSONOGRÁFICOS	CONSIDERAÇÕES DIFERENCIAIS

Carcinoma de vesícula biliar	Quinta malignidade mais comum
	Adenocarcinoma em mais de 90% dos casos
	Fatores de risco
	  Colelitíase
	  Vesícula biliar de porcelana
	  Colecistite
	  Prevalência feminina (3:1)
	  ≥ 60 anos de idade
		Assintomático
		Dor no hipocôndrio direito
		Massa palpável
		Icterícia
		Anorexia
		Náusea/vômito
		Níveis elevados de fosfatase alcalina
		Aumento leve nos níveis de AST e ALT
			Parede da vesícula biliar espessa e irregular
			Massa intraluminal irregular
			Massa imóvel
			Colelitíase (90% dos casos)
			Linfadenopatia
			Lesões hepáticas metastáticas
				Adenoma
				Lama biliar
				Colecistite
				Adenomiomatose
				Metástase

Doença metastática da vesícula biliar	**Extensão direta**
	  Pâncreas
	  Estômago
	  Ducto biliar
	Extensão indireta
	  Melanoma – mais comum
	  Pulmão
	  Rim
	  Esôfago
		Assintomático
		Dor no hipocôndrio direito
		Icterícia
		Náusea/vômito
		Níveis elevados de fosfatase alcalina
			Espessamento focal da parede da vesícula biliar
			Massa intraluminal irregular
			Ausência de sombra acústica
			Ausência de cálculos biliares
				Colecistite
				Adenoma
				Carcinoma primário

Inflamação da Vesícula Biliar

INFLAMAÇÃO	ETIOLOGIA	ACHADOS CLÍNICOS	ACHADOS ULTRASSONOGRÁFICOS	CONSIDERAÇÕES DIFERENCIAIS

Colecistite aguda
Complicações:
  Colangite ascendente
  Empiema
  Perfuração
  Abscesso pericolecístico ou hepático
  Septicemia
	Obstrução do ducto cístico
	Infecção
	Idiopático
	Fatores de risco
	  Prevalência feminina (3:1)
	  Colelitíase
	  40-50 anos de idade
		Dor grave no hipocôndrio direito ou epigástrica
		Cólica biliar
		Sinal de Murphy positivo
		Náusea/vômito
		Febre e calafrios
		Níveis elevados de aspartato aminotransferase (AST), bilirrubina e fosfatase alcalina
		Leucocitose
			Parede da vesícula biliar espessa e edematosa; "sinal de halo"
			Cálculo impactado no ducto cístico ou colo da vesícula biliar
			Colelitíase (90% dos casos)
			Fluido pericolecístico
			Sinal de Murphy positivo
			Hiperemia periférica no Doppler em cores
			Lama biliar
				Abscesso hepático
				Ascite
				Paciente sem jejum

Colecistite enfisematosa	Colelitíase Idiopático	Dor no hipocôndrio direito (HD) Náusea/Vômito Febre Leucocitose	Focos ecogênicos na parede ou lúmen da vesícula biliar Sombra acústica posterior mal definida Colelitíase Fluido pericolecístico	Colecistite aguda Vesícula biliar de porcelana Cálculo biliar grande Ar intestinal

Colecistite gangrenosa	**Fatores de risco**
	  Diabetes
	  Adulto de idade mais avançada
	  Prevalência masculina
		Dor no hipocôndrio direito (HD) que se irradia para a região dorsal
		Sinal de Murphy positivo
		Febre
		Leucocitose
		Níveis elevados de AST, bilirrubina e fosfatase alcalina
			Foco ecogênico difuso no lúmen
			Imóvel
			Ausência de sombra acústica
			Ausência de sobreposição
				Colecistite aguda
				Colecistite enfisematosa
				Adenoma
				Carcinoma

Perfuração da vesícula biliar	**Fatores de risco**
	  Diabetes
	  Adulto de idade mais avançada
	  Infecção
	  Colelitíase
	  Trauma
		Massa no hipocôndrio direito (HD)
		Dor grave no hipocôndrio direito (HD) ou epigástrica
		Sinal de Murphy positivo
		Náusea/vômito
		Leucocitose
			Parede da vesícula biliar edematosa e espessa
			Fluido pericolecístico
			Colelitíase
				Ascite
				Abscesso hepático
				Úlcera péptica perfurada

Inflamação da Vesícula Biliar (Cont.)

INFLAMAÇÃO	ETIOLOGIA	ACHADOS CLÍNICOS	ACHADOS ULTRASSONOGRÁFICOS	CONSIDERAÇÕES DIFERENCIAIS
Colecistite crônica	Inflamação recorrente secundária à infecção, obstrução ou distúrbios metabólicos	Assintomático Dor incerta no hipocôndrio direito (HD) Azia Intolerância a alimentos gordurosos Náusea/vômito intermitente Aumento leve nos níveis de AST e alanina aminotransferase (ALT) Possível aumento nos níveis de fosfatase alcalina e bilirrubina	Vesícula biliar pequena ou contraída Paredes espessas e hiperecoicas Colelitíase (90% dos casos) Sombra acústica posterior Lama biliar	Paciente sem jejum Colelitíase Vesícula biliar de porcelana Carcinoma
Hidropisia	Obstrução do ducto cístico Estase biliar prolongada Cirurgia Hepatite Gastroenterite Diabetes	Assintomático Dor no hipocôndrio direito (HD) ou epigástrica Náusea/vômito Massa palpável	Dilatação Diâmetro da vesícula biliar excede 4 cm Paredes finas e hiperecoicas	Vesícula biliar normal Cisto hepático Barrete frígio
Varizes da vesícula biliar	Hipertensão portal Trombose da veia porta Colecistite	Dependente da etiologia	Múltiplas estruturas tubulares tortuosas na periferia da vesícula biliar Fluxo vascular	Fluido intestinal Vasos normais

REVISÃO DO SISTEMA BILIAR

1. Colangiocarcinoma localizado na junção dos ductos hepáticos direito e esquerdo é denominado:
   a. biloma
   b. fleimão
   c. doença de Caroli
   d. tumor de Klatskin

2. A colocação do paciente em qual das seguintes posições pode ajudar na visualização do ducto cístico?
   a. supina
   b. pronada
   c. oblíqua posterior esquerda
   d. decúbito lateral direito

3. Uma pequena septação localizada entre o colo e o corpo da vesícula biliar *melhor* descreve:
   a. uma dobra juncional
   b. um barrete frígio
   c. bolsa de Hartmann
   d. diverticulose da vesícula biliar

4. Um paciente de 73 anos de idade se queixa de dor indefinida no quadrante superior direito. Um foco hiperecoico com sombra acústica posterior acentuada é demonstrado na parede anterior da vesícula biliar. Esse histórico é mais compatível com qual das seguintes patologias?
   a. colecistite enfisematosa
   b. vesícula biliar de porcelana
   c. colelitíase
   d. síndrome de Mirizzi

5. Ausência de sombra acústica e ecos de baixa amplitude localizados na porção dependente da vesícula biliar *melhor* descreve:
   a. colecistite
   b. colelitíase
   c. lama biliar
   d. adenomiomatose

6. Qual dos seguintes está associado à colesterolose?
   a. aumento nos níveis séricos de colesterol
   b. intolerância a alimentos gordurosos
   c. diminuição nos níveis séricos de colesterol
   d. distúrbio local no metabolismo de colesterol

7. As válvulas espirais de Heister estão localizadas em qual das seguintes estruturas?
   a. ducto cístico
   b. ducto de Wirsung
   c. ducto biliar comum
   d. ducto hepático comum

8. Um paciente apresenta-se com um início súbito de dor abdominal e sensibilidade extrema sobre a fossa da vesícula biliar. Um espessamento localizado da parede da vesícula biliar é visualizado no ultrassom. Isso, provavelmente, representa:
   a. colelitíase
   b. colecistite aguda
   c. adenomiomatose
   d. carcinoma de vesícula biliar

Responda as perguntas 9 e 10 usando a Fig. 8-2.

9. Mulher de 43 anos de idade chega ao pronto-socorro se queixando de dor no quadrante superior direito e início súbito de icterícia. Qual dos seguintes achados é identificado neste sonograma?
   a. colangite
   b. colecistite
   c. colangiocarcinoma
   d. coledocolitíase

10. Complicações com esta anormalidade provavelmente incluiria:
    a. obstrução biliar
    b. colecistite
    c. linfadenopatia
    d. hipertensão portal

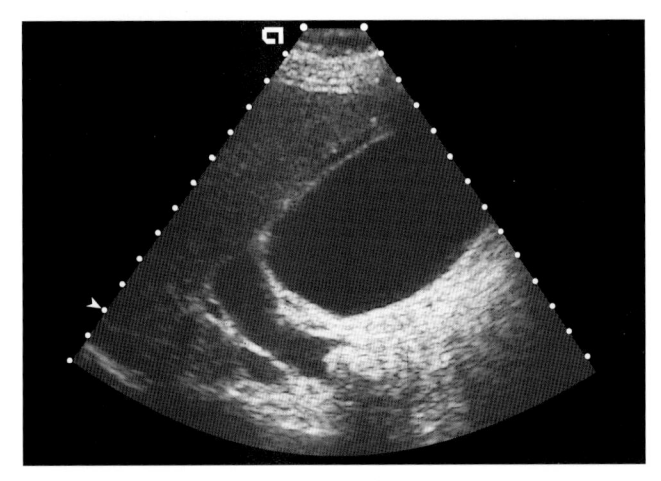

FIG. 8-2 Sonograma longitudinal da porta *hepatis*.

Responda a pergunta 11 usando a Fig. 8-3.

11. Recém-nascido de 26 dias de idade apresenta um histórico de icterícia persistente. Um sonograma sagital demonstra vesícula biliar pequena e contraída (seta), e uma estrutura tubular grande anecoica e avascular na região da porta hepática. Com base nesse histórico, a estrutura anecoica é mais compatível com:
   a. um cisto hepático
   b. um aneurisma da artéria hepática
   c. um cisto coledociano
   d. duplicação da vesícula biliar

Responda as perguntas 12 e 13 usando a Fig. 8-4.

12. Nesse sonograma, a vesícula biliar está demonstrando:
   a. um barrete frígio
   b. bolsa de Hartmann
   c. uma dobra juncional
   d. um divertículo de vesícula biliar

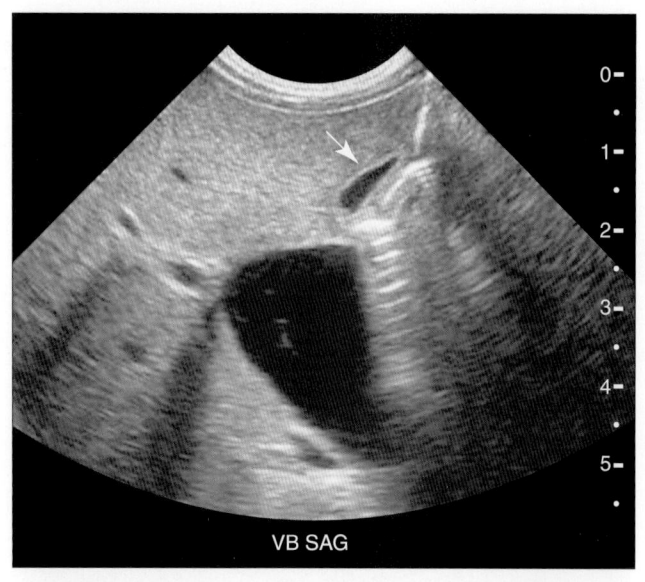

FIG. 8-3 Imagem transversal da vesícula biliar (*seta*).

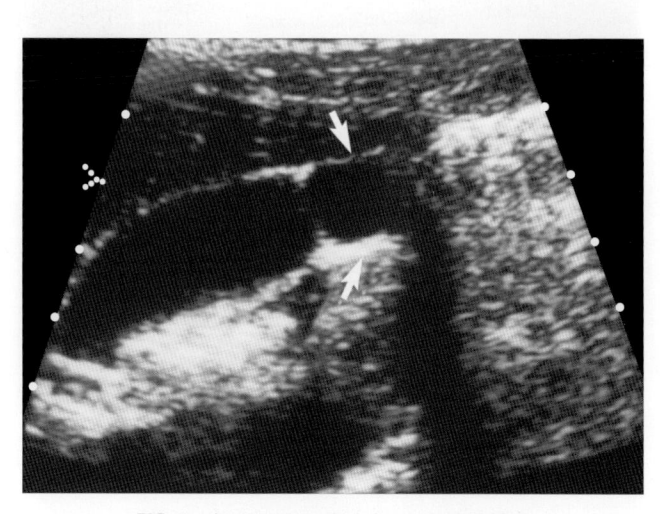

FIG. 8-4 Imagem sagital da vesícula biliar.

13. Qual tipo de artefato ultrassonográfico é demonstrado adjacente a esta estrutura?
   a. lobo secundário
   b. refração
   c. reverberação
   d. espessura de corte

14. O sistema biliar tem três funções principais. Qual dos seguintes descreve uma dessas funções?
   a. produz bile
   b. armazena enzimas
   c. armazena gordura
   d. armazena bile

15. Qual das condições abaixo é mais provável de ocorrer com um episódio de jejum prolongado?
   a. colangite
   b. lama biliar
   c. colelitíase
   d. carcinoma de vesícula biliar

16. A parede da vesícula biliar é composta por qual das seguintes camadas?
   a. serosa, subserosa, muscular e epitelial
   b. serosa, endotelial, muscular e epitelial
   c. serosa, subserosa, muscular e endotelial
   d. serosa, subserosa, endotelial e epitelial

17. A porção distal do ducto biliar comum termina em qual das seguintes estruturas?
   a. piloro
   b. pâncreas
   c. duodeno
   d. hilo hepático

18. Na porta *hepatis*, o ducto hepático comum está localizado:
   a. posterior à veia porta principal
   b. lateral à artéria hepática própria
   c. medial à artéria hepática própria
   d. anterior à artéria hepática comum

19. Qual dos seguintes é uma indicação para uma ultrassonografia de vesícula biliar?
   a. níveis elevados de creatinina
   b. dor no quadrante superior esquerdo
   c. sinal de McBurney positivo
   d. intolerância a alimentos gordurosos

20. Qual dos seguintes hormônios estimula a contração da vesícula biliar e a secreção de enzimas pancreáticas?
   a. amilase
   b. gastrina
   c. bilirrubina
   d. colecistocinina

21. O diâmetro de uma vesícula biliar normal em um adulto em jejum *não* deve exceder:
  a. 2 cm
  b. 5 cm
  c. 6 cm
  d. 10 cm

Responda a pergunta 22 usando a Fig. 8-5.

22. Um paciente afebril apresenta histórico de 2 semanas de dor moderada no quadrante superior direito e falta de apetite. Os achados demonstrados neste sonograma provavelmente representam:
  a. um abscesso
  b. empiema
  c. lama biliar
  d. carcinoma de vesícula biliar

Responda as perguntas 23 e 24 usando a Fig. 8-6.

23. A estrutura linear hiperecoica identificada pela seta é:
  a. ligamento venoso
  b. fissura intersegmentar
  c. fissura lobar principal
  d. ligamento falciforme

24. Essa estrutura hiperecoica é regularmente utilizada como uma referência ultrassonográfica para localizar qual das seguintes estruturas?
  a. lobo caudado
  b. vesícula biliar
  c. lobo hepático esquerdo
  d. ducto hepático comum

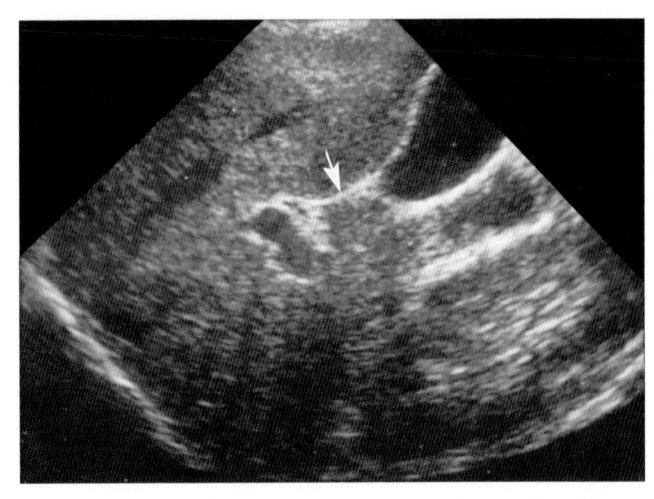

FIG. 8-6 Sonograma longitudinal próximo da porta hepática.

Responda as perguntas 25 e 26 usando a Fig. 8-7.

25. Um paciente apresenta histórico de dor moderada no quadrante superior direito durante os meses anteriores. Um sonograma da vesícula biliar exibe qual das seguintes patologias?
  a. colelitíase
  b. adenomiomatose
  c. colecistite aguda
  d. lama tumefeita

26. Qual dos seguintes fatores técnicos ajudaria no diagnóstico dessa patologia?
  a. inspiração profunda
  b. beber 350 mL de água
  c. uma abordagem intercostal
  d. mudança na posição do paciente

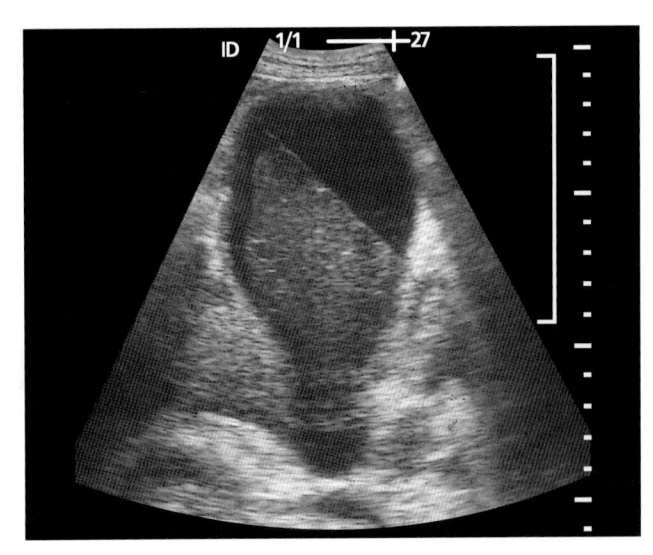

FIG. 8-5 Sonograma transversal da vesícula biliar com o paciente em posição supina.

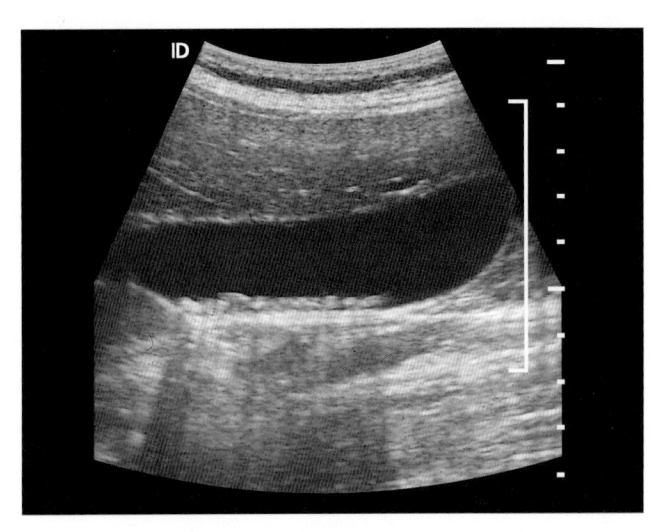

FIG. 8-7 Imagem longitudinal da vesícula biliar.

27. Ecos de baixa amplitude dependentes da gravidade no interior de ductos biliares descrevem:
   a. hemobilia
   b. colangite
   c. pneumobilia
   d. tumor de Klatskin

28. Qual das seguintes enzimas é produzida primariamente pelo fígado, ossos e placenta?
   a. alanina aminotransferase (ALT)
   b. fosfatase alcalina
   c. aspartato aminotransferase (AST)
   d. protrombina

29. Uma diminuição no diâmetro do ducto biliar comum após a ingestão de uma refeição gordurosa está associada a:
   a. achados normais
   b. colecistite
   c. patologia distal
   d. icterícia obstrutiva

30. A espessura da parede da vesícula biliar em um paciente normal em jejum *não* deve exceder:
   a. 3 mm
   b. 6 mm
   c. 8 mm
   d. 10 mm

31. Dilatação dos ductos intra-hepáticos com ductos extra-hepáticos normais é característico de:
   a. colangite
   b. tumor de Klatskin
   c. coledocolitíase
   d. uma neoplasia pancreática

32. Qual das seguintes complicações associada à colecistite aguda é mais prevalente em pacientes diabéticos de idade mais avançada?
   a. abscesso hepático
   b. colangite ascendente
   c. colecistite gangrenosa
   d. colecistite enfisematosa

33. Conforme a dilatação da árvore biliar intra-hepática progride, o sistema porta se torna:
   a. arredondado
   b. fusiforme
   c. aspecto de contas de rosário
   d. achatado

Responda a pergunta 34 usando a Fig. 8-8.

34. Uma ultrassonografia abdominal é solicitada para um paciente com um histórico de valores elevados dos testes de função hepática. Com base nesse histórico clínico, o sonograma está, provavelmente, demonstrando:
   a. colecistite aguda
   b. hidropisia de vesícula biliar
   c. colecistite crônica
   d. vesícula biliar ectópica

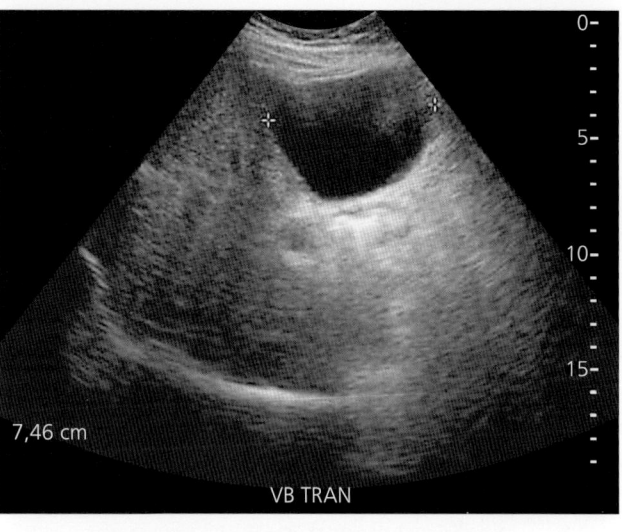

FIG. 8-8 Imagem transversal da vesícula biliar.

Responda a pergunta 35 usando a Fig. 8-9.

35. Nesse sonograma, a vesícula biliar está demonstrando um:
   a. sinal WES
   b. sinal do alvo
   c. sinal de Murphy
   d. artefato em cauda de cometa

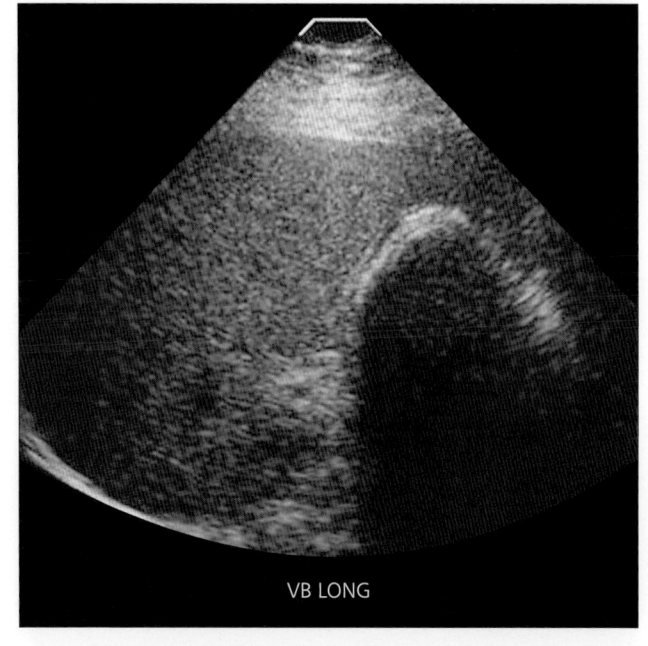

FIG. 8-9 Sonograma longitudinal da vesícula biliar.

Responda a pergunta 36 usando a Fig. 8-10.

36. Ultrassonografia abdominal é solicitada para um paciente assintomático de 35 anos de idade com um histórico de um pequeno hemangioma cavernoso hepático. Com base nesse histórico clínico, os achados ultrassonográficos são mais compatíveis com:
    a. adenomiomatose
    b. lama tumefeita
    c. múltiplos adenomas
    d. lesões metastáticas

Responda a pergunta 37 usando a Fig. 8-11.

37. Paciente assintomático com um histórico de coledocojejunostomia, realizada 3 anos antes, apresenta-se para uma ultrassonografia abdominal. Focos hiperecoicos são documentados no fígado e identificados pelas setas. Com base no histórico clínico, esses focos, provavelmente, representam:
    a. ascaridíase
    b. aerobilia
    c. calcificações arteriais
    d. coledocolitíase

Responda as perguntas 38 e 39 usando a Fig. 8-12.

38. Paciente assintomático de 30 anos de idade apresenta um histórico de hepatite B. Uma ultrassonografia é solicitada para excluir a presença de patologia. A vesícula biliar demonstra múltiplos focos ecogênicos. Com base nesse histórico clínico, os achados ultrassonográficos são mais compatíveis com:
    a. colelitíase
    b. colecistite aguda
    c. colecistite crônica
    d. adenomiomatose

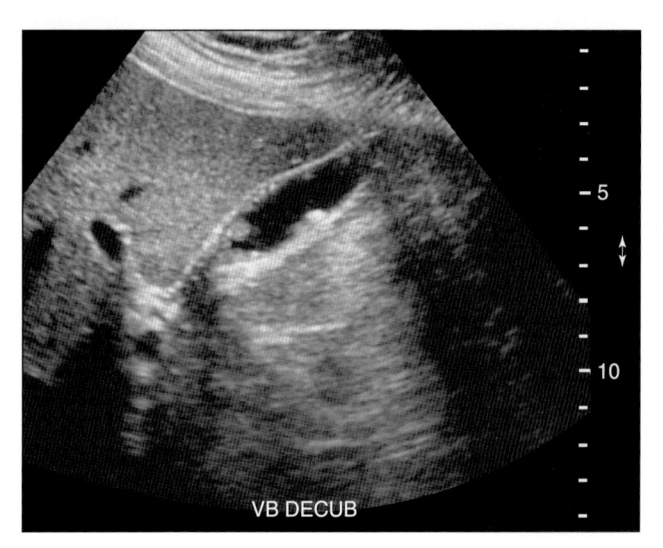

FIG. 8-10 Sonograma longitudinal da vesícula biliar.

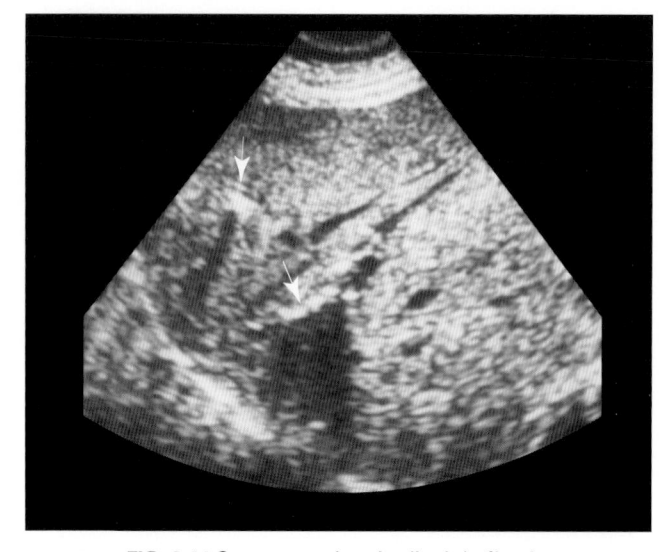

FIG. 8-11 Sonograma longitudinal do fígado.

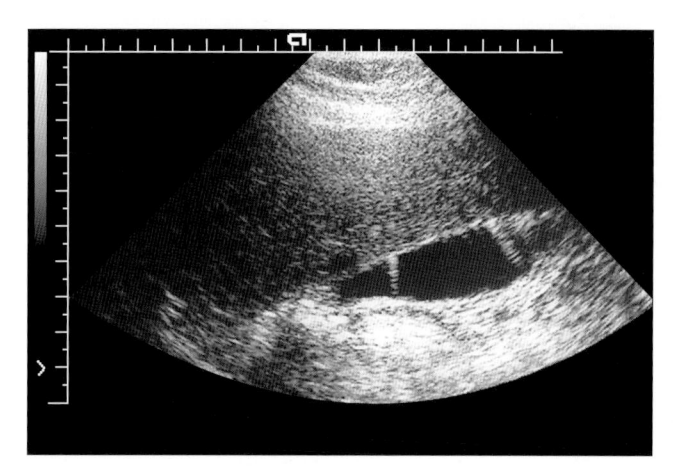

FIG. 8-12 Sonograma longitudinal do hipocôndrio direito.

39. Qual dos seguintes artefatos acústicos está associado a esse achado?
    a. artefato em cauda de cometa
    b. artefato de borda
    c. imagem em espelho
    d. sobra acústica posterior

40. Uma pequena protrusão próximo do colo da vesícula biliar descreve:
    a. uma dobra juncional
    b. bolsa de Hartmann
    c. um cisto coledociano
    d. bolsa de Morison

41. Na obstrução biliar, a identificação de múltiplas estruturas tubulares anecoicas no lobo hepático esquerdo é denominada:
   a. canal paralelo
   b. artefato estrela
   c. sinal de Murphy
   d. artefato de cintilação

42. Qual dos seguintes testes de função hepática é produzido a partir da degradação da hemoglobina?
   a. bilirrubina
   b. alfafetoproteína
   c. alfafosfatase
   d. alanina aminotransferase

43. Quais dos seguintes são fatores predisponentes associados ao desenvolvimento de colelitíase?
   a. histórico familiar, gravidez, obesidade e pancreatite
   b. gênero feminino, histórico familiar, hepatite e cirrose
   c. *diabetes mellitus*, histórico familiar, gênero feminino e cirrose
   d. obesidade, gênero feminino, gravidez e *diabetes mellitus*

44. Qual dos seguintes fatores técnicos iria provavelmente auxiliar na demonstração de sombra acústica na região posterior de cálculos biliares de pequeno calibre?
   a. diminuição da profundidade de imagem
   b. diminuição do ganho total
   c. aumento da frequência do transdutor
   d. menor número de zonas focais

45. Qual das seguintes é a causa mais provável de ascaridíase?
   a. estase biliar
   b. procedimento cirúrgico
   c. ingestão de água contaminada
   d. hiperplasia da parede da vesícula biliar

46. Todas as alternativas abaixo são potenciais considerações diferenciais em casos de aerobilia, *exceto*:
   a. *stent*
   b. grampo cirúrgico
   c. cálculo biliar
   d. hemangioma cavernoso

Responda as perguntas 47 e 48 usando a Fig. 8-13.

47. Paciente hospitalizado apresenta um histórico de dor abdominal e perda de peso. Uma massa sólida imóvel é identificada na vesícula biliar. Considerações diferenciais para esses achados podem incluir todas as alternativas abaixo, *exceto*:
   a. adenoma
   b. lama tumefeita
   c. carcinoma de vesícula biliar
   d. doença metastática da vesícula biliar

48. Histórico clínico adicional de carcinoma pancreático está documentado no prontuário do paciente. Múltiplas lesões em formato de alvo são demonstradas no fígado. Considerando essa informação adicional, a massa ecogênica é mais compatível com:
   a. adenoma
   b. lama tumefeita
   c. carcinoma de vesícula biliar
   d. doença metastática da vesícula biliar

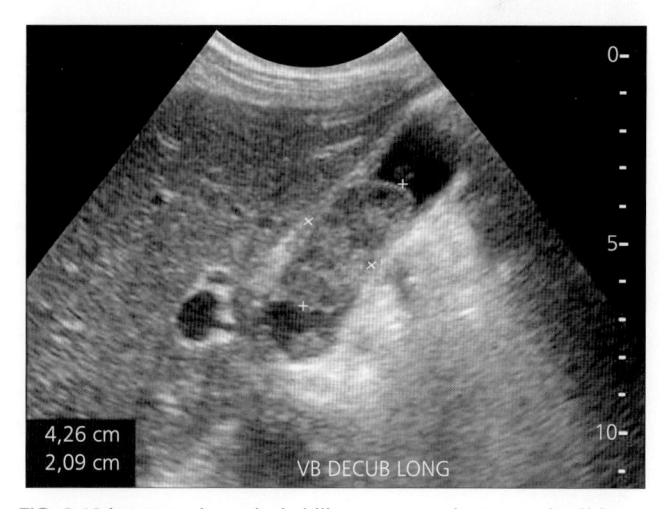

FIG. 8-13 Imagem da vesícula biliar com o paciente em decúbito lateral esquerdo.

Responda a pergunta 49 usando a Fig. 8-14.

49. Qual das seguintes anomalias congênitas da vesícula biliar é *mais provável* de ser demonstrada nesse sonograma da vesícula biliar?
   a. barrete frígio
   b. duplicação da vesícula biliar
   c. vesícula biliar multisseptada
   d. vesícula biliar em morango

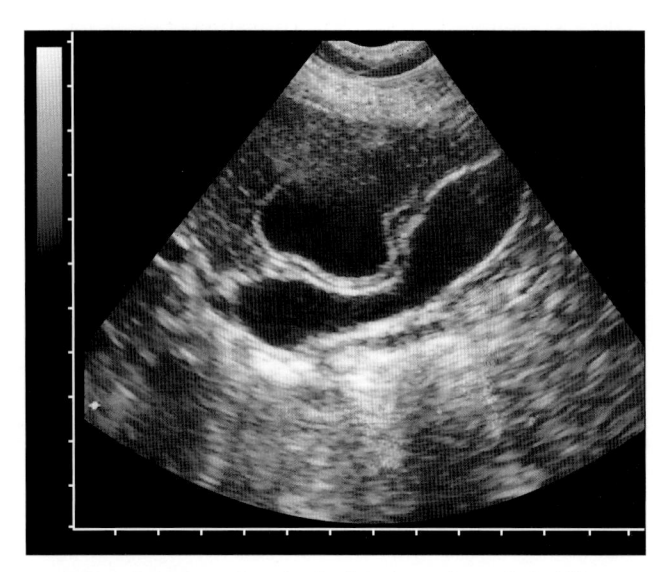

FIG. 8-14 Imagem longitudinal da fossa da vesícula biliar.

Responda a pergunta 50 usando a Fig. 8-15.

50. Um paciente apresenta um sinal de Murphy positivo e níveis elevados de bilirrubina. Com base nesse histórico clínico, o sonograma é mais compatível com:
   a. sinal parede-eco-sombra (WES)
   b. colecistite aguda
   c. colangiocarcinoma
   d. carcinoma de vesícula biliar

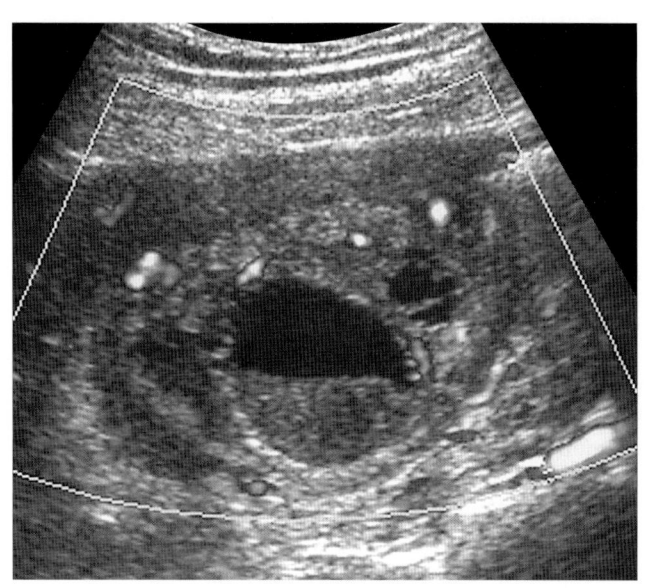

FIG. 8-15 Imagem transversal com Doppler de potência.

CAPÍTULO 9

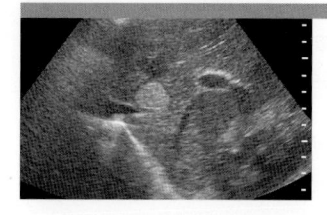

Pâncreas

PALAVRAS-CHAVE

amilase enzima digestiva produzida no pâncreas que ajuda a converter o amido em açúcares; também produzida nas glândulas salivares, fígado e trompas de Falópio.

ampola de Vater abertura no duodeno para a entrada do ducto biliar comum.

confluência porto-esplênica união das veias porta, esplênica e mesentérica superior.

ducto de Santorini ducto secretor secundário do pâncreas.

ducto de Wirsung ducto secretor primário do pâncreas.

endócrino refere-se a um processo em que um grupo de células secreta uma substância na circulação sanguínea ou linfática (ou seja, hormônio) que possui um efeito específico sobre os tecidos em outra parte do corpo (*Mosby's Dictionary* 2012).

esfíncter de Oddi uma bainha de fibras musculares que circunda os ductos biliar comum distal e pancreático à medida que atravessa a parede do duodeno.

exócrino O processo de secretar externamente na superfície de um órgão através de um ducto.

fibrose cística distúrbio autossômico recessivo das glândulas exócrinas, em que os órgãos se tornam entupidos com muco secretado pelas glândulas exócrinas.

fleimão uma extensão da inflamação pancreática para os tecidos peripancreáticos, resultando em massa inflamatória sólida aumentada com necrose gordurosa retroperitoneal.

glicose controla os níveis de açúcar no organismo.

lipase enzima produzida primariamente pelo pâncreas que transforma lipídeos e ácidos graxos em glicerol; o nível aumenta após dano ao pâncreas.

pâncreas anular anomalia causada pela falha de uma regressão normal do broto ventral esquerdo.

pancreaticoduodenal diz respeito ao pâncreas e duodeno.

pancreatite aguda inflamação aguda, causando o escape de enzimas pancreáticas das células acinares para o tecido adjacente. Geralmente causada por doença biliar secundária ao abuso de bebidas alcoólicas.

pancreatite crônica episódios múltiplos, persistentes ou prolongados de pancreatite.

pancreatoduodenectomia também conhecida como procedimento de Whipple; uma ressecção cirúrgica da cabeça do pâncreas ou área periampular; alivia a obstrução da árvore biliar, que, geralmente, é causada por um tumor maligno. O tecido pancreático normal residual é fixado ao duodeno.

procedimento de Whipple veja pancreatoduodenectomia.

pseudocisto um espaço ou cavidade, sem uma membrana de revestimento, contendo gás ou líquido; causado por um extravasamento de enzimas pancreáticas nos tecidos adjacentes.

FISIOLOGIA DO PÂNCREAS

Funções do Pâncreas

Exócrino
- Enzimas altamente digestivas são secretadas por células acinares e drenam para o duodeno pelos ductos pancreáticos.
    a. amilase – degrada carboidratos.
    b. lipase – degrada gorduras.
    c. tripsina – degrada proteínas em aminoácidos.
- Quimo proveniente do duodeno estimula a liberação de hormônios que têm efeito sobre os sucos pancreáticos.
    a. colecistocinina – produzida no duodeno para estimular a secreção de enzimas pancreáticas e contração da vesícula biliar.
    b. gastrina – secretada pelo estômago para estimular a secreção de ácidos gástricos; estimula o crescimento da mucosa do pâncreas exócrino.
    c. secretina – produzida no duodeno para estimular a secreção de bicarbonato de sódio.

Endócrino
- Células das ilhotas de Langerhans secretam hormônios diretamente na circulação sanguínea.
    a. células alfa secretam glucagon (aumenta a glicemia).
    b. células beta secretam insulina (diminui a glicemia) e deslocam os aminoácidos do sangue para as células teciduais.
    c. células delta secretam somatostatina (autorregulador).
- Falha em produzir uma quantidade suficiente de insulina resulta em *diabetes mellitus.*

ANATOMIA DO PÂNCREAS (Fig. 9-1)
- Um órgão alongado, posicionado transversal e obliquamente nas regiões epigástrica e nos hipocôndrios do corpo.
- Órgão retroperitoneal localizado posterior ao omento menor.

Divisões e Localização do Pâncreas
- O pâncreas possui um comprimento de 12 a 18 cm.
- É dividido em cauda, corpo, colo, cabeça e processo uncinado.

Cauda
- Porção mais superior do pâncreas, situado anterior e paralelo à veia esplênica.
- Situa-se anterior ao polo superior do rim esquerdo, posterior ao estômago e lateral à coluna vertebral.
- Geralmente se estende em direção ao hilo esplênico (ocasionalmente ao hilo renal esquerdo).

Corpo
- Superfície mais larga e mais anterior do pâncreas.
- Situa-se anterior à aorta, artéria mesentérica superior, veia mesentérica superior, veia esplênica, veia renal esquerda e coluna vertebral.
- Situa-se posterior ao antro do estômago.

Colo
- Situa-se diretamente anterior à veia mesentérica superior e confluência porto-esplênica.
- Situa-se posterior ao piloro do estômago.

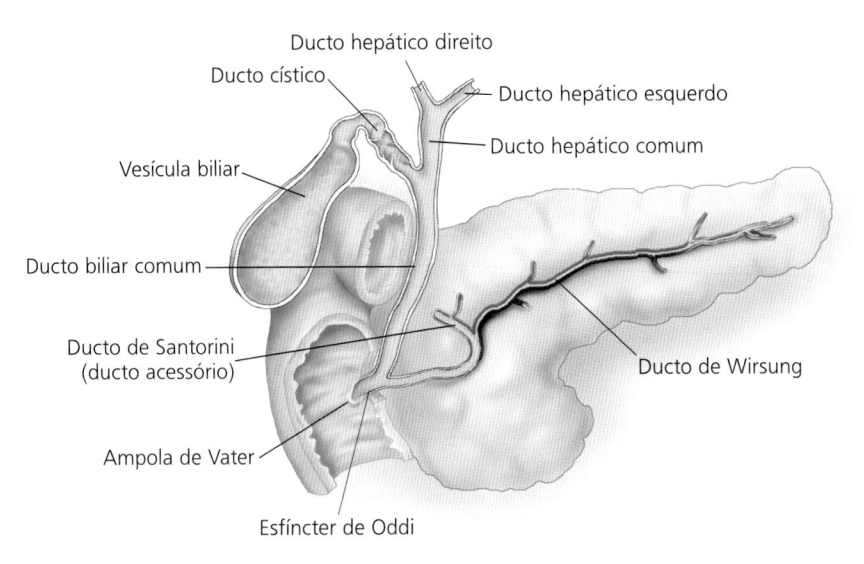

FIG. 9-1 Anatomia do pâncreas.

Cabeça
- Situa-se medial à porção descendente do duodeno, lateral à veia mesentérica superior e anterior à veia cava inferior.
- Situa-se inferior e lateral à veia porta principal e artéria hepática.
- A artéria gastroduodenal se situa na porção anterolateral da cabeça pancreática.
- Ducto biliar comum está situado na porção posterolateral e inferior da cabeça pancreática.

Processo Uncinado
- Porção da cabeça pancreática diretamente posterior à veia mesentérica superior, e anterior à aorta e veia cava inferior.
- Varia em tamanho.

Ductos do Pâncreas

- Contêm músculos lisos que ajudam no transporte de enzimas pancreáticas.

Ducto de Wirsung
- Ducto secretor primário que se estende ao longo de todo o comprimento do pâncreas.
- Une-se ao ducto biliar comum distal, entrando na porção descendente do duodeno através da ampola de Vater.
- Frequentemente visualizado no corpo do pâncreas.

Ducto de Santorini
- Ducto secretor secundário que drena a porção anterossuperior do pâncreas.
- Entra no duodeno na papila menor, aproximadamente 2 cm proximal à ampola de Vater.

ANOMALIAS CONGÊNITAS

Pâncreas *Divisum*
- Falha na fusão normal dos ductos de Wirsung e Santorini.
- Ducto de Wirsung é pequeno e drena apenas a porção inferior da cabeça pancreática.
- O ducto de Santorini drena grande parte do pâncreas.
- Associado a uma incidência mais elevada e pancreatite.

Pâncreas Anular
- Anomalia rara causada pela falha de uma regressão normal do broto ventral esquerdo.
- A cabeça do pâncreas circunda o duodeno, resultando em obstrução da árvore biliar ou duodeno.
- Prevalência masculina.

Tecido Pancreático Ectópico
- Tecido ectópico localizado no estômago, duodeno e intestino delgado ou grosso.
- Massa pequena de aspecto polipoide.
- Prevalência masculina.

Fibrose Cística
- Distúrbio autossômico recessivo das glândulas exócrinas, em que os órgãos se tornam entupidos com muco secretado pelas glândulas exócrinas.
- O pâncreas se torna hiperecoico em consequência da fibrose ou infiltração adiposa.
- Cistos pequenos podem estar presentes.

Tamanho do Pâncreas				
	CABEÇA	COLO	CORPO	CAUDA
Adulto	≤ 3 cm	≤ 2,5 cm	≤ 2,5 cm	≤ 2 cm

APARÊNCIA ULTRASSONOGRÁFICA

Pâncreas Normal

- Parênquima homogêneo liso ou áspero.
- O pâncreas de um adulto é isoecoico ou hiperecoico quando comparado ao fígado normal.
- Pode ser hipoecoico em crianças pequenas e hiperecoico em adultos mais velhos.
- Pode demonstrar um aspecto semelhante a calçamento de pedra.

Pâncreas Anormal

- Parênquima irregular ou heterogêneo.
- Calcificações.

Ducto Pancreático Normal

- Estrutura tubular avascular anecoica.
- Paredes hiperecoicas paralelas e lisas medindo ≤ 3 mm na cabeça/colo e ≤ 2 mm no corpo.
- Geralmente visualizado no corpo do pâncreas.

Ducto Pancreático Anormal

- Estrutura tubular avascular anecoica.
- Paredes hiperecoicas irregulares ou não paralelas.
- As medidas excedem 3 mm na cabeça/colo ou 2 mm no corpo.

TÉCNICA

Preparação

- Nada por via oral (NPO) 6 a 8 horas antes do exame para adultos, 6 horas para crianças e 4 horas para recém-nascidos.
- Exames de urgência podem ser realizados sem preparação.

Técnica de Exame e Otimização da Imagem

- Utilizar o transdutor abdominal de maior frequência possível para a obtenção de uma resolução ideal da profundidade de penetração.
- Configurar os ajustes de ganho para exibir o parênquima hepático normal em um tom médio de cinza, com ajustes para reduzir os ecos no interior dos vasos.
- Zonas focais no nível ou abaixo da área de interesse.
- Profundidade de imagem suficiente para visualizar estruturas situadas imediatamente posterior à região de interesse.
- Imagens harmônicas e redução da compressão do sistema (faixa dinâmica) podem ser utilizadas para reduzir os ecos artefatuais no interior de estruturas anecoicas e aumentar a proeminência da sombra acústica posterior.
- Composição espacial pode ser utilizada para melhorar a visualização de estruturas situadas posterior a uma estrutura altamente atenuadora.
- Começar com o paciente na posição supina.
- O pâncreas está posicionado obliquamente no abdome, podendo ser difícil de visualizá-lo. Utilizar o fígado como uma janela acústica.

- Todo o pâncreas e as referências vasculares adjacentes devem ser examinados e documentados em dois planos de varredura, desde o nível do eixo celíaco até abaixo das veias renais.
- A variação na posição do paciente e nas janelas ultrassonográficas auxilia no delineamento do pâncreas.
- Inspiração suspensa, expiração ou manobra de Valsalva podem otimizar a visualização.
- A distensão do estômago com água pode ajudar no delineamento do pâncreas.
- Documentação e mensuração de qualquer anormalidade em dois planos de varredura, com e sem Doppler em cores, devem ser incluídas.

Indicações para o Exame Ultrassonográfico

- Dor epigástrica severa.
- Níveis elevados de enzimas pancreáticas.
- Doença biliar.
- Distensão abdominal com ruídos intestinais hipoativos.
- Pancreatite.
- Perda de peso.
- Anorexia.
- Neoplasia pancreática.
- Avaliação de massa visualizada em um prévio estudo imagiológico (p. ex., CT).

VALORES LABORATORIAIS

Amilase Sérica

- Valores normais: 25 a 125 U/L.
- Aumenta com pancreatite aguda, pseudocisto pancreático, obstrução intestinal e úlcera péptica.
- Diminui na hepatite e cirrose.
- Permanece elevada por, aproximadamente, 24 horas em episódios de pancreatite aguda.

Amilase Urinária

- Permanece elevada por um período de tempo maior do que a amilase sérica em episódios de pancreatite aguda.

Lipase Sérica

- Valores normais: 10 a 140 U/L.
- Permanece elevada por um maior período de tempo (até 14 dias).
- Aumenta com pancreatite, obstrução do ducto pancreático, carcinoma pancreático, colecistite aguda, cirrose e doença renal grave.

Glicose

- Valores normais: ≤ 100 mg/dL (jejum), ≤ 145 mg/dL (2 horas pós-prandial).
- Aumenta na diabetes melito grave, doença hepática crônica e hiperatividade de diversas glândulas endócrinas.
- Diminui na presença de tumores das ilhotas de Langerhans no pâncreas.

Inflamação do Pâncreas

INFLAMAÇÃO DO PÂNCREAS	ETIOLOGIA	ACHADOS CLÍNICOS	ACHADOS ULTRASSONOGRÁFICOS	CONSIDERAÇÕES DIFERENCIAIS
Pancreatite aguda	Doença biliar Abuso de bebidas alcoólicas Trauma Úlcera péptica Idiopática	Início súbito de dor epigástrica Náusea/vômito Níveis elevados de lipase e amilase Íleo paralítico	Achados normais (30%) Diminuição na ecogenicidade do parênquima Bordas lisas Aumento das dimensões	Pâncreas normal Neoplasia

(Continua)

Inflamação do Pâncreas (Cont.)

INFLAMAÇÃO DO PÂNCREAS	ETIOLOGIA	ACHADOS CLÍNICOS	ACHADOS ULTRASSONOGRÁFICOS	CONSIDERAÇÕES DIFERENCIAIS
Pancreatite crônica	Episódios repetidos, prolongados ou persistentes de pancreatite Hipocalcemia Hiperlipidemia	Dor crônica do hipocôndrio direito ou epigástrica Náusea/vômito Perda de peso Teste de tolerância à glicose anormal Valores normais de amilase e lipase	Aumento na ecogenicidade do parênquima Bordas irregulares Calcificações Formação de pseudocistos Atrofia Ducto pancreático proeminente	Infiltração adiposa Neoplasia
Fibrose cística	Distúrbio das glândulas exócrinas	Variável	Aumento na ecogenicidade do parênquima Cistos pequenos Não visualização da vesícula biliar Lama biliar Dobras espessas e irregulares no trato GI (sinal da rosca donut)	Pancreatite crônica Infiltração adiposa Doença policística

Complicações da Pancreatite

COMPLICAÇÕES	DESCRIÇÃO	ACHADOS CLÍNICOS	ACHADOS ULTRASSONOGRÁFICOS
Abscesso	Desenvolve-se como resultado de uma infecção do pâncreas necrótico Ocorre 2 a 4 semanas após um episódio de pancreatite aguda	Dor abdominal Leucocitose Náusea/vômito Febre	Varia de anecoico a ecogênico Bordas irregulares ou lisas Níveis líquido-debris
Obstrução duodenal	Alta concentração de enzimas pancreáticas pode irritar o duodeno	Dor abdominal Distensão abdominal Náusea/vômito Constipação	Peristalse intestinal limitada
Hemorragia	Rápido desenvolvimento de inflamação causando necrose e hemorragia	Dor abdominal severa Náusea/vômito Níveis elevados de amilase Diminuição no nível de hematócrito	Massa homogênea bem definida Massa cística com debris Níveis líquido-debris
Fleimão	Extensão da inflamação pancreática para os tecidos peripancreáticos	Dor abdominal severa Náusea/vômito Níveis elevados de amilase	Massa sólida hipoecoica adjacente ao pâncreas Reforço acústico posterior Bordas irregulares Geralmente envolve o omento menor, mesocólon transverso e espaço pararrenal anterior
Pseudocisto	Acúmulo focal de tecido necrótico inflamatório, sangue e secreções pancreáticas Geralmente localizado no omento menor, seguido pelo espaço pararrenal anterior	Dor abdominal Massa palpável Amilase elevada persistente	Massa anecoica ou complexa Bordas bem definidas Formato variável

Cistos do Pâncreas

PATOLOGIA	ETIOLOGIA	ACHADOS CLÍNICOS	ACHADOS ULTRASSONOGRÁFICOS	CONSIDERAÇÕES DIFERENCIAIS
Cisto	Desenvolvimento congênito anômalo do ducto pancreático **Adquirido** Cisto de retenção Cisto parasitário Cisto neoplásico	Assintomático Dispepsia Icterícia	Massa anecoica Bordas lisas Reforço acústico posterior	Estômago preenchido por líquido Pseudocisto Doença policística

Cistos do Pâncreas (Cont.)

PATOLOGIA	ETIOLOGIA	ACHADOS CLÍNICOS	ACHADOS ULTRASSONOGRÁFICOS	CONSIDERAÇÕES DIFERENCIAIS
Cistadenoma	**Microcístico** Responsável por 50% das neoplasias císticas envolvendo o pâncreas **Macrocístico** Origina-se nos ductos Potencial maligno	Assintomático Dor abdominal Massa palpável Perda de peso Prevalência feminina (4:1)	Maioria está localizado no corpo e cauda do pâncreas **Microcístico** Massa ecogênica ou complexa **Macrocístico** Massa cística multiloculada Margens irregulares Nódulos sólidos Pode ocorrer deslocamento do ducto biliar comum, ducto pancreático e veia esplênica	Pseudocisto Doença policística Abscesso Estômago preenchido por líquido
Doença policística	Associada à doença renal ou hepática policística	Assintomático Dor abdominal	Múltiplos cistos Associada a múltiplos cistos no fígado, rim ou baço	Cisto verdadeiro Alças intestinais preenchidas por líquido Cistadenoma
Pseudocisto	Inflamação do pâncreas	Dor abdominal Massa palpável Níveis elevados de amilase	Massa anecoica ou complexa Bordas espessas e irregulares Tamanho e formato variáveis	Estômago preenchido por líquido Neoplasia Ducto pancreático dilatado Veia renal esquerda Cisto omental Cistadenoma

Neoplasias Pancreáticas

NEOPLASIA	ETIOLOGIA	ACHADOS CLÍNICOS	ACHADOS ULTRASSONOGRÁFICOS	CONSIDERAÇÕES DIFERENCIAIS
Carcinoma Quarta malignidade mais comum	Adenocarcinoma em 90% dos casos 75% envolvem a cabeça do pâncreas 20% envolvem o corpo do pâncreas	Dor abdominal Dorsalgia severa Perda de peso Icterícia indolor Anorexia Novo início de diabetes	Massa hipoecoica no pâncreas Bordas irregulares Árvore biliar dilatada Vesícula biliar hidrópica Metástase hepática Ascite	Pancreatite focal Adenoma Lobo caudado do fígado
Tumor de células das ilhotas pancreáticas	**Funcional** Insulinoma Gastrinoma **Não funcional** 90% são malignos Compreende um-terço de todos os tumores de células das ilhotas pancreáticas	**Insulinoma** Aumento nos níveis de insulina Hipoglicemia Dores de cabeça Obesidade Confusão **Gastrinoma** Hiperestimulação gástrica associada à úlcera péptica	Massa hipoecoica pequena e bem definida Tumores grandes são mais ecogênicos Tipicamente localizado no corpo ou cauda do pâncreas Calcificações Áreas císticas necróticas são mais prováveis de serem malignas Maioria é hipervascular	Adenoma Carcinoma Cisto complexo

PANCREATODUODENECTOMIA (Procedimento de Whipple) (Fig. 9-2)

Critérios Pré-Operatórios

- Ausência de metástase extrapancreática.
- Veias portal, esplênica e mesentérica superior são avaliadas para patência e ausência de tumor ou trombo.
- Eixo celíaco e artérias mesentéricas superiores são avaliadas para patência.

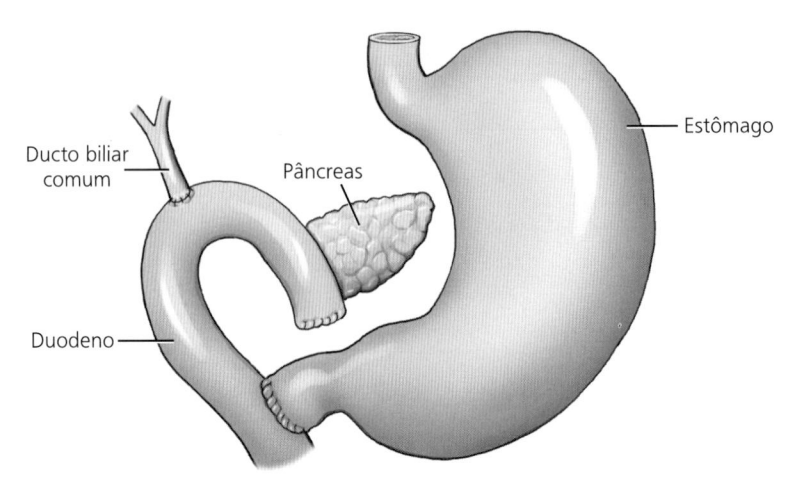

FIG. 9-2 Pancreatoduodenectomia.

Procedimento Básico

- Vesícula biliar é removida.
- Ducto comum é ligado na região superior ao ducto cístico e anastomosado ao duodeno distal ao pâncreas.
- O tecido pancreático residual é fixado ao duodeno.
- O estômago é anastomosado distal ao ducto biliar.

REVISÃO DO PÂNCREAS

1. Demonstração da cabeça pancreática circundando o duodeno é compatível com:
   a. um fleimão
   b. tecido pancreático ectópico
   c. pâncreas divisum
   d. um pâncreas anular

2. Achados clínicos comuns associados à pancreatite aguda incluem:
   a. dor no hipocôndrio esquerdo, dor no flanco, níveis elevados de glicose
   b. dor epigástrica severa, náusea/vômito, bilirrubina elevada
   c. íleo paralítico, dor epigástrica severa, níveis séricos elevados de lipase
   d. dor no hipocôndrio direito, náusea/vômito, níveis elevados de fosfatase alcalina

3. Qual das seguintes enzimas é responsável pela degradação de proteínas em aminoácidos?
   a. amilase
   b. gastrina
   c. lipase
   d. tripsina

4. A localização do processo uncinado é descrita como:
   a. superior à aorta
   b. anterior à veia porta principal
   c. posterior à veia mesentérica superior
   d. lateral à artéria gastroduodenal

5. A complicação mais comum associada à pancreatite aguda é um(a):
   a. abscesso
   b. fleimão
   c. pseudocisto
   d. obstrução intestinal

6. Células das ilhotas de Langerhans secretam hormônios diretamente no(a):
   a. duodeno
   b. circulação sanguínea
   c. circulação linfática
   d. ducto pancreático principal

7. Em um procedimento de Whipple, o tecido pancreático normal é fixado ao:
   a. fígado
   b. estômago
   c. duodeno
   d. ducto biliar comum

8. Extensão da inflamação pancreática para os tecidos peripancreáticos é chamada de:
   a. abscesso
   b. pseudocisto
   c. fleimão
   d. pâncreas anular

9. A causa *mais comum* de pancreatite aguda é:
   a. abuso de bebidas alcoólicas
   b. doença biliar
   c. hiperlipidemia
   d. úlcera péptica

Responda a pergunta 10 usando a Fig. 9-3.

10. Um paciente hospitalizado do sexo masculino e 59 anos de idade apresenta um histórico de pancreatite aguda. Seus sintomas clínicos incluem dor abdominal, massa palpável no quadrante superior esquerdo e extrema elevação nos níveis de enzimas pancreáticas. Com base nesse histórico clínico, os *calipers* nesse sonograma estão *provavelmente* medindo um(a):
    a. biloma
    b. fleimão
    c. pseudocisto
    d. obstrução duodenal

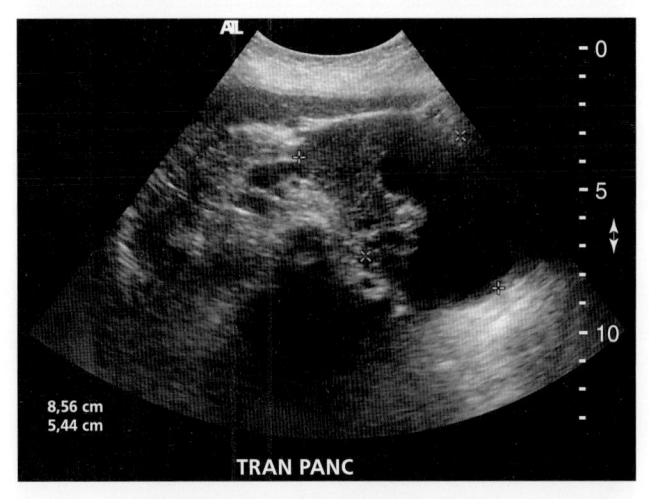

FIG. 9-3 Imagem transversal do pâncreas.

Responda a pergunta 11 usando a Fig. 9-4.

11. Qual das seguintes estruturas é demonstrada diretamente anterior à veia esplênica?
   a. artéria esplênica
   b. ducto pancreático
   c. ducto biliar comum
   d. artéria gastroduodenal

Responda a pergunta 12 usando a Fig. 9-5.

12. Qual das seguintes estruturas vasculares a seta identifica?
   a. aorta
   b. artéria esplênica
   c. veia renal esquerda
   d. artéria mesentérica superior

Responda as perguntas 13 e 14 usando a Fig. 9-6.

13. Mulher de 91 anos de idade se apresenta no departamento de ultrassom se queixando de dorsalgia severa, perda de peso e icterícia. Com base nesse histórico clínico, os achados nesse sonograma são mais compatíveis com um(a):
   a. abscesso
   b. pseudocisto
   c. neoplasia maligna
   d. tumor de células das ilhotas pancreáticas

14. A estrutura tubular anecoica demonstrada anterior à veia esplênica é, provavelmente, um(a):
   a. variz gástrica
   b. ducto pancreático dilatado
   c. artéria esplênica tortuosa
   d. veia mesentérica superior dilatada

15. A formação de pseudocisto é mais comumente localizada em qual dos seguintes recessos abdominais?
   a. omento menor
   b. espaço perirrenal
   c. espaço pararrenal anterior
   d. espaço sub-hepático

16. Qual das seguintes enzimas transforma gordura em ácidos graxos e glicerol?
   a. amilase
   b. gastrina
   c. lipase
   d. tripsina

17. Qual região do pâncreas está localizada mais superiormente?
   a. cabeça
   b. corpo
   c. colo
   d. cauda

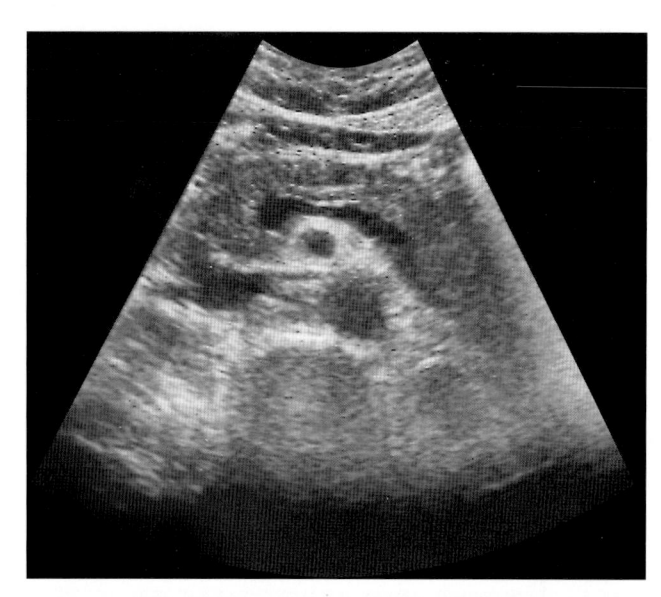

FIG. 9-4 Imagem transversal do pâncreas.

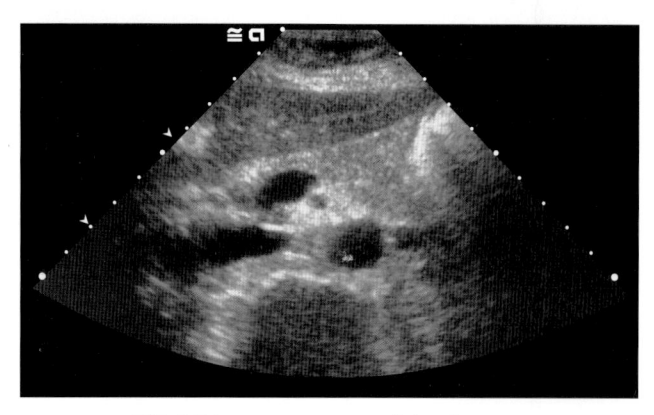

FIG. 9-5 Imagem transversal do pâncreas.

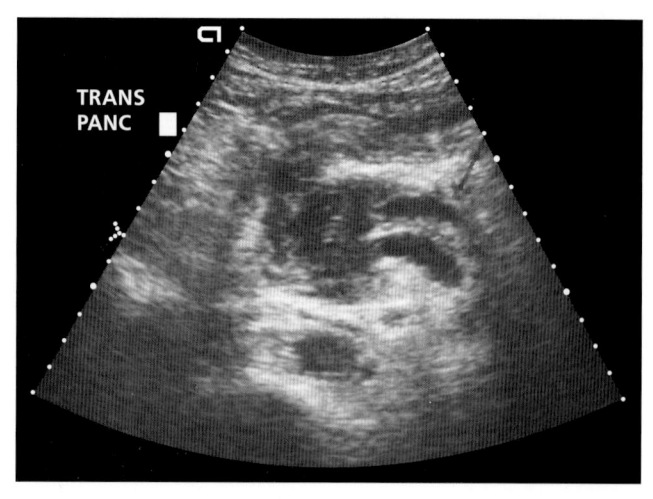

FIG. 9-6 Imagem transversal do pâncreas.

18. Tecido pancreático ectópico está mais comumente localizado em qual dos seguintes órgãos?
  a. fígado
  b. baço
  c. rim
  d. estômago

19. O pâncreas e referências vasculares adjacentes devem ser examinados no nível do(a):
  a. eixo celíaco até abaixo das veias renais
  b. artéria mesentérica superior até abaixo das artérias renais
  c. veia porta principal até abaixo das veias renais
  d. artéria esplênica até abaixo da veia mesentérica superior

20. Qual das seguintes patologias é responsável por metade das neoplasias císticas envolvendo o pâncreas?
  a. cisto de retenção
  b. fibrose cística
  c. doença policística
  d. cistadenoma microcístico

21. Na pancreatite aguda, qual dos seguintes testes laboratoriais permanece elevado por um maior período de tempo?
  a. lipase
  b. amilase
  c. bilirrubina
  d. glicose

22. O ducto pancreático principal é mais comumente visualizado em qual porção do pâncreas?
  a. cabeça
  b. corpo
  c. colo
  d. cauda

23. A maioria dos tumores não funcionais de células das ilhotas pancreáticas é:
  a. maligna
  b. hiperecoica em ecotextura
  c. localizada na cabeça do pâncreas
  d. dependente dos níveis de insulina

24. Pancreatite crônica é mais provável de aparecer no ultrassom como um(a):
  a. pâncreas hipoecoico aumentado com múltiplas calcificações parenquimatosas
  b. pâncreas hipoecoico aumentado com formação associada de pseudocisto
  c. pâncreas hipoecoico irregular com múltiplas calcificações parenquimatosas
  d. pâncreas hiperecoico com um ducto pancreático proeminente e múltiplas calcificações parenquimatosas

25. Os achados clínicos comumente associados ao carcinoma pancreático podem incluir:
  a. dor torácica
  b. ganho de peso
  c. novo episódio de diabetes
  d. edema nas extremidades inferiores

Responda a pergunta 26 usando a Fig. 9-7.

26. Um paciente apresenta um histórico de níveis elevados de insulina. Uma ultrassonografia abdominal é solicitada para excluir a presença de doença pancreática. Com base nesse histórico, o achado ultrassonográfico é mais compatível com um(a):
  a. adenoma
  b. pancreatite focal
  c. tumor de células das ilhotas pancreáticas
  d. adenocarcinoma

Responda a pergunta 27 usando a Fig. 9-8.

27. A aparência ultrassonográfica do pâncreas nesse paciente assintomático é mais compatível com:
  a. um fleimão
  b. microlitíase
  c. pancreatite crônica
  d. parênquima pancreático normal

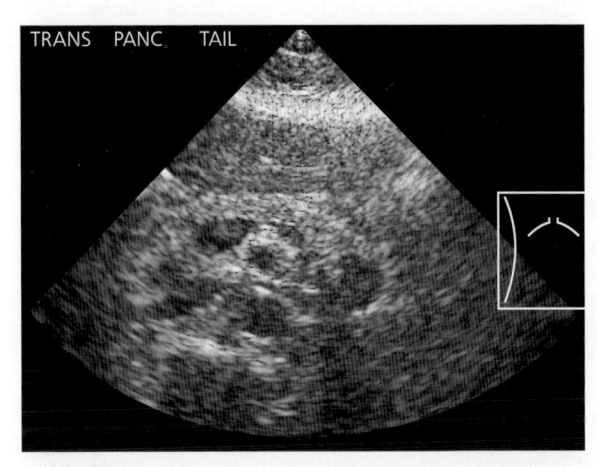

FIG. 9-7 Imagem transversal do pâncreas.

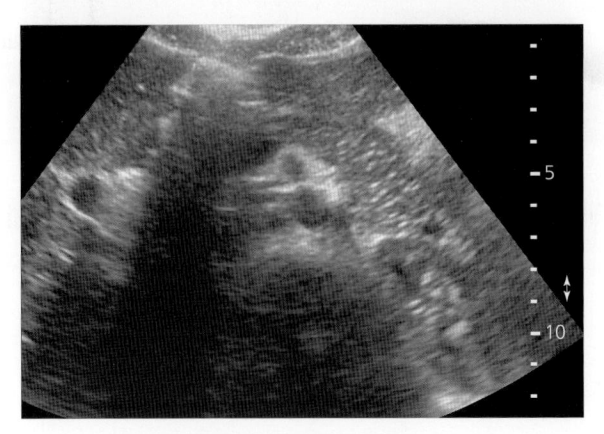

FIG. 9-8 Imagem transversal do pâncreas.

Responda a pergunta 28 usando a Fig. 9-9.

28. A estrutura anecoica localizada na porção lateral da cabeça pancreática é o(a):
    a. ducto biliar comum
    b. artéria gastroduodenal
    c. ducto hepático comum
    d. veia mesentérica superior

29. Uma função endócrina do pâncreas inclui a secreção de:
    a. gastrina
    b. lipase
    c. insulina
    d. tripsina

30. Qual das seguintes referências vasculares está localizada superior ao pâncreas?
    a. veia esplênica
    b. eixo celíaco
    c. veia porta principal
    d. artéria mesentérica superior

31. A cauda do pâncreas geralmente se estende em direção ao:
    a. estômago
    b. hilo esplênico
    c. espaço pararrenal
    d. hilo renal esquerdo

32. Qual das seguintes estruturas vasculares é utilizada como uma referência ultrassonográfica para localizar a cauda do pâncreas?
    a. artéria esplênica
    b. veia renal esquerda
    c. veia esplênica
    d. confluência porto-esplênica

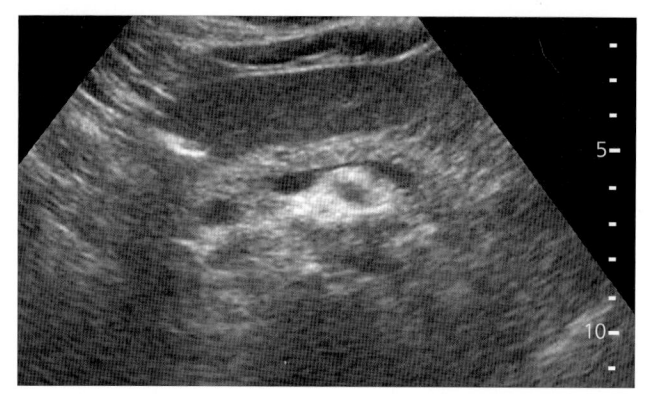

FIG. 9-9 Imagem transversal do pâncreas.

33. O diâmetro do ducto pancreático na região da cabeça/colo do pâncreas não deve exceder:
    a. 2 mm
    b. 3 mm
    c. 6 mm
    d. 10 mm

34. Qual das seguintes estruturas é responsável pela secreção de enzimas pancreáticas?
    a. células beta
    b. células acinares
    c. células alfa
    d. células das ilhotas de Langerhans

35. Qual das alternativas abaixo melhor descreve a localização do colo pancreático?
    a. posterior à veia mesentérica superior
    b. superior ao eixo celíaco
    c. anterior à confluência porto-esplênica
    d. posterior à artéria mesentérica superior

36. A maioria das malignidades pancreáticas envolve qual porção do pâncreas?
    a. cabeça
    b. colo
    c. corpo
    d. cauda

37. Em qual região do pâncreas os tumores de células das ilhotas pancreáticas estão comumente localizados?
    a. corpo e cauda
    b. cabeça e corpo
    c. colo e corpo
    d. cabeça e cauda

38. O ducto secretor secundário do pâncreas é chamado de ducto de:
    a. Vater
    b. Langerhans
    c. Santorini
    d. Wirsung

39. Os ajustes de ganho devem ser configurados para demonstrar o pâncreas normal de um adulto como:
    a. hipoecoico, quando comparado ao fígado normal
    b. hipoecoico, quando comparado ao córtex renal normal
    c. hiperecoico, quando comparado ao baço normal
    d. isoecoico, quando comparado ao fígado normal

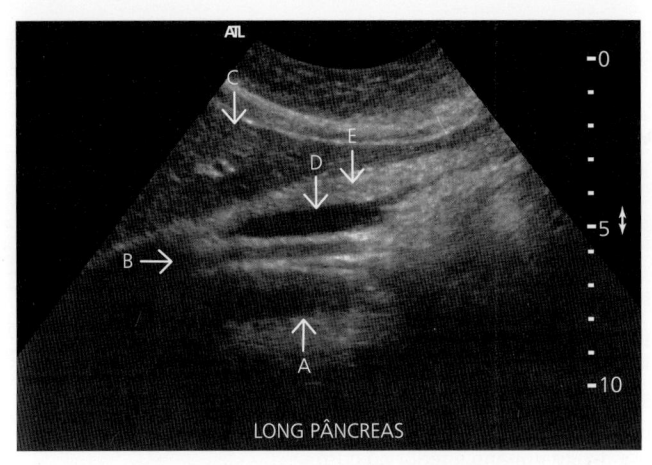

FIG. 9-10 Imagem sagital do pâncreas.

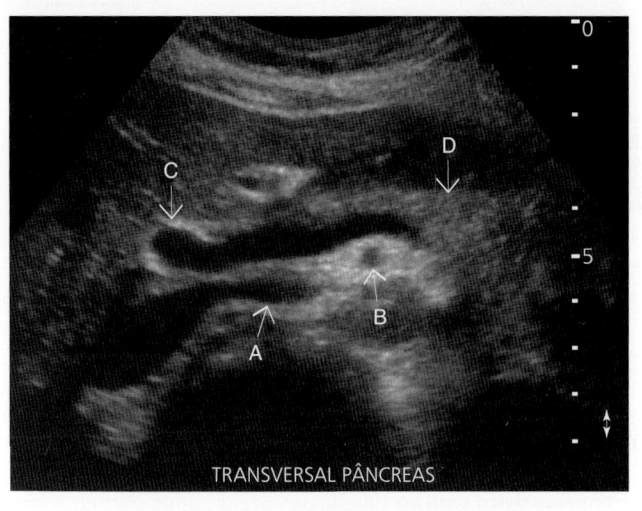

FIG. 9-11 Imagem transversal do pâncreas.

Responda as perguntas 40 a 42 usando a Fig. 9-10.

40. A veia mesentérica superior corresponde a qual das seguintes letras?
   a. A
   b. B
   c. D
   d. E

41. A aorta abdominal corresponde a qual das seguintes letras?
   a. A
   b. B
   c. D
   d. E

42. A artéria mesentérica superior corresponde a qual das seguintes letras?
   a. A
   b. B
   c. D
   d. E

Responda as perguntas 43 e 44 usando a Fig. 9-11.

43. A letra *B* corresponde a qual das seguintes estruturas vasculares?
   a. artéria esplênica
   b. eixo celíaco
   c. artéria renal direita
   d. artéria mesentérica superior

44. A letra *C* corresponde a qual das seguintes estruturas vasculares?
   a. veia esplênica
   b. veia coronária
   c. veia porta principal
   d. veia mesentérica superior

45. A maioria dos cistadenomas envolvendo o pâncreas estão localizados no(a):
   a. corpo e cauda
   b. cabeça e colo
   c. cabeça e corpo
   d. processo uncinado

46. A região mais larga e mais anterior do pâncreas é:
   a. cabeça
   b. colo
   c. corpo
   d. cauda

47. Qual das seguintes estruturas deve ser avaliada quando múltiplos cistos são descobertos no pâncreas?
   a. rins, fígado, baço
   b. rins, fígado, glândulas suprarrenais
   c. baço, rins, ovários/testículos
   d. fígado, baço, aorta abdominal

48. Progressão rápida de inflamação pancreática é uma complicação associada a:
   a. colecistite aguda
   b. fibrose cística
   c. pancreatite aguda
   d. obstrução biliar

49. Uma bainha de fibras musculares circundando o ducto biliar comum distal descreve a(o):
   a. ampola de Vater
   b. papila menor
   c. esfíncter de Oddi
   d. papila maior

50. O extravasamento de enzimas pancreáticas no espaço peritoneal adjacente descreve um:
   a. abscesso
   b. seroma
   c. pseudocisto
   d. fleimão

CAPÍTULO 10

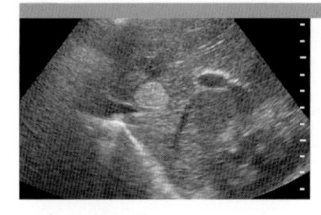

Sistema Urinário

PALAVRAS-CHAVE

angiomiolipoma tumor benigno composto de vasos sanguíneos, músculo liso e gordura.

angiotensina polipoide no sangue que causa vasoconstrição, aumento na pressão sanguínea e liberação de aldosterona.

artefato de cintilação rápida flutuação do sinal do Doppler em cores proveniente de uma superfície irregular ou um objeto altamente refletor.

cisto parapélvico cisto ao lado da pelve renal; pode obstruir o rim.

cisto parapélvico cisto em torno da pelve renal; não obstrui o rim.

cólica renal dor intensa e severa no flanco que irradia para a virilha.

coluna de Bertin hipertrofiada aumento de uma coluna de Bertin que se estende até a pirâmide renal.

corcova de dromedário saliência cortical na superfície lateral do rim.

defeito juncional do parênquima remanescente embrionário do sítio de fusão entre os polos superior e inferior do rim.

ectasia piélica dilatação da pelve renal.

falência renal incapacidade dos rins em excretar resíduos, concentrar urina e conservar eletrólitos.

fáscia membrana de tecido conectivo fibroso que pode ser separada de outras estruturas.

fáscia de Gerota camada protetora de tecido que envolve cada rim.

glomérulo estrutura composta de vasos sanguíneos ou fibras nervosas.

glomerulonefrite inflamação do glomérulo renal.

insuficiência renal falência parcial da função renal, caracterizada por um débito urinário inferior ao normal.

lipomatose do seio renal acúmulo excessivo de gordura no seio renal.

lobulação fetal imaturidade do desenvolvimento renal resultando em um contorno renal lobular.

necrose tubular aguda (NTA) necrose isquêmica das células tubulares; causa mais comum de falência renal.

papila ápice obtuso da pirâmide renal.

parênquima renal tecido funcional do rim, que é composto por néfrons.

pirâmide medular pirâmide renal.

renina enzima renal que afeta a pressão sanguínea.

úraco tubo epitelial que conecta o ápice da bexiga urinária ao umbigo.

ureterocele prolapso do ureter distal para dentro da bexiga urinária.

FISIOLOGIA

- O néfron é a unidade funcional básica do rim.
- Cada rim contém mais de um milhão de néfrons.

Funções do Sistema Urinário

- Produz urina e eritropoietina.
- Influencia a pressão arterial, volume sanguíneo e ingestão ou excreção de sal e água através do sistema renina-angiotensina.
- Regula os eletrólitos séricos.
- Regula o equilíbrio acidobásico.

ANATOMIA

Anatomia Renal (Fig. 10-1)

ANATOMIA	DESCRIÇÃO
Cápsula renal	Cápsula fibrosa (cápsula verdadeira) envolvendo o córtex
Córtex renal	Porção externa do rim Limitado pela cápsula renal e vasos arqueados Contém cápsulas glomerulares e túbulos convolutos
Medula	Porção interna do parênquima renal Pirâmides renais situam-se no interior da medula As pirâmides renais contêm túbulos e as alças de Henle
Coluna de Bertin	Extensão interna do córtex renal entre as pirâmides renais
Seio renal	Porção central do rim Contém os cálices maiores e pequenos, gordura peripiélica, tecidos fibrosos, artérias, veias, linfáticos e parte da pelve renal
Hilo renal	Contém a artéria renal, a veia renal e o ureter

Vasculatura Renal

VASO RENAL	DESCRIÇÃO
Artéria renal principal	A artéria renal direita se origina a partir da superfície anterolateral da aorta; a artéria renal esquerda se origina a partir da superfície posterolateral da aorta Pode ter múltiplas artérias ipsolaterais Uma única artéria ipsolateral pode-se dividir em múltiplas artérias renais no hilo Ruma posterior à veia renal A artéria renal principal se origina 1-1,5 cm inferior à origem da artéria mesentérica superior A artéria renal direita é mais longa do que a artéria renal esquerda Demonstra fluxo sanguíneo de baixa resistência Supre o rim, o ureter e a glândula suprarrenal
Artéria segmentar	Após entrar no hilo renal, a artéria se divide em 4 a 5 artérias segmentares Demonstra fluxo sanguíneo de baixa resistência
Artéria interlobar	Ramo da artéria segmentar Ruma ao longo das pirâmides renais Demonstra fluxo sanguíneo de baixa resistência
Artéria arqueada	Interface entre o córtex e a medula Ramo da artéria interlobar localizado na base da medula Artérias arqueadas originam as artérias interlobulares Demonstra fluxo sanguíneo de baixa resistência
Artéria interlobular	Ramo das artérias arqueadas que entra nos glomérulos renais
Veia renal principal	Formada pela junção das tributárias no hilo renal Ruma anterior à artéria renal Veia renal esquerda recebe a veia suprarrenal esquerda e a veia gonadal esquerda Veia renal esquerda é mais longa que a veia renal direita Dilatação da veia renal esquerda, causada por compressão mesentérica, pode ser demonstrada

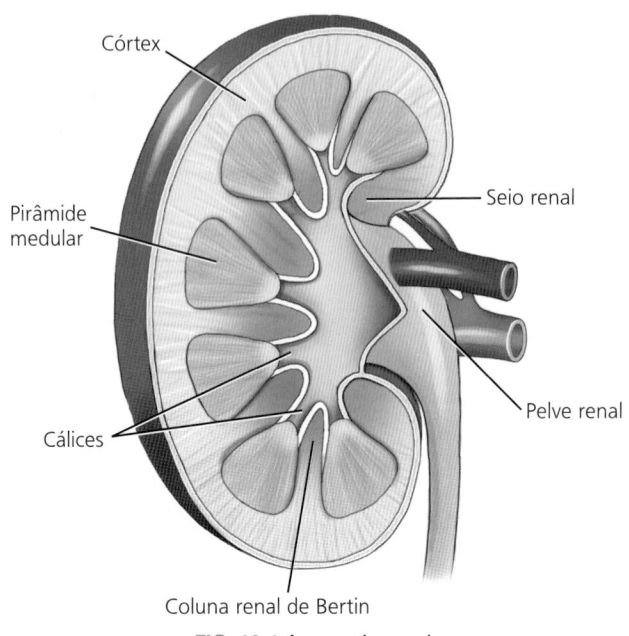

FIG. 10-1 Anatomia renal.

Anatomia de Ureter

- Estrutura tubular de 25 a 34 cm de comprimento que conecta a pelve renal à bexiga urinária.
- Ruma, verticalmente, com o retroperitônio ao longo dos músculos psoas.
- Insere-se posterior e inferiormente ao trígono da bexiga.
- Ureter distal no trígono é considerado extraperitoneal.

Suprimento Arterial ao Ureter
- Artéria renal.
- Artéria testicular ou ovariana.
- Artéria vesical superior.

Estrutura de Suporte dos Rins	
Músculo psoas	Principal músculo inguinal Flexor primário da articulação do quadril Situa-se posterior ao polo inferior de cada rim
Músculo quadrado lombar	Músculo da parede abdominal posterior Situa-se posterior e medial a cada rim
Músculo transverso do abdome	Camada mais profunda de músculos planos da parede anterolateral Situa-se lateral a cada rim
Fáscia de Gerota	Revestimento fibroso de tecido que envolve cada rim Também conhecido como cápsula de Gerota, fáscia renal
Gordura perinéfrica	Tecido adiposo que envolve cada rim
Cápsula renal	Tecido conectivo protetor que envolve cada rim

Localização

- Estruturas em forma de feijão emparelhadas que se encontram em um plano oblíquo sagital na cavidade retroperitoneal.
- Localizado entre a primeira e a terceira vertebra lombar.

- Polos superiores situam-se mais posterior e medial.
- Polos inferiores situam-se mais anterior e lateral.
- Rim esquerdo situa-se superior ao rim direito.

Cada Rim Está Localizado
- Anterior aos músculos psoas e quadrado lombar.
- Medial ao músculo transverso do abdome e fígado ou baço.
- Lateral ao músculo quadrado lombar.

Variantes Anatômicas Renais

VARIANTE	DESCRIÇÕES	ACHADOS CLÍNICOS	ACHADOS ULTRASSONOGRÁFICOS	CONSIDERAÇÕES DIFERENCIAIS
Corcova de dromedário	Saliência cortical na superfície lateral do rim. Demonstrada com maior frequência no rim esquerdo	Assintomático	Protrusão cortical lateral. Ecogenicidade igual ao córtex	Carcinoma. Hematoma. Cisto renal. Coluna de Bertin hipertrofiada
Pelve extrarrenal	Pelve renal se projeta do hilo renal	Assintomático	Estrutura anecoica de formato oval, situada medial ao hilo renal. Ausência de fluxo vascular	Hidroureter. Cisto renal. Veia renal
Lobulação fetal	Desenvolvimento renal imaturo	Assintomático	Lobulações no contorno renal	Defeito juncional do parênquima. Corcova de dromedário
Coluna de Bertin hipertrofiada	Coluna de Bertin aumentada	Assintomático	Massa se estendendo do córtex para as pirâmides renais. Ecogenicidade similar ao córtex	Carcinoma. Duplicação renal. Abscesso
Defeito juncional do parênquima	Remanescente embrionário do sítio de fusão entre os polos superior e inferior do rim	Assintomático	Área ecogênica triangular na superfície anterior do rim	Fatores técnicos. Artéria calcificada. Angiomiolipoma. Lobulação fetal

Anomalias Congênitas

ANOMALIA	DESCRIÇÃO	ACHADOS CLÍNICOS	ACHADOS ULTRASSONOGRÁFICOS	CONSIDERAÇÕES DIFERENCIAIS
Agenesia	Ausência do rim. Unilateral ou bilateral	Assintomático quando unilateral. Fatal quando bilateral. Associado a anomalias congênitas	Fossa renal vazia. Rim contralateral grande	Rim pélvico. Remoção cirúrgica. Ectopia renal cruzada com fusão
Rim em bolo	Variante do rim em ferradura. Encontrado na pelve	Assintomático. Massa pélvica	Fusão de toda a superfície medial de ambos os rins. Rotação anterior da pelve renal	Ectopia renal cruzada com fusão. Massa renal
Ectopia renal cruzada com fusão	Ambos os rins estão unidos no mesmo quadrante. Dois sistemas coletores separados. Duas glândulas suprarrenais normalmente localizadas	Assintomático. Massa abdominal	Um único rim grande. Contorno irregular. Polo inferior está direcionado medialmente	Massa renal. Rim em bolo. Rim sigmoide
Duplicação	Dois sistemas coletores distintos. Pode envolver o rim, o ureter e/ou a pelve renal. Pode ser parcial ou completa	Assintomático. Dor no flanco	Aumento no comprimento renal. Dois sistemas coletores distintos. Obstrução do sistema superior é mais provável	Coluna de Bertin hipertrofiada. Massa renal

(Continua)

Anomalias Congênitas (Cont.)

ANOMALIA	DESCRIÇÃO	ACHADOS CLÍNICOS	ACHADOS ULTRASSONOGRÁFICOS	CONSIDERAÇÕES DIFERENCIAIS
Rim em ferradura	Fusão dos rins geralmente nos polos inferiores Conectado por um istmo de parênquima funcional ou tecido fibrótico não funcional Rotação anterior da pelve renal e ureteres Sistemas coletores separados Forma mais comum de fusão renal	Assintomático Massa abdominal pulsátil	Rins baixos bilateramente posicionados medialmente, com fusão parcial ou completa dos polos inferiores "Efeito de imersão ou mergulho" de ambos os polos inferiores Istmo de tecido demonstrado anterior à aorta abdominal Ecotextura do istmo é similar ao córtex renal	Massa renal Linfadenopatia Intestino Tumor retroperitoneal
Rim pélvico	Falha em ascender com o desenvolvimento Associado a um ureter curto Artéria e veia renal estão localizadas mais inferiormente Veia renal drena diretamente para a veia cava inferior (VCI)	Assintomático Dor pélvica	Centro alongado de tecido ecogênico circundado por parênquima menos ecogênico Localizado no abdome inferior ou na pelve Fossa renal ipsolateral vazia Encontra-se em um plano oblíquo	Intestino Massa pélvica
Ptose renal	Rim móvel incomum que desce da posição normal em direção à pelve Estruturas de suporte deficientes	Assintomático	Mobilidade anormal de um rim	Rim pélvico Rim em ferradura
Rim sigmoide	Variante do rim em ferradura	Assintomático Massa abdominal	Polo superior de um rim está unido ao polo inferior do rim contralateral Formado em "S"	Intestino Massa abdominal
Rim torácico	Rim migra para o tórax através de uma herniação no diafragma Achado raro	Massa torácica	Centro alongado de tecido ecogênico circundado por parênquima menos ecogênico Localizado no tórax Dificilmente demonstrado no ultrassom	Massa torácica

TAMANHO

Adulto

- Comprimento de 9 a 12 cm.
- Largura de 4 a 5 cm.
- Altura de 2,5 a 3 cm.
- Mínimo de 1 cm de espessura cortical.

Criança

- Comprimento de 7 a 8 cm.
- Fórmula: (© SDMS National Certification Exam Review: Abdominal Sonography: 2010).
  - Comprimento renal (cm) = 6,79 + [0,22 × idade (anos)].

Recém-Nascido

- Comprimento de 5 a 6 cm.
- Fórmula: (© SDMS National Certification Exam Review: Abdominal Sonography: 2010).
  - Comprimento renal (cm) = 4,98 + [0,155 × idade (meses)].

Aparência Ultrassonográfica Normal – Rim Adulto

DIVISÃO	APARÊNCIA ULTRASSONOGRÁFICA
Cápsula renal	Linha ecogênica bem definida circundando o rim
Córtex renal	Ecogenicidade de alto, moderado a baixo níveis Menos ecogênico quando comparado ao parênquima hepático normal
Medula	Hiperecoica; pode ser anecoica
Colunas de Bertin	Ecogenicidade de moderado a baixo nível
Seio renal	Hiperecoico; mais ecogênico
Vasos arqueados	Pequenos focos ecogênicos na junção corticomedular
Espessura cortical	Mínimo de 1 cm

Aparência Ultrassonográfica Normal – Rim Pediátrico

DIVISÃO	APARÊNCIA ULTRASSONOGRÁFICA
Cápsula renal	Quantidade esparsa de gordura perinéfrica dificulta a distinção da cápsula
Córtex renal	Moderado a altamente ecogênico
Medula	Comumente anecoica Não confundir com hidronefrose
Seio renal	Pouco visível em recém-nascidos

TÉCNICA

Preparação

- Rins – paciente deve estar hidratado.
- Vasos renais – nada por via oral 6 a 8 horas antes do exame.
- Bexiga urinária – beber 200 a 400 mL de água uma hora antes do exame.

Técnica de Exame e Otimização da Imagem

- Utilizar o transdutor abdominal de maior frequência possível para a obtenção de uma resolução ideal da profundidade de penetração.
- Configurar os ajustes de ganho para exibir o córtex renal normal de um adulto com uma ecogenicidade de nível moderado a baixo e o seio renal como o mais ecogênico, com ajustes para reduzir os ecos no interior dos vasos.
- Posicionar as zonas focais no nível ou abaixo da área de interesse.
- Profundidade de imagem suficiente para visualizar estruturas situadas posterior à região de interesse.
- Imagens harmônicas e redução da compressão do sistema (faixa dinâmica) podem ser utilizadas para reduzir os ecos artefatuais no interior de estruturas anecoicas e aumentar a proeminência da sombra acústica posterior.
- Composição espacial pode ser utilizada para melhorar a visualização de estruturas situadas posterior a uma estrutura altamente atenuadora.
- Avaliação e documentação das superfícies superior, inferior, medial e lateral de cada rim no plano coronal ou sagital.
- Avaliação e documentação do polo superior, hilo renal e polo inferior de cada rim no plano transversal.
- Medidas do comprimento, espessura e largura máxima de cada rim.
- Medida da espessura cortical de cada rim.
- Avaliação e documentação da parede vesical.

- Volumes vesicais pré e pós-miccional podem ser incluídos.
- Os rins são mais adequadamente avaliados com uma bexiga urinária vazia.
- Documentação e mensuração de qualquer anormalidade em dois planos de varredura, com e sem Doppler em cores, devem ser incluídas.

Posições do Paciente

POSIÇÃO DO PACIENTE	DEMONSTRA/BENEFÍCIOS
Supina	Polo superior direito com uma abordagem intercostal Polo inferior direito com uma abordagem subcostal
Oblíqua posterior esquerda (LPO)	Possibilita distanciar o intestino do rim direito Abordagem subcostal ou intercostal
Decúbito lateral esquerdo	Fígado e rim "caem" da caixa torácica Ajuda nos pacientes obesos ou flatulentos
Oblíqua posterior direita (RPO)	Polo superior esquerdo com uma abordagem intercostal Abordagem subcostal posterior para o polo inferior esquerdo
Decúbito lateral direito	Abordagem posterior esquerda com inspiração profunda
Prona	Demonstra os polos médio e inferior de ambos os rins Posição mais adequada para recém-nascidos e crianças pequenas Polos superiores podem ser visualizados Utilizada em biópsias renais

Indicações para o Exame Ultrassonográfico

- Aumento nos níveis de creatinina ou nitrogênio ureico no sangue (BUN).
- Infecção do trato urinário.
- Dor no flanco.
- Hematúria.
- Hipertensão.
- Diminuição no débito urinário.
- Trauma.
- Avaliar massa observada em um estudo por imagem prévio (ou seja, tomografia computadorizada [TC]).

VALORES LABORATORIAIS

Creatinina

- Normal: 0,6 a 1,2 mg/dL.
- Um resíduo produzido a partir da proteína de carnes e desgaste normal dos músculos do corpo.
- Mais específico para a determinação de disfunção renal do que os níveis de BUN.
- Níveis elevados na falha renal, nefrite crônica ou obstrução urinária.

Nitrogênio Ureico no Sangue

- Normal: 11 a 23 mg/dL.
- Produzido a partir da degradação de proteínas dos alimentos.
- Níveis elevados na obstrução urinária, disfunção renal ou desidratação.
- Níveis reduzidos associados à hiper-hidratação, gravidez, insuficiência hepática, ingestão proteica reduzida e tabagismo.

Hematúria

- Hemácias visíveis ou microscópicas na urina.
- Associada à doença renal precoce.

Proteinúria

- Quantidade anormal de proteínas na urina.
- Associada a nefrite, nefrolitíase, carcinoma, doença policística, hipertensão e *diabetes mellitus*.
- Aumenta o risco de desenvolvimento de disfunção renal progressiva.

Urinálise com Urina Diluída/Concentrada

- Utilizada para detectar doença renal crônica.

Patologia Cística dos Rins

PATOLOGIA	ETIOLOGIA	ACHADOS CLÍNICOS	ACHADOS ULTRASSONOGRÁFICOS	CONSIDERAÇÕES DIFERENCIAIS
Cisto simples	Condição adquirida Encontrado em 50% dos pacientes acima de 55 anos de idade	Assintomático	Massa anecoica Paredes finas hiperecoicas Margens lisas Reforço acústico posterior	Cisto hepático Cisto da glândula suprarrenal
Cisto parapiélico	Condição adquirida, originada no parênquima renal	Assintomático Hipertensão Hematúria	Massa anecoica localizada no hilo renal Não se comunica com o sistema coletor Paredes finas hiperecoicas Margens lisas Reforço acústico posterior	Hidronefrose Veia renal Pelve extrarrenal Aneurisma da artéria renal
Cisto peripiélico	Condição adquirida que pode se desenvolver a partir do sistema linfático ou de uma obstrução	Assintomático	Massa anecoica localizada próximo ou em torno da pelve renal Paredes finas hiperecoicas Margens lisas Reforço acústico posterior	Pirâmide renal proeminente Hidronefrose localizada
Doença renal policística do adulto	Distúrbio congênito Parênquima renal normal é substituído por cistos Incidência elevada de cálculos renais e infecção	Assintomático Massa abdominal palpável Hipertensão Hematúria Dor em cólica Níveis elevados de nitrogênio ureico no sangue (BUN) e creatinina Falência renal	Doença bilateral Múltiplos cistos Margens irregulares Parênquima renal normal pode não ser visualizado Cistos associados no fígado, pâncreas e baço	Múltiplos cistos simples Hidronefrose
Doença renal policística infantil	Distúrbio congênito Parênquima renal normal é substituído por cistos	Massa abdominal palpável Hipertensão Hematúria Dor em cólica Falência renal	Doença bilateral Rins aumentados hiperecoicos	Insuficiência renal crônica Lipomatose do seio renal
Displasia multicística	Afeta o rim esquerdo com maior frequência Distúrbio não congênito Obstrução urinária na embriologia precoce Prevalência masculina (2:1) Recém-nascidos de mães diabéticas	Assintomático Massa abdominal palpável Dor no flanco Hipertensão	Doença unilateral Vários cistos de formato e tamanho variável Associada à obstrução e má rotação da junção pieloureteral Parênquima renal normal pode não ser visualizado	Múltiplos cistos simples Hidronefrose

Condições Inflamatórias

CONDIÇÃO INFLAMATÓRIA	ETIOLOGIA	ACHADOS CLÍNICOS	ACHADOS ULTRASSONOGRÁFICOS	CONSIDERAÇÕES DIFERENCIAIS
Abscesso renal	Infecção	Dor no flanco Febre ou calafrios Leucocitose	Massa hipoecoica ou complexa Margens da parede irregulares e espessas Sombreamento associado à formação de gás	Neoplasia Pielonefrite focal Cisto complicado Hematoma em resolução
Necrose tubular aguda (NTA)	Exposição a drogas tóxicas Hipotensão Trauma Cirurgia do coração ou aorta Icterícia Septicemia	Assintomático Insuficiência renal Oligúria	Rins aumentados bilateralmente Pirâmides renais hiperecoicas Córtex renal normal	Lipomatose do seio renal Pielonefrite crônica Insuficiência renal Nefrocalcinose
Insuficiência renal crônica	Glomerulonefrite Hipertensão Doença vascular *Diabetes mellitus* Hidronefrose crônica	Níveis elevados de BUN e creatinina Proteinúria Poliúria Dores de cabeça Fadiga Fraqueza Anemia	Atrofia renal Parênquima hiperecoico Córtex renal fino Dificuldade em distinguir o rim de estruturas adjacentes	Lipomatose do seio renal Rim hipoplásico
Glomerulonefrite	Doenças imunes Infecção Faringite estreptocócica Lúpus Hepatite crônica C Vasculite	Assintomático Proteinúria Oligúria Hipertensão Hematúria Fadiga Edema	Córtex renal hiperecoico Rins aumentados	Lipomatose do seio renal
Pielonefrite	Bactéria ascende da bexiga urinária	Dor no flanco Febre ou calafrios Disúria Piúria Leucocitose	Inchaço generalizado ou focal dos rins Pirâmides renais bem definidas Perda de definição corticomedular	Abscesso renal Neoplasia

Obstrução e Cálculo Renal

OBSTRUÇÃO	ETIOLOGIA	ACHADOS CLÍNICOS	ACHADOS ULTRASSONOGRÁFICOS	CONSIDERAÇÕES DIFERENCIAIS
Hidronefrose	Obstrução do trato urinário	Dor no flanco Hematúria Febre Leucocitose	**Grau 1** Pequena separação preenchida por líquido da pelve renal **Grau 2** Dilatação de alguns, mas não todos cálices **Grau 3** Dilatação acentuada da pelve renal e de todos os cálices Linha ecogênica separando o sistema coletor do parênquima pode ser demonstrada **Grau 4** Dilatação proeminente do sistema coletor Adelgaçamento cortical Incapacidade de separar o sistema coletor do parênquima renal Independente do grau, avaliar a bexiga urinária para a presença de jatos ureterais com o Doppler em cores	Pelve extrarrenal Cisto parapiélico Doença policística Refluxo Bexiga urinária hiperdistendida

Obstrução e Cálculo Renal (Cont.)

OBSTRUÇÃO	ETIOLOGIA	ACHADOS CLÍNICOS	ACHADOS ULTRASSONOGRÁFICOS	CONSIDERAÇÕES DIFERENCIAIS
Uretero-hidronefrose	Obstrução da junção pieloureteral (JUP), junção ureterovesical (JUV) ou região onde o ureter atravessa o oco pélvico	Assintomático Dor no flanco	Estrutura tubular anecoica conectando a pelve renal à bexiga urinária Ausência de fluxo sanguíneo interno	Intestino preenchido por líquido
Nefrolitíase	Estase urinária	Assintomático Cólica renal Dor no flanco Hematúria	Foco hiperecoico no interior do rim Ocorre na junção corticomedular Sombra acústica posterior Artefato de cintilação no Doppler em cores	Vaso calcificado Angiomiolipoma

Patologia Benigna do Rim

PATOLOGIA BENIGNA	ETIOLOGIA	ACHADOS CLÍNICOS	ACHADOS ULTRASSONOGRÁFICOS	CONSIDERAÇÕES DIFERENCIAIS

Adenoma
Fatores de risco
  Prevalência masculina (3:1)
  Tabagismo
  Diálise de longa duração
	Epitélio glandular
	Tumor cortical mais comum
		Assintomático
		Hematúria
			Massa cortical hipoecoica bem definida
			Geralmente pequeno
				Abscesso
				Cisto complicado

Angiomiolipoma	Composto de gordura, vasos sanguíneos e músculo Tende a sofrer hemorragia	Assintomático Dor no flanco Hematúria macroscópica	Massa hiperecoica bem definida Pode distorcer a arquitetura renal	Carcinoma Defeito juncional do parênquima Lipoma
Lipoma	Composto de gordura	Assintomático	Massa hiperecoica bem definida	Angiomiolipoma Defeito juncional do parênquima
Rim esponjomedular	Condição congênita benigna	Assintomático	Focos hiperecoicos na região das papilas renais Distensão do sistema coletor distal	Nefrolitíase Angiomiolipoma
Nefroma mesoblástico	Tumor pediátrico do parênquima renal 90% ocorrem no primeiro ano de vida Versão benigna do tumor de Wilms	Massa palpável no flanco Hematúria	Massa hipoecoica homogênea Grande massa sólida no parênquima Tipicamente envolve o seio renal Frequentemente cresce na cápsula renal	Tumor de Wilm Neuroblastoma
Nefrocalcinose	Formação de agregados de cálcio nos túbulos distais e alças de Henle	Assintomático Hiperparatireoidismo Hipercalcemia Hipercalciúria	Pirâmides medulares hiperecoicas Pode demonstrar sombra acústica	Nefrolitíase Rim esponjomedular Angiomiolipoma
Lipomatose do seio renal	Obesidade Obstrução urinária prévia Infecção renal crônica Terapia com esteroides	Assintomático Níveis elevados de creatinina	Aumento na ecogenicidade do seio renal Adelgaçamento do córtex renal Contorno renal normal	Insuficiência renal crônica

Patologia Maligna do Rim

PATOLOGIA MALIGNA	ETIOLOGIA	ACHADOS CLÍNICOS	ACHADOS ULTRASSONOGRÁFICOS	CONSIDERAÇÕES DIFERENCIAIS
Carcinoma de células renais **Estágios** 1. Confinado ao rim 2. Invasão da gordura perinéfrica 3. Extensão para a veia renal, veia cava inferior (VCI) ou linfonodos 4. Extensão para estruturas próximas ou distantes	Adenocarcinoma em 85% dos casos (células renais) Carcinoma de células transicionais	Hematúria macroscópica indolor Hipertensão não controlada Massa palpável Dor no flanco	Massa irregular com ecogenicidade variando de hipoecoico (massa maior) a hiperecoico (massa menor) Protuberância focal no contorno renal Bordas indistintas Massa hipervascular Metástase para o pulmão, fígado e ossos longos Extensão para a veia renal e VCI	Tumor da glândula suprarrenal Abscesso Pielonefrite focal Adenoma Angiomiolipoma
Tumor de Wilms (nefroblastoma)	**Fatores de risco** Síndrome de Beckwith-Wiedemann Hemi-hipertrofia Aniridia esporádica Prevalência masculina Onfalocele 5 anos de idade ou menos	Massa palpável Dor abdominal Náusea/vômito Hematúria macroscópica Hipertensão	Massa renal bem definida e predominantemente sólida Padrão de ecos variável Borda ecogênica Calcificação ocasional (10%) Fluxo vascular intramural Deslocamento da VCI e aorta Metástase para a veia renal, VCI, fígado, rim contralateral e linfonodos	Neuroblastoma Carcinoma renal Nefroma mesoblástico
Metástase	Malignidade primária dos brônquios, mama, trato gastrointestinal, rim contralateral e linfoma não Hodgkin	Assintomático	Múltiplas massas pequenas bilaterais de ecogenicidade variável	Angiomiolipomas Carcinoma de células renais

Distúrbios Vasculares dos Rins

DISTÚRBIO VASCULAR	ETIOLOGIA	ACHADOS CLÍNICOS	ACHADOS ULTRASSONOGRÁFICOS E DOPPLER	CONSIDERAÇÕES DIFERENCIAIS
Infarto	Necrose do tecido causada por oclusão do suprimento sanguíneo arterial	Assintomático Dorsalgia aguda Hematúria Proteinúria	Defeito hipoecoico (agudo) ou hiperecoico (crônico) em forma de cunha	Angiomiolipomas Defeito juncional do parênquima Artéria calcificada
Estenose da artéria renal	Aterosclerose Hiperplasia fibromuscular (porção média a distal)	Hipertensão não controlada Insuficiência renal Sopro abdominal Diminuição na concentração de sódio urinário Hematúria	Pico de velocidade sistólica superior a 180 cm/s Alargamento espectral Ausência de fluxo diastólico Tempo de aceleração tardio Razão da artéria renal superior a 3,5 Estreitamento visual da artéria renal causado por aterosclerose ou espessamento da parede arterial Atrofia renal Infarto renal	Artéria tortuosa Ângulo Doppler pobre
Aneurisma da artéria renal **Fator de risco** Gravidez	Displasia fibromuscular Trauma fechado Doença de Kawasaki Lesão intraluminal induzida por cateter Aterosclerose	Assintomático Hipertensão Dor no Flanco Hematúria	Artéria renal dobra de tamanho Diâmetro da artéria igual ou superior a 1,5 cm Risco de ruptura quando o diâmetro excede 2 cm	Artéria renal tortuosa Bifurcação da artéria renal Veia renal

Distúrbios Vasculares dos Rins (Cont.)

DISTÚRBIO VASCULAR	ETIOLOGIA	ACHADOS CLÍNICOS	ACHADOS ULTRASSONOGRÁFICOS E DOPPLER	CONSIDERAÇÕES DIFERENCIAIS
Fístula arteriovenosa	Malformação congênita Trauma Complicação da biópsia renal	Assintomático	Pico de velocidade sistólica alto associado a uma velocidade diastólica alta Fluxo extremamente turbulento	Estenose da artéria renal

Trombose da veia renal
Fatores de risco
  Malignidade
  Doença renal primária
  Obstrução da VCI
  Lúpus eritematoso sistêmico
  Anemia falciforme
  Amiloidose
  Estado hipercoagulável
	Doença renal
	Cirurgia
	Trauma
	Desidratação
		Dor no flanco
		Hematúria
		Hipertensão
		Proteinúria
		Azotemia
			Aumento no diâmetro da veia
			Ecos hipoecoicos ou complexos no interior da veia renal
			Fluxo venoso intraluminal contínuo, mínimo ou ausente
			Rim aumentado
				Extensão do tumor da veia renal
				Ajustes inadequados de ganho ou zona focal
				Ajustes ou ângulo Doppler inadequado

Extensão do tumor da veia renal	Carcinoma renal Linfoma renal Nefroblastoma	Depende da causa subjacente	Aumento no diâmetro da veia Massa ecogênica no interior da veia renal Fluxo vascular no interior da massa Fluxo venoso intraluminal contínuo, mínimo ou ausente	Trombose da veia renal Ajustes inadequados de ganho ou zona focal Ajustes ou ângulo Doppler inadequado

DIÁLISE RENAL

- Diálise renal é um processo de difusão do sangue através de uma membrana para remover substâncias que um rim normal iria eliminar.
- A diálise renal é capaz de restaurar o equilíbrio eletrolítico e acidobásico.
- Pacientes submetidos à diálise renal apresentam maior incidência de desenvolver um:
  a. cisto renal.
  b. adenoma renal.
  c. carcinoma renal.

TRANSPLANTE RENAL

- O rim transplantado geralmente é posicionado na fossa ilíaca direita anterior.
- A artéria renal é anastomosada à artéria ilíaca interna ipsolateral.
- A veia renal é anastomosada à veia ilíaca externa ipsolateral.
- O ureter é implantado na porção superior da bexiga urinária.
- Gordura presente em torno da bexiga é posicionada sobre o ureter para atuar como uma válvula.

Complicações do Transplante Renal

COMPLICAÇÃO DO TRANSPLANTE	DESCRIÇÃO
Estenose da artéria renal	Ocorre de meses a anos após o transplante
Trombose da artéria renal	Ocorre nos primeiros dias
Trombose da veia renal primária	Origina-se na veia renal
Trombose da veia renal secundária	Estende-se para a veia ilíaca Pode resultar da compressão ilíaca

(Continua)

Complicações do Transplante Renal (Cont.)	
COMPLICAÇÃO DO TRANSPLANTE	**DESCRIÇÃO**
Hematoma	Hipoecoico quando agudo Complexo quando subagudo Anecoico quando crônico
Urinoma	Desenvolve-se nas primeiras semanas Rápido aumento no tamanho nos exames seriados Coleção líquida anecoica
Linfocele	Geralmente encontrada medial ao transplante Coleção líquida anecoica frequentemente contendo septações
Abscesso	Geralmente se desenvolve nas primeiras semanas Aparência ultrassonográfica variável

Aparência Ultrassonográfica Normal do Transplante Renal

- Seio renal aparece hiperecoico.
- Córtex renal aparece hipoecoico.
- Pirâmides renais proeminentes.
- Vasos arqueados podem ser demonstrados.

Aparência Ultrassonográfica Anormal do Transplante Renal

- Aumento no tamanho renal (aparência circular).
- Aumento no tamanho das pirâmides renais.
- Aumento na ecogenicidade do córtex renal.
- Diminuição na ecogenicidade do seio renal.
- Perda da definição corticomedular.
- Áreas hipoecoicas no parênquima renal.

Aparência Doppler Normal do Transplante Renal

- Fluxo vascular de baixa resistência nas artérias renal, segmentar e arqueada.
- Índice de resistência (RI) igual ou inferior a 0,7.
- Pico de velocidade sistólica pode ser de até 250 cm/s.

Aparência Doppler Anormal do Transplante Renal

- Fluxo vascular monofásico ou ausente.
- RI de 0,9 sugere rejeição.

ANATOMIA DA BEXIGA URINÁRIA

- Músculo extraperitoneal atua como um reservatório de urina.
- A parede vesical contém três camadas: serosa, muscular, mucosa.
- A espessura da parede vesical normal é de 3 mm quando distendida.
- A espessura da parede vesical normal é de 5 mm quando vazia.
- A parede vesical normal é mais espessa em recém-nascidos do que em adultos.
- Os ureteres penetram na parede vesical em um ângulo oblíquo, aproximadamente 5 cm acima da saída vesical.
- O resíduo pós-miccional não deve exceder 20 mL.

Ápice

- Porção superior da bexiga urinária.

Colo

- Porção inferior da bexiga urinária que se liga à uretra.

Trígono

- Região inflexível entre o ápice e o colo vesical.
- Área onde os ureteres entram na bexiga urinária.

APARÊNCIA ULTRASSONOGRÁFICA NORMAL

- Estrutura anecoica preenchida por líquido, localizada na linha média da pelve.
- Orifícios uretéricos aparecem como pequenas protuberâncias ecogênicas na superfície posterior da bexiga.
- A espessura da parede vesical depende da distensão da bexiga urinária, porém, não deve exceder 5 mm.

Anormalidades Congênitas da Bexiga Urinária

ANORMALIDADE CONGÊNITA	ETIOLOGIA	ACHADOS CLÍNICOS	ACHADOS ULTRASSONOGRÁFICOS E DOPPLER	CONSIDERAÇÕES DIFERENCIAIS
Extrofia vesical	Não formação de mesoderma sobre o abdome inferior	Geralmente descoberto *in utero*	Defeito da parede abdominal anteroinferior Massa se projetando a partir deste defeito Bexiga urinária normal não identificada	Onfalocele Hérnia inguinal Hérnia umbilical
Divertículo vesical	Fraqueza do músculo da parede vesical	Assintomático Infecção do trato urinário Dor pélvica	Pediculamento anecoico da bexiga urinária Colo do divertículo é pequeno Pode aumentar quando a bexiga contrai	Cisto ovariano Intestino preenchido por líquido Ascite
Ureterocele vesical	Obstrução congênita do orifício uretérico	Assintomático Infecção do trato urinário	Septação hiperecoica observada no orifício uretérico da bexiga urinária Demonstrada quando a urina entra na bexiga urinária	Artefato Tumor vesical Balão de cateter vesical
Seio uracal	Tubo epitelial que conecta o ápice da bexiga urinária com o umbigo	Assintomático Fluido drenando do umbigo	Estrutura tubular linear se estendendo do ápice da bexiga urinária até o umbigo	Hematoma do reto abdominal Gordura subcutânea

Patologia da Bexiga Urinária

PATOLOGIA VESICAL	ETIOLOGIA	ACHADOS CLÍNICOS	ACHADOS ULTRASSONOGRÁFICOS E DOPPLER	CONSIDERAÇÕES DIFERENCIAIS
Cálculo vesical	Estase urinária Migra dos rins	Assintomático Hematúria Frequência e urgência urinária Infecções recorrentes do trato urinário	Foco hiperecoico na bexiga urinária Sombra acústica posterior Móvel com a mudança na posição do paciente	Ar intestinal Vaso calcificado
Cistite	Infecção	Disúria Frequência urinária Leucocitose	Aumento na espessura da parede vesical Ecos internos móveis	Lama vesical Hematúria
Lama vesical	Debris na bexiga	Assintomático	Ecos homogêneos de baixa amplitude Móvel com a mudança na posição do paciente	Cistite Hematúria
Malignidade vesical	Carcinoma de células transicionais	Hematúria indolor Micção frequente Disúria	Massa ecogênica Margens irregulares Imóvel com a mudança na posição do paciente Fluxo sanguíneo vascular interno	Tumor benigno Lama vesical Ureterocele Tumor metastático
Pólipo vesical	Papiloma	Assintomático Micção frequente	Massa intraluminal ecogênica Margens regulares Imóvel com a mudança na posição do paciente Fluxo vascular interno	Tumor maligno Lama vesical Ureterocele

REVISÃO DO SISTEMA URINÁRIO

1. Qual dos seguintes termos descreve a aparência ultrassonográfica típica das pirâmides medulares no recém-nascido?
   a. anecoico
   b. hipoecoico
   c. hiperecoico
   d. pouco visível

2. Qual das seguintes condições está associada a uma diminuição no nível de nitrogênio ureico no sangue (BUN)?
   a. desidratação
   b. hidronefrose
   c. insuficiência hepática
   d. insuficiência renal

3. As artérias renais se originam em qual superfície da aorta abdominal?
   a. medial
   b. lateral
   c. anterior
   d. inferior

4. Qual das seguintes estruturas é considerada a unidade funcional básica do rim?
   a. néfron
   b. glomérulo
   c. alça de Henle
   d. túbulo coletor

5. O quadrado lombar é um músculo localizado na:
   a. parede abdominal medial
   b. parede abdominal lateral
   c. parede abdominal anterior
   d. parede abdominal posterior

6. Fusão de toda a superfície medial de ambos os rins é uma anomalia congênita denominada:
   a. ectopia renal cruzada com fusão
   b. rim em bolo
   c. rim sigmoide
   d. defeito juncional do parênquima

7. Qual das seguintes condições é mais provável de mimetizar um sistema urinário duplicado?
   a. defeito juncional do parênquima
   b. lobulação fetal
   c. corcova de dromedário
   d. coluna de Bertin hipertrofiada

8. Pacientes em diálise apresentam um maior risco de desenvolver:
   a. nefrocalcinose
   b. carcinoma renal
   c. nefrolitíase associada à trombose da veia renal
   d. trombose da veia renal

9. A neoplasia renal mais comum identificada em pacientes com mais de 55 anos de idade é um:
   a. cisto simples
   b. cálculo renal
   c. angiomiolipoma
   d. carcinoma de células renais

10. Rejeição de um transplante renal é suspeito quando o índice de resistência alcança:
    a. 0,3
    b. 0,7
    c. 0,9
    d. 1,5

Responda a pergunta 11 usando a Fig. 10-2.

11. Um paciente paraplégico cateterizado está agendado para uma ultrassonografia do retroperitônio. Uma estrutura anecoica é identificada na região da bexiga urinária. Essa estrutura, provavelmente, representa um(a):
    a. ureterocele
    b. divertículo vesical
    c. balão de cateter
    d. pequena quantidade de urina residual

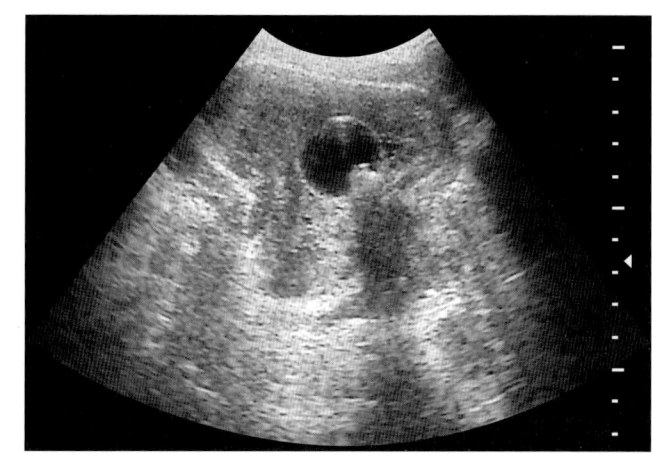

FIG. 10-2 Imagem longitudinal da bexiga urinária.

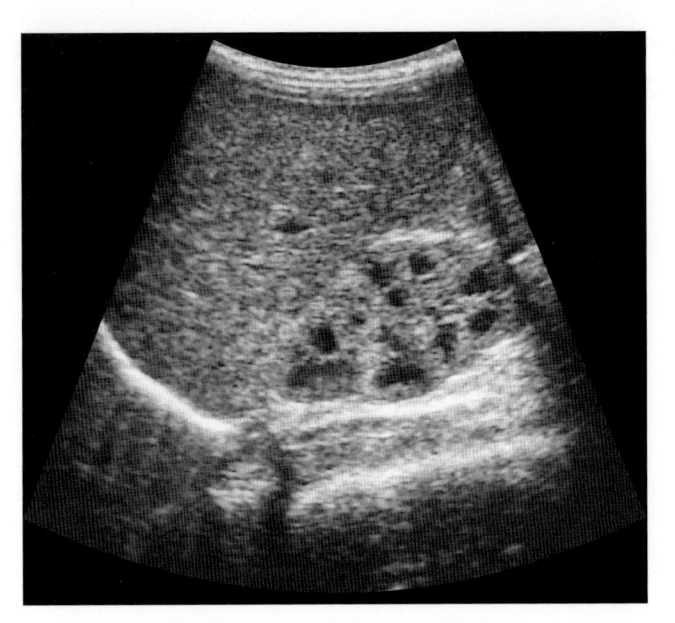

FIG. 10-3 Imagem longitudinal do rim.

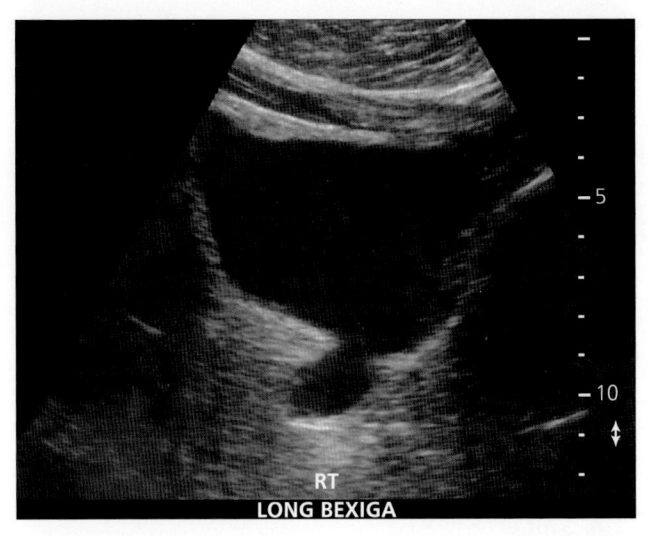

FIG. 10-5 Imagem longitudinal do lado direito da bexiga urinária.

Responda a pergunta 12 usando a Fig. 10-3.

12. Um recém-nascido de 5 semanas de vida é levado ao departamento de ultrassom com histórico de uma única infecção do trato urinário. O sonograma dos rins provavelmente demonstra:
    a. hidronefrose
    b. doença policística infantil
    c. pirâmides medulares normais
    d. vasos arqueados dilatados

Responda as perguntas 13 e 14 usando a Fig. 10-4.

13. Mulher de 25 anos de idade chega ao pronto-socorro se queixando de dor severa no flanco. Um sonograma do rim provavelmente demonstra qual das seguintes condições?
    a. pielectasia
    b. pielonefrite
    c. nefrolitíase
    d. hidronefrose

14. A etiologia mais comum para essa patologia é:
    a. infecção vesical
    b. infecção renal
    c. estase urinária
    d. obstrução do trato urinário

Responda a pergunta 15 usando a Fig. 10-5.

15. Paciente de 45 anos de idade chega para ultrassonografia pélvica se queixando de frequência urinária. Uma estrutura anecoica é identificada adjacente à bexiga urinária. A patologia identificada é mais compatível com um(a):
    a. ureterocele
    b. cisto ovariano
    c. uretra dilatada
    d. divertículo vesical

16. Qual das seguintes estruturas renais é composta por vasos sanguíneos ou fibras nervosas?
    a. glomérulo
    b. alça de Henle
    c. pirâmide renal
    d. túbulo renal

17. Paciente se queixando de dor intensa e severa no flanco que se irradia para a virilha está descrevendo:
    a. cólica renal
    b. disúria
    c. Mittelschmerz
    d. dispareunia

18. Quais das seguintes estruturas estão contidas no seio renal?
    a. artéria renal, veia renal, ureter
    b. linfáticos, gordura perinéfrica, cálices menores
    c. cálices maiores, pelve renal, ureter
    d. linfáticos, gordura perinéfrica, cálices maiores

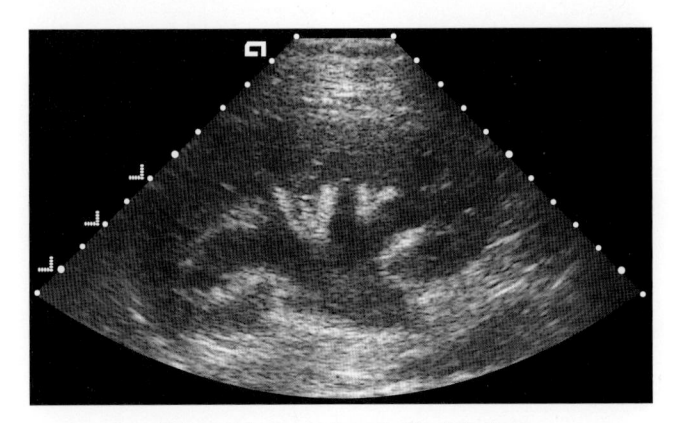

FIG. 10-4 Imagem longitudinal do rim.

19. Qual dos seguintes músculos está localizado lateral a cada rim?
    a. psoas
    b. quadrado lombar
    c. oblíquo interno
    d. transverso do abdome

20. Um foco hiperecoico localizado no córtex renal anterior em um paciente assintomático provavelmente representa:
    a. adenoma
    b. necrose isquêmica
    c. cálculo renal
    d. um defeito juncional do parênquima

21. O volume normal de urina residual pós-miccional não deve exceder:
    a. 5 mL
    b. 20 mL
    c. 50 mL
    d. 100 mL

22. Paciente de 43 anos de idade chega ao departamento de ultrassom se queixando de dor no flanco direito e disúria. Um inchaço generalizado do rim é demonstrado. As pirâmides medulares aparecem bem definidas. Este quadro é mais compatível com:
    a. pielonefrite
    b. doença metastática
    c. hidronefrose
    d. necrose tubular aguda

23. Qual das seguintes posições geralmente é usada nos pacientes para procedimento de biópsia renal?
    a. supina
    b. prona
    c. decúbito lateral direito
    d. oblíqua posterior esquerda

24. Pequenas protuberâncias ecogênicas identificadas na parede posterior da bexiga urinária provavelmente representam:
    a. vasos arqueados
    b. orifícios uretéricos
    c. hidroureteres
    d. divertículos vesicais

25. Pacientes com doença renal policística do adulto apresentam uma maior incidência de desenvolver:
    a. nefrocalcinose
    b. cálculos renais
    c. carcinoma renal
    d. um adenoma de glândula suprarrenal

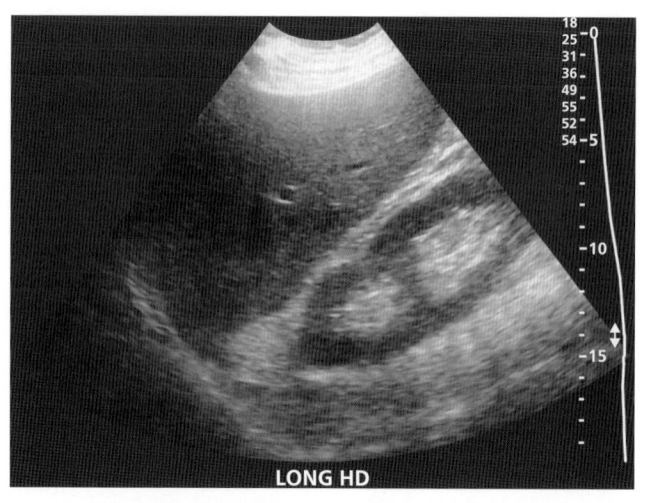

FIG. 10-6 Imagem sagital do hipocôndrio direito (HD).

Responda a pergunta 26 usando a Fig. 10-6.

26. Mulher de 54 anos de idade chega ao departamento de ultrassom se queixando de dor no quadrante superior direito. Qual das seguintes variantes anatômicas é, mais provavelmente, identificada neste sonograma?
    a. lobulação fetal
    b. ectopia renal cruzada com fusão
    c. defeito juncional do parênquima
    d. coluna de Bertin hipertrofiada

Responda a pergunta 27 usando a Fig. 10-7.

27. Paciente com obesidade mórbida chega ao departamento de ultrassom com um histórico de valores elevados nos testes de função hepática. Ele nega a presença de dor abdominal ou no flanco. A seta nesse sonograma *provavelmente* identifica:
    a. gordura perinéfrica
    b. um adenoma de glândula suprarrenal
    c. uma hemorragia suprarrenal
    d. um cisto renal complicado

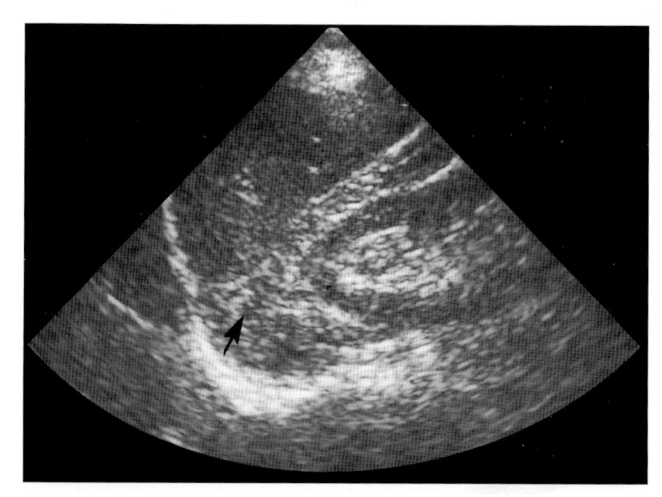

FIG. 10-7 Imagem sagital do hipocôndrio direito.

CAPÍTULO 10 Sistema Urinário

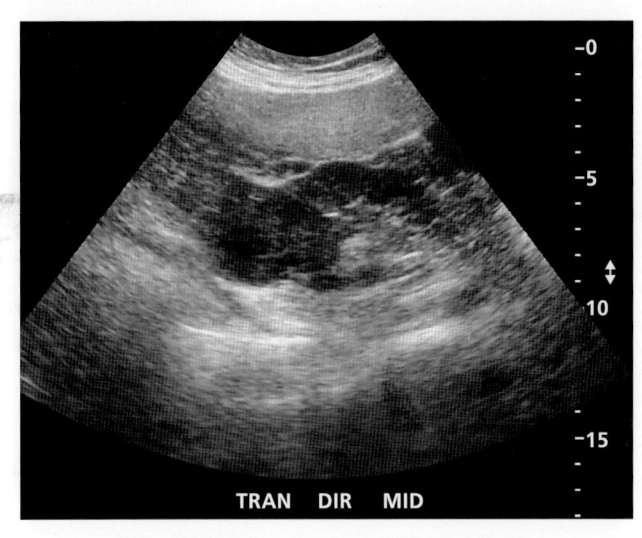

FIG. 10-8 Imagem transversal do rim direito.

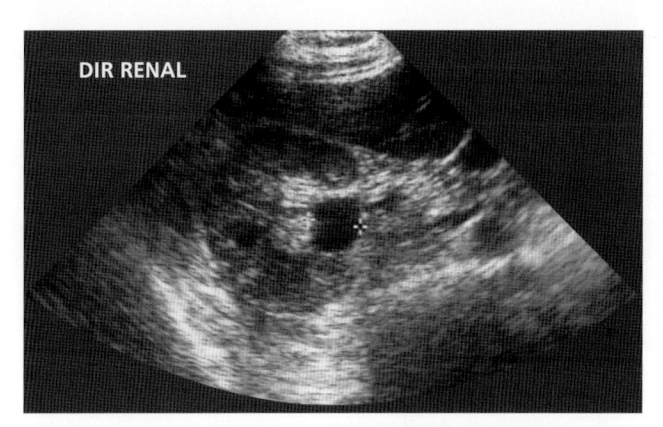

FIG. 10-10 Imagem transversal do rim direito.

Responda a pergunta 28 usando a Fig. 10-8.

28. Paciente de 70 anos de idade apresenta um histórico de hematúria indolor, hipertensão não controlada e dor indefinida no quadrante superior direito. Uma massa é identificada, que demonstra fluxo sanguíneo interno. Com base nesse histórico, a massa identificada no sonograma é mais compatível com:
   a. hematoma
   b. corcova de dromedário
   c. carcinoma renal
   d. cisto hemorrágico

Responda a pergunta 29 usando a Fig. 10-9.

29. Durante um exame obstétrico de triagem, uma anormalidade vesical intermitente é identificada. Esse achado incidental é mais compatível com um(a):
   a. divertículo
   b. ureterocele
   c. balão de cateter
   d. jato ureteral

Responda a pergunta 30 usando a Fig. 10-10.

30. Paciente assintomático chega ao departamento de ultrassom com um histórico clínico de hematúria microscópica. A área anecoica demonstrada no sonograma é MAIS compatível com:
   a. pelve extrarrenal
   b. cisto peripiélico
   c. cisto parapiélico
   d. uretero-hidronefrose

31. Nefromas mesoblásticos são mais prováveis de ocorrer em pacientes com menos de:
   a. 1 ano de idade
   b. 5 anos de idade
   c. 10 anos de idade
   d. 18 anos de idade

32. Um tumor benigno composto de gordura, vasos sanguíneos e músculo descreve um:
   a. adenoma
   b. lipoma
   c. fibroma
   d. angiomiolipoma

33. Hiperplasia fibromuscular está mais comumente associada à estenose em qual das seguintes artérias renais?
   a. artéria renal principal
   b. artéria arqueada
   c. artéria interlobar
   d. artéria segmentar

34. Estenose da artéria renal é suspeita quando o pico de velocidade sistólica excede:
   a. 90 cm/s
   b. 135 cm/s
   c. 180 cm/s
   d. 230 cm/s

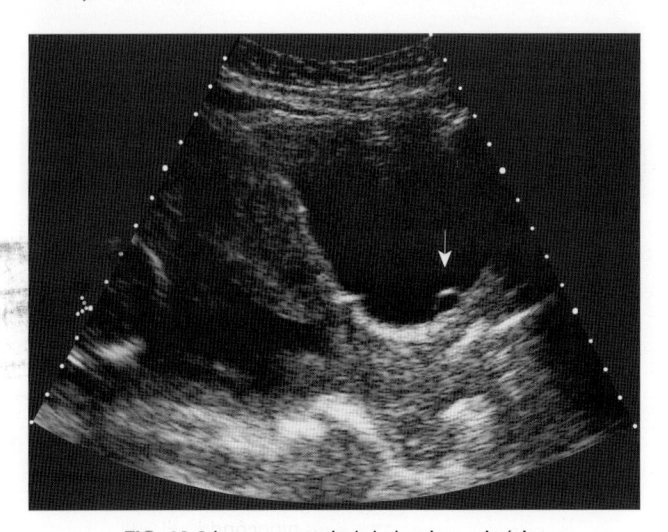

FIG. 10-9 Imagem sagital da bexiga urinária.

35. Qual das seguintes condições é mais provável de estar associada à hematúria indolor?
   a. hidronefrose
   b. pielonefrite
   c. angiomiolipoma
   d. carcinoma de células renais

36. Qual das seguintes condições está frequentemente associada à estase urinária?
   a. cisto parapiélico
   b. nefrolitíase
   c. carcinoma renal
   d. insuficiência renal crônica

37. Fusão do polo superior de um rim ao polo inferior do rim contralateral é mais compatível com qual das seguintes anomalias congênitas?
   a. rim em bolo
   b. ectopia renal cruzada com fusão
   c. rim sigmoide
   d. rim duplicado

38. Aneurismas envolvendo a artéria renal correm maior risco de rompimento quando o diâmetro excede:
   a. 0,5 cm
   b. 1 cm
   c. 1,5 cm
   d. 2 cm

39. A total incapacidade dos rins em excretar resíduos, concentrar urina e converter eletrólitos é chamada de:
   a. cólica renal
   b. falência renal
   c. obstrução renal
   d. insuficiência renal

Responda a pergunta 40 usando a Fig. 10-11.

40. Homem de 51 anos de idade se queixando de dor no quadrante superior direito chega ao departamento de ultrassom com um histórico de cálculos biliares. Esse sonograma está provavelmente identificando qual das seguintes condições?
   a. angiomiolipomas
   b. nefrocalcinose
   c. glomerulonefrite
   d. lesões metastáticas

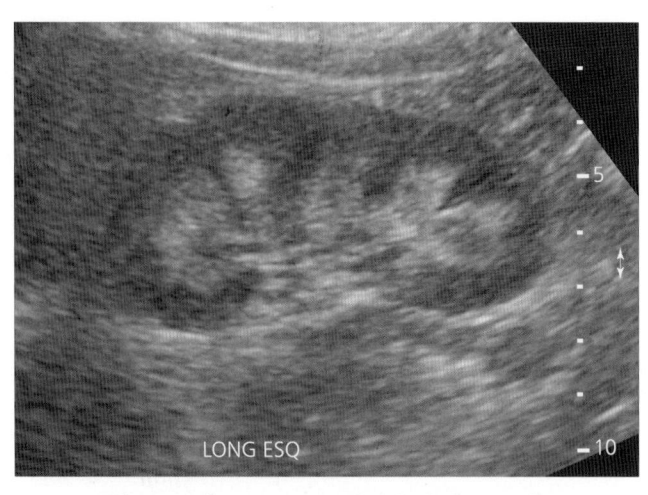

FIG. 10-11 Sonograma sagital do rim esquerdo.

Responda a pergunta 41 usando a Fig. 10-12.

41. Paciente de meia-idade apresenta um histórico de níveis elevados de creatinina. O rim esquerdo não é identificado no flanco esquerdo. Um sonograma do flanco direito é documentado. Qual das seguintes anomalias congênitas é, provavelmente, demonstrada nesse sonograma?
   a. *lump kidney* (rim em massa)
   b. rim em bolo
   c. duplicação renal
   d. rim sigmoide

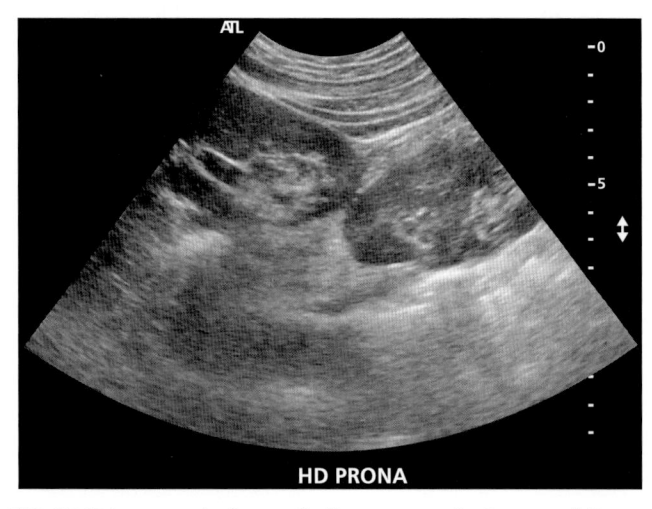

FIG. 10-12 Imagem do flanco direito com o paciente na posição prona.

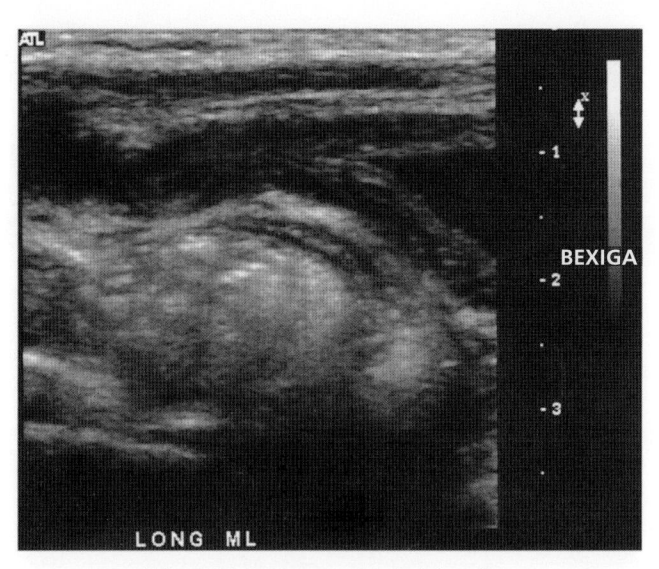

FIG. 10-13 Sonograma sagital da pelve.

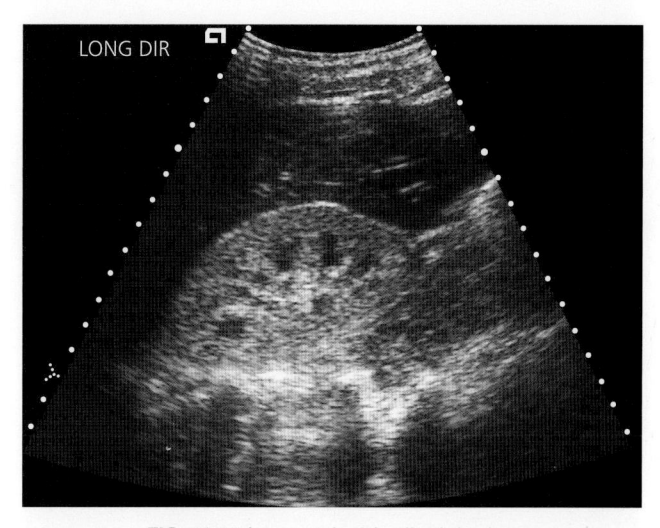

FIG. 10-14 Imagem longitudinal do rim.

Responda a pergunta 42 usando a Fig. 10-13.

42. Paciente apresenta um histórico de secreção umbilical intermitente. O paciente nega um histórico de trauma abdominal, dor ou febre. Um sonograma da linha média da pelve exibe uma massa tubular entre a bexiga urinária e o umbigo. Com base no histórico clínico, o sonograma está, provavelmente, demonstrando qual das seguintes condições?
    a. hematoma no reto abdominal
    b. abscesso umbilical
    c. divertículo de Meckel
    d. seio uracal

Responda a pergunta 43 usando a Fig. 10-14.

43. Paciente hospitalizado com malária apresenta um histórico de proteinúria. Um rim aumentado hiperecoico é demonstrado no ultrassom. Com base nesse histórico clínico, o sonograma é mais suspeito para qual das seguintes condições?
    a. pielonefrite
    b. insuficiência renal crônica
    c. glomerulonefrite
    d. lipomatose do seio renal

Responda a pergunta 44 usando a Fig. 10-15.

44. Paciente de 40 anos de idade apresenta histórico de níveis elevados de creatinina. Uma imagem sagital do rim direito demonstra múltiplas massas. Com base nos achados clínicos e ultrassonográficos, as massas são mais compatíveis com:
    a. um nefroblastoma
    b. lipomatose do seio renal
    c. doença renal policística
    d. um rim esponjomedular

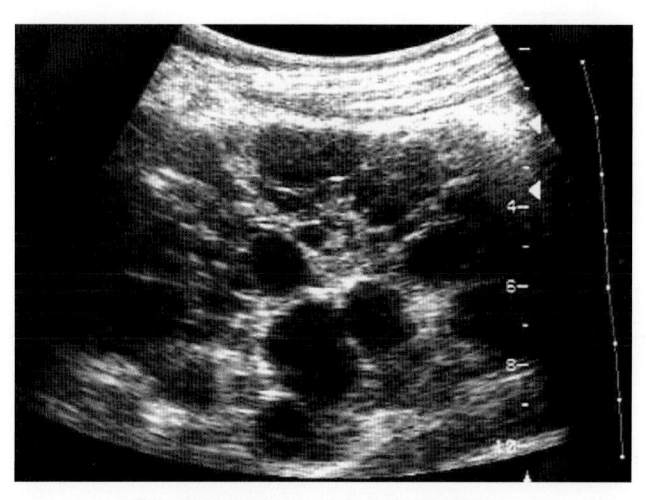

FIG. 10-15 Imagem sagital do rim direito.

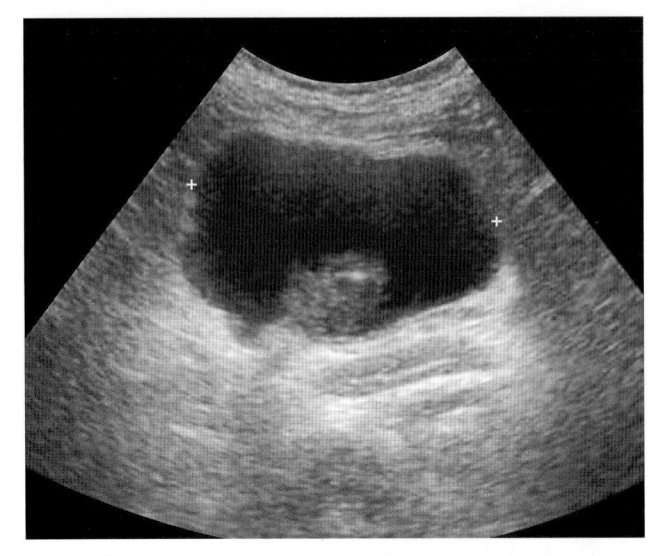

FIG. 10-16 Imagem transversal da bexiga urinária.

Responda as perguntas 45 e 46 usando a Fig. 10-16.

45. Paciente de 78 anos de idade chega ao departamento de ultrassom para descartar a presença de um aneurisma da aorta abdominal. Uma massa incidental foi descoberta na bexiga urinária. Fluxo sanguíneo foi demonstrado no interior da massa com o uso de imagem Doppler em cores. Este achado incidental é mais compatível com um:
   a. divertículo vesical
   b. adenoma vesical
   c. carcinoma vesical
   d. bola de lama

46. Ao encontrar esse tipo de patologia, qual das seguintes perguntas é a mais importante para o ultrassonografista perguntar para o paciente?
   a. Você tem pressão alta?
   b. Quantas vezes por dia você urina?
   c. Você notou sangue em sua urina?
   d. Qual a quantidade de água que você bebe por dia?

Responda a pergunta 47 usando a Fig. 10-17 e a Ilustração em Cores 5.

47. Esta imagem da bexiga urinária está, provavelmente, demonstrando qual dos seguintes?
   a. ureterocele
   b. jato ureteral
   c. artefato *flash*
   d. artéria ilíaca externa

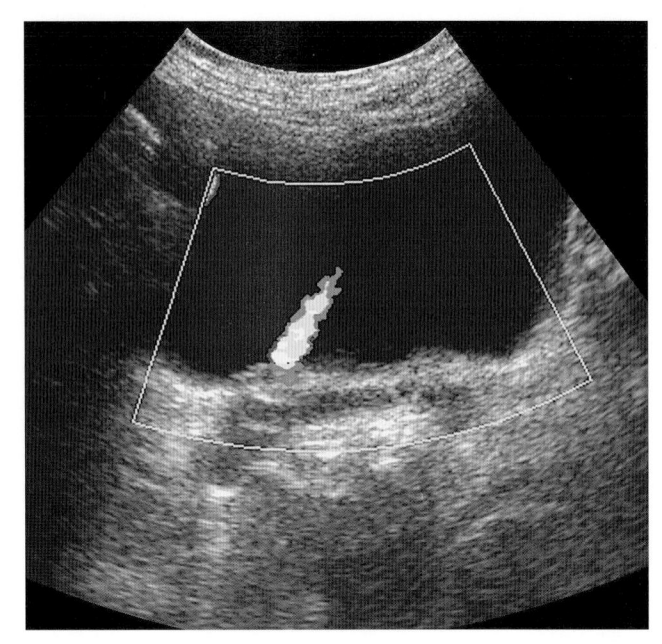

FIG. 10-17 Sonograma transversal com Doppler (ver Ilustração em Cores 5).

Responda a pergunta 48 usando a Fig. 10-18.

48. Uma ultrassonografia renal é solicitada em um paciente mais velho com níveis elevados de creatinina. Com base nesse histórico clínico, o sonograma está, provavelmente, demonstrando:
   a. pielonefrite
   b. lobulação fetal
   c. carcinoma renal
   d. defeito juncional do parênquima

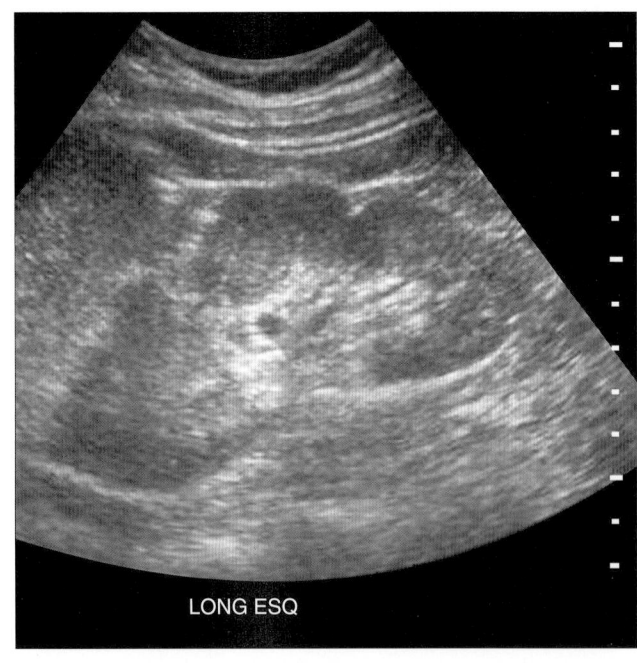

FIG. 10-18 Imagem sagital do rim esquerdo.

Responda a pergunta 49 usando a Fig. 10-19 e a Ilustração em Cores 6.

49. Imagem duplex do polo inferior do rim esquerdo provavelmente demonstra qual dos seguintes?
   a. veias renais
   b. artérias renais
   c. vasos de Bertin
   d. vasos arqueados

50. O córtex renal normal mede um mínimo de:
   a. 0,5 cm
   b. 1 cm
   c. 1,5 cm
   d. 2 cm

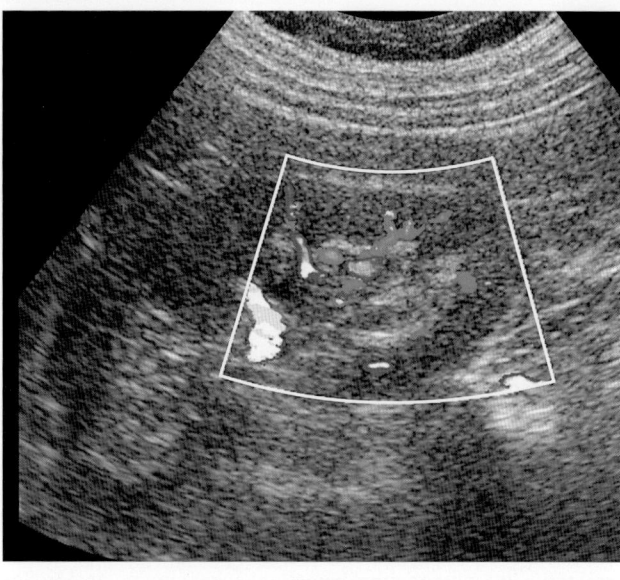

FIG. 10-19 Imagem sagital com Doppler (ver Ilustração em Cores 6).

CAPÍTULO 11

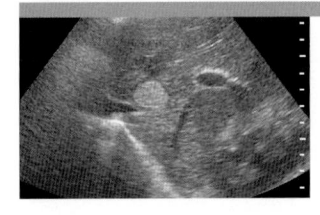

Baço

PALAVRAS-CHAVE

anemia diminuição nos níveis de hemoglobina no sangue.

aneurisma da artéria esplênica dilatação localizada da artéria esplênica.

baço acessório nódulo de tecido esplênico normal, comumente localizado próximo do hilo esplênico.

baço errante refere-se a uma localização anormal do baço.

hamartoma neoplasia benigna rara composta de tecido linfoide. Também conhecido como esplenoma.

hematócrito porcentagem de hemácias no sangue.

hematoma intraparenquimal hematoma localizado no parênquima esplênico.

hematoma subcapsular hematoma localizado entre a cápsula esplênica e o parênquima.

hemoglobina transporta oxigênio dos pulmões para as células, e dióxido de carbono de volta para os pulmões.

infarto esplênico oclusão da artéria esplênica principal ou um de seus ramos.

leucemia proliferação de leucócitos.

leucocitose contagem de leucócitos superior a 20.000 mm^3.

leucopenia contagem de leucócitos inferior a 4.000 mm^3.

linfoma distúrbio maligno envolvendo o sistema linforreticular.

poliesplenia múltiplos baços pequenos associados a dois pulmões esquerdos e anomalias gastrointestinais, cardiovasculares e biliares.

síndrome de asplenia ausência de baço associada a dois pulmões direitos, um fígado na linha média, e anomalias gastrointestinais e urinárias.

FISIOLOGIA

Função do Baço

- Remove material estranho do sangue.
- Inicia uma reação imune, resultando na produção de anticorpos e linfócitos.
- Principal sítio de destruição de hemácias velhas; as hemácias são removidas, e a hemoglobina é reciclada.
- Reservatório de sangue.

ANATOMIA (Fig. 11-1)

- Órgão predominante no quadrante superior esquerdo.
- Exceto no hilo, o baço é revestido por peritônio.
- O baço é dividido em:
  1. Porção superior e medial.
  2. Porção inferior e lateral.
  3. Hilo esplênico.

Vasculatura Esplênica

- A artéria esplênica se origina no tronco celíaco, ruma ao longo das bordas pancreáticas superiores e se divide em seis ramos após entrar no hilo esplênico.
- A veia esplênica se une à veia mesentérica superior, formando a veia porta principal.
- Em casos de hipertensão portal, a veia esplênica pode desviar o sangue diretamente para a veia renal esquerda.

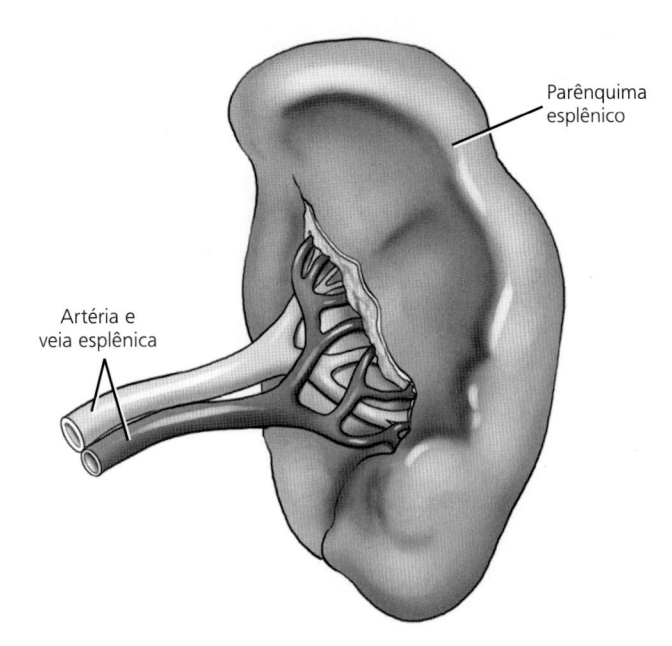

FIG. 11-1 Anatomia esplênica.

(labels: Parênquima esplênico; Artéria e veia esplênica)

Localização

- Órgão intraperitoneal.
- Predominantemente localizado no hipocôndrio esquerdo (HE), com a superfície superior se estendendo até a região epigástrica.
- Localizada inferior ao diafragma e anterior ao rim esquerdo.
- Situa-se posterior e lateral ao estômago.
- Localizada lateral ao pâncreas.

Anomalias Congênitas

VARIANTE	DESCRIÇÃO	ACHADOS CLÍNICOS	ACHADOS ULTRASSONOGRÁFICOS	CONSIDERAÇÕES DIFERENCIAIS
Baço acessório	Fusão esplênica inadequada Variante comum encontrada incidentalmente em 30% da população	Assintomático	Massa homogênea geralmente localizada medial ao hilo esplênico Ecogenicidade similar ao baço Formato arredondado ou oval Tamanho variável	Linfadenopatia Massa pancreática Massa suprarrenal
Aplasia	Falha no desenvolvimento do baço	Assintomático	Ausência do baço	Esplenectomia Baço errante
Poliesplenia	Múltiplos baços pequenos	Assintomático Varia de acordo com as anomalias congênitas associadas	Múltiplos baços pequenos Localizado ao longo da curvatura maior do estômago Associado a anomalias gastrointestinais, cardiovasculares e biliares	Linfadenopatia Massas retroperitoneais
Baço errante	Fusão inadequada do mesentério dorsal com o peritônio posterior	Assintomático	Localização anormal do baço	Asplenia Ruptura esplênica

Tamanho Esplênico

TAMANHO	ETIOLOGIA	ACHADOS CLÍNICOS	ACHADOS ULTRASSONOGRÁFICOS	CONSIDERAÇÕES DIFERENCIAIS
Baço adulto normal			Comprimento: 10-12 cm Largura: 7 cm Espessura: 3-4 cm	
Esplenomegalia	Insuficiência cardíaca congestiva Cirrose Hipertensão portal Trombose da veia porta Infecção *Diabetes mellitus* Hipertensão Hepatite Trauma Anemia hemolítica	Assintomático Dispepsia Fadiga Dor abdominal Massa palpável no hipocôndrio esquerdo	Aumento do baço Adultos Comprimento excedendo 13 cm Parênquima hipoecoico Avaliar o fígado para a presença de patologia Avaliar a cavidade abdominal para a presença de ascite	Erro técnico Ruptura esplênica

APARÊNCIA ULTRASSONOGRÁFICA NORMAL

- Parênquima homogêneo moderadamente ecogênico.
- Isoecoico a ligeiramente hipoecoico quando comparado ao parênquima hepático normal.

TÉCNICA

Preparação

- Nenhuma preparação é necessária para um sonograma do baço.
- Nada por via oral 6 a 8 horas antes do exame é a preparação típica, pois a imagem do baço raramente é solicitada isoladamente.

Técnica de Exame e Otimização da Imagem

- Utilizar o transdutor abdominal de maior frequência possível para a obtenção de uma resolução ideal da profundidade de penetração.
- Configurar os ajustes de ganho para exibir o parênquima esplênico normal em um tom médio de cinza (similar ao fígado), com ajustes para reduzir os ecos no interior dos vasos.
- Zonas focais no nível ou abaixo da área de interesse.
- Profundidade de imagem suficiente para visualizar estruturas situadas imediatamente posterior à região de interesse.
- Imagens harmônicas ou redução da compressão do sistema (faixa dinâmica) podem ser utilizadas para reduzir os ecos artefatuais no interior de estruturas anecoicas.
- Composição espacial pode ser utilizada para melhorar a visualização de estruturas situadas posteriores a uma estrutura altamente atenuadora.
- Os pacientes podem ser posicionados em supinação, posição oblíqua posterior direita ou decúbito lateral direito.
- Os planos de varredura coronal e transversal são utilizados para avaliar o baço do hemidiafragma esquerdo até o rim esquerdo.
- Avaliação e documentação do comprimento, largura e espessura do baço.
- Documentação e mensuração de qualquer anormalidade em dois planos de varredura, com e sem Doppler em cores, devem ser incluídas.

Indicações para o Exame

- Doença hepática crônica.
- Infecção.

- Leucocitose.
- Leucopenia.
- Massa palpável.
- Dor abdominal.
- Fadiga.
- Trauma.

VALORES LABORATORIAIS

Eritrócito

- Níveis séricos normais:
  - Homem – 4,6-6,2 milhões/mm^3.
  - Mulher – 4,2-5,4 milhões/mm^3.
- Hemácia.
- Transporta oxigênio dos pulmões para os tecidos no organismo.
- Transporta dióxido de carbono de volta para os pulmões.
- Desenvolve-se na medula óssea e tem um tempo de vida de 120 dias.
- O baço armazena hemácias e destrói hemácias velhas.
- Contém hemoglobina.
- Elevação está associada à policitemia vera e diarreia grave.
- Redução está associada a hemorragia interna, anemia hemolítica, doença de Hodgkin e hemangiossarcomas.

Leucócito

- Níveis séricos normais: 4500-11.000 mm^3.
- Células brancas.
- Defende o organismo contra a infecção.
- Elevação está associada à infecção, leucemia, hemorragia e malignidade.
- Redução está associada a linfoma, leucemia, infecção viral, hiperesplenismo e *diabetes mellitus*.

Hematócrito

- Níveis séricos normais:
  - Homem – 40-54 mL/dL.
  - Mulher – 37-47 mL/dL.
- Porcentagem de hemácias no sangue.
- Elevação está associada à desidratação, choque, policitemia vera e infecção.
- Redução está associada à hemorragia, anemia e leucemia.

Hemoglobina

- Níveis séricos normais:
  - Homem – 13-18 g/dL.
  - Mulher – 12-16 g/dL.
- Pigmento da hemácia carreador de oxigênio.
- Transporta oxigênio dos pulmões para as células e dióxido de carbono das células para os pulmões.
- Desenvolvida na medula óssea no interior da hemácia.
- Reciclada pelo baço em ferro.
- Base da bilirrubina.

Patologia Esplênica

PATOLOGIA	ETIOLOGIA	ACHADOS CLÍNICOS	ACHADOS ULTRASSONOGRÁFICOS	CONSIDERAÇÕES DIFERENCIAIS
Abscesso	Endocardite infecciosa – infecção mais comum Infecção Trauma	Febre Dor no hipocôndrio esquerdo (HE) Leucocitose	Massa esplênica hipoecoica ou complexa Margens espessas e mal-definidas Pode demonstrar reforço acústico posterior	Hematoma Infarto esplênico Linfangioma cavernoso
Calcificações	Granulomatose Infarto esplênico Cisto calcificado Abscesso	Assintomático Dor abdominal	Focos hiperecoicos dispersos no parênquima esplênico Pode demonstrar reforço acústico posterior	Vasos calcificados
Hemangioma cavernoso	Consiste de grandes espaços císticos preenchidos por sangue Neoplasia benigna mais comum	Assintomático Dor no hipocôndrio esquerdo (HE)	Massa esplênica bem definida e hiperecoica Ecotextura homogênea ou complexa	Infarto esplênico Hemangiossarcoma Metástase
Linfangioma cavernoso	Malformação do sistema linfático	Assintomático	Massa esplênica sólida hipoecoica	Abscesso Hematoma
Cisto	Achado raro Congênito Infeccioso Neoplásico Parasitário Trauma prévio	Assintomático	Massa anecoica bem definida Margens da parede lisas Realce acústico posterior Pode demonstrar septações ou debris	Hematoma Abscesso Linfangiomiomatose cística
Linfangiomiomatose cística	Neoplasia rara Proliferação das células do músculo liso no linfonodo	Assintomático Massa abdominal	Massa cística multiloculada difusa ou focal	Cisto esplênico
Hamartoma	Neoplasia benigna rara Composta de tecido linfático	Assintomático	Massa hiperecoica no parênquima Bordas bem definidas Solitário ou múltiplo em números	Hemangioma cavernoso Metástase Hemangiossarcoma

Aneurisma da artéria esplênica
Fatores de risco
  Aterosclerose
  Hipertensão portal
  Infecção
  Trauma
  Prevalência feminina
	Dilatação localizada da artéria esplênica	Assintomático
		Dor no hipocôndrio esquerdo (HE)
		Náusea/vômito
		Dor no ombro
			Dilatação anecoica da artéria esplênica	Artéria tortuosa
				Veia esplênica

Candidíase esplênica	Múltiplas infecções esplênicas Associada a pacientes com distúrbios autoimunes	Febre Esplenomegalia	Lesão em alvo ou aparência de "roda dentro de uma roda"	Metástase

Infarto esplênico	Êmbolos provenientes do coração
	Associado à endocardite bacteriana subaguda, leucemia, anemia falciforme, metástase e pancreatite
		Geralmente assintomático
		Dor no hipocôndrio esquerdo (HE)
			Estágio agudo
			  Massa hipoecoica
			  Margens bem definidas
			Estágio crônico
			  Massa hiperecoica
			  Margens bem definidas
			  Atrofia esplênica
				Hematoma
				Hemangioma cavernoso

Patologia Esplênica (Cont.)

PATOLOGIA	ETIOLOGIA	ACHADOS CLÍNICOS	ACHADOS ULTRASSONOGRÁFICOS	CONSIDERAÇÕES DIFERENCIAIS
Ruptura esplênica	Trauma Esplenomegalia Distúrbio infeccioso	Dor no hipocôndrio esquerdo (HE) Taquicardia Massa palpável Dor abdominal Redução do hematócrito	Massa hipoecoica ou complexa Pode demonstrar reforço acústico posterior Ruptura subcapsular aparece como uma coleção líquida em forma de meia lua Avaliar a cavidade abdominal para a presença de líquido livre	Infarto esplênico recente Abscesso Cisto

Malignidade do Baço

MALIGNIDADE	ETIOLOGIA	ACHADOS CLÍNICOS	ACHADOS ULTRASSONOGRÁFICOS	CONSIDERAÇÕES DIFERENCIAIS
Hemangiossarcoma	Malignidade esplênica rara	Anemia é mais comum Dor no hipocôndrio esquerdo (HE) Leucocitose Perda de peso	Massa hiperecoica ou complexa Frequentemente metastatiza para o fígado	Abscesso Hematoma Hemangioma cavernoso
Leucemia	Proliferação de leucócitos	Linfadenopatia Baço palpável Dor articular Fraqueza Febre Leucócitos elevados Anemia	Esplenomegalia Aumento difuso na ecogenicidade do parênquima Nódulos hipoecoicos ou hiperecoicos	Hematoma Linfoma Metástase
Linfoma	Distúrbio maligno envolvendo o sistema linforreticular Dividido em linfoma de Hodgkin e não Hodgkin	Linfadenopatia Anemia Febre inexplicável Perda de peso Fadiga Redução na contagem de leucócitos	Massas esplênicas hipoecoicas Margens maldefinidas Pode demonstrar esplenomegalia	Lesão metastática Hematoma
Metástase	Melanoma é o mais comum Mama Pulmão Ovário Leucemia Linfoma	Assintomático	Tipicamente lesões hipoecoicas ou em alvo	Múltiplos abscessos Linfoma Candidíase esplênica Leucemia

REVISÃO DO BAÇO

1. A localização mais comum de um baço acessório é próxima do(a):
   a. hilo renal esquerdo
   b. glândula suprarrenal esquerda
   c. hilo esplênico
   d. curvatura menor do estômago

2. Os ajustes de ganho devem ser configurados para demonstrar o baço normal como:
   a. isoecoico em relação ao pâncreas normal
   b. hiperecoico em relação ao fígado normal
   c. hipoecoico em relação ao córtex renal normal
   d. isoecoico em relação ao fígado normal

3. O baço é, predominantemente, localizado em qual dos seguintes quadrantes?
   a. lombar esquerdo
   b. epigástrio
   c. hipogástrio
   d. hipocôndrio esquerdo

4. A neoplasia benigna mais comum do baço é um:
   a. cisto
   b. baço acessório
   c. cistadenoma
   d. hemangioma cavernoso

5. Hematócrito é definido como a porcentagem de:
   a. plaquetas nas hemácias
   b. oxigênio nas hemácias
   c. hemácias no sangue
   d. plaquetas no sangue

6. O achado clínico mais comum associado a um hemangiossarcoma é:
   a. anemia
   b. perda de peso
   c. leucopenia
   d. dor abdominal

7. Metástase para o baço geralmente se origina de qual das seguintes malignidades?
   a. hepatoma
   b. melanoma
   c. nefroblastoma
   d. carcinoma adrenocortical

8. Infecção esplênica múltipla é um fator predisponente para qual das seguintes condições?
   a. infarto
   b. candidíase
   c. calcificação arterial
   d. hemangioma cavernoso

9. O baço adulto normal mede, aproximadamente:
   a. 9 cm de comprimento, 2 cm de largura e 5 cm de espessura
   b. 11 cm de comprimento, 7 cm de largura e 4 cm de espessura
   c. 17 cm de comprimento, 4 cm de largura e 7 cm de espessura
   d. 15 cm de comprimento, 5 cm de largura e 7 cm de espessura

10. Hemangiossarcoma envolvendo o baço frequentemente metastatiza para qual dos seguintes órgãos?
    a. fígado
    b. cólon
    c. pulmão
    d. rim

Responda as perguntas 11 e 12 usando a Fig. 11-2.

11. Paciente de 50 anos de idade com longo histórico de abuso de bebidas alcoólicas chega ao departamento de ultrassom se queixando de dor no quadrante superior esquerdo. Esse sonograma do quadrante superior esquerdo é mais compatível com qual das seguintes condições?
    a. linfoma
    b. esplenomegalia
    c. ruptura esplênica
    d. infarto esplênico

12. Com base no histórico e sonograma, o ultrassonografista também deveria pesquisar a presença de qual das seguintes patologias?
    a. pancreatite
    b. hipertensão portal
    c. linfadenopatia
    d. aneurisma da aorta abdominal

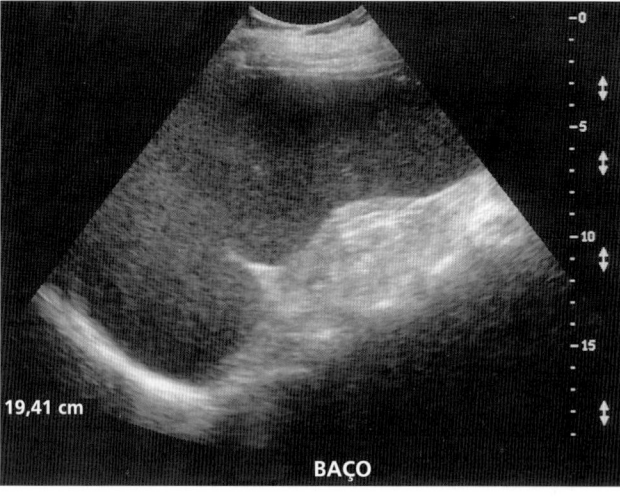

FIG. 11-2 Sonograma coronal do hipocôndrio esquerdo.

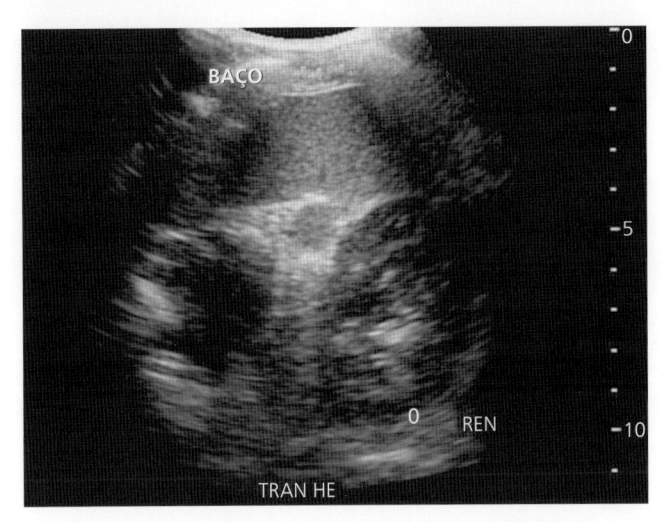

FIG. 11-3 Sonograma transversal do hipocôndrio esquerdo.

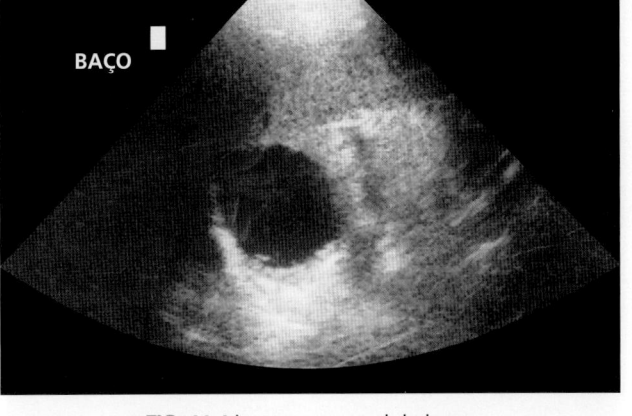

FIG. 11-4 Imagem coronal do baço.

Responda a pergunta 13 usando a Fig. 11-3.

13. Paciente apresenta um histórico de testes de função hepática exibindo níveis elevados. Com base nesse histórico clínico, o sonograma provavelmente demonstra um(a):
    a. massa pancreática
    b. linfonodo aumentado
    c. baço acessório
    d. adenoma da suprarrenal

Responda a pergunta 14 usando a Fig. 11-4.

14. Um paciente assintomático chega ao departamento de ultrassom com um histórico de hepatite B. Um achado incidental é identificado na porção superior do baço. Este achado é mais compatível com um:
    a. cisto
    b. abscesso
    c. hematoma
    d. linfangioma cístico

15. Qual das seguintes anormalidades esplênicas está mais comumente ligada à endocardite infecciosa?
    a. hematoma
    b. abscesso
    c. infarto
    d. hamartoma

16. A localização do baço é mais adequadamente descrita como:
    a. anterior ao estômago
    b. posterior ao rim esquerdo
    c. lateral ao estômago
    d. medial à glândula suprarrenal esquerda

17. Pacientes com um histórico de hipertensão portal apresentam um maior risco de desenvolver um:
    a. cisto esplênico
    b. infarto esplênico
    c. hamartoma esplênico
    d. aneurisma da artéria esplênica

18. Anomalia congênita do baço associada a anomalias gastrointestinais, cardiovasculares e biliares é mais compatível com:
    a. síndrome de asplenia
    b. baço errante
    c. síndrome de poliesplenia
    d. baço acessório

19. A artéria esplênica é um ramo de qual das seguintes estruturas vasculares?
    a. aorta abdominal
    b. eixo celíaco
    c. artéria gástrica
    d. artéria mesentérica superior

20. Um achado clínico associado ao infarto esplênico pode incluir:
    a. hipertensão
    b. leucocitose
    c. ausência de sintomas
    d. dor epigástrica

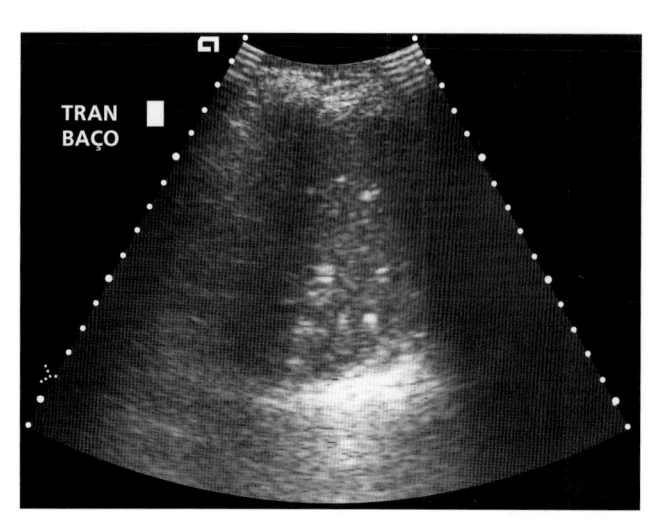

FIG. 11-5 Sonograma transversal do hipocôndrio esquerdo.

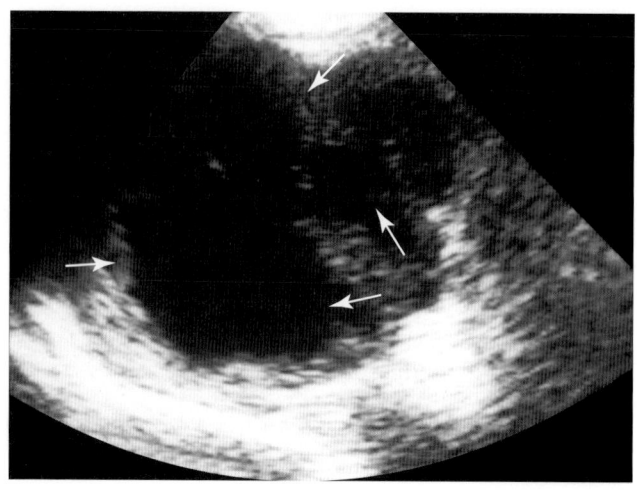

FIG. 11-6 Sonograma coronal do hipocôndrio esquerdo.

Responda as perguntas 21 e 22 usando a Fig. 11-5.

21. Ultrassonografia retroperitoneal é solicitada em um paciente mais velho com um histórico de níveis elevados de creatinina. Focos hiperecoicos são identificados no parênquima esplênico. Estes focos são mais suspeitos para:
    a. candidíase
    b. aerobilia
    c. calcificações esplênicas
    d. múltiplos hemangiomas pequenos

22. Com base no histórico clínico, estes achados ultrassonográficos são, provavelmente, considerados:
    a. potencialmente fatais
    b. achados incidentais
    c. alterações pós-cirúrgicas
    d. lesões hipervasculares

Responda a pergunta 23 usando a Fig. 11-6.

23. Paciente afebril de 13 anos de idade chega ao departamento de ultrassom se queixando de dor indefinida no quadrante superior esquerdo. Ela admite ter "lutado" com seu irmão uma semana antes. Ela nega trauma por ação contundente. Os testes laboratoriais estão pendentes. Com base nesse histórico clínico, os achados ultrassonográficos são mais compatíveis com qual das seguintes condições?
    a. hematoma
    b. doença policística
    c. abscesso loculado
    d. pseudocisto

Responda a pergunta 24 usando a Fig. 11-7.

24. Paciente assintomático de meia-idade apresenta um histórico de níveis elevados nos testes de função hepática em um exame físico anual. Uma ultrassonografia abdominal é solicitada para descartar a presença de doença hepática. Um sonograma do quadrante superior esquerdo demonstra uma massa hiperecoica no parênquima esplênico. Com base nesse histórico, a massa identificada provavelmente representa um:
    a. abscesso
    b. lipoma
    c. hemangioma cavernoso
    d. tumor maligno primário

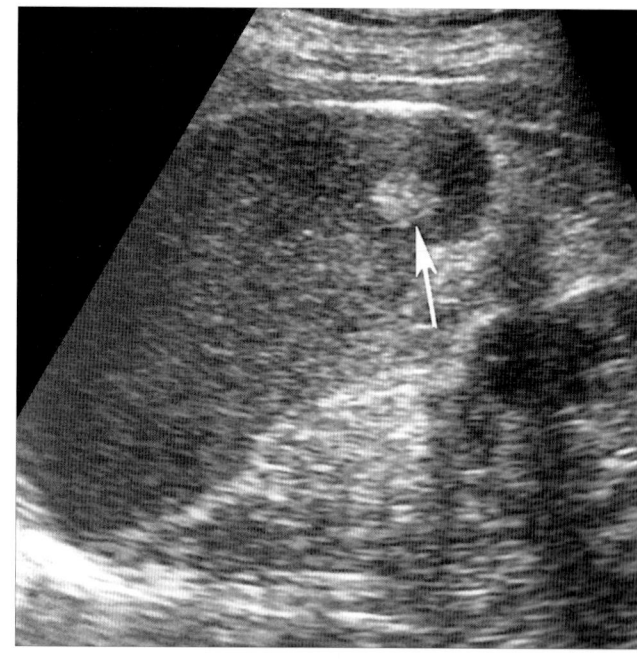

FIG. 11-7 Sonograma coronal do baço.

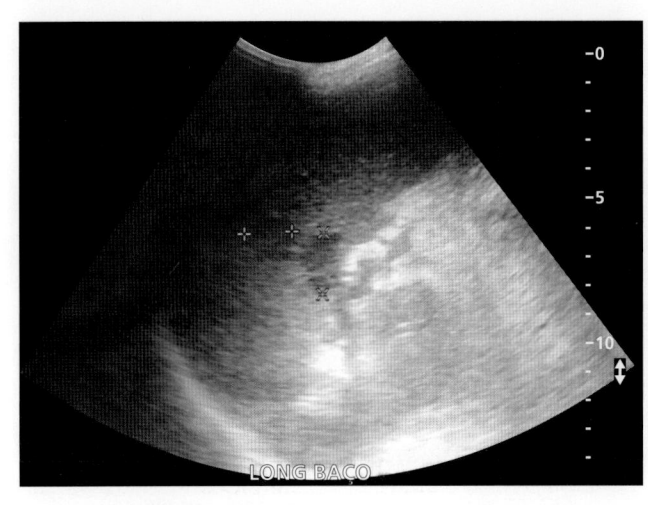

FIG. 11-8 Sonograma coronal do baço.

Responda a pergunta 25 usando a Fig. 11-8.

25. Um paciente afebril com um histórico de leucemia chega ao departamento de ultrassom se queixando de dor no quadrante superior esquerdo. Um sonograma do baço demonstra nódulos hipoecoicos no parênquima esplênico. Esses nódulos provavelmente representam:
   a. candidíase
   b. tumores malignos primários
   c. múltiplos abscessos esplênicos
   d. doença metastática

26. Qual das seguintes estruturas transporta dióxido de carbono de volta aos pulmões?
   a. plaqueta
   b. linfócito
   c. hematócrito
   d. hemoglobina

27. Hemangiossarcoma localizado no baço iria aparecer na ultrassonografia como uma:
   a. massa anecoica ou hipoecoica
   b. massa hiperecoica ou complexa
   c. massa hipoecoica ou complexa
   d. massa isoecoica ou hiperecoica

28. Qual das alternativas abaixo é uma indicação para uma ultrassonografia do baço?
   a. fadiga
   b. hipotensão
   c. ganho de peso
   d. amilase sérica elevada

29. Qual das seguintes patologias esplênicas está associada à granulomatose?
   a. cistos
   b. calcificações
   c. hemangioma cavernoso
   d. linfangioma cavernoso

30. Um paciente apresenta um histórico de hipertensão portal. Espera-se que o baço demonstre:
   a. atrofia
   b. aumento
   c. calcificações intraparenquimais
   d. inversão do fluxo na veia esplênica

31. Leucocitose é definida como uma contagem de leucócitos:
   a. inferior a 4.000
   b. inferior a 11.000
   c. superior a 12.000
   d. superior a 20.000

32. Um hematoma localizado abaixo da cápsula esplênica geralmente aparece no ultrassom como uma:
   a. massa anecoica lateral
   b. massa hipoecoica no parênquima
   c. coleção líquida em forma de meia lua abaixo do diafragma
   d. massa loculada anterior ao rim esquerdo

33. Qual das seguintes patologias está associada a uma aparência de "roda dentro de uma roda" no ultrassom?
   a. candidíase
   b. infarto
   c. hemangiossarcoma
   d. linfangiomatose cística

34. Infarto esplênico está mais comumente associado a uma embolia originada em qual das seguintes estruturas?
   a. coração
   b. fígado
   c. baço
   d. pâncreas

35. Qual das seguintes condições é mais provável de demonstrar um hematócrito elevado?
   a. infecção
   b. leucemia
   c. hemorragia
   d. hiper-hidratação

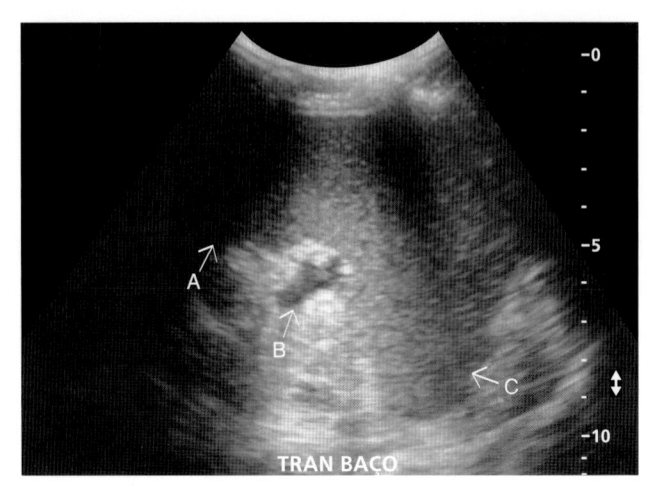

FIG. 11-9 Sonograma transversal do baço.

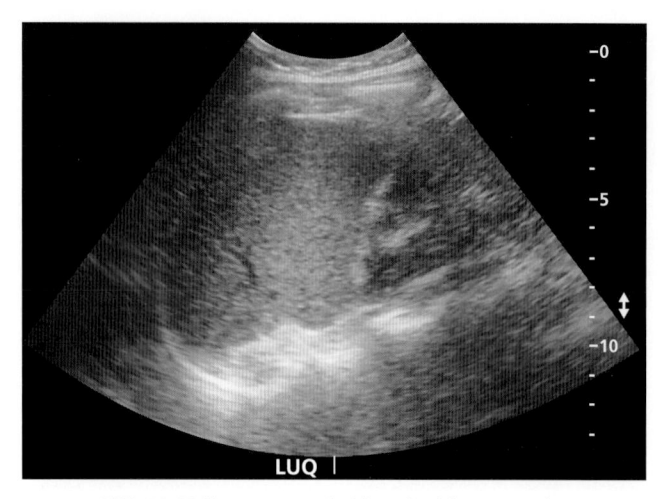

FIG. 11-10 Sonograma do hipocôndrio esquerdo.

Responda as perguntas 36 a 38 usando a Fig. 11-9.

36. Qual das seguintes regiões esplênicas é identificada pela seta A?
   a. porção superior
   b. porção inferior
   c. hilo esplênico
   d. porção anterior

37. Qual das seguintes regiões esplênicas é identificada pela seta B?
   a. porção superior
   b. porção inferior
   c. hilo esplênico
   d. porção anterior

38. Qual das seguintes regiões esplênicas é identificada pela seta C?
   a. porção superior
   b. porção inferior
   c. hilo esplênico
   d. porção posterior

Responda a pergunta 39 usando a Fig. 11-10.

39. Qual dos seguintes planos de varredura é, provavelmente, demonstrado neste sonograma?
   a. anterior
   b. subcostal
   c. transversal
   d. coronal

Responda a pergunta 40 usando a Fig. 11-11.

40. Um paciente apresenta um histórico de aumento na circunferência abdominal e níveis elevados dos testes de função hepática. Qual dos seguintes achados é, provavelmente, demonstrado neste sonograma do quadrante superior esquerdo?
   a. ascite
   b. fleimão
   c. derrame pleural
   d. hemoperitônio

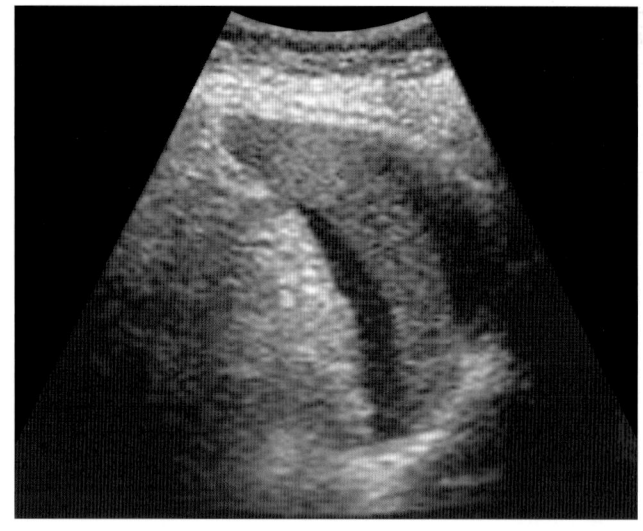

FIG. 11-11 Sonograma transversal do hipocôndrio esquerdo.

41. Um paciente chega ao pronto-socorro após um acidente de carro. Uma ultrassonografia abdominal é, *provavelmente*, solicitada para pesquisar a presença de qual das seguintes condições?
   a. pancreatite
   b. obstrução biliar
   c. obstrução urinária
   d. hemoperitônio

42. Em casos de hipertensão portal, a veia esplênica é mais provável de desviar o sangue diretamente para:
   a. veia gástrica
   b. veia renal esquerda
   c. veia cava inferior
   d. veia mesentérica inferior

43. A veia esplênica se une à veia mesentérica superior para formar a:
   a. veia coronária
   b. veia hepática
   c. veia porta
   d. veia gástrica

44. Leucopenia é definida como uma contagem de leucócitos:
   a. inferior a 4.000
   b. inferior a 11.000
   c. superior a 12.000
   d. superior a 20.000

45. Qual das seguintes estruturas é reciclada em ferro pelo baço?
   a. eritrócitos
   b. plaquetas
   c. leucócitos
   d. hemoglobina

46. Qual das seguintes condições está, mais provavelmente, associada a uma redução nos leucócitos?
   a. anemia
   b. linfoma
   c. leucemia
   d. malignidade

47. Níveis normais de hemoglobina não devem exceder:
   a. 5 g/dL
   b. 10 g/dL
   c. 20 g/dL
   d. 50 g/dL

48. Em um paciente de 40 anos de idade, uma esplenomegalia é sugerida quando o comprimento do baço excede:
   a. 7 cm
   b. 11 cm
   c. 13 cm
   d. 18 cm

49. Paciente com um baço acessório irá, provavelmente, apresentar qual dos seguintes sintomas?
   a. dispepsia
   b. nenhum sintoma
   c. dor no quadrante superior esquerdo
   d. massa abdominal palpável

50. Qual das seguintes neoplasias benignas é composta de tecido linfoide?
   a. lipoma
   b. adenoma
   c. hamartoma
   d. hemangioma cavernoso

CAPÍTULO 12

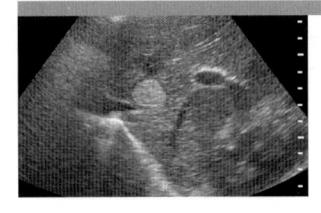

Retroperitônio

PALAVRAS-CHAVE

aorta flutuante linfonodos aumentados situados posterior à aorta, causando a impressão de que a aorta está flutuando acima da coluna vertebral.

crura **diafragmática** fibras que conectam a coluna vertebral e o diafragma. São identificadas na região superior ao eixo celíaco, e situam-se anterior à aorta e posterior à veia cava inferior.

doença de Addison condição potencialmente fatal causada por uma falha parcial ou completa da função adrenocortical. Também conhecida como insuficiência adrenocortical.

feocromocitoma tumor vascular raro da medula suprarrenal.

fibrose retroperitoneal proliferação de tecido fibroso denso confinado às áreas paravertebral e retroperitoneal central.

glândulas suprarrenais glândulas suprarrenais.

hiperaldosteronismo produção excessiva de aldosterona.

linfadenopatia aumento focal ou generalizado dos linfonodos.

neuroblastoma tumor maligno da glândula suprarrenal encontrado em crianças pequenas.

retroperitoneal refere-se a órgãos estreitamente ligados à parede abdominal posterior.

síndrome adrenogenital distúrbio congênito causando aumento na produção de andrógenos.

síndrome de Conn condição incomum causada pela secreção excessiva de aldosterona.

síndrome de Cushing distúrbio metabólico causado pela produção crônica e excessiva de cortisol pelo córtex suprarrenal. Resulta em uma incapacidade do organismo em regular as secreções do cortisol ou do hormônio adrenocorticotrófico (ACTH). Também conhecida como hipersuprarrenalismo.

FISIOLOGIA

Glândulas Suprarrenais (Fig. 12-1)

- Um par de glândulas endócrinas localizada no retroperitônio.

Função das Glândulas Suprarrenais

- Produz hormônios.

Epinefrina (adrenalina)

- Secretada pela medula.
- Aumenta durante a excitação ou o estresse emocional.

Norepinefrina

- Secretada pela medula.
- Aumenta a pressão sanguínea por vasoconstrição sem afetar o débito cardíaco.

Glicocorticoides

- Cortisol.
- Valores normais:
  - Soro
    - 4 a 22 µg/dL (manhã)
    - 3 a 17 µg/dL (tarde)
  - Urina
    - 20 a 90 µg/dL

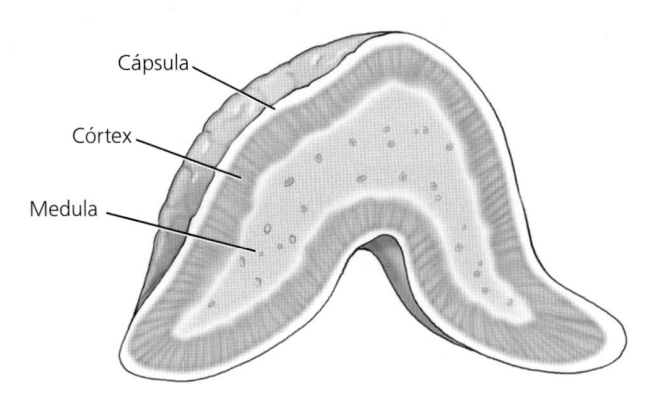

FIG. 12-1 Anatomia suprarrenal.

- Secretados pelo córtex.
- Ajuda na resposta do organismo ao estresse.
- Modifica a resposta do organismo a infecção, cirurgia ou trauma.
- Ajuda no controle da quantidade de água no organismo.
- Controla o metabolismo de proteínas e carboidratos.
- Aumenta com o estresse e diminui com a inflamação.

Hormônios Gonadais

- Androgênios, estrogênios e progesterona.
- Secretados pelo córtex.

Mineralocorticoides

- Aldosterona.
- Secretados pelo córtex.
- Ajuda a manter o equilíbrio hídrico e eletrolítico do organismo por meio da reabsorção de sódio e excreção de potássio nos rins.

ANATOMIA

- Consiste em duas regiões.
- Medula – porção interna, que compreende 10% da glândula.
- Córtex – porção externa, que compreende 90% da glândula.

LOCALIZAÇÃO

- Estruturas retroperitoneais localizadas na fáscia de Gerota no interior do espaço perinéfrico.
- Localizadas anterior, medial e superior a cada rim.
- Situam-se lateral às *crura* diafragmáticas.
- A glândula suprarrenal direita está situada posterior e lateral à veia cava inferior.
- A glândula suprarrenal esquerda está situada lateral à aorta e posteromedial à artéria esplênica e cauda do pâncreas.

TAMANHO

- A glândula suprarrenal de um adulto tem 3 a 5 cm de comprimento, 2 a 3 cm de largura e 1 cm de altura.

ANATOMIA VASCULAR

- As artérias suprarrenais superior, média e inferior suprem as glândulas suprarrenais.
- A artéria suprarrenal superior se origina a partir da artéria frênica inferior.

- A artéria suprarrenal média se origina a partir da superfície lateral da aorta abdominal.
- A artéria suprarrenal inferior se origina a partir da artéria renal.
- A veia suprarrenal direita drena diretamente para a veia cava inferior.
- A veia suprarrenal esquerda drena para a veia renal esquerda.

APARÊNCIA ULTRASSONOGRÁFICA NORMAL

- Estruturas sólidas, hipoecoicas e em formato de meia-lua circundadas por gordura ecogênica.
- Proeminente no neonato e crianças, que demonstram um córtex hipoecoico e uma medula hiperecoica.
- Difícil de visualizar no adulto.

TÉCNICA

Preparação

- Nenhuma preparação é necessária para um sonograma das glândulas suprarrenais ou do retroperitônio.
- Nada por via oral (NPO) 6 a 8 horas antes do exame para adultos, 6 horas para crianças e 4 horas para recém-nascidos para diminuir a interferência intestinal.

Técnica de Exame e Otimização da Imagem

- Utilizar o transdutor abdominal de maior frequência possível para a obtenção de uma resolução ideal da profundidade de penetração.
- Configurar os ajustes de ganho para exibir o parênquima hepático normal em um tom médio de cinza, com ajustes para reduzir os ecos no interior dos vasos.
- Zonas focais no nível ou abaixo da área de interesse.
- Profundidade de imagem suficiente para visualizar estruturas situadas imediatamente posterior à região de interesse.
- Imagens harmônicas ou redução da compressão do sistema (faixa dinâmica) podem ser utilizadas para reduzir os ecos artefatuais no interior de estruturas anecoicas.
- Composição espacial pode ser utilizada para melhorar a visualização de estruturas situadas posterior a uma estrutura altamente atenuadora.
- As posições supina, oblíqua e/ou decúbito podem ser utilizadas.
- Os planos de varredura, transversal, sagital ou coronal são utilizados para avaliar e documentar as glândulas suprarrenais com o uso de referências anatômicas adjacentes.
- Documentação e mensuração do comprimento, altura e largura.
- Imagem com Doppler em cores, com um ângulo igual ou inferior a 60 graus, para avaliar cada glândula suprarrenal visualizada.
- Avaliação e documentação do retroperitônio usando um método de quatro ou nove quadrantes.
- Comprimento, altura e largura de linfonodos visíveis, incluindo a imagem com Doppler em cores do hilo.
- Documentação e mensuração de qualquer anormalidade em dois planos de varredura, com e sem Doppler em cores, devem ser incluídas.

Indicações para o Exame

- Hipertensão.
- Distensão abdominal.
- Ansiedade severa.
- Sudorese.
- Taquicardia.
- Perda de peso.
- *Diabetes mellitus.*
- Examinar massa visualizada em um estudo por imagem prévio (ou seja, CT).

VALORES LABORATORIAIS

Hormônio Adrenocorticotrófico (ACTH)

- Valores normais: 10 a 80 pg/mL.
- Regula a produção de cortisol.
- Produzido na hipófise.
- A elevação está associada a tumor suprarrenal, doença de Cushing e tumor pulmonar.

Aldosterona

- Valores normais:
  - Paciente reclinado: 3 a 10 ng/dL.
  - Paciente ereto: 5 a 30 ng/dL.
- Esteroide secretado pelo córtex.
- Regula os níveis de sódio e água, que afetam o volume e a pressão sanguínea.
- A elevação está associada ao hiperaldosteronismo.
- A redução está associada ao hipoaldosteronismo e doença de Addison.

Potássio

- Valores normais: 3,5 a 5 mEq/L no soro.
- Essencial à função normal de todos os sistemas do organismo.
- Mantém a concentração necessária de nutrientes dentro e fora da célula.
- A elevação está associada à doença de Addison.
- A redução está associada à doença de Cushing e hiperaldosteronismo.

Sódio

- Valores normais: 135 a 145 mEq/L no soro.
- Principal componente na determinação do volume sanguíneo.
- A redução está associada à doença de Addison.

Patologia Suprarrenal Benigna

PATOLOGIA	ETIOLOGIA	ACHADOS CLÍNICOS	ACHADOS ULTRASSONOGRÁFICOS	CONSIDERAÇÕES DIFERENCIAIS
Adenoma	Massa cortical benigna Funcionante e não funcionante **Fatores de risco** *Diabetes Mellitus* Obesidade Hipertensão População mais velha	Assintomático Hormônios suprarrenais elevados	Massa hipoecoica e homogênea Margens das paredes lisas Pode demonstrar necrose ou hemorragia	Hiperplasia suprarrenal Carcinoma adrenocortical Massa renal ou hepática Hemorragia suprarrenal
Cisto suprarrenal	Raro Unilateral	Assintomático Hipertensão	Massa anecoica Margens das paredes bem definidas Reforço acústico posterior Paredes podem calcificar	Cisto do fígado, baço ou rim Hidronefrose
Hemorragia suprarrenal	Massa suprarrenal Hipóxia Parto traumático Septicemia	Assintomático Massa abdominal palpável Diminuição no hematócrito	Massa suprarrenal cística ou complexa Frequentemente localizada no lado direito	Cisto ou neoplasia do fígado, baço ou rim Adenoma Carcinoma adrenocortical
Hiperplasia suprarrenal	Proliferação nas células suprarrenais Tipicamente bilateral	Assintomático Hipertensão Nível elevado do hormônio adrenocorticotrófico (ACTH)	Aumento das glândulas suprarrenais Alteração no formato triangular normal	Adenoma Carcinoma adrenocortical

(Continua)

Patologia Suprarrenal Benigna (Cont.)

PATOLOGIA	ETIOLOGIA	ACHADOS CLÍNICOS	ACHADOS ULTRASSONOGRÁFICOS	CONSIDERAÇÕES DIFERENCIAIS
Feocromocitoma	Tumor vascular raro da medula Pequena porcentagem é maligna Prevalência no lado direito	Hipertensão Sudorese Taquicardia Dor torácica ou epigástrica Cefaleia Palpitações Ansiedade severa Aumento nos níveis de epinefrina e norepinefrina	Massa sólida Textura homogênea Pode parecer complexa em razão de necrose ou hemorragia Pode calcificar Metástase para o fígado, linfonodos, pulmões e ossos, quando maligno	Massa renal Carcinoma adrenocortical Adenoma suprarrenal Hemorragia suprarrenal

Patologia Suprarrenal Maligna

PATOLOGIA	ETIOLOGIA	ACHADOS CLÍNICOS	ACHADOS ULTRASSONOGRÁFICOS	CONSIDERAÇÕES DIFERENCIAIS
Carcinoma adrenocortical	Neoplasia do córtex suprarrenal Funcionante ou não funcionante	Hipertensão Fraqueza Dor abdominal Perda de peso Fraqueza dos ossos	Massa complexa ou ecogênica Margens das paredes irregulares Tende a invadir a VCI Metástase para os pulmões e ossos	Massa renal Hemorragia suprarrenal Feocromocitoma Metástase
Metástase	Pulmão – mais comum Mama Estômago	Hipertensão Dor abdominal	Massa focal Aparência variável	Massa renal Hemorragia suprarrenal Feocromocitoma Carcinoma adrenocortical
Neuroblastoma Terceira malignidade mais comum na primeira infância	Neoplasia da glândula suprarrenal comum em crianças pequenas Prevalência masculina Metade ocorre antes dos 2 anos de idade Mais comum no lado esquerdo	Massa palpável Distensão abdominal Sudorese Perda de peso Fadiga Taquicardia	Massa heterogênea Margens das paredes pouco definidas Calcificações puntiformes (30%) Linfadenopatia Massa envolve a aorta, a veia cava inferior e a artéria e veia mesentérica superior Ausência de invasão da veia renal Metástase para o fígado, ossos, pulmões e linfonodos	Nefroblastoma Linfoma Hemorragia suprarrenal

Condições Associadas às Glândulas Suprarrenais

CONDIÇÃO	DESCRIÇÃO	ETIOLOGIA	ACHADOS CLÍNICOS
Doença de Addison	Condição potencialmente fatal causada por uma falha parcial ou completa da função adrenocortical (hipofunção) Destruição do córtex suprarrenal Perda das secreções de cortisol e aldosterona Maior incidência em mulheres Diagnóstico é estabelecido se a quantidade de cortisol no plasma e esteroide na urina não aumenta após estimulação com o hormônio adrenocorticotrófico (ACTH)	Reação autoimune Tuberculose Hemorragia suprarrenal Infecção crônica Remoção cirúrgica de ambas as glândulas suprarrenais	Anorexia Pigmentação bronze da pele Fatiga crônica Desidratação Alterações emocionais Distúrbios GI Hipotensão Fraqueza Avidez por sal Potássio sérico elevado Redução nos níveis séricos de sódio e glicose

Condições Associadas às Glândulas Suprarrenais (Cont.)

CONDIÇÃO	DESCRIÇÃO	ETIOLOGIA	ACHADOS CLÍNICOS
Síndrome adrenogenital	Distúrbio congênito causando secreção excessiva de hormônios sexuais e andrógenos suprarrenais	Distúrbio congênito Tumor ou hiperplasia suprarrenal	Produção aumentada de andrógenos Aumento nos pelos corporais Engrossamento da voz Atrofia do útero Acne
Síndrome de Conn	Produção excessiva de aldosterona	Adenoma suprarrenal é o mais comum (70% com prevalência feminina) Hiperplasia suprarrenal (prevalência masculina) Carcinoma suprarrenal (raro)	Hipertensão Níveis elevados de aldosterona Fraqueza muscular Eletrocardiograma anormal
Doença de Cushing	Distúrbio raro e grave provocado pela produção excessiva de cortisol Uso excessivo de hormônios corticais	Resulta no acúmulo de gordura no abdome, face, região dorsal superior e tórax superior Massa hipofisária é a causa mais comum Massa suprarrenal Doença do ovário policístico Quantidade excessiva de hormônio glicocorticoide	Fadiga Estrias púrpuras na pele Redução da imunidade contra infecção Alterações emocionais Aumento da sede e micção Fraqueza muscular Início recente de *diabetes mellitus* Osteoporose Elevação nos níveis de ACTH, leucócitos e glicemia Diminuição nos níveis séricos de potássio

RETROPERITÔNIO

- Área do corpo atrás do peritônio.

Bordas do Retroperitônio

- Borda superior – diafragma.
- Borda inferior – borda pélvica.
- Borda anterior – peritônio parietal posterior.
- Borda posterior – músculos da parede abdominal posterior e coluna vertebral.
- Borda lateral – fáscia transversal e porções peritoneais do mesentério.

Espaços no Retroperitônio

Pararrenal Anterior
- Área adiposa entre o peritônio posterior e a fáscia de Gerota.
- Inclui: pâncreas, porção descendente do duodeno, cólon ascendente e descendente, vasos mesentéricos superiores e porção inferior do ducto biliar comum.

Pararrenal Posterior
- Espaço entre a fáscia de Gerota e os músculos da parede abdominal posterior.
- Inclui: músculos iliopsoas e quadrado lombar, e a parede abdominal posterior.
- Contém gordura e nervos.

Perirrenal
- Espaço separado do espaço pararrenal pela fáscia de Gerota.
- Inclui: rins, glândulas suprarrenais, gordura perinéfrica, ureteres, vasos renais, aorta, veia cava inferior e linfonodos.

LINFONODOS

Funções dos Linfonodos

- Filtrar a linfa de debris e microrganismos.
- Formar linfócitos e anticorpos para combater infecções.

Divisões dos Linfonodos

Linfonodos Parietais

- Localizados no retroperitônio e percorrem ao longo dos vasos pré-vertebrais.
- Circundam a aorta.
- Rins, glândulas suprarrenais e linfonodos ovarianos/testiculares drenam para os linfonodos para-aórticos.
- Subdivididos em:
  - Ilíaco comum.
  - Epigástrico.
  - Ilíaco externo.
  - Ilíaco circunflexo.
  - Ilíaco interno.
  - Lombar.
  - Sacral.

Linfonodos Viscerais

- Localizados no peritônio e seguem o percurso ao longo dos vasos, suprindo os principais órgãos.
- Geralmente localizados no hilo do órgão.

APARÊNCIA ULTRASSONOGRÁFICA DO LINFONODO NORMAL

- Massa sólida hipoecoica.
- Centro gorduroso hiperecoico.
- Margens lisas.
- Formato oval.
- Fluxo sanguíneo vascular interno, especialmente no hilo.
- Geralmente inferior a 1 cm.

APARÊNCIA ULTRASSONOGRÁFICA DO LINFONODO ANORMAL

- Massa hipoecoica aumentada superior a 1 cm de tamanho.
- Perda do centro gorduroso hiperecoico.
- Margens de paredes lisas e formato oval geralmente causados por uma infecção.
- Margens irregulares e formato arredondado suspeitos para malignidade.
- Deslocamento de estruturas adjacentes.

APARÊNCIA ULTRASSONOGRÁFICA DAS MASSAS RETROPERITONEAIS

- Massa(s) hiperecoica(s) a hipoecoica(s).
- Margens da parede irregulares.
- Deslocamento anterior dos rins, veia cava inferior, aorta e vasos mesentéricos.
- Deformidade da veia cava inferior e bexiga urinária.
- Obstrução do trato urinário ou do sistema biliar.
- Perda de definição do órgão.

Padrões da Linfadenopatia

REGIÃO DO LINFONODO	LOCALIZAÇÃO	PATOLOGIA ASSOCIADA
Gastro-hepático	Região do ligamento gastro-hepático	Carcinoma gástrico, esofágico e pancreático Linfoma Doença metastática
Mesentérico	Ao longo do mesentério	Doença inflamatória intestinal Carcinoma de intestino delgado
Pancreaticoduodenal	Anterior à veia cava inferior Entre o duodeno e a cabeça do pâncreas	Carcinoma de cólon e gástrico Carcinoma da cabeça pancreática
Pélvico	Ao longo dos vasos ilíacos	Carcinoma da pelve
Periesplênico	Hilo esplênico	Leucemia Linfoma não Hodgkin Carcinoma de cólon e intestino delgado Doença metastática
Porta hepática	Anterior e posterior à veia porta	Carcinoma de vesícula biliar, biliar, hepático, gástrico e pancreático Linfoma Doença metastática
Retrocrural	Mediastino inferoposterior	Carcinoma pulmonar Linfoma
Retroperitoneal	Periaórtica, pericaval e intra-aorto-caval	Linfoma Carcinoma renal Doença metastática
Artérias mesentérica superior e celíaca	Periaórtica	Neoplasias intra-abdominais

Patologia Benigna do Retroperitônio

PATOLOGIA	DESCRIÇÃO	ACHADOS ULTRASSONOGRÁFICOS	CONSIDERAÇÕES DIFERENCIAIS
Linfadenopatia	Qualquer distúrbio caracterizado por um aumento localizado ou generalizado de linfonodos ou vasos linfáticos	Massa hipoecoica Pode parecer complexa Margens lisas ou irregulares Tamanho superior a 1 cm	Lipoma Fibrose retroperitoneal Hemorragia retroperitoneal Rim em ferradura
Linfocele	Uma coleção líquida contendo linfa proveniente de um vaso linfático lesionado Comumente associada a transplante de órgãos e remoção de linfonodo	Coleção líquida anecoica Formato redondo ou oval Bordas bem definidas Frequentemente contém septações Reforço acústico posterior	Hematoma Urinoma Ascite Abscesso
Abscesso retroperitoneal	Uma coleção de pus entre o peritônio e a parede abdominal posterior	Massa hipoecoica ou complexa Margens irregulares Pode demonstrar reforço acústico posterior Massa assume o formato do espaço	Hemorragia Linfadenopatia Fibrose retroperitoneal Rim em ferradura
Fibrose retroperitoneal	Um processo inflamatório crônico, em que tecido fibrótico envolve os grandes vasos sanguíneos localizados na área lombar Geralmente idiopático	Massa volumosa e hipoecoica na linha média Raramente se estende acima da segunda vértebra lombar Pode demonstrar hidronefrose associada	Linfadenopatia Hemorragia retroperitoneal Abscesso retroperitoneal Rim em ferradura
Hemorragia retroperitoneal	Associada a trauma, tumor, aneurisma, cisto ou infarto	Coleções líquidas hipoecoicas Pode demonstrar coágulo ecogênico	Ascite Fibrose retroperitoneal Linfadenopatia Rim em ferradura

(Continua)

Patologia Benigna do Retroperitônio (Cont.)

PATOLOGIA	DESCRIÇÃO	ACHADOS ULTRASSONOGRÁFICOS	CONSIDERAÇÕES DIFERENCIAIS
Urinoma	Um cisto preenchido por urina Adjacente ou no interior do trato urinário Geralmente localizado no espaço perinéfrico	Coleção líquida anecoica Paredes lisas e finas Frequentemente contém septações Rápido aumento no tamanho nos exames seriados	Linfocele Hematoma Cisto Abscesso

Neoplasias Benignas do Retroperitônio

PATOLOGIA	DESCRIÇÃO	ACHADOS ULTRASSONOGRÁFICOS	CONSIDERAÇÕES DIFERENCIAIS
Fibroma	Uma neoplasia que consiste em grande parte de tecido conectivo fibroso	Massa hiperecoica Margens das paredes bem definidas	Lipoma Mesotelioma Mixoma
Lipoma	Uma neoplasia que consiste em tecido adiposo	Massa hiperecoica Margens das paredes bem definidas	Fibroma Lipossarcoma Mesotelioma Mixoma
Mesotelioma	Crescimento anormal de células epiteliais	Massa ecogênica localizada Margens das paredes irregulares Aparência similar à placenta fetal	Lipossarcoma Linfadenopatia Lipoma Mixoma Rim em ferradura
Mixoma	Uma neoplasia que consiste em tecido conectivo Localização subcutânea, retroperitoneal, cardíaca e urinária Pode ser extremamente grande	Massa complexa ou ecogênica Margens das paredes lobuladas ou lisas	Fibroma Lipoma Mesotelioma Linfadenopatia Rim em ferradura
Teratoma	Uma neoplasia composta de diferentes tipos de tecidos que não ocorrem juntos ou no sítio do tumor	Massa complexa	Leiomiossarcoma Abscesso Mixoma

Neoplasias Malignas do Retroperitônio

PATOLOGIA	DESCRIÇÃO	ACHADOS ULTRASSONOGRÁFICOS	CONSIDERAÇÕES DIFERENCIAIS
Fibrossarcoma	Um sarcoma contendo tecidos conectivos fibrosos	Massa hipoecoica ou complexa Pode infiltrar as estruturas adjacentes	Linfadenopatia Fibrose retroperitoneal Hemorragia retroperitoneal Rim em ferradura
Leiomiossarcoma	Um sarcoma contendo células fusiformes grandes de músculo liso	Massa ecogênica ou complexa Áreas císticas de necrose podem ser demonstradas	Teratoma Rabdomiossarcoma Abscesso retroperitoneal
Lipossarcoma	Um crescimento maligno de células gordurosas Neoplasia retroperitoneal mais comum	Massa hiperecoica Margens das paredes espessas Pode infiltrar tecidos adjacentes	Lipoma Fibroma Rabdomiossarcoma Mesotelioma
Rabdomiossarcoma	Um tumor altamente maligno derivado de músculo estriado	Massa hiperecoica ou complexa	Teratoma Lipossarcoma Fibrossarcoma Leiomiossarcoma

REVISÃO DO RETROPERITÔNIO

1. Qual dos seguintes hormônios modifica a resposta do organismo à inflamação?
   a. aldosterona
   b. norepinefrina
   c. glicocorticoides
   d. epinefrina

2. Neoplasia maligna derivada do músculo estriado descreve um:
   a. mixoma
   b. leiomiossarcoma
   c. rabdomiossarcoma
   d. feocromocitoma

3. Linfadenopatia gastro-hepática está associada a:
   a. linfoma
   b. carcinoma de células renais
   c. carcinoma uterino
   d. doença inflamatória intestinal

4. Hiperplasia suprarrenal bilateral está associada a:
   a. hiperaldosteronismo
   b. doença de Addison
   c. síndrome de Conn
   d. doença de Cushing

5. Qual das alternativas abaixo é considerada uma função do linfonodo?
   a. modifica a resposta do organismo à inflamação
   b. mantém o equilíbrio hídrico e eletrolítico
   c. forma anticorpos para combater infecções
   d. mantém a circulação sanguínea normal

6. Qual dos seguintes é um sintoma associado ao carcinoma adrenocortical?
   a. ansiedade severa
   b. perda de peso
   c. cãibras
   d. hipotensão

7. Qual das seguintes é a causa mais comum de síndrome de Conn?
   a. adenoma suprarrenal
   b. carcinoma suprarrenal
   c. hemorragia suprarrenal
   d. hiperplasia suprarrenal

8. Qual das seguintes neoplasias suprarrenais é mais provável de infiltrar as estruturas adjacentes?
   a. teratoma
   b. lipossarcoma
   c. mesotelioma
   d. leiomiossarcoma

9. O desenvolvimento de um urinoma é mais provável em qual das seguintes regiões?
   a. omento menor
   b. goteira paracólica
   c. espaço perinéfrico
   d. espaço sub-hepático

10. A neoplasia mais comum de desenvolver no retroperitônio é um:
    a. lipossarcoma
    b. mixoma
    c. fibrossarcoma
    d. mesotelioma

11. Qual das seguintes afirmações descreve corretamente as glândulas suprarrenais?
    a. a medula compreende 25% da glândula
    b. hormônios gonadais são secretados pela medula
    c. norepinefrina é secretada pelo córtex
    d. as artérias suprarrenais se originam a partir das artérias aorta, renal e frênica inferior

12. O espaço pararrenal anterior é mais precisamente definido como a área entre:
    a. o espaço perirrenal e o espaço pararrenal posterior
    b. o peritônio posterior e a fáscia de Gerota
    c. a parede abdominal anterior e o músculo psoas
    d. o peritônio anterior e a fáscia de Gerota

13. Crianças pequenas apresentam um fator predisponente para o desenvolvimento de qual das seguintes neoplasias suprarrenais?
    a. nefroblastoma
    b. tumor de Wilm
    c. neuroblastoma
    d. lipossarcoma

14. Qual das seguintes estruturas forma a borda anterior do retroperitônio?
    a. diafragma
    b. borda pélvica
    c. peritônio parietal posterior
    d. músculos da parede abdominal posterior

15. Um linfonodo irregular aumentado demonstrando uma aparência arredondada é mais compatível com:
    a. malignidade subjacente
    b. hemorragia subjacente
    c. infecção subjacente
    d. obstrução subjacente

16. Qual das seguintes estruturas está localizada no espaço pararrenal anterior?
    a. rins
    b. pâncreas
    c. glândulas suprarrenais
    d. veia cava inferior

17. Patologia suprarrenal benigna associada à hipertensão, taquicardia e palpitações é mais compatível com qual das seguintes patologias?
    a. hiperplasia
    b. feocromocitoma
    c. hemorragia
    d. adenoma

18. Linfonodos viscerais estão localizados:
    a. em torno da aorta
    b. ao longo dos vasos pré-vertebrais
    c. no peritônio
    d. próximo das glândulas suprarrenais

19. A localização da glândula suprarrenal direita está mais precisamente correlacionada a qual das seguintes regiões?
    a. lateral ao rim direito
    b. posterior à veia cava inferior
    c. medial às *crura* diafragmáticas
    d. medial à veia cava inferior

20. Elevação de qual dos seguintes testes laboratoriais é um achado clínico na doença de Addison?
    a. cortisol
    b. aldosterona
    c. sódio sérico
    d. potássio sérico

21. Qual das seguintes condições é um fator predisponente para o desenvolvimento de um adenoma suprarrenal?
    a. anorexia
    b. hipotensão
    c. *diabetes mellitus*
    d. policitemia vera

22. O sinal de "aorta flutuante" é causado por linfadenopatia em qual das seguintes regiões?
    a. espaço perinéfrico
    b. anterior à aorta
    c. em torno da aorta
    d. posterior à aorta

23. Um cisto suprarrenal é considerado um(a):
    a. achado raro
    b. condição bilateral
    c. neoplasia funcionante
    d. proliferação de células suprarrenais

24. Qual dos seguintes hormônios é secretado pela medula suprarrenal?
    a. cortisol
    b. epinefrina
    c. estrogênio
    d. aldosterona

25. Uma condição causada por falha completa ou parcial da função adrenocortical descreve:
    a. síndrome de Conn
    b. doença de Addison
    c. doença de Cushing
    d. doença de Graves

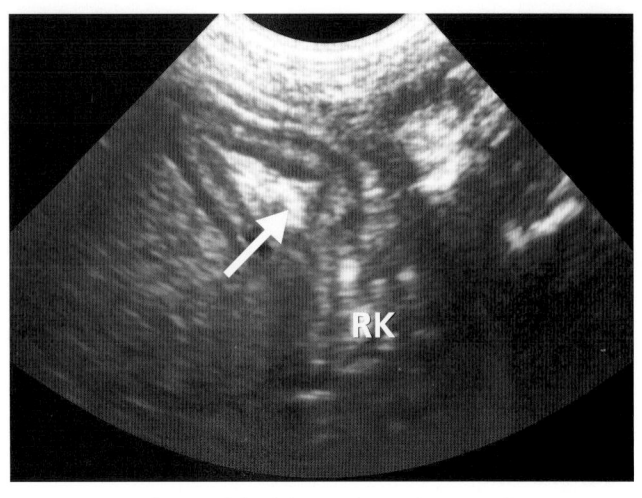

FIG. 12-2 Glândula suprarrenal neonatal.

Responda a pergunta 26 usando a Fig. 12-2.

26. Um recém-nascido de 2 dias de vida apresenta um histórico de débito urinário reduzido. Uma imagem sagital demonstra foco hiperecoico na glândula suprarrenal direita. Esse achado é mais compatível com um(a):
    a. lipoma suprarrenal
    b. córtex normal
    c. hemorragia suprarrenal
    d. medula normal

Responda as perguntas 27 e 28 usando a Fig. 12-3.

27. Homem de 35 anos de idade apresenta um histórico de um início súbito de hipertensão. Uma área anecoica é identificada no quadrante superior direito. Com base no histórico clínico, a área anecoica nesse sonograma é mais compatível com:
    a. cisto suprarrenal
    b. cisto hepático
    c. feocromocitoma
    d. hemorragia retroperitoneal

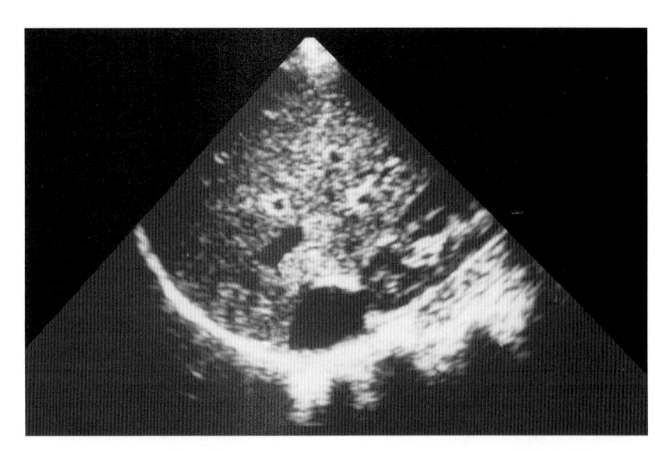

FIG. 12-3 Imagem sagital do hipocôndrio direito.

28. A patologia identificada nesse sonograma é considerado um (a):
   a. resultado de trauma
   b. achado raro
   c. lesão maligna
   d. tumor vascular raro

Responda a pergunta 29 usando a Fig. 12-4.

29. Mulher de 45 anos de idade apresenta um histórico de perda de peso, dorsalgia grave e níveis elevados de fosfatase alcalina. Um sonograma dos grandes vasos maiores identifica múltiplas massas na região anterior à veia cava inferior e aorta abdominal. Essas massas são mais compatíveis com:
   a. linfoceles
   b. linfadenopatia
   c. pseudomixoma peritoneal
   d. fibrose retroperitoneal

30. Qual das seguintes anormalidades é a complicação mais provável da fibrose retroperitoneal?
   a. pancreatite
   b. colecistite
   c. hidronefrose
   d. hipertensão portal

31. Um linfonodo aumentado demonstrando um formato oval e margens das paredes lisas é mais compatível com:
   a. malignidade subjacente
   b. hemorragia subjacente
   c. infecção subjacente
   d. obstrução subjacente

32. Qual das seguintes coleções líquidas é mais provável de demonstrar rápido aumento no tamanho após uma cirurgia de transplante renal?
   a. seroma
   b. hematoma
   c. urinoma
   d. linfocele

33. Um crescimento anormal de células epiteliais é demonstrado em qual das seguintes neoplasias?
   a. mixoma
   b. teratoma
   c. lipoma
   d. mesotelioma

34. Qual das seguintes neoplasias malignas contém células de músculo liso?
   a. fibrossarcoma
   b. lipossarcoma
   c. leiomiossarcoma
   d. mesotelioma

35. A aparência ultrassonográfica de um lipossarcoma é mais provável de ser descrita como uma:
   a. massa hipoecoica com margens das paredes finas
   b. massa hiperecoica com margens das paredes espessas
   c. massa complexa com margens das paredes irregulares
   d. massa hiperecoica com margens das paredes irregulares

Responda a pergunta 36 usando a Fig. 12-5.

36. Um recém-nascido apresenta um histórico de níveis reduzidos de hematócrito. Um sonograma do quadrante superior direito demonstra uma massa complexa na glândula suprarrenal direita. Com base no histórico clínico, a massa é mais compatível com um(a):
   a. abscesso
   b. adenoma
   c. hemorragia
   d. carcinoma adrenocortical

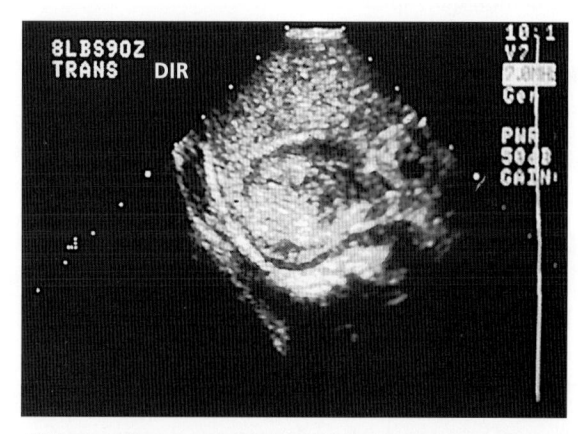

FIG. 12-5 Sonograma transversal do hipocôndrio direito.

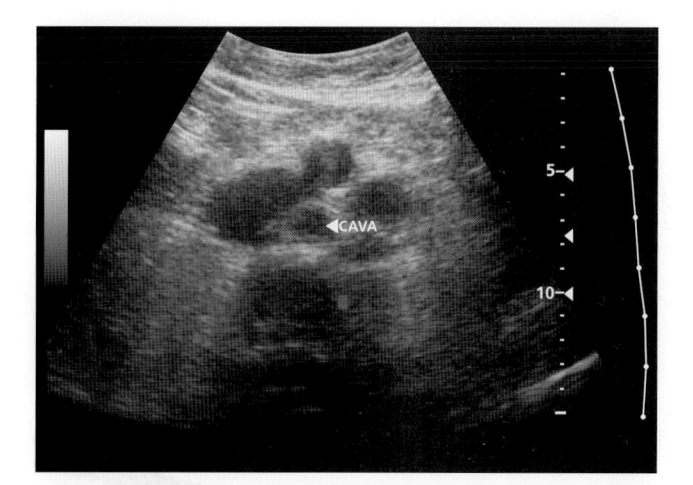

FIG. 12-4 Imagem transversal dos grandes vasos na linha média.

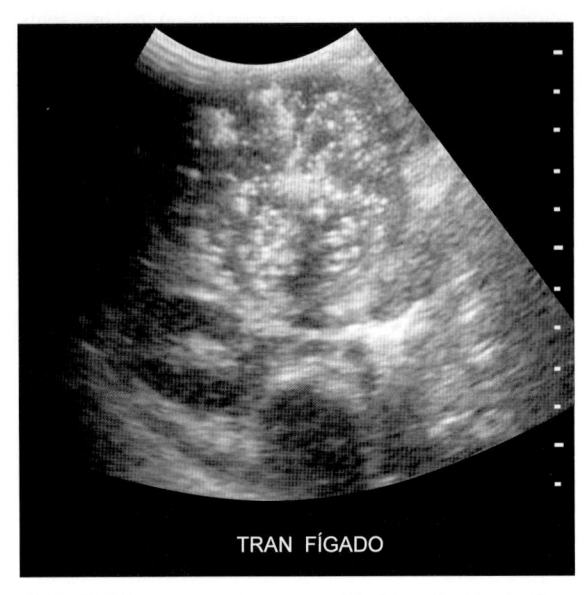

FIG. 12-6 Sonograma transversal do hipocôndrio direito.

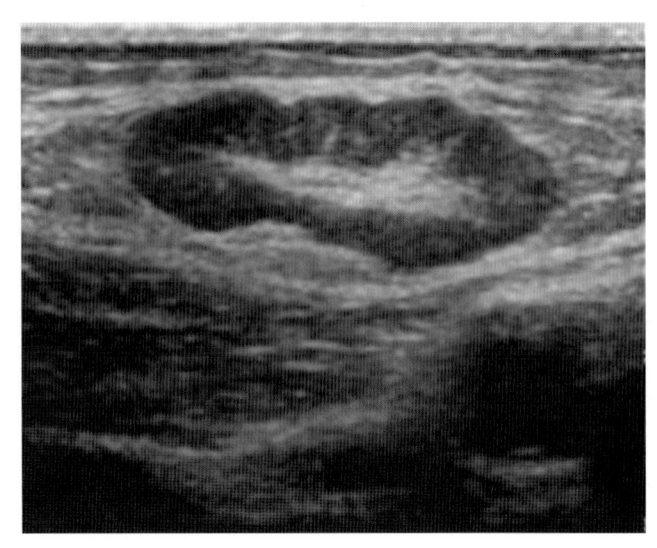

FIG. 12-7 Sonograma da região inguinal esquerda.

Responda a pergunta 37 usando a Fig. 12-6.

37. Criança de 15 meses de idade apresenta um histórico de uma massa abdominal palpável, má progressão ponderal e fadiga. Uma massa complexa hipervascular é identificada na região superior e medial do rim direito. Com base no histórico clínico, o sonograma é mais compatível com qual das seguintes patologias?
    a. nefroblastoma
    b. intussuscepção
    c. neuroblastoma
    d. hemorragia suprarrenal

Responda a pergunta 38 usando a Fig. 12-7.

38. Paciente de 70 anos de idade apresenta massa palpável na região inguinal esquerda após um recente procedimento invasivo. Um sonograma da região inguinal esquerda demonstra uma massa de formato oval nos tecidos superficiais da coxa. A massa é, provavelmente, um:
    a. lipoma
    b. hematoma
    c. linfonodo
    d. pseudoaneurisma

39. A porção externa da glândula suprarrenal compreende:
    a. 10% da glândula
    b. 25% da glândula
    c. 75% da glândula
    d. 90% da glândula

40. As glândulas adrenais também são conhecidas como:
    a. glândulas de cortisol
    b. glândulas de suprarrenalina
    c. glândulas suprarrenais
    d. glândulas retroperitoneais

41. A veia suprarrenal direita esvazia em qual das seguintes estruturas vasculares?
    a. veia esplênica
    b. veia renal direita
    c. veia cava inferior
    d. veia gonadal direita

42. Qual dos seguintes hormônios aumenta durante os momentos de excitação ou estresse?
    a. cortisol
    b. aldosterona
    c. epinefrina
    d. norepinefrina

43. Qual dos seguintes componentes é um fator principal na determinação do volume sanguíneo?
    a. sódio
    b. vitamina K
    c. potássio
    d. cálcio

44. Obesidade é, provavelmente, um fator predisponente no desenvolvimento de qual das seguintes neoplasias suprarrenais?
    a. cisto
    b. hemorragia
    c. adenoma
    d. feocromocitoma

45. Qual dos seguintes hormônios é produzido pela hipófise?
    a. tripsina
    b. epinefrina
    c. aldosterona
    d. hormônio adrenocorticotrófico

46. Qual dos seguintes é considerado uma função das glândulas suprarrenais?
    a. produz hormônios
    b. libera o hormônio secretina
    c. regula eletrólitos séricos
    d. libera glicogênio na forma de glicose

47. Um tumor vascular raro da glândula suprarrenal define um:
    a. teratoma
    b. neuroblastoma
    c. rabdomiossarcoma
    d. feocromocitoma

48. A porção interna da glândula suprarrenal é denominada:
    a. hilo
    b. córtex
    c. íntima
    d. medula

49. A localização da glândula suprarrenal esquerda está mais precisamente correlacionada com qual das seguintes regiões?
    a. lateral ao rim
    b. medial à aorta
    c. inferior ao rim
    d. posterior à artéria esplênica

50. A doença de Cushing é mais comumente causada por qual das seguintes patologias?
    a. hiperplasia suprarrenal
    b. massa hipofisária
    c. massa suprarrenal
    d. doença policística do ovário

CAPÍTULO 13

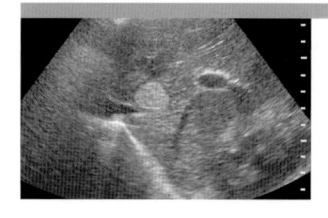

Vasculatura Abdominal

PALAVRAS-CHAVE

aneurisma expansão ou dilatação de um vaso sanguíneo.

aneurisma da aorta abdominal dilatação do diâmetro da aorta igual ou superior a 3 cm; também conhecido como AAA.

aneurisma dissecante resulta de uma ruptura da camada íntima da artéria, criando um lúmen falso na camada média. Esse lúmen falso permite que o sangue disseque as camadas média e adventícia.

aneurisma ectásico dilatação de uma artéria quando comparada a um segmento mais proximal. Na aorta abdominal, a dilatação ectásica não excede 3 cm.

aneurisma em "berry" (baga) pequenos aneurismas saculares que afetam primariamente as artérias cerebrais.

aneurisma fusiforme caracterizado por uma dilatação uniforme das paredes arteriais; tipo mais comum de aneurisma aórtico.

aneurisma micótico dilatação sacular de um vaso sanguíneo causada por uma infecção bacteriana.

aneurisma sacular dilatação de uma artéria, caracterizada por uma evaginação focal de uma parede arterial; geralmente causado por trauma ou infecção.

fístula arteriovenosa comunicação anômala entre uma artéria e uma veia; também conhecida como derivação arteriovenosa.

pseudoaneurisma dilatação de uma artéria provocada por uma lesão em uma ou mais camadas da parede arterial causada por trauma ou ruptura do aneurisma; também conhecido como hematoma pulsátil.

FISIOLOGIA E ANATOMIA

Funções do Sistema Vascular

- Artérias e arteríolas conduzem o sangue oxigenado para longe do coração.
- Veias e vênulas transportam o sangue em direção ao coração.
- Capilares conectam os sistemas arterial e venoso.
- Veias das extremidades contêm válvulas.
- As válvulas se estendem para o interior em direção à íntima.
- Capilares trocam nutrientes e resíduos.

Camadas da Parede dos Vasos

- As paredes venosas são mais delgadas e menos elásticas do que as paredes arteriais.

Túnica Adventícia
- Camada externa.
- Proporciona maior elasticidade às artérias.

Túnica Média
- Camada muscular média.
- Ajuda a regular o fluxo sanguíneo através do controle do diâmetro da parede do vaso.

Túnica Íntima
- Camada interna.
- Composta de três camadas que fornecem uma superfície lisa.
- Camadas: células endoteliais; tecido conectivo; membrana elástica interna.

ANATOMIA ARTERIAL (Fig. 13-1)

Aorta Abdominal

- Origina-se no diafragma e ruma inferiormente até se bifurcar nas artérias ilíacas comuns direita e esquerda.
- Seu tamanho diminui à medida que ruma anterior e inferior no abdome.
- As artérias ilíacas comuns são os ramos terminais da aorta abdominal.
- A artéria ilíaca comum se bifurca nas artérias ilíacas externa e interna (hipogástrica).
- A artéria ilíaca externa se torna a artéria femoral comum após passar abaixo do ligamento inguinal.
- A artéria ilíaca interna se bifurca nas divisões anterior e posterior.

Ramos Viscerais Principais da Aorta Abdominal

Tronco Celíaco

- Primeiro grande ramo da aorta abdominal.
- Origina-se a partir da superfície anterior da aorta.
- Ramifica-se em artérias esplênica, gástrica esquerda e hepática comum.

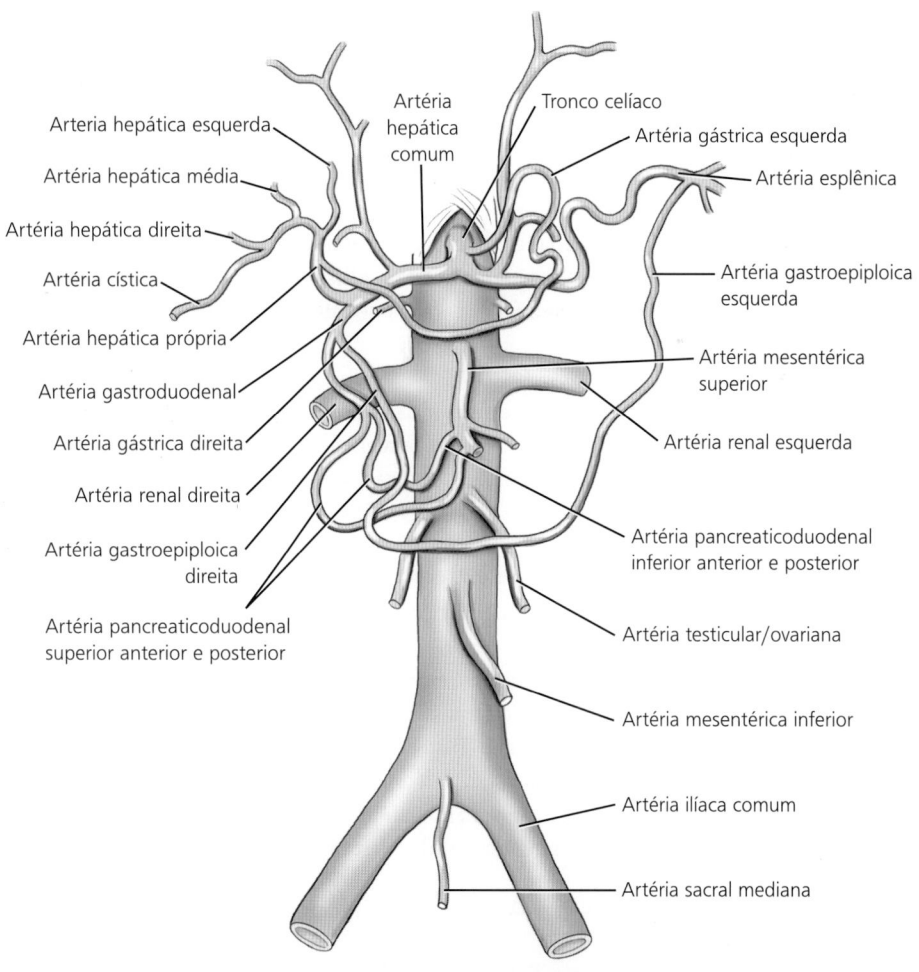

FIG. 13-1 Anatomia arterial.

- Mede de 1 a 3 cm de comprimento.
- Fluxo sanguíneo de baixa resistência, com fluxo anterógrado contínuo na diástole.
- O pico de velocidade sistólica permanece inalterado após uma refeição.

Artéria Mesentérica Superior (AMS)
- Segundo maior ramo da aorta abdominal.
- Origina-se a partir da superfície anterior da aorta, inferior ao eixo celíaco.
- Ruma inferiormente e paralelo à aorta.
- Os ramos suprem o jejuno, íleo, ceco, cólon ascendente, porções do cólon transverso e a cabeça do pâncreas.
- Fluxo sanguíneo multifásico de alta resistência quando em jejum.
- Velocidades sistólica e diastólica elevadas de baixa resistência, com fluxo anterógrado contínuo na diástole após uma refeição.
- A distância entre a parede anterior da aorta e a parede posterior da SMA não deve exceder 11 mm.

Artérias Suprarrenais Médias
- Originam-se a partir da superfície lateral da aorta abdominal.
- Rumam lateral e ligeiramente superior sobre à *crura* do diafragma até as glândulas suprarrenais.

Artérias Renais Principais
- Artéria renal direita origina-se na superfície anterolateral da aorta abdominal.
- Artéria renal esquerda origina-se na superfície posterolateral da aorta abdominal.
- Localizadas a 1-1,5 cm inferior à artéria mesentérica superior.
- Rumam posteriores às veias renais.
- Lado direito origina-se superior à esquerda e ruma posterior à veia cava inferior.
- A artéria renal se bifurca em artérias segmentares no hilo renal.
- A artéria renal origina a artéria suprarrenal inferior.
- Fluxo sanguíneo de baixa resistência, com fluxo anterógrado contínuo na diástole.
- Artérias duplicadas são encontradas em 33% da população.

Artérias Gonadais
- Originam-se a partir da superfície anterior da aorta abdominal, inferior às artérias renais.
- Rumam até a pelve, paralelamente ao músculo psoas.
- Fluxo sanguíneo de baixa resistência, com fluxo anterógrado contínuo na diástole.
- Não visualizadas com o ultrassom.

Artéria Mesentérica Inferior
- Último ramo principal da aorta abdominal, localizada superior à bifurcação da aorta.
- Origina-se a partir da porção anterior da aorta.
- Ruma inferior e à esquerda da linha média.
- Supre o cólon transverso esquerdo, o cólon descendente, o reto superior e o sigmoide.
- Fonte de fluxo colateral para as extremidades inferiores.
- Visualizada no ultrassom em um plano oblíquo, ligeiramente à esquerda da linha média e aproximadamente 1 cm superior à bifurcação da aorta.
- Fluxo sanguíneo de baixa resistência, com fluxo anterógrado contínuo na diástole.

Ramos Parietais Principais da Aorta Abdominal

Artéria Frênica Inferior
- Origina-se a partir da superfície anterior da aorta abdominal e se bifurca em artérias frênicas inferiores direita e esquerda imediatamente abaixo do diafragma e próximo ao nível da 12ª vértebra torácica.
- Supre a porção inferior do diafragma.
- Origina a artéria suprarrenal superior.

Artérias Lombares
- Quatro artérias originam-se em cada lado da aorta abdominal.
- Suprem a parede abdominal e a medula espinal.
- Localizadas inferiores, às artérias gonadais e superiores, à artéria mesentérica inferior.

Artéria Sacral Mediana
- Localizada inferior à artéria mesentérica inferior e superior à bifurcação da aorta.
- Fonte de fluxo colateral para as extremidades inferiores.

Artérias Abdominais Adicionais

Artéria Gastroduodenal (GDA)
- Ramo da artéria hepática comum.
- Situa-se entre a porção superior do duodeno e a superfície anterior da cabeça pancreática.

Artéria Hepática
- A artéria hepática comum é um ramo do tronco celíaco.
- Origina a artéria gastroduodenal e é, agora, denominada de artéria hepática própria.
- A artéria hepática própria origina a artéria gástrica direita.
- Ruma adjacente à veia porta.
- A artéria hepática própria se bifurca em artérias hepáticas direita e esquerda no hilo hepático.
- A artéria hepática direita origina a artéria cística para suprir a vesícula biliar.
- Fluxo sanguíneo de baixa resistência, com fluxo anterógrado contínuo na diástole.
- Aumento na velocidade de fluxo está associado a icterícia, cirrose, linfoma e metástase.

Artéria Gástrica Esquerda
- Ramo da artéria hepática comum.
- Ruma na direção esquerda para suprir o estômago.
- Geralmente se origina da artéria esplênica.

Artéria Esplênica
- Ramo tortuoso do tronco celíaco.
- Origina a artéria gastroepiploica esquerda e ramos adicionais para o pâncreas e o estômago.
- Ruma ao longo da margem superior do corpo e cauda do pâncreas.
- Fluxo sanguíneo de baixa resistência, com fluxo anterógrado contínuo na diástole.
- Pode ser confundida com um ducto pancreático dilatado.

ANATOMIA VENOSA (Fig. 13-2)

Veia Cava Inferior (VCI)
- Formada na junção das veias ilíacas comuns direita e esquerda.
- Transporta sangue desoxigenado dos tecidos do corpo para o átrio direito do coração.
- Os principais ramos abdominais incluem: veias lombares, veia gonadal direita, veias renais, veia suprarrenal direita, veia frênica inferior e veias hepáticas.

Tributárias Venosas Principais

Veias Ilíacas Comuns
- Drenam sangue a partir das extremidades inferiores e pelve.
- Formadas pela junção das veias ilíacas externa e interna.

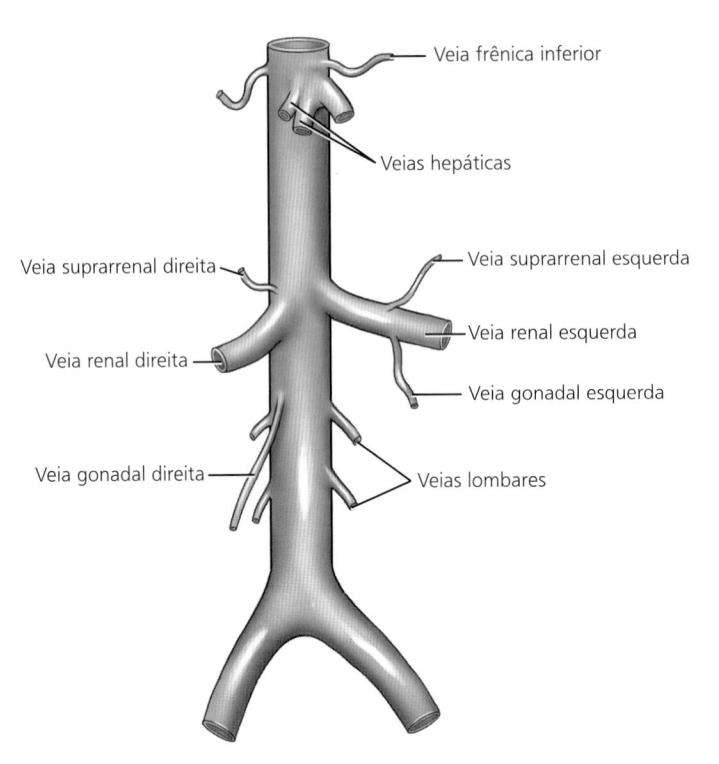

FIG. 13-2 Anatomia venosa.

Veias Renais
- Rumam anteriores às artérias renais.
- A veia renal esquerda ruma posterior à artéria mesentérica superior e anterior à aorta abdominal.
- A veia renal esquerda recebe as veias gonadal e suprarrenal esquerda.
- A veia renal esquerda pode aparecer dilatada pela compressão do mesentério.
- A veia renal direita tem um trajeto curto para drenar na superfície lateral da VCI.
- Demonstram fluxo sanguíneo fásico espontâneo.

Veias Hepáticas
- Situam-se nas interfaces dos segmentos hepáticos (intersegmentar) e rumam em direção à VCI.
- Três ramos principais: veias hepáticas esquerda, média e direita.
- A veia hepática direita ruma coronalmente entre os segmentos anterior e posterior do lobo hepático direito.
- A veia hepática média segue um trajeto oblíquo entre os lobos hepáticos direito e esquerdo.
- A veia hepática esquerda ruma posterior entre os segmentos medial e lateral do lobo hepático esquerdo.
- O Doppler demonstra um fluxo sanguíneo espontâneo, multifásico e pulsátil em direção à VCI (hepatofugal).
- Aumento do fluxo sanguíneo com a inspiração e redução do fluxo com a manobra de Valsalva.

Veias Abdominais Adicionais

Veia Porta Principal
- Drena o trato gastrointestinal, pâncreas, baço e vesícula biliar.
- Fornece aproximadamente 70% do suprimento sanguíneo do fígado.
- Formada pela junção das veias esplênica e mesentérica superior.

- Bifurca-se em veias portas direita e esquerda logo depois da porta hepática.
- Não deve exceder:
  - 1,3 cm de diâmetro em adultos com mais de 20 anos de idade.
  - 1,0 cm de diâmetro em indivíduos entre 10 e 20 anos de idade.
  - 0,85 cm de diâmetro em indivíduos com menos de 10 anos de idade.
- Demonstra fluxo fásico de baixa velocidade em direção ao fígado (hepatopetal).
- O fluxo sanguíneo diminuirá com a inspiração e aumentará com a expiração.
- O diâmetro aumentará após uma refeição.
- Tributárias adicionais incluem:
  a. Veia coronária – entra na borda superior da confluência esplenoportal; esvazia a veia gástrica esquerda.
  b. Veia mesentérica inferior – entra na borda inferior da confluência esplenoportal; drena o cólon descendente e sigmoide e o reto.

Veia Esplênica
- Une-se à veia mesentérica superior para formar a veia porta principal.
- Ruma posterior ao pâncreas e cruza anterior à artéria mesentérica superior.
- Demonstra fluxo fásico espontâneo em sentido oposto ao baço e em direção ao fígado.
- Diâmetro normal em adultos é igual ou inferior a 10 mm.
- O calibre aumenta com a inspiração.
- Drena o baço, pâncreas e uma porção do estômago.

Veia Mesentérica Superior
- Ruma paralela à artéria mesentérica superior.
- Demonstra fluxo fásico espontâneo em direção ao fígado.
- Diâmetro normal em adultos é igual ou inferior a 10 mm.
- Calibre aumentará com a inspiração e após uma refeição.
- Drena o intestino delgado, e o cólon ascendente e transverso.

Veias Gonadais
- A veia gonadal direita esvazia diretamente na veia cava inferior.
- A veia gonadal esquerda esvazia na veia renal esquerda e, ocasionalmente, na veia suprarrenal esquerda.

Veias Lombares
- Ramos das veias ilíacas comuns.
- Ruma lateral à coluna vertebral e posterior aos músculos psoas.

LOCALIZAÇÃO

Aorta Abdominal
- Situa-se à esquerda da linha média, adjacente à veia cava inferior.
- Segue um trajeto inferior e anterior no abdome, no nível da quarta vértebra lombar (umbigo), onde se bifurca nas artérias ilíacas comuns direita e esquerda.
- Situa-se anterior à coluna vertebral e músculo psoas.
- Separada da coluna vertebral por 0,5 a 1 cm de tecido mole.

Veia Cava Inferior
- Situa-se à direita da linha média, paralela à aorta abdominal.
- Formada no nível da quinta vértebra lombar, na junção das veias ilíacas comuns direita e esquerda, migrando superiormente no abdome até o átrio direito do coração.
- Situa-se anterior à coluna vertebral, músculo psoas, *crus* do diafragma e glândula suprarrenal direita.
- Situa-se posterior à cabeça do pâncreas.

TAMANHO

Aorta Abdominal
- O diâmetro da aorta abdominal normal não deve exceder 3 cm.
- A aorta afila à medida que ruma inferiormente, e mede, aproximadamente:
  - Suprarrenal: 2,5 cm.
  - Renal: 2 cm.
  - Infrarrenal, 1,5 cm.
  - Ilíaca comum: 1 cm.

Veia Cava Inferior
- Geralmente mede menos que 2,5 cm.
- Diminuição do calibre é demonstrada na expiração e aumento no tamanho é demonstrado na apneia inspiratória.

APARÊNCIA ULTRASSONOGRÁFICA

- Estrutura tubular anecoica.
- Margens das paredes finas e hiperecoicas.
- Fluxo vascular interno.
- Aorta demonstra um padrão de fluxo parabólico multifásico de alta resistência.
- A veia cava inferior demonstra fluxo fásico espontâneo e fluxo multifásico pulsátil à medida que se aproxima do diafragma.

TÉCNICA

Preparação
- Nada por via oral (NPO) 6 a 8 horas antes do exame para adultos, 6 horas para crianças e 4 horas para recém-nascidos.
- Exames de urgência podem ser realizados sem preparação.

Técnica de Exame e Otimização da Imagem
- Utilizar o transdutor abdominal de maior frequência possível para a obtenção de uma resolução ideal da profundidade de penetração.
- Configurar os ajustes de ganho para exibir a aorta abdominal normal como uma estrutura anecoica com margens hiperecoicas.
- Zonas focais no nível ou abaixo da área de interesse.
- Profundidade de imagem suficiente para visualizar estruturas situadas imediatamente posteriores à região de interesse.
- Imagens harmônicas e redução da compressão do sistema (faixa dinâmica) podem ser utilizadas para reduzir os ecos artefatuais no interior de estruturas anecoicas.
- Composição espacial pode ser utilizada para melhorar a visualização de estruturas situadas posterior a uma estrutura altamente atenuadora.
- Imagem com Doppler em cores, com um ângulo igual ou inferior a 60 graus, para avaliar a direção do fluxo e análise espectral.
- Os pacientes são, tipicamente, colocados na posição supina, porém, as posições oblíqua, decúbito, semiereta e ereta podem ser utilizadas para deslocar o gás intestinal.

- Avaliação e documentação da aorta abdominal, bifurcação da aorta, artérias ilíacas comuns e veia cava inferior nos planos sagital e transversal.
- Medidas do diâmetro anteroposterior e transverso dos cortes proximal, médio e distal da aorta abdominal, região proximal das artérias ilíacas comuns e veia cava inferior (as medidas do diâmetro são realizadas de uma parede externa à outra).
- Análise espectral em, no mínimo, duas áreas diferentes para comprovar a patência e excluir a presença de estenose.
- Avaliação com duplex e documentação de quaisquer estruturas vasculares adicionais solicitadas (ou seja, artérias renais).
- Avaliação com duplex, documentação e mensuração de qualquer anormalidade devem ser incluídas.
- Na presença de trombo intraluminal, a medida do lúmen do vaso deve ser incluída.

Indicações para Exame

- Massa abdominal pulsátil.
- Histórico familiar de aneurisma da aorta abdominal.
- Hipertensão.
- Dor abdominal.
- Dor na região lombar.
- Histórico de arteriosclerose.
- Dor pós-prandial severa.
- Embolia pulmonar.
- Doença hepática.
- Avaliar massa detectada por estudo por imagem prévio (ou seja, TC).

Patologia Arterial

PATOLOGIA ARTERIAL	DESCRIÇÃO
Aneurisma	Enfraquecimento da parede arterial Todas as camadas da artéria estão distendidas, porém intactas Raro em pacientes com menos de 50 anos de idade Prevalência masculina 5:1 Taxa de crescimento de 2 mm/ano é a média e considerada normal até 5 mm/ano Diâmetro superior a 3 cm para a aorta abdominal Diâmetro superior a 2 cm para a artéria ilíaca comum Diâmetro superior a 1 cm para a artéria poplítea 25% dos aneurismas poplíteos estão associados a um aneurisma da aorta abdominal
Estenose arterial	Estreitamento ou constrição de uma artéria Causada por aterosclerose, arteriosclerose ou hiperplasia fibrosa da íntima
Arteriosclerose	Espessamento patológico, enrijecimento e perda de elasticidade das paredes arteriais
Aterosclerose	Distúrbio caracterizado por placas amareladas de lipídeos e debris celulares nas camadas média e íntima das paredes arteriais
Pseudoaneurisma	Dilatação de uma artéria provocada por uma lesão em uma ou mais camadas da parede arterial causada por trauma ou ruptura do aneurisma

Aneurismas da Aorta Abdominal

ANEURISMA	ETIOLOGIA	ACHADOS CLÍNICOS	ACHADOS ULTRASSONOGRÁFICOS	CONSIDERAÇÕES DIFERENCIAIS
Aneurisma da aorta abdominal	Arteriosclerose é mais comum Infecção Hipertensão Histórico familiar	Assintomático Massa abdominal pulsátil Dorsalgia e/ou dor nas pernas Dor abdominal Sopro abdominal	Dilatação da aorta tipicamente em formato fusiforme Dilatação sacular da aorta pode ser demonstrada Diâmetro igual ou superior a 3 cm Vaso torna-se tortuoso Calcificações da parede Trombo intramural	Linfadenopatia Tumor retroperitoneal Dissecção
Aneurisma dissecante	Extensão de um aneurisma torácico dissecante Hipertensão Síndrome de Marfan Idiopático Trauma	Dor torácica ou abdominal intensa Sopro audível Cefaleia Choque	Membrana hiperecoica fina no interior da aorta Oscilações da membrana com pulsações arteriais Doppler demonstra direção oposta do fluxo entre a membrana durante a diástole	Trombo intraluminal crônico Reparo pós-cirúrgico
Aneurisma ectásico	Enfraquecimento da parede arterial	Assintomático	Dilatação da aorta quando comparada a um segmento mais proximal Dilatação com diâmetro inferior a 3 cm	Artéria tortuosa Erro técnico
Aneurisma micótico	Infecção bacteriana	Assintomático Dor abdominal Massa abdominal pulsátil	Dilatação da aorta tipicamente em formato sacular Espessamento assimétrico da parede	Linfadenopatia Tumor retroperitoneal Trombo intramural
Pseudoaneurisma	Trauma na parede arterial permite o escape de sangue para os tecidos adjacentes Complicação mais comum do enxerto aórtico	Massa pulsátil Dor focal Hematoma	Coleção líquida se comunicando com uma artéria Doppler demonstrará um fluxo sanguíneo espiral turbulento no interior da coleção líquida Fluxo sanguíneo de e para o colo do aneurisma é demonstrado	Hematoma Linfadenopatia Aneurisma Fístula arteriovenosa
Aneurisma rompido	Laceração nas três camadas da parede da aorta com extravasamento de sangue Risco de ruptura em um período de 5 anos: 5 cm = 5% 6 cm = 16% 7 cm = 75%	Dor abdominal severa Dor severa na região inguinal Hipotensão Perda da consciência Choque hipovolêmico	Tamanho normal da aorta Aneurisma ainda pode ser visualizado Massa para-aórtica hipoecoica assimétrica ou unilateral Aspecto de "véu" sobre a aorta e estruturas adjacentes Líquido livre nas cavidades peritoneais	Linfadenopatia Trombo intraluminal crônico
Reparo cirúrgico	Prévio histórico de aneurisma	Assintomático Dor abdominal ou na região lombar	Espaço anecoico entre o enxerto e a aorta reparada Ecos paralelos hiperecoicos ao longo das paredes arteriais	Dissecção Ruptura do aneurisma Coágulo intraluminal crônico Patologia retroperitoneal

Patologia Venosa Abdominal

PATOLOGIA VENOSA	ETIOLOGIA	ACHADOS CLÍNICOS	ACHADOS ULTRASSONOGRÁFICOS	CONSIDERAÇÕES DIFERENCIAIS
Derivações arteriovenosas (fístula AV)	Trauma Congênito Cirurgia Inflamação Neoplasia	Presença de sopro ou "frêmito" Dor na região lombar ou abdominal Edema Hipertensão	Doppler demonstra: Fluxo pulsátil no interior da veia Aumento no fluxo arterial na região proximal ao sítio de derivação Diminuição no fluxo arterial na região distal ao sítio de derivação Traçado mostra fluxo turbulento com velocidades altas na artéria e na veia	Vaso tortuoso Vaso estenótico
Dilatação	Insuficiência cardíaca congestiva Trombose Neoplasia infiltrativa	Assintomático Edema	Diâmetro da veia cava inferior excede 3,7 cm Diâmetro da veia porta principal excede 1,3 cm Diâmetro da veia esplênica ou mesentérica superior excede 1 cm Ecos intraluminais de média a baixa amplitude são observados nas neoplasias ou trombos	Compressão extrínseca Derivação arteriovenosa Hipertensão portal Erro técnico
Neoplasia infiltrativa da VCI	Carcinoma renal (mais comum)	Assintomático Edema	Ecos intraluminais de média a baixa amplitude	Trombose venosa Tumor primário de veia cava Erro técnico
Neoplasia primária caval da VCI	Leiomiossarcoma é mais comum	Assintomático Edema	Ecos intraluminais de média a baixa amplitude	Tumor infiltrativo Trombose venosa Erro técnico
Trombose da VCI	Extensão do trombo a partir das veias femoral (mais comum), ilíaca, renal, hepática ou gonadal	Assintomático Edema Embolia pulmonar Histórico de DVT na extremidade inferior	Dilatação do vaso Ecos intraluminais de média a baixa amplitude Pode resultar em oclusão completa ou parcial Análise espectral pode demonstrar fluxo não fásico contínuo	Tumor infiltrativo Tumor primário de veia cava Erro técnico

REVISÃO DA VASCULATURA ABDOMINAL

1. Um aneurisma verdadeiro da aorta é definido como uma dilatação da aorta abdominal:
   a. quando comparado a um segmento mais proximal
   b. igual ou superior a 3 cm
   c. quando comparado a um estudo prévio por imagem
   d. igual ou superior a 2,5 cm

2. Um aneurisma fusiforme é mais adequadamente descrito como:
   a. uma evaginação focal de uma parede arterial
   b. uma dilatação uniforme das paredes arteriais
   c. formação assimétrica de trombo
   d. um aumento no tamanho quando comparado a um segmento mais proximal

3. O primeiro ramo visceral da aorta abdominal é:
   a. a artéria gástrica
   b. o tronco celíaco
   c. a artéria frênica inferior
   d. a artéria suprarrenal média

4. A veia renal esquerda recebe tributárias a partir de quais das seguintes veias?
   a. veias mesentérica inferior e coronária
   b. veias suprarrenal esquerda e mesentérica inferior
   c. veias coronária e suprarrenal esquerda
   d. veias suprarrenal esquerda e gonadal esquerda

5. A veia porta principal se bifurca no hilo hepático em:
   a. veias porta anterior e posterior
   b. veias porta medial e lateral
   c. veias porta esquerda e direita
   d. veias porta superior e inferior

6. Qual das seguintes afirmações descreve com maior precisão a veia renal esquerda?
   a. a veia renal esquerda demonstra um padrão de fluxo pulsátil
   b. a artéria renal esquerda está localizada anterior à veia renal esquerda
   c. a artéria mesentérica superior ruma posterior à veia renal esquerda
   d. a veia renal esquerda pode aparecer dilatada em decorrência da compressão causada pelo mesentério

7. Qual das seguintes estruturas está localizada anterior à veia cava inferior?
   a. músculo psoas
   b. glândula suprarrenal direita
   c. *crura* diafragmática
   d. cabeça do pâncreas

8. A aorta abdominal geralmente se bifurca em artérias ilíacas comum direita e esquerda no nível da:
   a. 12ª vértebra torácica
   b. 2ª vértebra lombar
   c. 4ª vértebra lombar
   d. 5ª vértebra lombar

9. O tronco celíaco se ramifica em qual das seguintes artérias?
   a. artérias hepática própria, gástrica esquerda e esplênica
   b. artérias hepática comum, gástrica direita e esplênica
   c. artérias hepática própria, gastroduodenal e esplênica
   d. artérias hepática comum, gástrica esquerda e esplênica

10. A presença de um "frêmito" palpável em uma artéria levanta a suspeita de um(a):
    a. aneurisma
    b. oclusão
    c. estenose
    d. fístula arteriovenosa

11. O contorno de um aneurisma micótico é mais comumente descrito como:
    a. formato de baga
    b. formato sacular
    c. formato fusiforme
    d. formato de lágrima

12. As artérias gonadais se originam de:
    a. artérias renais
    b. aorta abdominal
    c. artérias lombares
    d. artérias ilíacas internas

13. Qual das seguintes artérias origina a artéria gastroepiploica?
    a. artéria gástrica
    b. artéria esplênica
    c. artéria gastroduodenal
    d. artéria mesentérica superior

14. Qual das seguintes veia ruma em um plano oblíquo entre os lobos hepáticos direito e esquerdo?
    a. veia hepática direita
    b. veia porta direita
    c. veia porta principal
    d. veia hepática média

15. O diâmetro normal da veia porta principal não deve exceder:
    a. 0,8 cm
    b. 1 cm
    c. 1,3 cm
    d. 1,8 cm

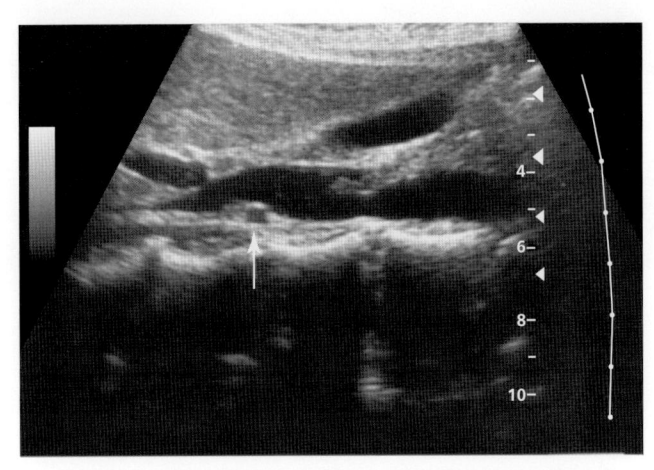

FIG. 13-3 Sonograma sagital do hipocôndrio direito.

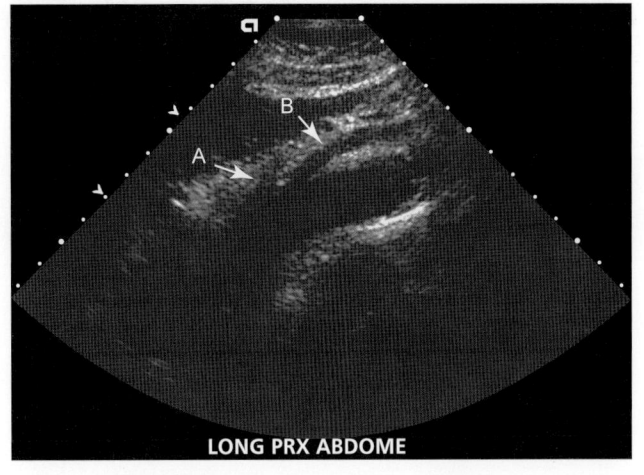

FIG. 13-4 Sonograma da aorta abdominal.

Responda as perguntas 16 a 18 usando a Fig. 13-3.

16. Um paciente apresenta um histórico de embolia pulmonar. Uma imagem sagital da veia cava inferior demonstra uma massa intraluminal. Com base no histórico clínico, a massa é mais compatível com um(a):
    a. neoplasia
    b. trombo
    c. válvula incompetente
    d. placa ulcerativa

17. A seta está demonstrando qual das seguintes estruturas vasculares?
    a. artéria hepática
    b. veia porta
    c. veia hepática
    d. artéria renal direita

18. A estrutura anecoica situada anterior à veia cava inferior e posterior ao fígado provavelmente representa a:
    a. veia porta principal
    b. vesícula biliar
    c. veia hepática direita
    d. veia mesentérica superior

Responda as perguntas 19 e 20 usando a Fig. 13-4.

19. Qual dos seguintes ramos viscerais da aorta abdominal é identificado pela seta *A*?
    a. artéria renal
    b. tronco celíaco
    c. artéria frênica inferior
    d. artéria mesentérica superior

20. Qual dos seguintes ramos viscerais da aorta abdominal é identificado pela seta *B*?
    a. tronco celíaco
    b. artéria renal
    c. artéria mesentérica superior
    d. artéria suprarrenal inferior

21. Qual das seguintes condições geralmente coexiste com um aneurisma poplíteo?
    a. estenose da carótida
    b. insuficiência venosa
    c. aneurisma da aorta abdominal
    d. dissecção da aorta torácica

22. Desenvolvimento de um aneurisma da aorta abdominal é mais comumente causado por:
    a. trauma
    b. infecção
    c. arteriosclerose
    d. hiperplasia fibrosa da íntima

23. Qual dos seguintes aneurismas está associado a um histórico recente de infecção bacteriana?
    a. ectásico
    b. dissecante
    c. micótico
    d. rompido

24. A veia cava inferior é considerada dilatada quando o diâmetro excede:
    a. 2 cm
    b. 2,5 cm
    c. 3 cm
    d. 3,7 cm

25. O desenvolvimento de uma fístula arteriovenosa pode ser causada por:
a. neoplasia
b. hipertensão
c. trombose venosa
d. insuficiência cardíaca congestiva

26. Uma neoplasia infiltrativa na veia cava inferior geralmente se origina a partir de qual das seguintes estruturas?
a. fígado
b. baço
c. rim
d. glândula suprarrenal

27. Extensão direta do trombo para a veia cava inferior é, provavelmente, causada por um trombo que se origina na:
a. veia renal
b. veia femoral
c. veia hepática
d. veia gonadal direita

28. Aneurismas em baga (*berry-shaped*) afetam, primariamente, qual das seguintes artérias?
a. esplênica
b. cerebral
c. extracraniana
d. aorta abdominal

29. Duplicação das artérias renais principais é demonstrada em aproximadamente:
a. 10% da população
b. 25% da população
c. 33% da população
d. 50% da população

30. Choque hipovolêmico é um achado clínico em pacientes com um histórico de:
a. síndrome de Marfan
b. um aneurisma aórtico rompido
c. um aneurisma aórtico micótico
d. uma derivação arteriovenosa

Responda a pergunta 31 usando a Fig. 13-5.

31. Um fazendeiro local de 65 anos de idade apresenta um histórico de leucocitose e uma massa abdominal pulsátil e com aumento de volume. As bordas anterior, posterior e lateral da aorta distal são delineadas pelos calibres. Com base no histórico clínico, o sonograma está, provavelmente, demonstrando qual das seguintes patologias?
a. linfadenopatia
b. dissecção aórtica
c. fibrose retroperitoneal
d. aneurisma micótico da aorta abdominal

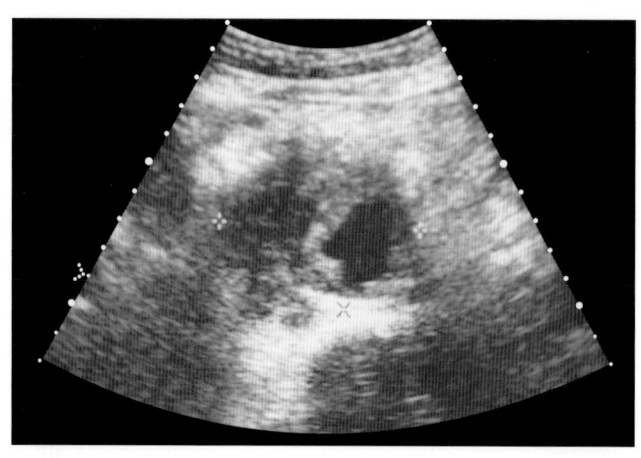

FIG. 13-5 Sonograma transversal da aorta abdominal distal.

Responda as perguntas 32 e 33 usando a Fig. 13-6.

32. Qual das seguintes estruturas vasculares é identificada pela seta *A*?
a. artéria esplênica
b. veia esplênica
c. veia renal esquerda
d. veia mesentérica superior

33. Qual das seguintes estruturas vasculares é identificada pela seta *B*?
a. tronco celíaco
b. artéria esplênica
c. artéria gastroduodenal
d. artéria mesentérica superior

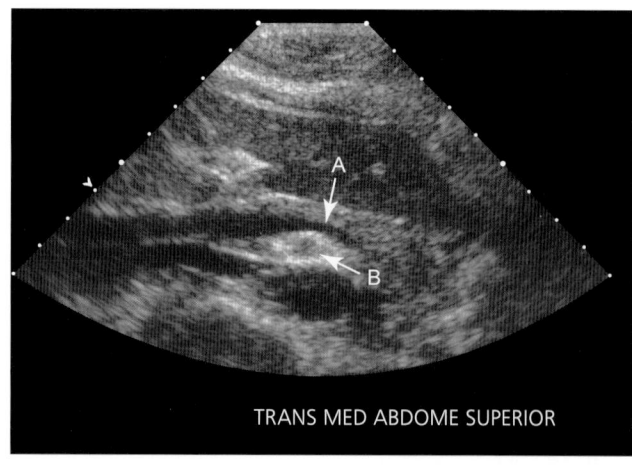

FIG. 13-6 Sonograma transversal do abdome superior.

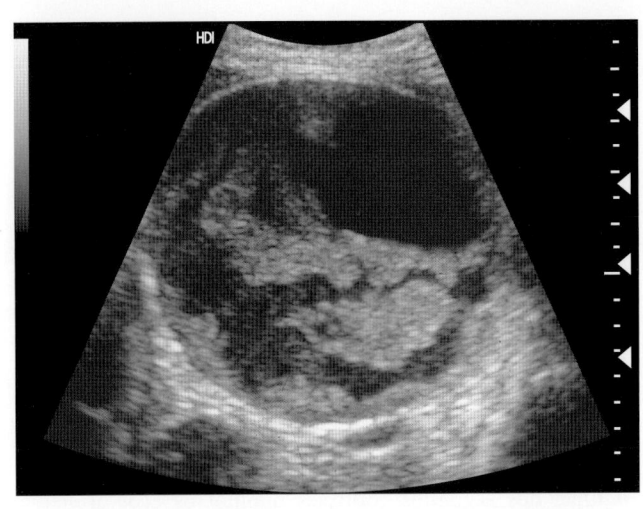

FIG. 13-7 Sonograma transversal da aorta abdominal.

Responda a pergunta 34 usando a Fig. 13-7.

34. Um paciente assintomático apresenta um histórico de um aneurisma da aorta abdominal. Os achados neste sonograma são mais compatíveis com qual das seguintes condições?
   a. pseudoaneurisma
   b. aneurisma dissecante
   c. aneurisma rompido
   d. aneurisma com trombo crônico

Responda as perguntas 35 e 36 usando a Fig. 13-8.

35. A seta *A* está, provavelmente, identificando qual das seguintes estruturas vasculares?
   a. veia hepática
   b. veia porta principal
   c. veia cava inferior
   d. veia renal direita

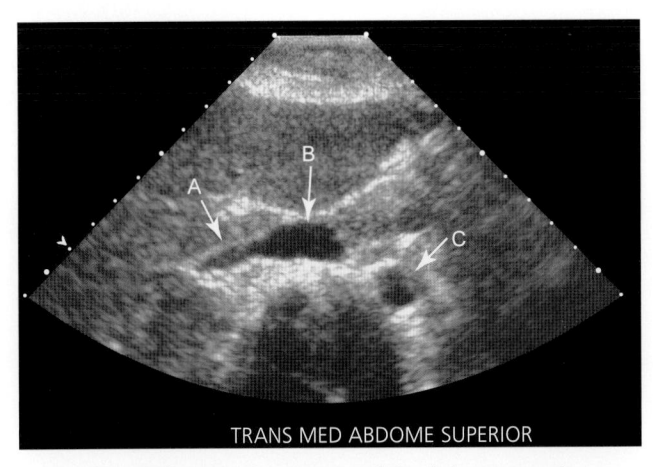

FIG. 13-8 Sonograma transversal do abdome superior.

36. A área anecoica identificada pela seta *B* é mais compatível com qual das seguintes estruturas vasculares?
   a. veia esplênica
   b. veia cava inferior
   c. aorta abdominal
   d. veia porta principal

37. Dilatação de uma artéria causada por dano a uma ou mais camadas da parede arterial descreve um:
   a. aneurisma em baga (*"berry"*)
   b. aneurisma dissecante
   c. pseudoaneurisma
   d. aneurisma da aorta abdominal

38. A artéria ilíaca comum é considerada aumentada quando o diâmetro excede:
   a. 1 cm
   b. 1,5 cm
   c. 2 cm
   d. 2,5 cm

39. Qual das seguintes estruturas vasculares ruma posterior à veia cava inferior?
   a. artéria esplênica
   b. artéria renal direita
   c. veia renal esquerda
   d. artéria mesentérica inferior

40. Qual dos seguintes vasos situa-se entre o duodeno e a porção anterior da cabeça pancreática?
   a. artéria gástrica
   b. tronco celíaco
   c. artéria hepática comum
   d. artéria gastroduodenal

41. A veia cava inferior geralmente mede menos que:
   a. 1 cm
   b. 2,5 cm
   c. 3 cm
   d. 3,5 cm

42. Qual das seguintes artérias supre o cólon transverso esquerdo, o cólon descendente e o sigmoide?
   a. artéria gonadal
   b. artéria mesentérica superior
   c. artéria ilíaca externa
   d. artéria mesentérica inferior

43. Pacientes com síndrome de Marfan apresentam um fator de risco predisponente para o desenvolvimento de:
   a. pseudoaneurisma
   b. embolia pulmonar
   c. aneurisma da aorta abdominal
   d. estenose da artéria carótida comum

44. O risco de ruptura em um aneurisma da aorta abdominal com 6 cm de diâmetro é, aproximadamente, de:
   a. 5% em 1 ano
   b. 15% em 5 anos
   c. 50% em 2 anos
   d. 75% em 5 anos

45. A quantidade de sangue fornecido ao fígado pelo sistema venoso portal é, aproximadamente, de:
   a. 10%
   b. 30%
   c. 50%
   d. 70%

46. Qual dos seguintes vasos ruma anterior à aorta abdominal e posterior à artéria mesentérica superior?
   a. veia porta
   b. veia esplênica
   c. veia renal esquerda
   d. veia mesentérica superior

47. O diâmetro normal da veia esplênica não deve exceder:
   a. 0,5 cm
   b. 1 cm
   c. 1,5 cm
   d. 2 cm

48. Qual das seguintes estruturas vasculares é mais comumente confundida por um ducto pancreático dilatado?
   a. veia esplênica
   b. eixo celíaco
   c. artéria esplênica
   d. veia mesentérica superior

49. Uma dilatação de uma artéria, quando comparada a um segmento mais proximal, descreve qual das seguintes anormalidades?
   a. pseudoaneurisma
   b. fístula arteriovenosa
   c. aneurisma ectásico
   d. aneurisma sacular

50. Qual dos seguintes controles diminui os ecos artefatuais somente na aorta abdominal?
   a. ganho total
   b. faixa dinâmica
   c. pós-processamento
   d. compensação de ganho no tempo

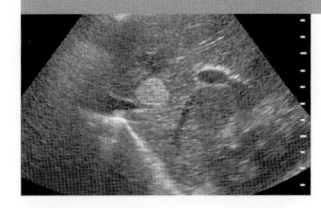

CAPÍTULO 14
Trato Gastrointestinal

PALAVRAS-CHAVE

curvatura maior do estômago borda mais longa, convexa e esquerda do estômago.

curvatura menor do estômago borda mais curta, côncava e direita do estômago.

divertículo de Meckel saco anômalo que se projeta do íleo; causado por um fechamento incompleto do canal vitelino.

divertículo evaginação sacular da membrana mucosa através de uma laceração na camada muscular do trato gastrointestinal.

doença de Crohn inflamação dos intestinos; ocorre com maior frequência no íleo.

fecaloma massa compacta endurecida de fezes no cólon.

gastrite inflamação do estômago.

gastroparesia falha do estômago em esvaziar; causada pela diminuição da motilidade gástrica.

haustra um recesso ou saculação demonstrado nas paredes do cólons ascendente e transverso.

íleo obstrução do intestino delgado.

intussuscepção prolapso no lúmen dentro de um segmento do intestino de um segmento adjacente do intestino.

má rotação anormalidade congênita do intestino, onde o intestino ou alça não dobra ou realiza rotação apropriada no início do desenvolvimento fetal. Os intestinos com má rotação não são apropriadamente conectados à parede abdominal, podendo resultar em torção de uma porção intestinal em torno de outra.

mucocele distensão do apêndice ou cólon com muco.

orifício cardíaco abertura na extremidade superior do estômago.

orifício pilórico abertura na extremidade inferior do estômago.

pepsina enzima que digere proteínas produzida pelo estômago.

peristalse contrações seriadas rítmicas do músculo liso dos intestinos que empurram o alimento ao longo do trato digestório.

pilorospasmo espasmo do esfíncter pilórico; associado à estenose pilórica.

ponto de McBurney situado a meio caminho entre o umbigo e a crista ilíaca direita.

pregas cristas ou dobras no revestimento do estômago.

quimo massa semilíquida de alimento e sucos gástricos.

sinal de McBurney dor ou sensibilidade extrema sobre o ponto de McBurney; associado à apendicite.

sinal do alvo estrutura circular que demonstra camadas alternadas de parede hiperecoica ou hipoecoica. Um sinal do alvo pode ou não significar patologia no trato gastrointestinal.

trato alimentar trato digestório.

volvo torção anormal de uma porção do intestino, que pode comprometer o fluxo sanguíneo.

TRATO GASTROINTESTINAL (GI) (Fig. 14-1)

- Estende-se da boca até o ânus.
- As divisões incluem boca, faringe, esôfago, estômago, intestino delgado e cólon.
- Também chamado de trato digestório, trato ou canal alimentar e trato intestinal.
- Revestido por uma membrana mucosa.

FISIOLOGIA

Funções do Trato GI

- Ingestão de alimentos.
- Digestão dos alimentos.
- Secreção de muco e enzimas digestivas.
- Absorção e degradação de alimentos.
- Reabsorção de líquido nas paredes intestinais para prevenir a desidratação.
- Formação de fezes sólidas.
- Liberação de bolo fecal.

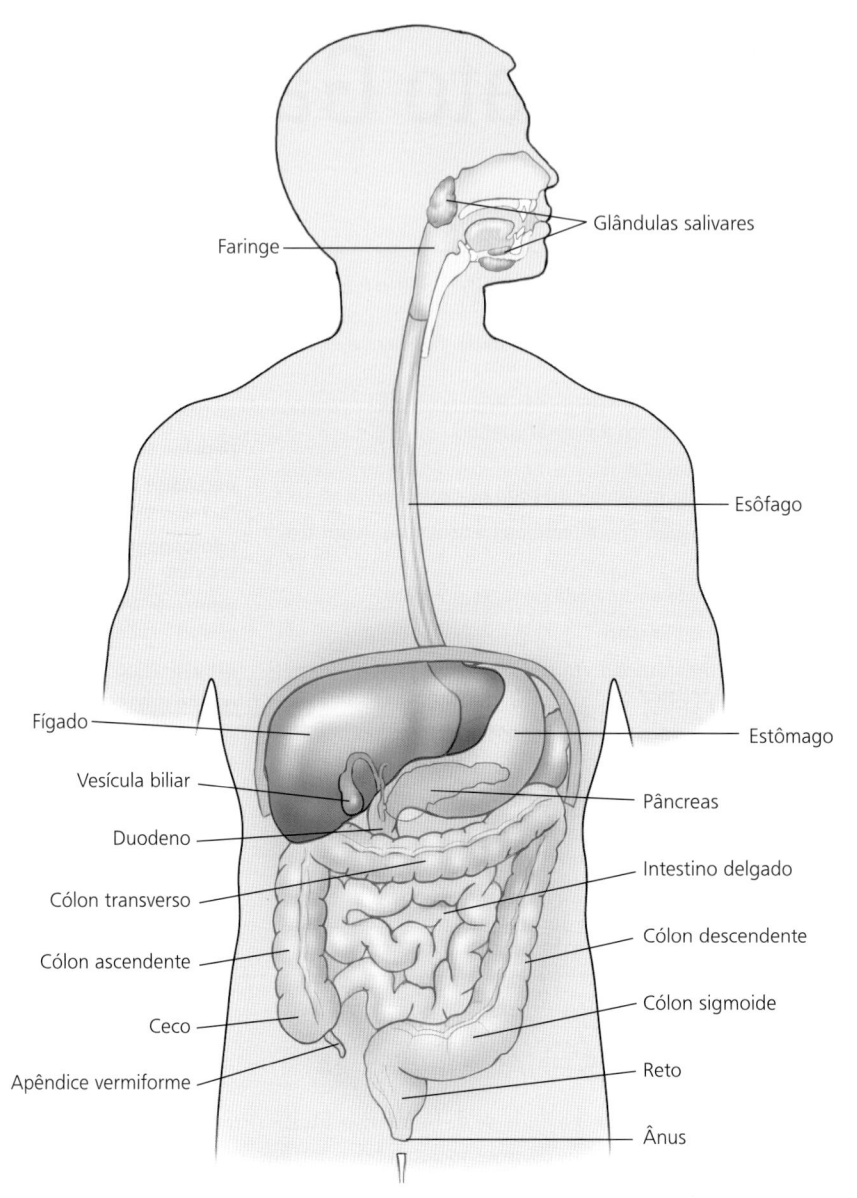

FIG. 14-1 Anatomia GI.

ANATOMIA

Esôfago

- Tubo muscular que se estende da faringe até o estômago.
- Ruma através do tórax até o hiato esofágico do diafragma, terminando no orifício cardíaco do estômago.
- As camadas da parede, desde a camada externa até o lúmen, incluem:
  - Externa ou fibrosa.
  - Muscular.
  - Submucosa.
  - Mucosa.

Estômago

- Principal órgão de digestão, localizado entre o esôfago e o intestino delgado.
- Secreta ácido clorídrico e pepsina.

- Dividido em fundo, corpo e piloro.
- As camadas da parede, desde a camada externa até o lúmen, incluem:
  - Serosa.
  - Muscular própria.
  - Submucosa.
  - Muscular.
  - Mucosa ou pregas.

Intestino Delgado

- Tubo elaborado que se estende do orifício pilórico até a válvula ileocecal.
- Secreta muco e recebe enzimas digestivas.
- Dividido em duodeno, jejuno e íleo.
- Grande parte da absorção de alimentos ocorre no intestino delgado.
- As camadas da parede, desde a camada externa até o lúmen, incluem:
  - Serosa.
  - Muscular.
  - Submucosa.
  - Mucosa.

Duodeno

- Dividido nas porções superior, descendente, horizontal e ascendente.
- Secreta grandes quantidades de muco, protegendo o intestino delgado do quimo fortemente ácido.
- Enzimas do ducto de Wirsung e bile do ducto biliar comum desembocam na porção descendente.

Jejuno

- Começa no ligamento de Trietz.
- Estende-se do duodeno até o íleo.

Íleo

- Estende-se do jejuno até a junção com o ceco (junção ileocecal).

Cólon

- Estende-se do íleo terminal até o ânus.
- Secreta grandes quantidades de muco.
- Divisões incluem o ceco, apêndice, cólon ascendente, cólon transverso, cólon descendente, sigmoide, reto e ânus.
- Bactérias no cólon produzem vitamina K e algumas vitaminas do complexo B.
- As camadas da parede, desde a camada externa até o lúmen, incluem:
  - Serosa.
  - Muscular ou haustra.
  - Submucosa.
  - Mucosa.

Ceco

- Bolsa cega do cólon localizada no quadrante inferior direito, diretamente posterior à parede abdominal e lateral ao íleo.
- Maior diâmetro.

Apêndice

- Estrutura estreita, tubular e com um fundo cego que se comunica com o ceco.
- Estrutura não peristáltica geralmente localizada no quadrante inferior direito.
- Contém tecido linfoide.
- Posição variável.

Cólon Ascendente

- Estende-se superiormente a partir do ceco.
- Curva-se para a esquerda, formando a flexura hepática.
- Alojado em uma depressão rasa na face inferior do lobo hepático direito e à direita da vesícula biliar.

Cólon Transverso

- Ruma transversalmente do lado direito para o esquerdo do abdome superior.
- Curva-se inferiormente, formando a flexura esplênica.

Cólon Descendente

- Começa na região inferior ao baço e termina no sigmoide.
- Passa inferiormente ao longo do flanco esquerdo até a crista ilíaca.

Sigmoide

- Porção mais estreita do cólon, terminando no reto.
- Estrutura móvel em contato com o músculo psoas.
- Localizado na fossa ilíaca esquerda, anterior ao ureter esquerdo e vasos ilíacos esquerdos, e superior à bexiga urinária.

Reto

- Porção terminal do cólon, localizada entre o sigmoide e o ânus.
- Capaz de uma distensão considerável.
- Situa-se adjacente à borda posterior da bexiga urinária em homens, e posterior à vagina e útero em mulheres.
- Termina no esfíncter anal.

Canal Anal

- Porção inferior do reto.
- Estende-se de forma ascendente e frontal, e segue um trajeto reverso ao longo do canal sacral.

LOCALIZAÇÃO

Esôfago

- Localizado à esquerda da linha média, posterior ao lobo hepático esquerdo e anterior à aorta abdominal.
- Margem direita é contígua com a curvatura menor do estômago.
- Margem esquerda é contígua com a curvatura maior do estômago.

Estômago

- Localizado no quadrante superior esquerdo, estendendo-se transversal e ligeiramente à direita da linha média.
- Localizado inferior ao diafragma; anteromedial ao baço, glândula suprarrenal esquerda e rim esquerdo; anterior ao pâncreas; superior à flexura esplênica.
- Piloro encontra-se em um plano transversal, ligeiramente à direita da linha média.

Intestino Delgado

- Localizado na porção central e inferior da cavidade abdominal.
- Circundado superiormente e lateralmente pelo cólon.

Duodeno

- Localizado lateral e posterior à cabeça do pâncreas.

Jejuno

- Localizado nas regiões umbilical e ilíaca esquerda.

Íleo

- Localizado nas regiões umbilical e ilíaca direita.

Cólon

- Forma um "U" virado para baixo que se estende do quadrante inferior direito até o quadrante inferior esquerdo.

TAMANHO

- A espessura da parede gástrica não deve exceder 5 mm quando distendida.
- A espessura da parede intestinal normal não deve exceder 4 mm.
- A espessura da parede do apêndice normal não deve exceder 2 mm, e o diâmetro não deve exceder 6 mm.
- O tamanho do intestino delgado diminui do piloro até a válvula ileocecal.
- O cólon é mais largo no ceco, com diminuição gradual de seu tamanho em direção ao reto.

APARÊNCIA ULTRASSONOGRÁFICA

- As paredes do trato gastrointestinal demonstram padrões circulares de eco, alternados entre hiperecoico e hipoecoico (camada mucosa aparece hiperecoica).
- A junção gastroesofágica aparece como uma estrutura em alvo situada posterior ao fígado e ligeiramente à esquerda da linha média.
- O estômago aparece como uma estrutura em alvo quando vazio e uma estrutura anecoica com ecos hiperecoicos espiralados quando distendidos com líquido.
- O intestino delgado está geralmente preenchido com gás.
- O jejuno e o íleo demonstram pequenas pregas na parede, que são chamadas de *sinal do teclado*.
- Os cólons ascendente e transverso são identificados pela presença de pregas haustrais (em intervalos de 3 a 5 cm).
- O cólon descendente é observado como uma estrutura tubular com paredes com margens ecogênicas.
- Peristalse deve ser observada no estômago de intestino delgado e grosso.
- O reto é mais apropriadamente avaliado com um transdutor endorretal.
- A vascularidade é imperceptível na parede intestinal normal.

TÉCNICA

Preparação

- Nada por via oral (NPO) 4 a 8 horas antes do exame do trato gastrointestinal.
- Líquido no estômago é útil para avaliar a presença de estenose pilórica.
- Exames de urgência podem ser realizados sem preparação.

Técnica de Exame e Otimização da Imagem

- Utilizar o transdutor abdominal de maior frequência possível para a obtenção de uma resolução ideal da profundidade de penetração quando o abdome é examinado.
- Utilizar o transdutor linear de maior frequência possível para a obtenção de uma resolução ideal da profundidade de penetração quando o apêndice é examinado.
- Zonas focais no nível ou abaixo da área de interesse.
- Profundidade de imagem suficiente para visualizar estruturas situadas imediatamente posteriores à região de interesse.
- Imagens harmônicas ou redução da compressão do sistema (faixa dinâmica) podem ser utilizadas para reduzir os ecos artefatuais no interior de estruturas anecoicas.
- Composição espacial pode ser utilizada para melhorar a visualização de estruturas situadas posteriores a uma estrutura altamente atenuadora (ou seja, gás intestinal).
- Avaliar e documentar as estruturas gastrointestinais em dois planos de imagem.
- Verificar a presença de peristalse.
- Documentar a técnica de compressão quando o apêndice for examinado.

- Documentar o comprimento, largura e espessura da parede do canal pilórico quando indicado.
- Avaliar e documentar a vascularidade das estruturas anormais com Doppler em cores e espectral (hiperemia é observada nas alterações inflamatórias).

Indicações para o Exame Ultrassonográfico

- Dor abdominal ou no quadrante inferior direito.
- Leucocitose.
- Vômito.
- Perda de peso.
- Febre.
- Massa abdominal.
- Diarreia.
- Ausência de ruídos intestinais.

Patologia do Estômago

PATOLOGIA	ETIOLOGIA	ACHADOS CLÍNICOS	ACHADOS ULTRASSONOGRÁFICOS	CONSIDERAÇÕES DIFERENCIAIS
Carcinoma	Adenocarcinoma em 80% dos casos Prevalência masculina	Desconforto no abdome superior Náusea/vômito Redução do apetite Fadiga Perda de peso Massa abdominal	Tumor alvo do estômago Massa hipervascular Espessamento da parede gástrica Massa no hipocôndrio esquerdo	Pólipo Úlcera Linfoma Metástase
Dilatação gástrica	Obstrução gástrica Gastroparesia Úlcera duodenal Inflamação Pilorospasmo Doença neurológica Neoplasia Medicação	Dor abdominal Náusea/vômito Distensão abdominal	Massa preenchida por líquido no hipocôndrio esquerdo Ecos interluminais hiperecoicos espiralados Diminuição ou ausência de peristalse anterógrada dos conteúdos estomacais Margens delgadas das paredes gástricas	Cisto do omento Cisto renal Cisto hepático Pseudocisto pancreático
Úlcera gástrica	Infecção bacteriana (75%) Estresse Neoplasia maligna	Dor epigástrica Dor pós-prandial Distensão gástrica Náusea Azia	Margens espessas das paredes gástricas Parede gástrica hipervascular Geralmente localizada na curvatura menor do estômago	Gastrite Neoplasia
Gastrite	Infecção bacteriana Refluxo biliar Tabagismo Consumo excessivo de bebidas alcoólicas Radiação	Desconforto no abdome superior Redução do apetite Eructação Náusea/vômito Fadiga Febre	Espessamento difuso ou localizado na parede gástrica Pregas aumentadas e proeminentes	Úlcera gástrica Neoplasia
Estenose hipertrófica do piloro	Espessamento acentuado das fibras musculares circulares do piloro Prevalência masculina (4:1) Entre 2-10 semanas de idade (mais comum)	Vômito em jato Perda de peso ou má progressão ponderal Micção reduzida Massa palpável no abdome superior (sinal da oliva bulbar) Letargia Alteração nas fezes (diminuição no número e tamanho)	Espessamento da parede pilórica superior a 3-4 mm Diâmetro pilórico superior a 15 mm Comprimento do canal pilórico superior a 17 mm	Canal pilórico normal

Patologia do Estômago (Cont.)

PATOLOGIA	ETIOLOGIA	ACHADOS CLÍNICOS	ACHADOS ULTRASSONOGRÁFICOS	CONSIDERAÇÕES DIFERENCIAIS
Leiomioma	Neoplasia benigna do músculo liso	Assintomático	Massa gástrica sólida intraluminal Margens das paredes bem definidas	Pólipo Leiomiossarcoma Gastrite
Leiomiossarcoma	Neoplasia maligna do músculo liso	Assintomático Dor epigástrica Redução do apetite Perda de peso	Lesão em alvo intraluminal Pode aparecer hipoecoico	Leiomioma Pólipo
Pólipo	Crescimento anormal da membrana mucosa Tumor mais comum do estômago	Assintomático	Lesão hipoecoica que se projeta da parede gástrica Margens das paredes lisas	Carcinoma Leiomioma Gastrite

Patologia do Intestino Delgado

PATOLOGIA	ETIOLOGIA	ACHADOS CLÍNICOS	ACHADOS ULTRASSONOGRÁFICOS	CONSIDERAÇÕES DIFERENCIAIS
Doença de Crohn	Inflamação crônica dos intestinos	Cólica abdominal Sangue nas fezes Diarreia Febre Redução do apetite Perda de peso	Alças intestinais de parede espessa Alças intestinais emaranhadas Formação de abscesso Linfadenopatia mesentérica	Íleo Abscesso diverticular
Íleo	Obstrução intestinal Peritonite Cólica renal Pancreatite aguda Isquemia intestinal Neoplasia	Dor abdominal Constipação Febre Náusea/vômito Ausência de ruídos intestinais	Distensão do intestino delgado com ar ou líquido Peristalse hipoativa ou ausente	Intussuscepção Doença de Crohn
Intussuscepção	Invaginação de um segmento intestinal no lúmen de uma porção adjacente	Dor abdominal Massa palpável Vômito Fezes anormais	Intestino edematoso Anéis concêntricos múltiplos – "sinal da rosca" Parede intestinal hipovascular Mesentério hipervascular	Íleo Doença de Crohn
Linfoma	Hodgkin ou não Hodgkin	Linfadenopatia Dor no hipocôndrio esquerdo Febre Perda de sangue Leucopenia Perda de peso Anorexia Massa abdominal	Massa intestinal complexa irregular Sinal em alvo Linfadenopatia mesentérica	Linfadenopatia Patologia retroperitoneal
Divertículo de Meckel	Fechamento incompleto do canal vitelino	Assintomático Dor abdominal ou pélvica Sangramento retal	Massa anecoica ou complexa localizada ligeiramente à direita do umbigo Margens das paredes espessas Formato arredondado ou oval	Abscesso diverticular Apendicite Patologia ovariana

Patologia do Cólon

PATOLOGIA	ETIOLOGIA	ACHADOS CLÍNICOS	ACHADOS ULTRASSONOGRÁFICOS	CONSIDERAÇÕES DIFERENCIAIS
Apendicite aguda	Apêndice obstruído	Dor periumbilical ou na fossa ilíaca direita (FID) Febre Náusea/vômito Leucocitose Sinal de McBurney	Estrutura tubular não compressível, geralmente localizada na FID Diâmetro do apêndice superior a 6 mm Espessura da parede superior a 2 mm Estrutura hipervascular Descompressão dolorosa no ponto de McBurney Formação de fecalito ou cálculo	Obstrução intestinal Divertículo Ceco normal Patologia ovariana Gravidez ectópica
Abscesso apendicular	Infecção	Massa palpável e sensível na FID Febre em picos Leucocitose acentuada Sinal de McBurney	Massa hipoecoica pouco definida Não compressível	Abscesso diverticular Abscesso tubo-ovariano Torção ovariana Gravidez ectópica
Carcinoma	50% estão localizados no reto 25% estão localizados no sigmoide	Assintomático Sangramento retal Alteração nos padrões intestinais	Espessamento hipoecoico da parede intestinal Camadas da parede comprimidas	Pólipo Divertículo Abscesso Doença de Crohn
Abscesso diverticular	Infecção	Assintomático Dor no abdome inferior Febre Leucocitose Sangramento retal	Massa hipoecoica circular ou oval adjacente ao cólon Espessamento da parede do cólon Periferia hipervascular	Neoplasia Apendicite Linfadenopatia
Mucocele	Tecido cicatricial inflamatório – mais comum Neoplasia Fecaloma Pólipo	Massa abdominal palpável Dor abdominal	Massa intestinal intraluminal cística à hipoecoica Reforço acústico posterior Margem irregular da parede interna Pode demonstrar calcificações	Cistadenoma Cisto ovariano Abscesso apendicular Divertículo
Pólipo	Crescimento anormal da membrana mucosa	Assintomático Sangramento retal Dor abdominal Diarreia ou constipação	Massa hipoecoica da parede abdominal se projetando para o lúmen	Carcinoma Divertículo Material fecal
Volvo	Torção de um segmento intestinal (cirurgia de emergência) Má rotação Colônico é o mais comum	Dor abdominal aguda Vômito bilioso	Alças intestinais dilatadas Veia mesentérica superior (VMS) envolve a artéria mesentérica superior (AMS). Sinal do redemoinho no Doppler em cores no nível da veia e artéria mesentérica superior	Íleo Intussuscepção

Patologia Vascular do Trato GI

PATOLOGIA	ETIOLOGIA	ACHADOS CLÍNICOS	ACHADOS ULTRASSONOGRÁFICOS	CONSIDERAÇÕES DIFERENCIAIS
Isquemia mesentérica	Êmbolo Aterosclerose Constrição vascular prolongada	Dor abdominal aguda Dor pós-prandial Perda de peso	Pico de velocidade sistólica celíaca superior a 200 cm/s com turbulência pós-estenótica Pico de velocidade sistólica da AMS superior a 280 cm/s com turbulência pós-estenótica Evidência em estudo ultrassonográfico em escala de cinza e com Doppler em cores de estenose celíaca, da AMS ou da artéria mesentérica inferior (AMI) Um mínimo de dois vasos mesentéricos deve demonstrar estenose	Vasos tortuosos

REVISÃO DO TRATO GASTROINTESTINAL

1. O esôfago começa na faringe e termina no:
   a. orifício cardíaco do estômago
   b. orifício pilórico do estômago
   c. orifício gástrico do estômago
   d. hiato esofágico do estômago

2. Recém-nascidos do sexo masculino apresentam fator predisponente para o desenvolvimento de qual das seguintes condições gastrointestinais?
   a. íleo
   b. gastrite
   c. intussuscepção
   d. estenose hipertrófica do piloro

3. Qual dos seguintes é um sintoma clínico da apendicite aguda?
   a. azia
   b. leucopenia
   c. dor periumbilical
   d. sinal de Murphy positivo

4. Qual porção do trato gastrointestinal é mais provável de demonstrar pregas?
   a. esôfago
   b. estômago
   c. duodeno
   d. cólon transverso

5. O estômago produz qual das seguintes enzimas?
   a. gastrina
   b. lipase
   c. secretina
   d. pepsina

6. Qual das alternativas abaixo é considerada uma função do duodeno?
   a. secreção de pepsina
   b. produção de lipase
   c. secreção de grandes quantidades de muco
   d. produção de vitamina K e vitaminas do complexo B

7. A doença de Crohn geralmente ocorre em qual das seguintes regiões?
   a. duodeno
   b. íleo
   c. ceco
   d. sigmoide

8. Prolapso de uma porção do intestino para o lúmen de outro segmento intestinal descreve qual das seguintes condições?
   a. íleo
   b. diverticulite
   c. intussuscepção
   d. volvo

9. As paredes do jejuno e íleo demonstram pequenas pregas denominadas:
   a. sinal da oliva
   b. sinal em alvo
   c. sinal do teclado
   d. sinal da rosca

10. A torção de uma porção do intestino descreve:
    a. volvo
    b. má rotação
    c. pilorospasmo
    d. intussuscepção

11. A margem direita do esôfago é contígua com o(a):
    a. canal pilórico
    b. cauda do pâncreas
    c. curvatura menor do estômago
    d. curvatura maior do estômago

12. Qual das seguintes estruturas demonstra pregas haustrais na parede?
    a. ceco
    b. apêndice
    c. estômago
    d. cólon ascendente

13. O intestino delgado é uma região do trato gastrointestinal que se estende do(a):
    a. duodeno até o íleo
    b. abertura pilórica até o apêndice
    c. duodeno até o ceco
    d. abertura pilórica até a válvula ileocecal

14. Para ser considerado dentro dos limites normais, o comprimento do canal pilórico não deve exceder:
    a. 10 mm
    b. 12 mm
    c. 15 mm
    d. 17 mm

15. O diâmetro do apêndice normal de um adulto não deve exceder:
    a. 2 mm
    b. 4 mm
    c. 6 mm
    d. 10 mm

16. Dor extrema sobre o ponto de McBurney está mais comumente associada à:
    a. colecistite
    b. intussuscepção
    c. apendicite
    d. diverticulite

17. Neoplasias malignas envolvendo o intestino grosso são, frequentemente, localizadas em qual das seguintes regiões?
    a. íleo
    b. reto
    c. sigmoide
    d. cólon descendente

18. O ducto biliar comum entra em qual das seguintes regiões do duodeno?
    a. superior
    b. descendente
    c. ascendente
    d. horizontal

19. Um episódio de consumo excessivo de bebida alcoólica está geralmente associado a qual das seguintes condições?
    a. íleo
    b. colite
    c. gastrite
    d. apendicite

20. Qual dos seguintes órgãos é considerado o principal órgão da digestão?
    a. boca
    b. esôfago
    c. estômago
    d. intestino delgado

21. Qual das seguintes regiões gastrointestinais é composta por uma parede de cinco camadas individuais?
    a. esôfago
    b. estômago
    c. duodeno
    d. reto

22. O ponto de MvBurney é mais apropriadamente descrito como um ponto entre:
    a. o umbigo e o canal inguinal
    b. a sínfise púbica e a crista ilíaca direita
    c. o umbigo e a crista ilíaca direita
    d. a margem costal direita e a crista ilíaca direita

23. O duodeno é dividido nas porções ascendente, descendente,
    a. inferior e horizontal
    b. superior e transversa
    c. transversa e vertical
    d. superior e horizontal

24. O diagnóstico de isquemia mesentérica pode ser estabelecido quando:
    a. o pico de velocidade sistólica da AMS excede 280 cm/s
    b. o pico de velocidade sistólica do eixo celíaco excede 180 cm/s
    c. o mínimo de um vaso mesentérico demonstra estenose
    d. o mínimo de dois vasos mesentéricos demonstram estenose

Responda a pergunta 25 usando a Fig. 14-2.

25. Paciente de 50 anos de idade apresenta um histórico de dor no abdome inferior e ocasional sangramento retal. Ele está afebril e nega padrões intestinais anormais. Com base nesse histórico clínico, o achado ultrassonográfico (*seta*) é mais compatível com um:
    a. pólipo
    b. abscesso
    c. divertículo
    d. carcinoma

Responda a pergunta 26 usando a Fig. 14-3.

26. Um bebê de 4 meses de idade apresenta um histórico de vômito em jato e uma massa palpável no abdome superior. O achado nesse sonograma é mais compatível com:
    a. gastrite
    b. pancreatite
    c. estenose pilórica
    d. intussuscepção

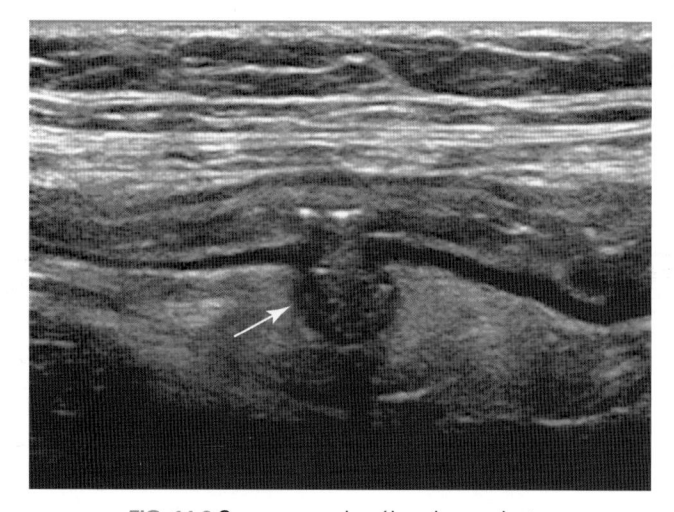

FIG. 14-2 Sonograma do cólon descendente.

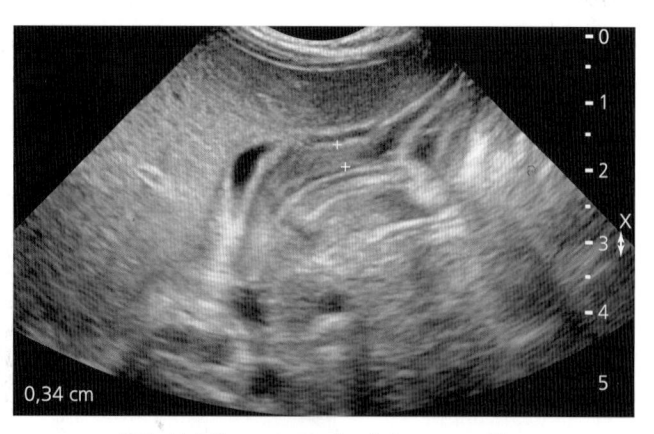

FIG. 14-3 Sonograma do abdome superior.

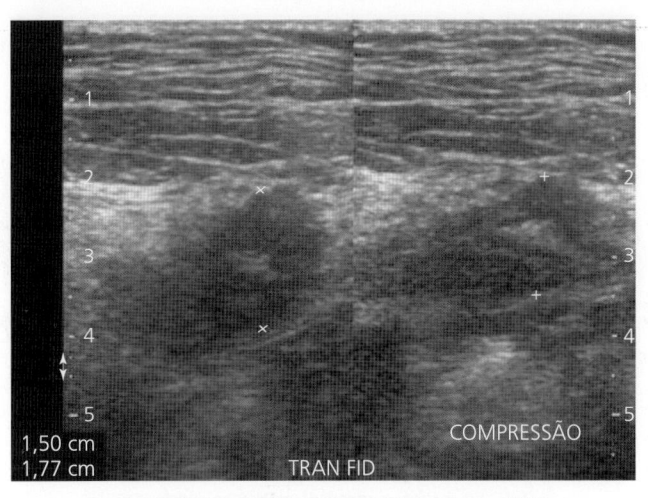

FIG. 14-4 Sonograma da fossa ilíaca direita (FID).

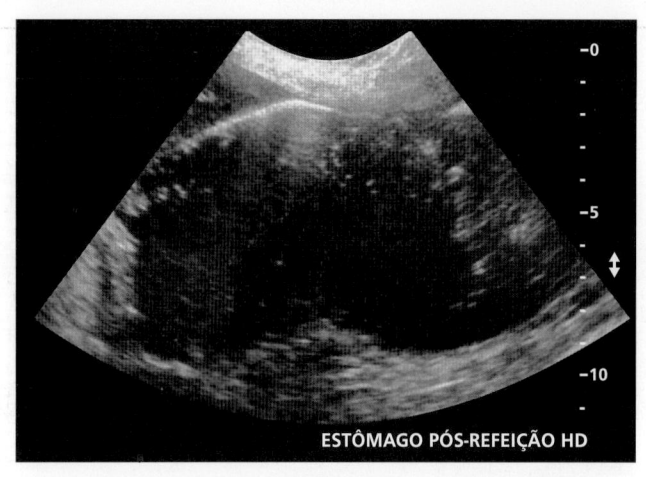

FIG. 14-5 Sonograma do hipocôndrio esquerdo.

Responda a pergunta 27 usando a Fig. 14-4.

27. Mulher de 20 anos de idade chega ao pronto-socorro se queixando de dor pélvica severa. Testes laboratoriais demonstram um teste de gravidez negativo e leucocitose. Uma ultrassonografia pélvica é solicitada para descartar a presença de patologia pélvica. Uma imagem transversal, lateral ao ovário direito, exibe uma massa sensível não compressível. Com base no histórico clínico, essa massa é mais compatível com um(a):
   a. volvo
   b. apendicite
   c. cisto paraovariano
   d. divertículo de Meckel

Responda a pergunta 28 usando a Fig. 14-5.

28. Mulher de 90 anos de idade apresenta um histórico de desconforto no abdome superior e perda de peso. Uma hora após ingerir 500 mL de líquido, uma quantidade significativa de líquido permanece no estômago. Isso pode estar associado a todas as condições abaixo, EXCETO:
   a. gastrite
   b. úlcera duodenal
   c. refluxo esofágico
   d. gastroparesia

Responda a pergunta 29 usando a Fig. 14-6.

29. Qual das seguintes estruturas gastrointestinais normais é demonstrada nesse sonograma mediano do abdome superior?
   a. duodeno
   b. canal pilórico
   c. cólon ascendente
   d. junção gastroesofágica

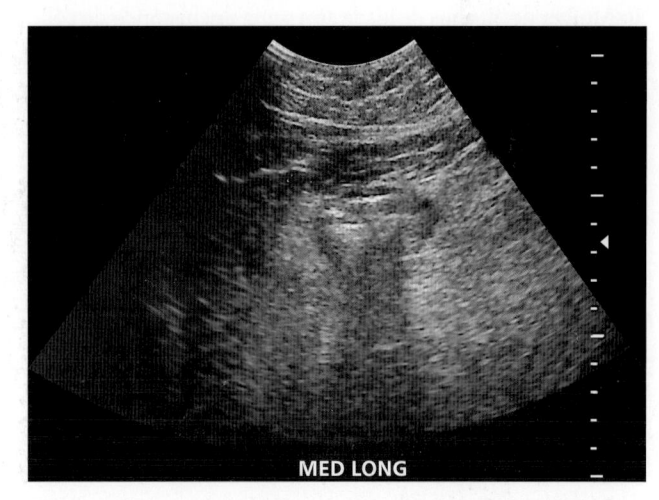

FIG. 14-6 Sonograma mediano longitudinal do abdome superior.

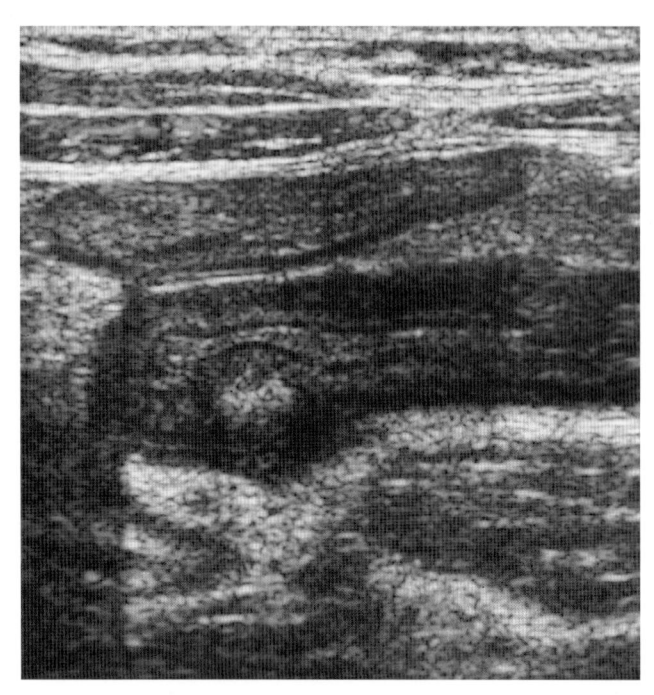

FIG. 14-7 Sonograma do intestino delgado.

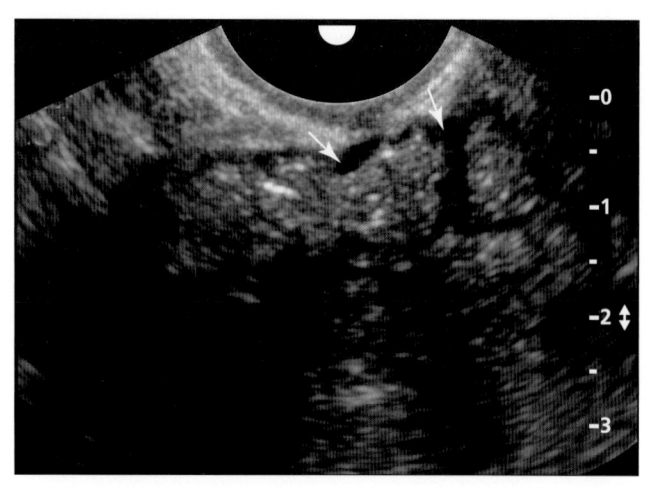

FIG. 14-8 Sonograma do cólon ascendente.

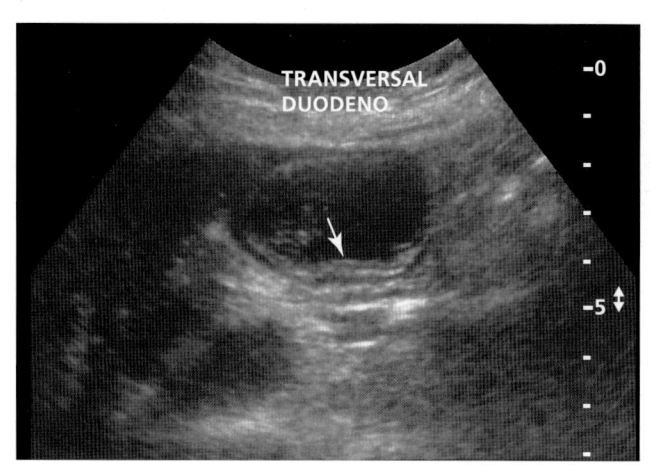

FIG. 14-9 Sonograma transversal do duodeno.

Responda a pergunta 30 usando a Fig. 14-7.

30. Mulher de 30 anos de idade apresenta um histórico de cólica abdominal crônica, perda de peso e diarreia. Com base nesse histórico clínico, os achados nesse sonograma são mais compatíveis com:
   a. ascite peritoneal
   b. diverticulite
   c. doença de Crohn
   d. apendicite crônica

Responda a pergunta 31 usando a Fig. 14-8.

31. Um paciente se queixando de dor no quadrante inferior direito demonstra desconforto na região do cólon ascendente. Os recessos identificados pela seta são mais compatíveis com qual das seguintes estruturas?
   a. pólipos
   b. fecalomas
   c. divertículos
   d. pregas haustrais na parede

Responda a pergunta 32 usando a Fig. 14-9.

32. A camada da parede intestinal identificada pela seta é, provavelmente, a:
   a. camada submucosa
   b. camada muscular
   c. camada mucosa
   d. cada serosa

33. Paciente mais velho apresenta um histórico de sangramento retal e uma alteração dos padrões intestinais normais. Uma massa complexa irregular é identificada no reto em uma ultrassonografia endorretal. Com base nesse histórico, o achado nesse sonograma é mais compatível com:
   a. pólipo
   b. divertículo
   c. hemorroida
   d. carcinoma

34. Para ser considerado dentro dos limites normais, a espessura do canal pilórico não deve exceder:
   a. 2 mm
   b. 4 mm
   c. 6 mm
   d. 8 mm

35. Estenose hipertrófica do piloro geralmente se desenvolve em recém-nascidos de:
a. 1 a 2 meses de idade
b. 1 a 6 semanas de idade
c. 2 a 3 meses de idade
d. 2 a 10 semanas de idade

36. Úlceras geralmente estão localizadas em qual das seguintes regiões do estômago?
a. corpo
b. piloro
c. curvatura menor
d. curvatura maior

37. Um paciente apresenta um histórico de distensão e dor abdominal. Um sonograma da área periumbilical demonstra alças do intestino delgado distendidas, preenchidas por líquido. Com base no histórico clínico, os achados ultrassonográficos são mais compatíveis com qual das seguintes condições?
a. íleo
b. intussuscepção
c. diverticulite
d. doença de Crohn

38. A parede em um apêndice adulto é considerada anormal quando a espessura excede:
a. 2 mm
b. 4 mm
c. 6 mm
d. 8 mm

39. O duodeno protege o intestino delgado do quimo através da secreção de:
a. pepsina
b. muco
c. bicarbonato de sódio
d. colecistocinina

40. O íleo é um segmento do trato gastrointestinal que se estende do:
a. duodeno até o ceco
b. jejuno até o apêndice
c. ceco até o cólon ascendente
d. jejuno até a junção ileocecal

41. Grande parte da absorção dos alimentos ocorre em qual porção do trato gastrointestinal?
a. estômago
b. ceco
c. intestino delgado
d. cólon ascendente

42. Qual das seguintes porções do trato gastrointestinal termina na junção com o cólon sigmoide?
a. ceco
b. reto
c. cólon transverso
d. cólon descendente

43. O movimento anterógrado dos conteúdos intestinais causado por contrações rítmicas dos intestinos é denominado:
a. pregas
b. pilorospasmo
c. cólica
d. peristalse

44. Uma paciente febril se queixando de dor periumbilical e com vômitos chega ao pronto-socorro. Seu último período menstrual ocorreu 2 semanas antes. Com base na apresentação clínica, o médico deve solicitar uma:
a. ultrassonografia pélvica para excluir a presença de cisto ovariano
b. ultrassonografia pélvica para excluir uma gravidez ectópica
c. ultrassonografia abdominal para excluir uma apendicite
d. ultrassonografia abdominal para excluir a presença de cálculos biliares

45. Qual porção do cólon segue o canal sacral?
a. reto
b. sigmoide
c. canal anal
d. descendente

46. Uma úlcera gástrica geralmente é causada por um(a):
a. aumento na gastrina
b. infecção bacteriana
c. diminuição no ácido clorídrico
d. diminuição no bicarbonato de sódio

47. A gastrite é mais comumente descrita em termos ultrassonográficos como um(a):
a. lesão em alvo intraluminal
b. ausência de pregas nas paredes gástricas
c. massa preenchida por líquido no quadrante superior esquerdo
d. espessamento difuso das paredes gástricas

48. Qual das seguintes anormalidades *não* está associada a uma mucocele?
a. pólipo
b. fecalito
c. gastrite
d. tecido cicatricial

49. Qual porção do intestino grosso demonstra o lúmen mais estreito?
a. ceco
b. sigmoide
c. ascendente
d. descendente

50. Paciente assintomático demonstra uma massa hipoecoica intraluminal pequena na ultrassonografia. A massa, aparentemente, se projeta de uma parede gástrica. Isto é mais compatível com qual das seguintes patologias gástricas?
a. pólipo
b. úlcera
c. adenoma
d. leiomioma

CAPÍTULO 15

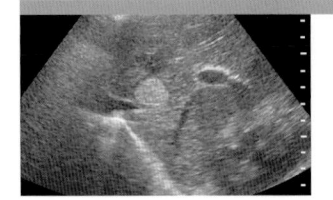

Estruturas Superficiais: Ultrassonografia da Mama, Parede Abdominal e Musculoesquelética

PALAVRAS-CHAVE

ácinos menor unidade funcional da mama.

artefato anisotrópico artefato ultrassonográfico hipoecoico causado quando o feixe de ultrassom não está perpendicular à estrutura fibrilar de um tendão.

bainha sinovial estruturas tubulares de parede dupla que envolvem alguns tendões.

bursa bolsa fibrosa encontrada entre o tendão e o osso; é revestida por uma membrana sinovial e secreta líquido sinovial; facilita o movimento das estruturas musculoesqueléticas.

cisto de Baker cisto sinovial localizado adjacente e posterior à articulação do joelho.

cisto gangliônico pequeno tumor ou coleção líquida que pode ocorrer na conexão de qualquer tendão.

displasia do desenvolvimento do quadril (DDH) termo de eleição para descrever a relação anormal entre a cabeça do fêmur e o acetábulo; uma deformidade congênita ou adquirida, ou um desalinhamento da articulação do quadril.

distensão luxação dolorosa ou laceração de um ligamento da articulação

doença fibrocística a presença de um ou múltiplos cistos palpáveis na mama.

ducto lactífero dos muitos canais que transporta leite para os lobos de cada mama até o mamilo.

estiramento lesão ou comprometimento por uso excessivo ou hiperextensão; distensão.

fibrila pequena fibra filamentosa que é, geralmente, um componente de uma célula.

galactocele cisto causado pela obstrução de um ducto lactante.

ginecomastia aumento anormal de uma ou ambas as mamas masculinas.

hérnia abdominal protrusão dos conteúdos peritoneais através de um defeito na parede abdominal.

ligamento feixe flexível de tecido fibroso que une as articulações; fornece flexibilidade a uma articulação.

ligamento de Cooper feixes de tecido conectivo que atuam como uma estrutura de suporte da mama; fornece formato e consistência ao parênquima mamário.

linha alba tendão na linha média da parede abdominal anterior que se estende do processo xifoide até a sínfise púbica.

lobo conjunto de lóbulos no parênquima mamário; aproximadamente 15 a 20 lobos por mama.

lóbulo a unidade funcional mais simples da mama.

manobra de Barlow determina se o quadril é luxável. O quadril é flexionado e a coxa aduzida ao mesmo tempo em que uma pressão posterior é gentilmente aplicada sobre a cabeça do fêmur.

manobra de Ortolani reposiciona a cabeça femoral no acetábulo. O quadril é flexionado e abduzido, ao mesmo tempo em que é gentilmente empurrado anteriormente. Demonstra se o quadril luxado pode ser reduzido.

músculo tecido composto de fibras e células que são capazes de contrair, causando movimento das partes corporais e órgãos.

músculo reto do abdome um de um par dos músculos da parede anterolateral do abdome, localizado lateral à linha alba.

neuroma de Morton aumento fusiforme não neoplásico de um ramo digital dos nervos plantares medial e lateral.

seio lactífero uma área de aumento em um ducto lactífero próximo à aréola.

sistema musculoesquelético consiste em todos os músculos, ossos, articulações, ligamentos e tendões que atuam no movimento do corpo e órgãos.

tendão feixes de tecido conectivo denso e fibroso que ligam o músculo ao osso.

tendão de Aquiles ligado aos músculos gastrocnêmio e solear.

tendinose termo utilizado para descrever alterações degenerativas em um tendão sem sinais de inflamação do tendão; associada a lesões de uso excessivo.

teste de Thompson teste utilizado para avaliar a integridade do tendão de Aquiles, em que os dedos do pé são apontados para baixo enquanto a panturrilha é comprimida.

unidade ductolobular terminal (TDLU) pequena unidade lobular formada por ácinos e ductos terminais.

zona mamária parênquima mamário localizado na fáscia superficial.

zona retromamária localizada entre a margem posterior da zona mamária e os músculos peitorais.

FISIOLOGIA

Função da Mama
- Produz e secreta leite.

Função da Parede Abdominal Anterior
- Movimento do torso.

Função do Sistema Musculoesquelético
- Movimento das partes corporais e órgãos.

MAMA

ANATOMIA E LOCALIZAÇÃO DA MAMA (Fig. 15-1)

Unidade Ductolobular Terminal
- Formada pelos ácinos e ductos terminais.
- Diversas unidades ducto-lobulares terminais se unem para formar um lobo mamário.
- Origem de quase todas as patologias mamárias.
- Diâmetro não deve exceder 2 mm.

Lobo
- 15 a 20 lobos por mama.
- Um ducto principal ruma no interior de cada lobo em direção ao mamilo.

Ducto Lactífero
- Contido em cada lobo mamário.
- Ruma em direção ao mamilo.

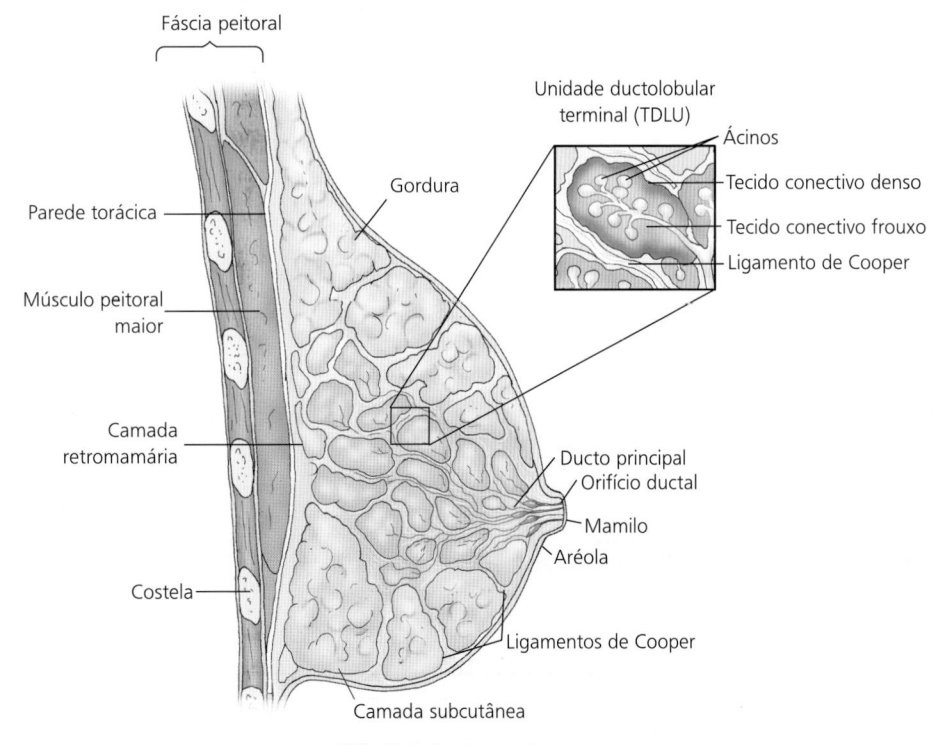

FIG. 15-1 Anatomia da mama.

- Aumenta na aréola.
- Revestido com células epiteliais.
- Diâmetro não deve exceder 3 mm.

Planos Fibrosos da Mama

Pele
- Composta pelas camadas epidérmica e derme.
- Possui uma espessura de 2 a 3 mm.

Camada Adiposa Subcutânea
- Camada pré-mamária.
- Composta de gordura e tecido conectivo.
- Localizada entre a pele e a zona mamária.
- Contém os ligamentos de Cooper.

Ligamentos de Cooper
- Tecido conectivo mamário que fornece uma estrutura "esquelética" para a mama.
- Localizados na camada subcutânea da mama.
- Rumam entre as camadas da fáscia superficial.

Fáscia Superficial
- Encontra-se no tecido adiposo subcutâneo, anterior à zona mamária.

Zona Mamária
- Parênquima mamário situado na fáscia superficial.
- Composta de tecido epitelial e estromal.
- Localizada entre a gordura subcutânea e o espaço retromamário.

Espaço Retromamário

- Aloja a fáscia profunda.
- Composto de pequenos lóbulos adiposos.
- Localizado entre a margem posterior da zona mamária e os músculos peitorais.

Fáscia Profunda
- Camada profunda da fáscia superficial.
- Localizada no espaço retromamário.

Músculos Peitorais
- Fáscia muscular que envolve o músculo torácico.

Músculo Peitoral Maior
- Localizado entre o espaço retromamário e o músculo peitoral menor.

Músculo Peitoral Menor
- Localizado profundamente ao músculo peitoral maior e anterior à caixa torácica.

VASCULATURA MAMÁRIA

Suprimento Arterial

- Artérias torácica lateral e mamária interna.
- Artéria torácica lateral se origina a partir da artéria axilar.
- Artéria mamária interna se origina a partir da artéria subclávia.

Sistema Venoso

- Veias superficiais situam-se abaixo da fáscia superficial.
- Veias superficiais da mama direita e esquerda se comunicam.
- Veias profundas drenam para as veias mamária interna, axilar, subclávia e intercostal.
- Vasos linfáticos geralmente rumam paralelo ao sistema venoso.

ANOMALIAS CONGÊNITAS DA MAMA

- *Amastia* – ausência total de uma ou ambas as mamas.
- *Atelia* – ausência total do mamilo.
- *Amásia* – ausência de tecido mamário com presença do mamilo.
- *Inversão do mamilo* – mamilo inverte para dentro.
- *Polimastia* – mama acessória ou supranumerária.
- *Politelia* – mamilo acessório; anomalia mamária mais comum.

APARÊNCIA ULTRASSONOGRÁFICA DA MAMA

- Linha cutânea aparece hiperecoica.
- Planos fasciais superficial e profundo aparecem hiperecoicos.
- Parênquima glandular mamário aparece moderadamente hiperecoico.
- Lóbulos adiposos da mama devem demonstrar um padrão de eco em um tom médio de cinza.
- Camada retromamária aparece hipoecoica.
- Músculos peitorais aparecem moderadamente hiperecoicos.
- Ligamentos de Cooper aparecem como estruturas lineares hiperecoicas; podem demonstrar reforço acústico posterior.
- Ductos lactíferos aparecem como estruturas tubulares não vasculares e anecoicas rumando em direção ao mamilo.

TÉCNICA

Preparação

- Nenhuma preparação.

Técnica de Exame e Otimização da Imagem

- Transdutor linear com frequência igual ou superior a 7,5 MHz para a obtenção de uma resolução ideal da profundidade de penetração.
- Profundidade de imagem apropriada com zona(s) foca(is) no nível ou abaixo da área de interesse.
- Ajustes de ganho demonstrando a gordura mamária como um tom médio de cinza e um cisto simples como uma massa anecoica.
- Aumento no ajuste da faixa dinâmica.
- Profundidade de imagem suficiente para visualizar estruturas situadas imediatamente posteriores à região de interesse.
- Imagens harmônicas podem ser utilizadas para reduzir os ecos artefatuais no interior de estruturas anecoicas.
- Composição espacial pode ser utilizada para melhorar a visualização de estruturas situadas posteriores a uma estrutura altamente atenuadora.
- Controles Doppler apropriados para velocidade de fluxo baixo (frequência de repetição do pulso [PRF], ganho, filtros de parede).
- O paciente é geralmente colocado em uma posição oblíqua posterior direita ou esquerda.
- A espessura do espaçador não deve exceder 1 cm.
- Avaliação e documentação do parênquima mamário em dois planos de imagem, permanecendo perpendicular à parede torácica.
- Anotações apropriadas da localização da imagem e plano de varredura.
- Imagens geralmente são rotuladas por quadrante e/ou mostrador de um relógio.

- A distância a partir do mamilo é descrita como 1, 2 ou 3 (*1* é mais próximo ao mamilo).
- Profundidade da área de interesse é descrita como A, B ou C (C é o mais próximo da parede torácica).
- Documentação e mensuração de qualquer anormalidade em dois planos de varredura devem ser incluídas.
- Imagem com Doppler em cores para avaliar anormalidades dos fluxos internos e periféricos.

Indicações para o Exame Ultrassonográfico

- Caroço palpável.
- Inflamação mamária.
- Avaliar massa detectada em prévio estudo imagiológico (ou seja, mamografia).
- Procedimento intervencional guiado por ultrassom.
- Avaliar mamoplastias de aumento.
- Avaliar parênquima mamário masculino.
- Avaliação seriada de uma lesão benigna.

Patologia Benigna da Mama

PATOLOGIA	ETIOLOGIA	ACHADOS CLÍNICOS	ACHADOS ULTRASSONOGRÁFICOS	CONSIDERAÇÕES DIFERENCIAIS
Cisto	Obstrução de um ducto Infecção Comum em torno de 30-50 anos de idade	Assintomático Dor ou sensibilidade na mama Massa palpável	Massa anecoica redonda ou oval Margens das paredes lisas e finas Reforço acústico posterior Ausência de fluxo vascular interno Compressível com pressão exercida pelo transdutor Massa não viola os planos fasciais Pode demonstrar ecos internos	Ducto lactífero Fibroadenoma Carcinoma
Cistossarcoma filoide	Neoplasia fibroepitelial benigna incomum Pode sofrer transformação maligna	Início súbito de uma massa mamária palpável e insensível Massa móvel	Massa oval demonstrando um padrão de eco de baixa a média amplitude Massa unilateral Pode demonstrar espaços císticos no interior da massa Margens das paredes lisas Largura da massa é superior à altura Massa não viola os planos fasciais Fluxo sanguíneo interno pode ser demonstrado	Cisto complexo Fibroadenoma Carcinoma Gordura mamária normal
Fibroadenoma	Tumor composto de tecido fibroelástico e epitelial denso Influenciado pelos níveis de estrogênio	Assintomático Massa mamária palpável e insensível Massa móvel Firme ou elástica na palpação	Massa mamária sólida de formato oval Ecos de baixa a média amplitude Reforço acústico posterior Massa não viola o plano fascial Largura da massa é superior à altura Pode degenerar ou calcificar Fluxo sanguíneo interno pode ser demonstrado	Cisto complexo Gordura mamária normal Carcinoma

Patologia Benigna da Mama *(Cont.)*

PATOLOGIA	ETIOLOGIA	ACHADOS CLÍNICOS	ACHADOS ULTRASSONOGRÁFICOS	CONSIDERAÇÕES DIFERENCIAIS
Doença fibrocística	Presença de cistos mamários palpáveis Geralmente não está associada ao futuro desenvolvimento de carcinoma mamário	Mamas dolorosas ou sensíveis, geralmente 7-10 dias antes do início da menstruação Aumento na intensidade da dor à medida que se aproxima o início da menstruação	Parênquima mamário hiperecoico Tecido mamário denso Ductos proeminentes Numerosos cistos mamários	Múltiplos cistos mamários Mastite
Hamartoma	Proliferação de tecidos normais	Assintomático Massa palpável	Massa complexa heterogênea Margens das paredes lisas Pode demonstrar reforço acústico posterior Massa não viola os planos fasciais Massa compressível com moderada pressão exercida pelo transdutor	Cisto complexo Carcinoma Fibroadenoma
Galactocele	Obstrução de um ducto lactante	Massa retroareolar palpável	Massa retroareolar redonda ou oval Margens de paredes lisas Reforço acústico posterior	Fibroadenoma Cisto complexo Abscesso
Ginecomastia	Proliferação anormal de tecido ductal, glandular e do estroma Quantidade elevada de gordura subcutânea Distúrbios hormonais Distúrbios endócrinos Neoplasia	Aumento anormal da mama masculina Mama dolorosa ou sensível	Tecido hipoecoico a hiperecoico abaixo da aréola Ductos convergem em direção à aréola Quantidade elevada de gordura mamária Unilateral ou bilateral	Neoplasia Mastite
Lipoma	Tecido adiposo maduro	Massa macia e móvel	Massa hiperecoica homogênea na gordura subcutânea Formato oval Margens das paredes lisas Pode ser similar à gordura mamária	Tecido mamário glandular Fibroadenoma Cisto complexo
Mastite	Infecção bacteriana Ducto lactífero obstruído Cisto infectado	Mama dolorosa e sensível Eritema Febre Secreção mamilar espessa Tumefação Linfadenopatia Mal-estar	Ductos lactíferos dilatados Parênquima mamário hipervascular	Doença fibrocística
Papiloma	Neoplasia epitelial	Assintomático Secreção mamilar sanguinolenta	Massa hipoecoica comumente encontrada abaixo da aréola Ducto dilatado único e adjacente	Carcinoma papilar Ducto lactífero dilatado Seio lactífero

Patologia Maligna da Mama

PATOLOGIA	ETIOLOGIA	ACHADOS CLÍNICOS	ACHADOS ULTRASSONOGRÁFICOS	CONSIDERAÇÕES DIFERENCIAIS
Carcinoma ductal invasivo	Malignidade mais comum	Assintomático Massa mamária palpável Alterações na mama ou no contorno mamilar	Massa mamária hipoecoica Massa heterogênea Bordas irregulares ou mal-definidas Reforço acústico posterior Tecido adjacente pode aparecer hiperecoico Massa viola os planos fasciais Os ligamentos de Cooper podem aparecer espessos e com um trajeto reto Altura da massa superior à largura	Fibroadenoma degenerativo Hematoma Fibrose ou cicatrização mamária
Carcinoma coloide	Malignidade	Assintomático Massa mamária macia palpável Espessamento mamário	Massa mamária sólida hipoecoica Formato arredondado Margens das paredes lisas	Fibroadenoma Cisto complexo Carcinoma ductal invasivo
Carcinoma medular	Malignidade	Assintomático Massa macia palpável Em geral localizado centralmente	Massa mamária sólida hiperecoica Formato arredondado ou oval Margens das paredes lisas a levemente irregulares	Fibroadenoma Tecido mamário fibrótico Fibrose Carcinoma ductal invasivo
Doença mamária metastática	Linfoma maligno Melanoma Pulmão Ovário	Assintomático Massa mamária superficial Múltiplas massas	Massas discretas Ecos internos heterogêneos de baixa amplitude Margens das paredes lisas Geralmente encontrado no tecido subcutâneo	Lipoma Linfonodo aumentado Carcinoma primário
Carcinoma papilar	Malignidade incomum	Assintomático Secreção mamilar sanguinolenta	Massa sólida geralmente localizada próximo da aréola Bordas bem definidas Tamanho pequeno Ductos dilatados	Fibroadenoma Cisto complexo

PAREDE ABDOMINAL ANTERIOR E SISTEMA MUSCULOESQUELÉTICO

ANATOMIA DA PAREDE ABDOMINAL ANTERIOR (Fig. 15-2)

- Consiste em várias camadas de gordura, fáscia e músculo.
- Tecido subcutâneo localizado anterior aos grupos musculares.
- Interface fascial localizada anterior ao peritônio.

Linha Alba

- Tendão na linha média que se estende do processo xifoide até a sínfise púbica.
- Localizada posterior à gordura subcutânea.

Músculo Reto do Abdome

- Localizado lateral à linha alba.
- Estende-se ao longo de todo o comprimento da parede abdominal anterior.
- Cada músculo reto do abdome é contido em uma bainha do músculo reto do abdome.

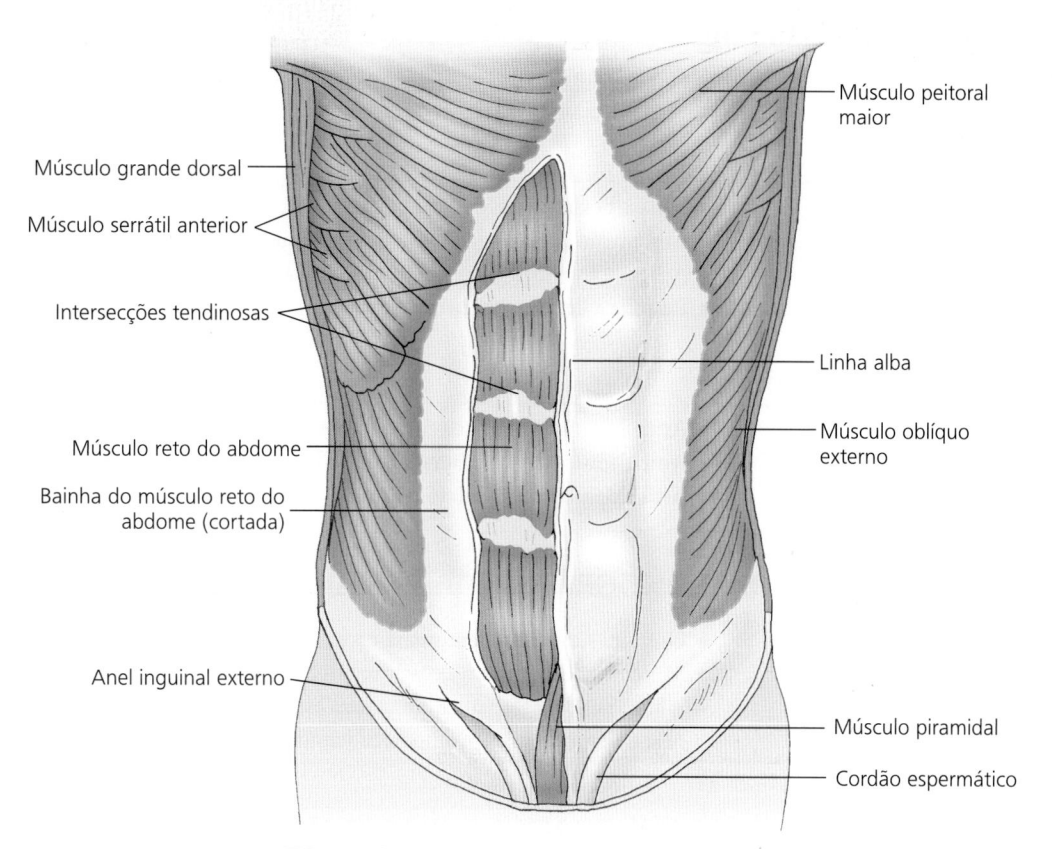

FIG. 15-2 Anatomia da parede abdominal anterior.

Músculos Oblíquos Externos

- Compõem uma porção da parede abdominal lateral.
- Localizados anterior aos músculos oblíquo interno e transverso do abdome.

Músculos Oblíquos Internos

- Compõem uma porção da parede abdominal lateral.
- Localizados posterior ao músculo oblíquo externo e anterior ao músculo transverso do abdome.
- Atua junto ao músculo oblíquo externo contralateral para realizar dobras laterais do tronco.

Músculo Transverso do Abdome

- Compõe uma porção da parede abdominal lateral.
- Localizado imediatamente posterior aos músculos oblíquos internos e externos.

ANATOMIA MUSCULOESQUELÉTICA

Tendão de Aquiles

- Tendão da panturrilha posterior que se liga aos músculos gastrocnêmio e sóleo.
- Tendão mais espesso e resistente do corpo.
- Revestido por fáscia e integumento.
- Suprimento sanguíneo limitado aumenta o risco de lesão e dificulta a resolução.
- Insere-se na superfície posterior do calcâneo.
- Normalmente apresenta 5 a 7 mm de espessura e 12 a 15 mm de diâmetro.
- Aumento no tamanho normal foi documentado em atletas.

Articulação do Quadril
- Uma articulação sinovial entre o fêmur e o acetábulo da pelve.

Articulação do Joelho
- Uma articulação em dobradiça complexa.
- Articulação condiloide conectando o fêmur e a tíbia.
- Articulação artrodial conectando a patela e o fêmur.
- Permite a flexão e extensão da perna.

Articulação do Ombro
- Articulação esférica e côncava do úmero com a escápula.
- Articulação inclui oito bursas e cinco ligamentos.
- Articulação mais móvel do corpo.

APARÊNCIA ULTRASSONOGRÁFICA DA PAREDE ABDOMINAL ANTERIOR
- Gordura superficial demonstra ecogenicidade com tom médio de cinza.
- Músculos demonstram ecos com um tom baixo a médio de cinza com estrias hiperecoicas.
- A linha peritoneal aparece como uma estrutura linear hiperecoica localizada anterior à cavidade peritoneal na camada mais profunda da parede abdominal.

APARÊNCIA ULTRASSONOGRÁFICA DO SISTEMA MUSCULOESQUELÉTICO
- Músculos demonstram ecos com um tom baixo a médio de cinza com estrias hiperecoicas no plano sagital e áreas pontilhadas ecogênicas no músculo hipoecoico no plano transversal.
- Tendões aparecem homogêneos com bandas lineares hiperecoicas quando visualizados no plano longitudinal.
- Ligamentos aparecem homogêneos com bandas lineares hiperecoicas compactas quando visualizados no plano longitudinal. No plano transversal, os ligamentos apresentam uma aparência manchada.
- Bursas aparecem como uma estrutura linear e fina hipoecoica que se une ao tecido adiposo adjacente no plano sagital. Difícil de visualizar no plano transversal.
- Bainhas sinoviais aparecem como linhas hipoecoicas finas abaixo do tendão.
- Nervos periféricos aparecem como estruturas ecogênicas e tendem a ser ligeiramente hipoecoicos quando comparados aos tendões e ligamentos.

TÉCNICA

Preparação
- Nenhuma preparação.

Técnica de Exame e Otimização da Imagem
- Transdutor linear com frequência de 10 a 17 MHz para a obtenção de uma resolução espacial ideal.
- Transdutor linear com frequência igual ou superior a 15 MHz para avaliar a bainha sinovial.
- Zonas focais no nível ou abaixo da área de interesse.
- Profundidade de imagem suficiente para visualizar estruturas situadas imediatamente posteriores à região de interesse.
- Configurar os ajustes de ganho para demonstrar a gordura superficial como um tom médio de cinza; o músculo demonstra um tom de cinza baixo a médio com estrias hiperecoicas.
- Imagens harmônicas ajudam a identificar coleções líquidas minúsculas e profundas.

- Composição espacial reduz o artefato granular, aumenta a textura fibrilar dos tendões e ajuda a reduzir o artefato anisotrópico.
- Avaliar e documentar a área de interesse em dois planos de varredura diferentes.
- Medir e documentar qualquer anormalidade em dois planos de varredura, com e sem Doppler em cores.
- Utilizar a manobra de Valsalva durante a avaliação da parede abdominal.
- As medidas do tendão de Aquiles devem ser tomadas no plano transversal.

Indicações para Exame da Parede Abdominal Anterior

- Trauma.
- Hérnia.
- Massa palpável.
- Pós-cirurgia.
- Avaliar massa detectada em um prévio estudo imagiológico (ou seja, TC).

Indicações para Exame Musculoesquelético

- Trauma.
- Dor.
- Massa Palpável.
- Hérnia.
- Redução do Movimento.
- Avaliar massa detectada em um prévio estudo imagiológico (ou seja, TC).

Patologia da Parede Abdominal Anterior

PATOLOGIA	ETIOLOGIA	ACHADOS CLÍNICOS	ACHADOS ULTRASSONOGRÁFICOS	CONSIDERAÇÕES DIFERENCIAIS
Abscesso na parede abdominal	Infecção	Massa palpável na parede abdominal Febre Leucocitose	Massa hipoecoica ou anecoica localizada anterior ao plano fascial peritoneal Pode demonstrar sombra ou reforço acústico posterior	Hematoma Hérnia Seroma
Lipoma	Crescimento de células adiposas em uma cápsula fina e fibrosa	Massa superficial palpável	Massa superficial isoecoica a hipoecoica Margens das paredes lisas	Linfonodo Leiomioma
Hematoma da bainha do reto abdominal	Trauma Gravidez Uso prolongado de esteroides Tosse Espirro Exercício pesado Terapia anticoagulante	Dor abdominal Massa palpável	Massa hipoecoica ou anecoica localizada no músculo reto ou entre a bainha e o músculo	Abscesso Hérnia
Hérnia umbilical	Defeito nos músculos abdominais	Massa umbilical visual ou palpável	Extensão dos intestinos e/ou omento através de um defeito na parede abdominal	Hematoma Abscesso

Patologia Musculoesquelética

PATOLOGIA	ETIOLOGIA	ACHADOS CLÍNICOS	ACHADOS ULTRASSONOGRÁFICOS	CONSIDERAÇÕES DIFERENCIAIS
Tendinite de Aquiles	Inflamação Trauma	Dor ou sensibilidade no sítio de inserção Massa palpável Diminuição da amplitude de movimento no pé ou articulação do tornozelo	Espessamento do tendão Espessura do tendão superior a 7 mm Áreas hipoecoicas proeminentes interespaçadas entre os tecidos fibrosos Margens das paredes irregulares Hipervascularidade Calcificações nos casos crônicos	Laceração parcial Artefato anisotrópico Tendinose

(Continua)

Patologia Musculoesquelética (Cont.)

PATOLOGIA	ETIOLOGIA	ACHADOS CLÍNICOS	ACHADOS ULTRASSONOGRÁFICOS	CONSIDERAÇÕES DIFERENCIAIS
Laceração do tendão de Aquiles	Trauma	Tendão dolorido Teste de Thompson positivo Fenda focal na inserção do tendão	**Laceração total** Contorno irregular do tendão Hematoma circundando o defeito Geralmente localizada na porção distal, a 2-6 cm do calcâneo **Laceração parcial** Ruptura focal no tendão Coleção líquida no interior do tendão Geralmente localizada na porção distal	Artefato anisotrópico Tendinite Tendinose
Cisto de Baker	Trauma do joelho Artrite reumatoide Osteoartrite Disfunção crônica do joelho	Dor no joelho ou panturrilha proximal Inchaço do joelho Massa palpável	Massa anecoica na superfície medial e posterior do joelho Pode conter ecos internos Pode-se estender até a panturrilha Raramente se estende para a coxa Coleções líquidas dissecam inferiormente nos planos fasciais musculares quando rompidas	Efusão articular Abscesso Hematoma
Displasia do desenvolvimento do quadril	Cápsula articular frouxa e elástica Genético Mecânico Fisiológico **Fatores de risco** Histórico familiar de displasia congênita do desenvolvimento do quadril Recém-nascido do sexo feminino Parto em apresentação pélvica Gestações com oligoidrâmnios Deformidades do pé que requerem tratamento adicional Torcicolo neonatal	Estalo do quadril nas manobras de Barlow ou Ortolani Abdução limitada Assimetria das coxas Encurtamento dos membros Postura anormal das pernas	Ângulo alfa inferior a 60 graus Ângulo beta superior a 50 graus Acetábulo raso Ausência de contato entre a cabeça femoral e o assoalho acetabular	Quadril imaturo Erro técnico
Cisto gangliônico	Idiopático Movimentos repetitivos	Pequena protuberância encontrada no punho, porém pode ocorrer com qualquer tendão Dor	Coleção líquida anecoica na conexão entre o tendão e o osso Único ou múltiplo Tamanho variável	Tenossinovite Sarcoma sinovial
Neuroma de Morton	Crescimento benigno do tecido nervoso plantar	Dor intensa em queimação que se irradia do pé até os dedos do pé Dormência da planta do pé	Massa intermetatarsiana hipoecoica	Cisto gangliônico Tumor de células gigantes
Ruptura muscular	Estiramento ou distensão **Fatores de risco** Idade avançada Levantamento de peso acima da cabeça Distensões esportivas Tabagismo Corticosteroides	Dor Inchaço Diminuição da amplitude de movimento	Massa heterogênea Ruptura focal do músculo normal Fluido perifascial	Tumor de células gigantes Neuroma
Quadril séptico	Infecção	Claudicação ou alteração da marcha Enfermidade recente	Assimetria no recesso anterior do quadril superior a 2 mm quando comparado ao quadril contralateral	Efusão articular

REVISÃO DAS ESTRUTURAS SUPERFICIAIS

1. Qual das seguintes é a menor estrutura funcional no parênquima mamário?
   a. ácinos
   b. lóbulo
   c. ducto terminal
   d. unidade ductolobular terminal

2. Qual das seguintes articulações apresenta a maior amplitude de movimento?
   a. quadril
   b. punho
   c. joelho
   d. ombro

3. Qual das seguintes estruturas é considerada a estrutura "esquelética" da mama?
   a. ácinos
   b. fáscia profunda
   c. fáscia superficial
   d. ligamentos de Cooper

4. A anomalia mamária congênita mais comum é:
   a. amastia
   b. amásia
   c. atelia
   d. politelia

5. Qual das alternativas abaixo descreve, com maior exatidão, a localização do músculo transverso do abdome?
   a. medial ao músculo oblíquo externo
   b. posterior ao músculo oblíquo interno
   c. lateral ao músculo oblíquo interno
   d. anterior ao músculo oblíquo externo

6. O desenvolvimento de uma massa retroareolar logo após o parto é mais compatível com um(a):
   a. fibroadenoma
   b. galactocele
   c. hamartoma
   d. cistossarcoma filoide

7. Qual dos seguintes artefatos é provável de ocorrer quando o feixe de ultrassom não está perpendicular a um tendão fibrilar?
   a. duplicação
   b. refração
   c. anisotropia
   d. sombra acústica

8. Na obtenção de imagens do parênquima mamário, a espessura do espaçador não deve exceder:
   a. 0,5 cm
   b. 1,0 cm
   c. 2,0 cm
   d. 2,5 cm

9. Qual das seguintes neoplasias benignas da mama pode sofrer transformação maligna?
   a. fibroadenoma
   b. cisto complexo
   c. hamartoma
   d. cistossarcoma filoide

10. Ausência completa de uma ou ambas as mamas é denominada:
    a. amásia
    b. atelia
    c. amastia
    d. amielia

11. O aumento anormal do parênquima mamário masculino é, provavelmente, um achado clínico em qual das seguintes patologias?
    a. mastite
    b. polimastia
    c. hamartoma
    d. ginecomastia

12. Qual é o ângulo alfa normal durante a avaliação da displasia do desenvolvimento do quadril em um recém-nascido de 1 mês de idade?
    a. inferior a 50 graus
    b. igual ou superior a 50 graus
    c. inferior a 60 graus
    d. igual ou superior a 60 graus

13. A ecogenicidade de um lóbulo adiposo da mama é mais comumente descrita como:
    a. massa lisa e heterogênea
    b. feixe de tecido hiperecoico
    c. massa lisa moderadamente hipoecoica
    d. massa lisa hiperecoica

14. Patologia mamária geralmente se origina em qual das seguintes estruturas?
    a. lóbulo mamário
    b. ducto lactífero
    c. tecido conectivo mamário
    d. unidade ductolobular terminal

15. A camada profunda da fáscia superficial está localizada:
    a. na gordura subcutânea
    b. na zona mamária
    c. no espaço retromamário
    d. nos músculos peitorais

16. A ecogenicidade do tecido mamário glandular, quando comparado a um lóbulo adiposo da mama, é mais adequadamente descrita como:
    a. isoecoica
    b. hiperecoica
    c. moderadamente hiperecoica
    d. moderadamente hipoecoica

17. O diâmetro de um ducto lactífero normal não deve exceder:
    a. 1 mm
    b. 2 mm
    c. 2,5 mm
    d. 3 mm

18. Mamas doloridas uma semana antes do início da menstruação é um sintoma comum em qual das seguintes condições?
    a. mastite
    b. ginecomastia
    c. doença fibrocística
    d. carcinoma inflamatório

19. Uma malignidade comum da mama demonstrando sombra acústica posterior descreve qual das seguintes neoplasias?
    a. carcinoma lobular
    b. carcinoma coloide
    c. carcinoma medular
    d. carcinoma ductal invasivo

20. Um defeito nos músculos da parede abdominal está provavelmente relacionado com um(a):
    a. cisto
    b. pólipo
    c. hérnia
    d. divertículo

21. O teste de Thompson é utilizado para verificar a integridade de:
    a. músculos da panturrilha
    b. manguito rotador
    c. tendão de Aquiles
    d. parede abdominal anterior

22. A lesão mamária benigna mais comum em mulheres entre 35 e 50 anos de idade é um:
    a. cisto simples
    b. papiloma
    c. fibroadenoma
    d. cistadenoma

23. Os níveis de estrogênio geralmente influenciam qual das seguintes lesões mamárias?
    a. mastite
    b. papiloma
    c. fibroadenoma
    d. galactocele

24. O músculo se liga ao osso por qual das seguintes estruturas?
    a. tendão
    b. fibrila
    c. ligamento
    d. membrana sinovial

25. Qual das seguintes estruturas fornece suporte ao parênquima mamário?
    a. fáscia profunda
    b. músculos peitorais
    c. ligamentos de Cooper
    d. fáscia superficial

Responda a pergunta 26 usando a Fig. 15-3.

26. Um paciente mais velho, afebril e hospitalizado com pneumonia apresenta massa palpável na parede abdominal. Uma massa é identificada adjacente à bexiga urinária. O achado é mais compatível com um(a):
    a. seio do úraco
    b. hérnia umbilical
    c. hematoma da bainha do reto do abdome
    d. abscesso na parede abdominal

Responda a pergunta 27 usando a Fig. 15-4.

27. Paciente mais velho apresenta um histórico de tumefação aguda do tornozelo. Uma ultrassonografia é solicitada para descartar uma trombose venosa profunda. Uma estrutura anecoica avascular é identificada na fossa poplítea. Com base nesses achados ultrassonográficos, a estrutura anecoica é compatível com:
    a. ligamento rompido
    b. cisto sinovial
    c. efusão articular
    d. veia superficial trombosada

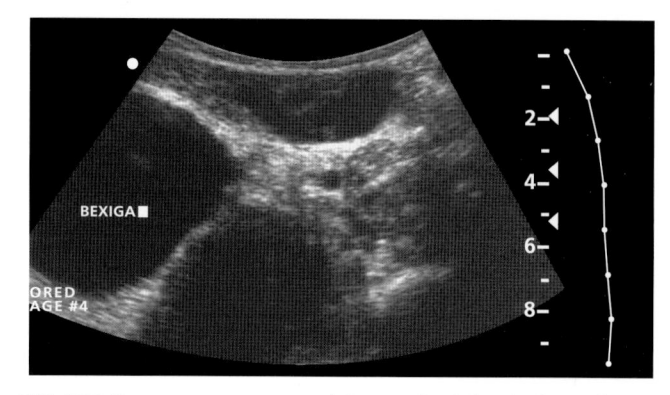

FIG. 15-3 Sonograma transversal da parede abdominal anterior esquerda.

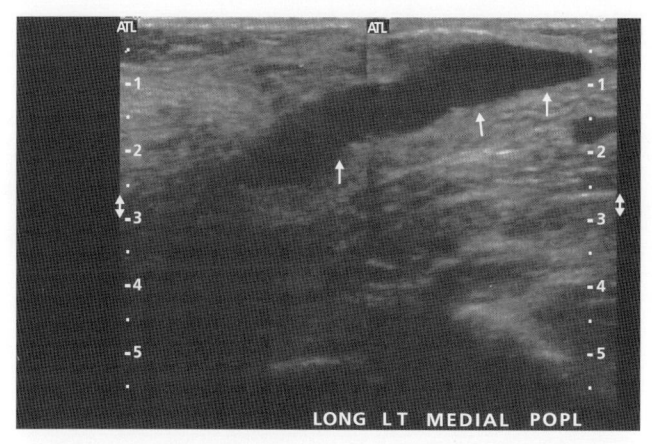

FIG. 15-4 Sonograma sagital da fossa poplítea medial.

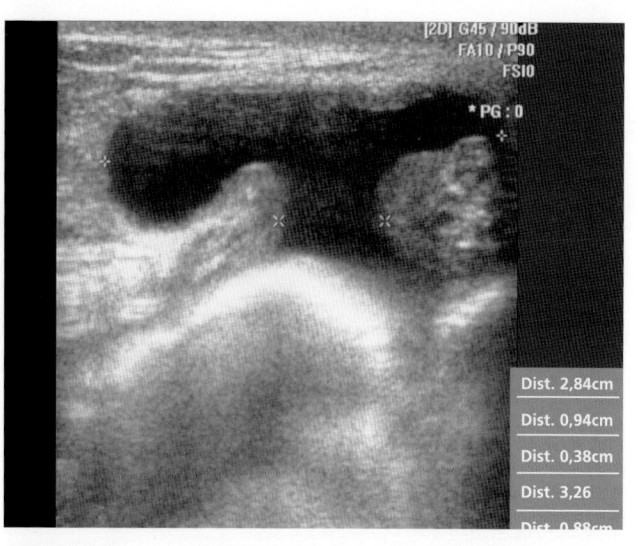

FIG. 15-6 Sonograma transversal da parede abdominal anterior.

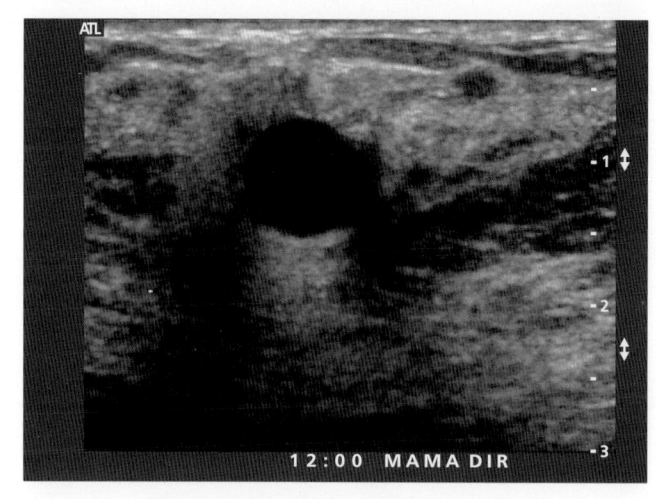

FIG. 15-5 Sonograma da mama direita.

Responda a pergunta 30 usando a Fig. 15-7.

30. Mulher de 25 anos de idade apresenta uma massa firme, insensível e palpável na mama. Imagem antirradial da mama direita demonstra massa hipoecoica. Com base no histórico clínico, o achado ultrassonográfico é mais compatível com um(a):
   a. linfonodo
   b. fibroadenoma
   c. galactocele
   d. lóbulo adiposo

Responda a pergunta 28 usando a Fig. 15-5.

28. Mulher de 45 anos de idade apresenta uma massa firme, não sensível e palpável na mama. O achado nesse sonograma é mais compatível com um:
   a. cisto simples
   b. fibroadenoma
   c. cistadenoma
   d. cistossarcoma filoide

Responda a pergunta 29 usando a Fig. 15-6.

29. Um paciente chega ao departamento de ultrassom com massa umbilical palpável. O achado nesse sonograma é mais compatível com um(a):
   a. abscesso
   b. hematoma
   c. hérnia
   d. seio do úraco

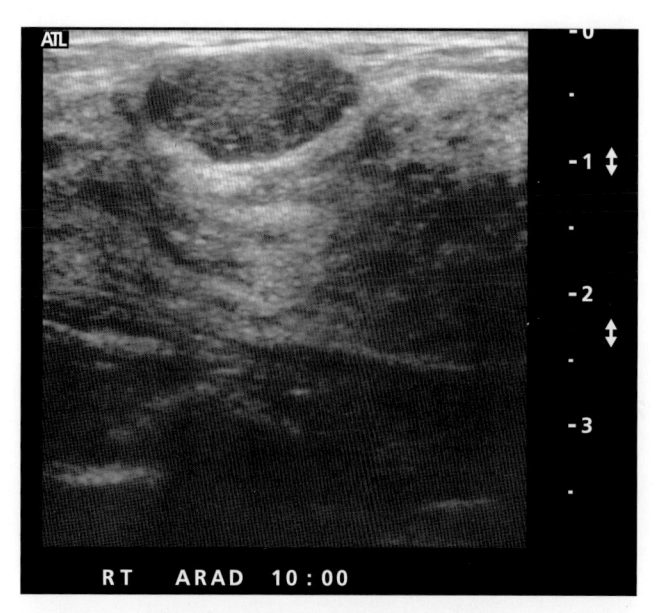

FIG. 15-7 Sonograma da mama direita.

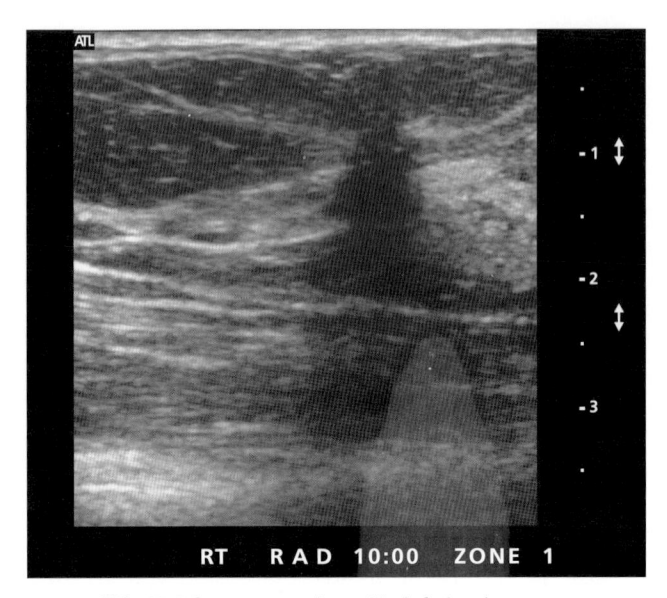

FIG. 15-8 Sonograma da região inferior da mama.

Responda a pergunta 31 usando a Fig. 15-8.

31. Um paciente é encaminhado para uma ultrassonografia para avaliar uma massa identificada em uma mamografia recente. Uma imagem radial da mama direita demonstra uma anormalidade mais compatível com:
    a. cistossarcoma filoide
    b. carcinoma papilar
    c. carcinoma ductal invasivo
    d. doença mamária metastática

Responda a pergunta 32 usando a Fig. 15-9.

32. A estrutura linear hiperecoica identificada pela seta é mais compatível com:
    a. a fáscia profunda
    b. a fáscia superficial
    c. um ligamento de Cooper
    d. um ducto lactífero

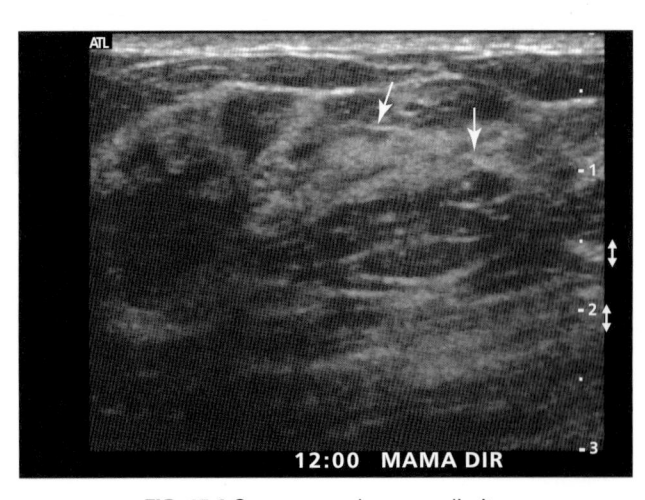

FIG. 15-9 Sonograma da mama direita.

Responda a pergunta 33 usando a Fig. 15-10.

33. Criança com uma recente infecção do trato respiratório apresenta um histórico de claudicação. Articulações assimétricas do quadril são identificadas no ultrassom. Com base no histórico clínico, o achado ultrassonográfico é mais consistente com qual das seguintes condições?
    a. quadril séptico
    b. luxação do quadril
    c. efusão articular
    d. formação de cisto sinovial

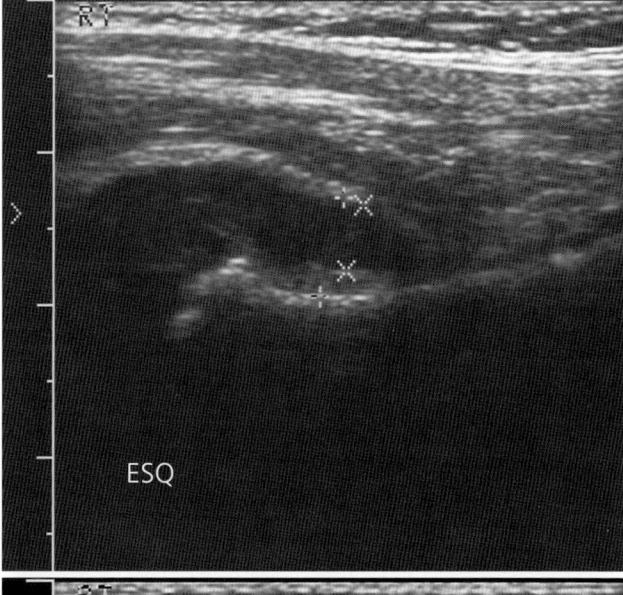

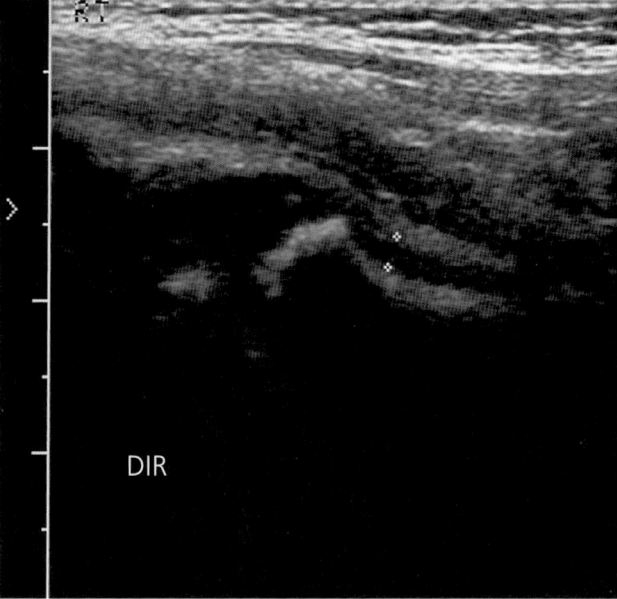

FIG. 15-10 Sonogramas sagitais do quadril esquerdo e direito.

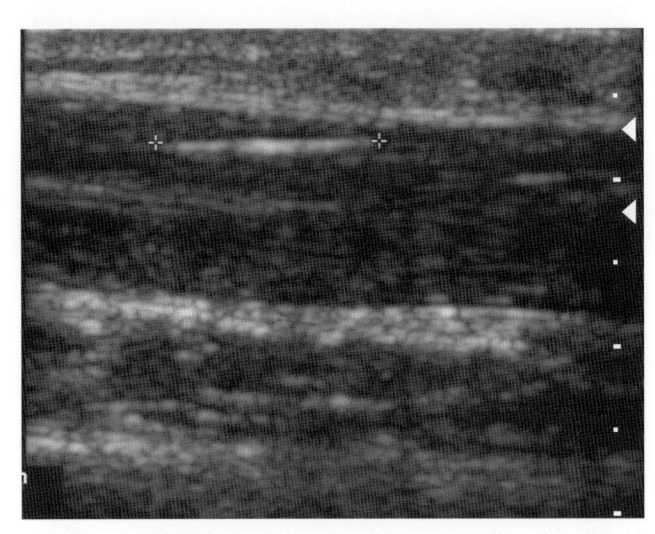

FIG. 15-11 Sonograma do antebraço.

Responda a pergunta 34 usando a Fig. 15-11.

34. Um paciente se queixa de dor no antebraço após uma caminhada. Uma imagem dos tecidos moles sobre a área de desconforto demonstra uma área linear hiperecoica delineada pelos *calipers*. Essa área é mais compatível com um:
   a. lipoma
   b. ligamento
   c. corpo estranho
   d. plano fascial

Responda a pergunta 35 usando a Fig. 15-12.

35. Um paciente apresenta dor sobre a área do tendão de Aquiles direito. Uma imagem sagital do tendão demonstra qual dos seguintes achados?
   a. tendão normal
   b. tendinite
   c. laceração total
   d. laceração incompleta

36. O parênquima mamário é composto de, aproximadamente:
   a. 1 a 10 lobos
   b. 5 a 15 lobos
   c. 15 a 20 lobos
   d. 20 a 30 lobos

37. A espessura de um tendão de Aquiles normal não deve exceder:
   a. 3 mm
   b. 5 mm
   c. 7 mm
   d. 10 mm

Responda a pergunta 38 usando a Fig. 15-13.

38. Mulher de 35 anos de idade apresenta um histórico de um caroço doloroso em seu punho esquerdo. Com base no histórico clínico, o sonograma está, provavelmente, demonstrando um(a):
   a. cisto de Baker
   b. efusão articular
   c. cisto gangliônico
   d. aneurisma da artéria radial

39. A localização dos músculos retos do abdome é descrita como lateral a:
   a. cristas ilíacas
   b. linha alba
   c. músculos oblíquos externos
   d. músculos oblíquos internos

40. A interface fascial da parede abdominal anterior está localizada diretamente anterior a:
   a. linha alba
   b. peritônio
   c. gordura subcutânea
   d. músculos retos do abdome

41. A manobra de Valsalva é uma técnica comum utilizada durante a avaliação de:
   a. quadril pediátrico
   b. tendão de Aquiles
   c. parede abdominal anterior
   d. trato gastrointestinal

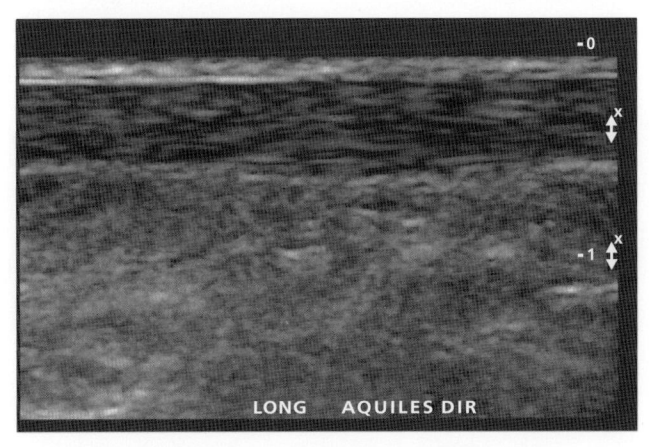

FIG. 15-12 Sonograma sagital do tendão de Aquiles.

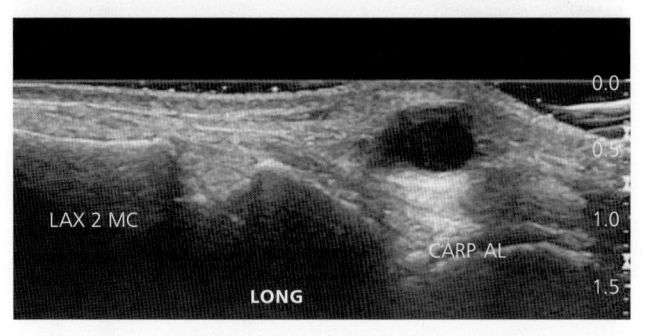

FIG. 15-13 Sonograma axial do punho esquerdo.

42. Um adolescente chega ao pronto-socorro após uma lesão no esqui. Uma massa hipoecoica avascular é identificada na fossa poplítea posterior. Essa massa, provavelmente, representa um:
    a. cisto de Baker
    b. linfonodo
    c. hematoma
    d. pseudoaneurisma

43. O seio de um ducto lactífero está localizado próximo da:
    a. aréola
    b. axila
    c. parede torácica
    d. cauda de Spence

44. Uma massa é identificada no quadrante superior externo da mama direita, próximo da axila e parede torácica. Essa massa deve ser anotada como:
    a. 2:00 1A
    b. 10:00 3C
    c. 2:00 2B
    d. 10:00 1C

Responda a pergunta 45 usando a Fig. 15-14.

45. Um paciente apresenta um histórico de dor intensa em queimação no pé que se irradia para o terceiro e quarto dedos do pé. Com base nesse histórico clínico, os *calipers* estão, provavelmente, medindo um(a):
    a. lipoma
    b. laceração muscular
    c. cisto sinovial
    d. neuroma de Morton

46. A mensuração do tendão de Aquiles deve ser realizada no (a):
    a. plano sagital
    b. plano transversal
    c. plano coronal
    d. posição supina

47. Uma laceração completa do tendão de Aquiles é mais comumente localizada:
    a. na inserção superior
    b. na porção medial do tendão, próximo do maléolo medial
    c. aproximadamente 2 a 6 cm da inserção do tendão superior
    d. na porção distal do tendão, próximo do calcâneo

48. Qual dos seguintes músculos se estende ao longo de todo o comprimento da parede abdominal anterior?
    a. linha alba
    b. oblíquo externo
    c. reto do abdome
    d. oblíquo interno

49. Na mama, os vasos linfáticos geralmente rumam paralelos ao:
    a. sistema venoso
    b. ductos lactíferos
    c. ligamentos de Cooper
    d. unidades ductolobulares terminais

50. Um lipoma localizado na parede abdominal anterior geralmente aparece no ultrassom como:
    a. massa anecoica
    b. massa complexa
    c. massa hiperecoica
    d. massa hipoecoica

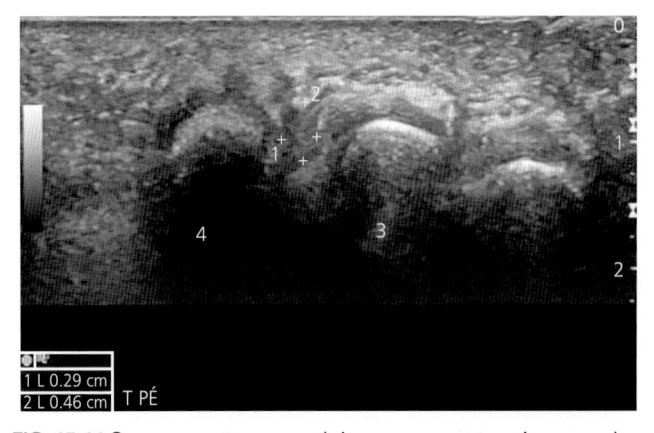

FIG. 15-14 Sonograma transversal dos ossos metatarsais esquerdos.

CAPÍTULO 16

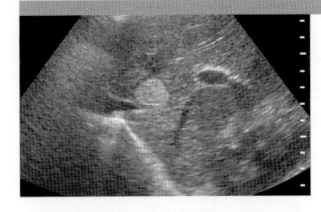

Escroto e Próstata

PALAVRAS-CHAVE

antígeno específico da próstata (PSA) proteína produzida pela próstata; a elevação está associada a carcinoma da próstata.

apêndice testicular estrutura sólida pequena localizada posterior à cabeça do epidídimo.

cápsula cirúrgica tecido conectivo hipoecoico dividindo as zonas periféricas e central.

cordão espermático estrutura de suporte na borda posterior dos testículos que ruma atraves do canal inguinal.

criptorquidismo testículo não descido.

ducto deferente pequeno tubo que transporta os espermatozoides de cada testículo para a uretra prostática.

epididimite inflamação do epidídimo; comumente causada por uma infecção do trato urinário; causa mais comum de dor escrotal aguda.

epidídimo ductos longos, fortemente espiralados, que transportam espermatozoides do testículo para o ducto deferente.

espaço de Retzius espaço retropúbico entre a sínfise púbica e a bexiga urinária.

espermatocele cisto que se origina a partir do *rete testis*.

fáscia de Denonvillier separa a próstata e o reto; referência importante na prostatectomia radical.

glândulas periuretrais tecido glandular que envolve a uretra prostática proximal.

hidrocele acúmulo anormal de fluido seroso entre as duas camadas da túnica vaginal.

hiperplasia prostática benigna (HPB) aumento benigno da próstata; condição não inflamatória.

mediastino testicular porção espessa da túnica albugínea.

orquite inflamação do testículo; comumente causada por clamídia.

poliorquidismo mais de dois testículos.

ressecção transuretral da próstata (RTU) procedimento cirúrgico realizado para aliviar os sintomas de HPB; demonstrada como um espaço anecoico no centro da próstata.

rete testis rede de ductos formada no mediastino testicular conectando o epidídimo com a porção superior do testículo.

torção testicular torção do cordão espermático sobre si mesmo, obstruindo os vasos sanguíneos que suprem o epidídimo e o testículo; também conhecido como badalo de sino.

túnica albugínea bainha fibrosa envolvendo cada testículo.

túnica vaginal duas camadas de membrana serosa (visceral e parietal) revestindo as porções anterior e lateral do testículo e epidídimo.

varicocele dilatação das veias espermáticas; causa mais comum de infertilidade masculina.

verumontano divide a uretra em segmentos proximal e distal.

vesículas seminais pequenas estruturas pareadas que armazenam espermatozoides.

zona central (ZC) área em forma de cone da próstata, localizada abaixo da zona periférica.

zona de transição (ZT) duas áreas pequenas da próstata, adjacente ao espaço uretral proximal.

zona periférica (ZP) maior região da próstata, localizada imediatamente abaixo da cápsula.

FISIOLOGIA

Função do Escroto

- Permite a manutenção de uma temperatura corporal mais baixa, necessária à sobrevivência dos espermatozoides.

Funções do Epidídimo

- Armazenamento e transporte dos espermatozoides produzidos pelos testículos.
- Maturação dos espermatozoides.

Funções do Testículo

- Produção de testosterona.
- Desenvolvimento de espermatozoides.

Funções da Próstata

- Secreção de fluido alcalino para o transporte de espermatozoides.
- As secreções contêm fosfatase alcalina, ácido cítrico e antígeno específico da próstata (PSA).
- Produção de 80 a 85% do fluido ejaculatório.
- Produção de PSA.
- Testosterona e di-hidrotestosterona regulam o crescimento e a função da próstata.

ANATOMIA

Escroto (Fig. 16-1)

- Uma bolsa de dois compartimentos que contém e sustenta cada testículo.
- Dividido por um septo ou rafe mediana.
- Contém várias camadas teciduais e estruturas vasculares.

Epidídimo

- Esvazia no ducto deferente (vaso deferente).
- Localizado lateral e posterior ao testículo.
- Estende-se do polo superior ao polo inferior de cada testículo.
- Dividido em:
  - Cabeça – localizada posterior e superior ao testículo.
  - Corpo – localizado diretamente posterior ao testículo.
  - Cauda – localizado posterior e inferior ao testículo.

Testículos

- Órgãos reprodutores masculinos pareados, localizados no escroto.
- Glândulas endócrinas e exócrinas.
- Compostos de múltiplos lóbulos.

Túnica Albugínea
- Bainha fibrosa envolvendo cada testículo.

Túnica Vaginal
- Duas camadas de membrana serosa (visceral e parietal) revestindo as porções anterior e lateral do testículo e epidídimo.
- É normal uma pequena quantidade de fluido no interior destas camadas para prevenir atrito.
- Espaço potencial para acúmulos de líquido (ou seja, hidrocele).

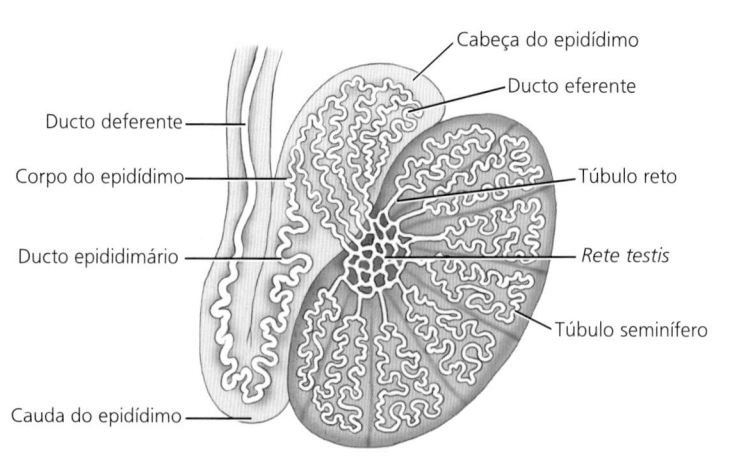

FIG. 16-1 Anatomia do escroto.

Mediastino Testicular
- Porção espessa da túnica albugínea.
- Localizado entre a borda posteromedial do testículo.

Rete Testis
- Rede de ductos formada no mediastino testicular.
- Transporta líquido seminal do testículo para o epidídimo.
- Conecta o epidídimo ao testículo superior.

Cordão Espermático
- Estrutura de suporte localizada na borda posterior dos testículos.
- Ruma entre a cavidade abdominal e o escroto através do canal inguinal.
- Composto de artérias, veias, nervos, linfáticos, ducto seminal, e tecido adiposo e conectivo.

Vaso Deferente (Ducto Deferente)
- Um pequeno tubo que transporta espermatozoides de cada testículo para a uretra prostática.
- Também chamado de ducto deferente.

Próstata (Fig. 16.2)

- Uma estrutura retroperitoneal em forma de cone.
- Borda inferior (ápice) fornece uma saída para a uretra.
- Borda superior (base) está em contato com a bexiga urinária.
- Consiste em cinco lobos: anterior, médio, posterior e dois lobos laterais.
- Dividida em três zonas: central, periférica e de transição.
- Situa-se inferior às vesículas seminais e bexiga urinária.
- Situa-se posterior à sínfise púbica e anterior à ampola retal (espaço de Retzius).
- Situa-se anterior à fáscia de Denonvilliers.
- Ligada à sínfise púbica por ligamentos prostáticos.
- A uretra é a referência anatômica que divide a próstata nas partes anterior (fibromuscular) e posterior (glandular).

Zona Central (ZC)
- Compreende, aproximadamente, 25% do tecido glandular.
- Resistente à doença.
- Formato cuneiforme na base da próstata, entre as zonas periférica e de transição.

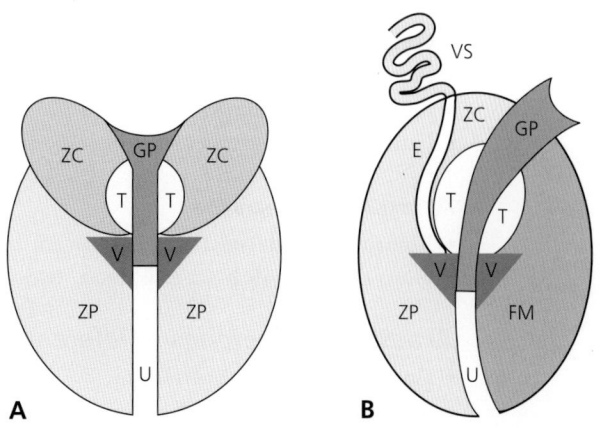

FIG. 16-2 Anatomia da próstata.

Zona Periférica (ZP)
- Compreende, aproximadamente, 70% do tecido glandular.
- Envolve o segmento uretral distal.
- Separada da zona central pela cápsula cirúrgica.
- Ocupa as regiões posterior, lateral e apical da próstata.
- Sítio da maioria dos cânceres de próstata.

Zona de Transição (ZT)
- Compreende 5% do tecido glandular e glândulas periuretrais.
- Duas áreas glandulares pequenas adjacentes ao esfíncter uretral proximal.
- Ligada, caudalmente, pelo verumontano.
- Separada, lateral e posteriormente, das glândulas externas pela cápsula cirúrgica.
- Área onde a hiperplasia prostática benigna (HPB) se origina.

Glândulas Periuretrais
- Compreende 1% do tecido glandular.
- Tecido reveste a uretra prostática.

Vesículas Seminais
- Estruturas pareadas, situadas superiores à próstata, posterior à bexiga urinária e lateral ao ducto deferente.
- Ductos das vesículas seminais entram na zona central.
- Unem-se ao ducto deferente para formar os ductos ejaculatórios.
- Armazenam espermatozoides.

Cápsula Cirúrgica
- Tecido conectivo que separa as zonas periférica e central.
- Interface cirúrgica utilizada nos procedimentos de ressecção transuretral.
- Não constitui uma cápsula verdadeira.

Verumontano
- Divide a uretra em segmentos proximal e distal.
- Região onde os ductos ejaculatórios entram na uretra.

ANATOMIA VASCULAR

Escroto

Artérias Testiculares
- Originam-se a partir da face anterior da aorta abdominal.
- Ramificam-se na porção posterior do polo superior testicular.
- Rumam ao longo da periferia em direção ao mediastino testicular.
- Fluxo sanguíneo de baixa resistência, demonstrando baixa velocidade de fluxo (15 cm/s).

Artérias Centrípetas
- Rumam a partir da superfície testicular em direção ao mediastino e se ramificam em múltiplas artérias.
- Fluxo sanguíneo de baixa resistência, demonstrando baixa velocidade de fluxo (5 a 20 cm/s).

Artérias Cremastérica e Deferencial
- Contidas no cordão espermático.
- Suprem as estruturas extratesticulares.
- As artérias cremastérica suprem os tecidos peritesticulares.
- As artérias deferenciais suprem o epidídimo e o ducto deferente.

- Anastomose com a artéria testicular fornece fluxo ao testículo.
- Fluxo sanguíneo de alta resistência.

Veias Testiculares
- A veia testicular esquerda esvazia na veia renal esquerda.
- A veia testicular direita esvazia diretamente na veia cava inferior.

Veia Espermática
- O tamanho normal é de 1 a 2 mm.
- Dilatada quando o diâmetro excede 4 mm.

Próstata

Artérias Prostaticovesicais
- Originam-se nas artérias ilíacas internas.
- Os ramos incluem as artérias prostática e vesical inferior.

Artéria Vesical Inferior
- Supre a base da bexiga urinária, as vesículas seminais e o ureter.

Artérias Capsulares
- Suprem dois terços do sangue que chega à próstata.

Artéria Uretral
- Supre um terço do sangue que chega à próstata.

Anomalias Congênitas – Escroto e Próstata

ANOMALIA	DESCRIÇÃO	ACHADOS CLÍNICOS	ACHADOS ULTRASSONOGRÁFICOS	CONSIDERAÇÕES DIFERENCIAIS
Criptorquidismo	Testículo não descido. 80% estão localizados no canal inguinal. Associado a um saco escrotal herniado e maior risco de infertilidade, torção e malignidade. Testículos normais descem em torno dos 6 meses de idade	Ausência de testículo no escroto. Massa inguinal palpável	Ausência de testículo no escroto. Massa hipoecoica oval no canal inguinal, pelve ou retroperitônio. Menor do que um testículo normal. Geralmente móvel	Linfonodo. Hematoma. Intestino
Poliorquidismo	Presença de mais de dois testículos. Associado à hérnia inguinal, torção testicular e malignidade	Assintomático. Escroto aumentado. Massa escrotal palpável	Pequena massa extratesticular ecogênica similar ao testículo. Geralmente localizado na superfície superomedial do escroto	Neoplasia epididimária. Neoplasia testicular. Epididimite
Agenesia das vesículas seminais	Ausência de vesículas seminais. Associada à agenesia renal ipsolateral	Assintomático. Retenção urinária. Dor perirrenal	Ausência de vesículas seminais hipoecoicas	Erro técnico. Geralmente localizada na superfície superomedial do escroto. Neoplasia epididimária

TAMANHO

Adulto

- Testículo: 3 a 5 cm de comprimento, 3 cm de altura e 2 a 4 cm de largura.
- Epidídimo: 10 a 12 mm na porção superior, 2 a 4 mm na porção posterior e 2,5 cm na porção inferior.
- Próstata: 2 cm de comprimento, 3 cm de altura e 4 cm de largura.

Pré-Puberdade

- Testículo: 2 a 2,5 cm de comprimento.

Recém-Nascido

- Testículo: 1 a 1,5 cm de comprimento.

APARÊNCIA ULTRASSONOGRÁFICA

Escroto

- Parede hiperecoica fina de 2 a 8 mm de espessura.
- Pequena quantidade de fluido anecoico envolve cada testículo.
- Estruturas vasculares são proeminentes inferiormente.

Testículo

- Parênquima homogêneo demonstrando padrão de eco de baixa a média amplitude.
- Formato oval.
- O mediastino testicular aparece como estrutura linear hiperecoica, localizada na superfície medial e posterior de cada testículo.
- Fluxo sanguíneo intratesticular de baixa resistência e baixa velocidade, demonstrando fluxo contínuo durante a diástole.
- Parênquima hipoecoico é demonstrado em recém-nascidos e crianças.
- A ecogenicidade dos testículos deve ser simétrica.
- Fluxo sanguíneo intratesticular no Doppler deve ser simétrico.

Epidídimo

- Estrutura homogênea demonstrando padrão de eco de baixa a média amplitude.
- Isoecoico a hipoecoico quando comparado ao testículo normal.
- Fluxo sanguíneo interno mínimo ou não discernível.

Cordão Espermático

- Estrutura hipo a isoecoica situada superior aos testículos.
- Múltiplos feixes lineares na orientação sagital.
- Formato redondo ou oval na orientação transversal.

Próstata

- Estrutura homogênea demonstrando um padrão de eco de média amplitude.
- Zona periférica aparece com uma textura uniforme e ligeiramente mais ecogênica do que a zona central.
- Feixe hiperecoico (cápsula cirúrgica) separa as zonas periférica e central.
- Vesículas seminais aparecem como estruturas hipoecoicas na região superior da próstata.
- Verumontano aparece hiperecoico quando comparado ao parênquima.

TÉCNICA

Preparação do Escroto

- Nenhuma preparação é necessária para avaliar o escroto masculino.

Preparação da Próstata

- Bexiga urinária distendida na imagem transabdominal da próstata.
- Bexiga urinária vazia na imagem transretal da próstata.
- Preparações intestinais também podem ser solicitadas.

Técnica de Exame e Otimização da Imagem

Escroto

- Utilizar o transdutor linear de maior frequência possível para a obtenção de uma resolução ideal da profundidade de penetração.
- Configurar os ajustes de ganho para exibir o parênquima testicular normal como uma estrutura com tom médio de cinza, com ajustes para reduzir os ecos no interior dos vasos.
- Zonas focais no nível ou abaixo da área de interesse.
- Profundidade de imagem suficiente para visualizar estruturas situadas imediatamente posterior à região de interesse.
- Imagens harmônicas ou redução da compressão do sistema (faixa dinâmica) podem ser utilizadas para reduzir os ecos artefatuais no interior de estruturas anecoicas.
- Composição espacial pode ser utilizada para melhorar a visualização de estruturas situadas posterior a uma estrutura altamente atenuadora.
- Controles Doppler apropriados para velocidade de fluxo baixo (PRF, ganho, filtros de parede).
- Os pacientes são colocados na posição supina com uma toalha enrolada abaixo do escroto.
- O pênis é colocado sobre o abdome inferior e coberto com uma toalha.
- Os planos de imagem sagital e transversal são utilizados para avaliar o escroto, os testículos e o epidídimo.
- Avaliação com duplex e documentação do escroto, testículos e epidídimo das paredes superiores às inferiores e das paredes mediais às laterais do escroto, tanto no plano sagital como no plano transversal.
- Documentação e mensuração do comprimento, altura e largura de cada testículo.
- Doppler em cores e análise espectral das artérias e veias intratesticulares.
- Avaliação com duplex, documentação e mensuração de qualquer anormalidade em dois planos de imagem devem ser incluídas.
- Se as veias extratesticulares estiverem dilatadas, imagens da área renal ipsolateral devem ser obtidas para possível massa causando compressão da veia testicular.

Próstata

- Utilizar o transdutor transabdominal ou endorretal de maior frequência possível para a obtenção de uma resolução ideal da profundidade de penetração.
- Garantir uma zona focal e uma profundidade apropriadas.
- Colocar os pacientes em posição supina para imagens transabdominal e em decúbito lateral esquerdo para imagens endorretais.
- Avaliar e documentar da base da próstata até as vesículas seminais no plano transversal.
- Avaliar e documentar os lados direito e esquerdo da próstata, a uretra e o verumontano no plano sagital.

Indicações para o Exame do Escroto

- Dor escrotal.
- Trauma escrotal.
- Escroto aumentado.
- Massa escrotal palpável.
- Infertilidade.
- Testículo não descido.
- Avaliar massa detectada em prévio estudo imagiológico (ou seja, TC).

Indicações para o Exame do Escroto

- Próstata aumentada.
- Diminuição do débito urinário.

- Frequência urinária.
- Urgência urinária.
- Disúria.
- Nível de PSA elevado.
- Infertilidade.
- Triagem de rotina com início aos 50 anos de idade.

VALORES LABORATORIAIS

Antígeno Específico da Próstata

- Nível normal de anticorpo monoclonal anti-PSA: 4 ng/mL.
- Proteína produzida pela próstata.
- Elevação de 20% em 1 ano é indicativo de carcinoma.
- Aumento de 0,75 ng/mL em 1 ano é indicativo de carcinoma.

Patologia do Escroto

PATOLOGIA	ETIOLOGIA	ACHADOS CLÍNICOS	ACHADOS ULTRASSONOGRÁFICOS	CONSIDERAÇÕES DIFERENCIAIS
Hematocele	Trauma Varicocele rompida	Dor escrotal Massa escrotal	Anecoico com ecos espiralados Parede espessada com septações, quando crônico	Hidrocele crônica Hidrocele loculada Torção testicular
Hérnia	Músculos da parede abdominal enfraquecidos Hérnia inguinal pode-se estender para o escroto	Massa escrotal Dor abdominal	Massa extratesticular complexa Massa pode ser rastreada até o canal inguinal Peristalse pode ser observada	Torção testicular Hematocele
Hidrocele	Inflamação Idiopático Congênito Associado à torção, trauma ou malignidade	Escroto aumentado Assintomático Massa escrotal Dor escrotal	Coleção líquida anecoica lateral e anterior ao testículo Forte reforço acústico posterior Parede escrotal fina quando agudo Espessamento difuso da parede quando crônico Pode demonstrar ecos internos ou septações	Cisto epididimário Espermatocele Hematocele Hérnia
Varicocele	Idiopático Valvas incompetentes na veia espermática	Assintomático Infertilidade Massa escrotal sensível Dor escrotal	Estruturas venosas tortuosas que excedem 4 mm em diâmetro Geralmente localizada na porção esquerda e inferior do escroto Veias aumentam de tamanho com a manobra de Valsalva ou quando o paciente está na posição ortostática	Hidrocele loculada Cisto epididimário

Patologia do Epidídimo

PATOLOGIA	ETIOLOGIA	ACHADOS CLÍNICOS	ACHADOS ULTRASSONOGRÁFICOS	CONSIDERAÇÕES DIFERENCIAIS
Tumor adenomatoide	Tumor benigno mais comum Comumente encontrado no epidídimo	Assintomático	Ecogenicidade variável, de hipo a hiperecoico Tamanho pequeno (inferior a 2 cm)	Epididimite focal
Cisto	Dilatação cística dos túbulos epididimários Vasectomia	Assintomático Massa escrotal palpável	Massa anecoica no epidídimo Compressão do testículo	Espermatocele Hidrocele loculada Varicocele
Epididimite	Infecção do trato urinário inferior Idiopático Trauma	Dor escrotal aguda Inchaço Leucocitose Febre Disúria	Epidídimo hipoecoico aumentado Epidídimo hipervascular Hiperecoico com calcificações quando crônico Cistos pequenos podem ser visualizados	Torção testicular Varicocele
Espermatocele	Cisto de retenção originado a partir do rete testis Idiopático Infecção Trauma	Assintomático Massa escrotal palpável	Massa anecoica situada posterior ao testículo Formato redondo ou oval Não comprime o testículo Geralmente solitário	Hidrocele loculada Cisto epididimário

Patologia Testicular

PATOLOGIA	ETIOLOGIA	ACHADOS CLÍNICOS	ACHADOS ULTRASSONOGRÁFICOS	CONSIDERAÇÕES DIFERENCIAIS
Abscesso	Complicação da orquiepididimite não tratada	Febre Dor escrotal Tumefação escrotal	Massa epididimária ou testicular complexa Fluxo periférico hipervascular Ausência de fluxo sanguíneo no interior da massa	Neoplasia
Cisto	Incidência aumenta com a idade	Assintomático	Massa anecoica no testículo Margens das paredes lisas Reforço acústico posterior	Hematoma em resolução Estrutura vascular Neoplasia
Neoplasia maligna	Neoplasia de células germinativas – seminoma é o mais comum Teratoma Neoplasia estromal Metástase	Assintomático Massa escrotal palpável Tumefação escrotal	Massa intratesticular hipoecoica Pode aparecer complexa Massa periférica hipervascular Hidrocele reativa	Abscesso Hematoma Orquite focal
Microcalcificações	Idiopático Vasos calcificados Granulomatose	Assintomático	Múltiplos focos hiperecoicos pequenos dispersos no parênquima testicular Geralmente bilateral Associado a uma neoplasia em 40% dos casos	Neoplasia Orquite crônica Hematoma em resolução
Orquite	Clamídia – mais comum Secundário à epididimite	Dor escrotal Tumefação escrotal Febre Náusea/vômito	Parênquima testicular hipoecoico aumentado Aumento no fluxo vascular intratesticular Hidrocele Áreas complexas de necrose Atrofia e calcificações intratesticulares são demonstradas em casos crônicos	Torção testicular Neoplasia
Ectasia tubular do *rete testis*	Geralmente associado à obstrução do epidídimo provocada por trauma ou inflamação	Assintomático	Lesão cística demonstrada na região do mediastino testicular Tamanho variável Geralmente bilateral e assimétrico	Carcinoma
Ruptura testicular	Trauma	Dor escrotal Tumefação escrotal Massa escrotal palpável	Cápsula fibrosa testicular irregular Extrusão do testículo para dentro do saco escrotal Hematocele	Neoplasia Hematoma
Torção testicular	Torção do cordão espermático sobre si mesmo, obstruindo os vasos sanguíneos que suprem o epidídimo e o testículo	Início súbito de dor inguinal ou escrotal Dor no abdome inferior Náusea/vômito Tumefação escrotal	Parênquima hipoecoico (agudo) Parênquima heterogêneo (crônico) Pode aparecer aumentado Ausência ou diminuição acentuada de fluxo sanguíneo intratesticular Hidrocele	Neoplasia Hematoma Ângulo e configurações Doppler inadequados

Patologia do Cordão Espermático

PATOLOGIA	ETIOLOGIA	ACHADOS CLÍNICOS	ACHADOS ULTRASSONOGRÁFICOS	CONSIDERAÇÕES DIFERENCIAIS
Hidrocele	O fechamento da túnica vaginal é defeituoso A extremidade distal do processo vaginal fecha corretamente, mas a porção média do processo permanece patente A extremidade proximal pode estar aberta ou fechada nesse tipo de hidrocele	Assintomático Massa inguinal palpável Dor inguinal ou escrotal	Coleção líquida anecoica no canal inguinal Reforço acústico posterior Ausência de fluxo sanguíneo interno	Hérnia inguinal

Patologia da Próstata

PATOLOGIA	ETIOLOGIA	ACHADOS CLÍNICOS	ACHADOS ULTRASSONOGRÁFICOS	CONSIDERAÇÕES DIFERENCIAIS
Hipertrofia prostática benigna	Aumento não inflamatório da próstata Geralmente ocorre na zona de transição	Frequência urinária Disúria Diminuição do débito urinário Infecção do trato urinário	Aumento prostático simétrico Parênquima hipoecoico Pode demonstrar nódulos, cistos ou calcificações Hidronefrose associada	Carcinoma
Carcinoma	Idiopático Associado à produção hormonal	Assintomático Hematúria Obstrução da bexiga urinária	Pequenos nódulos hipoecoicos Margens das paredes lisas ou irregulares PSA elevado A maioria está localizada na zona periférica	Vesícula seminal Hipertrofia prostática benigna
Cisto	Congênito ou adquirido Ocorre lateralmente em qualquer uma das três zonas	Assintomático Hipertrofia prostática benigna	Massa prostática anecoica Margens das paredes lisas Reforço acústico posterior Ausência de fluxo vascular interno	Hematoma em resolução Estrutura vascular Cicatriz pós-RTU
Prostatite	Infecção Inflamação aguda ou crônica da próstata	Frequência e urgência urinária Disúria	Parênquima hiperecoico difuso Atrofia da próstata em casos crônicos	Calcificações

REVISÃO DO ESCROTO E PRÓSTATA

1. Uma hidrocele é definida como uma coleção líquida anormal entre:
   a. a túnica albugínea e a túnica vaginal
   b. duas camadas da túnica vaginal
   c. o cordão espermático e a túnica vaginal
   d. duas camadas da túnica albugínea

2. "Badalo de sino" é outro termo utilizado para descrever qual das seguintes anormalidades?
   a. hidrocele
   b. microcalcificações
   c. torção testicular
   d. criptorquidismo

3. Os testículos normais descem para o saco escrotal em torno dos:
   a. 6 meses de idade
   b. 12 meses de idade
   c. 2 anos de idade
   d. 3 anos de idade

4. Carcinoma da próstata geralmente se desenvolve na(s):
   a. zona central
   b. zona periférica
   c. vesículas seminais
   d. zona de transição

5. Qual das seguintes artérias origina as artérias testiculares?
   a. artérias ilíacas comuns
   b. artérias ilíacas internas
   c. superfície anterior da aorta abdominal
   d. superfície lateral da aorta abdominal

6. Uma bainha fibrosa revestindo o testículo descreve qual das seguintes estruturas?
   a. rete testis
   b. ducto deferente
   c. túnica albugínea
   d. túnica vaginal

7. Qual das seguintes funções é considerada uma responsabilidade da próstata?
   a. armazenamento de espermatozoides
   b. maturação de espermatozoides
   c. germinação de espermatozoides
   d. produção de fluido ejaculatório

8. A porção espessada da túnica albugínea é denominada:
   a. rete testis
   b. ducto deferente
   c. vesículas seminais
   d. mediastino testicular

9. Qual das seguintes estruturas sustenta a borda posterior dos testículos?
   a. epidídimo
   b. rete testis
   c. cordão espermático
   d. mediastino testicular

10. Qual das seguintes estruturas divide a uretra masculina nos segmentos proximal e distal?
    a. vesículas seminais
    b. cápsula cirúrgica
    c. ducto deferente
    d. verumontano

11. Uma estrutura anecoica que se origina na *rete testis* descreve qual das seguintes estruturas?
    a. cisto epididimário
    b. cisto testicular
    c. espermatocele
    d. cisto prostático

12. Qual das seguintes estruturas transporta espermatozoides dos testículos para a uretra prostática?
    a. rete testis
    b. cordão espermático
    c. ducto deferente
    d. vesículas seminais

13. Uma veia espermática é considerada dilatada quando o diâmetro excede:
    a. 2 mm
    b. 4 mm
    c. 6 mm
    d. 8 mm

14. O escroto é dividido em dois compartimentos separados pelo(a):
    a. rafe mediana
    b. túnica vaginal
    c. mediastino testicular
    d. cordão espermático

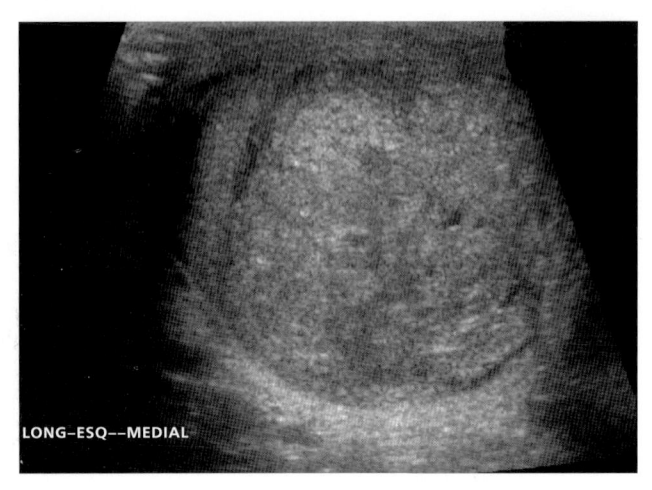

FIG. 16-3 Sonograma sagital do testículo esquerdo.

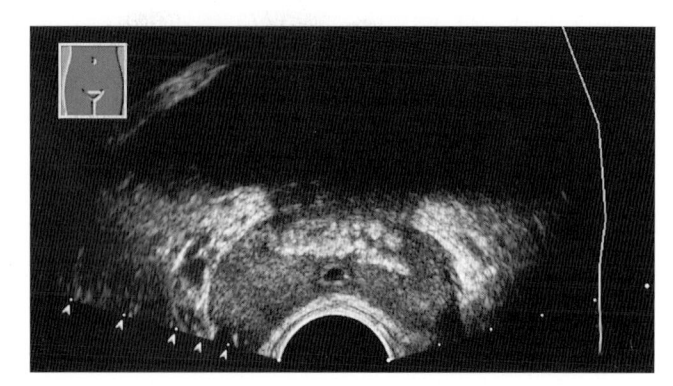

FIG. 16-5 Sonograma da próstata.

Responda a pergunta 15 usando a Fig. 16-3.

15. Paciente de 35 anos de idade apresenta uma massa escrotal palpável. Ele está afebril e nega a existência de qualquer dor escrotal. Com base nesse histórico clínico, o achado ultrassonográfico é mais compatível com qual das seguintes anormalidades?
    a. orquite aguda
    b. carcinoma testicular
    c. epididimite
    d. herniação escrotal

Responda a pergunta 16 usando a Fig. 16-4.

16. Paciente de 85 anos de idade apresenta inchaço escrotal intermitente. Ele afirma que o inchaço "vem e vai". Com base nesse histórico clínico, o achado ultrassonográfico é mais compatível com:
    a. ruptura testicular
    b. carcinoma testicular
    c. epididimite
    d. hérnia escrotal

Responda a pergunta 17 usando a Fig. 16-5.

17. Focos hiperecoicos são identificados em qual das seguintes regiões da próstata?
    a. zona periférica
    b. cápsula cirúrgica
    c. zona central
    d. vesículas seminais

Responda as perguntas 18 e 19 usando a Fig. 16-6.

18. Paciente de 30 anos de idade apresenta massa escrotal macia. O achado ultrassonográfico é mais compatível com qual das seguintes anormalidades?
    a. orquite
    b. hérnia escrotal
    c. varicocele
    d. epididimite

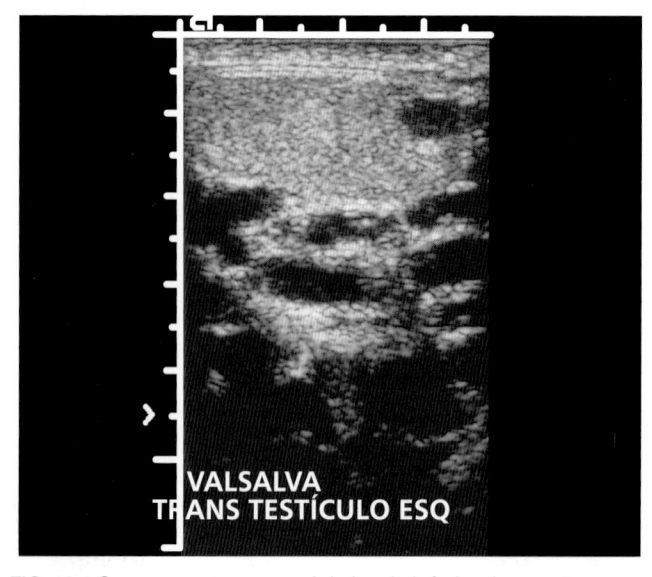

FIG. 16-6 Sonograma transversal da borda inferior do escroto esquerdo.

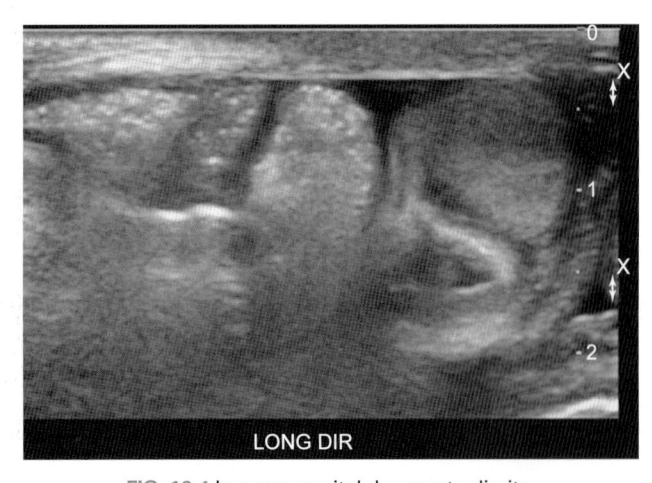

FIG. 16-4 Imagem sagital do escroto direito.

19. Qual das seguintes complicações está associada a esse diagnóstico?
    a. infertilidade
    b. hidrocele reativa
    c. torção testicular
    d. trombose venosa profunda

Responda as perguntas 20 e 21 usando a Fig. 16-7.

20. Um paciente apresenta um histórico de inchaço e sensibilidade escrotal. Ele nega a ocorrência de qualquer trauma ao escroto. Com base nesse histórico clínico, os achados ultrassonográficos são mais compatíveis com:
    a. hidrocele
    b. urinoma
    c. espermatocele
    d. hematocele

21. A estrutura ecogênica superior ao testículo provavelmente representa o(a):
    a. cordão espermático
    b. ducto deferente
    c. rafe mediana
    d. cabeça do epidídimo

22. Qual das seguintes condições geralmente causa epididimite?
    a. hidrocele
    b. varicocele
    c. infecção da bexiga urinária
    d. hérnia inguinal

23. Em qual das seguintes regiões da próstata é mais comum o desenvolvimento de hiperplasia prostática benigna (HPB)?
    a. zona central
    b. zona periférica
    c. zona de transição
    d. glândulas periuretrais

24. Torção do cordão espermático sobre si mesmo é um fator predisponente de qual das seguintes anormalidades?
    a. orquite
    b. epididimite
    c. espermatocele
    d. torção testicular

25. Paciente de 30 anos de idade apresenta febre baixa e dor testicular aguda. Um testículo direito hipoecoico aumentado é demonstrado no ultrassom. Fluxo hipervascular é demonstrado no testículo nas imagens de Doppler em cores. Com base nesse histórico clínico, os achados ultrassonográficos são mais compatíveis com qual das seguintes anormalidades?
    a. orquite
    b. epididimite
    c. ectasia tubular
    d. neoplasia maligna

26. O início súbito de uma dor escrotal severa em paciente adolescente é mais compatível com:
    a. orquite
    b. varicocele
    c. epididimite
    d. torção testicular

27. O epidídimo se conecta ao testículo através de qual das seguintes estruturas?
    a. rafe mediana
    b. ducto deferente
    c. *rete testis*
    d. cordão espermático

28. Qual das alternativas abaixo é considerada uma função das vesículas seminais?
    a. germinação de espermatozoides
    b. transporte de espermatozoides
    c. armazenamento de espermatozoides
    d. produção de fluido ejaculatório

29. A maioria do sangue suprido para a próstata é através da(s):
    a. artéria uretral
    b. artéria capsular
    c. artéria vesical inferior
    d. artérias prostático-vesicais

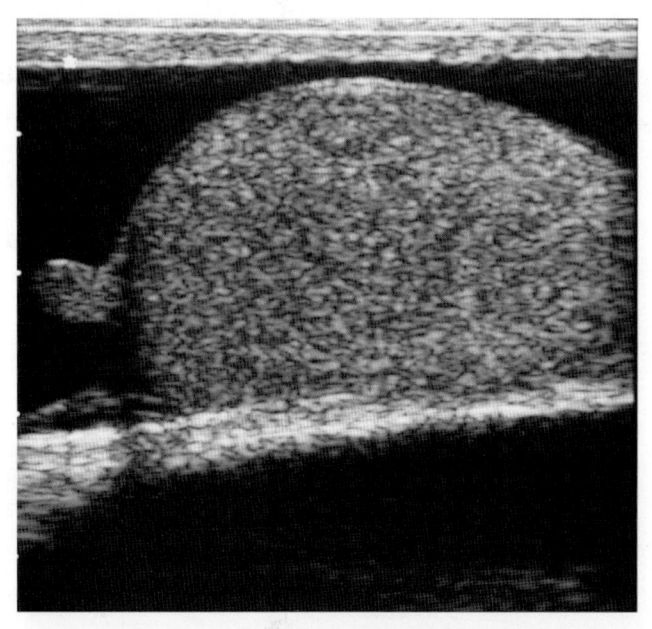

FIG. 16-7 Sonograma sagital do escroto direito.

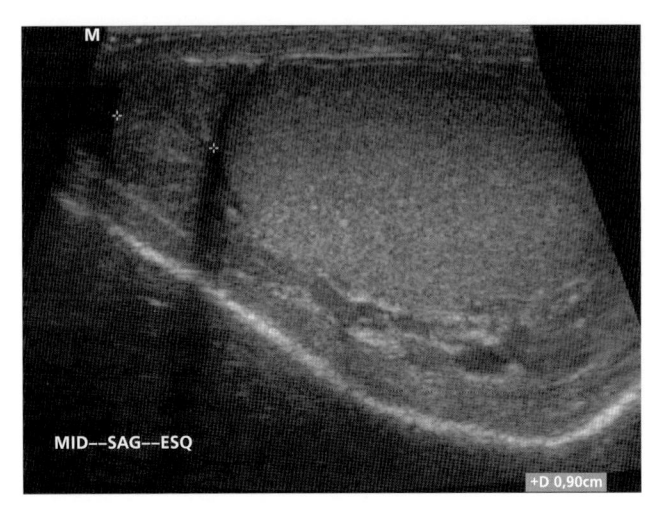

FIG. 16-8 Sonograma do escroto esquerdo.

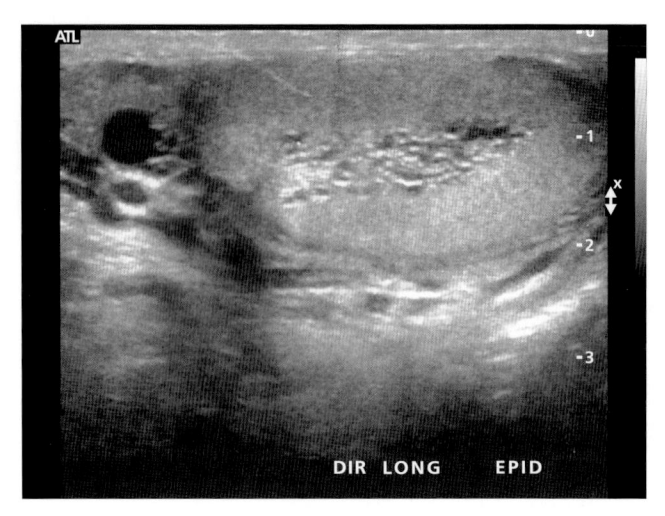

FIG. 16-9 Sonograma sagital do escroto direito.

Responda as perguntas 30 e 31 usando a Fig. 16-8.

30. Paciente de 45 anos de idade apresenta dor escrotal aguda após um passeio de bicicleta. Com base nesse histórico clínico, os achados ultrassonográficos são mais compatíveis com qual das seguintes anormalidades?
   a. hematocele
   b. varicocele
   c. epididimite
   d. hérnia escrotal

31. Massa ecogênica é identificada superior ao testículo e delineada por *calipers*. Essa massa, provavelmente, representa qual das seguintes estruturas?
   a. hérnia
   b. espermatocele
   c. cabeça do epidídimo
   d. cordão espermático

Responda as perguntas 32 e 33 usando a Fig. 16-9.

32. Paciente de 76 anos de idade apresenta histórico de massa palpável na porção superior do saco escrotal direito. Massa cística avascular é identificada na porção medial do testículo. Essa massa é mais compatível com qual das seguintes anormalidades?
   a. orquite aguda
   b. microcalcificações
   c. neoplasia maligna
   d. ectasia tubular do *rete testis*

33. O testículo contralateral nesse paciente irá, provavelmente, demonstrar um(a):
   a. espermatocele
   b. criptorquidismo
   c. aparência normal
   d. ectasia tubular do *rete testis*

Responda a pergunta 34 usando a Fig. 16-10.

34. Paciente assintomático apresenta massa palpável no escroto direito, que foi descoberta durante um recente exame físico. O achado ultrassonográfico é mais compatível com qual das seguintes anormalidades?
   a. varicocele
   b. hidrocele
   c. cisto testicular
   d. espermatocele

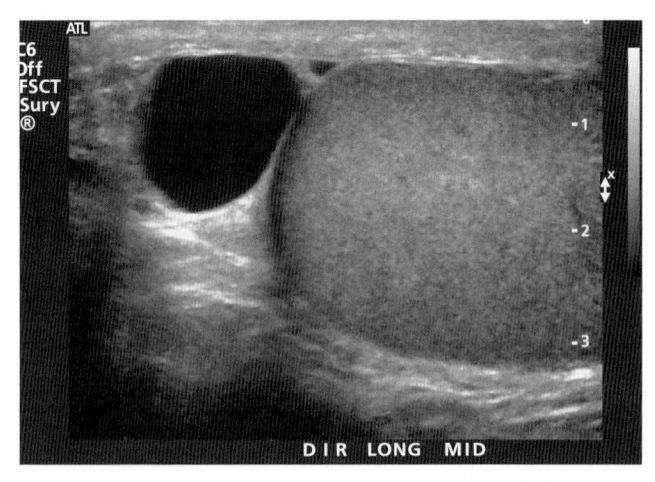

FIG. 16-10 Imagem sagital do testículo direito.

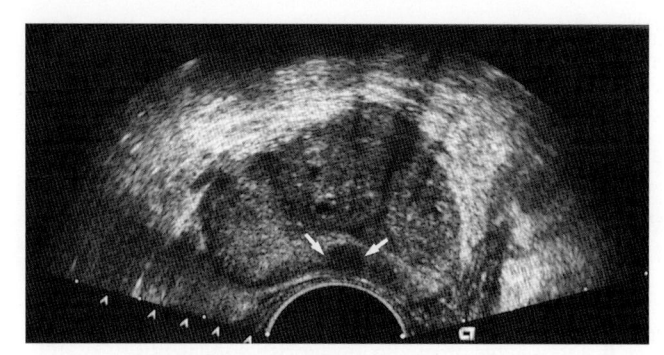

FIG. 16-11 Imagem transretal da próstata.

Responda a pergunta 35 usando a Fig. 16-11.

35. Paciente apresenta um histórico de hematúria e nível elevado de antígeno específico da próstata (PSA). A neoplasia identificada pelas setas está localizada em qual região da próstata?
    a. zona central
    b. vesícula seminal
    c. zona de transição
    d. zona periférica

Responda a pergunta 36 usando a Fig. 16-12.

36. Essa imagem sagital do canal inguinal esquerdo em um bebê do sexo masculino de 8 meses de idade está, provavelmente, demonstrando um(a):
    a. lipoma
    b. hérnia inguinal
    c. testículo não descido
    d. linfonodo aumentado

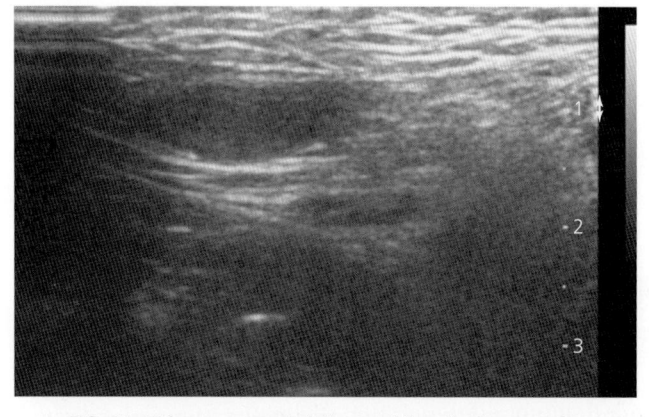

FIG. 16-12 Imagem sagital do canal inguinal esquerdo.

37. O nível normal de anticorpos monoclonais antiantígeno específico da próstata (PSA) não deve exceder:
    a. 2 ng/mL
    b. 4 ng/mL
    c. 6 ng/mL
    d. 8 ng/mL

38. Débito urinário reduzido está mais comumente ligado a uma anormalidade em qual das seguintes estruturas?
    a. testículo
    b. escroto
    c. epidídimo
    d. próstata

39. A localização do epidídimo é mais precisamente descrita como:
    a. posterior ao testículo
    b. posterior e medial ao testículo
    c. posterior e lateral ao testículo
    d. anterior e medial ao testículo

40. Sangue é suprido diretamente ao epidídimo através de qual das seguintes artérias?
    a. capsular
    b. testicular
    c. cremastérica
    d. centrípeta

41. Qual das seguintes veias recebe a veia testicular esquerda?
    a. veia renal esquerda
    b. veia cava inferior
    c. veia suprarrenal esquerda
    d. veia ilíaca interna esquerda

42. Qual das seguintes patologias é a causa mais comum de dor escrotal aguda?
    a. orquite
    b. varicocele
    c. epididimite
    d. torção testicular

43. Qual das alternativas abaixo descreve com maior exatidão a ecogenicidade e a localização das vesículas seminais?
    a. estruturas heterogêneas localizadas anteriores a bexiga urinária
    b. estruturas homogêneas localizadas inferiores à próstata
    c. estruturas hipoecoicas localizadas superiores à próstata
    d. estruturas homogêneas localizadas mediais ao ducto deferente

44. Qual das seguintes artérias está contida no cordão espermático?
  a. cremastérica
  b. vesical inferior
  c. centrípeta
  d. capsular

45. Paciente de 60 anos de idade apresenta histórico de frequência urinária e diminuição no débito urinário. Estes sintomas clínicos geralmente estão associados a:
  a. prostatite
  b. orquite
  c. carcinoma de próstata
  d. hipertrofia prostática benigna (HPB)

46. Criptorquidismo está associado a maior risco de desenvolver:
  a. orquite
  b. epididimite
  c. torção testicular
  d. microcalcificações

47. Qual região da próstata compreende apenas 5% do tecido glandular?
  a. zona central
  b. zona periférica
  c. zona de transição
  d. glândulas periuretrais

48. Qual das seguintes estruturas reveste a uretra prostática?
  a. ducto deferente
  b. verumontano
  c. glândulas periuretrais
  d. vesículas seminais

49. Os lobos da próstata são chamados de:
  a. lobos anterior, posterior e dois laterais
  b. lobos central, periférico e de transição
  c. lobos superior, inferior, anterior e posterior
  d. lobos anterior, médio, posterior e dois laterais

50. A aparência ultrassonográfica do mediastino testicular é mais adequadamente descrita como uma:
  a. estrutura linear hiperecoica localizada na superfície posteromedial do testículo
  b. estrutura oval hipoecoica localizada na superfície posterolateral do testículo
  c. estrutura linear hipoecoica localizada na superfície anteromedial do testículo
  d. estrutura tortuosa hiperecoica localizada na superfície anteromedial do testículo

CAPÍTULO 17

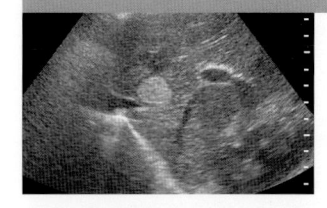

Pescoço

PALAVRAS-CHAVE

bócio inchaço pronunciado do pescoço causado por uma glândula tiroide dilatada.

cisto de fenda branquial divertículo congênito da fenda branquial localizado diretamente inferior ao ângulo da mandíbula.

cisto tireoglosso vestígio de cisto embrionário localizado entre o istmo da tiroide e a língua.

doença de Graves transtorno autoimune multissistêmico caracterizado por hipertiroidismo pronunciado; geralmente associado a uma tiroide dilatada e exoftalmia.

doença de Hashimoto transtorno inflamatório autoimune progressivo da glândula tiroide; é a causa mais comum de hipotireoidismo; associada ao aumento no risco de desenvolvimento de malignidade da tiroide.

exoftalmia protrusão dos globos oculares; associada ao hipertiroidismo.

hipercalcemia quantidade excessiva de cálcio no sangue; associada ao hiperparatiroidismo.

hiperparatiroidismo função excessiva das glândulas paratiroides; pode levar à osteoporose e à nefrolitíase.

hipertiroidismo hiperatividade da glândula tiroide; associado à doença de Graves.

hipocalcemia deficiência de cálcio no sangue; associada ao hipoparatiroidismo.

hipoparatiroidismo quadro de secreção insuficiente da glândula paratiroide; associado à hipocalcemia e à disfunção primária das paratiroides.

hipotiroidismo atividade reduzida da glândula tiroide; associado à doença de Hashimoto.

iodeto ânion de iodo.

mixedema forma mais grave de hipotireoidismo; caracterizada por inchaço das mãos, face e pés; pode levar ao coma e ao óbito.

músculos em fita grupo de músculos longos e achatados localizados anteriores e laterais a cada lobo da tiroide; incluem o esterno-hióideo, o esternotiróideo e o omo-hióideo.

músculos esternoclidomastóideos músculos laterais e superficiais do pescoço que se anexam ao esterno, clavícula e ao processo mastóideo do osso temporal; atual para flexionar e girar a cabeça.

músculos longos do pescoço músculos do pescoço localizados na superfície anterior da coluna vertebral, entre o atlas e a terceira vértebra torácica; geralmente associados a lesões *whiplash* (chicote).

síndrome de de Quervain tireoidite subaguda secundária a uma infecção viral.

tiroidite pós-parto tireoidite transitória observada após a gestação.

FISIOLOGIA

Função da Glândula Tiroide

- Manter o metabolismo, o crescimento e o desenvolvimento do corpo.
- O iodo é processado para fabricar, armazenar e secretar hormônios: tiroxina, tri-iodotironina e calcitonina.
- A secreção dos hormônios da tiroide é controlada, principalmente, pelo hormônio tireoestimulante produzido pela glândula hipofisária.
- Funciona para controlar a taxa metabólica basal (TMB).

Função das Glândulas Paratiroides

- Manter a homeostasia das concentrações de cálcio no sangue.

Função das Artérias Carótidas

- Suprir sangue para a cabeça e o pescoço.

Função das Veias Jugulares

- Drenar o sangue da cabeça e do pescoço.

ANATOMIA (Fig. 17-1)

Músculos do Pescoço

Músculos Longos do Pescoço
- Localizados na superfície anterior da coluna vertebral.
- Repousam posteriores aos lobos da tiroide e da artéria carótida comum.

Músculos Platisma
- Músculos superficiais localizados na superfície lateral do pescoço.
- Localizados após os tecidos subcutâneos.

Músculos Esternoclidomastóideos
- Músculos lateral e superficial do pescoço.
- Localizados laterais aos lobos da tiroide e aos músculos em fita.

Músculos em Fita
- Um grupo de músculos longos e achatados do pescoço.
- Localizados anteriores e laterais aos lobos da tiroide.

VASCULATURA DO PESCOÇO

Artérias Carótidas Comuns
- A esquerda se origina do arco da aorta.
- A direita surge da artéria inominada (braquiocefálica).
- Sobem pelo aspecto anterolateral do pescoço.
- Repousam mediais à veia jugular interna e laterais aos lobos da tiroide.
- Têm curso profundo para os músculos esternoclidomastóideos.
- Geralmente, não possuem ramificações.
- Bifurcam-se nas artérias carótidas externa e interna.

Artérias Carótidas Externas
- Suprimento de sangue para o pescoço, o couro cabeludo e a face.
- Repousam anteriores e mediais à artéria carótida interna.
- Múltiplos ramos extracranianos.
- A artéria tireóidea superior é o primeiro ramo das artérias carótidas externas.

Artérias Carótidas Internas
- Principal suprimento sanguíneo para olhos e cérebro.
- Repousam posteriores e laterais à artéria carótida externa.

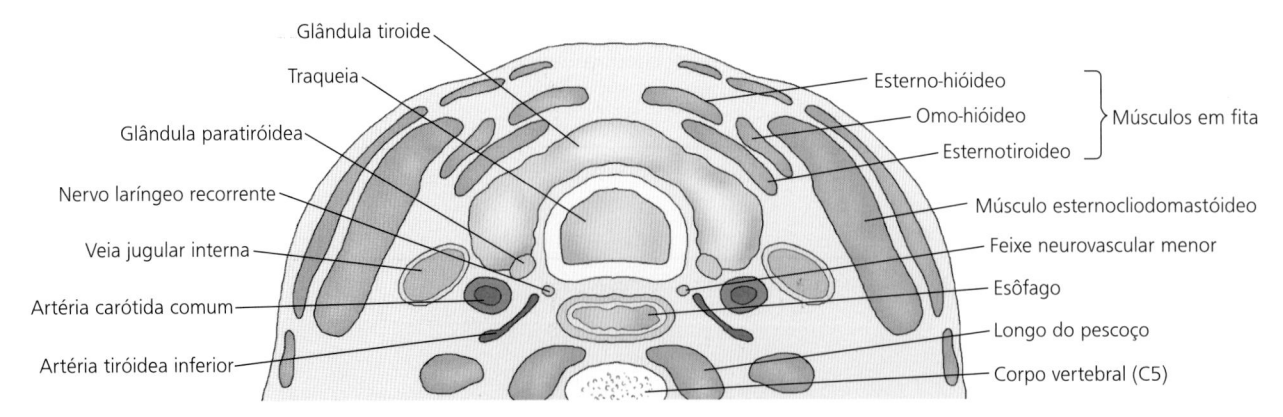

FIG. 17-1 Anatomia do pescoço.

- Terminam no círculo arterial do cérebro (círculo de Willis).
- Não possuem ramos extracranianos.
- A artéria oftálmica é o primeiro ramo da artéria carótida interna.

Artérias Vertebrais

- Surgem do primeiro segmento da artéria subclávia.
- Fornecem sangue para a área posterior do cérebro.
- Repousam no aspecto posterior do pescoço, subindo por meio dos processos transversos da coluna vertebral.
- As artérias vertebrais esquerda e direita se unem para formar a artéria basilar na base do crânio.
- A artéria basilar termina no aspecto posterior do círculo arterial do cérebro (de Willis).
- Possuem múltiplos ramos extracranianos.

Veias Jugulares Internas

- Recebem o maior volume de sangue do cérebro, pescoço e partes superficiais da face.
- Correm laterais à artéria carótida.
- Unem-se à veia subclávia formando a veia inominada (braquiocefálica).
- As veias inominadas direita e esquerda se unem formando a veia cava superior.

Veias Jugulares Externas

- Recebem sangue da superfície exterior do crânio e dos sítios profundos da face.
- Localizam-se na fáscia superficial da porção posterior do pescoço.
- Drenam para a veia subclávia.

Veias Vertebrais

- Recebem sangue da porção posterior do cérebro e drenam para a veia braquiocefálica.
- Localizam-se anteriores à artéria vertebral correspondente.

ANATOMIA DA GLÂNDULA TIROIDE

- Maior glândula endócrina do corpo humano.
- Divide-se em lobos direito e esquerdo com um istmo de conexão.
- Geralmente o lobo direito é maior que o esquerdo.

VASCULATURA DA GLÂNDULA TIROIDE

- As artérias superior e inferior da tiroide suprem o fluxo arterial.
- A artéria superior da tiroide surge da artéria carótida externa.
- A artéria inferior da tiroide surge da artéria tirocervical.
- As veias superior e média da tiroide drenam para a veia jugular interna; a veia inferior da tiroide drena para a veia inominada.

ANATOMIA DAS GLÂNDULAS PARATIRÓIDEAS

- Duas glândulas pareadas e em forma de grão de feijão localizadas posteriores à glândula tiroide.

LOCALIZAÇÃO

Lobos da Tiroide

- Mediais e anteriores à artéria carótida comum e à veia jugular interna correspondentes.
- Posteriores e mediais aos músculos esternoclidomastóideos e em fita.
- Anteriores ao músculo longo do pescoço.
- Anterolaterais à traqueia e ao esôfago.
- Inferiores à cartilagem tiróidea da laringe.

Istmo da tiroide

- Anterior à traqueia.
- Medial e anterior às artérias carótidas comuns e às veias jugulares internas.

Glândulas Paratiroides

- Posteriores à glândula tiróidea.
- Anteriores aos músculos longos do pescoço.

ANOMALIAS CONGÊNITAS

Lobo Piramidal

- Terceiro lobo surgindo da porção superior do istmo.
- Sobe até o nível do osso hioide.

Istmo Ausente

- A tiroide consiste em dois lobos distintos.

Localização da Glândula Paratiroide Ectópica

- Pode ser encontrada próximo à bifurcação da carótida ou posterior à artéria carótida.
- Pode estar em sítio retroesofágico, subesternal ou intratiróideo.

TAMANHO

- Istmo – 0,2 a 0,6 cm de altura.
- Glândula tiroide (adulta) – 4 a 6 cm de comprimento, 2 cm de altura e 2 cm de largura.
- Glândula tiroide (pediátrica) – 2 a 3 cm de comprimento, 0,2 a 1,2 cm de altura e 1 a 1,5 cm de largura.
- Glândulas paratiroides – até 6 mm de comprimento, 2 mm de altura e 4 mm de largura.

APARÊNCIA SONOGRÁFICA

- Os lobos e o istmo da tiroide aparecem como estruturas sólidas e homogêneas demonstrando padrão de eco cinza claro.
- Os músculos esternoclidomastóideo e em fita aparecem como hipoecoicos quando comparados com a glândula tiroide normal.
- Os músculos longos do pescoço aparecem hiperecoicos quando comparados com a glândula tiroide normal.
- As glândulas paratiroides são estruturas hipoecoicas, achatadas e em forma de grão de feijão localizadas posterior e medial aos lobos da tiroide.
- As artérias carótidas e as veias jugulares aparecem como estruturas tubulares anecoicas, demonstrando fluxo vascular interno.

TÉCNICA

Preparação

- Não há.

Técnica de Exame e Otimização da Imagem

- Usar, se possível, o transdutor linear de mais alta frequência para obter a melhor resolução para a profundidade de penetração.
- Focalizar a(s) zona(s) no ou abaixo do sítio de interesse.
- Obter profundidade suficiente para visualizar estruturas imediatamente posteriores à região de interesse.
- Aumentar a definição da faixa dinâmica ao investigar a glândula tireoide por imagens.
- O imageamento harmônico pode ser usado para reduzir os ecos de artefato dentro das estruturas anecoicas.

- A combinação espacial pode ser usada para melhorar a visualização de estruturas posteriores a uma estrutura de atenuação significativa.
- Usar as definições Doppler para situações de baixo ou médio fluxo.
- Colocar o paciente em posição supina com o pescoço estendido.
- Pode-se colocar um travesseiro sob a porção superior das costas para ajudar a hiperextensão do pescoço.
- Avaliar e documentar os dois lobos da tiroide a partir das bordas superior a inferior e das bordas medial a lateral em dois planos de imageamento.
- Documentar comprimento, largura e altura de cada lobo da tiroide.
- Pode-se usar um transdutor abdominal convexo para medir uma glândula tiroide alargada.
- Documentar a espessura do istmo.
- Documentar comprimento, largura e altura de qualquer anormalidade.
- Demonstrar o fluxo Doppler colorido dentro de cada lobo da tiroide.
- Na presença de bócios multinodulares, incluir medições dos nódulos maiores para comparação em série.
- Deve ser incluída a documentação e a medição de qualquer anormalidade em dois planos de varredura com e sem Doppler colorido.

Indicações para o Exame

- Massa palpável no pescoço.
- Testes anormais da função da tiroide.
- Disfagia.
- Dispneia.
- Fadiga.
- Avaliação seriada de nódulo(s) da tiroide.
- Avaliar massa identificada em estudo clínico anterior por imagem (ou seja, TC).

VALORES DE LABORATÓRIO

Tiroide

Tirotropina (TSH)
- Faixa normal: 3 a 42 ng/mL.
- Hormônio tireoestimulante (TSH).
- Regula a secreção e a produção do hormônio da tiroide.
- A secreção é controlada pela glândula hipofisária anterior.
- A elevação prolongada está associada à hiperplasia e aumento da tiroide.
- A redução nos níveis é a primeira indicação de insuficiência da glândula tireoide.

Tiroxina (T_4)
- Faixa normal: 4,5 a 12 µg/dL.
- Estimula o consumo de oxigênio.
- Secretada pelas células foliculares da tiroide.
- Controlada pela tirotropina (TSH).
- 100 a 200 mg de iodeto devem ser ingeridos por semana para a produção normal de tiroxina.
- Reduções associadas à doença da tiroide e ao não funcionamento de glândula hipofisária.

Tri-iodotironina (T_3)
- Faixa normal: 70 a 190 ng/dL.
- Regula o metabolismo dos tecidos.
- Reduções associadas à tireoidite de Hashimoto.

Calcitonina
- Faixa normal: < 100 pg/mL.
- Reduz as concentrações de cálcio e de fósforo no sangue.
- Inibe a reabsorção óssea.

- Secretada pelas células parafoliculares (células-C) da glândula tiroide.
- A elevação está associada ao carcinoma medular da tiroide.
- As reduções estão associadas à remoção cirúrgica ou à glândula que não funciona.

Paratiroide

Paratormônio (PTH)
- Faixa normal: 12 a 68 pg/mL.
- Regula o metabolismo do cálcio em conjunto com a calcitonina.
- Liberado em resposta à concentração extracelular baixa de cálcio livre.
- A elevação está associada ao hiperparatiroidismo.

Cálcio
- Faixa normal: 8,5 a 10,5 mg/dL.
- Ajuda no transporte de nutrientes por todas as membranas celulares.
- A elevação está associada ao hiperparatiroidismo, ao hipertiroidismo e à malignidade.
- Níveis superiores a 14,5 mg/dL podem ser potencialmente fatais.
- As reduções estão associadas ao não funcionamento ou à remoção cirúrgica das glândulas paratiroides.

PATOLOGIA DA TIROIDE

Hipertiroidismo
- Hiperatividade da glândula tiroide.
- Os sintomas incluem: nervosismo, exoftalmia, tremores, fome constante, perda de peso, intolerância ao calor, palpitações, frequência cardíaca aumentada e diarreia.
- As causas incluem: adenoma tóxico, doença de Graves e tumores trofoblásticos.
- Sem tratamento, a doença pode levar à insuficiência cardíaca.

Hipotiroidismo
- Atividade reduzida da glândula tiroide.
- Os sintomas incluem: ganho de peso, letargia mental e física, secura da pele, sensação de frio, cãibras musculares, constipação, artrite, taxa metabólica baixa e frequência cardíaca reduzida.
- Causado por deficiência de iodo, tiroidite autoimune crônica, insuficiência do hormônio da tiroide e doença da glândula hipofisária ou hipotálamo.
- Sem tratamento, a doença pode levar ao mixedema, coma ou óbito.

Nódulos da Tiroide
- 60% são benignos.
- 20% são cistos.
- 20% são malignos.

Neoplasias Benignas da Tiroide

MASSA BENIGNA	ETIOLOGIA	ACHADOS CLÍNICOS	ACHADOS ULTRASSONOGRÁFICOS	CONSIDERAÇÕES DIFERENCIAIS
Adenoma	Composto de tecido epitelial É a neoplasia mais comum da tiroide	Assintomático Hipertiroidismo Prevalência sexo feminino (7:1)	Massa ecogênica homogênea Halo periférico hipoecoico e proeminente Fluxo sanguíneo periférico Pode degenerar e aparecer complexo	Carcinoma Cisto Bócio
Cisto	Cisto simples	Assintomático Massa palpável no pescoço	Massa anecoica Bordas regulares das paredes Realce acústico posterior Pode demonstrar detritos internos	Degeneração cística de um nódulo sólido

Neoplasias Benignas da Tiroide *(Cont.)*

MASSA BENIGNA	ETIOLOGIA	ACHADOS CLÍNICOS	ACHADOS ULTRASSONOGRÁFICOS	CONSIDERAÇÕES DIFERENCIAIS
Bócio	Síntese dos tumores da tiroide prejudicada	Massa palpável no pescoço Disfagia Dispneia Hipertiroidismo ou hipotiroidismo	Lobo(s) da tiroide dilatado(s) Múltiplos nódulos sólidos	Tiroidite
Doença de Graves	Transtorno autoimune da glândula tiroide	Hipertiroidismo Exoftalmia Massa palpável no pescoço Disfagia Dispneia	Dilatação difusa das glândulas da tiroide Nódulos multiloculares	Tiroidite Carcinoma
Doença de Hashimoto	Doença inflamatória linfática crônica	Frequentemente indolor Hipotiroidismo Leucocitose Garganta inflamada Febre	Glândulas da tiroide dilatadas e hipoecoicas Parênquima hipervascular	Doença de Graves Abscesso
Tiroidite	Doença de Hashimoto Síndrome de de Quervain Infecção viral	Hipertiroidismo seguido de hipotireoidismo Fadiga Febre Leucocitose Dor no pescoço Disfagia	Glândula hipoecoica dilatada Parênquima hipervascular Nódulos discretos	Doença de Graves

Cistos do Pescoço

CISTO	ETIOLOGIA	ACHADOS CLÍNICOS	ACHADOS ULTRASSONOGRÁFICOS	CONSIDERAÇÕES DIFERENCIAIS
Cisto da fenda branquial	Divertículo congênito da fenda branquial	Assintomático Massa lateral no pescoço	Massa anecoica e superficial no pescoço Localizada diretamente inferior ao ângulo da mandíbula Localizada anterior ao músculo esternoclidomastóideo Pode demonstrar detritos internos	Cisto tireoglosso Cisto da tiroide
Higroma cístico	Drenagem inadequada de fluido linfático para a veia jugular Secreção aumentada proveniente do revestimento epitelial	Assintomático Massa posterior no pescoço	Estrutura cística multilocular com paredes finas	
Cisto tireoglosso	Resíduo embrionário	Assintomático Massa superficial no aspecto anterior do pescoço	Massa anecoica superficial no pescoço Localizado entre a língua e o istmo da tiroide Pode demonstrar debris internos	Cisto da tiroide Cisto da fenda branquial

Neoplasias Malignas da Tiroide

NEOPLASIAS MALIGNAS DA TIROIDE	ETIOLOGIA	ACHADOS CLÍNICOS	ACHADOS ULTRASSONOGRÁFICOS	CONSIDERAÇÕES DIFERENCIAIS
Carcinoma	Papilar (80%) Folicular (5-15%) Medular (5%) Anaplástico (2%)	Massa palpável no pescoço Disfagia Dispneia Rouquidão Dor no pescoço Linfadenopatia	Massa hipoecoica Bordas irregulares Halo periférico espesso e incompleto Microcalcificação Pode degenerar Aumento de tamanho em relação a exame anterior Metástases para linfonodos cervicais, pulmão, ossos e laringe	Degeneração cística de um nódulo benigno Bócio nodular Abscesso

PATOLOGIA DA PARATIROIDE

Hipercalcemia

- Níveis elevados de cálcio no sangue.
- Os sintomas incluem confusão, anorexia, dor abdominal, dor muscular e fraqueza, formação de cálculos, gota, artrite, perda de peso e desmineralização óssea.
- Associada a hiperparatiroidismo, tumor ósseo metastático, doença de Paget e osteoporose.
- Níveis extremamente altos podem resultar em coma, choque, insuficiência renal ou óbito.

Hiperparatiroidismo

- Função excessiva das glândulas paratiroides.
- Pode levar à osteoporose e nefrolitíase.
- Níveis elevados de paratormônio.

Hipocalcemia

- Deficiência de cálcio no sangue.
- Os sintomas podem incluir arritmia cardíaca, hiperparestesia das mãos, pés, lábios e língua; cãibras musculares, ansiedade e fadiga.
- Associada a hipoparatiroidismo, insuficiência renal, pancreatite aguda e volume inadequado de magnésio e proteína.

Hipoparatiroidismo

- Função insuficiente das glândulas paratiroides.
- Associado à hipercalcemia e à disfunção primária das paratiroides.

Patologia da Paratiroide

PATOLOGIA	ETIOLOGIA	ACHADOS CLÍNICOS	ACHADOS ULTRASSONOGRÁFICOS	CONSIDERAÇÕES DIFERENCIAIS
Adenoma	Exposição à radiação ionizante	Hipercalcemia Redução no nível de fósforo sérico Hipertensão Formação de cálculos Pancreatite	Massa hipoecoica localizada posterior e medial à glândula tiroide Formato oval Fluxo vascular interno com lesões maiores	Linfonodo Nódulo da tiroide
Carcinoma	Neoplasia epitelial Crescimento lento Tende a se infiltrar ao redor dos tecidos	Hipercalcemia Nível elevado de paratormônio Massa firme e palpável no pescoço	Massa lobulada hipoecoica Formato redondo ou oval Atenuação de som (denso) Hipervascular	Adenoma da paratiroide Linfonodo Neoplasia da tiroide Doença de Graves

Patologia da Paratiroide (Cont.)

PATOLOGIA	ETIOLOGIA	ACHADOS CLÍNICOS	ACHADOS ULTRASSONOGRÁFICOS	CONSIDERAÇÕES DIFERENCIAIS
Cisto	Cisto simples incomum	Assintomático Prevalência do sexo feminino 60-70 anos de idade	Massa anecoica localizada posterior e medial à glândula tiroide Bordas regulares das paredes Realce acústico posterior	Cisto da tiroide Cisto tireoglosso
Hiperparatiroidismo	Adenoma da paratiroide (80%) Doença renal Deficiência de cálcio e de Vitamina D	Paratormônio elevado Hipercalcemia Dor abdominal Gota Ossos doloridos Nefrolitíase	Nódulo hipoecoico homogêneo Localizado posterior e medial à glândula tiroide Formato em lágrima ou oblongo	Cisto complexo Nódulo da tiroide
Hiperplasia	Multiplicação excessiva das células normais da paratiroide Hiperparatiroidismo	Assintomática Paratormônio elevado Dor abdominal Gota Nefrolitíase Ossos doloridos	Múltiplos nódulos homogêneos isoecoico ou hiperecoico Bordas regulares das paredes	Adenoma da paratiroide Bócio

PESCOÇO – REVISÃO

1. Qual das veias a seguir drena diretamente para a veia jugular interna?
   a. subclávia
   b. braquiocefálica
   c. tiroide superior
   d. jugular externa

2. Qual das estruturas a seguir é estimulada pela secreção de hormônios da tiroide?
   a. glândulas da tiroide
   b. glândula hipofisária
   c. glândulas paratiroides
   d. hipotálamo

3. Qual dos sintomas a seguir geralmente está associado ao hipertiroidismo?
   a. constipação
   b. ganho de peso
   c. exoftalmia
   d. secura da pele

4. Qual das condições a seguir geralmente é mais associada ao hipotireoidismo?
   a. doença de Graves
   b. doença de Addison
   c. doença de Hashimoto
   d. síndrome de De Quervain

5. Qual das opções a seguir é considerada como função da glândula paratiroide?
   a. produção de hormônios
   b. secreção de calcitonina
   c. regulação dos eletrólitos do soro
   d. manutenção da homeostasia das concentrações de cálcio no sangue

6. As artérias vertebrais se unem na base do crânio para formar:
   a. o círculo arterial do cérebro (círculo de Willis)
   b. a artéria basilar
   c. o seio da carótida
   d. a artéria braquiocefálica

7. Um paciente se apresenta com massa superficial no pescoço, localizada próximo ao ângulo da mandíbula. No ultrassom, a massa demonstra poucos ecos em redemoinho dentro de uma massa anecoica. Com base nessa história clínica, os achados sonográficos são mais sugestivos para:
   a. higroma cístico
   b. cisto tireoglosso
   c. cisto da fenda branquial
   d. cisto da paratiroide

8. Uma anomalia congênita associada a um lobo adicional da tiroide surgindo do istmo é denominada como:
   a. lobo acessório
   b. lobo piramidal
   c. lobo ectópico
   d. istmo duplicado

9. Qual das estruturas vasculares a seguir recebe sangue do cérebro posterior e drena para a veia braquiocefálica?
   a. veia subclávia
   b. veia vertebral
   c. veia inominada
   d. veia jugular externa

10. A primeira indicação de insuficiência da glândula tiroide está ligada à redução em:
    a. tiroxina
    b. calcitonina
    c. tirotropina
    d. tri-iodotironina

11. Uma massa homogênea é identificada dentro da porção rior de um lobo da tiroide, cercada por um anel hipoecoico proeminente. Com qual das neoplasias a seguir esses achados sonográficos são mais coerentes?
    a. lipoma
    b. adenoma
    c. linfonodo
    d. cisto complexo

12. Qual dos hormônios a seguir é regulado pelo metabolismo dos tecidos?
    a. tirotropina
    b. tiroxina
    c. tri-iodotironina
    d. paratormônio

13. Paciente se apresenta com história de hipertiroidismo seguido de hipotiroidismo, disfagia e leucocitose. Um sonograma demonstra uma glândula tiroide hipervascular e dilatada. Com base nessa história clínica, para qual dos quadros a seguir os achados sonográficos são mais suspeitos?
    a. bócio
    b. tireoidite
    c. hiperplasia
    d. doença metastática

14. Um cisto tireoglosso está localizado entre quais das estruturas a seguir?
    a. osso hioide e glândula tiroide
    b. lobo esquerdo da tiroide e língua
    c. istmo da tiroide e a língua
    d. traqueia e glândula tiroide

15. A maior parte do sangue suprido ao cérebro é feita por meio das artérias:
    a. vertebrais
    b. carótidas externas
    c. carótidas internas
    d. carótidas comuns

Responda as perguntas 16 a 18 usando a Fig. 17-2.

16. Qual das estruturas a seguir tem maior probabilidade de ser representada pelas estruturas anecoicas identificadas pela seta *A*?
    a. cisto da tiroide
    b. artéria carótida
    c. músculos em fita
    d. cisto paratiróideo

17. Qual das estruturas a seguir tem maior probabilidade de ser representada pelas estruturas ecogênicas identificadas pela seta *B*?
    a. esôfago
    b. músculos em fita
    c. istmo da tiroide
    d. músculo longo do pescoço

18. Qual das estruturas a seguir tem maior probabilidade de ser representada pela estrutura hipoecoica identificada pela seta *C*?
    a. traqueia
    b. músculos em fita
    c. músculo longo do pescoço
    d. músculo esternoclidomastóideo

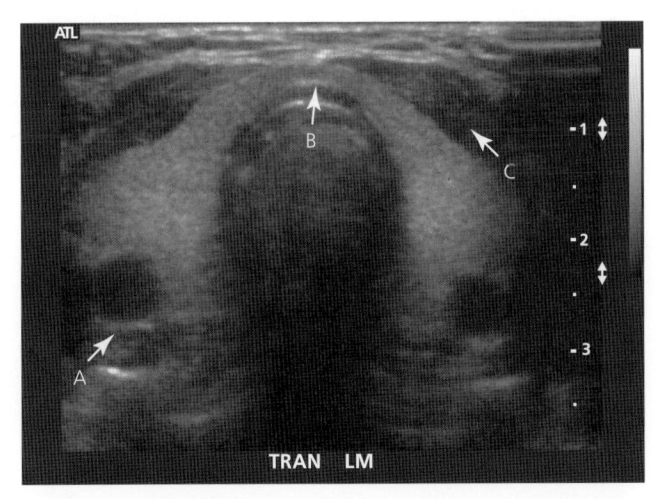

FIG. 17-2 Sonograma transverso do pescoço na linha média.

Responda as perguntas 19 e 20, usando a Fig. 17-3.

19. Paciente de 32 anos se apresenta com história de fadiga, garganta inflamada e disfagia há dois meses, após um episódio de celulite. Os resultados dos testes de laboratório estão pendentes. Com base nessa história clínica, os achados sonográficos são mais coerentes com:
    a. doença de Graves
    b. doença metastática
    c. doença de Hashimoto
    d. tumor no corpo da carótida

20. Com base nos sintomas clínicos e nos achados sonográficos, os resultados de laboratório, muito provavelmente, demonstrarão:
    a. hipercalcemia
    b. hipotireoidismo
    c. hipertiroidismo
    d. hipoparatiroidismo

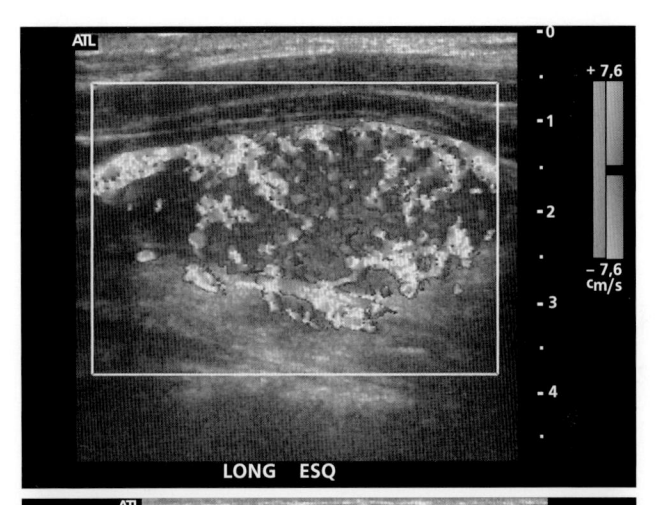

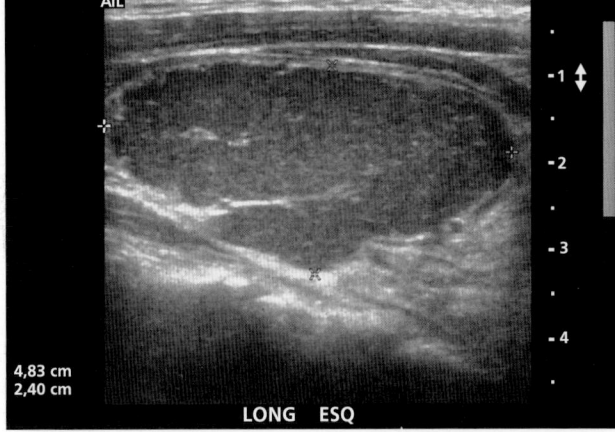

FIG. 17-3 Sonogramas longitudinais da glândula tiroide.

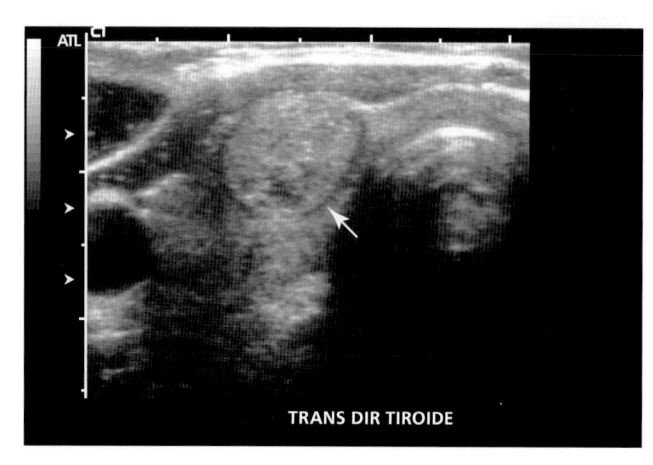

FIG. 17-4 Sonograma transverso da glândula tiroide.

Responda a pergunta 21, usando a Fig. 17-4.

21. Paciente se apresenta com pequena massa palpada em exame físico recente e com valores de laboratório normais. A massa é identificada na porção inferior do lobo direito da tiroide. Com base nessa história clínica, os achados sonográficos são mais suspeitos para:
    a. bócio
    b. adenoma
    c. carcinoma
    d. hemangioma

Responda a pergunta 22, usando a Fig. 17-5.

22. Paciente se apresenta com massa palpável na porção anterior do pescoço e nega qualquer cirurgia recente ou febre. A massa complexa e não vascular é identificada estendendo-se da porção superior do istmo para o queixo do paciente. Com base nessa história clínica, os achados sonográficos são mais suspeitos para:
    a. higroma cístico
    b. abscesso da tiroide
    c. cisto tireoglosso
    d. cisto da fenda branquial

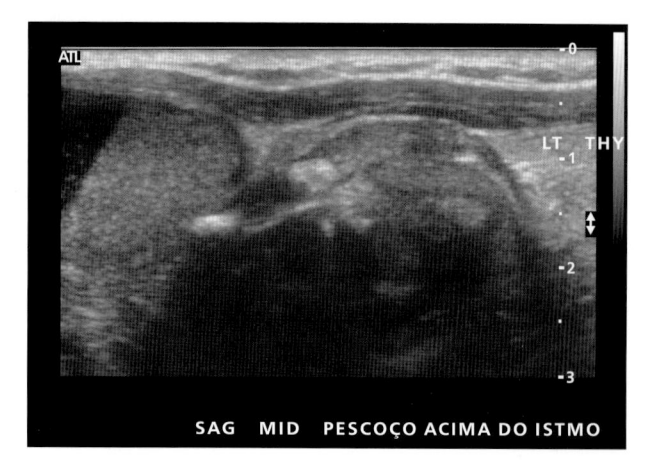

FIG. 17-5 Sonograma sagital do pescoço na linha média.

23. Quantas glândulas paratiroides são encontradas na maioria da população?
    a. 2
    b. 3
    c. 4
    d. 6

24. Qual das artérias a seguir surge primeiro da artéria carótida interna?
    a. artéria basilar
    b. artéria oftálmica
    c. artéria tiróidea superior
    d. artéria cerebral média

25. Qual dos sintomas a seguir está mais provavelmente relacionado com hipercalcemia?
    a. fadiga
    b. palpitações
    c. formigamento nos pés
    d. dor abdominal

26. Com qual das neoplasias a seguir podemos associar os achados clínicos de pancreatite, hipertensão e hipercalcemia?
    a. bócio multinodular
    b. adenoma de paratiroide
    c. carcinoma de tiroide
    d. carcinoma de paratiroide

27. As glândulas paratiroides estão localizadas:
    a. anteriores ao lobo da tiroide e do músculo longo do pescoço
    b. posteriores ao lobo da tiroide e do músculo longo do pescoço
    c. anteriores à glândula tiroide e posteriores ao músculo longo do pescoço
    d. posteriores à glândula da tiroide e anteriores ao músculo longo do pescoço

28. Com qual das anormalidades a seguir um higroma cístico tem mais probabilidade de estar relacionado?
    a. cisto tireoglosso
    b. fístula arteriovenosa
    c. drenagem inadequada de fluido linfático
    d. síntese prejudicada dos hormônios da tiroide

29. Qual das afirmações a seguir sobre a artéria carótida é *verdadeira*?
    a. a artéria carótida comum direita surge do arco da aorta
    b. a artéria carótida externa corre lateral à artéria carótida interna
    c. a artéria carótida interna termina no círculo arterial do cérebro (de Willis)
    d. a artéria carótida interna repousa anterior à artéria carótida externa

30. A qual dos quadros a seguir a inflamação da glândula tiroide após uma infecção viral está mais geralmente associada?
  a. doença de Graves
  b. doença de Caroli
  c. síndrome de Mirizzi
  d. síndrome de de Quervain

31. Qual dos músculos a seguir está localizado posterior aos lobos da tireoide?
  a. esterno-hióideo
  b. omo-hióideo
  c. músculo longo do pescoço
  d. esternoclidomastóideo

32. A neoplasia mais comum da tireoide é um:
  a. cisto
  b. bócio
  c. adenoma
  d. carcinoma

33. A exposição à radiação ionizante é um fator predisponente ao desenvolvimento de qual das seguintes neoplasias?
  a. cisto tiroglosso
  b. adenoma da tireoide
  c. cisto paratiróideo
  d. adenoma paratiróideo

34. O carcinoma primário da glândula tireoide é conhecido por se estender a qual das estruturas a seguir?
  a. ossos
  b. fígado
  c. cérebro
  d. pâncreas

35. Qual das condições a seguir é considerada como fator predisponente para o desenvolvimento de uma malignidade da tireoide?
  a. doença de Graves
  b. doença de Hashimoto
  c. síndrome de de Quervain
  d. síndrome de Marfan

36. O comprimento normal de um lobo tireóideo adulto é de aproximadamente:
  a. 1 a 2 cm
  b. 2 a 4 cm
  c. 4 a 6 cm
  d. 5 a 7 cm

37. A inclusão de iodo na dieta de uma pessoa é necessária à produção normal de:
  a. cálcio
  b. tiroxina
  c. calcitonina
  d. tirotropina

38. Qual dos transdutores a seguir deverá ser usado para um ultrassom da tireoide?
  a. convexo de 5 MHz
  b. linear de 5 MHz
  c. setorizado de 7 MHz
  d. linear de 7 MHz

39. Qual dos sintomas a seguir está associado ao hipotiroidismo?
  a. tremores
  b. perda de peso
  c. cãibras musculares
  d. exoftalmia

40. Qual das artérias a seguir é o primeiro ramo da artéria carótida externa?
  a. artéria lingual
  b. artéria fascial
  c. artéria tiróidea superior
  d. artéria faríngea ascendente

41. A avaliação em série de um bócio multinodular deverá incluir medições da extensão, altura e largura totais de um lobo da tiroide com as medições de extensão, altura e largura de:
  a. cada nódulo individual
  b. nódulo(s) maior(es)
  c. nódulo(s) complexo(s)
  d. nódulo(s) hipervascular(es)

42. A maioria dos nódulos da tiroide identificada no ultrassom é:
  a. benigna
  b. cheia de fluido
  c. hipervascular
  d. multilocular

43. Nódulos multiloculares são demonstrados em um sonograma de uma glândula tiroide. Com qual das condições a seguir esses achados são mais coerentes?
  a. doença de Graves
  b. síndrome de de Quervain
  c. doença de Hashimoto
  d. síndrome de Addison

44. O desenvolvimento de qual dos seguintes quadros está ligado ao hiperparatiroidismo?
  a. insuficiência renal
  b. pancreatite aguda
  c. osteoporose
  d. hepatomegalia

45. Um nódulo solitário e hipoecoico da tiroide demonstrando bordas irregulares e microcalcificações é mais suspeito para:
  a. carcinoma
  b. adenoma
  c. hiperplasia difusa
  d. hemangioma

46. A massa paratiróidea pode ser suspeita quando uma anormalidade é encontrada:
    a. superior ao istmo da tiroide
    b. lateral a um lobo da tiroide
    c. posterior ao lobo da tiroide
    d. anterior ao istmo da tiroide

47. Qual dos músculos a seguir está localizado lateralmente aos lobos da tiroide, logo abaixo dos tecidos subcutâneos no pescoço?
    a. esterno-hióideo
    b. platisma
    c. omo-hióideo
    d. esternoclidomastóideo

48. Qual dos músculos a seguir é afetado com mais frequência por uma lesão *whiplash* (em chicote)?
    a. escaleno
    b. esterno-hióideo
    c. longo do pescoço
    d. esternoclidomastóideo

49. O inchaço pronunciado do pescoço é causado com mais frequência por:
    a. cisto tireoglosso
    b. tumor do corpo da carótida
    c. glândula tiroide em dilatação
    d. aneurisma da artéria carótida

50. Qual das opções a seguir é a etiologia mais comum do hiperparatiroidismo?
    a. tumor do corpo da carótida
    b. adenoma de uma glândula paratiróidea
    c. hiperplasia de uma glândula paratiróidea
    d. bócio multinodular de glândula tiroide

CAPÍTULO 18

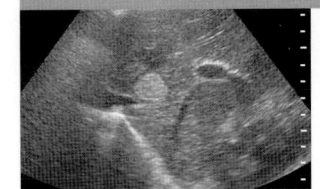

Peritônio, Tórax Não Cardíaco e Procedimentos Invasivos

PALAVRAS-CHAVE

área nua área grande e triangular sem cobertura peritoneal e localizada entre as duas camadas do ligamento coronário.

ascite coleção anormal de fluido seroso na cavidade peritoneal.

ascite exsudativa acúmulo de fluido, pus ou soro na cavidade peritoneal; mais geralmente associada a uma inflamação ou traumatismo.

ascite loculada presença de numerosos espaços pequenos com fluido na cavidade peritoneal.

ascite quilosa acúmulo de quilo e de gorduras emulsificadas na cavidade peritoneal; mais geralmente associada a uma neoplasia abdominal.

ascite transudativa acúmulo de fluido na cavidade peritoneal contendo células proteicas pequenas; mais geralmente associada à cirrose ou insuficiência cardíaca congestiva.

aspiração por agulha fina sucção suave com agulha fina usada para obtenção de amostras de tecido para verificação patológica.

biópsia remoção de uma pequena porção de tecido vivo para análise microscópica.

cavidade pleural espaço delgado localizado entre as duas camadas da pleura.

cisto mesentérico cisto congênito de paredes finas localizado entre as folhas do mesentério; situado, mais frequentemente, no mesentério do intestino delgado.

efusão pleural acúmulo de fluido dentro da cavidade pleural.

escavação retouterina (saco de Douglas) saco formado pela porção inferior do peritônio parietal.

hemoperitônio presença de sangue extravasado na cavidade peritoneal.

hemotórax acúmulo de sangue e fluido na cavidade pleural.

ligamentos coronários ligamento coronário esquerdo suspende o lobo esquerdo do fígado desde o diafragma; o ligamento coronário direito serve de barreira entre o espaço subfrênico e o recesso hepatorrenal (bolsa de Morison).

linfocele coleção de linfa de vasos linfáticos danificados.

mesentério camada dupla de peritônio suspendendo o intestino desde a parede abdominal posterior.

omento extensão do peritônio cercando um ou mais órgãos adjacentes ao estômago.

omento maior prega dupla de peritônio anexa à curvatura maior do estômago e porção superior do duodeno; cobre o cólon transverso e o intestino delgado.

omento menor porção do peritônio estendendo-se desde a fissura da porta do fígado para o diafragma; inclui a porção terminal inferior do esôfago.

paracentese passagem de uma cânula ou cateter pela cavidade abdominal para permitir o fluxo de saída de fluido para um dispositivo de coleta para fins diagnósticos ou terapêuticos.

peritônio membrana serosa contendo linfáticos, vasos, gordura e nervos.

pilares do diafragma estruturas tendinosas que se estendem para baixo a partir do diafragma para a coluna vertebral.

toracentese inserção de uma agulha através da parede torácica e da cavidade pleural para aspirar fluido para fins diagnósticos ou terapêuticos.

FISIOLOGIA

Funções do Peritônio

- Secretar fluido seroso para reduzir a fricção entre as estruturas.
- Suspender e envolver os órgãos.

ANATOMIA DO PERITÔNIO (Fig. 18-1)

- Membrana serosa extensa revestindo toda a parede abdominal.
- Composta de duas camadas: parietal (revestindo a cavidade) e visceral (cobrindo os órgãos).
- Pregas de peritônio formam vários espaços potenciais.
- Os ligamentos de suspensão se estendem entre os órgãos.

Omento Maior

- Prega dupla transparente de peritônio que se dissemina como um avental inferiormente para cobrir a maior parte da cavidade abdominopélvica.
- Em casos de traumatismo, ele veda as hérnias com frequência e protege a parede contra infecções.
- Mantém o intestino delgado aquecido.

Omento Menor (Omento Gastro-Hepático)

- Extensão membranosa desde a fissura da porta até o diafragma.

Os Órgãos Contidos no Peritônio São:

- Apêndice.
- Ceco.
- Bulbo duodenal.
- Vesícula biliar.
- Íleo.
- Jejuno.
- Fígado.
- Ovários.
- Porções do intestino delgado.

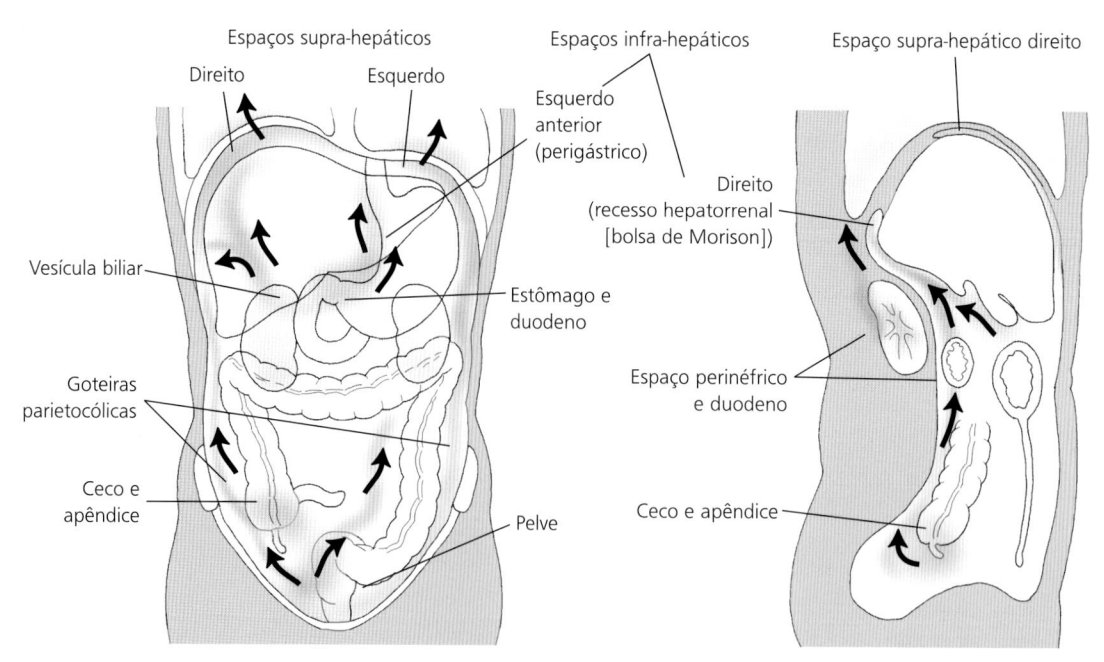

FIG. 18-1 Anatomia do peritônio.

- Cólon sigmoide.
- Baço.
- Estômago.
- Cólon transverso.
- Terço superior do reto.
- Corpo uterino.

ESPAÇOS PERITONEAIS

Saco Menor (Bursa Omental)
- Localizado anterior ao pâncreas e posterior ao estômago.
- Localizado entre o diafragma e o cólon transverso.
- Comunica-se com o espaço sub-hepático através do forame omental (forame de Winslow).

Recesso Hepatorrenal (Bolsa de Morison)
- Localizado acima e à frente do rim direito e posterior à porção lateral do lobo direito do fígado.
- Incapaz de se comunicar com o espaço subfrênico por causa do ligamento coronário direito (área nua).
- Comunica-se com a goteira parietocólica direita.
- Sítio frequente de coleta de fluido.

Goteiras Parietocólicas
- Localizadas laterais ao cólon.
- Servem como condutoras de fluido entre a pelve profunda e o abdome superior.
- A goteira parietocólica esquerda é rasa.
- A goteira parietocólica direita demonstra menos resistência e é a rota mais comum de extensão de fluido.

Espaços Pélvicos
- A bolsa retrovesical se localiza posterior à bexiga urinária e anterior ao reto.
- A bolsa retrouterina se localiza posterior ao útero e anterior ao reto. Chamada também de fundo de saco posterior ou saco de Douglas.
- Bolsa vesicouterina localizada anterior ao útero e posterior à bexiga urinária. Chamada também de fundo de saco anterior.
- Espaço pré-vesical ou retropúbico localizado anterior à bexiga urinária e posterior à sínfise púbica. Chamado também de espaço de Retzius.

Espaço Sub-Hepático
- Estende-se desde a borda inferior do fígado até o recesso profundo anterior ao rim direito.
- Sítio mais comum para coleta de fluido.

Espaços Subfrênicos
- Divididos em espaços subfrênicos esquerdo e direito pelo ligamento falciforme.
- O espaço subfrênico esquerdo está localizado abaixo do diafragma e acima do baço.
- O espaço subfrênico esquerdo inclui espaços entre o diafragma esquerdo, lobo esquerdo do fígado, estômago e baço.
- O espaço subfrênico direito está localizado abaixo do diafragma e acima do fígado.
- O espaço subfrênico direito se estende sobre vários espaços costais até o ligamento coronário direito (área nua).

LOCALIZAÇÃO DO PERITÔNIO
- Estende-se da parede abdominal anterior até o retroperitônio e tecidos paraespinais.
- Estende-se do diafragma até os espaços pélvicos profundos ao redor da bexiga.

ANATOMIA DA PLEURA

- Trata-se de uma membrana serosa delicada composta de uma camada visceral e outra parietal.
- A pleura visceral cobre os pulmões e tem baixa sensibilidade à dor.
- A pleura parietal reveste a parede torácica e tem alta sensibilidade à dor.
- A cavidade pleural é um espaço delgado entre as duas camadas da pleura.
- O fluido pleural lubrifica as superfícies da pleura.
- A membrana pleural separa os dois pulmões.

APARÊNCIA SONOGRÁFICA

- As coleções de fluido não são, em geral, demonstradas no tórax ou na cavidade abdominal.
- Uma pequena quantidade de fluido pélvico pode ser identificada em pacientes em fase de ovulação.

TÉCNICA

Preparação

- Nenhuma preparação é necessária para avaliar a cavidade peritoneral ou pleural.

Técnica de Exame e Otimização de Imagens

- Usar, se possível, o transdutor abdominal de mais alta frequência para obter a melhor resolução para a profundidade de penetração.
- Focalizar a(s) zona(s) no ou abaixo do sítio de interesse.
- A profundidade de imageamento deve ser suficiente para visualizar estruturas imediatamente posteriores à região de interesse.
- Pode-se usar imageamento harmônico ou redução da compressão do sistema (faixa dinâmica) para reduzir ecos de artefato dentro de estruturas anecoicas.
- Pode-se usar a composição espacial para melhorar a visualização de estruturas posteriores a uma estrutura altamente atenuante.
- Usar uma abordagem sistêmica para avaliar e documentar as cavidades abdominal e pélvica em toda a sua extensão.
- Usar a abordagem intercostal para imageamento não cardíaco do tórax.
- Pode ser necessário aumentar a pressão do transdutor em exames abdominais.
- Geralmente os pacientes são examinados em posição supina quando se avalia a cavidade peritoneal.
- Ao se avaliar a cavidade torácica, os pacientes são tipicamente examinados na posição sentada.
- Podem-se usar, também, as posições: oblíqua, de decúbito ou ereta.
- A documentação e a medição de qualquer anormalidade em dois planos de varredura com e sem Doppler colorido deverão ser incluídas.

Indicações para Exame da Cavidade Peritoneal

- Aumento na cintura abdominal.
- Doença crônica do fígado.
- Insuficiência cardíaca congestiva.
- Paracentese ou biópsia orientadas por ultrassom.
- Avaliar a patologia demonstrada em estudo clínico anterior de imagem (ou seja TC).

Indicações para Exame da Cavidade Pleural

- Falta de ar.
- Toracentese orientada por ultrassom.
- Avaliar a coleção de fluido demonstrada em estudo clínico anterior de imagem (p. ex., exame radiográfico do tórax).

VALORES DE LABORATÓRIO

- Os valores de laboratório vão variar com os casos individuais.
- Hematócrito reduzido é suspeito de sangramento interno.
- Leucocitose é suspeita de infecção.

Coleções de Fluido Peritoneal

COLEÇÃO DE FLUIDO	ETIOLOGIA	ACHADOS CLÍNICOS	ACHADOS ULTRASSONOGRÁFICOS	CONSIDERAÇÕES DIFERENCIAIS
Abscesso	Infecção	Dor abdominal Febre Leucocitose Fadiga Náusea/vômito	Massa complexa é o mais comum Margens das paredes espessas e irregulares Deslocamento de estruturas adjacentes Massa não vascular Pode demonstrar septações, sombreamento (ar) ou realce acústico leve	Hematoma Ascite complexa Linfadenopatia
Ascite benigna	Insuficiência cardíaca congestiva Cirrose Hipoalbuminemia Infecção Inflamação Obstrução venosa da porta Complicação pós-operatória	Distensão abdominal Dor abdominal	Acúmulo de fluido anecoico na cavidade peritoneal Mobilidade de fluido com a mudança de posição do paciente O intestino parece estar "flutuando" com o fluido Localização mais frequente no espaço sub-hepático seguido pelas goteiras parietocólicas Vesícula biliar com parede espessa e ascite adjacente	Alças do intestino cheias de fluido Abscesso Hemoperitônio Linfocele Neoplasia cistica
Hemoperitônio	Cirurgia Vaso sanguíneo rompido Traumatismo Fístulas Neoplasia necrótica	Dor abdominal Redução em hematócrito Choque	Coleção (ou coleções) de fluido hipoecoico Ecos de baixo nível em redemoinho Massa(s) hiperecoica(s) dentro do fluido representando formação de coágulos	Ascite Pseudomixoma do peritônio
Linfocele	Complicação de transplante renal ou de cirurgia vascular, urológica ou ginecológica	Assintomática Dor ou desconforto abdominal	Massa cística anecoica frequentemente contendo septações Formato redondo ou oval Margens da parede bem definidas Realce acústico posterior Geralmente encontrada medial a um transplante renal	Seroma Hematoma em resolução Urinoma Ascite loculada
Ascite maligna	Metástase	Distensão abdominal Dor ou desconforto abdominal	Acúmulo de fluido anecoico na cavidade peritoneal Parede da vesícula biliar medindo ≤ 3 mm com ascite adjacente Ecos internos de baixo nível podem ser demonstrados	Ascite benigna Pseudomixoma do peritônio
Pseudomixoma do peritônio	Metástase Cistadenoma mucinoso rompido	Dor abdominal Distensão abdominal Constipação	Áreas císticas multisseptadas na cavidade peritoneal Ecos internos ou filamentos lineares ecogênicos Alças intestinais embaraçadas e comprimidas posteriormente	Ascite loculada Hemoperitônio
Seroma	Traumatismo Cirurgia Inflamação	Assintomático Dor ou desconforto abdominal	Massa anecoica Margens lisas das paredes Pode-se conformar com as estruturas ao redor	Biloma Urinoma Linfocele Hematoma em resolução

Massas Peritoneais

CISTOS	ETIOLOGIA	ACHADOS CLÍNICOS	ACHADOS ULTRASSONOGRÁFICOS	CONSIDERAÇÕES DIFERENCIAIS
Linfoma	Hodgkin ou não Hodgkin	Massa abdominal superficial	Massa espessa e hipoecoica que acompanha a forma da parede abdominal anterior e lateral	Linfadenopatia Intestino
Cisto mesentérico	Ducto de Wolffian ou de origem linfática	Dor cólica abdominal Obstrução intestinal	Estrutura cística localizada no mesentério Margens lisas da parede Sem associação a qualquer nenhuma estrutura adjacente Localizado com mais frequência no mesentério do intestino delgado	Cisto renal Ascite Hematoma Abscesso Neoplasia
Mesentérico linfomatoso	Linfoma	Encontrada com mais frequência com o linfoma não Hodgkin	Massa anecoica contendo um alvo central ecogênico ("sinal do sanduíche")	Linfadenopatia Intestino
Cisto do omento	Insuficiência congênita da fusão do mesentério Traumatismo	Assintomático	Pequena estrutura cística localizada adjacente ao estômago ou ao saco menor A massa contornará as margens do intestino Margens lisas da parede Aparência de favo de mel	Cisto renal Pseudocisto pancreático Hematoma Abscesso Ascite Neoplasia

Coleções de Fluido Torácico Não Cardíacas

COLEÇÃO DE FLUIDO	ETIOLOGIA	ACHADOS CLÍNICOS	ACHADOS ULTRASSONOGRÁFICOS	CONSIDERAÇÕES DIFERENCIAIS
Hemotórax	Traumatismo Neoplasias necróticas Inflamação	Falta de ar Dor no tórax Redução no hematócrito Choque	Coleção de fluido hipoecoico na porção dependente do tórax Áreas hiperecoicas dentro da coleção de fluido	Efusão pleural Ascite subfrênica
Derrame pleural	Infecção Doença cardiovascular Traumatismo	Falta de ar Dor torácica Tosse não produtiva	Coleção de fluido anecoico na porção dependente do tórax	Ascite subfrênica Hemotórax Artefato

PROCEDIMENTOS INVASIVOS

- Técnica diagnóstica ou terapêutica que exige a penetração em uma cavidade do corpo ou a interrupção de uma função normal do corpo.

Tipos de Procedimentos Invasivos

Biópsia
- Uma agulha grossa é usada para remover uma pequena amostra de tecido vivo.
- O tecido excisado é examinado por um patologista.

Aspiração com Agulha Fina
- Uma agulha muito delgada e usada com sucção suave para obter amostras de tecido.
- O material aspirado é examinado por um patologista.

Paracentese
- Passagem de uma cânula ou cateter pela cavidade abdominal para permitir o fluxo de saída para um dispositivo de coleta.
- A técnica pode ser usada para fins diagnósticos ou terapêuticos.

Toracentese
- Perfuração da parede torácica e da cavidade pleural com uma agulha para aspirar fluido.
- A técnica pode ser usada para fins diagnósticos ou terapêuticos.

TÉCNICA

Preparação
- A preparação varia de acordo com o tipo de procedimento invasivo escolhido.

Técnica de Exame
- Deve-se usar uma técnica de procedimento estéril.
- Pode ser necessária uma bainha estéril para cobrir o transdutor e o fio.
- Deve-se usar gel estéril.
- Usar, se possível, o transdutor abdominal de mais alta frequência para obter a melhor resolução para a profundidade de penetração.
- Garantir a colocação na zona focal e na profundidade apropriadas.
- Localizar a área de interesse permanecendo perpendicular à mesa ou ao chão.
- Limitar a intensidade da pressão do transdutor ao medir a distância até a coleção de fluido.
- A visualização da agulha é obtida em um plano paralelo ao curso da agulha.
- Em procedimentos de paracentese, o paciente geralmente fica em posição supina com a mesa nivelada; o uso de um travesseiro é opcional.
- Em procedimentos de toracentese, o paciente fica sentado levemente inclinado para frente, com os braços repousando sobre uma mesa, para estabilidade.

PERITÔNIO, TÓRAX NÃO CARDÍACO E PROCEDIMENTOS INVASIVOS – REVISÃO

1. Um paciente chega de ambulância ao pronto-socorro após acidente com veículo automotivo. Ao ultrassom, identifica-se uma grande coleção de fluido hipoecoico no espaço subfrênico esquerdo. Com base na história clínica, essa coleção de fluido representa, mais provavelmente:
   a. ascite
   b. linfocele
   c. efusão pleural
   d. hemoperitônio

2. Qual das opções a seguir é um quadro que predispõe o desenvolvimento de um derrame pleural?
   a. hepatite
   b. pancreatite
   c. hipertensão porta
   d. insuficiência cardíaca congestiva

3. Em qual dos espaços peritoneais a seguir é mais comum o acúmulo de fluido livre?
   a. espaço subfrênico
   b. goteira parietocólica
   c. espaço retropúbico (de Retzius)
   d. espaço sub-hepático

4. Qual das estruturas a seguir reveste a cavidade abdominal?
   a. mesentério
   b. peritônio
   c. omento menor
   d. omento maior

5. Em qual das posições a seguir um paciente é colocado durante um procedimento de toracentese?
   a. prona
   b. sentada
   c. de decúbito
   d. reversa de Trendelenburg

6. O saco menor se comunica com o espaço sub-hepático por meio do:
   a. forame de Monro
   b. forame oval
   c. forame de Vater
   d. forame de Winslow

7. Qual dos órgãos a seguir fica dentro do peritônio?
   a. baço
   b. rins
   c. pâncreas
   d. glândulas suprarrenais

8. A qual das anormalidades a seguir a ascite quilosa está mais frequentemente associada?
   a. cirrose
   b. colecistite aguda
   c. neoplasia abdominal
   d. insuficiência cardíaca congestiva

9. Qual dos espaços peritoneais a seguir está localizado lateral aos intestinos?
   a. bolsa retrovesical
   b. espaço sub-hepático
   c. goteira parietocólica
   d. espaço subfrênico

10. Qual das coleções de fluido a seguir está tipicamente localizada medial a um transplante renal?
    a. seroma
    b. urinoma
    c. linfocele
    d. hematoma

11. Qual dos procedimentos invasivos a seguir realiza a retirada de fluido da cavidade abdominal?
    a. aspiração com agulha fina
    b. biópsia peritoneal
    c. toracentese
    d. paracentese

12. A ascite peritoneal é uma complicação comum em qual das condições a seguir?
    a. malignidade
    b. pneumonia
    c. doença do fígado policístico
    d. estenose da artéria renal

13. Com qual dos quadros a seguir a redução do hematócrito é mais coerente?
    a. infecção
    b. malignidade
    c. hemorragia
    d. trombose

14. O avental de peritônio que cobre o intestino delgado descreve:
    a. a linha alba
    b. o períneo
    c. o mesentério
    d. o omento maior

15. O peritônio é descrito como uma extensão desde:
    a. a parede abdominal posterior até o retroperitônio
    b. o diafragma até o umbigo
    c. o diafragma até os recessos pélvicos profundos
    d. a parede abdominal posterior até os tecidos paraespinais

16. Qual dos espaços peritoneais a seguir está localizado anterior ao útero e posterior à bexiga urinária?
   a. pré-vesical
   b. vesicouterino
   c. retropúbico
   d. retrovesical

17. A membrana serosa e delicada composta de uma camada visceral e outra parietal descreve:
   a. a pleura
   b. o mesentério
   c. o omento
   d. o peritônio

18. No ultrassom, a visualização de uma agulha de biópsia é obtida no plano:
   a. perpendicular à mesa de exame
   b. paralelo ao curso da agulha
   c. perpendicular ao curso da agulha
   d. paralelo à mesa de exame

19. Qual das estruturas a seguir está localizada dentro do ligamento coronário direito?
   a. pleura
   b. área nua
   c. pilares do diafragma
   d. veia cava inferior

20. Em qual dos procedimentos invasivos a seguir é usada uma agulha fina para obter amostras de tecidos?
   a. toracentese
   b. paracentese
   c. amniocentese
   d. aspiração por agulha fina

Responder a pergunta 21, usando a Fig. 18-2.

21. Qual dos espaços peritoneais a seguir tem mais probabilidade de ser identificado pela seta?
   a. espaço pleural
   b. espaço subfrênico
   c. recesso hepatorrenal (bolsa de Morison)
   d. saco de Douglas

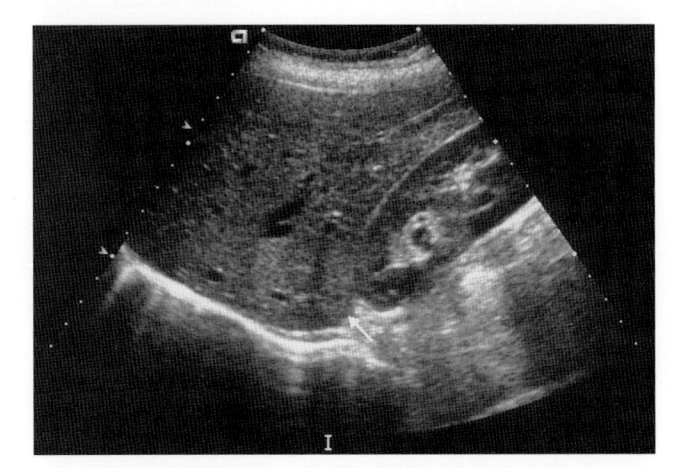

FIG. 18-2 Sonograma sagital do hipocôndrio direito.

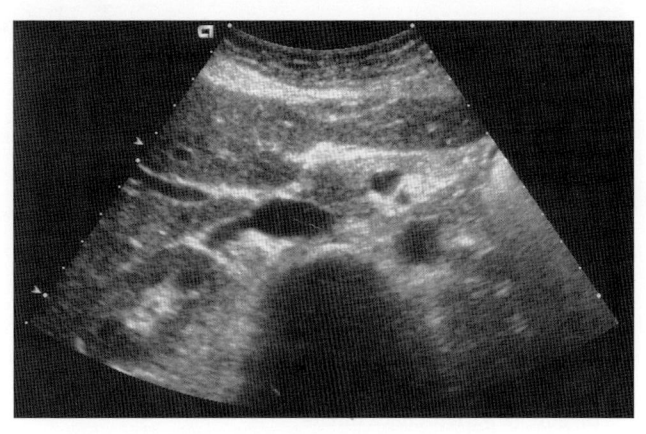

FIG. 18-3 Sonograma transverso do abdome superior.

Responder a pergunta 22, usando a Fig. 18-3.

22. Qual das estruturas a seguir está localizada dentro da cavidade peritoneal?
   a. aorta
   b. fígado
   c. pâncreas
   d. veia cava inferior

Responda as perguntas 23 a 25, usando a Fig. 18-4.

23. Paciente de meia-idade se apresenta com história de cirrose e timpanismo abdominal. Fluido livre é identificado no quadrante superior direito. Qual das estruturas a seguir a seta *A* tem mais probabilidade de identificar?
   a. pleura
   b. diafragma
   c. ligamento coronário
   d. flexura hepática

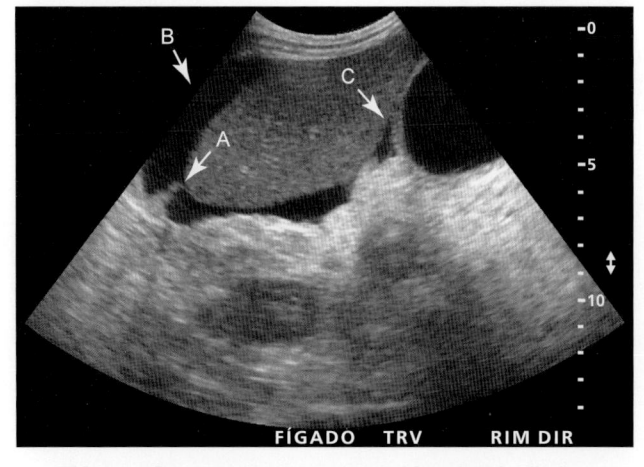

FIG. 18-4 Sonograma transverso do hipocôndrio direito.

24. A Seta *B* identifica uma coleção de fluido anecoico. Com qual dos quadros a seguir isso é mais coerente?
    a. hemotórax
    b. derrame pleural
    c. ascite subfrênica
    d. ascite sub-hepática

25. Qual dos espaços peritoneais a seguir é identificado pela seta *C*?
    a. bolsa menor
    b. recesso hepatorrenal (bolsa de Morison)
    c. espaço sub-hepático
    d. goteira parietocólica direita

Responda a pergunta 26, usando a Fig. 18-5.

26. Um paciente se apresenta com história de hepatite C. Em qual dos espaços peritoneais a seguir podemos identificar o quadro de ascite?
    a. espaço retropúbico (de Retzius)
    b. espaço sub-hepático
    c. goteira parietocólica
    d. bolsa retrovesical

Responda a pergunta 27, usando a Fig. 18-6.

27. Um paciente se apresenta com história de testes elevados de função hepática e falta de ar. Em qual das regiões a seguir identificamos uma coleção de fluido anecoico?
    a. espaço pleural
    b. espaço sub-hepático
    c. espaço subfrênico
    d. recesso hepatorrenal (bolsa de Morison)

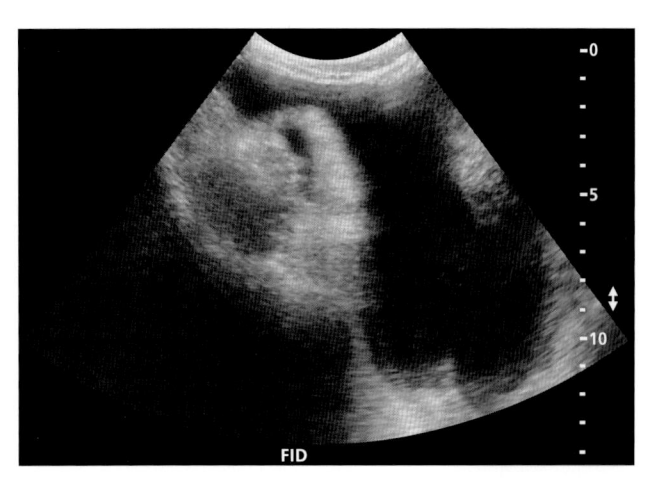

FIG. 18-5 Sonograma da fossa ilíaca direita.

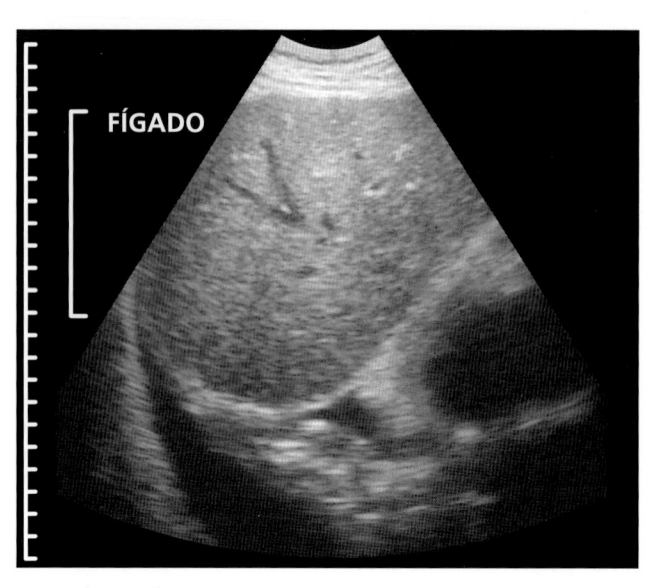

FIG. 18-6 Sonograma transverso do hipocôndrio direito.

Responda a pergunta 28, usando a Fig. 18-7.

28. Uma paciente de 28 anos se apresenta ao departamento de ultrassom com queixa de dor no quadrante inferior esquerdo. Em qual das regiões a seguir identifica-se uma área anecoica?
    a. espaço retropúbico
    b. saco de Douglas
    c. espaço retropúbico (de Retzius)
    d. goteira parietocólica

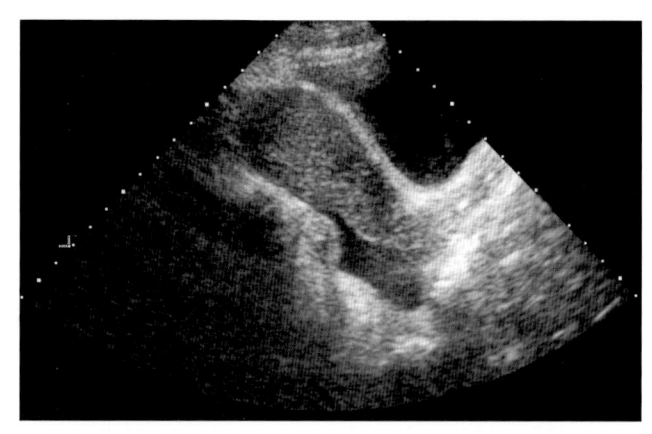

FIG. 18-7 Sonograma sagital da pelve feminina.

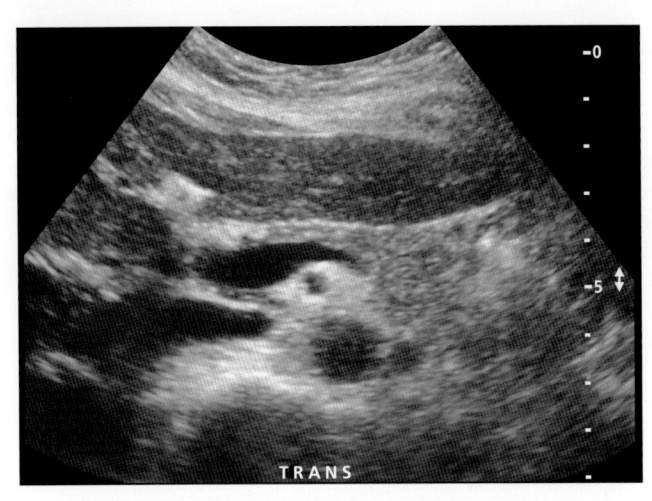

FIG. 18-8 Sonograma transverso do abdome superior.

Responda a pergunta 29, usando a Fig. 18-8.

29. Qual dos espaços peritoneais a seguir é identificado neste sonograma?
    a. saco menor
    b. espaço sub-hepático
    c. espaço pararrenal
    d. espaço subfrênico

Responda a pergunta 30, usando a Fig. 18-9.

30. Qual dos procedimentos invasivos a seguir é documentado neste sonograma?
    a. aspiração de cisto
    b. biópsia
    c. colocação de *stent*
    d. aspiração por agulha fina

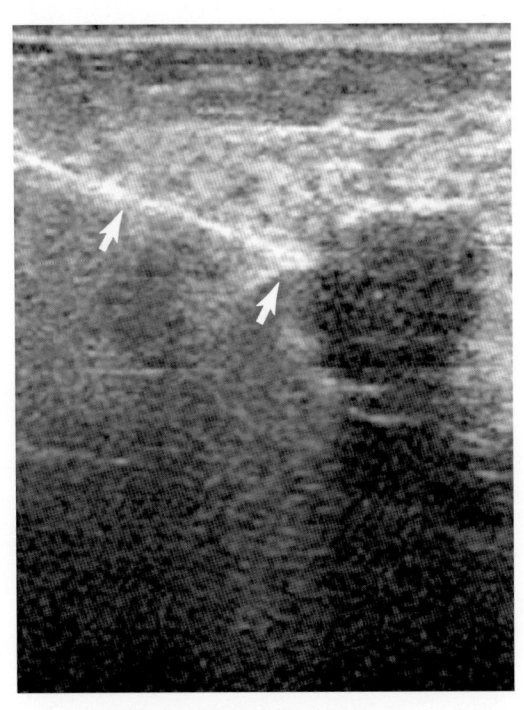

FIG. 18-9 Sonograma da mama.

31. Qual das funções a seguir é considerada como sendo responsabilidade do peritônio?
    a. produção de linfócitos
    b. produção de anticorpos
    c. secreção de fluido seroso para reduzir a fricção dos órgãos
    d. servir como barreira entre os espaços subfrênico e sub-hepático

32. O omento menor também é conhecido como:
    a. bursa omental
    b. omento esplenorrenal
    c. omento hepatorrenal
    d. omento gastro-hepático

33. O espaço subfrênico é dividido em lado direito e lado esquerdo pelo:
    a. ligamento coronário
    b. ligamento falciforme
    c. ligamento venoso
    d. pilares do diafragma

34. Qual das estruturas a seguir separa os pulmões em dois hemisférios?
    a. coração
    b. esterno
    c. cavidade pleural
    d. membrana pleural

35. Qual das janelas acústicas a seguir geralmente é usada em imageamento não cardíaco do tórax?
    a. subcostal
    b. intercostal
    c. intracostal
    d. supraesternal

36. Os cistos omentais geralmente se desenvolvem adjacentes a qual das estruturas a seguir?
    a. fígado e rim direito
    b. pâncreas e estômago
    c. baço e diafragma
    d. umbigo e bexiga urinária

37. Em qual das posições a seguir um paciente é colocado para o procedimento de paracentese?
    a. prona
    b. supina
    c. decúbito
    d. oblíqua a 30°

38. Em qual das regiões a seguir está localizado o espaço pré-vesical?
    a. pelve
    b. tórax
    c. umbigo
    d. quadrante superior esquerdo

39. Qual dos termos a seguir é a *melhor* descrição de uma coleção intraperitoneal de fluido não anecoico?
    a. ascite
    b. seroma
    c. hematoma
    d. linfocele

40. Qual das estruturas a seguir tem o potencial de bloquear as infecções dentro da cavidade peritoneal?
    a. omento maior
    b. mesentério
    c. peritônio
    d. omento menor

41. Qual das estruturas a seguir forma porção inferior do peritônio?
    a. escavação retouterina (saco de Douglas)
    b. espaço retropúbico (espaço de Retzius)
    c. omento maior
    d. bolsa vesicouterina

42. Qual dos espaços peritoneais a seguir serve de condutor entre a cavidade abdominal superior e a pelve?
    a. saco menor
    b. recesso hepatorrenal
    c. goteiras parietocólicas
    d. espaço sub-hepático

43. A qual dos quadros a seguir um hemoperitônio pode estar associado?
    a. cirrose
    b. colecistite
    c. neoplasia necrótica
    d. pielonefrite

44. A falha de fusão do mesentério é uma anomalia congênita associada ao desenvolvimento de:
    a. cisto do omento
    b. cisto do mesentério
    c. hérnia umbilical
    d. Divertículo de Meckel

45. Qual dos termos a seguir é, mais provavelmente, usado para descrever a aparência sonográfica do mesentério linfomatoso?
    a. sinal alvo
    b. sinal do sanduiche
    c. sinal de teclado
    d. sinal de *donut*

46. Qual das estruturas a seguir inclui o esôfago inferior?
    a. saco menor
    b. mesentério
    c. omento menor
    d. omento maior

47. O hemotórax é mais bem descrito como o acúmulo de:
    a. sangue no pericárdio
    b. sangue na membrana da pleura
    c. fluido e sangue na cavidade pleural
    d. sangue no pericárdio e na cavidade pleural

48. O acúmulo de fluido e pus na cavidade peritoneal descreve um quadro de:
    a. ascite quilosa
    b. peritonite
    c. ascite exsudativa
    d. ascite transudativa

49. Qual dos procedimentos invasivos a seguir remove uma pequena porção de tecido para análise microscópica?
    a. biópsia
    b. lumpectomia
    c. laparoscopia
    d. aspiração com agulha fina

50. Ao localizar uma coleção de fluido para um procedimento de paracentese, o sonografista deverá:
    a. aumentar a pressão do transdutor
    b. permanecer paralelo ao chão
    c. aumentar a frequência do transdutor
    d. permanecer perpendicular ao chão

Exame Simulado – Abdome

1. Qual das estruturas a seguir é usada como marco sonográfico na localização da fossa da vesícula biliar?
   a. veia porta principal
   b. fissura lobar principal
   c. fissura intersegmentar
   d. ligamento venoso

2. Qual dos quadros a seguir é a causa mais comum de pancreatite aguda?
   a. abuso de álcool
   b. doença biliar
   c. hiperlipidemia
   d. doença da paratireoide

3. Ao redor de qual dos órgãos a seguir a fáscia renal (de Gerota) fornece uma cobertura protetora?
   a. fígado
   b. baço
   c. rim
   d. próstata

4. A pressão aumentada dentro do sistema venoso portoesplênico, muito provavelmente, levará a qual das situações a seguir?
   a. infiltração gordurosa
   b. angina intestinal
   c. hipertensão porta
   d. trombose da veia porta

5. O diâmetro normal da veia porta principal não deverá exceder:
   a. 0,3 cm
   b. 0,5 cm
   c. 1,3 cm
   d. 2,0 cm

6. O teste de Thompson avalia a integridade de qual das estruturas a seguir?
   a. músculos da panturrilha
   b. manguito rotatório
   c. tendão do calcâneo (de Aquiles)
   d. nervo do túnel do carpo

7. Um ultrassom identifica um pâncreas pequeno e hiperecoico. Esse quadro é suspeito para qual das anormalidades a seguir?
   a. tumor de células das ilhotas
   b. fibrose cística
   c. pancreatite crônica
   d. infiltração gordurosa

8. Qual das estruturas a seguir faz parte do sistema endócrino?
   a. fígado
   b. baço
   c. pâncreas
   d. vesícula biliar

9. Qual das opções a seguir é um achado sonográfico de um cisto equinocócico?
   a. lesões-alvo
   b. massas císticas
   c. massas complexas
   d. massa cística septada

10. Um fator de risco predisponente associado ao desenvolvimento de um colangiocarcinoma pode incluir história de:
   a. hepatite
   b. colecistite
   c. apendicite
   d. colite ulcerativa

11. Um cisto sinovial localizado na fossa poplítea medial descreve um cisto de:
   a. Hunter
   b. Baker
   c. Caroli
   d. Thompson

12. O calibre normal da veia mesentérica superior não deverá exceder:
   a. 0,5 cm
   b. 1 cm
   c. 1,5 cm
   d. 2 cm

13. Um paciente se apresenta com história de dor abdominal e edema na extremidade inferior. A ultrassonografia é solicitada para descartar a síndrome de Budd-Chiari. Qual dos órgãos a seguir o sonografista deverá avaliar completamente?
   a. fígado
   b. baço
   c. rins
   d. glândulas suprarrenais

14. Qual das estruturas a seguir divide o lobo esquerdo em dois segmentos?
   a. veia porta esquerda e *ligamentum teres*
   b. veia hepática esquerda e o ligamento venoso
   c. veia hepática esquerda e *ligamentum teres*
   d. veia porta principal e o ligamento venoso

15. A colecistocinina é estimulada depois que o alimento atinge o:
   a. ceco
   b. estômago
   c. esôfago
   d. duodeno

16. A vesícula biliar está localizada na superfície posterior do fígado e:
   a. medial à veia cava inferior
   b. anterior à principal fissura lombar
   c. anterior ao rim direito
   d. superior à principal fissura lobar

17. O canal pilórico é considerado anormal quando a extensão excede:
   a. 7 mm
   b. 15 mm
   c. 17 mm
   d. 25 mm

18. Um paciente se apresenta com história de dor intensa nas costas, perda de peso e icterícia indolor. Uma anormalidade em qual dos órgãos a seguir tem mais probabilidade de se relacionar com esses sintomas?
   a. fígado
   b. baço
   c. pâncreas
   d. vesícula biliar

19. A artéria poplítea é considerada dilatada quando seu diâmetro excede:
   a. 0,5 cm
   b. 1 cm
   c. 1,5 cm
   d. 2 cm

20. Qual das estruturas a seguir cerca o fígado?
   a. fáscia renal (de Gerota)
   b. omento maior
   c. cápsula cirúrgica
   d. cápsula fibrosa perivascular (de Glisson)

21. Qual dos quadros a seguir está associado à síndrome de Mirizzi?
   a. atresia biliar
   b. neoplasia pancreático
   c. neoplasia da vesícula biliar
   d. cálculo impactado no ducto cístico

22. Uma estrutura tubular ecogênica semelhante a espaguete dentro de um ducto biliar é um achado sonográfico associado à:
   a. ascaríase
   b. clonorquíase
   c. doença hidática
   d. esquistossomose

23. O espessamento da parede da vesícula biliar *não é* um achado sonográfico em:
   a. ascite benigna
   b. pacientes não em jejum
   c. hiperalbuminemia
   d. insuficiência cardíaca congestiva

24. O procedimento de Whipple é uma ressecção cirúrgica de qual dos órgãos a seguir?
   a. fígado
   b. baço
   c. pâncreas
   d. vesícula biliar

25. A coleção de fluido causada por extravasamento de bile é chamada de:
   a. biloma
   b. ceroma
   c. hematoma
   d. linfocele

26. A estenose da artéria renal é sugerida depois que a proporção entre artéria renal e aórtica excede:
   a. 2
   b. 2,5
   c. 3,5
   d. 4

27. Qual dos espaços peritoneais a seguir é mais comum para demonstrar ascite?
   a. saco menor
   b. goteira parietocólica
   c. espaço subfrênico
   d. espaço sub-hepático

28. Qual das estruturas a seguir repousa dentro do espaço pararrenal anterior?
   a. baço
   b. rins
   c. pâncreas
   d. glândulas suprarrenais

29. Os pilares do diafragma estão localizados:
   a. anteriores à veia cava inferior e aorta abdominal
   b. posteriores à veia cava inferior e aorta abdominal
   c. anteriores à veia cava inferior e posteriores à aorta abdominal
   d. posteriores à veia cava inferior e anteriores à aorta abdominal

30. Em qual das doenças hepáticas a seguir a esplenomegalia é um achado coerente?
   a. doença policística
   b. trombose da veia hepática
   c. hipertensão porta
   d. carcinoma hepatocelular

31. Em qual das estruturas a seguir um carcinoma pode-se estender diretamente para a vesícula biliar?
   a. baço
   b. pulmão
   c. rim
   d. estômago

32. A dilatação da vesícula biliar causada pela obstrução do ducto biliar comum por uma neoplasia externa distal é chamada de:
   a. sinal de Bouveret
   b. síndrome de Mirizzi
   c. sinal de Courvoisier
   d. síndrome de Budd-Chiari

33. Qual das estruturas a seguir define as bordas superior e inferior do retroperitônio?
   a. diafragma e borda pélvica
   b. pâncreas e bexiga urinária
   c. pilares do diafragma e sínfise púbica
   d. peritônio posterior e músculos da parede abdominal posterior

34. A elevação do nível do antígeno prostático específico (PSA) é suspeita para:
   a. prostatite
   b. hidronefrose
   c. carcinoma prostático
   d. hipertrofia prostática benigna

35. Qual dos quadros a seguir é descrito por trombose envolvendo as veias hepáticas?
   a. síndrome de Mirizzi
   b. doença de Caroli
   c. síndrome de Budd-Chiari
   d. síndrome de Couinaud

36. Um paciente se apresenta com história de dor no quadrante superior direito, náusea e vômito. O sonograma desse quadrante demonstra um cálculo alojado no ducto cístico. Esse achado é fator predisponente para o desenvolvimento de:
   a. colangite
   b. colecistite aguda
   c. adenomiomatose
   d. trombose da veia porta

37. Qual das estruturas a seguir pode ser confundida com o quadro de pelve extrarrenal?
   a. veia renal
   b. cisto suprarrenal
   c. defeito parenquimatoso juncional
   d. colunas renais (de Bertin) hipertrofiadas

38. Um paciente se apresenta com história de febre intermitente, náusea e nível elevado de fosfatase alcalina. Ele admite ter viajado para o Oriente Médio recentemente. Uma massa complexa e solitária é identificada no lobo direito do fígado. Essa massa é mais suspeita para:
   a. hepatoma
   b. cistadenoma
   c. abscesso amébico
   d. cisto equinocócico

39. Qual dos termos a seguir é mais frequentemente usado para descrever uma veia aumentada ou dilatada?
   a. variz
   b. vênula
   c. aneurisma
   d. perfurante

40. Qual dos quadros a seguir causa, com mais frequência, a formação de abscesso hepático?
   a. hepatite
   b. colelitíase
   c. pancreatite aguda
   d. colangite ascendente

41. Qual das estruturas a seguir está localizada na porção anterolateral da cabeça pancreática?
   a. veia esplênica
   b. ducto biliar comum
   c. artéria gastroduodenal
   d. confluência portoesplênica

42. Um paciente se apresenta com massa palpável no pescoço. O sonograma demonstra massa ecogênica no lobo superior da glândula tireoide direita. Um anel hipoecoico proeminente cerca esse nódulo. Para qual das neoplasias a seguir essa massa é mais suspeita?
   a. bócio
   b. lipoma
   c. adenoma
   d. carcinoma

43. Qual dos órgãos a seguir é responsável pela fabricação de heparina?
   a. fígado
   b. baço
   c. pâncreas
   d. glândula suprarrenal

44. A extensão do baço de um adulto normal não deve exceder:
   a. 8 cm
   b. 10 cm
   c. 13 cm
   d. 17 cm

45. Qual tipo de aneurisma geralmente está mais associado a uma infecção bacteriana?
   a. aneurisma verdadeiro
   b. aneurisma micótico
   c. aneurisma ectático
   d. aneurisma dissecante

46. Qual das enzimas a seguir é produzida pelo estômago?
   a. gastrina
   b. pepsina
   c. amilase
   d. colecistocinina

47. Qual dos quadros a seguir está associado à dor de rebote no ponto de McBurney?
   a. pancreatite
   b. colecistite
   c. apendicite
   d. doença de Crohn

48. Massa redonda e anecoica é identificada próximo à pelve renal. Esse quadro é mais suspeito para qual das opções a seguir?
   a. cisto suprarrenal
   b. cisto peripiélico
   c. pelve extrarrenal
   d. cisto peripiélico

49. Qual das opções a seguir é o sintoma clínico mais comum associado à trombose da veia porta?
   a. icterícia
   b. perda de peso
   c. edema de extremidade inferior
   d. dor abdominal intensa

50. O diâmetro de uma derivação portossistêmica intra-hepática transjugular (TIPS) deverá medir, no mínimo:
   a. 2 a 4 mm
   b. 6 a 8 mm
   c. 8 a 12 mm
   d. 10 a 20 mm

Responda as perguntas 51 e 52, usando a Fig. 1.

51. Um ultrassom retroperitoneal é solicitado para acompanhar um quadro anteriormente documentado de hidronefrose do rim direito. No momento, o paciente é assintomático. Uma imagem do rim direito demonstra um pequeno foco hiperecoico no polo inferior do órgão (seta). Esse foco é mais suspeito para:
   a. cálculo
   b. carcinoma
   c. hemangioma
   d. angiomiolipoma

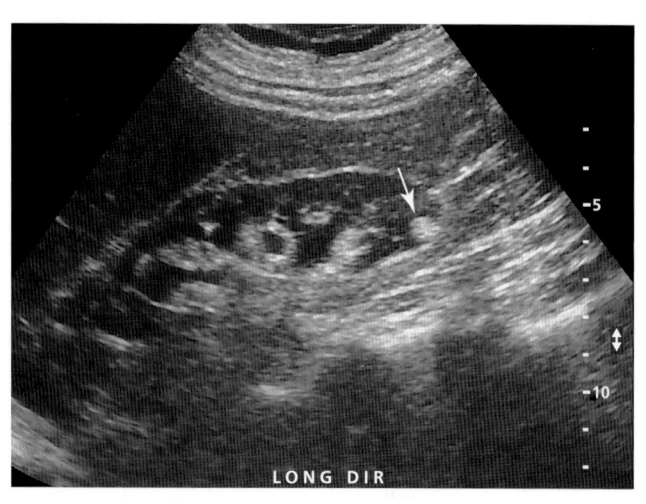

FIG. 1 Sonograma longitudinal do rim direito.

52. Quanto à história anterior de hidronefrose do paciente, a impressão técnica do sonografista dessa imagem atual deverá incluir:
   a. nefrolitíase
   b. hidronefrose intensa
   c. múltiplos cistos peripiélicos
   d. hidronefrose leve

Responda a pergunta 53, usando a Fig. 2.

53. Um paciente se apresenta com história de massa abdominal pulsátil descoberta em um exame físico. O sonograma da aorta abdominal distal é mais coerente com:
   a. pseudoaneurisma
   b. aneurisma ectático
   c. aneurisma dissecante
   d. aneurisma aórtico abdominal

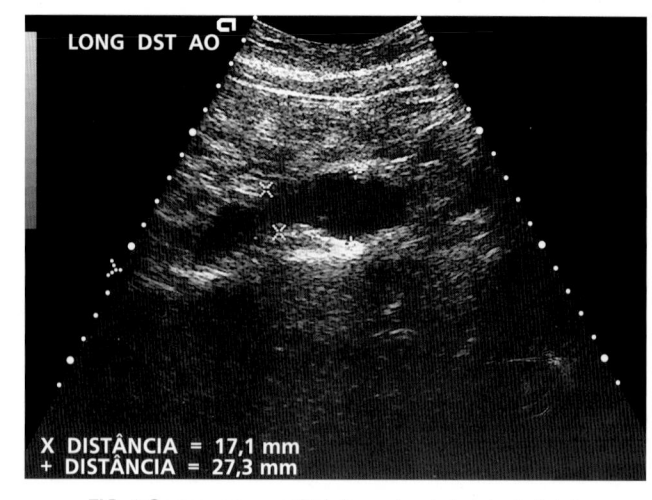

FIG. 2 Sonograma sagital da aorta abdominal distal.

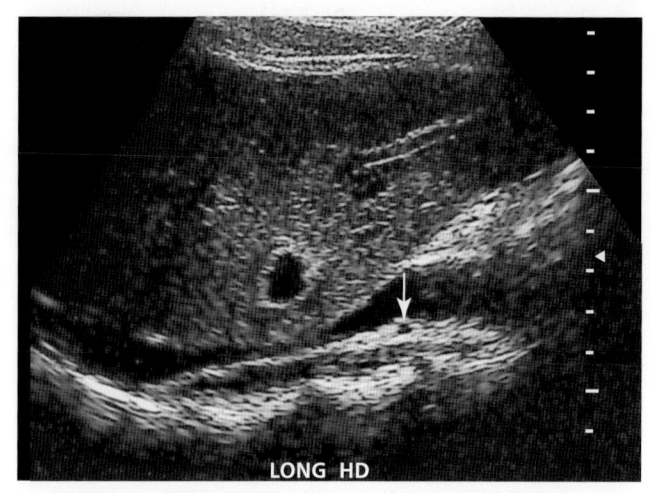

FIG. 3 Sonograma longitudinal do hipocôndrio direito.

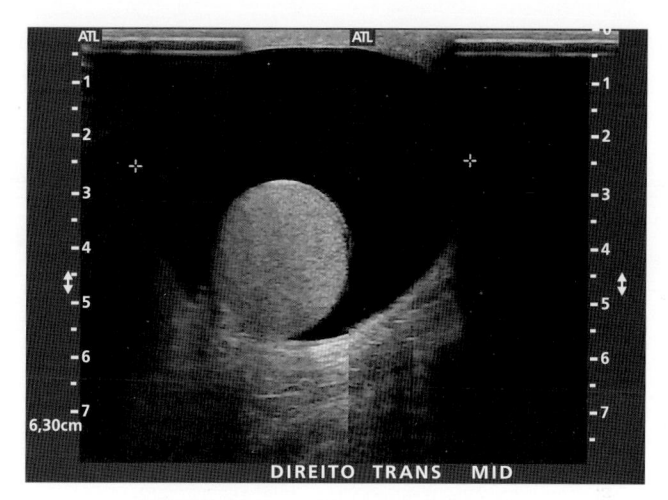

FIG. 5 Sonograma transverso do escroto.

Responda a pergunta 54, usando a Fig. 3.

54. Qual das estruturas vasculares a seguir é identificada pela seta?
  a. veia renal direita
  b. veia porta principal
  c. artéria renal direita
  d. artéria hepática própria

Responda a pergunta 55, usando a Fig. 4.

55. Um paciente chega ao pronto-socorro com dores intensas no quadrante superior direito. Os exames de laboratório demonstram leucocitose e aumento nos níveis totais de bilirrubina. Com base nessa história clínica, a patologia identificada é mais suspeita para:
  a. colangite
  b. pancreatite aguda
  c. colecistite aguda
  d. carcinoma da vesícula biliar

Responda a pergunta 56, usando a Fig. 5.

56. Um senhor de 70 anos se apresenta com história de dilatação escrotal. Ele nega traumatismo ao escroto ou áreas da virilha. Com base nessa história clínica, o achado sonográfico é mais suspeito para:
  a. hidrocele
  b. espermatocele
  c. hérnia inguinal
  d. cisto do epidídimo

Responda a pergunta 57, usando a Fig. 6.

57. Um paciente se apresenta com história de testes de função hepática elevados. Uma estrutura tubular anecoica é identificada no corpo do pâncreas. Essa estrutura tem mais probabilidade de representar:
  a. veia esplênica
  b. artéria esplênica
  c. ducto pancreático
  d. ducto biliar comum

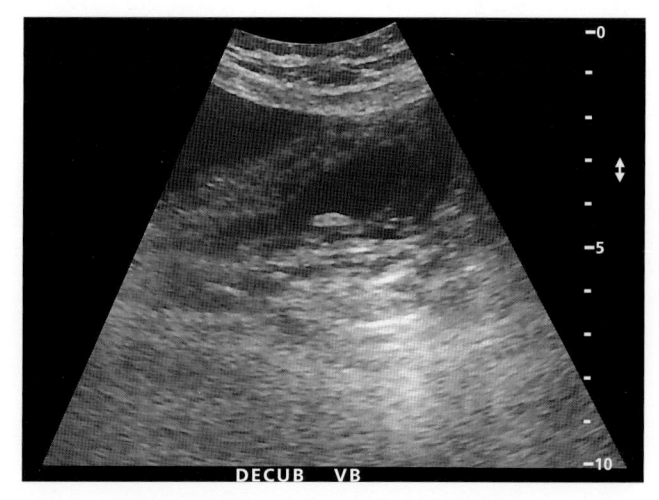

FIG. 4 Sonograma sagital da vesícula biliar.

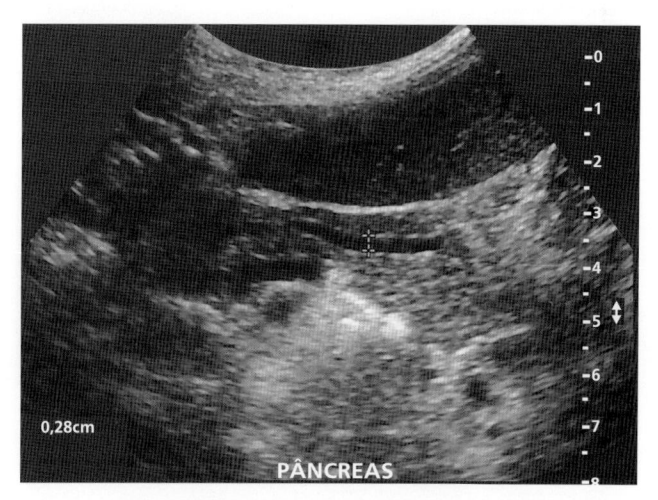

FIG. 6 Sonograma transverso do pâncreas.

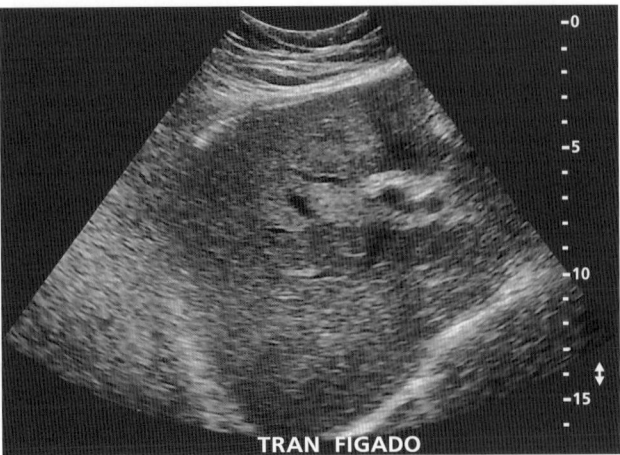

FIG. 7 Sonograma transverso do fígado.

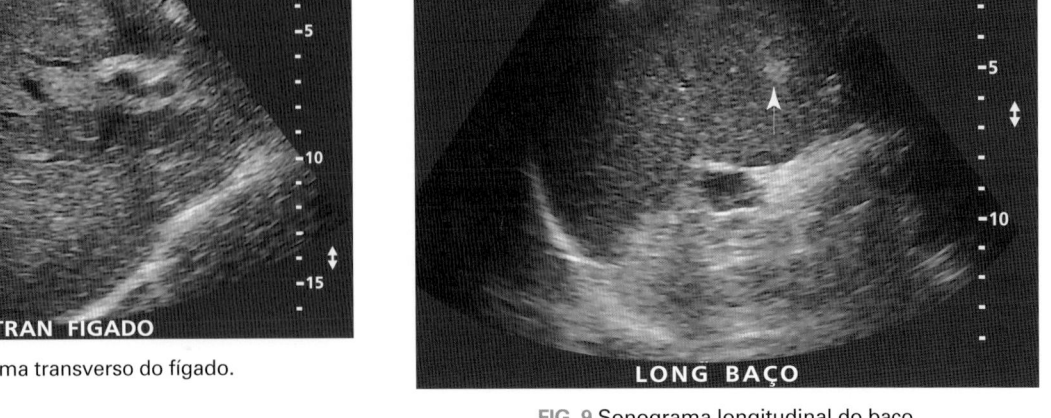

FIG. 9 Sonograma longitudinal do baço.

Responda a pergunta 58, usando a Fig. 7.

58. Paciente obeso se apresenta com história de testes elevados de função hepática, descoberta durante um exame clínico para plano de saúde. O paciente não tem queixas. Os achados sonográficos nessa imagem são mais suspeitos para:
    a. cirrose
    b. hepatoma
    c. infiltração gordurosa
    d. hiperplasia nodular focal

Responda a pergunta 59, usando a Fig. 8.

59. Qual das estruturas a seguir é identificada pelas setas?
    a. rugas
    b. haustros
    c. pólipos
    d. divertículo

Responda a pergunta 60, usando a Fig. 9.

60. Paciente de 30 anos se apresenta com história de dor no quadrante superior direito. Os testes de laboratório estão dentro da normalidade. Imagem do baço demonstra massa hiperecoica incidental. Essa massa é mais suspeita para:
    a. adenoma
    b. lipoma
    c. lesão metastática
    d. hemangioma cavernoso

Responda as perguntas 61 e 62, usando a Fig. 10.

61. Paciente se apresenta com história de abuso de álcool. Qual das doenças do baço está mais provavelmente identificada nesse sonograma?
    a. infarto
    b. poliesplenia
    c. linfoma
    d. esplenomegalia

62. Com esse achado patológico, o sonografista deverá avaliar, também:
    a. pancreatite
    b. colelitíase
    c. obstrução biliar
    d. colaterais venosos

FIG. 8 Sonograma do cólon transverso.

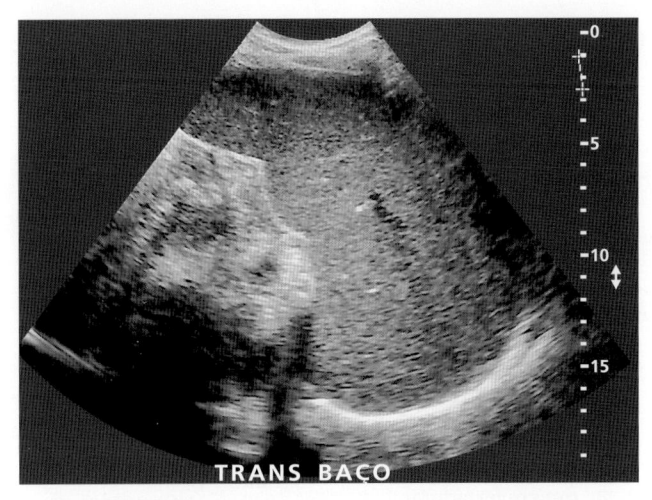

FIG. 10 Sonograma transverso do hipocôndrio esquerdo.

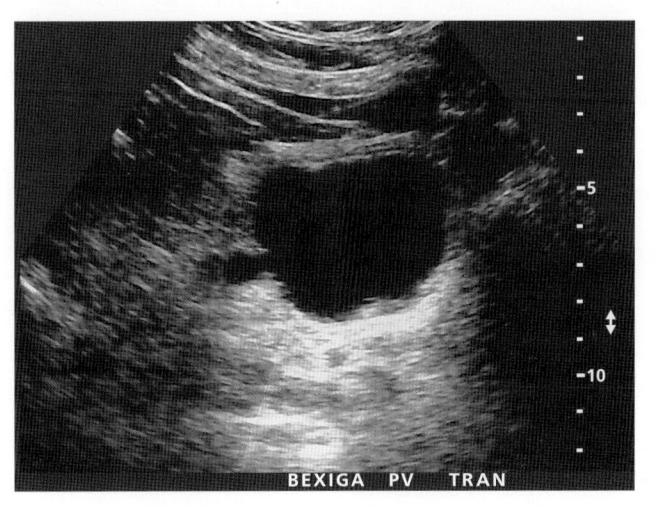

FIG. 12 Sonograma transverso da bexiga urinária.

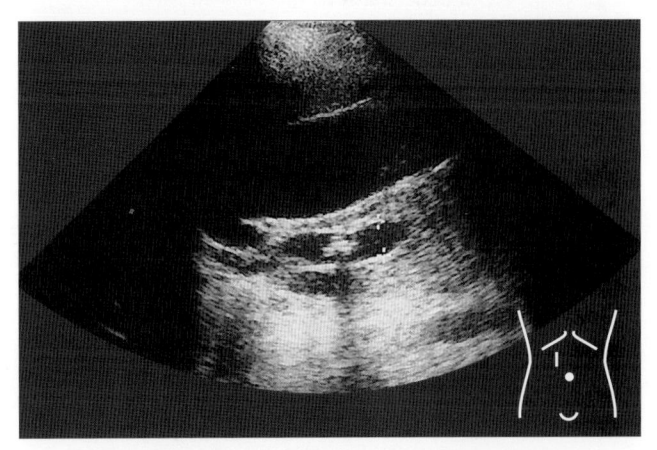

FIG. 11 Sonograma sagital do hipocôndrio direito.

Responda a pergunta 63, usando a Fig. 11.

63. Um paciente chega ao pronto-socorro com história de dor epigástrica intensa. Os resultados de laboratório estão pendentes. Solicita-se um ultrassom abdominal para descartar doença biliar. Qual das doenças é identificada nesse sonograma da *porta hepatis*?
    a. colangite
    b. colecistite aguda
    c. coledocolitíase
    d. colangiocarcinoma

Responda a pergunta 64, usando a Fig. 12.

64. Um paciente idoso se apresenta com história de creatinina elevada e hematúria microscópica. O achado anormal identificado nesse sonograma é mais coerente com:
    a. hidroureter
    b. ureterocele
    c. carcinoma da bexiga
    d. divertículo da bexiga

Responda as perguntas 65 e 66, usando a Fig. 13.

65. Um paciente se apresenta com história de hipertensão não controlada e hematúria indolor. Uma massa complexa e hipervascular é identificada próximo ao hilo renal. Com base na história clínica, a massa é mais suspeita para:
    a. abscesso renal
    b. neoplasia maligna
    c. angiomiolipoma necrótico
    d. trombose da veia renal

66. Qual dos quadros a seguir é também identificado nesse sonograma?
    a. insuficiência renal
    b. doença multicística
    c. hidronefrose leve
    d. pelvectasia

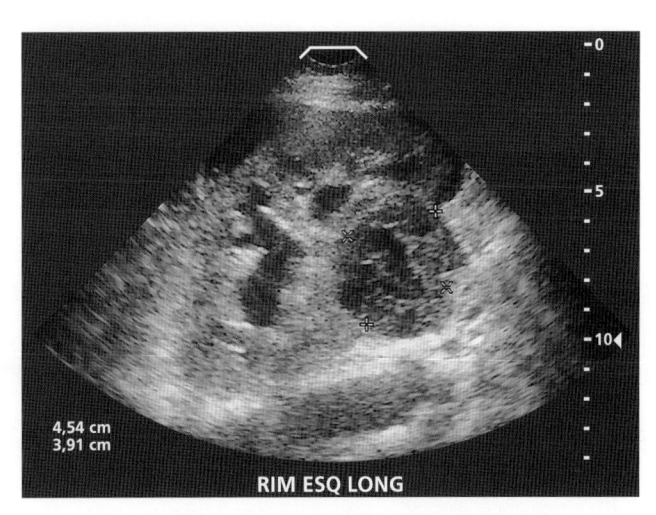

FIG. 13 Sonograma longitudinal do rim esquerdo.

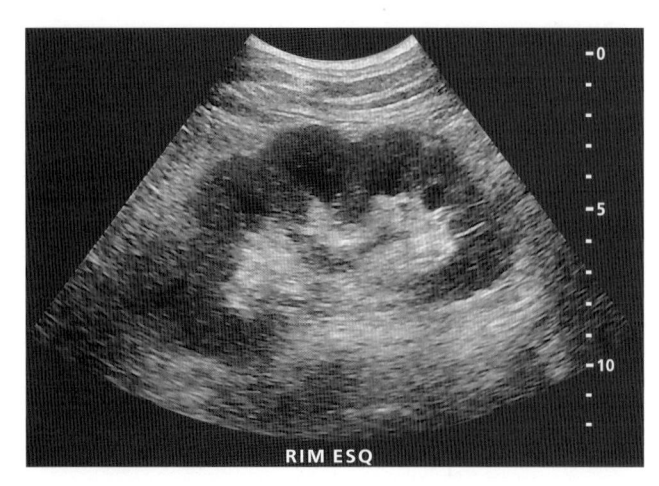

FIG. 14 Sonograma sagital do rim esquerdo.

Responda a pergunta 67, usando a Fig. 14.

67. Qual das anomalias congênitas a seguir é identificada nessa imagem do rim esquerdo?
   a. ptose renal
   b. lobulação fetal
   c. corcunda de dromedário
   d. defeito parenquimatoso de junção

Responda as perguntas 68 e 69, usando a Fig. 15.

68. Paciente de 40 anos se apresenta com massa escrotal palpável no lado esquerdo e história anterior de epididimite. A estrutura intratesticular hiperecoica é mais suspeita para:
   a. orquite
   b. malignidade
   c. microcalcificações
   d. ectasia tubular da *rete testis*

69. Uma estrutura grande e anecoica é demonstrada na porção superior do escroto esquerdo. Essa estrutura tem mais probabilidade de representar:
   a. hérnia
   b. hidrocele
   c. cisto testicular
   d. cisto do epidídimo

Responda as perguntas 70 e 71, usando a Fig. 16.

70. Paciente idoso se apresenta com história de frequência urinária e creatinina elevada. Qual das anomalias congênitas a seguir é mais provavelmente identificada nesse sonograma do rim direito?
   a. rim em ferradura
   b. lobulação fetal
   c. duplicação renal
   d. defeito parenquimatoso de junção

71. Com base na espessura cortical, qual das anomalias a seguir é mais provavelmente identificada nessa imagem única do rim direito?
   a. pielonefrite
   b. necrose tubular aguda
   c. doença renal crônica
   d. doença do rim esponjoso-medular

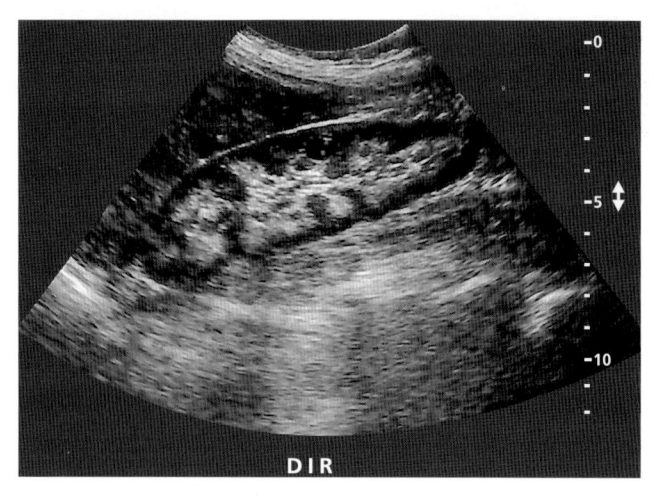

FIG. 16 Sonograma sagital do rim direito.

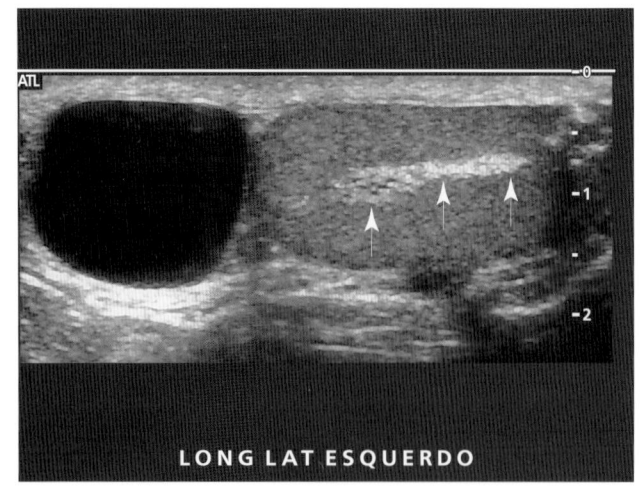

FIG. 15 Sonograma do saco escrotal esquerdo.

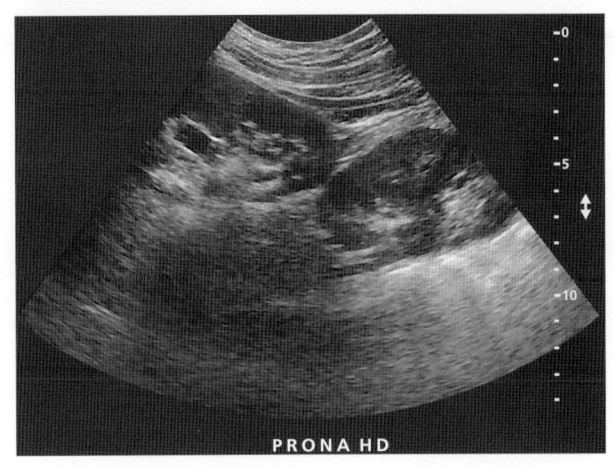

FIG. 17 Sonograma do hipocôndrio direito.

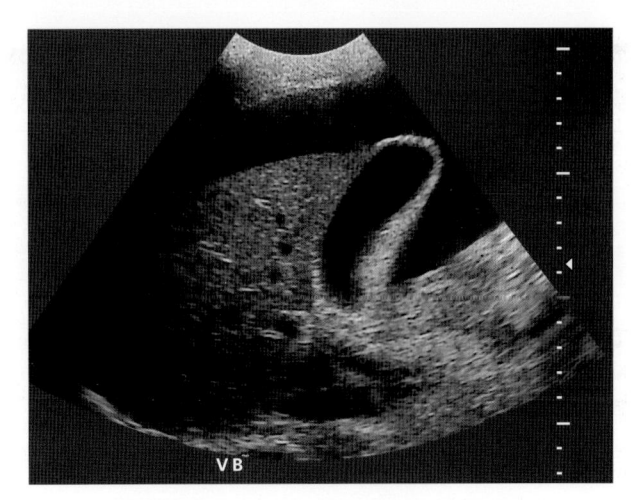

FIG. 19 Sonograma do hipocôndrio direito.

Responda a pergunta 72, usando a Fig. 17.

72. Paciente de 50 anos se apresenta com história de massa abdominal palpável à direita. A imagem sagital do quadrante superior direito identifica dois rins contíguos. A fossa renal esquerda demonstra padrões intestinais normais. Qual das anomalias congênitas a seguir é a mais provável de estar demonstrada nesse sonograma?
   a. ptose renal
   b. rim pélvico
   c. rim sigmoide
   d. duplicação renal

Responda a pergunta 73, usando a Fig. 18.

73. Um paciente se apresenta com quadro de dor escrotal aguda à esquerda, mas nega traumatismo ou febre. Qual das anormalidades a seguir tem mais probabilidade de ser identificada nesse sonograma transverso do escroto?
   a. varicocele esquerda
   b. hidrocele no saco escrotal esquerdo
   c. inflamação do epidídimo esquerdo
   d. ectasia tubular na *rete testis* esquerda

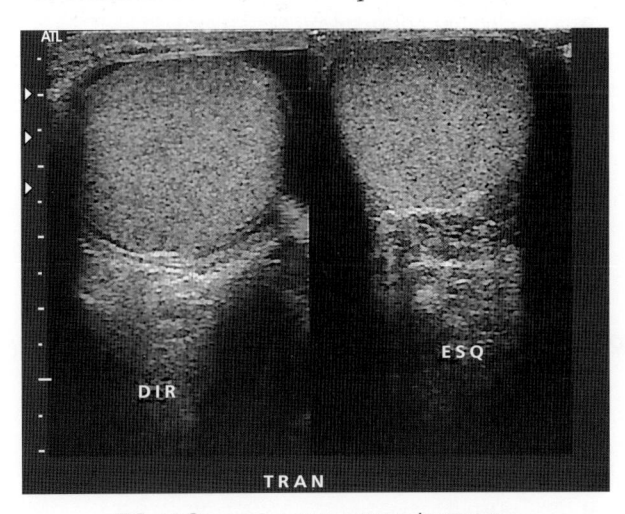

FIG. 18 Sonograma transverso do escroto.

Responda as perguntas 74 e 75, usando a Fig. 19.

74. Um paciente se apresenta com história de distensão abdominal e testes de função hepática elevados. A avaliação sonográfica do quadrante superior direito demonstrou sinal de Murphy negativo. Qual dos espaços peritoneais a seguir demonstra coleção de fluido?
   a. espaço subfrênico e recesso hepatorrenal (bolsa de Morison)
   b. espaços subfrênico e sub-hepático
   c. espaço subfrênico e saco menor
   d. espaço sub-hepático e recesso hepatorrenal (bolsa de Morison)

75. A impressão técnica do sonografista sobre a vesícula biliar deverá declarar:
   a. colelitíase
   b. colecistite aguda
   c. vesícula biliar hidrópica
   d. espessamento da parede provavelmente não inflamatório

76. Qual das estruturas a seguir separa o lobo caudado do lobo esquerdo do fígado?
   a. veia porta esquerda
   b. ligamento falciforme
   c. fissura lobar principal
   d. ligamento venoso

77. Massa questionável é identificada na porção anterior do lobo direito do fígado. Quais das estruturas a seguir margeiam essa região?
   a. veias hepáticas esquerda e direita
   b. veia porta direita e veia hepática direita
   c. veias hepáticas média e direita
   d. veia hepática direita e veia porta principal

78. Massa deslocando os cálices renais é documentada em urografia excretora recente. O sonograma da área demonstra massa renal lisa, anecoica e circular. Essa massa é mais suspeita para:
   a. cisto simples
   b. cistadenoma
   c. pelve extrarrenal
   d. neoplasma maligno

79. Uma vez identificado um quadro de hidronefrose, o sonografista deverá avaliar a bexiga urinária quanto à evidência de:
   a. infecção
   b. obstrução
   c. duplicação
   d. inflamação

80. Qual das estruturas a seguir está mais provavelmente localizada adjacente a um cisto do omento?
   a. estômago
   b. rim esquerdo
   c. umbigo
   d. vesícula biliar

81. Para ajudar a demonstrar um sombreamento acústico posterior o sonografista deverá:
   a. reduzir a profundidade da imagem
   b. reduzir a margem dinâmica
   c. aumentar a frequência do transdutor
   d. reduzir o número de zonas focais

82. Um paciente se apresenta com massa no aspecto lateral do pescoço. Logo abaixo da linha da mandíbula, identifica-se uma estrutura anecoica. Qual das estruturas císticas a seguir é mais provavelmente identificada?
   a. cisto lingual
   b. cisto da glândula parótida
   c. cisto tiroglosso
   d. cisto da fenda branquial

83. A extensão da inflamação pancreática para os tecidos ao redor é denominada de:
   a. abscesso
   b. pseudocisto
   c. hemorragia
   d. fleimão

84. A veia cava inferior será considerada dilatada se o diâmetro exceder:
   a. 1,7 cm
   b. 2,5 cm
   c. 3 cm
   d. 3,7 cm

85. Qual dos órgãos a seguir está associado à elevação da aldosterona?
   a. fígado
   b. tireoide
   c. pâncreas
   d. glândula suprarrenal

86. Medial ao hilo esplênico, o ultrassom identifica massa sólida, homogênea e redonda. A textura do eco é semelhante à do parênquima esplênico adjacente. Com base nesses achados sonográficos, com qual das opções a seguir essas massa é mais coerente?
   a. neoplasia gástrica
   b. baço acessório
   c. adenoma suprarrenal
   d. linfonodo visceral

87. Qual das estruturas vasculares a seguir geralmente é confundida com o ducto pancreático?
   a. artéria esplênica
   b. veia esplênica
   c. artéria gástrica
   d. artéria gastroduodenal

88. A espessura cortical do rim normal adulto deverá medir o mínimo de:
   a. 0,7 cm
   b. 1 cm
   c. 1,5 cm
   d. 2 cm

89. Qual dos quadros a seguir está associado à insuficiência total da função adrenocortical?
   a. doença de Cushing
   b. doença de Addison
   c. doença de Caroli
   d. doença de Graves

90. As artérias renais principais surgem do aspecto lateral da aorta, cerca de 1,5 cm inferiores:
   a. ao tronco celíaco
   b. à confluência portoesplênica
   c. ao lobo caudado do fígado
   d. à artéria mesentérica superior

91. Qual das estruturas a seguir está, geralmente, mais associada à hemorragia interna?
   a. plaquetas
   b. leucócitos
   c. hematócrito
   d. hemoglobina

92. Qual dos quadros a seguir é um fluxo anormal característico das veias hepáticas?
   a. pulsátil
   b. hepatópeto
   c. multifásico
   d. espontâneo

93. Qual dos órgãos a seguir está associado ao "sinal de oliva"?
   a. fígado
   b. estômago
   c. apêndice
   d. vesícula biliar

94. Qual das posições de paciente a seguir geralmente é usada durante a toracentese?
   a. prona
   b. sentada
   c. decúbito
   d. Trendelenburg

95. Qual das estruturas a seguir é mais frequentemente confundida como neoplasia renal?
   a. músculo psoas
   b. pelve extrarrenal
   c. defeito parenquimatoso de junção
   d. coluna de Bertin hipertrofiada

96. Qual dos testes de laboratório a seguir se mostrará provavelmente elevado em casos de icterícia não obstrutiva?
   a. albumina do soro
   b. bilirrubina indireta
   c. fosfatase alcalina
   d. bilirrubina conjugada

97. Qual é a região mais superior da vesícula?
   a. corpo
   b. colo
   c. fundo
   d. barrete frígio

98. Qual dos quadros a seguir está associado ao aumento no risco de desenvolvimento de malignidade da tireoide?
   a. doença de Graves
   b. síndrome de de Quervain
   c. doença de Hashimoto
   d. doença de Addison

99. Qual dos procedimentos invasivos a seguir remove uma pequena porção de tecido vivo para análise microscópica?
   a. biópsia de agulha grossa
   b. paracentese
   c. biópsia de agulha fina
   d. aspiração de cisto

100. Em qual das regiões a seguir é mais comum a localização de um pseudocisto pancreático?
   a. saco menor
   b. espaço subfrênico
   c. espaço pararrenal
   d. recesso hepatorrenal (bolsa de Morrison)

101. Um paciente chega ao pronto-socorro manifestando dor intensa no quadrante superior esquerdo. Os valores de laboratório demonstram lipase sérica em 670 UI/L. O ultrassom é solicitado para descartar:
   a. cirrose
   b. esplenomegalia
   c. doença biliar
   d. malignidade hepática

102. Qual das variantes anatômicas a seguir demonstra protrusão externa para o córtex renal lateral?
   a. lobulação fetal
   b. corcunda de dromedário
   c. defeito parenquimatoso de junção
   d. coluna de Bertin hipertrofiada

103. Uma anomalia congênita associada à fusão de ambos os rins dentro do mesmo quadrante corporal descreve:
   a. rim em bolo
   b. ptose renal
   c. rim em ferradura
   d. ectopia fundida e cruzada

104. Paciente com história recente de angioplastia se apresenta com massa inguinal pulsátil. Identifica-se uma coleção de fluido adjacente à artéria femoral comum. O ultrassom colorido e Doppler espectral demonstra fluxo sanguíneo turbulento na coleção de fluido. Com base na história clínica, os achados sonográficos são mais coerentes com:
   a. lipoma
   b. hematoma
   c. pseudoaneurisma
   d. aneurisma da artéria femoral comum

105. Paciente de 25 anos se apresenta com massa palpável insensível na mama. Identifica-se massa hipoecoica oval no parênquima mamário reforço acústico posterior. Com base nessa história clínica, o achado sonográfico é mais suspeito para:
   a. lipoma
   b. hamartoma
   c. cisto complexo
   d. fibroadenoma

106. Qual das tarefas a seguir faz parte da função do baço?
   a. regular os eletrólitos séricos
   b. remover material estranho do sangue
   c. converter o excesso de aminoácidos em glicose
   d. manter a homeostasia da concentração de cálcio

107. A anormalidade da vesícula biliar exibindo um artefato em "cauda de cometa" descreve:
   a. pneumobilia
   b. adenomiomatose
   c. vesícula em porcelana
   d. carcinoma da vesícula biliar

108. Em qual das regiões a seguir é mais comum a colocação de um rim transplantado?
   a. quadrante inferior esquerdo
   b. área periumbilical
   c. quadrante inferior direito
   d. quadrante superior direito

109. Qual das descrições a seguir é a mais precisa da aparência sonográfica e da localização do divertículo ileal (de Meckel)?
   a. massa hiperecoica localizada próxima ao canal anal
   b. massa isoecoica localizada próxima à válvula ileocecal
   c. massa anecoica ou complexa, levemente em direção à direita do umbigo
   d. massa complexa, levemente inferior ao ligamento venoso

110. Qual dos termos a seguir descreve uma alteração degenerativa não inflamatória em um tendão?
   a. tenalgia
   b. tendonite
   c. tenodinia
   d. tendinose

111. Dentro de 5 anos, o risco de ruptura de um aneurisma da aorta abdominal medindo 5 cm de diâmetro é de:
   a. 5%
   b. 15%
   c. 25%
   d. 75%

112. Antes da bifurcação, o último ramo visceral principal da aorta abdominal é a:
   a. artéria lombar
   b. artéria hipogástrica
   c. artéria sacral média
   d. artéria mesentérica inferior

113. Qual das anormalidades a seguir coexiste, geralmente, em pacientes com aneurisma poplíteo?
   a. cisto sinovial
   b. trombose venosa profunda
   c. insuficiência cardíaca congestiva
   d. aneurisma aórtico abdominal

114. Qual dos espaços peritoneais a seguir está localizado acima do fígado?
   a. saco menor
   b. espaço pré-vesical
   c. espaço subfrênico
   d. recesso hepatorrenal (bolsa de Morison)

115. Paciente chega para ultrassom abdominal por causa de história de hepatite B. Qual das anormalidades a seguir o médico, provavelmente, excluirá?
   a. cirrose
   b. infiltração gordurosa
   c. hipertensão porta
   d. carcinoma hepatocelular

116. Em qual dos sítios a seguir a maioria das lesões metastáticas no fígado tem origem?
   a. pulmão
   b. mama
   c. cólon
   d. pâncreas

117. Por qual das estruturas a seguir o ducto biliar comum passa antes de entrar no duodeno?
   a. esfíncter da ampola hepatopancreática (de Oddi)
   b. ducto pancreático (de Wirsung)
   c. ampola hepatopancreática (de Vater)
   d. forame omental (de Winslow)

118. Qual dos quadros a seguir é a causa mais comum de hipotireoidismo?
   a. doença de Graves
   b. síndrome de de Quervain
   c. doença de Hashimoto
   d. síndrome de Bouveret

119. O lobo piramidal da glândula tireoide surge do aspecto:
   a. inferior de um lobo da tireoide
   b. superior do istmo
   c. anterior à glândula tireoide
   d. posterior do istmo

120. Sob condições normais, qual das artérias a seguir supre a maior parte do sangue para o cérebro?
   a. artérias vertebrais
   b. artérias carótidas externas
   c. artérias carótidas internas
   d. artérias cerebrais médias

121. Qual das anormalidades a seguir envolve o ureter distal e a bexiga urinária?
   a. ureterocele
   b. divertículo
   c. seio uracal
   d. pólipo de bexiga

122. O resíduo pós-miccional na bexiga urinária de um adulto normal não deverá exceder:
   a. 5 mL
   b. 20 mL
   c. 50 mL
   d. 100 mL

123. Em qual das regiões a seguir estão localizadas, com mais frequência, as neoplasias malignas envolvendo o cólon?
    a. ânus
    b. ceco
    c. reto
    d. cólon sigmoide

124. Qual das estruturas vasculares a seguir cursa posterior à artéria mesentérica superior?
    a. veia esplênica
    b. artéria esplênica
    c. veia renal esquerda
    d. veia mesentérica superior

125. No ultrassom, a visualização de uma agulha durante um procedimento invasivo é obtida no plano:
    a. paralelo ao caminho da agulha
    b. perpendicular ao caminho da agulha
    c. posterior ao caminho da agulha
    d. perpendicular ao exame

Responda as perguntas 126 e 127, usando a Fig. 20.

126. Um paciente se apresenta com história de testes elevados de função hepática e mal-estar. Com base nessa história clínica, para qual das anormalidades a seguir os achados sonográficos são mais suspeitos?
    a. candidíase
    b. metástase no fígado
    c. esquistossomose
    d. hiperplasia nodular focal

127. Na porção medial do fígado, identifica-se massa redonda e anecoica. Qual das estruturas a seguir essa massa anecoica tem mais probabilidade de representar?
    a. vesícula biliar
    b. cisto hepático
    c. abscesso hepático
    d. cisto do colédoco

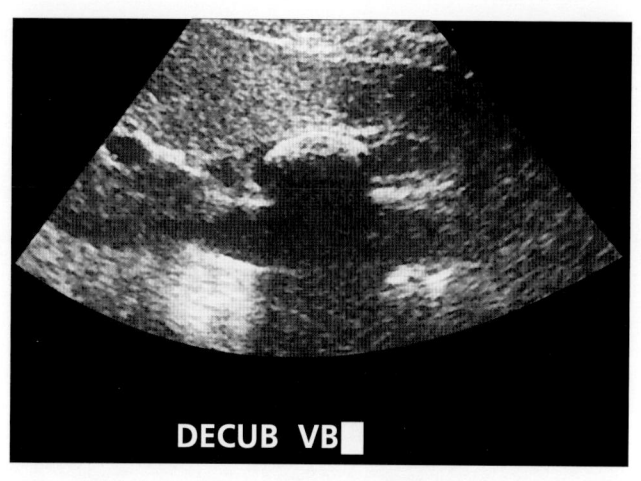

FIG. 21 Sonograma transverso da vesícula biliar.

Responda a pergunta 128, usando a Fig. 21.

128. Paciente assintomático se apresenta com história de testes elevados de função hepática. Um grande foco hiperecoico é identificado na fossa da vesícula biliar. Esse achado sonográfico é característico de:
    a. sinal-alvo
    b. sinal WES (*Wall-Echo-Shadow sign*)
    c. sinal *water lily*
    d. sinal de teclado

Responda a pergunta 129, usando a Fig. 22.

129. Qual das estruturas intra-hepáticas a seguir está identificada pela seta?
    a. ligamento falciforme
    b. fissura lobar principal
    c. *ligamentum teres*
    d. ligamento venoso

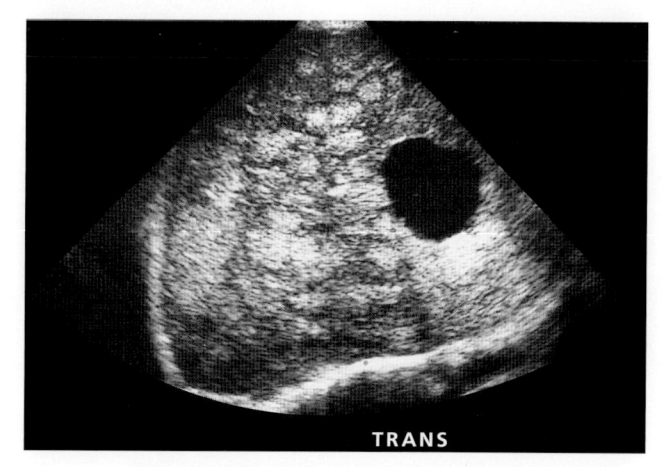

FIG. 20 Sonograma transverso do fígado.

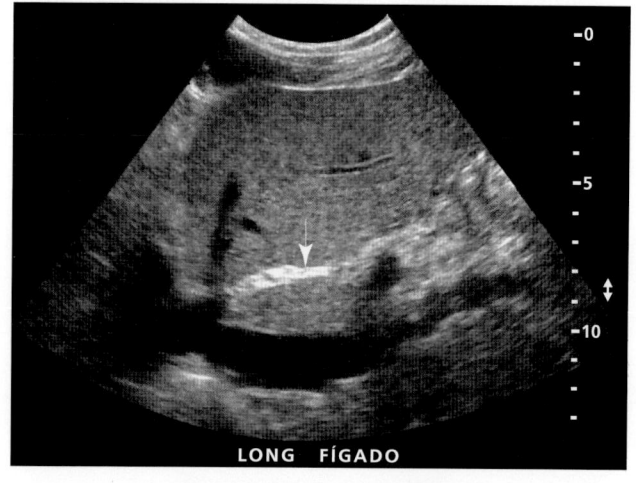

FIG. 22 Sonograma do fígado.

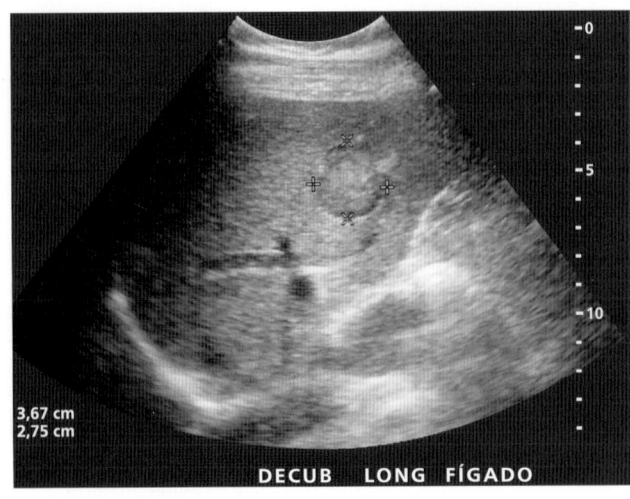

FIG. 23 Sonograma sagital do fígado.

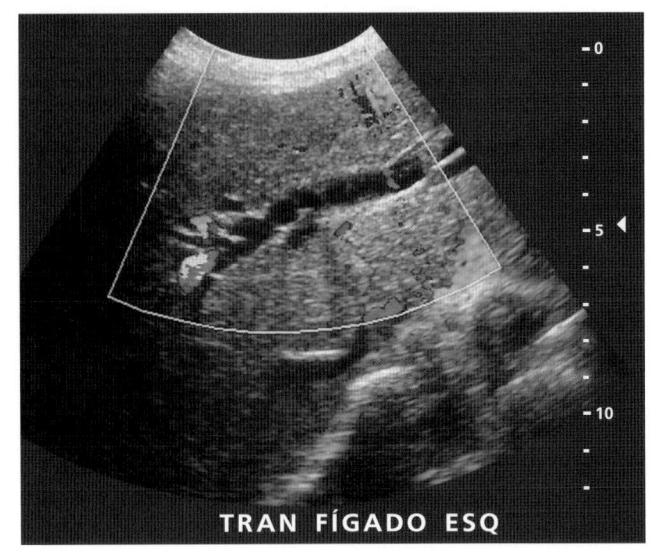

FIG. 24 Sonograma transversal do fígado (ver Ilustração em Cores 7).

Responda a pergunta 130, usando a Fig. 23.

130. Exame de varredura anual do abdome superior é solicitado para paciente assintomático com história de hepatite B e identifica uma lesão intra-hepática delineada pelos compassos de calibre. Com base na história clínica, essa neoplasia é mais suspeita para:
   a. abscesso
   b. hepatoma
   c. lesão metastática
   d. hemangioma cavernoso

Responda a pergunta 131, usando a Fig. 24 e a Ilustração em Cores 7.

131. Paciente de 40 anos se apresenta com história de colecistectomia há 10 anos e nova manifestação de testes de função hepática elevados. Ela se queixa de cãibras abdominais que persistem há várias semanas. Qual dos quadros a seguir é mais provavelmente identificado nesse sonograma da árvore biliar esquerda?
   a. síndrome de Berry
   b. doença de Caroli
   c. doença de Klatskin
   d. síndrome de Budd-Chiari

Responda a pergunta 132, usando a Fig. 25.

132. Paciente idoso se apresenta com história de hipertensão e creatinina elevada. Massa não vascular é identificada no polo superior do rim direito. As características sonográficas dessa massa são mais coerentes com:
   a. cisto renal
   b. abscesso renal
   c. neoplasia maligna
   d. hemorragia suprarrenal

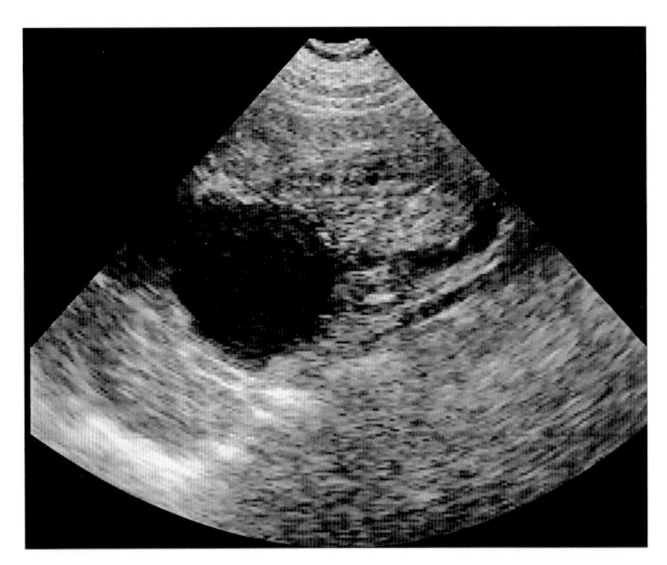

FIG. 25 Sonograma sagital do hipocôndrio direito.

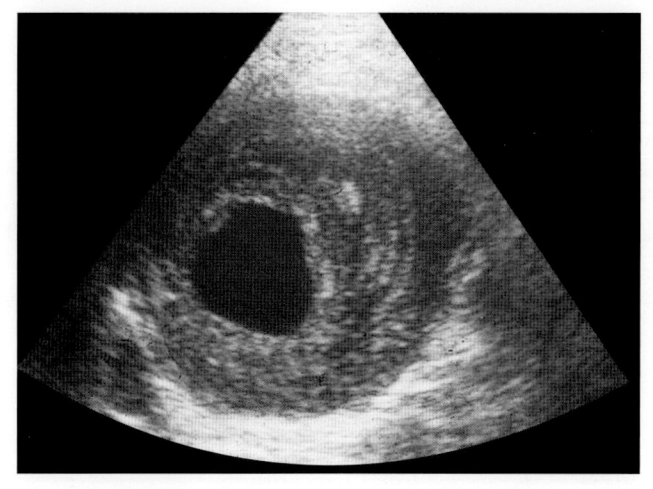

FIG. 26 Sonograma transverso da aorta abdominal.

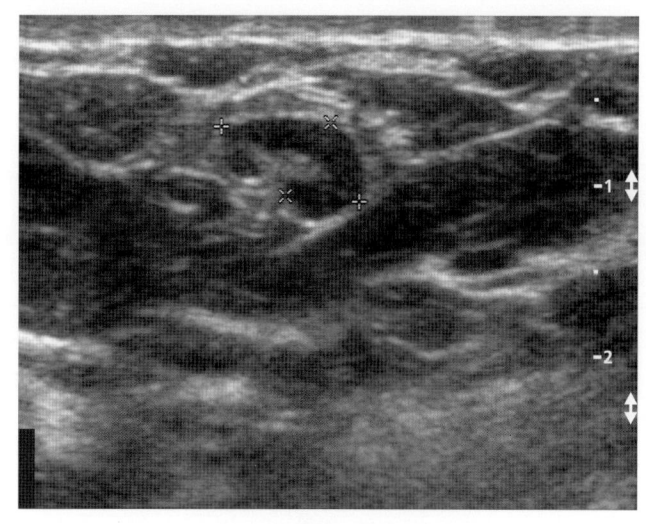

FIG. 27 Sonograma da axila.

Responda a pergunta 133, usando a Fig. 26.

133. Paciente com história de aneurisma da aorta abdominal chega ao pronto-socorro queixando-se de dor intensa nas costas. O ultrassom é solicitado para descartar o aneurisma rompido. Qual das anormalidades a seguir é mais provável nesse sonograma transverso da aorta distal?
 a. ruptura da aorta
 b. dissecção da aorta
 c. aneurisma micótico
 d. aneurisma com trombo intraluminar

Responda a pergunta 134, usando a Fig. 27.

134. Um exame de ultrassom é solicitado para avaliar massa palpável no quadrante externo superior da mama direita, próximo à axila. Uma estrutura oval e sólida é identificada entre os calibres no ultrassom. Qual das estruturas a seguir é mais coerente com esses achados sonográficos?
 a. lipoma
 b. linfonodo
 c. hamartoma
 d. fibroadenoma

Responda a pergunta 135, usando a Fig. 28.

135. Um recém-nascido manifesta história de infecção isolada do trato urinário. O sonograma renal é solicitado para avaliar a patologia desse trato. Qual dos quadros a seguir é mostrado pela imagem do rim esquerdo?
 a. pielonefrite
 b. hidronefrose leve
 c. múltiplos cistos peripiélicos
 d. rim neonatal normal

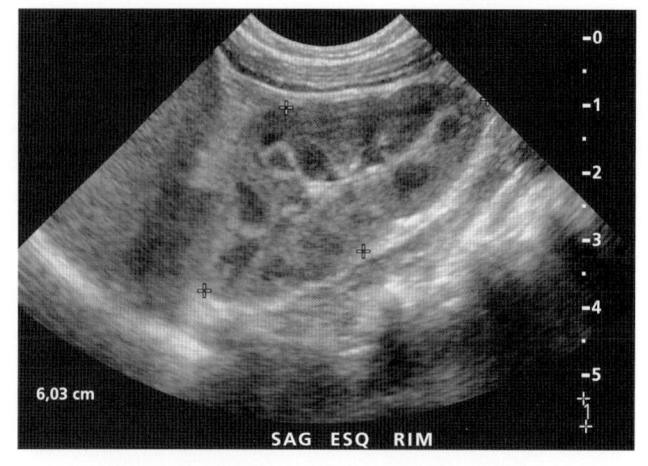

FIG. 28 Sonograma sagital de um rim neonatal.

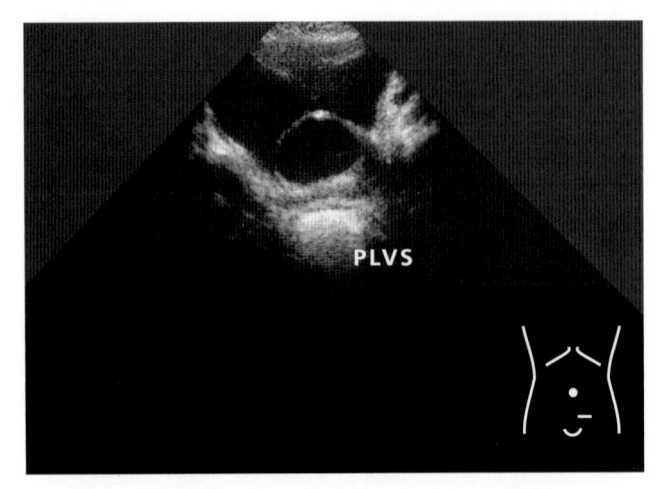

FIG. 29 Sonograma transverso da bexiga urinária.

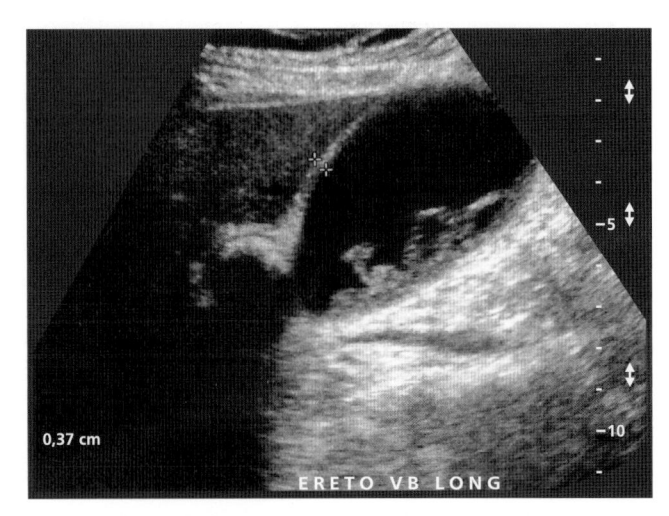

FIG. 30 Sonograma longitudinal da vesícula biliar.

Responda a pergunta 136, usando a Fig. 29.

136. Criança começando a andar apresenta história de infecções intensas do trato urinário. Um ultrassom dos rins é solicitado para descartar qualquer patologia. Um achado acidental é identificado próximo ao orifício uretérico esquerdo da bexiga urinária. Qual das anormalidades a seguir esse achado mais provavelmente identifica?
    a. ureterocele
    b. hidroureter
    c. divertículo
    d. balão de cateter

Responda a pergunta 137, usando a Fig. 30.

137. Um paciente idoso se apresenta com história de dor epigástrica, perda de peso e fosfatase alcalina elevada. Um cálculo é identificado no colo da vesícula biliar. Focos ecogênicos irregulares são identificados na parede posterior do corpo da vesícula biliar. Com base nessa história clínica, os focos ecogênicos são suspeitos para lama tumefacta ou:
    a. adenomiomatose
    b. lesões metastáticas
    c. colecistite crônica
    d. carcinoma da vesícula biliar

Responda a pergunta 138, usando a Fig. 31.

138. Exame por ultrassom do abdome é solicitado em uma paciente para avaliar massa no fígado demonstrada em uma varredura por CT. No momento, a paciente está assintomática, com valores de laboratório normais. Identifica-se massa hiperecoica focalizada no lobo direito do fígado. Qual das doenças a seguir a seta está mais provavelmente identificando?
    a. hepatoma
    b. adenoma
    c. hemangioma cavernoso
    d. área focalizada de infiltração gordurosa

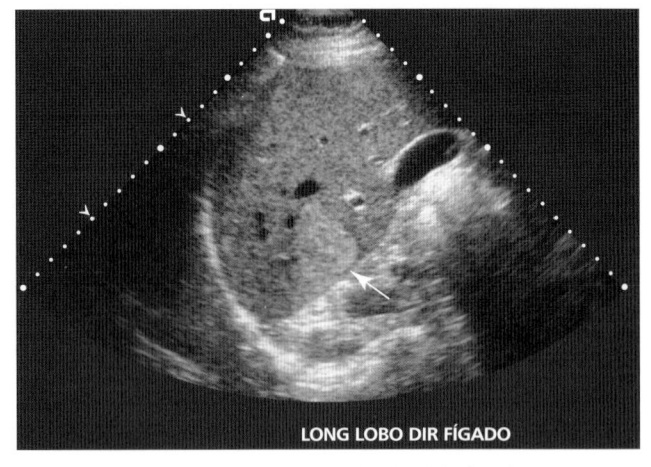

FIG. 31 Sonograma longitudinal do fígado.

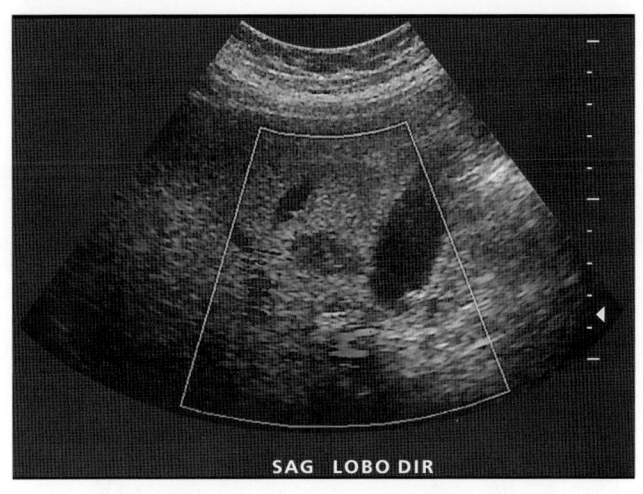

FIG. 32 Sonograma sagital do fígado.

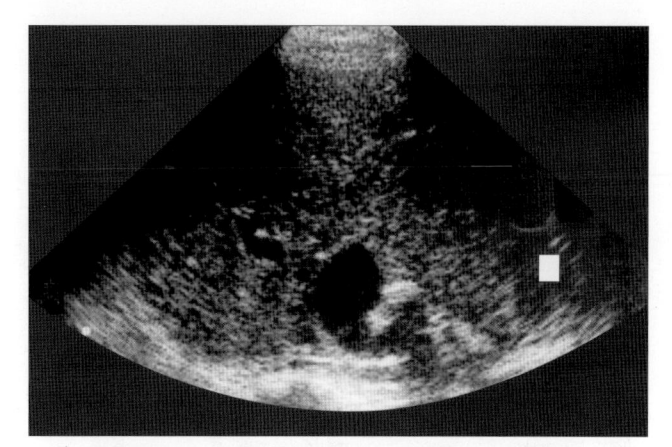

FIG. 33 Sonograma transverso da vesícula biliar.

Responda a pergunta 139, usando a Fig. 32.

139. Paciente de meia-idade se apresenta com história de níveis elevados nos testes de função hepática. Solicita-se ultrassom para avaliar possível quadro de colelitíase. Um foco hipoecoico é identificado no fígado, anterior à veia porta e lateral à vesícula biliar. Com base nessa história clínica, para qual das anormalidades a seguir os achados sonográficos são mais suspeitos?
   a. abscesso hepático
   b. lesão metastática
   c. adenoma hepático
   d. infiltração gordurosa com área focal de tecido poupado de gordura

Responda as perguntas 140 e 141, usando a Fig. 33.

140. Qual(quais) das estruturas a seguir é(são) demonstrada(s) na região do colo da vesícula biliar?
   a. cálculos
   b. clipe cirúrgico
   c. prega de junção
   d. bolsa de Hartmann

141. Com qual das situações a seguir esse achado está mais provavelmente associado?
   a. história anterior de adenomiomatose
   b. história anterior de cirurgia abdominal
   c. risco aumentado de desenvolvimento de colelitíase
   d. risco aumentado de desenvolvimento de colecistite aguda

Responda a pergunta 142, usando a Fig. 34.

142. Um paciente se apresenta com história de hematúria e dor no flanco esquerdo. Qual das anomalias a seguir é mostrada pela imagem sagital do rim esquerdo?
   a. hamartoma
   b. nefrolitíase
   c. angiomiolipoma
   d. calcificação arterial

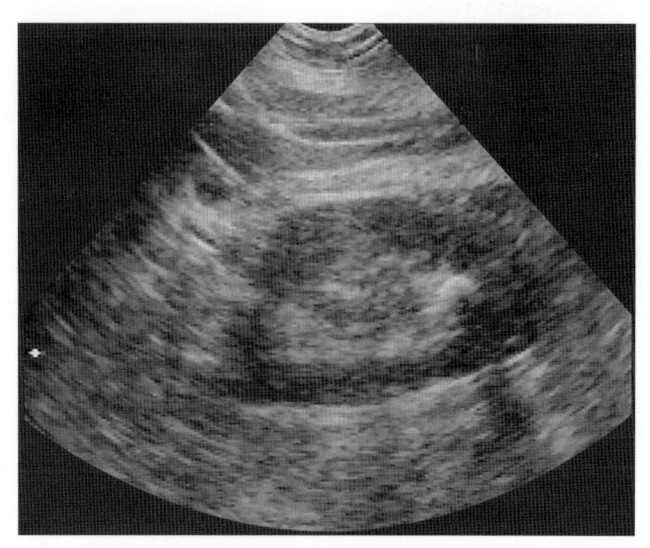

FIG. 34 Sonograma sagital do rim esquerdo.

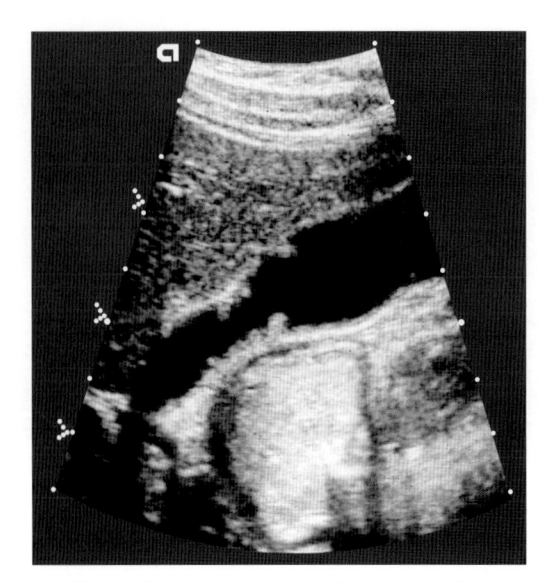

FIG. 35 Sonograma supino da vesícula biliar.

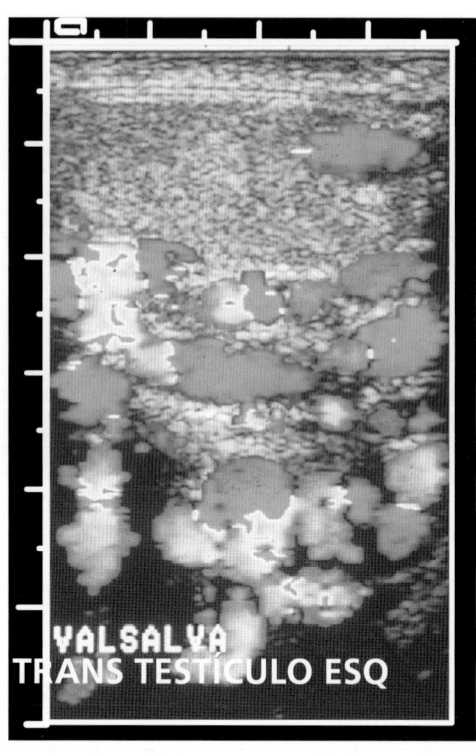

FIG. 36 Sonograma duplex da porção inferior do escroto esquerdo (ver Ilustração em Cores 8).

Responda as perguntas 143 e 144, usando a Fig. 35.

143. Paciente se apresenta com história de dor indefinida no quadrante superior direito e testes normais de função hepática. Com qual das anormalidades a seguir os achados sonográficos nessa imagem são mais coerentes?
   a. pólipos
   b. colelitíase
   c. lesões metastáticas
   d. lama tumefaciente

144. Qual das técnicas sonográficas a seguir serão mais úteis para estreitar as considerações diferenciais nesse caso?
   a. posição de decúbito
   b. ingestão de refeição gordurosa
   c. aumento da frequência do transdutor
   d. aumento da pressão do transdutor sobre a vesícula biliar

Responda as perguntas 145 e 146, usando a Fig. 36 e a Ilustração em Cores 8.

145. Paciente se apresenta com história de massa escrotal esquerda e escroto dolorido. Uma imagem duplex da porção inferior do escroto esquerdo é documentada durante uma manobra de Valsalva. Os achados sonográficos são mais suspeitos para qual das seguintes doenças?
   a. orquite
   b. varicocele
   c. epididimite
   d. hérnia escrotal

146. Para qual dos quadros a seguir essa doença pode ser uma etiologia possível?
   a. prostatite
   b. infertilidade
   c. testosterona elevada
   d. infecção do trato urinário

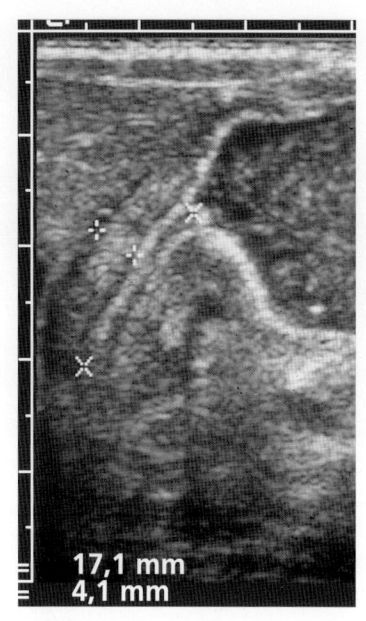

FIG. 37 Sonograma transversal.

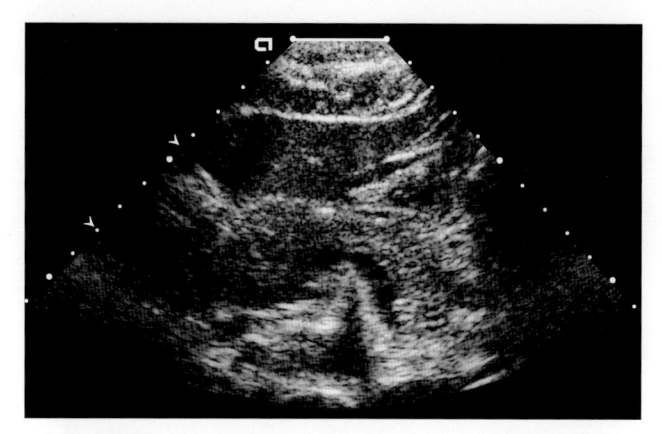

FIG. 38 Sonograma transversal do pâncreas.

Responda a pergunta 147, usando a Fig. 37.

147. Um bebê do sexo masculino com 8 semanas de vida manifesta história de vômito em jato e dificuldade em progredir/crescer. Sua última alimentação ocorreu 3 horas atrás. Um ultrassom da parede e do canal pilóricos é realizado e mensurado. Para qual dos quadros a seguir esses achados sonográficos são mais suspeitos?
   a. gastrite
   b. úlcera péptica
   c. estenose pilórica
   d. intussuscepção

Responda a pergunta 148, usando a Fig. 38.

148. Um paciente chega ao pronto-socorro com história anterior de cálculos na vesícula. Ao chegar, ele se queixa de dor intensa na parte superior das costas e falta de apetite. Os valores de laboratório demonstram elevação nos níveis de bilirrubina direta. Com base nessa história clínica, para qual das anormalidades a seguir os achados sonográficos são mais suspeitos?
   a. pseudocisto
   b. fibrose cística
   c. pancreatite aguda
   d. neoplasia maligna

Responda a pergunta 149, usando a Fig. 39.

149. Um adulto jovem se apresenta com história de massa escrotal palpável. Há 2 meses, ele fora tratado para epididimite e nega dor no escroto ou traumatismo. Com base nessa história clínica, para qual das doenças a seguir os achados sonográficos são mais suspeitos?
   a. varicocele
   b. orquite crônica
   c. neoplasia maligna
   d. ectasia tubular da *rete testis*

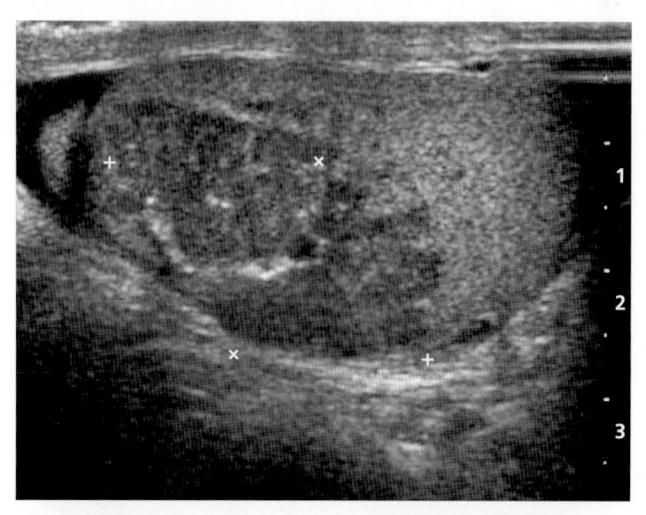

FIG. 39 Sonograma transversal dos testículos.

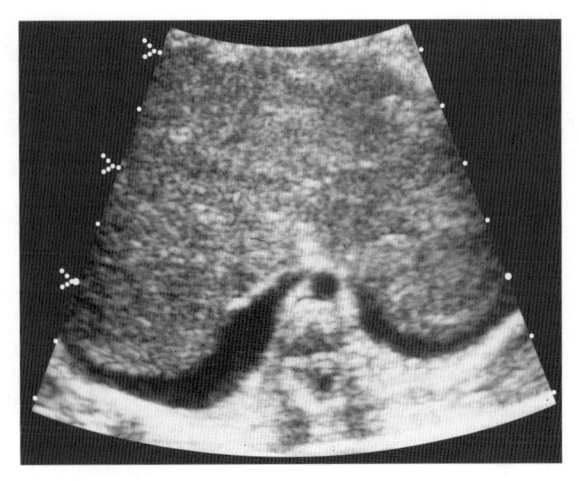

FIG. 40 Sonograma transversal do hemiabdome superior.

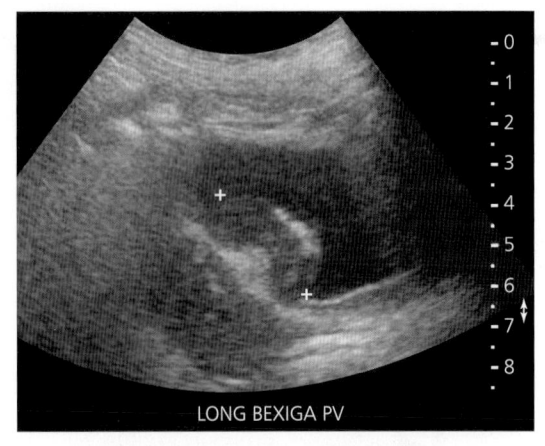

FIG. 42 Sonograma longitudinal da bexiga.

Responda a pergunta 150, usando a Fig. 40.

150. Criança começando a andar apresenta quadro de pneumonia e sensibilidade abdominal. O ultrassom do abdome é solicitado para descartar qualquer doença. Em qual das regiões a seguir são identificadas coleções de fluido?
    a. espaços pleurais bilaterais
    b. espaço subfrênico bilateral
    c. goteiras parietocólicas bilaterais
    d. espaço sub-hepático e saco menor

Responda a pergunta 152, usando a Fig. 42.

152. Paciente de 72 anos se apresenta com história de hematúria macroscópica indolor. Os calibres do ultrassom identificam massa imóvel e hipervascular. Com base nessa história clínica, essa massa sólida representa, mais provavelmente:
    a. um pólipo da bexiga
    b. debris/depósitos
    c. carcinoma da bexiga
    d. divertículo da bexiga

Responda a pergunta 151, usando a Fig. 41.

151. Paciente se apresenta para um ultrassom abdominal para descartar quadro de colelitíase. Ele se queixa de dor epigástrica pós-prandial. Com base nessa história clínica, o sonograma demonstra, mais provavelmente:
    a. baço acessório
    b. adenoma da suprarrenal
    c. carcinoma de células renais
    d. neoplasia retroperitoneal

Responda a pergunta 153, usando a Fig. 43.

153. Bebê assintomático com 1 mês de idade apresenta história de icterícia. A seta está apontando para a vesícula biliar. Uma grande estrutura avascular é identificada na *porta hepatis*. Com base nessa história clínica, qual dos quadros a seguir tem mais probabilidade de ser identificado pelo sonograma?
    a. biloma
    b. cisto hepático
    c. variz da veia porta
    d. cisto do colédoco

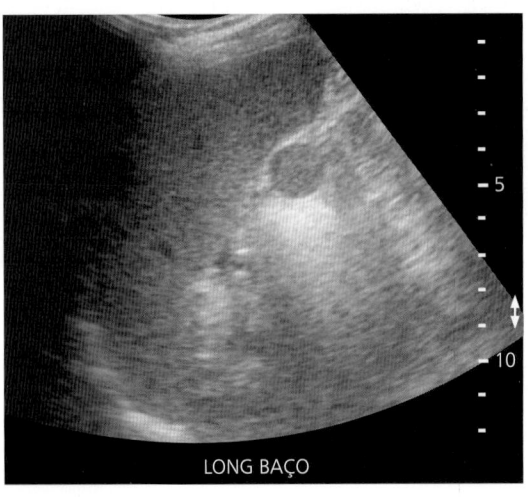

FIG. 41 Sonograma longitudinal do baço.

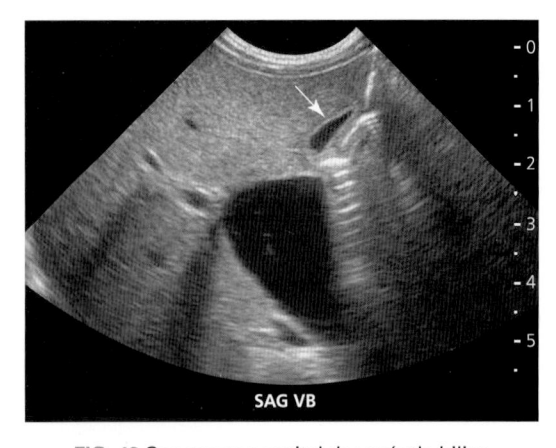

FIG. 43 Sonograma sagital da vesícula biliar.

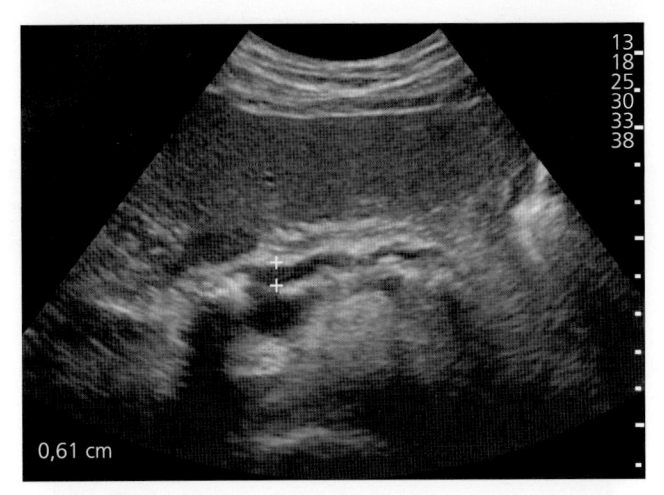

FIG. 44

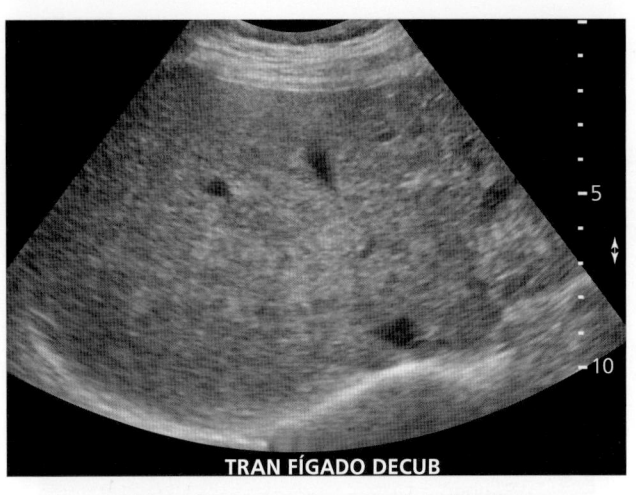

FIG. 45 Sonograma transversal do fígado.

Responda a pergunta 154, usando a Fig. 44.

154. Paciente se apresenta com história de dor indefinida no quadrante superior direito, teste de tolerância anormal à glicose e níveis normais de lipase. Com base nessa história clínica, qual das doenças a seguir é a mais provável, de acordo com o sonograma?
   a. pseudocisto
   b. fleimão
   c. pancreatite crônica
   d. carcinoma da cabeça pancreática

Responda a pergunta 155, usando a Fig. 45.

155. Paciente com história de abuso de álcool chega para um ultrassom abdominal, queixando-se de dor no abdome. Os valores de laboratório demonstram aumento nos níveis de aspartato aminotransferase (AST) e de alanina aminotransferase (ALT). Com base nessa história clínica, qual das doenças a seguir é a mais provável de acordo com o sonograma?
   a. cirrose
   b. infiltração gordurosa
   c. doença metastática do fígado
   d. hiperplasia nodular focal

Responda as perguntas 156 e 157, usando a Fig. 46.

156. Paciente se apresenta com história de dor no flanco direito e hematúria microscópica. Com base nessa história clínica, qual dos quadros a seguir é o mais provável, de acordo com o sonograma?
   a. ureterocele
   b. *stent* ureteral
   c. cálculo no ureter distal
   d. cálculo na bexiga urinária

157. Qual dos quadros a seguir está, mais provavelmente, associado a esse diagnóstico?
   a. colelitíase
   b. hidronefrose
   c. abscesso renal
   d. nefrocalcinose

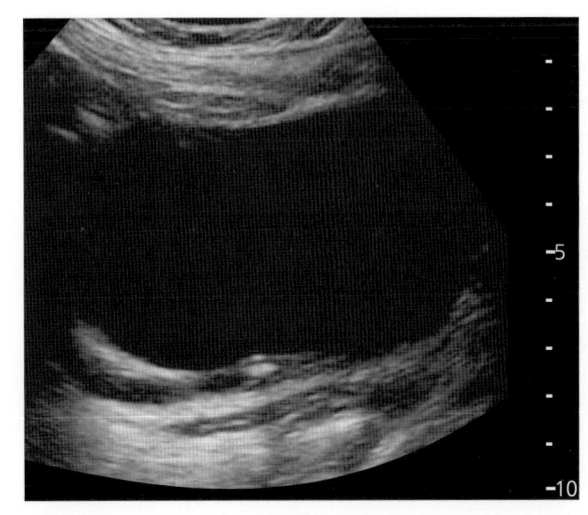

FIG. 46

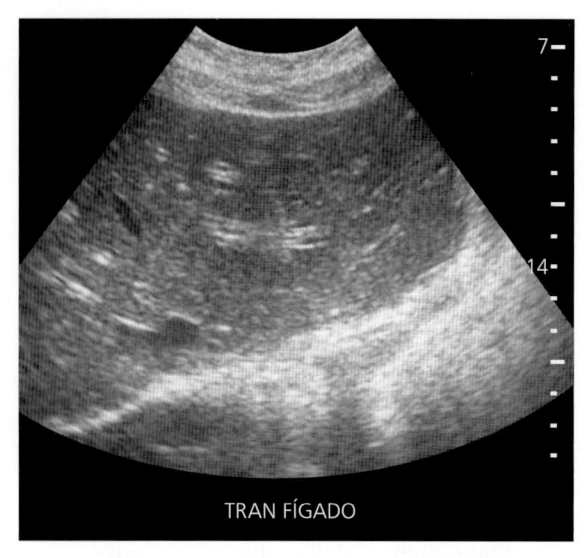

FIG. 47 Sonograma transversal do fígado.

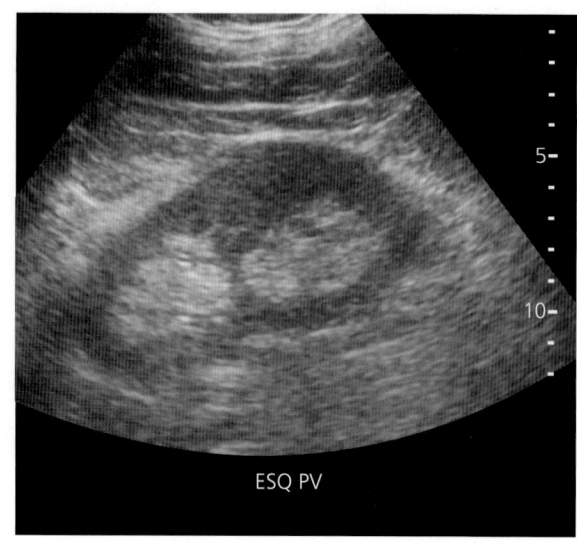

FIG. 48 Sonograma do rim esquerdo.

Responda a pergunta 158, usando a Fig. 47.

158. Paciente de 30 anos e com febre chega ao pronto-socorro queixando-se de fadiga e náusea que persistem há 3 dias. Os testes de laboratório mostram níveis acentuadamente elevados em AST, ALT e bilirrubina. Com base nessa história clínica, qual das doenças a seguir é a mais provável, de acordo com o sonograma?
  a. candidíase
  b. hepatite aguda
  c. hepatite peliosa
  d. esquistossomose

Responda a pergunta 159, usando a Fig. 48.

159. Paciente adulto se apresenta para ultrassom abdominal queixando-se de dor abdominal generalizada que persiste há 3 meses. A documentação do rim esquerdo e do baço faz parte do protocolo da clínica. Com base nessa história clínica, qual das doenças a seguir é a mais provável, de acordo com o sonograma?
  a. corcunda de dromedário
  b. duplicação renal
  c. carcinoma de células renais
  d. coluna de Bertin hipertrofiada

Responda a pergunta 160, usando a Fig. 49.

160. Um paciente de 30 anos chega para um ultrassom do escroto com história de massa palpável no testículo esquerdo. O sonograma visualiza massa testicular complexa à esquerda. Massa adicional é identificada medial ao rim esquerdo. Com base nessa história clínica e nos achados do ultrassom escrotal, para qual dos quadros a seguir essa massa é mais suspeita?
  a. linfadenopatia
  b. trombose da veia renal
  c. doença metastática
  d. divertículo intestinal

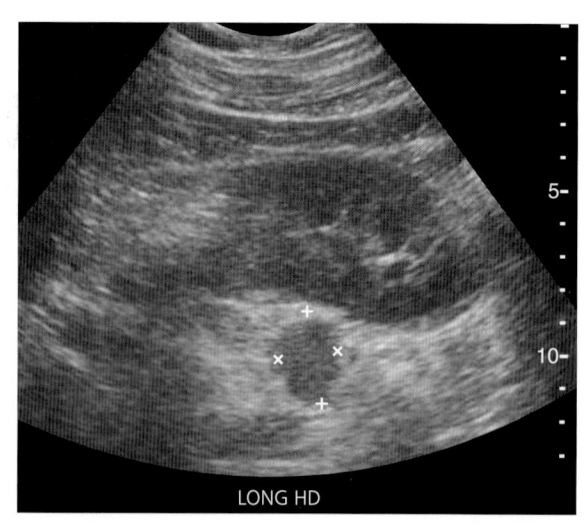

FIG. 49 Sonograma longitudinal do hipocôndrio esquerdo.

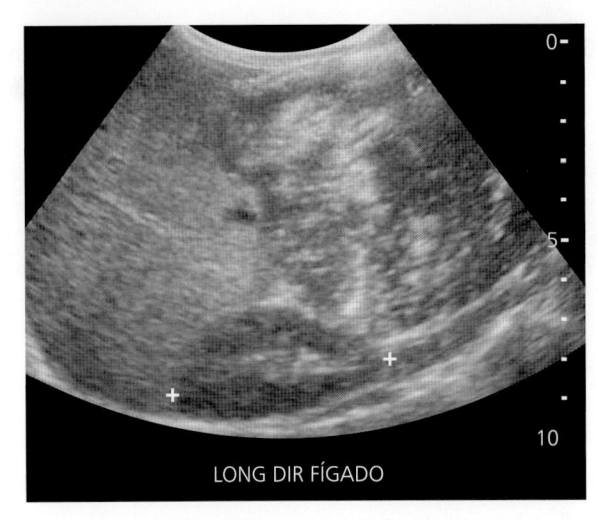

FIG. 50 Sonograma do fígado.

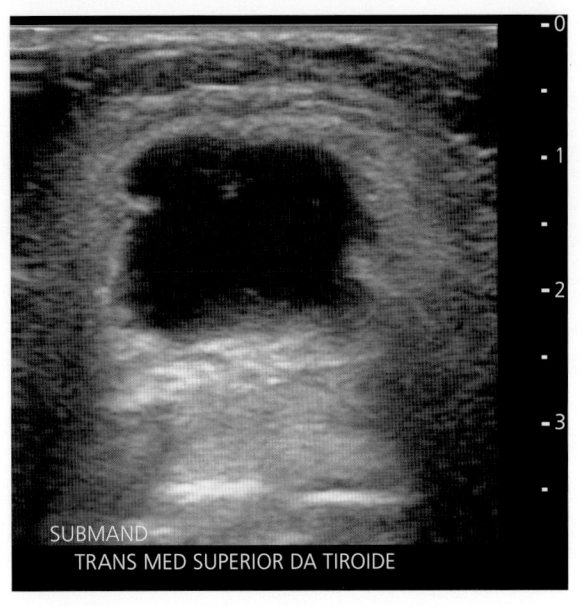

FIG. 51 Sonograma transversal superior e medial à tiroide (*submand*).

Responda a pergunta 161, usando a Fig. 50.

161. Criança com 13 meses de idade apresenta história de letargia e massa abdominal palpável. Massa hipervascular é identificada no quadrante superior direito. Com base nesses achados, o sonograma é mais suspeito para:
    a. hematoma
    b. neuroblastoma
    c. obstrução intestinal
    d. nefroblastoma

Responda a pergunta 162, usando a Fig. 51.

162. Paciente de 32 anos se apresenta ao departamento de ultrassom com história de massa firme sob a mandíbula. Com base nessa história clínica, qual dos quadros a seguir é o mais provável de acordo com o sonograma?
    a. cisto da fenda branquial
    b. cisto tiroglosso
    c. cisto da paratireoide
    d. glândula salivar obstruída

Responda a pergunta 163, usando a Fig. 52.

163. Paciente chega para ultrassom abdominal queixando-se de dor abdominal generalizada e história de colecistectomia há 5 anos. Os valores de laboratório estão pendentes. Com base nessa história clínica, qual das doenças a seguir é a mais provável de acordo com o sonograma?
    a. pneumobilia
    b. lama biliar
    c. grampos cirúrgicos
    d. artéria hepática calcificada

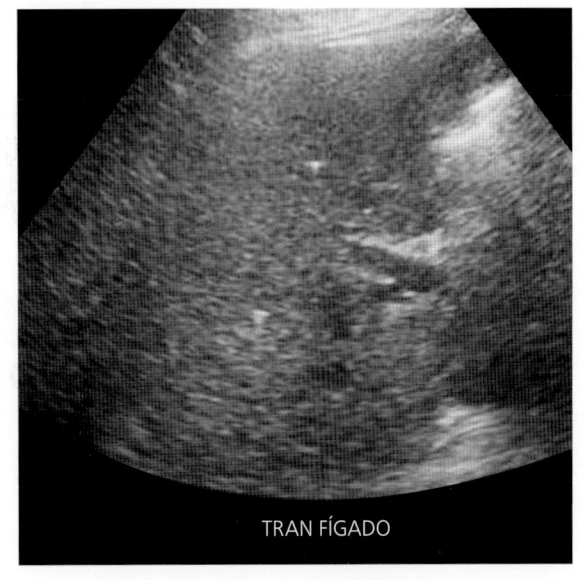

FIG. 52 Sonograma transversal do fígado.

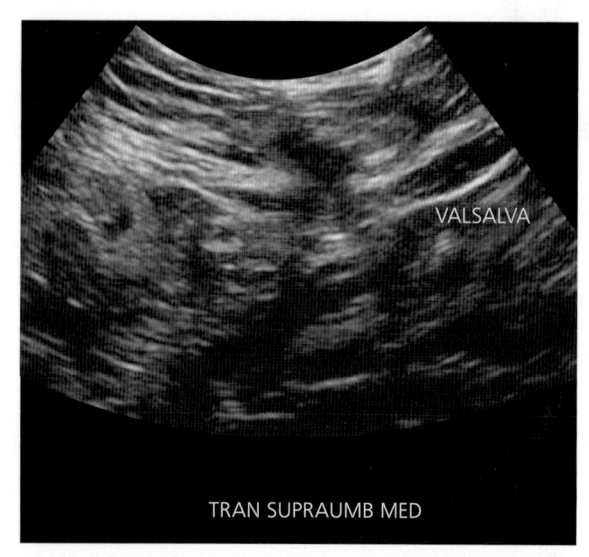

FIG. 53 Sonograma transversal supraumbilical, linha média.

Responda a pergunta 164, usando a Fig. 53.

164. Paciente se apresenta ao departamento de ultrassom queixando-se de massa abdominal palpável levemente acima do umbigo. Para qual das anormalidades a seguir o sonograma é mais suspeito?
    a. hematoma
    b. cisto uracal
    c. hematoma da bainha do reto
    d. hérnia da parede abdominal

165. Em qual das anomalias a seguir a cabeça do pâncreas envolve o duodeno?
    a. fleimão
    b. pâncreas ectópico
    c. pâncreas anular
    d. *pancreas divisum*

166. Ecos de baixa amplitude, sem sombreamento e se acumulando na porção dependente da vesícula biliar descrevem:
    a. cálculos da vesícula biliar
    b. lodo biliar
    c. adenomiomatose
    d. lama tumefacta

167. Qual porção do pâncreas está localizada mais superiormente no abdome?
    a. cauda
    b. cabeça
    c. colo
    d. corpo

168. Qual dos quadros as seguir é um transtorno hereditário?
    a. atresia biliar
    b. hiperaldosteronismo
    c. doença de rim policístico
    d. displasia renal multicística

169. Pacientes submetidos à diálise renal possuem fator predisponente para o desenvolvimento de:
    a. abscesso renal
    b. lipoma renal
    c. cálculo renal
    d. carcinoma renal

170. O diâmetro normal da artéria ilíaca comum não deve exceder:
    a. 0,5 cm
    b. 1 cm
    c. 1,5 cm
    d. 2 cm

PARTE III

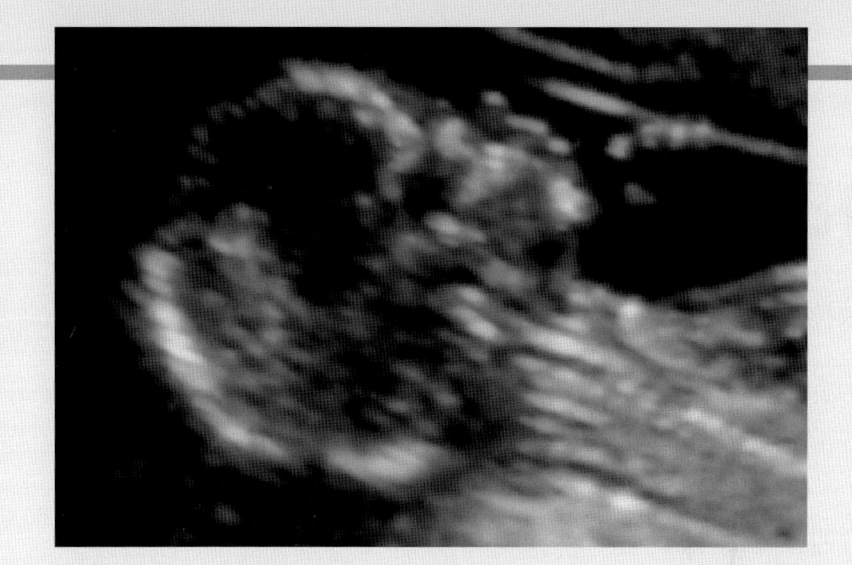

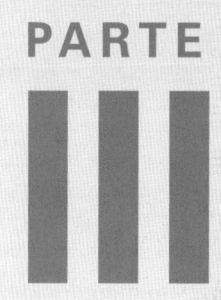

Obstetrícia e Ginecologia

CAPÍTULO 19

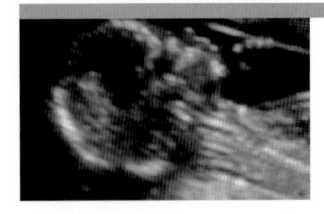

Anatomia da Pelve

PALAVRAS-CHAVE

anexos região que inclui a tuba uterina e o ovário.

***fimbriae ovarica* (NA) (fimbria ovariana)** – fímbrias (franjas) anexas ao ovário.

ligamento extensão de uma camada dupla de peritônio entre órgãos viscerais.

linha iliopectínea borda óssea na superfície interna dos ossos ílio e púbico que divide a pelve verdadeira e a falsa pelve.

menarca início dos ciclos menstruais.

menopausa cessação da menstruação.

pelve falsa região da pelve localizada superior à borda do oco pélvico.

pelve verdadeira região da pelve localizada inferior à borda da cavidade pélvica.

períneo região da superfície, tanto em homens quanto em mulheres, entre a sínfise púbica e o cóccix; a área inferior ao assoalho pélvico.

pré-menarca período antes do início dos ciclos menstruais.

puberdade refere-se ao processo de mudanças físicas pelo qual o corpo da criança se transforma em um corpo adulto com capacidade de reproduzir.

ANATOMIA DA PELVE (Fig. 19-1)

- A pelve começa nas cristas ilíacas e termina na sínfise púbica.
- Ela é dividida em pelve verdadeira e pelve falsa pela linha iliopectínea.

Pelve Verdadeira

- Conhecida também como cavidade pélvica.
- Localizada inferior à borda pélvica.
- Músculos e ligamentos formam o assoalho pélvico.
- Limite anterior – sínfise púbica.
- Limite posterior – sacro e cóccix.
- Parede posterolateral – músculos piriforme e coccígeo.
- Parede anterolateral – osso do quadril e músculos obturadores internos.
- Limites laterais – íleo e ísquio fundidos.
- Assoalho pélvico – músculo levantador do ânus e coccígeo.
- Conteúdo – sistema reprodutivo feminino, bexiga urinária, ureteres distais e intestino.

Pelve Falsa

- Localizada superior à borda pélvica.
- Limite anterior – parede abdominal.
- Limite posterior – porções do flange dos ossos ilíacos e base do sacro.
- Limites laterais – parede abdominal.
- Conteúdo – alças do intestino.

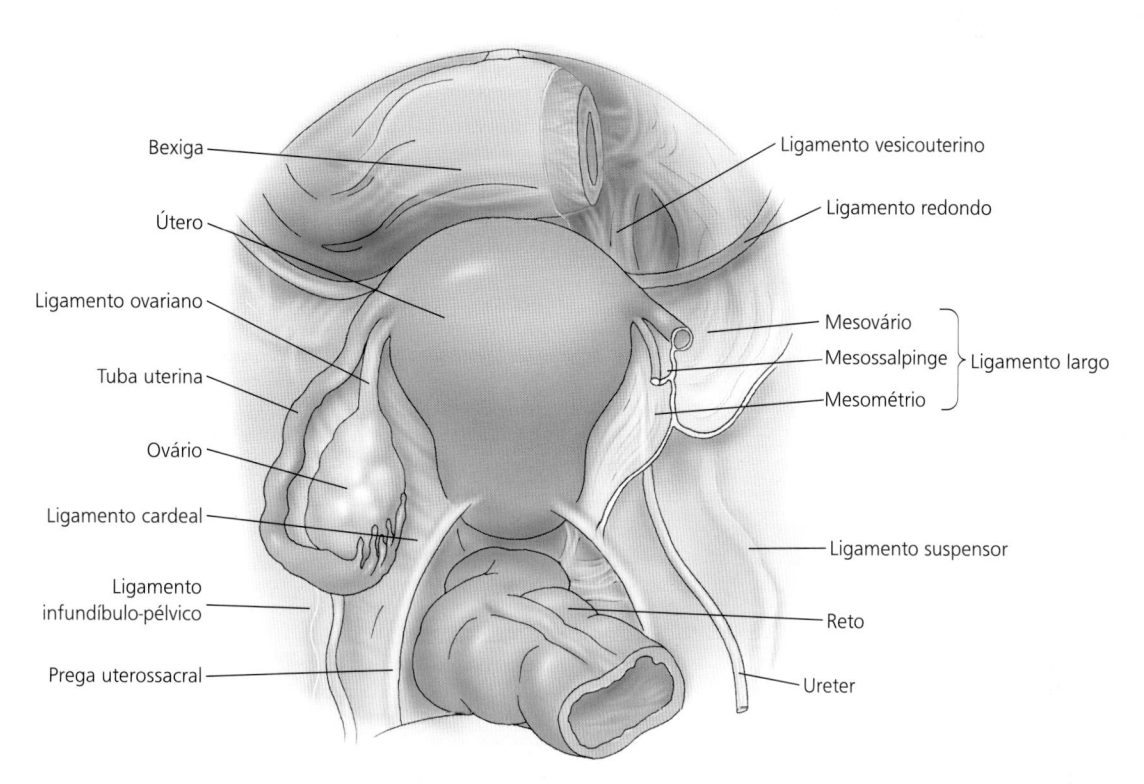

FIG. 19-1 Anatomia da pelve feminina.

Músculos Pélvicos

MÚSCULO PÉLVICO	DESCRIÇÃO	LOCALIZAÇÃO	APARÊNCIA ULTRASSONOGRÁFICA
Levantador do ânus	Nome dado a um grupo de músculos: 1. Puborretal 2. Iliococcígeo 3. Pubococcígeo Forma o assoalho pélvico junto com os músculos piriformes Sustenta e posiciona os órgãos pélvicos	São as estruturas mais caudais na cavidade pélvica Medial aos músculos obturadores internos Posterior à vagina e ao colo do útero	Ecos lineares de baixo nível, levemente curvados e posteriores à vagina Hipoecoico, se comparado ao útero normal
Músculos iliopsoas	Formados pelos músculos psoas maior e ilíaco Marcador lateral da pelve verdadeira	Curso anterior e lateral através da pelve falsa Descem até se unirem ao trocânter menor do fêmur	Ecos cinzentos de baixo nível com foco hiperecoico central
Músculos piriformes	Surgem a partir do sacro Formam parte do assoalho pélvico Correm pela incisura maior do ciático	Posteriores ao útero, ovários, vagina e reto Anteriores ao sacro Correm na diagonal para o músculo obturador interno	Ecos lineares de baixo nível Hipoecoicos, se comparados ao útero normal
Psoas maior	Surge a partir da coluna lombar Desce para o interior da pelve falsa	Corre lateral e anteriormente para dentro da pelve falsa Sai posterior ao ligamento inguinal	Ecogenicidade de baixo nível Formato redondo no plano transverso
Músculos obturadores internos	Margens laterais da pelve verdadeira Cercam o forame obturador	Posteriores e mediais aos músculos iliopsoas Nível da vagina Laterais aos ovários	Ecos lineares de baixo nível limítrofes às paredes laterais da bexiga urinária

Ligamentos Pélvicos

- Rotineiramente não visualizados por ultrassonografia.
- Na presença de coleções de fluido intraperitoneal, os ligamentos aparecerão moderadamente delgados e hiperecoicos.

Ligamentos Pélvicos

LIGAMENTO PÉLVICO	DESCRIÇÃO
Largo	Prega dupla do peritônio em formato de asa Envolve as tubas uterinas, o útero, os ovários e os vasos sanguíneos Estende-se desde as paredes laterais do útero até as paredes laterais da pelve Fornece um pouco de sustentação ao útero Cria as bolsas retrouterina e vesicouterina Dividido nos segmentos: mesométrio, mesossalpinge e meso-ovariano
Cardeal	Continuação do ligamento largo Estende-se pelo assoalho pélvico Anexo à porção do istmo do útero Sustenta o colo do útero com firmeza
Ovariano	Estende-se desde os cornos do útero até o aspecto medial do ovário
Redondo	Surge nos cornos uterinos, anterior às tubas uterinas Estende-se desde o fundo do útero até as paredes laterais da pelve Ajuda a manter a anteflexão do corpo e do fundo uterino O estiramento excessivo pode permitir a retroflexão do corpo e do fundo uterino Contrai-se durante o trabalho de parto
Suspensor	Conhecido também como ligamento infundíbulo-pélvico Estende-se desde a porção lateral do ovário até a parede lateral da pelve
Uterossacro	Estende-se desde o colo uterino superior até as margens laterais do sacro Sustenta o colo uterino com firmeza

Vasculatura Pélvica

VASO	LOCALIZAÇÃO	INFORMAÇÕES
Vasos arqueados	Estruturas vasculares proeminentes no terço externo do miométrio	Ramos da artéria uterina As artérias radiais surgem das artérias arqueadas As artérias espirais do endométrio surgem das artérias radiais As artérias radiais se ramificam em artérias retas para sustentar o miométrio interno e o endométrio Vasos de calibre maior são, geralmente, veias arqueadas
Artérias ilíacas internas	Posteriores ao útero e aos ovários Seguem curso posterior e penetram na pelve verdadeira, próximo à proeminência sacral	Também conhecidas como (Aka) artérias hipogástricas Suprem bexiga, útero, vagina e reto Dão origem às artérias uterinas
Artérias ovarianas	Surgem das margens laterais da aorta abdominal, levemente inferiores às artérias renais Correm mediais dentro dos ligamentos levantadores	Principal suprimento sanguíneo aos ovários Conectam-se às artérias uterinas
Veias ovarianas	Correm dentro dos ligamentos levantadores	A veia ovariana direita drena diretamente para a veia cava inferior A veia ovariana esquerda drena para a veia renal esquerda
Artérias uterinas	Mediais aos músculos levantadores do ânus Ascendem em curso tortuoso laterais ao útero, dentro do ligamento largo	Suprem colo do útero, vagina, útero, ovários e tubas uterinas Correm laterais e terminam na confluência com a artéria ovariana

Aka = also known as = também conhecido como.

Espaços Pélvicos

- É comum a visualização de um pequeno volume de fluido livre na bolsa retrouterina.
- Massas no espaço retropúbico (de Retzius) deslocarão a bexiga urinária para trás.
- Massas na bolsa vesicouterina deslocarão a bexiga urinária para frente.
- A gestação ectópica ou um cisto ovariano hemorrágico (hemoperitônio) se acumula nesses espaços.

Espaços Pélvicos

ESPAÇO PÉLVICO	LOCALIZAÇÃO
Bolsa retrouterina Fundo-de-saco posterior Saco de Douglas	Anterior ao reto Posterior ao útero Ponto mais inferior da cavidade pélvica Sítio mais comum para acúmulo de fluido
Espaço retropúbico Espaço de Retzius Espaço pré-vesical	Anterior à bexiga urinária Posterior à sínfise púbica
Bolsa vesicouterina Anterior ao Fundo-de-saco	Anterior ao útero Posterior à bexiga urinária

SISTEMA REPRODUTOR FEMININO (Fig. 19-2)

VAGINA

- Tubo muscular em colapso localizado posterior à bexiga urinária e uretra e anterior ao reto e ânus.
- Estende-se desde a vulva até o colo.
- As laterais da vagina ficam inseridas entre os músculos levantadores do ânus.
- Metade da vagina fica acima e a outra metade fica abaixo da borda pélvica.
- O órgão é nutrido pelas artérias vaginal e uterina e drena para as veias ilíacas internas.

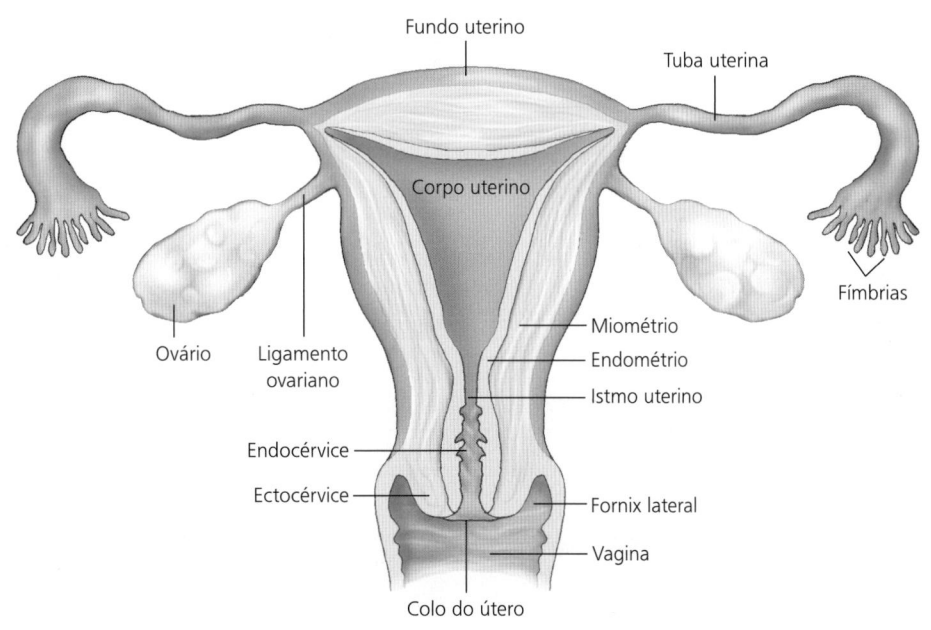

FIG. 19-2 Anatomia reprodutora feminina.

Aparência Sonográfica da Vagina

- As paredes vaginais demonstram ecos homogêneos de baixo nível.
- O canal vaginal demonstra um padrão de eco linear hiperecoico central.

ÚTERO

- Órgão retroperitoneal oco, em formato de pera.
- Derivado da porção caudal fundida do par de ductos mullerianos ocos.
- Órgão muscular coberto por peritônio, exceto abaixo do orifício cervical anterior.
- Sustentado pelos músculos levantadores do ânus, ligamentos cardinais e ligamentos uterossacros.
- O crescimento uterino começa por volta dos 7 a 8 anos de idade, acelera-se durante a puberdade e continua até por volta dos 20 anos.

Camadas de Tecido do Útero

Perimétrio
- Superfície serosa ou externa.
- Parte do peritônio parietal.
- Não distinto pelo ultrassom.

Miométrio
- A camada mais espessa do útero.
- Composto de músculo liso espesso de três camadas sustentado por tecido conectivo contendo grandes vasos sanguíneos.
- Camada externa:
  - Adjacente à serosa.
  - Separada da camada intermediária por vasos arqueados.
- Camada intermediária:
  - A mais espessa das três camadas.
- Camada interna:
  - Zona de junção.
  - Camada fina adjacente ao endométrio.

Endométrio
- Mucosa que reveste a cavidade uterina.
- A espessura está relacionada com os níveis de hormônio.
- Composto de duas camadas: funcional e basal.

Regiões do Útero

REGIÃO	DESCRIÇÃO
Corpo	A maior porção do útero Segmento muscular espesso do útero Localizado posterior à bolsa vesicouterina Localizado anterior à bolsa retrouterina Localizado medial aos ligamentos largos e aos vasos uterinos
Colo do útero (cérvice)	Porção inferior do útero Projeta-se para o canal vaginal Mais fibroso e menos flexível Ancorado no ângulo da bexiga pelo paramétrio Localizado entre a vagina e o istmo uterino A reflexão peritoneal não é demonstrada anterior ao colo do útero Comprimento de aproximadamente 2,5 cm

Regiões do Útero (Cont.)	
REGIÃO	**DESCRIÇÃO**
Cornos	Cornos laterais do útero em forma de funil Localizados entre o fundo uterino e a porção intersticial das tubas uterinas
Cavidade endometrial	Consiste em uma camada funcional superficial e uma camada basal profunda A camada funcional descama com a menstruação A camada basal regenera um novo endométrio A espessura depende dos níveis hormonais
Fundo	A porção em forma de abóbada, mais ampla e mais superior do útero Localizada superior à inserção das tubas uterinas A posição pode variar com o preenchimento da bexiga
Istmo	A "cintura estreita" do útero Localizado entre o colo e o corpo do útero Denominado de segmento uterino inferior durante a gestação

Localização do Útero

- Posicionado na pelve, anterior ao reto e posterior à bexiga urinária.

Aparência Sonográfica Normal do Útero

- Ecos cinzentos homogêneos leves a baixos cercando uma cavidade endometrial hiperecoica.
- As artérias uterinas demonstram padrão de fluxo de alta resistência.
- Índice de resistência das artérias arqueadas varia entre $0,86 \pm 0,04$ (reprodutivo) e $0,89 \pm 0,06$ (pós-menopausa).

Aparência Sonográfica Normal do Endométrio

- A camada basal externa se mostra hipoecoica.
- A camada funcional interna aparece tipicamente hiperecoica.
- A espessura varia com a fase ou *status* menstrual, mas não deverá exceder a 14 mm.

Medição do Útero (Fig. 19-3)

- A extensão é medida desde o fundo até o orifício cervical externo.
- A altura (espessura) é medida perpendicular à extensão da porção mais larga do corpo uterino.
- A largura é medida na porção mais larga do corpo uterino no eixo curto.

Medição do Endométrio (Fig. 19-4)

- A espessura anterior-posterior é medida no plano sagital.
- Medida a partir da interface ecogênica até a interface ecogênica (camada funcional).
- A área delgada e hipoecoica (camada basal) não é incluída na medição.
- O fluido dentro da cavidade endometrial não é incluído na medição.

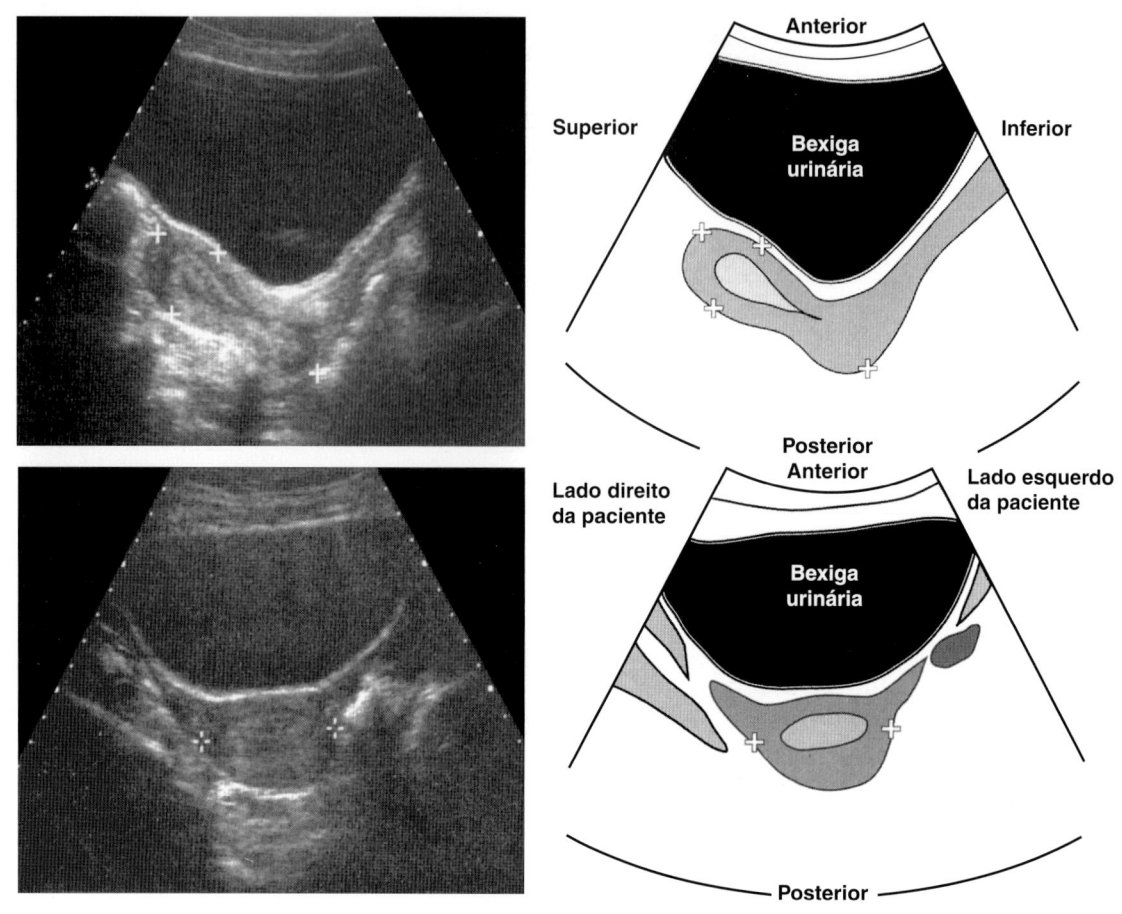

FIG. 19-3 Medições uterinas.

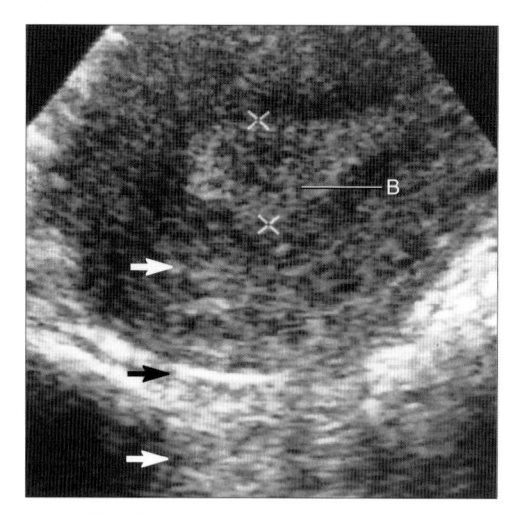

FIG. 19-4 Medição sonográfica do endométrio. Observe o realce acústico posterior (setas).

Tamanho do Útero

STATUS MENSTRUAL	EXTENSÃO (cm)	ALTURA (cm)	LARGURA (cm)	PROPORÇÃO COLO/CORPO
Pré-menarca	2-4	0,5-1	1-2	2:1
Menarca	6-8,5 nulípara 8-10 parida	3-5 nulípara 3-5 parida	3-5 nulípara 5-6 parida	1:2
Pós-menopausa	3,5-7,5	2-3	4-6	1:1

Posições Uterinas

POSIÇÃO	DESCRIÇÃO
Anteflexão	O fundo uterino se inclina sobre o colo
Anteversão	O útero se inclina ligeiramente para frente O colo forma um ângulo ≤ 90° com o canal vaginal É a posição uterina mais comum
Dextroflexão	O corpo uterino está deslocado ou flexionado à direita do colo O plano de imageamento transverso é o melhor para avaliar se o útero está nessa posição
Levoflexão	O corpo uterino está deslocado ou flexionado à esquerda do colo O plano de imageamento transverso é o melhor para avaliar se o útero está nessa posição
Retroflexão	O fundo ou corpo uterino está curvado para trás no colo O colo do útero permanece em posição de anteversão O plano de imageamento transvaginal é o melhor para avaliar se o útero está nessa posição
Retroversão	O útero e o colo mostram uma inclinação posterior O colo forma um ângulo < 90° com o canal vaginal O plano de imageamento transvaginal é o melhor para avaliar se o útero está nessa posição

Anomalias Uterinas Congênitas

- As anomalias congênitas resultam da fusão imprópria dos ductos mullerianos ou da absorção incompleta do septo entre eles.
- Anomalias renais coexistentes ocorrem em 20 a 30% dos casos.

Anomalias Congênitas do Útero

ANOMALIA	ETIOLOGIA	ACHADOS CLÍNICOS	ACHADOS ULTRASSONOGRÁFICOS	CONSIDERAÇÕES DIFERENCIAIS
Agenesia	Insuficiência de desenvolvimento dos ductos mullerianos caudais Presença de tubas uterinas	Amenorreia	Útero ausente	Histerectomia Útero unicórneo
Arqueado	Septo entre os ductos mullerianos é quase completo reabsorção do septo com apenas indentação leve do endométrio do fundo	Assintomático Infertilidade	Contorno uterino externo normal Leve separação do endométrio superior	Leiomioma Sinéquias Pólipo endometrial
Bicórneo	Fusão parcial dos ductos mullerianos Dois úteros na porção superior do útero Duas cavidades endometriais superiores	Assintomático Infertilidade Aborto espontâneo	Incisura profunda no fundo Dois endométrios distintos separados por pequena quantidade de miométrio	Fibroide Útero septado
Didelfia	Insuficiência completa de fusão dos ductos mullerianos	Assintomático Infertilidade Aborto espontâneo Septação vaginal	Ampla separação entre dois fundos de útero distintos (plano transverso) Dois cérvices separados Vagina possivelmente septada	Músculos pélvicos Fibroide pedunculado
Septos	Fusão completa dos ductos mullerianos com insuficiência de reabsorção completa do septo Duas cavidades uterinas e um fundo uterino	Assintomáticos Alta incidência de infertilidade Múltiplos abortos espontâneos	Contorno uterino normal Leve (1 cm) indentação do contorno do fundo Ampla separação dentro da cavidade endometrial por tecido fibroso ou miométrio	Fibroide Adenomiose Pólipo endometrial

(Continua)

Anomalias Congênitas do Útero (Cont.)

ANOMALIA	ETIOLOGIA	ACHADOS CLÍNICOS	ACHADOS ULTRASSONOGRÁFICOS	CONSIDERAÇÕES DIFERENCIAIS
Subseptos	Fusão completa dos ductos mullerianos com insuficiência parcial de reabsorção completa do septo	Assintomáticos Infertilidade Múltiplos abortos espontâneos	Contorno uterino normal Leve (1 cm) indentação do contorno do fundo Fina separação dentro da cavidade endometrial por tecido fibroso ou miométrio	Fibroide Adenomiose Pólipo endometrial
Unicórneo	Desenvolvimento unilateral dos ductos mullerianos pareados	Assintomático Hipomenorreia Infertilidade	Útero pequeno Posição uterina lateral	Visualização de corno rudimentar Didelfia uterina

OVÁRIOS

- Par de glândulas endócrinas em formato de amêndoa localizadas laterais ao útero.
- No começo da vida, apresentam superfície lisa, tornando-se acentuadamente encovadas após anos de ovulação.
- Sem a terapia de reposição hormonal, os ovários diminuem de tamanho após a menopausa.
- Ficam anexos à superfície posterior do ligamento largo pelo mesovário.
- São os únicos órgãos da cavidade abdominopélvica não revestidos por peritônio.
- Recebem suprimento sanguíneo duplo por meio das artérias ovarianas e uterinas.

Anatomia dos Ovários

- O ovário é composto de um córtex externo e de uma medula central.
  - O *córtex* consiste em folículos e é coberto com a túnica albugínea.
  - A *medula* é composta de tecido conectivo e contém nervos, sangue, vasos linfáticos e músculo liso na região do hilo.
  - A *túnica albugínea* (camada externa) é cercada por uma camada delgada de epitélio germinativo.
- Cada ovário é unido:
  - pelo ligamento do mesovário ao ligamento largo.
  - pelo ligamento útero-ovariano à porção inferior do útero.
  - pelo ligamento suspensor à parede lateral pélvica.
  - As bordas medial, lateral e posterior de cada ovário não ficam anexadas.

Fisiologia dos Ovários

Função
- Produzir óvulos.
- Produzir hormônios.
  - Estrogênio – secretado pelo folículo.
  - Progesterona – secretada pelo corpo lúteo.

Localização dos Ovários

- Intraperitoneal.
- A localização uterina influencia a posição dos ovários.
- Ao nível dos cornos uterinos.
- Medial aos vasos ilíacos externos.
- Anterior aos vasos ilíacos internos e ureter.
- Lateral ao útero.
- Posterior às tubas uterinas e ligamento largo.

Aparência Sonográfica Normal do Ovário

- Estrutura ovoide e com ecogenicidade de nível médio.
- Isoecoica a hipoecoica se comparada ao útero normal.

- Periferia hipoecoica representando a túnica albugínea.
- Pode haver folículo(s) anecoico(s) demonstrando realce posterior.
- A resistência das artérias ovarianas depende do ciclo menstrual.
- Durante a menstruação e as fases proliferativas precoces, a artéria ovariana demonstra alta resistência com baixa velocidade de fluxo.
- O índice de resistência normalmente varia de 0,4 a 0,8.
- O índice de pulsatilidade normalmente varia de 0,6 a 2,5.

Medição dos Ovários (Fig. 19-5)

- Medir a extensão do eixo longo.
- A dimensão anteroposterior é medida perpendicular à extensão.
- A largura é medida no plano transverso ou coronal.

Tamanho do Ovário

Menarca
- 2,5 a 5 cm de comprimento.
- 1,5 a 3 cm de largura.
- 0,6 a 2,2 cm de altura.

Volume Ovariano
- O volume varia com a idade, *status* menstrual, hábito corporal, *status* da gestação e fase do ciclo menstrual.
- O volume é o mais baixo durante a fase lútea.
- O volume é o mais alto durante a fase periovulatória.
- O volume é maior no nascimento como resultado dos hormônios maternos.
- O volume é estável até os 5 anos de idade.
- O pico do volume ocorre na terceira década de vida.
- Começa a declinar na quinta década.

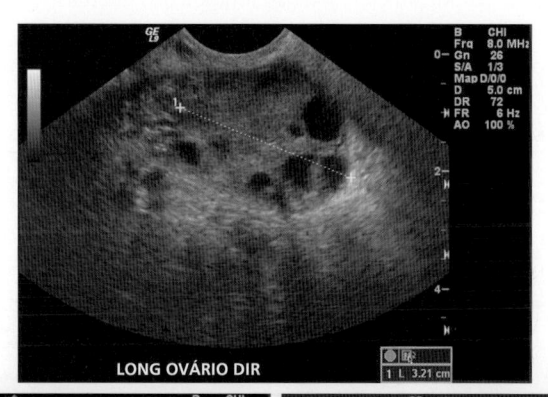

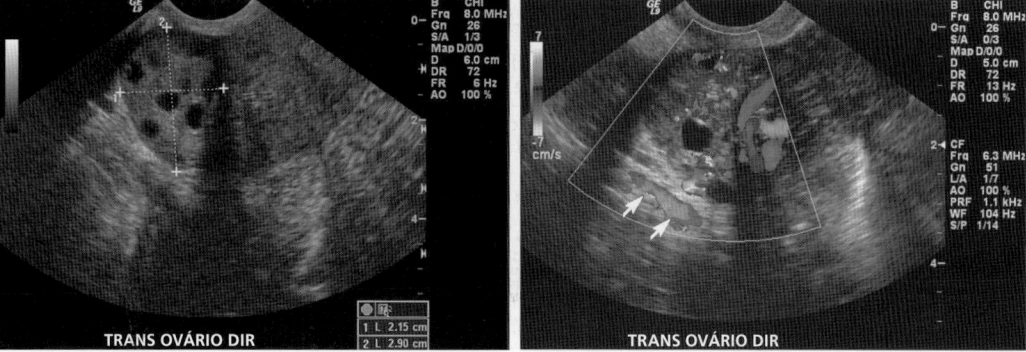

FIG. 19-5 Medição dos ovários. As setas identificam o vaso ilíaco.

Volumes Ovarianos	
Pré-menarca	1 cm³ (0-5 anos de idade) 1,2 cm³ (6-8 anos de idade) 2,1 cm³ (9-10 anos de idade) 2,5 a 3 cm³ (11-13 anos de idade)
Menstruação	9,8 cm³
Pós-menopausa	5,8 cm³

$$\text{Volume ovariano (cm}^3\text{)} = \frac{\text{Comprimento} \times \text{Largura} \times \text{Altura}}{2}$$

Variante Ovariana Anatômica

Ovário em forma de L
- Variante ovariana normal dando a aparência de dois "braços".
- As lesões em um dos "braços" podem parecer exofíticas ou extrínsecas ao ovário.

Anomalias Ovarianas Congênitas

Agenesia
- Associada a um cariótipo anormal.

Ovário Unilateral
- Ocorrência rara.

TUBAS UTERINAS (Oviducto) (Fig. 19-6)

- Par de tubos musculares.
- Derivadas na porção craniana não fundida dos ductos mullerianos.
- Contidas na porção superior do ligamento largo e cobertas por peritônio.
- Compostas de uma camada externa de peritônio, camada muscular média e camada mucosa interna.

Fisiologia das Tubas Uterinas

Função
- Atrair e transferir os óvulos da superfície do ovário para a cavidade endometrial.

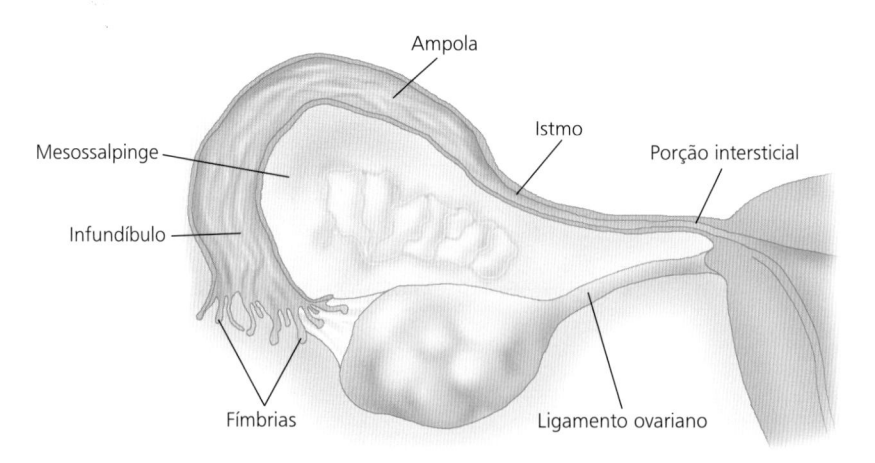

FIG. 19-6 Tubas uterinas (oviducto).

Divisões da Tuba Uterina	
SEGMENTO	**DESCRIÇÃO**
Intersticial	Passa através dos cornos do útero É a porção mais estreita [da tuba]
Istmo	Imediatamente adjacente à parede uterina Porção curta, reta e estreita da tuba
Ampola	Porção maior, mais longa e mais espiralada Região onde é mais comum a ocorrência da fertilização É a área mais comum das gestações ectópicas
Infundíbulo	Porção distal da tuba em forma de funil Termina nos processos das fímbrias Uma fímbria fica anexa ao ovário Abre-se para a cavidade peritoneal adjacente ao ovário

Localização das Tubas Uterinas

- Superiores aos ligamentos útero-ovarianos, ligamentos redondos e vasos sanguíneos.
- Correm posteriores e laterais desde os cornos do útero, curvando-se sobre os ovários.

Aparência Sonográfica da Tuba Uterina

- A tuba uterina normal não é rotineiramente visualizada.
- O segmento intersticial aparece como uma estrutura longa, ecogênica e tênue que se estende lateralmente desde a parede uterina.

Tamanho

- Tubos musculares em espiral com 7 a 12 cm compostos de músculo liso e revestidos por mucosa.
- Diâmetro de 8 a 10 mm.

BEXIGA URINÁRIA

Anatomia

- *Ápice* – porção superior da bexiga.
- *Colo* – porção inferior da bexiga contínua à uretra.
- *Trígono* – a região entre o ápice e o colo da bexiga.
- A espessura normal da parede da bexiga é de 3 mm quando distendida.
- A espessura normal da parede da bexiga é de 5 mm quando vazia.
- A parede normal da bexiga é mais espessa em bebês que em adultos.
- Os ureteres penetram na parede da bexiga em ângulo oblíquo cerca de 5 cm acima da saída do órgão.
- O resíduo pós-miccional não deverá ser superior a 20 mL.

Aparência Sonográfica Normal

- Estrutura anecoica, cheia de fluido e localizada na linha média da pelve.
- Os orifícios ureteréricos aparecem como protuberâncias ecogênicas pequenas no aspecto posterior da bexiga.
- A espessura da parede da bexiga depende da distensão da bexiga urinária, mas não deverá exceder 5 mm.

Anomalias Congênitas da Bexiga Urinária

ANOMALIA CONGÊNITA	ETIOLOGIA	ACHADOS CLÍNICOS	ACHADOS ULTRASSONOGRÁFICOS	CONSIDERAÇÕES DIFERENCIAIS
Divertículo da bexiga	Fraqueza do músculo da parede da bexiga	Assintomático Infecção do trato urinário Dor pélvica	Pedunculação anecoica da bexiga urinária O colo do divertículo é pequeno Pode dilatar mediante contração da bexiga	Cisto ovariano Intestino cheio de fluido Ascite
Ureterocele da bexiga	Obstrução congênita do orifício uretérico	Assintomática Infecção do trato urinário	Septação hiperecoica observada dentro da bexiga, no orifício uretérico Demonstrada quando a urina entra na bexiga	Artefato Tumor na bexiga Cateter de balão

Doença da Bexiga Urinária

DOENÇA DA BEXIGA	ETIOLOGIA	ACHADOS CLÍNICOS	ACHADOS ULTRASSONOGRÁFICOS	CONSIDERAÇÕES DIFERENCIAIS
Cálculo	Desenvolve-se na bexiga Migra dos rins	Assintomático Hematúria	Foco hiperecoico dentro da bexiga urinária Sombreamento acústico posterior Móvel mediante mudança de decúbito do paciente	Ar intestinal Vaso calcificado
Cistite	Infecção	Disúria Frequência urinária Leucocitose	Aumento da espessura da parede da bexiga Ecos internos móveis	Debris na bexiga Hematúria
Debris na bexiga	Resíduos na bexiga	Assintomático	Ecos homogêneos de baixo nível Móvel mediante mudança de decúbito do paciente	Cistite Hematúria
Malignidade da bexiga	Carcinoma de células de transição	Hematúria indolor Micção frequente Disúria	Massa ecogênica Margens irregulares Imóvel mediante mudança de posição do paciente Fluxo sanguíneo vascular interno	Tumor benigno Debris na bexiga Ureterocele
Pólipo da bexiga	Papiloma	Assintomático Micção frequente	Massa intraluminal ecogênica Margens lisas Imóvel mediante mudança de posição do paciente Fluxo vascular interno	Tumor maligno Debris na bexiga Ureterocele

PROCEDIMENTOS RADIOGRÁFICOS

- Esclarecer os achados do ultrassom (dermoide, falta do DIU).
- Avaliar e/ou caracterizar a anormalidade geniturinária ou gastrointestinal.

Modalidades de Imageamento Associadas

MODALIDADE	APLICAÇÃO À ULTRASSONOGRAFIA PÉLVICA
Ultrassonografia abdominal	Avaliar a extensão da doença pélvica Avaliar anormalidades associadas (hidronefrose)
Tomografia axial computadorizada (TC)	Avaliar e/ou caracterizar a anormalidade (origem, gravidade) Esclarecer os achados do ultrassom
Investigação por ressonância magnética (RM)	Avaliar e/ou caracterizar anomalias congênitas do útero Avaliar e/ou caracterizar a anormalidade pélvica (adenomiose) Avaliar a extensão da anormalidade pélvica Esclarecer os achados do ultrassom

REVISÃO DA ANATOMIA DA PELVE

1. Qual é o ligamento pélvico que se estende desde os cornos do útero até o aspecto medial do ovário?
   a. redondo
   b. largo
   c. cardeal
   d. ovariano

2. As estruturas anecoicas proeminentes próximas à periferia do útero representam, mais provavelmente:
   a. endometriomas
   b. vasos arqueados
   c. cistos de Naboth
   d. cistos funcionais

3. Qual dos músculos a seguir encosta nas paredes laterais da bexiga urinária?
   a. iliopsoas
   b. piriforme
   c. levantador do ânus
   d. obturador interno

4. A região que inclui o ovário e a tuba uterina é chamada de:
   a. oviduto
   b. anexos
   c. fímbrias ovarianas
   d. espaço retropúbico (de Retzius)

5. Qual segmento da tuba uterina se conecta ao útero?
   a. ampola
   b. istmo
   c. intersticial
   d. infundíbulo

6. As partes do flange dos ossos ilíacos formam a:
   a. borda lateral da pelve verdadeira
   b. borda posterior da pelve verdadeira
   c. borda inferior da pelve verdadeira
   d. borda posterior da pelve falsa

7. Qual posição uterina exibe o fundo do útero anterior ao colo?
   a. anteversão
   b. anteflexão
   c. retroversão
   d. retroflexão

8. Para medir a espessura endometrial, os *calipers* são colocados:
   a. da interface superior até a interface inferior
   b. da interface ecogênica até a interface ecogênica
   c. da interface ecogênica até a interface hipoecoica
   d. da interface hipoecoica até a interface hipoecoica

9. O ovário está anexo à parede lateral da pelve pelo ligamento:
   a. largo
   b. redondo
   c. ovariano
   d. suspensor

10. A insuficiência de fusão dos ductos mullerianos muito provavelmente resultará em:
    a. septos uterinos
    b. agenesia uterina
    c. útero bicorne
    d. didelfia uterina

11. Qual das opções a seguir mede corretamente a espessura endometrial?
    a. dimensão anterior-posterior no plano coronal
    b. dimensão transversa no plano coronal
    c. dimensão anterior-posterior no plano sagital
    d. diâmetro anterior-posterior no plano transverso

12. Qual das opções a seguir descreve, mais precisamente, o perimétrio?
    a. o perimétrio reveste a cavidade uterina.
    b. o perimétrio é composto de músculo liso.
    c. a superfície serosa do útero é chamada de *perimétrio*.
    d. o perimétrio é composto de tecido conectivo e grandes vasos sanguíneos

13. O suprimento sanguíneo secundário aos ovários é feito através das:
    a. artérias arqueadas
    b. artérias uterinas
    c. artérias ovarianas
    d. artérias hipogástricas

14. A bolsa vesicouterina está localizada:
    a. posterior ao útero e anterior ao reto
    b. anterior ao útero e posterior à bexiga urinária
    c. posterior à sínfise púbica e anterior ao útero
    d. anterior à sínfise púbica e posterior ao músculo reto do abdome

15. Na pré-menarca, o tamanho do colo do útero deve ser:
    a. metade do tamanho do corpo
    b. igual ao do corpo uterino
    c. duas vezes maior que o corpo
    d. igual ao do fundo uterino

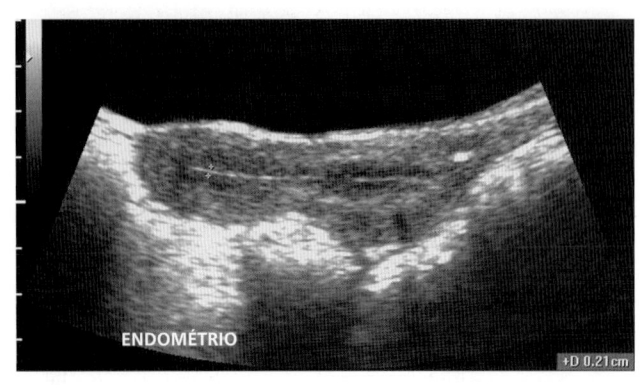

FIG. 19-7 Sonograma sagital do útero.

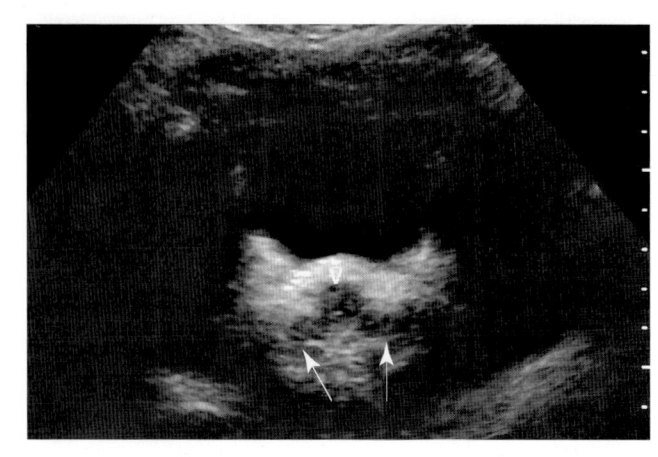

FIG. 19-9 Sonograma transverso ao nível da vagina (v).

Responda a pergunta 16, usando a Fig. 19-7.

16. Esta imagem sagital do útero representa, mais provavelmente:
    a. útero septado
    b. útero bicorne
    c. útero na pré-menarca
    d. útero na pós-menopausa

Responda a pergunta 18, usando a Fig. 19-9.

18. Quais músculos pélvicos as setas estão identificando?
    a. iliopsoas
    b. levantador do ânus
    c. uterossacral
    d. obturador interno

Responda a pergunta 17, usando a Fig. 19-8.

17. Neste sonograma sagital, em qual das posições a seguir o útero é observado?
    a. anteversão
    b. retroflexão
    c. anteflexão
    d. retroversão

Responda as perguntas 19 e 20, usando a Fig. 19-10.

19. Paciente na perimenopausa se apresenta com história de plenitude pélvica e dor. O sonograma sagital exibe uma coleção de fluido:
    a. no espaço pré-vesical
    b. no espaço retropúbico (de Retzius)
    c. na bolsa retouterina (saco de Douglas)
    d. na bolsa vesicouterina

20. O útero está em posição de:
    a. anteversão
    b. anteflexão
    c. retroflexão
    d. retroversão

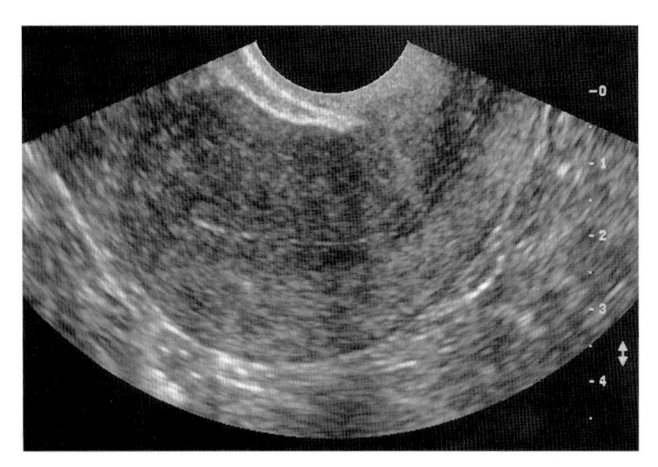

FIG. 19-8 Sonograma endovaginal do útero.

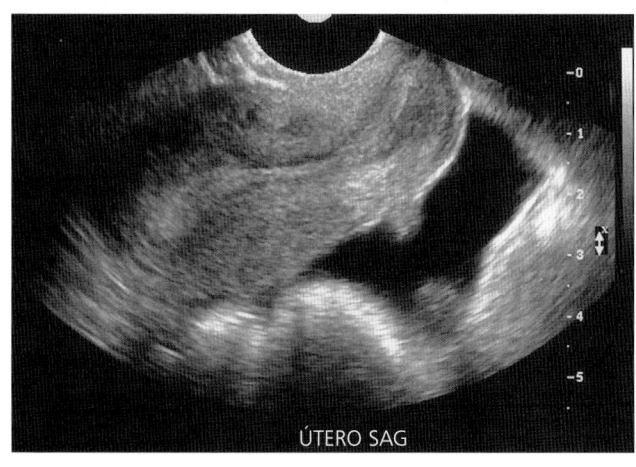

FIG. 19-10 Sonograma endovaginal.

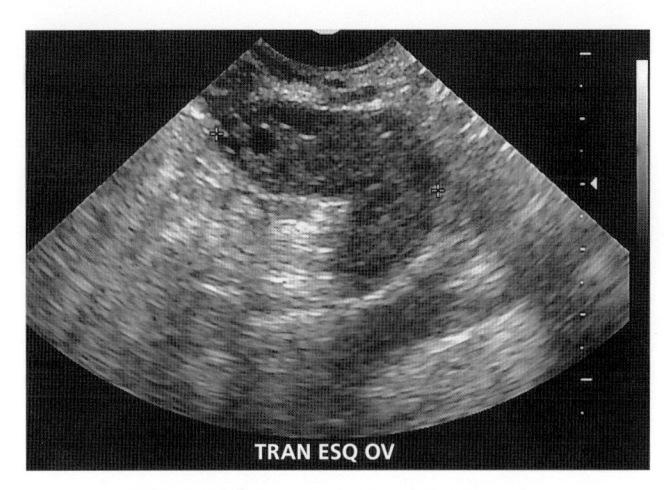

FIG. 19-11 Sonograma do ovário esquerdo.

Responda a pergunta 21, usando a Fig. 19-11.

21. O ovário está demonstrando mais, provavelmente, um quadro de:
    a. piossalpinge
    b. cisto paraovariano
    c. neoplasia benigno
    d. variante anatômica

Responda a pergunta 22, usando a Fig. 19-12.

22. Uma paciente apresenta histórico de abortos espontâneos múltiplos. O último período menstrual ocorreu há 3 semanas. Com base nesse histórico clínico, o sonograma é *mais suspeito* para:
    a. útero arqueado
    b. útero septado
    c. didelfia uterina
    d. útero bicorno

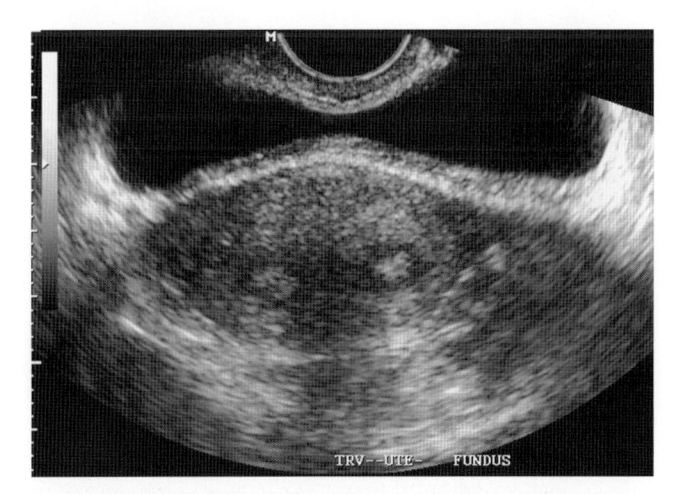

FIG. 19-12 Sonograma transabdominal transverso.

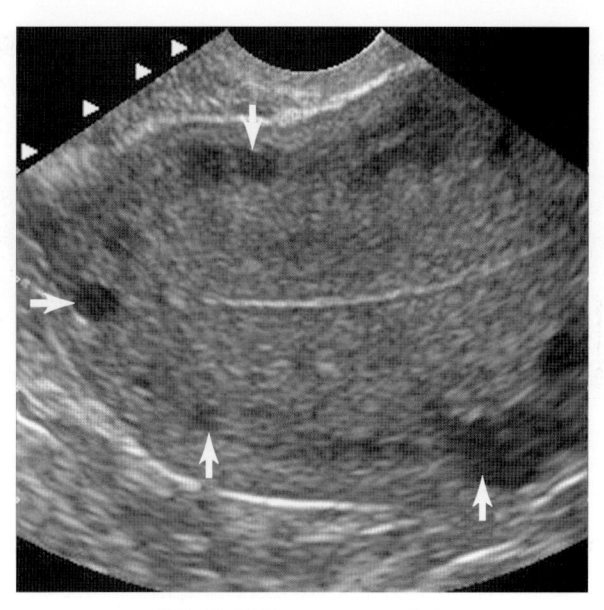

FIG. 19-13 Sonograma sagital.

Responda a pergunta 23, usando a Fig. 19-13.

23. Paciente de 30 anos apresenta histórico de dismenorreia. No sonograma, as setas estão identificando, mais provavelmente:
    a. leiomiomas
    b. adenomiose
    c. vasos arqueados
    d. artérias uterinas

Responda a pergunta 24, usando a Fig. 19-14.

24. Paciente apresenta histórico de cirrose crônica e distensão abdominal. As estruturas lineares hiperecoicas laterais ao útero representam, mais provavelmente:
    a. as tubas uterinas
    b. os ligamentos largos
    c. os ligamentos redondos
    d. os ligamentos ovarianos

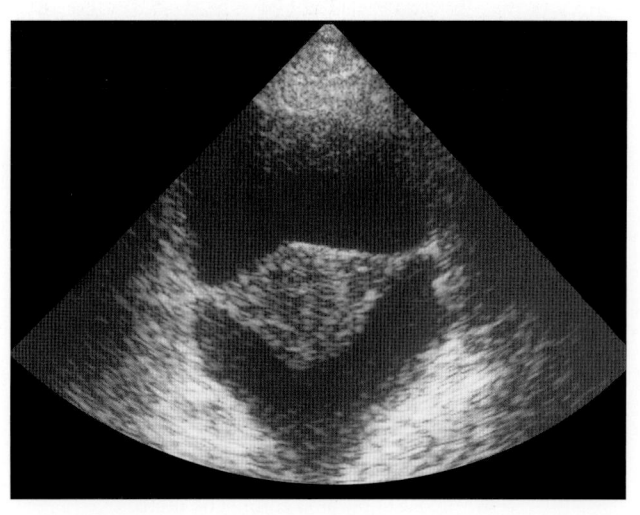

FIG. 19-14 Sonograma transverso do útero.

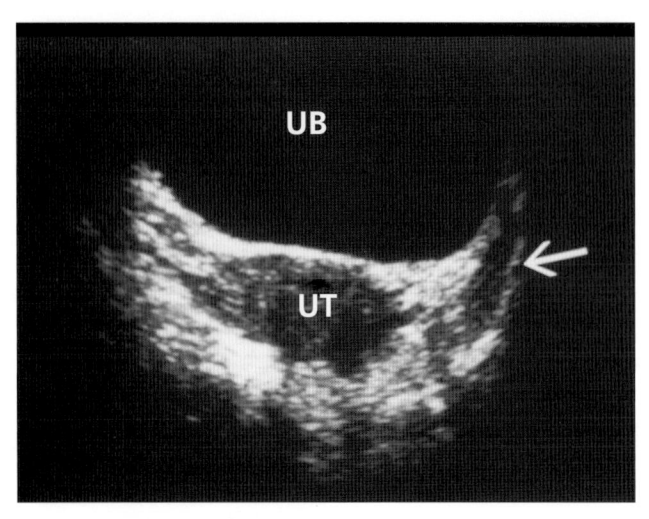

FIG. 19-15 Sonograma transverso do útero.

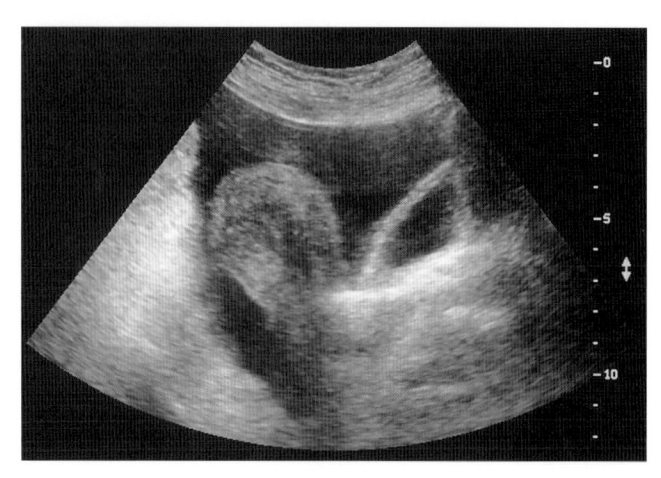

FIG. 19-17 Sonograma sagital.

Responda a pergunta 25, usando a Fig. 19-15.

25. A estrutura hipoecoica identificada pela seta representa, mais provavelmente:
    a. o osso da pelve
    b. o músculo levantador do ânus
    c. o músculo piriforme
    d. o músculo obturador interno

Responda a pergunta 26, usando a Fig. 19-16.

26. O sonograma coronal identifica, mais provavelmente:
    a. útero arqueado
    b. didelfia uterina
    c. útero septado
    d. útero bicorno

Responda a pergunta 27, usando a Fig. 19-17.

27. Identificação de fluido livre na pelve localizado nos:
    a. espaços pré-vesical e retrouterino
    b. espaços retrouterino e retropúbico
    c. espaços vesicouterino e retrouterino
    d. espaços retrouterino, vesicouterino e retropúbico

Responda a pergunta 28, usando a Fig. 19-18.

28. Neste sonograma sagital, a posição do útero é denominada de:
    a. anteflexão
    b. levoflexão
    c. retroflexão
    d. retroversão

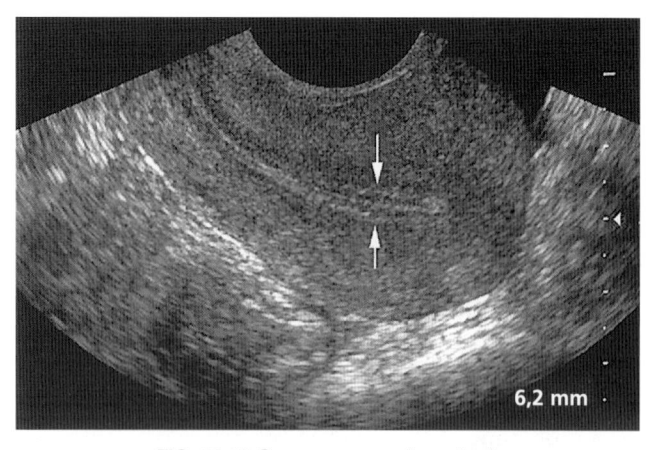

FIG. 19-18 Sonograma endovaginal.

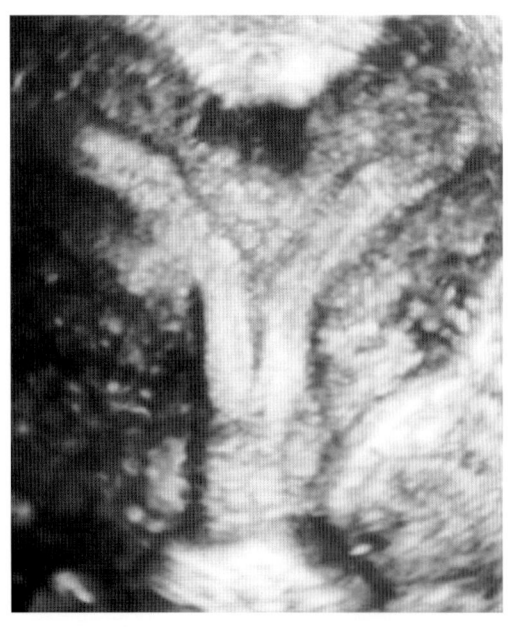

FIG. 19-16 Sonograma coronal do útero.

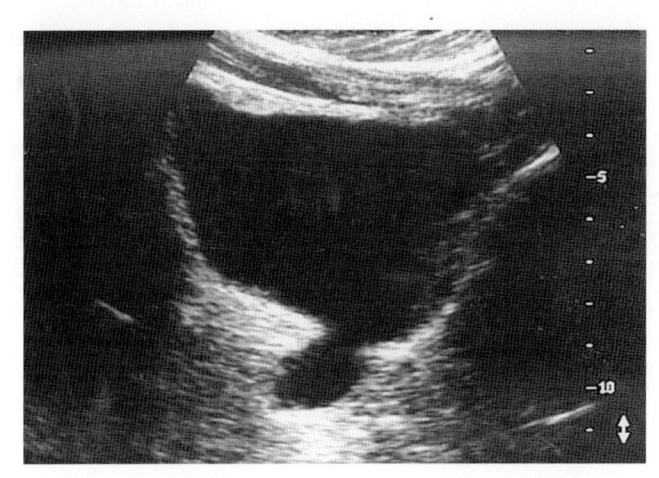

FIG. 19-19 Sonograma transverso da bexiga urinária.

Responda a pergunta 29, usando a Fig. 19-19.

29. Massa anecoica contígua à parede posterior da bexiga urinária é um quadro mais coerente com:
    a. ureterocele
    b. hidroureter
    c. cisto ovariano
    d. divertículo da bexiga

Responda a pergunta 30, usando a Fig. 19-20.

30. Paciente se queixa de dor no flanco direito e quadrante inferior direito. Com base nessa história clínica, o sonograma demonstra, mais provavelmente:
    a. ureterocele
    b. hidroureter
    c. divertículo da bexiga
    d. alça intestinal cheia de fluido

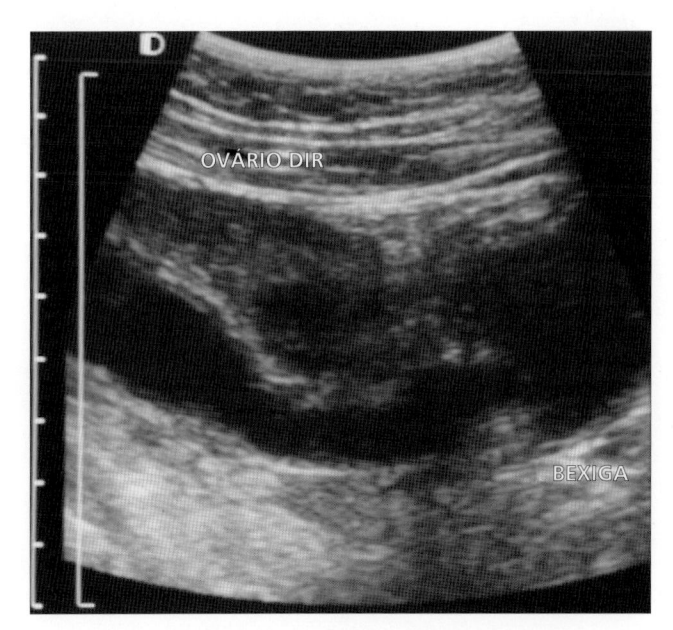

FIG. 19-20 Sonograma sagital da fossa ilíaca direita.

31. Qual das estruturas a seguir fica anexa ao ovário?
    a. peritônio
    b. ligamento largo
    c. túnica albugínea
    d. ligamento ovariano

32. O volume ovariano é mais baixo durante a:
    a. fase lútea
    b. fase ovulatória
    c. fase menstrual
    d. fase periovulatória

33. Em quais dos segmentos a seguir se divide a tuba uterina?
    a. fímbrias, istmo, cornos, ampola
    b. istmo, ampola, cornos, intersticial
    c. ampola, infundíbulo, fímbrias, istmo
    d. intersticial, istmo, ampola, infundíbulo

34. A visualização dos ligamentos pélvicos aparece na sonografia como:
    a. estruturas ovoides hipoecoicas
    b. estruturas lineares hiperecoicas
    c. estruturas tubulares hiperecoicas
    d. estruturas tortuosas hipoecoicas

35. Os cornos do útero estão localizados entre:
    a. o corpo e o fundo do útero
    b. o corpo e o colo do útero
    c. o fundo uterino e a tuba uterina
    d. o corpo uterino e a tuba uterina

36. Para qual das estruturas pélvicas a seguir a artéria espiral fornece o suprimento sanguíneo primário?
    a. vagina
    b. ovários
    c. endométrio
    d. tubas uterinas

37. As anomalias uterinas congênitas estão associadas às anomalias coexistentes:
    a. dos ovários
    b. dos rins
    c. dos ovidutos
    d. das glândulas suprarrenais

38. Qual anomalia uterina demonstra, mais provavelmente, pequena depressão no fundo [do útero]?
    a. subseptados
    b. didelfo
    c. útero bicorno
    d. útero unicorno

39. É comum visualizar uma pequena quantidade de fluido livre:
    a. no espaço pré-vesical
    b. no espaço retropúbico (de Retzius)
    c. no espaço retrouterino
    d. no espaço vesicouterino

40. O período de tempo anterior ao início da menstruação é chamado de:
   a. puberdade
   b. menarca
   c. pré-menarca
   d. perimenopausa

41. Qual das estruturas a seguir é a região de superfície localizada abaixo do assoalho pélvico?
   a. mesentério
   b. omento
   c. períneo
   d. peritônio

42. Qual das anomalias uterinas congênitas não distorce o contorno normal do fundo?
   a. útero septado
   b. útero unicorno
   c. didelfo
   d. útero bicorno

43. A fusão parcial dos ductos mullerianos caudais resultará, muito provavelmente, em uma anomalia:
   a. do útero
   b. do ovário
   c. da vagina
   d. da tuba uterina

44. A pelve é dividida em verdadeira e falsa:
   a. pelos ossos ilíacos
   b. pelos ligamentos largos
   c. pela linha iliopectínea
   d. pelos músculos iliopsoas

45. O assoalho pélvico é formado:
   a. pelos ossos e músculos pélvicos
   b. pelos ossos e ligamentos pélvicos
   c. pelos órgãos e ligamentos pélvicos
   d. pelos ligamentos e músculos pélvicos

46. O ligamento uterossacral se estende desde as margens laterais do sacro até:
   a. os cornos
   b. o colo superior do útero
   c. o fundo inferior
   d. a vagina inferior

47. A camada mais interna do miométrio é denominada de:
   a. zona basal
   b. zona funcional
   c. zona de junção
   d. zona albugínea

48. Na paciente na menarca, a espessura endometrial não deverá exceder:
   a. 8 mm
   b. 10 mm
   c. 14 mm
   d. 20 mm

49. Qual das estruturas a seguir *não* é revestida pelo peritônio?
   a. o colo do útero
   b. o ovário
   c. o intestino
   d. o oviduto

50. O volume ovariano é mais alto durante a fase:
   a. lútea
   b. folicular
   c. menstrual
   d. periovulatória

CAPÍTULO 20

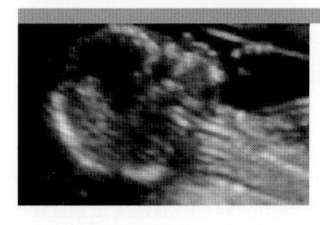

Fisiologia da Pelve Feminina

PALAVRAS-CHAVE

amenorreia ausência de menstruação.

ciclo menstrual alterações cíclicas mensais no sistema reprodutor feminino com intervalos de tipicamente 28 dias.

corpo lúteo estrutura fluida formada a partir dos folículos ovarianos vesiculares após a ovulação; produz progesterona.

corpus albicans **[NA]** cicatriz do corpo lúteo anterior.

cumulus oophorus **[NA]** protrusão dentro do folículo de Graff, contendo o oócito.

dismenorreia menstruação com dores.

estrogênio hormônio secretado pelo folículo promovendo o crescimento do endométrio.

folículo cisto ovulatório funcional ou fisiológico consistindo em um ovo cercado por uma camada de células.

folículo ovariano de Graaf folículo maduro contendo massa de montículos com um oócito único.

hormônio de estimulação de folículos hormônio que estimula o crescimento e a maturação dos folículos ovarianos vesiculares.

hormônio luteinizante hormônio que estimula a ovulação.

menopausa último ciclo menstrual.

menorragia menstruações anormalmente pesadas ou prolongadas.

mittelschmerz termo usado para descrever a dor pélvica que antecede a ovulação.

oligomenorreia tempo entre os ciclos menstruais mensais que excede 35 dias.

ovulação liberação explosiva de um óvulo de folículo ovariano de Graaf rompido.

perimenopausa período de transição que ocorre vários anos antes da menopausa.

polimenorreia tempo entre os ciclos menstruais mensais que é inferior a 21 dias.

progesterona hormônio que ajuda a preparar e manter o endométrio.

puberdade precoce período precoce não comum da puberdade.

FISIOLOGIA NORMAL

- O início da menstruação ocorre geralmente entre 11 e 13 anos de idade.
- A cessação da menstruação ocorre ao redor dos 50 anos de idade.
- A duração de um ciclo menstrual normal varia entre 21 e 35 dias (média de 28 dias).
- A ruptura de um folículo ovariano vesicular deve ocorrer em cada ciclo.
- A menstruação depende da integridade funcional do hipotálamo, da glândula hipofisária e do eixo ovariano.

VALORES DE LABORATÓRIO

Estradiol

- Níveis normais:
  - Folicular: 30 a 100 pg/mL.
  - Ovulatório: 200 a 400 pg/mL.
  - Lúteo: 50 a 140 pg/mL.
- Reflete, primariamente, a atividade dos ovários.
- Durante a gravidez, os níveis de estradiol aumentarão regularmente.
- Pequenos volumes estão presentes no córtex suprarrenal e nas paredes das artérias.

Estrogênio

- Níveis normais: 5 a 100 µg/24 h (urina).
- Principal hormônio sexual feminino.

- Os estrogênios que ocorrem naturalmente incluem: estradiol, estriol e estrona.
- Produzido primariamente por folículos em desenvolvimento e pela placenta.
- O hormônio de estimulação de folículos (FSH) e o hormônio luteinizante (LH) estimulam a produção de estrogênio nos ovários.
- As mamas, fígado e as glândulas suprarrenais produzem uma pequena quantidade de estrogênio.
- As funções incluem: promover a formação das características sexuais femininas secundárias, acelerar o crescimento em altura e metabolismo, reduzir a massa muscular, estimular o crescimento e a proliferação endometrial e aumentar o crescimento do útero.

Hormônio Estimulador de Folículos (FSH)

- Níveis normais:
  - Pré-menopausa: 4 a 25 mU/mL.
  - Pós-menopausa: 4 a 30 mU/mL.
- Dá início ao crescimento folicular e estimula a maturação do(s) folículo(s) ovariano(s) vesicular(es).
- Produzido pela glândula hipofisária anterior.
- Os níveis normalmente são baixos na infância e ligeiramente mais altos após a menopausa.
- Os níveis declinam na fase folicular tardia e demonstram leve aumento ao final da fase lútea.

Fator de Liberação do Hormônio de Estimulação de Folículos

- Torna-se ativo antes da puberdade.
- Produzido pelo hipotálamo
- Liberado na corrente sanguínea atingindo a glândula hipofisária anterior.
- Níveis baixos de estrogênio estimulam a produção de FSH.

Hormônio luteinizante (LH)

- Níveis normais:
  - Folicular: 2 a 10 µ/L.
  - Pico no meio do ciclo: 15 a 65 µ/L.
  - Lúteo: 10 a 12 µ/L.
  - Pós-menopausa: 1,3 a 2,1 mg/dL.
- Essencial para homens e mulheres para a reprodução.
- Secretado pela glândula hipofisária anterior.
- O aumento nos níveis de estrogênio estimula a produção de LH.
- Um aumento repentino nos níveis de LH desencadeia a ovulação e inicia a conversão do folículo residual em um corpo lúteo. O corpo lúteo produz progesterona para preparar o endométrio para uma possível implantação.
- O aumento repentino de LH dura, geralmente, apenas 48 horas.

Fator de Liberação do Hormônio Luteinizante (LHRF)

- Torna-se ativo antes da puberdade.
- Produzido pelo hipotálamo.
- Liberado na corrente sanguínea, atingindo a glândula hipofisária anterior.

Progesterona

- Níveis normais:
  - Folicular: 0,1 a 1,5 ng/mL.
  - Lúteo: 2,5 a 28 ng/mL.
- Os níveis são baixos na infância e na pós-menopausa.
- Produzida nas glândulas suprarrenais, corpo lúteo, cérebro e placenta.
- Níveis crescentes de progesterona são produzidos durante a gravidez.
- Os níveis são baixos na fase pré-ovulatória, aumentam após a ovulação e permanecem elevados durante a fase lútea.
- As funções incluem: preparar o endométrio para a possível implantação ou início do próximo ciclo menstrual.

ENDOMÉTRIO

- A espessura do endométrio não deverá exceder 14 mm.
- A espessura do endométrio após a menopausa sem a terapia de reposição hormonal não deverá exceder 8 mm e ele é consistentemente benigno quando medir 5 mm ou menos.
- O fluido dentro da cavidade endometrial não é incluído na medição da espessura endometrial.

PRÉ-MENARCA

- É o tempo antes do início da menstruação.
- Cistos foliculares podem estar presentes.
- A proporção entre o colo do útero e o corpo é de 2:1.

Puberdade Precoce

- Pelos púbicos precoces, desenvolvimento genital ou das mamas podem ocorrer pela maturação natural precoce ou por causa de várias outras condições.
- Os pelos púbicos ou aumento genital dos meninos antes dos 9 anos.
- Desenvolvimento de mamas nos meninos antes do aparecimento de pelos púbicos ou de aumento dos testículos.
- Pelos púbicos antes dos 8 anos ou desenvolvimento de mamas em meninas antes dos 7 anos.
- Menstruação em meninas antes dos 10 anos de idade.
- Níveis elevados de hormônios indicam a possível presença de neoplasia do hipotálamo, gônadas ou glândulas suprarrenais.
- Induz maturação óssea precoce e reduz a altura final do adulto.
- Útero com a forma do órgão adulto; volume ovariano superior a 1 cm^3.
- É frequente a presença de cistos ovarianos funcionais.

Pseudopuberdade Precoce

- Desenvolvimento precoce das mamas.
- A massa suprarrenal ou ovariana pode produzir estrogênio em excesso.
- O colo do útero é maior que o fundo.
- Ovários normais sem folículos funcionais.

MENARCA

- Início da menstruação (Fig. 20-1).

Fase Menstrual do Endométrio

DESCRIÇÃO	APARÊNCIA ULTRASSONOGRÁFICA
A menstruação ocorre do dia 1 ao dia 5 A camada funcional sofre necrose pela redução nos níveis de estrogênio e de progesterona	**Fase precoce** Linha central hipoecoica durante a menstruação medindo 4-8 mm **Fase tardia** Linha fina, discreta e hiperecoica após a menstruação medindo 2-3 mm

318 PARTE III Obstetrícia e Ginecologia

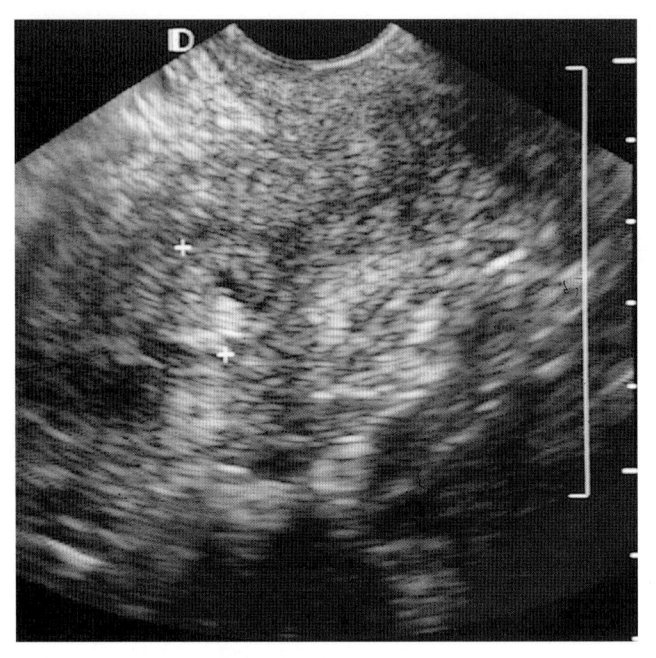

FIG. 20-1 Fase menstrual.

Fase de Proliferação do Endométrio

DESCRIÇÃO	APARÊNCIA ULTRASSONOGRÁFICA
A fase de proliferação se sobrepõe à fase pós-menstruação e ocorre nos dias 6 a 14 O aumento nos níveis de estrogênio regenera a camada funcional Coincide com a fase folicular do ovário	**Fase precoce (Fig. 20-2)** Dias 6-9 Endométrio fino e ecogênico medindo 4-6 mm **Fase tardia (Fig. 20-3)** Dias 10-14 (pré-ovulatória) Linha tripla aparece medindo cerca de 6-10 mm Camada funcional hipoecoica e espessa e camada basal hiperecoica

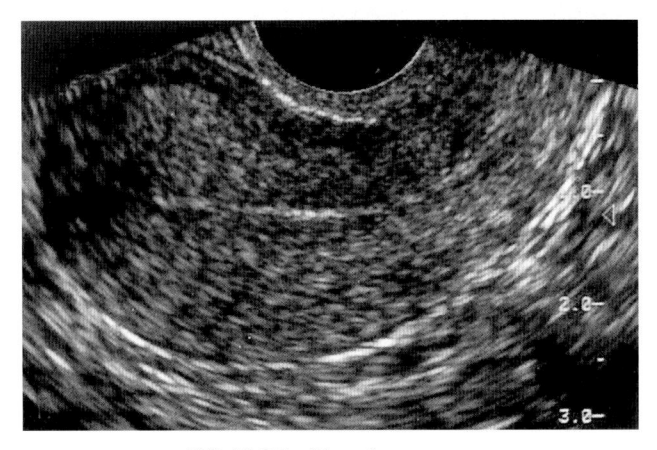

FIG. 20-2 Proliferação precoce.

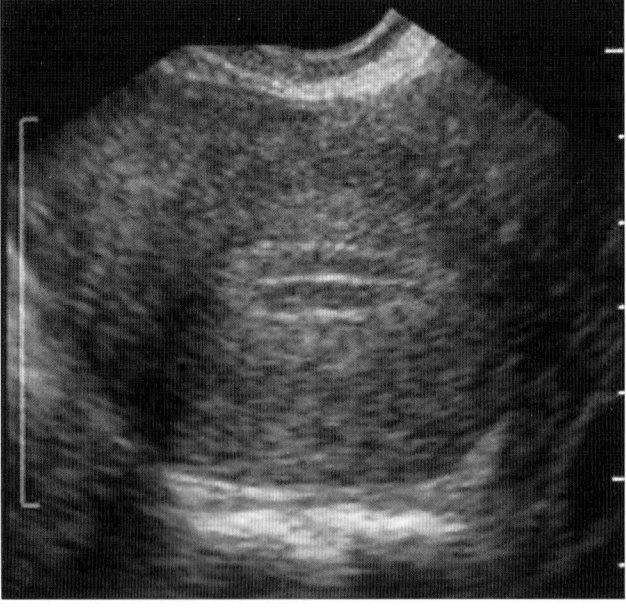

FIG. 20-3 Proliferação tardia.

Fase Secretora do Endométrio

DESCRIÇÃO	APARÊNCIA ULTRASSONOGRÁFICA
Conhecida também como fase pós-ovulatória ou pré-menstrual (Figs. 20-4 e 20-5) Dias 15-28 A camada funcional continua a espessar O aumento do nível de progesterona estimula alterações no endométrio	A camada funcional aparece hiperecoica A camada basal aparece hipoecoica Pode demonstrar reforço acústico posterior A espessura é maior nesta fase chegando a 7-14 mm

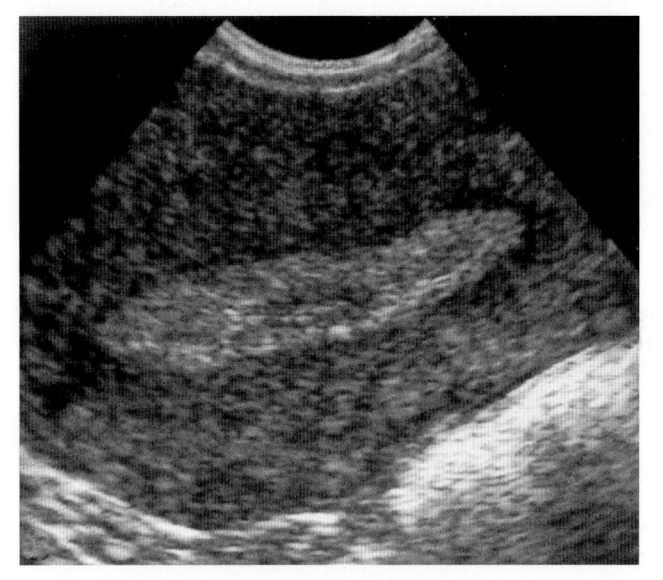

FIG. 20-4 Fase secretora.

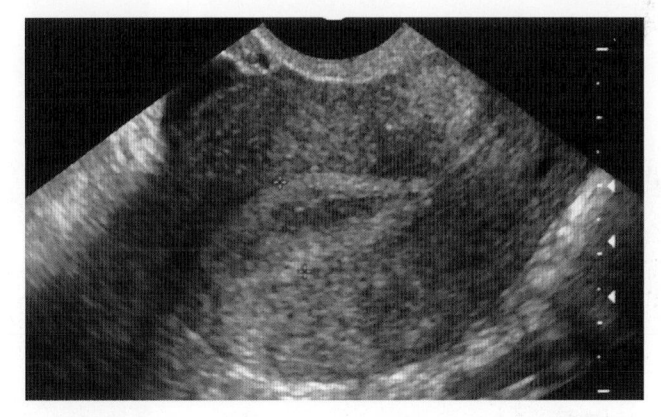

FIG. 20-5 Fase secretora.

OVÁRIOS

- No nascimento, cada ovário contém aproximadamente 200.000 folículos primários.
- A secreção de FSH estimula o desenvolvimento folicular.
- Os folículos se preencherão de fluido e produzirão volumes cada vez maiores de estrogênio.
- Tipicamente, 5 a 11 folículos começarão a se desenvolver, um deles atingindo a maturidade a cada ciclo.
- 80% das pacientes demonstrará um folículo não dominante.
- A visualização do *cumulus oophorus*, indica a maturidade folicular, com a ovulação ocorrendo, geralmente, dentro de 36 horas.
- A ovulação é regulada pelo hipotálamo, dentro do cérebro.
- O LH geralmente atinge o pico 10 a 12 horas antes da ovulação.
- Um aumento súbito no LH acompanhado por um aumento menor no FSH desencadeia a ovulação.

Fase Folicular do Ovário

DESCRIÇÃO	APARÊNCIA ULTRASSONOGRÁFICA
Começa no início da menstruação Termina na ovulação Duração variável, mas em média 14 dias O FSH estimula o crescimento de folículos primários Entre os dias 5 e 7 um folículo secundário dominante é determinado O folículo dominante crescerá 2-3 mm/dia Os níveis de estrogênio aumentam	**Fase precoce – Dias 1-5 (Fig. 20-6)** Múltiplos cistos funcionais anecoicos pequenos Geralmente, 5-11 pequenos folículos começam a se desenvolver **Fase tardia – Dias 6-13 (Fig. 20-7)** O folículo ovariano vesicular atinge 2-2,4 cm de diâmetro antes da ovulação A visualização de um *cumulus oophorus* aumenta a probabilidade de que a ovulação ocorrerá nas próximas 36 horas

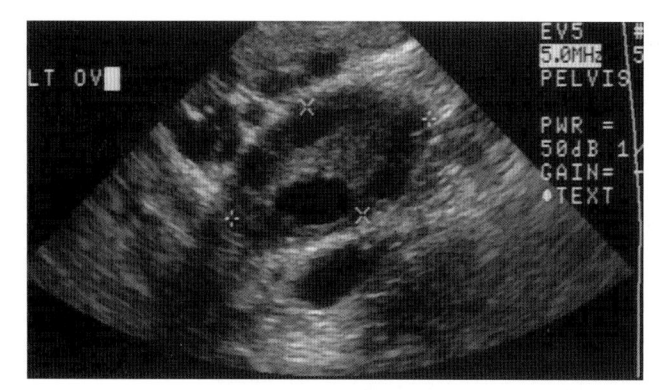

FIG. 20-6 Folicular precoce.

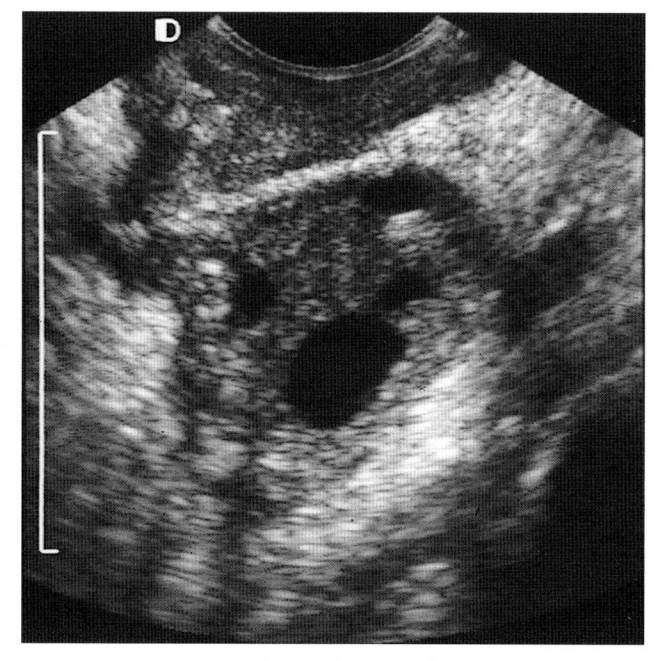

FIG. 20-7 Folicular tardia.

Fase Ovulatória do Ovário

DESCRIÇÃO	APARÊNCIA ULTRASSONOGRÁFICA
Ocorre na ruptura do folículo ovariano vesicular – Dia 14 (Figs. 20-8 e 20-9) A dor pélvica aumenta no ovário ovulatório (Mittelschmerz)	Folículos adicionais não dominantes de vários tamanhos são visualizados em 80% dos casos Estrutura cística de formato irregular Volume mínimo de fluido no fundo de saco

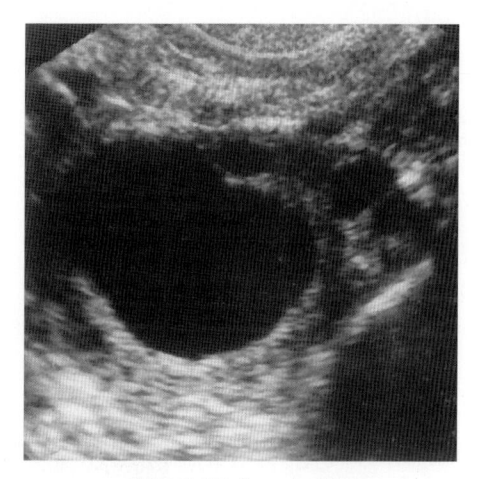

FIG. 20-8 Pré-ovulatória.

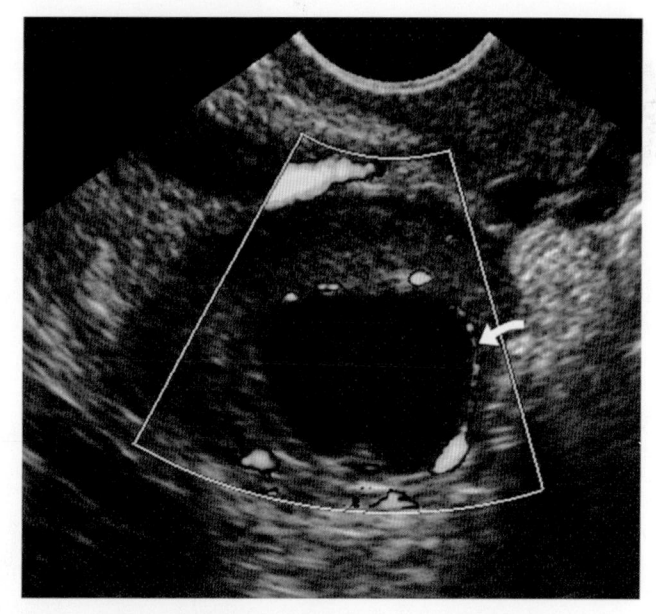

FIG. 20-9 Folículo ovariano vesicular de Graaf.

Fase Lútea do Ovário

DESCRIÇÃO	APARÊNCIA ULTRASSONOGRÁFICA
Começa após a ovulação – Dias 15-28 Duração constante de 14 dias O corpo lúteo cresce durante 7-8 dias, produzindo algum estrogênio e volume crescente de progesterona Se o óvulo for fertilizado, o corpo lúteo continuará a produzir progesterona Se a fertilização não ocorrer, o corpo lúteo regredirá após cerca de 9 dias e os níveis de progesterona diminuirão	Cerca de 90% dos folículos rompidos desaparecerão após a ovulação Folículos não dominantes de vários tamanhos O volume de fluido do fundo de saco atinge o pico na fase lútea precoce (Fig. 20-10) **Cisto de corpo lúteo** Estrutura pequena, anecoica e irregular Margens da parede espessas e hiperecoicas Pode conter ecos internos (hemorragia) A massa anecoica demonstra hipervascularidade periférica (anel de fogo) (Fig. 20-11)

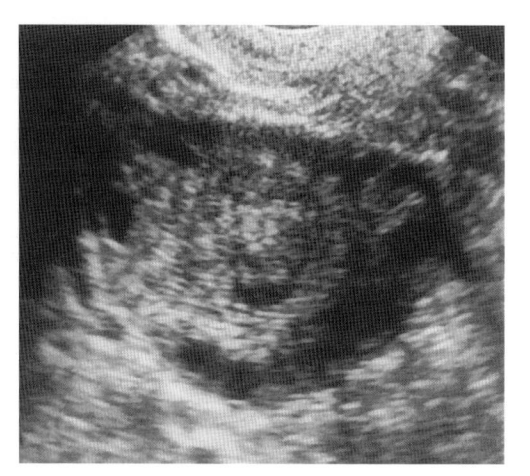

FIG. 20-10 Lútea precoce.

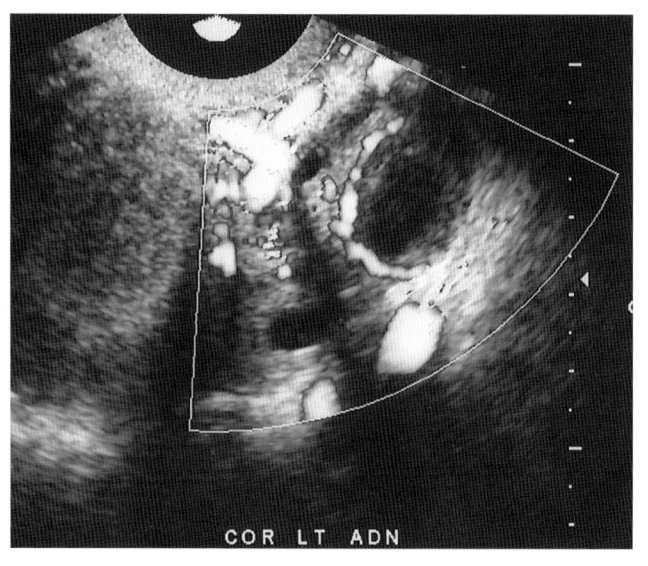

FIG. 20-11 Lútea tardia.

Cistos Fisiológicos do Ovário

NEOPLASIA	ETIOLOGIA	ACHADOS CLÍNICOS	ACHADOS ULTRASSONOGRÁFICOS	CONSIDERAÇÕES DIFERENCIAIS
Cisto de corpo lúteo	Formado pelo folículo ovariano vesicular rompido	Assintomático Dor pélvica	Massa ovariana cística pequena e irregular Paredes hiperecoicas, de finas a espessas Pode conter ecos internos de baixo nível Periferia hipervascular (anel de fogo) Pequena quantidade de fluido livre anecoico no fundo de saco Geralmente unilateral	Gravidez ectópica
Corpus albicans	Cicatriz de corpo lúteo anterior	Assintomático	Foco hiperecoico dentro do ovário	Teratoma cístico
Cisto funcional	Cisto benigno que responde à estimulação hormonal	Assintomático Dor pélvica	Massa ovariana anecoica medindo < 3 cm Parede com margens lisas	Cisto paraovariano Hidrossalpinge Divertículo da bexiga
Cisto hemorrágico	Ruptura de um vaso sanguíneo na ovulação	Dor pélvica aguda e intensa Náusea/vômito Febre baixa	Padrão de eco complexo Massa hipoecoica Septações delgadas podem estar presentes Fluido no fundo de saco com ecos internos em turbilhão com ruptura	Torção ovariana Cistadenoma Gravidez ectópica Cisto tecaluteínico
Cisto simples	**Pré-menarca** Origem folicular resultante de excesso de hormônios Menarca Falha de rompimento de um folículo dominante Pós-menopausa Origem folicular	Assintomático Dor pélvica Menstruação irregular	Massa anecoica Paredes com margens lisas Realce posterior Maior medida < 5 cm e regride com menstruação subsequente	Cistadenoma seroso Cisto paraovariano Hidrossalpinge Divertículo da bexiga

PÓS-MENOPAUSA

- Cessação da menstruação por 12 meses.
- Cerca de 15% dos casos demonstrará cisto ovariano simples.
- Cistos ovarianos simples com menos de 5 cm de diâmetro são, mais provavelmente, benignos.

Com Terapia de Reposição Hormonal

- Inclui estrogênio e progesterona.
- O endométrio varia em espessura, mas deverá medir ≤ 8 mm de diâmetro.
- A atrofia dos ovários não é tão prevalente.

Sem Terapia de Reposição Hormonal

- Em geral, o útero diminui em extensão e largura.
- A espessura endometrial não deverá exceder 8 mm em pacientes assintomáticas ou 5 mm em pacientes com sangramento vaginal.
- Os ovários atrofiam e a visualização pode ser difícil.
- As reduções em estrogênio podem encurtar a vagina e reduzir o muco cervical.

CONTRACEPÇÃO

Dispositivos de Contracepção

TIPO DE CONTRACEPÇÃO	DESCRIÇÃO	ACHADOS ULTRASSONOGRÁFICOS
Contraceptivos orais	Inibem a ovulação e alteram o revestimento endometrial e o muco cervical Contêm estrogênio e progesterona	A fase ovulatória não deverá ocorrer Folículos não dominantes podem estar presentes O endométrio aparece como uma linha fina ecogênica
Acetato de medroxiprogesterona de depósito	Inibe a ovulação e espessa o muco cervical Injeção intramuscular a cada 3 meses	A fase ovulatória não deverá ocorrer O endométrio aparece como uma linha fina ecogênica
Implantes de levonorgestrel	Inibe a ovulação e espessa o muco cervical Uma cápsula fina é colocada sob a pele Duração de 5 anos	A fase ovulatória não deverá ocorrer O endométrio aparece como uma linha fina ecogênica
Dispositivo intrauterino	Corpo estranho colocado na cavidade endometrial, ao nível do fundo e do corpo superior Paraguard-Copper – formato em T Mirena – Formato em T plástico liberador de hormônio **Fatores de risco** Infecção Perfuração Anexação à camada basal	Série de ecos lineares hiperecoico em forma de T demonstrando sombreamento acústico posterior Deverá estar localizado no centro da cavidade endometrial A ovulação e a formação do corpo lúteo continuam

REVISÃO DA FISIOLOGIA DA PELVE FEMININA

1. Os níveis de progesterona aumentam na:
   a. fase secretora
   b. fase folicular
   c. fase ovulatória
   d. fase menstrual

2. Qual das fases endometriais a seguir demonstra a dimensão mais fina?
   a. menstrual precoce
   b. secretora precoce
   c. de proliferação tardia
   d. de proliferação precoce

3. Qual dos hormônios a seguir reflete a atividade dos ovários?
   a. estradiol
   b. progesterona
   c. hormônio luteinizante
   d. hormônio de estimulação de folículos

4. Paciente assintomática pós-menopausa exibe cisto ovariano simples de 3 cm. Esse achado é considerado:
   a. raro
   b. benigno
   c. emergente
   d. maligno

5. Se a fertilização não ocorrer, o corpo lúteo:
   a. diminuirá de tamanho e os níveis de estrogênio aumentarão
   b. aumentará de tamanho e os níveis de estrogênio diminuirão
   c. aumentará de tamanho e os níveis de progesterona aumentarão
   d. diminuirá de tamanho e os níveis de progesterona diminuirão

6. O endométrio geralmente é mais fino entre os dias:
   a. 1 a 5
   b. 6 a 9
   c. 10 a 14
   d. 14 a 21

7. Um foco hiperecoico dentro de um folículo maduro representa, mais provavelmente:
   a. mórula
   b. *cumulus*
   c. blastocisto
   d. *corpus albicans*

8. A visualização de um cisto de corpo lúteo indica:
   a. ovulação iminente
   b. ovulação ocorrida
   c. fertilização ocorrida
   d. ocorrência de hemorragia ovulatória

9. Qual fase ovariana tem vida útil constante?
   a. lútea
   b. folicular
   c. de proliferação
   d. periovulatória

10. O hormônio luteinizante é secretado pelo(a):
   a. ovário
   b. hipotálamo
   c. glândula suprarrenal
   d. glândula hipofisária

11. Qual das estruturas a seguir produz pequenas quantidades de estrogênio?
   a. baço
   b. rim
   c. pâncreas
   d. glândula suprarrenal

12. Qual dos hormônios a seguir estimula a ovulação?
   a. estrogênio
   b. progesterona
   c. hormônio luteinizante
   d. hormônio de estimulação de folículos

13. O fluido na cavidade endometrial:
   a. é produzido pelas células da granulosa
   b. é suspeito para hiperplasia endometrial
   c. não é incluído na medição endometrial
   d. é altamente suspeito de malignidade endometrial

14. *Mittelschmerz* está associado à:
   a. gravidez
   b. ovulação
   c. hemorragia
   d. menstruação

15. A hiperestimulação dos ovários provavelmente resultará em:
   a. cistos tecaluteínicos
   b. doença policística
   c. cistos de corpo lúteo
   d. cistos hemorrágicos

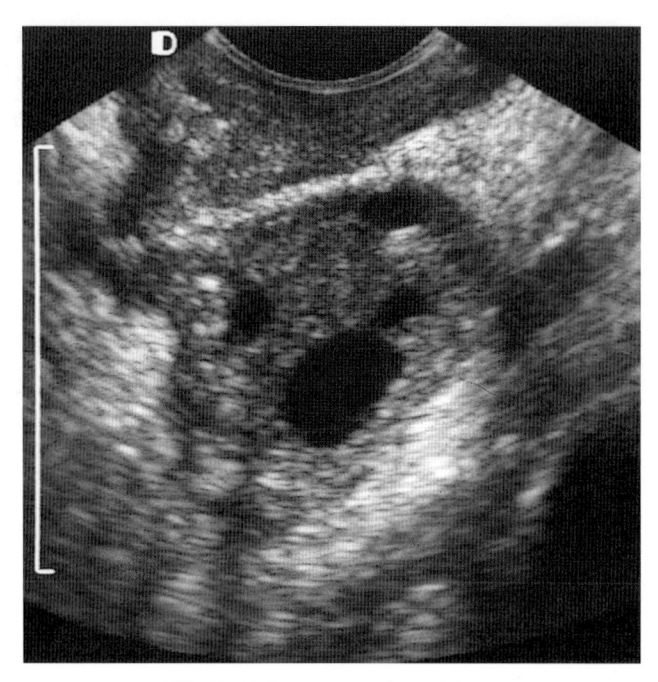

FIG. 20-12 Sonograma do ovário.

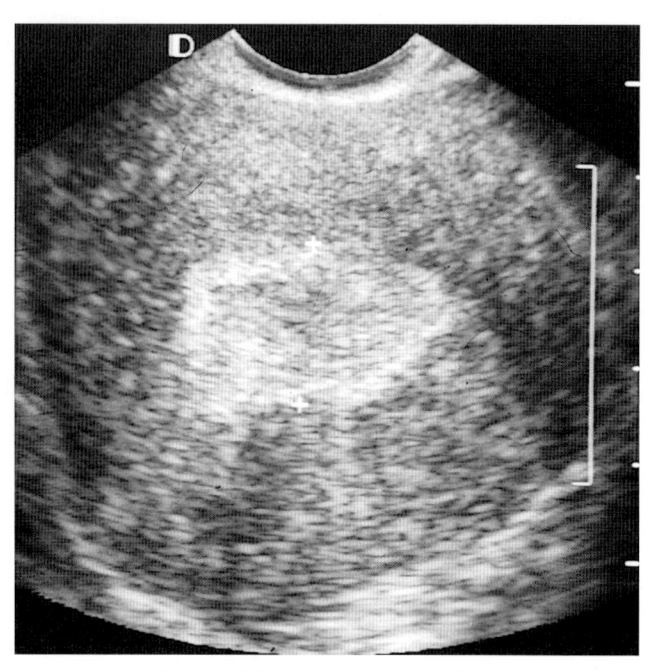

FIG. 20-13 Sonograma endovaginal.

Responda as perguntas 16 e 17, usando a Fig. 20-12.

16. Paciente apresenta histórico de dor intermitente no quadrante inferior. Sua última menstruação ocorreu 1 semana antes e ela nega o uso de contraceptivos hormonais. Com base nessa história clínica, as áreas anecoicas, mais provavelmente, representam:
    a. *corpus albicans*
    b. cistos funcionais
    c. folículos ovarianos vesiculares de Graaf
    d. cistos de corpo lúteo

17. Focos hiperecoico dentro do ovário são mais suspeitos para:
    a. teratoma cístico
    b. *corpus albicans*
    c. cistos hemorrágicos
    d. *cumulus oophorus*

Responda a pergunta 18, usando a Fig. 20-13.

18. Qual fase endometrial é, mais provavelmente, demonstrada nesse sonograma endovaginal?
    a. lútea
    b. secretora
    c. menstrual
    d. proliferativa

Responda a pergunta 19, usando a Fig. 20-14.

19. Paciente apresenta histórico de dor no quadrante inferior direito. Seu último período menstrual ocorreu 7 dias antes. Ela nega terapia contraceptiva com hormônios. Com base nessa história clínica, a massa anecoica representa, mais provavelmente:
    a. cisto simples
    b. folículo ovariano folicular
    c. cisto de corpo lúteo
    d. cistadenoma seroso

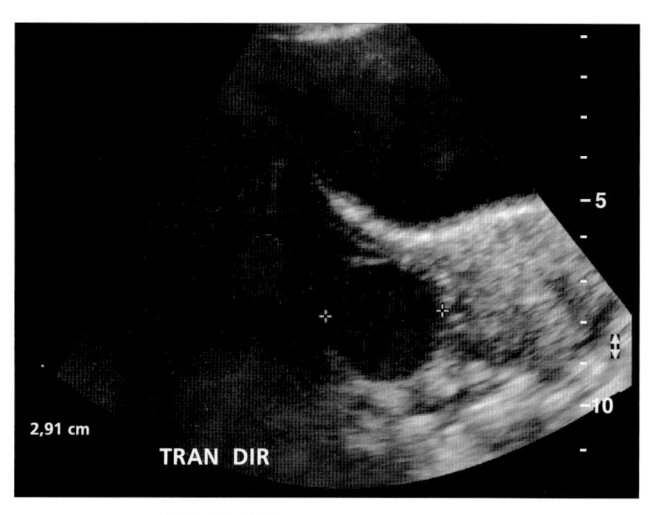

FIG. 20-14 Sonograma transverso.

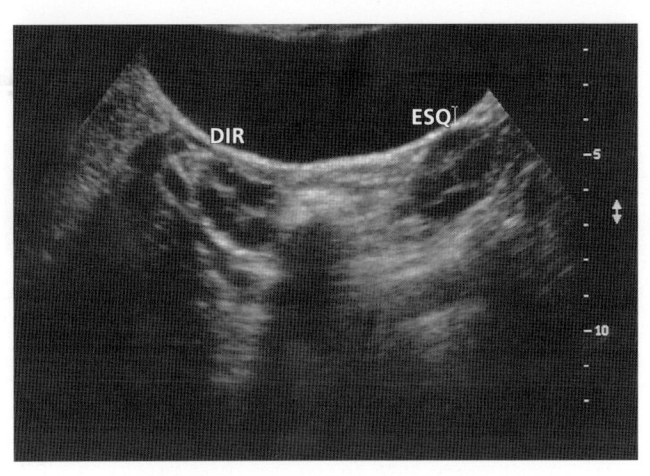

FIG. 20-15 Sonograma transabdominal.

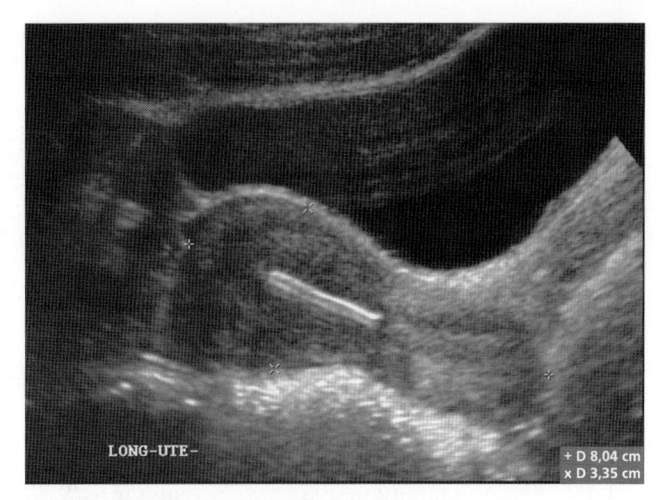

FIG. 20-17 Sonograma transabdominal.

Responda a pergunta 20, usando a Fig. 20-15.

20. Nesse sonograma, os ovários coincidem com qual das fases uterinas a seguir?
   a. folicular tardia
   b. folicular precoce
   c. de proliferação tardia
   d. de proliferação precoce

Responda a pergunta 21, usando a Fig. 20-16.

21. Qual das fases endometriais a seguir é a mais provavelmente exibida nesse sonograma sagital do útero?
   a. secretora tardia
   b. menstrual precoce
   c. secretora precoce
   d. proliferativa precoce

Responda a pergunta 22, usando a Fig. 20-17.

22. Paciente apresenta histórico de menstruação irregular. Sonograma transabdominal do útero demonstra:
   a. endometrite
   b. síndrome de Asherman
   c. hiperplasia endometrial
   d. dispositivo contraceptivo uterino

Responda a pergunta 23, usando a Fig. 20-18.

23. Paciente se apresenta queixando-se de dor intensa no quadrante inferior direito nos últimos dois dias e teste de gravidez negativo. Seu último período menstrual ocorreu cerca de 2 semanas atrás. Ela nega história de endometriose. Com base nessa história clínica, o achado sonográfico é mais suspeito para:
   a. teratoma cístico
   b. folículo ovariano vesicular
   c. cisto hemorrágico
   d. cistadenoma seroso

FIG. 20-16 Sonograma sagital.

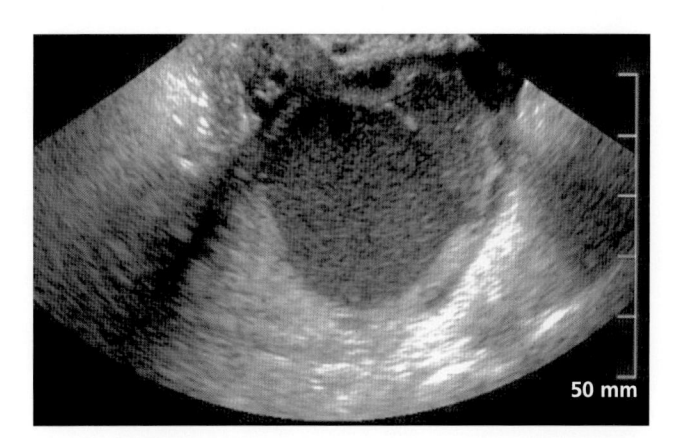

FIG. 20-18 Sonograma sagital do ovário direito.

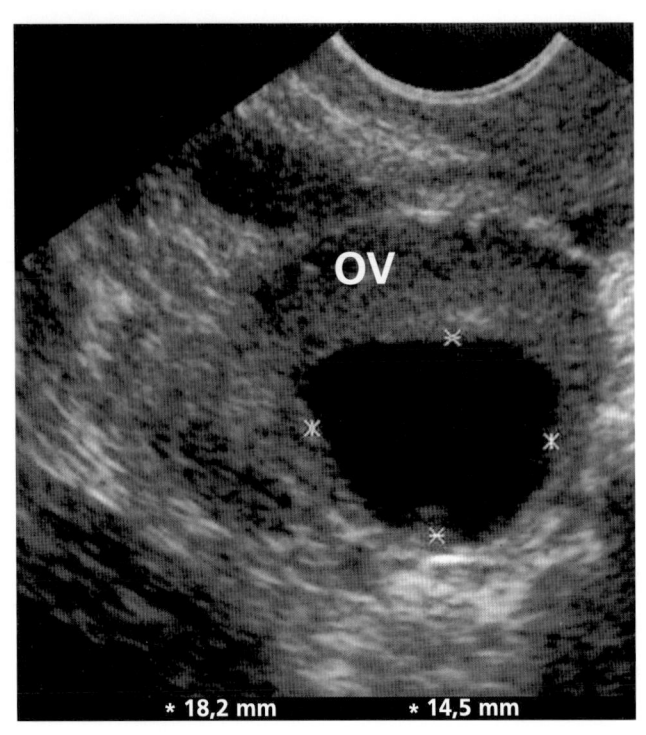

FIG. 20-19 Sonograma do ovário direito.

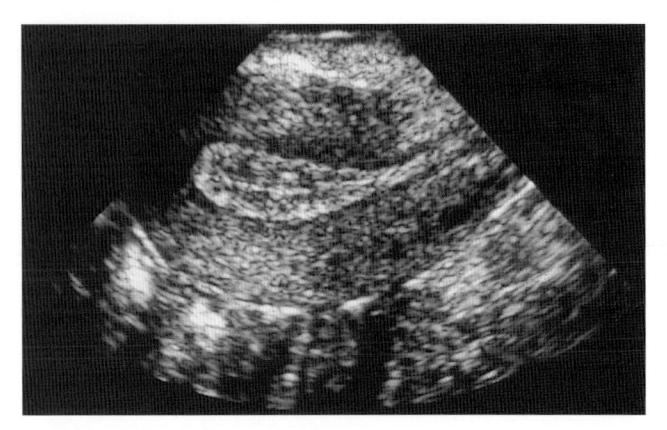

FIG. 20-20 Sonograma sagital.

Responda as perguntas 24 e 25, usando a Fig. 20-19.

24. Paciente de 25 anos apresenta massa ovariana anecoica de 18 mm. Esse quadro é mais coerente com:
    a. cisto simples
    b. folículo ovariano vesicular
    c. *corpus albicans*
    d. cistadenoma seroso

25. O foco ecogênico demonstrado na parede posterior logo antes do compasso de calibre é mais suspeito para:
    a. hemorragia
    b. vaso sanguíneo
    c. desbridamento seroso
    d. *cumulus oophorus*

Responda as perguntas 26 e 27, usando a Fig. 20-20.

26. Qual das fases endometriais a seguir é a mais provavelmente exibida nesse sonograma sagital?
    a. secretora precoce
    b. folicular tardia
    c. de proliferação precoce
    d. de proliferação tardia

27. A aparência sonográfica desse endométrio é denominada de:
    a. sinal do revolver (*shotgun*)
    b. reação decidual
    c. padrão de linha tripla
    d. sinal de decídua dupla

Responda a pergunta 28, usando a Fig. 20-21 e a Ilustração em Cores 9.

28. Paciente de 28 anos apresenta início súbito de dor no quadrante inferior direito. Seu último ciclo menstrual ocorreu aproximadamente 3 semanas atrás. O sonograma duplo demonstra massa ovariana hipoecoica (seta) com fluxo de sangue periférico. Esse quadro é mais suspeito para:
    a. folículo ovariano vesicular
    b. gravidez ectópica
    c. cisto de corpo lúteo
    d. folículo não dominante

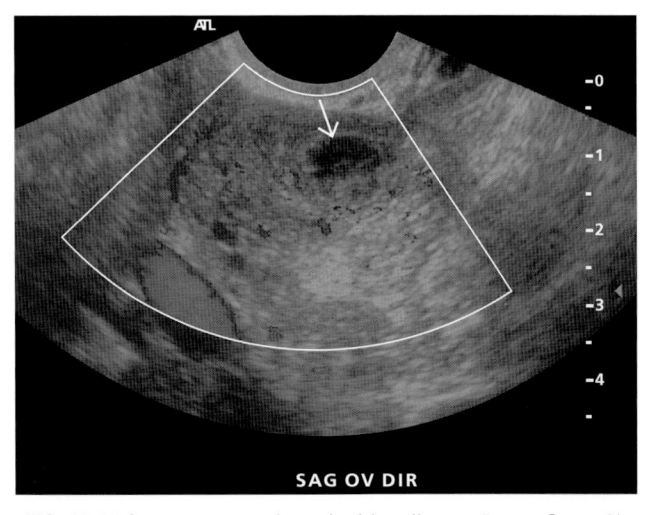

FIG. 20-21 Sonograma endovaginal (ver Ilustração em Cores 9).

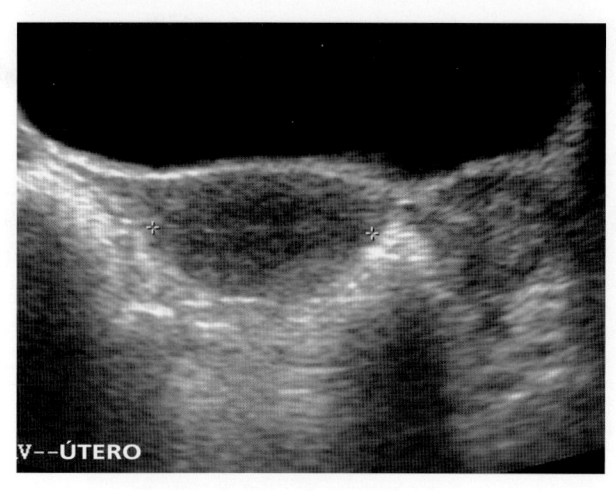

FIG. 20-22 Sonograma transverso.

Responda a pergunta 29, usando a Fig. 20-22.

29. Uma paciente apresenta histórico familiar de carcinoma ovariano. A fase endometrial nessa paciente é mais coerente com:
    a. secretora tardia
    b. menstrual tardia
    c. menstrual precoce
    d. proliferação tardia

Responda a pergunta 30, usando a Fig. 20-23.

30. Qual das massas ovarianas a seguir coincide, mais provavelmente, com essa fase endometrial?
    a. cisto simples
    b. folículo ovariano vesicular
    c. cisto tecaluteínico
    d. cisto de corpo lúteo

31. Uma paciente se queixa de ciclos menstruais volumosos. Isso é mais coerente com:
    a. menoxenia
    b. dispareunia
    c. menorragia
    d. dismenorreia

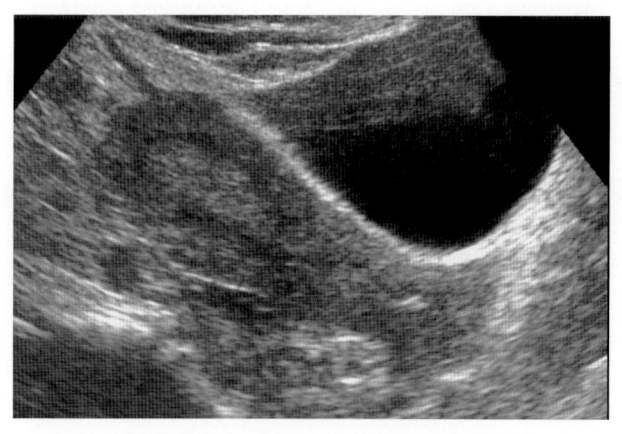

FIG. 20-23 Sonograma transabdominal.

32. Os níveis do hormônio de estimulação de folículos começam a cair na fase:
    a. secretora tardia
    b. folicular tardia
    c. secretora precoce
    d. folicular precoce

33. Durante a fase ovulatória, os níveis normais de estradiol variam entre:
    a. 50 e 100 pg/mL
    b. 10 e 200 pg/mL
    c. 100 e 200 pg/mL
    d. 200 e 400 pg/mL

34. Qual das fases ovarianas a seguir coincide com a fase de proliferação do endométrio?
    a. lútea
    b. secretora
    c. folicular
    d. ovulatória

35. Em pacientes recebendo terapia contraceptiva com hormônios, a cavidade endometrial aparece no ultrassom como uma estrutura linear:
    a. fina e ecogênica
    b. fina e hipoecoica
    c. espessa e hipoecoica
    d. espessa e hiperecoica

36. A espessura de um endométrio assintomático em paciente após a menopausa e sem terapia de reposição hormonal não deverá exceder:
    a. 2 mm
    b. 5 mm
    c. 8 mm
    d. 10 mm

37. Os níveis de qual dos hormônios a seguir podem ficar levemente mais altos após a menopausa?
    a. estrogênio
    b. progesterona
    c. hormônio luteinizante
    d. hormônio estimulador de folículos

38. Qual das opções a seguir descreve a aparência sonográfica do endométrio durante a fase de proliferação tardia?
    a. camada funcional hiperecoica e espessa e camada basal hiperecoica
    b. camada funcional hiperecoica e fina e camada basal hipoecoica
    c. camada funcional hiperecoica e espessa e camada basal hipoecoica
    d. camada funcional hipoecoica e espessa e camada basal hiperecoica

39. A dor pélvica aguda durante a fase periovulatória é chamada de:
    a. sinal de Murphy
    b. *Mittelshmerz*
    c. sinal de McBurney
    d. ponta do *iceberg*

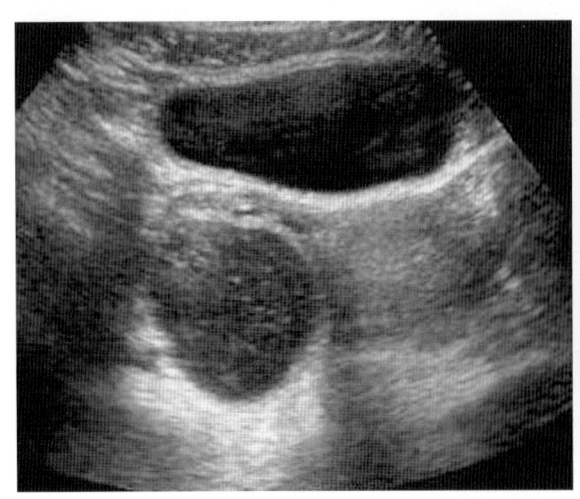

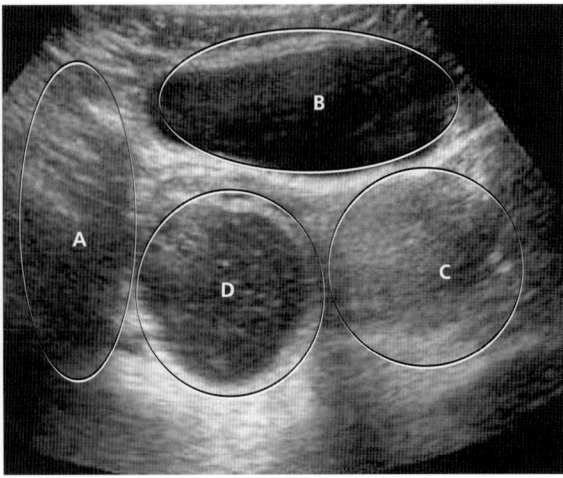

FIG. 20-24 Sonograma transverso transabdominal.

40. Qual dos hormônios a seguir ajuda a preparar o endométrio para a implantação do blastocisto?
   a. estrogênio
   b. estradiol
   c. progesterona
   d. hormônio luteinizante

41. O estrogênio é produzido, principalmente:
   a. pelas glândulas da tireoide
   b. pelo corpo lúteo
   c. pela glândula hipofisária
   d. pelo folículo ovariano vesicular de Graaf

42. A duração de um ciclo menstrual normal varia entre:
   a. 14 e 28 dias
   b. 21 e 28 dias
   c. 21 e 35 dias
   d. 28 e 40 dias

43. O início precoce da puberdade pode ser o resultado de uma neoplasia:
   a. renal
   b. ovariana
   c. da glândula tireoide
   d. da glândula hipofisária

44. A regeneração do endométrio ocorre como resultado de:
   a. aumento nos níveis de estrogênio
   b. redução nos níveis de estrogênio
   c. aumento nos níveis de progesterona
   d. redução nos níveis de progesterona

45. O endométrio exibe sua maior espessura durante a fase:
   a. folicular
   b. secretora
   c. menstrual
   d. de proliferação

Responda a pergunta 46, usando a Fig. 20-24.

46. Paciente adolescente apresenta histórico de dor aguda e intensa no quadrante inferior direito. Seu último período menstrual ocorreu 2 a 3 semanas atrás. Com base nessa história clínica, qual dos círculos a seguir demonstra a causa mais provável da dor pélvica dessa paciente?
   a. A
   b. B
   c. C
   d. D

47. Se houver fertilização, o corpo lúteo continuará a produzir:
   a. estrogênio
   b. estradiol
   c. progesterona
   d. gonadotropina coriônica humana

48. Qual das opções a seguir descreve a aparência esperada do endométrio em uma paciente usando contraceptivos orais?
   a. linha ecogênica fina
   b. linha hipoecoica fina
   c. aparência de linha tripla
   d. espesso e hiperecoico

49. Cerca de 15% das pacientes após a menopausa exibirá:
   a. hidrossalpinge
   b. endometrioma
   c. cisto ovariano simples
   d. malignidade ovariana

50. A redução em estrogênio em pacientes após a menopausa pode diminuir o muco cervical e também:
   a. encurtar o comprimento da vagina
   b. aumentar a extensão do colo do útero
   c. espessar as paredes vaginais
   d. espessar a cavidade endometrial

CAPÍTULO 21

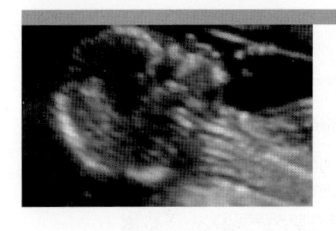

Doença do Útero e do Ovário

PALAVRAS-CHAVE

adenomiose crescimento invasivo benigno do endométrio para o miométrio.

cisto do ducto longitudinal do epoóforo (de Gartner) [NA] pequeno cisto dentro da vagina.

hematocolpométrio acúmulo de sangue no útero e na vagina.

hematocolpos acúmulo de sangue na vagina.

hematométrio acúmulo de sangue no útero.

hiperplasia proliferação do revestimento endometrial.

leiomioma tumor ginecológico benigno mais comum do miométrio.

leiomioma intramural massa distorcendo o miométrio; localização mais comum.

leiomioma submucoso massa distorcendo o endométrio; menos comum, mas mais provavelmente causando sintomas.

leiomioma subseroso massa encontrada na superfície serosa do útero.

ponta do *iceberg* termo usado para descrever a aparência sonográfica de um tumor dermoide denso do ovário.

síndrome de Asherman aderências intrauterinas separando o revestimento endometrial.

síndrome de Meigs combinação de efusão pleural, ascite e massa ovariana que se resolve após cirurgia.

tamoxifeno medicamento antiestrogênico usado no tratamento de câncer de mama.

Termos Descritivos para Doença Pélvica	
CARACTERÍSTICA DA MASSA	**TERMOS DESCRITIVOS**
Composição total	Anecoica, ecogênica, complexa Hipoecoica, hiperecoica Homogênea, heterogênea
Características internas	Unilocular, multilocular Níveis de fluido-fluido Nódulos murais, detritos internos
Definição da parede	Fina, espessa Uniforme, irregular Bem definida, mal definida
Características do Doppler	Falta de fluxo vascular Hipervascular, hipovascular Alta resistência, baixa resistência

DOENÇA UTERINA

- Leiomiomas intramurais são as neoplasias uterinas mais comuns.

Doença do Colo do Útero

DOENÇA	ETIOLOGIA	ACHADOS CLÍNICOS	ACHADOS ULTRASSONOGRÁFICOS	CONSIDERAÇÕES DIFERENCIAIS
Carcinoma	Neoplasia epitelial **Fatores de risco** Atividade sexual precoce Múltiplos parceiros sexuais Uso de contraceptivos orais Tabagismo Terceira malignidade ginecológica mais comum nos EUA	Assintomático Corrimento ou sangramento vaginal Massa palpável Perda de peso Sangramento intermenstrual ou após o coito	Massa retrovesical hipoecoica ou heterogênea Margens irregulares Ureter dilatado Coleção de fluido endometrial anecoico ou hipoecoico	Leiomioma Cisto cervical complexo Massa ovariana
Cisto de Naboth	Cisto(s) de inclusão obstruído(s) Cervicite crônica	Assintomático	Estrutura redonda e anecoica Múltiplo ou solitário Geralmente < 2 cm de diâmetro Pode conter ecos internos Reforço posterior	Leiomioma Vaso arqueado Produtos de concepção retidos

Doença do Útero

DOENÇA	ETIOLOGIA	ACHADOS CLÍNICOS	ACHADOS ULTRASSONOGRÁFICOS	CONSIDERAÇÕES DIFERENCIAIS
Adenomiose (comum)	Tecido endometrial ectópico dentro do miométrio **Fatores de risco** Multiparidade Estrogênio elevado Curetagem agressiva	Dor ou cólicas pélvicas Dilatação uterina e sensibilidade no exame físico Menorragia Dismenorreia	Dilatação uterina difusa Miométrio não homogêneo Áreas anecoicas maldefinidas dentro do miométrio Parede uterina posterior mais geralmente afetada O endométrio aparece normal	Fibroide em degeneração Neoplasia endometrial
Leiomioma Também chamado de fibroide **Intramural** Distorce o miométrio Confinado ao miométrio É o mais comum **Pedunculado** Anexo ao útero por um pedúnculo Aparece fora do útero **Submucoso** Distorce o endométrio Entrava o endométrio É o mais sintomático **Subseroso** Localizado sob o perimétrio Distorce o contorno uterino	Neoplasia benigna do miométrio uterino Prevalência em afroamericanos	Assintomático Menorragia Dor pélvica Dilatação do útero Sangramento irregular Frequência urinária Infertilidade	Massa uterina hipoecoica bem definida Varia de anecoica a hiperecoica Heterogênea com necrose ou hemorragia associadas Frequentemente múltiplo Dilatação uterina difusa Pode haver calcificações Fluxo de baixa velocidade no Doppler de espectro Pode aumentar de tamanho com estimulação por estrogênio Pode diminuir de tamanho após a menopausa Pode causar hematométrio quando localizado no colo do útero	Neoplasia ovariana Leiomiossarcoma
Leiomiossarcoma	Derivado do músculo liso do útero Raro	Assintomático Sangramento vaginal	Massa uterina heterogênea Margens irregulares	Leiomioma Carcinoma endometrial

Anormalidades Endometriais

ANORMALIDADE	ETIOLOGIA	ACHADOS CLÍNICOS	ACHADOS ULTRASSONOGRÁFICOS	CONSIDERAÇÕES DIFERENCIAIS
Síndrome de Asherman	Aderências de uma curetagem anterior profunda ou de infecção endometrial	Assintomática Amenorreia Dismenorreia Hipomenorreia Infertilidade	Incapacidade de se distinguir a cavidade endometrial Ecos brilhantes dentro da cavidade endometrial	Fase proliferativa precoce normal Massa uterina comprimindo a cavidade endometrial

Carcinoma	Desconhecida
	Associado à estimulação por estrogênio
	O adenocarcinoma é o mais comum
	Fatores de risco
	  Obesidade
	  Diabetes
	  Nuliparidade
	  Pós-menopausa
		Sangramento anormal	Irregularidade focal do endométrio
			Distorção do miométrio
			Endométrio espessado
			Massa endometrial complexa
				Hiperplasia endometrial
				Pólipo endometrial

Endometrite	Doença inflamatória da pelve Produtos de concepção retidos Complicações pós-procedimento Vaginite	Dor pélvica Febre Leucocitose	Achados normais Endométrio espesso e irregular Endométrio pronunciado Útero dilatado e não homogêneo Endométrio e miométrio hipervasculares	Útero normal Adenomiose Leiomioma
Hematométrio	Hímen imperfurado Estenose cervical Neoplasia da vagina	Dor pélvica Amenorreia Hipomenorreia Massa pélvica	Massa uterina grande e hipoecoica na linha média Realce posterior Presença mínima ou falta de tecido miometrial visível	Leiomioma submucoso Endometrioma Produtos de concepção retidos
Hiperplasia	Estrogênio sem oposição Terapia com tamoxifeno Síndrome do ovário policístico Obesidade	Sangramento anormal Assintomática	Espessamento proeminente do endométrio com ou sem alterações císticas Espessura pré-menopausa > 14 mm Espessura pós-menopausa > 5 mm em mulheres sintomáticas ou > 8 mm em mulheres assintomáticas	Carcinoma endometrial Pólipo endometrial
Pólipo	Supercrescimento do tecido endometrial Não responsivo à progesterona.	Assintomático Sangramento anormal Infertilidade	Áreas focais de espessamento endometrial ecogênico Massa ecogênica redonda ou ovoide dentro da cavidade endometrial Pode conter áreas císticas O Doppler colorido pode demonstrar fluxo dentro do pedúnculo	Carcinoma endometrial Hiperplasia endometrial Leiomioma submucoso
Efeito do tamoxifeno	Reações adversas da terapia com Tamoxifeno	Assintomático Sangramento anormal	Aparência normal do endométrio Espessamento da cavidade endometrial Aparência complexa para a cavidade endometrial	Hiperplasia endometrial Pólipo endometrial Carcinoma endometrial Leiomioma submucoso

DOENÇA OVARIANA

- A maioria das massas ovarianas removidas de pacientes na pré-menopausa é benigna.
- O teratoma cístico (dermoide) é a neoplasia ovariana primária mais comum.

Doença Cística do Ovário

DOENÇA	ETIOLOGIA	ACHADOS CLÍNICOS	ACHADOS ULTRASSONOGRÁFICOS	CONSIDERAÇÕES DIFERENCIAIS
Cistadenocarcinoma	Neoplasia epitelial	Massa pélvica palpável Ganho de peso sem explicação Dor pélvica	Massa complexa e multilocular Margens da parede mal definidas Nódulos murais Ascite	Cistadenoma Teratoma cístico Abscesso tubo-ovariano
Teratoma cístico Também chamado de dermoide	Surge da parede de um folículo Tumor de célula germinativa Contém gordura, pelos, pele e dentes É o tumor benigno mais comum do ovário	Assintomático Pressão abdominal Dor pélvica leve a aguda Massa pélvica palpável	"Ponta do *iceberg*" – massa sólida com ecos internos difusamente brilhantes, com ou sem sombreamento Massa complexa Margens espessas e irregulares Calcificações Geralmente localizado superior ao fundo do útero	Endometrioma Cisto hemorrágico Cistadenoma seroso Gravidez ectópica
Cistadenoma mucinoso	Neoplasia epitelial	Dor pélvica Aumento rápido de massa pélvica Menstruação irregular Timpanismo	Massa anecoica multilocular Margens da parede espessas e uniformes Pode conter detritos Geralmente unilateral	Endometrioma Abscesso tubo-ovariano Cisto tecaluteínico Cistadenocarcinoma
Doença policística do ovário	Desequilíbrio endócrino causando anovulação crônica Desequilíbrio de hormônio luteinizante (LH) e de hormônio de estimulação de folículos (FSH)	Menstruação irregular Hirsutismo Infertilidade Obesidade	Ovários redondos e dilatados Presença de dez ou mais folículos por ovário Cistos periféricos múltiplos e pequenos	Cistos funcionais
Cistadenoma seroso	Neoplasia epitelial É o segundo tumor benigno mais comum do ovário	Aumento rápido de massa pélvica Dor pélvica Menstruação irregular Timpanismo	Massa grande, anecoica, unilocular ou multilocular Parede fina e com margens uniformes Pode conter detritos e septos internos Geralmente unilateral	Hidrossalpinge Cistos tecaluteínicos Síndrome da hiperestimulação
Cisto epitelial de superfície	Surge do córtex do ovário	Assintomático Dor pélvica	Pequeno aglomerado de cistos	Doença do ovário policístico Cistadenoma
Cistos tecaluteínicos	Associados a níveis elevados da gonadotropina coriônica humana (hCG) Doença trofoblástica gestacional Síndrome da hiperestimulação	Assintomáticos Hiperêmese Timpanismo abdominal	Estrutura cística multilocular Condição bilateral	Cistadenoma Hidrossalpinge

Neoplasias Sólidas do Ovário

DOENÇA	ETIOLOGIA	ACHADOS CLÍNICOS	ACHADOS ULTRASSONOGRÁFICOS	CONSIDERAÇÕES DIFERENCIAIS
Tumor de Brenner	Tumor benigno que surge do tecido fibroepitelial Natureza estrogênica Associado à síndrome de Meigs	Assintomático Dor pélvica unilateral ou sensação de plenitude	Massa ovariana pequena, hipoecoica e sólida Margens de parede bem definidas Não demonstra reforço acústico posterior Pode demonstrar necrose	Fibroma Fibroide pedunculado Tecoma

Carcinoma	Neoplasia epitelial ou de células germinativas
	Fatores de risco
	  Dieta rica em gorduras
	  Infertilidade
	  Nuliparidade
	  História familiar de carcinoma de mama ou de ovário
		Assintomático
		Dor abdominal indefinida
		Massa pélvica palpável
		CA125 elevado (80%)
		Sintomas GI indefinidos
		Timpanismo
			Massa ovariana hipoecoica predominantemente sólida
			Margens ovarianas irregulares
			Pode-se mostrar complexo
			Fluxo sanguíneo interno
			Índice de resistência < 10 sugerindo malignidade
				Endometrioma
				Lesão metastática
				Tumor de células granulosas

Disgerminoma	Neoplasia maligna de células germinativas Malignidade ovariana mais comum na infância	Assintomático Puberdade precoce Dor pélvica Massa pélvica palpável Associado aos níveis de alfafetoproteína (AFP) e de hCG Dissemina-se para os linfáticos	Massa homogênea predominantemente sólida Margens irregulares Pode-se mostrar complexa Linfadenopatia Unilateral (90%)	Cistadenocarcinoma Lesão metastática
Fibroma	Tumor do estroma, raro e benigno	Assintomático Dor ou plenitude pélvica Transtorno urinário ou intestinal Menopausa	Massa anexa sólida e hipoecoica (idêntica a um leiomioma) Massa densa Pode demonstrar sombreamento posterior Ascite Tamanho: 5 a 10 cm Unilateral (90%)	Fibroide pedunculado Teratoma Tecoma Tumor de Brenner
Tumor de células granulosas	Tumor hormonal	Aumento em estrogênio Massa palpável Sangramento irregular	Massa anexa sólida e homogênea Pode-se mostrar complexa Espessamento do endométrio	Fibroide pedunculado
Tecoma	Tumor benigno do estroma Produz estrogênio	Dor ou pressão pélvica Menopausa	Massa hipoecoica Sombreamento posterior proeminente	Fibroma Teratoma Tumor de Brenner

Anormalidades Vasculares do Ovário

ANORMALIDADE	ETIOLOGIA	ACHADOS CLÍNICOS	ACHADOS ULTRASSONOGRÁFICOS	CONSIDERAÇÕES DIFERENCIAIS
Fístula arteriovenosa	Plexo vascular de artérias e veias sem rede capilar interveniente Cirurgia pélvica Trauma pélvico Doença trofoblástica gestacional Malignidade	Menorragia Anemia Diagnosticada frequentemente após aborto e no pós-parto	Múltiplas estruturas anecoicas e serpiginosas no miométrio Fluxo sanguíneo abundante nas estruturas anecoicas Massa uterina intramural Padrão de mosaico no Doppler colorido Fluxo reverso e áreas de artefato *aliasing* Fluxo arterial de alta velocidade e baixa resistência junto com fluxo venoso de alta velocidade com componente arterial na análise espectral	Adenomiose Gestação trofoblástica Produtos de concepção retidos
Torção ovariana	Rotação parcial ou completa do ovário sobre seu pedículo Geralmente associada à massa de anexos	Dor pélvica intensa ou compatível Náusea/vômito Massa pélvica palpável	Fluxo sanguíneo venoso e arterial ausente ou reduzido para o ovário (a saída de fluxo venoso é a primeira a ser prejudicada) Massa ovariana grande e heterogênea Fluido livre Massa coexistente de anexos	Ovário normal Cisto hemorrágico Teratoma cístico

REVISÃO DA DOENÇA DO ÚTERO E DO OVÁRIO

1. O acúmulo anormal de sangue na vagina é denominado de:
   a. hidrométrio
   b. hematométrio
   c. hidrocolpos
   d. hematocolpos

2. Os fatores de risco associados ao carcinoma endometrial em desenvolvimento incluem:
   a. anorexia, multiparidade, hipertensão
   b. obesidade, *diabetes mellitus*, nuliparidade
   c. hipertensão, obesidade, doença da tireoide
   d. multiparidade, doença da tireoide, terapia de reposição hormonal

3. A hipervascularidade dentro do endométrio é um achado característico em:
   a. endometrite
   b. adenomiose
   c. síndrome de Asherman
   d. hiperplasia endometrial

4. A malignidade ovariana mais comum da infância é:
   a. fibroma
   b. tecoma
   c. disgerminoma
   d. tumor de Brenner

5. Qual das opções a seguir é um sintoma clínico comum associado à adenomiose?
   a. amenorreia
   b. dor lombar
   c. frequência urinária
   d. sensibilidade uterina

6. Paciente de 50 anos apresenta histórico de distensão abdominal. No anexo esquerdo, identifica-se massa multilocular de 10 cm. Essa massa representa, provavelmente:
   a. cistadenoma
   b. teratoma cístico
   c. cistos tecaluteínicos
   d. doença policística

7. A localização mais comum de desenvolvimento do leiomioma uterino é:
   a. serosa
   b. submucosa
   c. intramural
   d. submucosa

8. A incapacidade de se distinguir a cavidade endometrial é um achado sonográfico identificável em:
   a. infertilidade
   b. terapia com tamoxifeno
   c. síndrome de Asherman
   d. doença de ovário policístico

9. A torção ovariana geralmente está associada à coexistência de:
   a. massa uterina
   b. hidrossalpinge
   c. massa de anexos
   d. gravidez ectópica

10. Qual das estruturas a seguir tem mais probabilidade de ser afetada pela terapia com tamoxifeno?
    a. colo do útero
    b. ovários
    c. miométrio
    d. endométrio

11. Paciente em idade reprodutiva demonstra massa complexa de anexo com ecos internos difusamente brilhantes. Esses achados sonográficos, muito provavelmente, descrevem:
    a. disgerminoma
    b. teratoma cístico
    c. cisto hemorrágico
    d. cistadenocarcinoma

12. A localização mais comum de um teratoma cístico é:
    a. lateral ao colo do útero
    b. anterior ao fundo
    c. superior ao fundo
    d. adjacente ao istmo

13. A obstrução de um cisto de inclusão resulta em:
    a. cisto de Naboth
    b. teratoma cístico
    c. pólipo endometrial
    d. cistadenoma seroso

14. Em qual região é mais provável que um fibroide cause sangramento uterino irregular?
    a. cervical
    b. subserosa
    c. intramural
    d. submucosa

15. A doença do ovário policístico pode resultar de:
    a. níveis elevados de hCG
    b. estrogênio sem oposição
    c. desequilíbrio endócrino
    d. hiperestimulação folicular

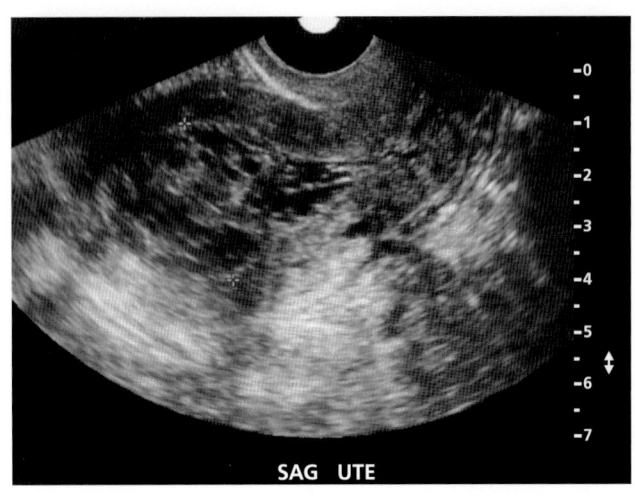

FIG. 21-1 Sonograma endovaginal do útero.

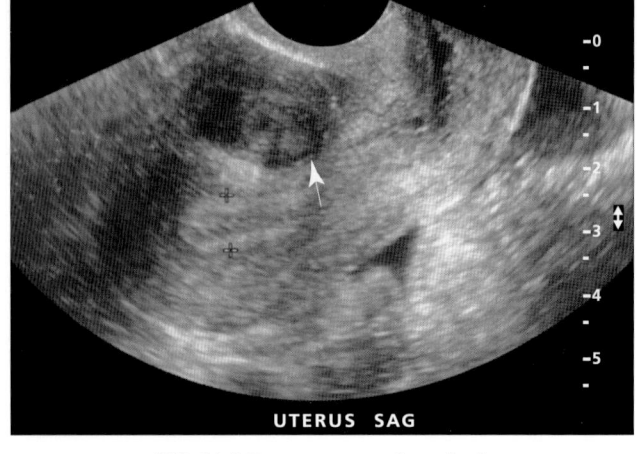

FIG. 21-3 Sonograma endovaginal.

Responda a pergunta 16, usando a Fig. 21-1.

16. Paciente assintomática de 60 anos apresenta histórico de câncer de mama. Ela recebeu terapia com tamoxifeno nos 3 anos anteriores. Com base nessa história clínica, os achados sonográficos são mais suspeitos para:
    a. leiomioma
    b. adenomiose
    c. síndrome de Asher
    d. pólipo endometrial

Responda a pergunta 17, usando a Fig. 21-2.

17. Paciente de 13 anos na pré-menarca apresenta histórico de dor abdominal e massa pélvica palpável. Com base nessa história clínica, os achados sonográficos são mais suspeitos para:
    a. hematométrio
    b. hematocolpos
    c. endometrioma
    d. cisto hemorrágico

Responda as perguntas 18 e 19, usando a Fig. 21-3.

18. Paciente de 35 anos apresenta histórico de frequência urinária e ciclos menstruais normais. Ela nega qualquer história de infecção ou trauma do trato urinário. A imagem sagital do útero demonstra massa hipoecoica (seta). Com base nessa história clínica, a massa é, mais provavelmente, um:
    a. hematoma
    b. leiomioma
    c. teratoma cístico
    d. cistadenoma mucinoso

19. Em qual dos recessos pélvicos se identifica o fluido livre?
    a. espaço pré-vesical
    b. espaço retropúbico
    c. espaço retrouterino
    d. espaço vesicouterino

Responda a pergunta 20, usando a Fig. 21-4.

20. Paciente de 30 anos apresenta histórico de dor pélvica leve durante o ano anterior. Seu último período menstrual ocorreu há 2 semanas. Ela nega história de terapia contraceptiva com hormônios ou a possibilidade de gravidez. Com base nessa história clínica, os achados sonográficos são mais suspeitos para:
    a. endometrioma
    b. teratoma cístico
    c. carcinoma ovariano
    d. abscesso tubo-ovariano

FIG. 21-2 Sonograma transabdominal do útero.

CAPÍTULO 21 Doença do Útero e do Ovário **339**

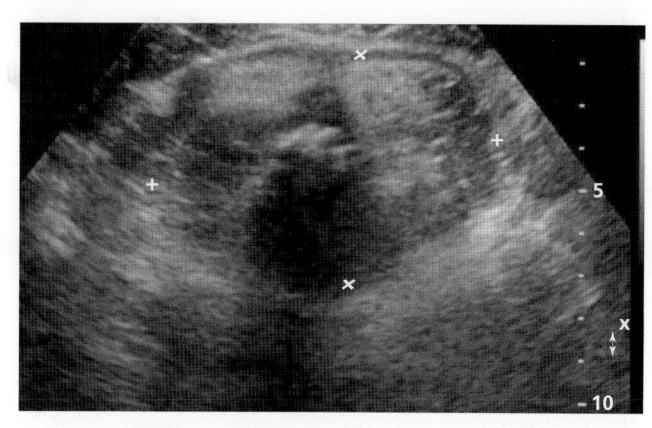

FIG. 21-4 Sonograma do ovário esquerdo.

Responda as perguntas 23 e 24, usando a Fig. 21-6.

23. Imagem sagital do útero mostra pequena massa isoecoica identificada pela seta. Essa massa é mais suspeita para:
   a. leiomioma
   b. adenomiose
   c. pólipo endometrial
   d. carcinoma endometrial

24. Qual achado clínico está, mais provavelmente, associado a esta doença?
   a. amenorreia
   b. menorragia
   c. dismenorreia
   d. sangramento pós-menopausa

Responda as perguntas 21 e 22, usando a Fig. 21-5.

21. Esse sonograma sagital exibe, mais provavelmente, um quadro de:
   a. massa cervical
   b. cisto de Naboth
   c. útero bicórneo
   d. hiperplasia endometrial

22. Qual das opções a seguir é um sintoma clínico associado a este achado?
   a. menorragia
   b. dismenorreia
   c. plenitude pélvica
   d. aborto espontâneo

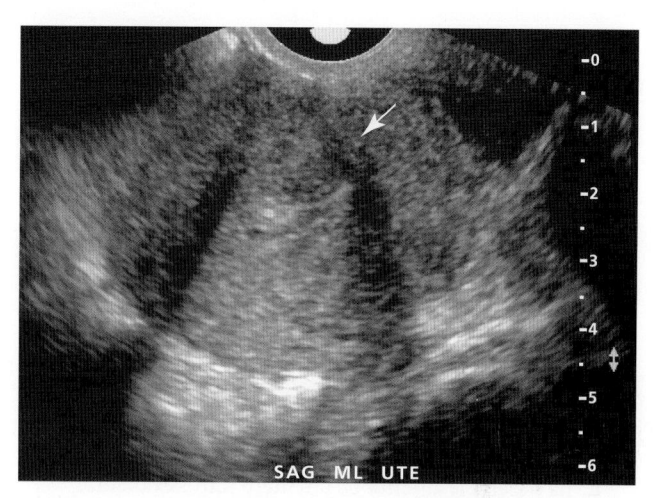

FIG. 21-6 Sonograma endovaginal.

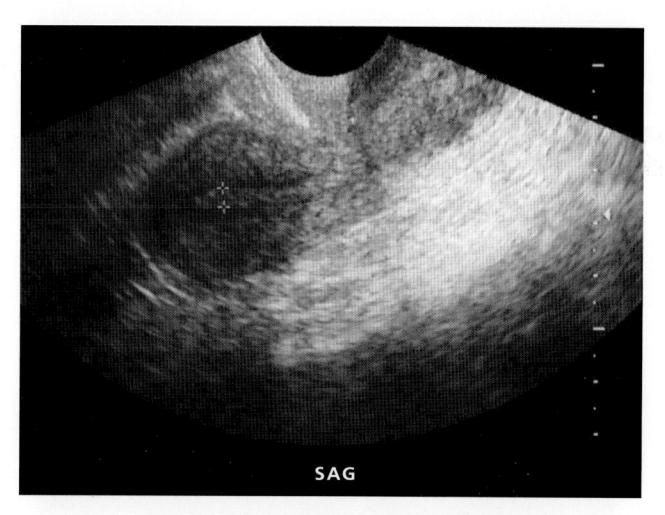

FIG. 21-5 Sonograma sagital do útero.

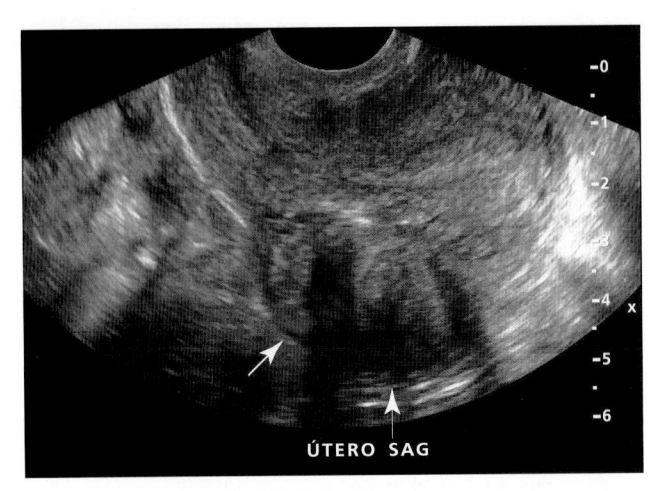

FIG. 21-7 Sonograma endovaginal.

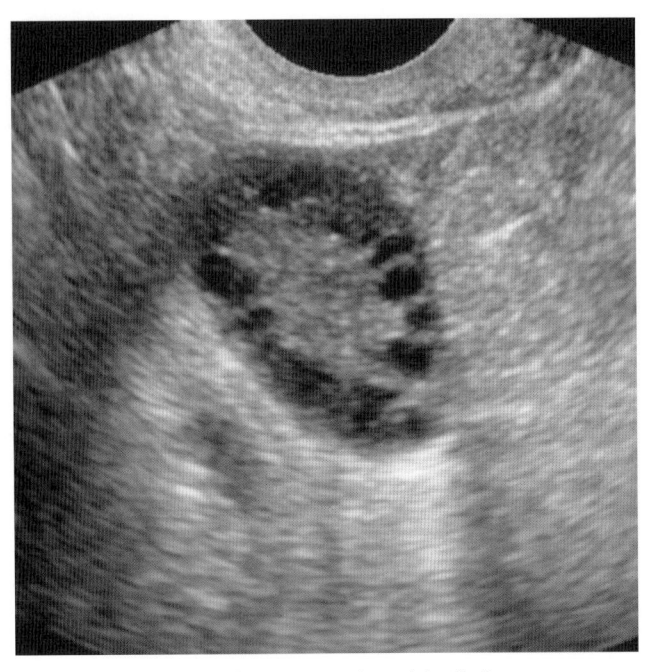

FIG. 21-8 Sonograma do ovário direito.

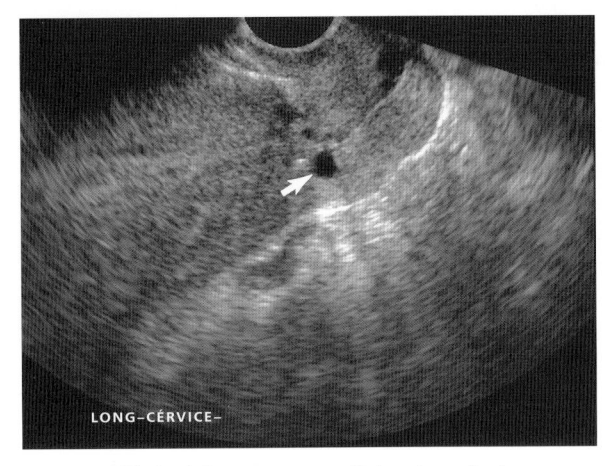

FIG. 21-9 Sonograma sagital endovaginal.

Responda as perguntas 25 e 26, usando a Fig. 21-7.

25. Paciente assintomática apresenta histórico de útero aumentado. Com base nessa história clínica, a doença demonstrada representa, mais provavelmente, um quadro de:
    a. endometrioma
    b. fibroides subserosos
    c. fibroides intramurais
    d. fibroides submucosos

26. Essa anormalidade está localizada:
    a. na superfície anterior de um útero retrovertido.
    b. na superfície posterior de um útero retrovertido.
    c. na superfície anterior de um útero retroflexionado.
    d. na superfície posterior de um útero antevertido.

Responda as perguntas 27 e 28, usando a Fig. 21-8.

27. Para qual das doenças a seguir os achados sonográficos são mais suspeitos?
    a. cistos epiteliais de superfície
    b. doença do ovário policístico
    c. síndrome de superestimulação
    d. cistos fisiológicos normais

28. Qual das opções a seguir é um sintoma comum associado a esta doença?
    a. dor pélvica
    b. dismenorreia
    c. menstruação irregular
    d. distensão abdominal

Responda a pergunta 29, usando a Fig. 21-9.

29. Paciente assintomática apresenta histórico de útero dilatado no exame físico. A imagem sagital do útero exibe, mais provavelmente, um quadro de:
    a. cisto de Naboth
    b. pólipo endometrial
    c. malignidade cervical
    d. leiomioma em degeneração

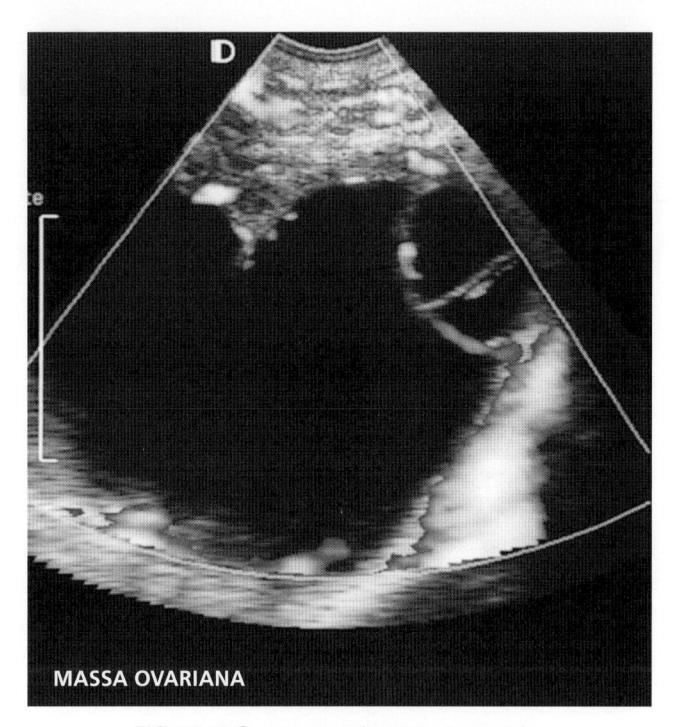

FIG. 21-10 Sonograma do anexo esquerdo.

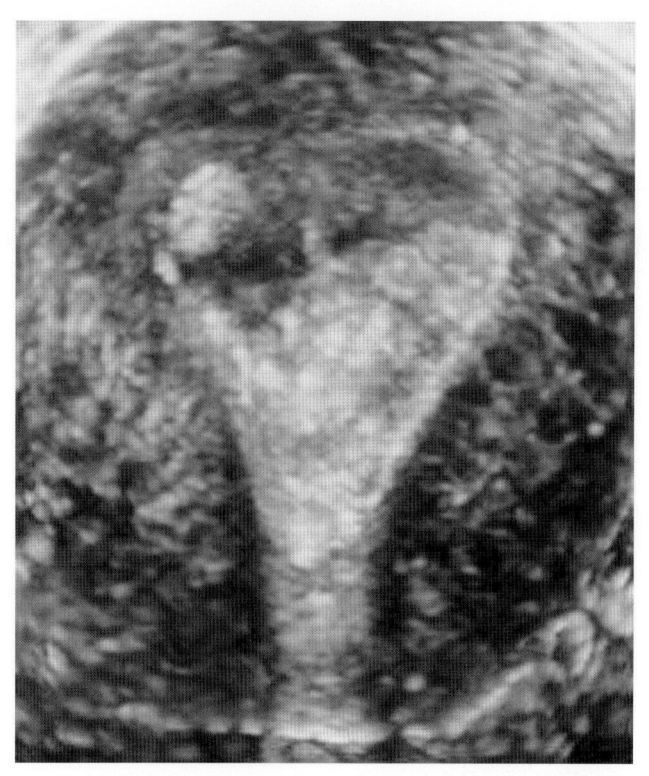

FIG. 21-11 Sonograma coronal do útero.

Responda a pergunta 30, usando a Fig. 21-10.

30. Paciente apresenta histórico de menstruação irregular e grande massa pélvica. Com base nessa história clínica, o achado sonográfico é mais suspeito para:
    a. cisto epitelial de superfície
    b. cistadenoma mucinoso
    c. doença do ovário policístico
    d. síndrome da hiperestimulação

Responda a pergunta 31, usando a Fig. 21-11.

31. Paciente de 35 anos apresenta histórico de infertilidade. Seu último período menstrual ocorreu há 3 semanas. A imagem coronal do útero exibe:
    a. útero bicórneo
    b. massa endometrial hipoecoica
    c. massa endometrial hiperecoica
    d. cavidade endometrial de aparência normal

32. Qual dos quadros a seguir descreve a aparência sonográfica típica da síndrome de Asherman?
    a. aumento uterino difuso
    b. massa miometrial hipoecoica discreta
    c. inabilidade de distinguir uma cavidade endometrial
    d. irregularidade hipoecoica para a cavidade endometrial

33. A qual das seguintes doenças do ovário é comum a associação de massa de anexos coexistente?
    a. cistadenoma
    b. disgerminoma
    c. teratoma cístico
    d. torção ovariana

34. Hirsutismo é um sintoma clínico de:
    a. endometriose
    b. hematometrocolpos
    c. síndrome de Asherman
    d. doença do ovário policístico

35. O aumento rápido da massa pélvica é mais suspeito para:
    a. leiomioma
    b. cistadenoma
    c. endometrioma
    d. teratoma cístico

36. Um pequeno aglomerado de cistos ovarianos é um achado sonográfico comum associado a:
    a. cistos tecaluteínicos
    b. cistadenocarcinoma
    c. cistos epiteliais de superfície
    d. doença do ovário policístico

37. Qual das localizações de fibroides a seguir é a mais provável causadora de menorragia?
    a. cornual
    b. intramural
    c. subserosa
    d. submucosa

38. Qual das neoplasias ovarianas a seguir demonstra características sonográficas semelhantes às de um leiomioma?
    a. tecoma
    b. fibroma
    c. disgerminoma
    d. teratoma cístico

39. Para qual das anormalidades a seguir é mais suspeito o quadro de múltiplas estruturas vasculares serpiginosas em paciente com queixa de sangramento anormal após curetagem de dilatação recente?
    a. adenomiose
    b. endometriose
    c. fístula arteriovenosa
    d. síndrome de Asherman

40. A aparência sonográfica de um carcinoma de ovário geralmente é descrita como:
    a. massa ovariana hipoecoica irregular
    b. massa ovariana hiperecoica uniforme
    c. massa anexial hipoecoica irregular
    d. massa ovariana hiperecoica irregular

41. Se uma paciente exibir espessura endometrial de 2 cm, isso será considerado:
    a. suspeito para adenomiose
    b. dentro dos limites normais em paciente na menarca
    c. suspeito para proliferação do endométrio
    d. dentro dos limites normais independentemente da situação menstrual

42. Qual das anormalidades ovarianas a seguir pode conter pele e pelos?
    a. disgerminoma
    b. teratoma cístico
    c. tumor de células da granulosa
    d. cistadenoma mucinoso

43. Qual das anormalidades a seguir tem como fator de risco associado a multiparidade?
    a. adenomiose
    b. endometriose
    c. cisto de Naboth
    d. doença do ovário policístico

44. Qual das neoplasias ovarianas a seguir demonstrará mais provavelmente um sombreamento acústico posterior?
    a. fibroma
    b. tecoma
    c. disgerminoma
    d. tumor de Brenner

45. Uma paciente apresenta histórico de leiomioma intramural. Esse leiomioma:
    a. altera o perimétrio
    b. distorce o endométrio
    c. distorce o miométrio
    d. se estende para o interior do endométrio

46. Um cisto de Garner está localizado no interior:
    a. do útero
    b. do colo do útero
    c. da vagina
    d. do oviduto

47. Uma paciente apresenta histórico de sangramento pós-menopausa. A sonografia identifica massa intrauterina heterogênea. Com base no histórico clínico, os achados sonográficos são mais suspeitos para:
    a. leiomioma
    b. endometrioma
    c. leiomiossarcoma
    d. hiperplasia endometrial

48. Qual dos quadros a seguir é a neoplasia ovariana benigna mais comum?
    a. fibroma
    b. cistadenoma
    c. teratoma cístico
    d. endometrioma

49. A massa ovariana complexa, multilocular e mal definida é mais suspeita para:
    a. cistadenoma
    b. cistos tecaluteínicos
    c. cistadenocarcinoma
    d. tumor de células da granulosa

50. O conjunto de massa ovariana com derrame pleural e ascite, resolvendo-se após cirurgia é conhecido como:
    a. síndrome de Meigs
    b. síndrome de Turner
    c. síndrome de Asherman
    d. síndrome de Stein-Leventhal

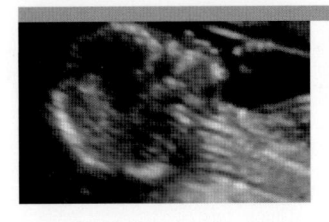

CAPÍTULO 22
Doença dos Anexos e Infertilidade

PALAVRAS-CHAVE

divertículo de Meckel saco anômalo projetando-se do íleo; causado pelo fechamento incompleto do pedículo vitelino.

doença inflamatória da pelve (PID) classificação geral para quadros inflamatórios do colo do útero, útero, ovários, tubas uterinas e superfícies peritoneais.

endometrioma coleção de tecido endometrial extravasado.

endometriose quadro que ocorre quando o tecido endometrial ativo invade a cavidade peritoneal.

gonadotrofina coriônica humana (hCG) substituta do hormônio luteinizante usada em fertilidade assistida para desencadear a ovulação.

hidrossalpinge dilatação da tuba uterina com fluido.

salpingite inflamação na tuba uterina.

sinéquias escarificação provocada por dilatação anterior e curetagem ou aborto espontâneo; demonstrada como faixa hiperecoica do eco na cavidade endometrial.

Doença dos Anexos

DOENÇA	ETIOLOGIA	ACHADOS CLÍNICOS	ACHADOS ULTRASSONOGRÁFICOS	CONSIDERAÇÕES DIFERENCIAIS
Endometriose	Localização ectópica de tecido endometrial funcional Aderência [do tecido] às tubas uterinas, ovários, cólon e bexiga	Assintomática Dismenorreia Dor pélvica Menstruação irregular Dispareunia Infertilidade	Dificuldade de visualização com a ultrassonografia Margens obscuras do órgão Fixação dos ovários posteriores ao útero Endometrioma	Aderências Interferência do intestino
Endometrioma	Coleção focalizada de tecido endometrial ectópico Denominado de "cisto chocolate"	Dor pélvica Metromenorragia Dismenorreia Dispareunia Massa pélvica palpável Infertilidade	Massa anexial hipoecoica e homogênea Margens da parede espessas e bem-definidas Ecos difusos, de baixo nível com ou sem componentes sólidos Massa avascular Nível fluido/fluido Nos sonogramas em série a massa não demonstrará regressão de tamanho	Cisto hemorrágico Fibroide pedunculado Teratoma cístico
Tumores de Krukenberg	Lesões metastáticas Lesão primária oriunda de carcinoma gástrico Outras estruturas primárias podem incluir o intestino grosso, mama ou apêndice	Assintomáticos Dor abdominal Timpanismo	Massas bilaterais de ovário ou de anexos Margens ovais ou lobuladas Áreas hipoecoicas dentro da massa Realce posterior Ascite Geralmente bilateral	Carcinoma ovariano Fibroide em degeneração Abscesso tubo-ovariano Teratoma cístico, Endometrioma
Cisto paraovariano	Origem mesotelial Tipicamente localizado no ligamento largo Sem associação à história de inflamação pélvica, cirurgia ou endometriose	Assintomático Dor pélvica Massa pélvica palpável	Massa redonda ou ovoide de anexos anecoicos Separado do ovário ipsilateral Margens da parede finas e uniformes Tamanho estável nos sonogramas seriados	Cistadenoma Hidrossalpinge Cisto ovariano Divertículo de Meckel Cisto peritoneal

(Continua)

Doença dos Anexos (Cont.)

DOENÇA	ETIOLOGIA	ACHADOS CLÍNICOS	ACHADOS ULTRASSONOGRÁFICOS	CONSIDERAÇÕES DIFERENCIAIS
Doença inflamatória da pelve	Infecção bacteriana Diverticulite Apendicite	Dor abdominal Febre Corrimento vaginal Frequência urinária	Aparência normal da pelve Endométrio espesso e hipervascular Massa anexial tubular complexa Massa anexial multilocular mal definida	Pelve normal Alças intestinais Endometriose Gravidez ectópica
Cisto de inclusão peritoneal	Fluido aprisionado de aderências normalmente produzido pelo ovário Cirurgia abdominal anterior Trauma Doença inflamatória da pelve Endometriose	Assintomático Dor no abdome inferior Massa palpável	Coleção septada de fluido ao redor de um ovário O fluxo vascular pode ser demonstrado em septos Cisto peritoneal unilocular	Ascite Cisto paraovariano Hidrossalpinge

Doença das Tubas Uterinas

DOENÇA	ETIOLOGIA	ACHADOS CLÍNICOS	ACHADOS ULTRASSONOGRÁFICOS	CONSIDERAÇÕES DIFERENCIAIS
Carcinoma	Displasia Carcinoma in situ	Dor pélvica Sangramento anormal Massa pélvica	Massa anexial complexa em formato de salsicha Projeções papilares	Abscesso tubo-ovariano Alças intestinais
Hidrossalpinge	Doença inflamatória da pelve Endometriose Aderências pós-operatórias	Assintomática Plenitude pélvica Infertilidade	Massa de anexos tubular anecoica Paredes com margens finas Ausência de peristalse	Alça intestinal cheia de fluido Ureter dilatado Veia ilíaca externa Cisto ovariano Cisto do omento
Piossalpinge	Infecção bacteriana Diverticulite Apendicite	Assintomática Febre baixa Plenitude pélvica	Massa anexial tubular complexa Paredes com espessura ≥ 5 mm Margens irregulares das paredes Massa que atenua o som	Alças intestinais Neoplasia ovariana Vaso ilíaco Hidroureter
Salpingite	Infecção pélvica	Dor pélvica Febre Dispareunia Leucocitose	Massa de anexos tubular espessa e nodular Massa complexa de anexos Realce posterior	Alças intestinais Endometriose
Abscesso tubo-ovariano	Infecção pélvica Doença sexualmente transmitida	Dor pélvica intensa Febre Leucocitose Náusea/vômito	Massa complexa anexial multiloculada Margens das paredes mal definidas Desarranjo total da anatomia normal do anexo	Endometriose Gravidez ectópica Cisto hemorrágico

INFERTILIDADE

- A infertilidade é sugerida quando a concepção não ocorre dentro de 1 ano.
- É causada por anormalidades de reprodução do homem ou da mulher.
- Os transtornos ovulatórios são a causa mais comum da infertilidade feminina.
  - Doença do ovário policístico.
  - Síndrome do folículo luteinizante não rompido.
  - Inadequação da fase lútea.
- Os fibroides são responsáveis por 15% dos casos de infertilidade.
- Outras causas incluem: doença do oviduto, anomalias uterinas congênitas, doença endometrial, anormalidade do muco cervical, fatores nutricionais, transtornos metabólicos e sinéquias.

MÉTODOS DE TECNOLOGIA DE REPRODUÇÃO ASSISTIDA (ART)

- Há vários métodos de assistência à fertilidade.

Terapia de Indução Ovariana

- Medicamentos são injetados para estimular o desenvolvimento folicular.
- Estímulo à glândula hipofisária para aumentar a secreção do hormônio estimulador de folículos.
- O crescimento folicular é monitorado por exames periódicos por ultrassom.
- Os níveis de estradiol são monitorados para o momento certo da injeção intramuscular de hCG.

Fertilização *in Vitro*

- Os ovos maduros são aspirados com orientação do ultrassom.
- A fertilização é obtida no laboratório.
- O endométrio é preparado para aceitar o embrião.
- O embrião (ou embriões) é transferido para o endométrio.

Transferência Intrafolicular de Gametas

- Exige estimulação da ovulação e recuperação de oócitos.
- Os oócitos são misturados com esperma e então transferidos para a tuba uterina.

Transferência Intratubária de Zigotos

- O zigoto é transferido para a tuba uterina.

AVALIAÇÃO DO ÚTERO POR ULTRASSOM

- O ultrassom é usado para avaliar a anatomia estrutural do útero e do endométrio.
- O útero é avaliado quanto a anomalias ou anormalidades congênitas.
- Um útero septado tem alta incidência de infertilidade e pode ser reparado com cirurgia.

MONITORAMENTO DO ENDOMÉTRIO POR ULTRASSOM

- A função lútea completa é esperada mediante espessura endometrial de 11 mm ou mais durante a fase lútea média.
- Uma espessura endometrial inferior a 8 mm está associada a uma redução na fertilidade.

MONITORAMENTO DOS OVÁRIOS POR ULTRASSOM

Estudo da Linha de Base antes da Terapia

- Avaliar a presença de um cisto ovariano ou de folículos dominantes.

Terapia durante a Indução

- Monitorar o tamanho e o número de folículos por ovário.
- Contar e medir somente os folículos com mais de 1 cm de diâmetro.
- O melhor tamanho para um folículo antes da ovulação é de 1,5 a 2 cm de diâmetro.
- Correlacionar o nível de estradiol com o tamanho e o número de folículos.

COMPLICAÇÕES DA ART

Gravidez Ectópica

- Mais comum em pacientes com história de infertilidade.

Gestações Múltiplas

- Mais comuns com a técnica *in vitro* (25% dos casos).

Síndrome da Hiperestimulação Ovariana

- Causada por altos níveis de hCG.
- Os achados clínicos incluem dor nas costas ou no abdome inferior, distensão abdominal, náusea/vômito, hipotensão e edema nas pernas.
- Dilatação multicística do ovário em mais de 5 cm de diâmetro.
- Os achados sonográficos adicionais podem incluir ascite e derrame pleural.

REVISÃO DA DOENÇA DOS ANEXOS E INFERTILIDADE

1. Os tumores de Krukenberg resultam de:
   a. endometriose
   b. hiperestimulação
   c. doença metastática
   d. síndrome de Asherman

2. Uma estrutura cística localizada no ligamento largo inferior é mais suspeita para:
   a. hidrossalpinge
   b. endometrioma
   c. cisto paraovariano
   d. cistadenoma seroso

3. Qual das opções a seguir descreve com mais precisão o quadro de endometriose?
   a. proliferação do revestimento endometrial
   b. coleção de tecido endometrial ectópico
   c. tecido endometrial ectópico localizado no miométrio
   d. tecido endometrial ativo invadindo a cavidade peritoneal

4. A infertilidade é sugerida quando a concepção não ocorre dentro de:
   a. 6 meses
   b. 9 meses
   c. 12 meses
   d. 24 meses

5. Qual das complicações a seguir geralmente está associada à fertilização *in vitro*?
   a. hiperestimulação
   b. gravidez ectópica
   c. gestações múltiplas
   d. aborto espontâneo

6. Paciente de 25 anos apresenta febre alta, dor pélvica e leucocitose. Identifica-se massa complexa mal definida no anexo esquerdo. Com base nessa história clínica, o achado sonográfico é mais suspeito para:
   a. salpingite
   b. piossalpinge
   c. endometrite
   d. abscesso tubo-ovariano

7. Uma paciente apresenta dor no abdome inferior e massa pélvica palpável. Observa-se uma coleção septada de fluido ao redor de um ovário direito aparentemente normal. A paciente tem história anterior de apêndice rompido. Com base nesse histórico clínico, para qual das doenças a seguir o achado sonográfico é mais suspeito?
   a. endometriose
   b. abscesso tubo-ovariano
   c. cistadenoma mucinoso
   d. cisto de inclusão peritoneal

8. Com a técnica de transferência intrafolicular de gametas:
   a. os embriões são transferidos para a cavidade endometrial
   b. os zigotos são transferidos para a cavidade endometrial
   c. os oócitos e o espermatozoide são transferidos para a tuba uterina
   d. os oócitos e o espermatozoide são transferidos para a cavidade endometrial

9. Qual hormônio é rotineiramente monitorado durante a terapia de indução ovariana?
   a. estrogênio
   b. estradiol
   c. progesterona
   d. hormônio de estimulação de folículos

10. As lesões metastáticas nos anexos são mais frequentemente associadas à malignidade primária:
    a. do sistema respiratório
    b. do trato geniturinário
    c. dos órgãos de reprodução
    d. do trato gastrointestinal

11. Qual das anormalidades a seguir é, mais provavelmente, uma consequência de doença inflamatória da pelve?
    a. adenomiose
    b. hidrossalpinge
    c. endometriose
    d. cisto paraovariano

12. Durante a fase lútea média, espera-se a função lútea total se a espessura endometrial estiver em pelo menos:
    a. 4 mm
    b. 8 mm
    c. 11 mm
    d. 14 mm

13. Qual programa de fertilidade assistida insere oócitos e espermatozoides na tuba uterina?
    a. fertilização *in vitro*
    b. transferência intrafalopiana de zigotos
    c. transferência intrafolicular de gametas
    d. transferência de oócitos e espermatozoides para a tuba uterina

14. Qual das complicações a seguir está, mais provavelmente, associada à terapia de indução da ovulação?
    a. gravidez ectópica
    b. gestações múltiplas
    c. aborto espontâneo
    d. síndrome da hiperestimulação

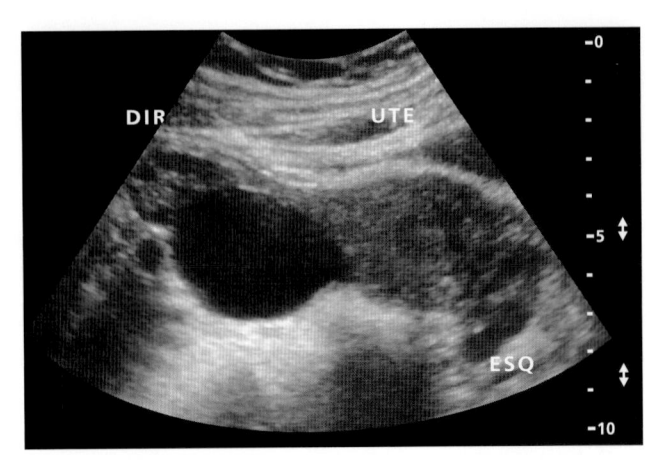

FIG. 22-1 Sonograma do anexo esquerdo.

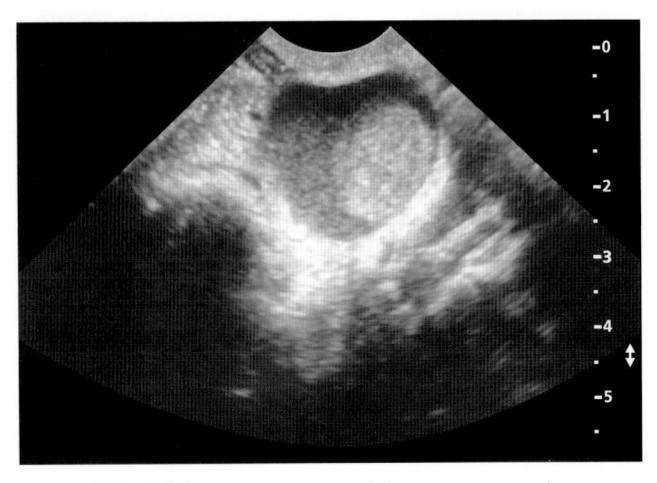

FIG. 22-2 Sonograma coronal do anexo esquerdo.

15. Uma grande massa cística posterior e lateral ao útero em uma paciente com história de infecção pélvica prévia é mais suspeita para:
    a. hidrossalpinge
    b. endometrioma
    c. cisto paraovariano
    d. cisto de corpo lúteo

Responda as perguntas 16 e 17, usando a Fig. 22-1.

16. As considerações diferenciais para essa massa pélvica provavelmente incluiriam:
    a. hidrossalpinge *vs.* um cisto simples
    b. cisto simples *vs.* cisto paraovariano
    c. hidrossalpinge *vs.* endometrioma
    d. cisto paraovariano *vs.* endometrioma

17. Os cuidados de acompanhamento para essa paciente provavelmente incluiriam:
    a. intervenção cirúrgica
    b. avaliação de infertilidade
    c. sonograma em 6 a 8 semanas
    d. sonograma em 2 a 3 semanas

Responder a pergunta 18, usando a Fig. 22-2.

18. Uma paciente apresenta histórico de dispareunia e ciclos menstruais irregulares. Massa complexa é identificada adjacente a um ovário aparentemente normal. Com base nessa história clínica, o achado sonográfico é *mais suspeito para:*
    a. endometrioma
    b. teratoma cístico
    c. cisto hemorrágico
    d. leiomioma pedunculado

Responda as perguntas 19 e 20, usando a Fig. 22-3.

19. Uma paciente apresenta histórico de massa pélvica palpável. As perguntas complementares mostram história de infecção pélvica após apendicectomia. Ela nega dor pélvica ou febre. A área anecoica nesse sonograma é mais suspeita para:
    a. hidroureter
    b. hidrossalpinge
    c. cisto paraovariano
    d. veia ilíaca externa

20. O ovário demonstra, mais provavelmente:
    a. cisto hemorrágico
    b. massa sólida suspeita
    c. variante anatômica normal
    d. massa isoecoica suspeita

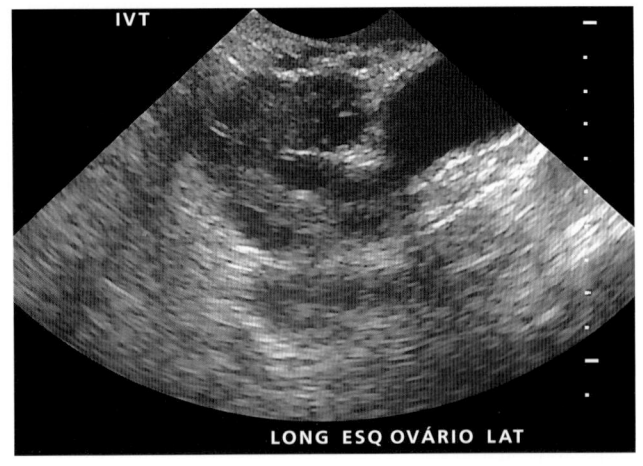

FIG. 22-3 Sonograma sagital do anexo esquerdo.

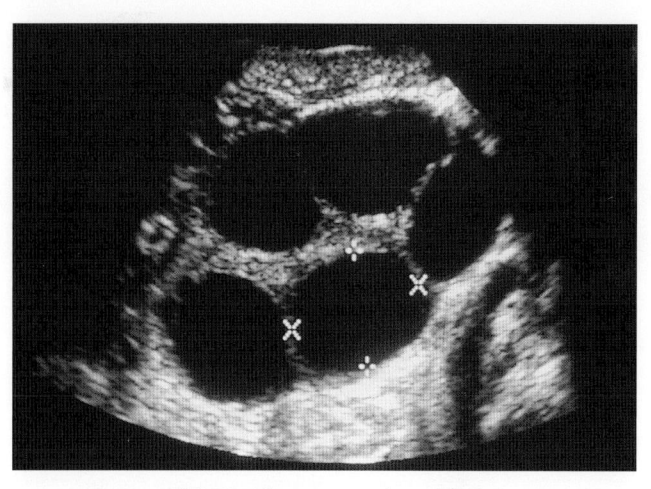

FIG. 22-4 Sonograma do ovário.

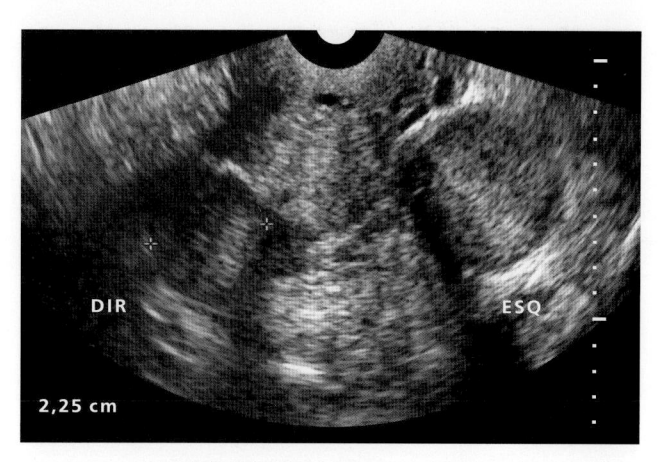

FIG. 22-6 Sonograma coronal.

Responda a pergunta 21, usando a Fig. 22-4.

21. O sonograma demonstra, mais provavelmente:
    a. síndrome da hipoestimulação
    b. cistos fisiológicos normais
    c. doença do ovário policístico
    d. folículos normais estimulados

Responda as perguntas 22 e 23, usando a Fig. 22-5.

22. Uma paciente de 32 anos apresenta histórico de endometriose. A endometriose é o resultado de:
    a. doença inflamatória prévia da pelve
    b. tecido endometrial dentro do miométrio
    c. acúmulo de tecido endometrial ectópico
    d. tecido endometrial na cavidade peritoneal

23. A massa de anexos é, mais provavelmente:
    a. um endometrioma
    b. um teratoma cístico
    c. um cisto hemorrágico
    d. uma gravidez ectópica

Responda a pergunta 24, usando a Fig. 22-6.

24. Paciente de 55 anos apresenta histórico de plenitude pélvica há 6 meses. Ela tem histórico de câncer de mama e diagnóstico recente de doença hepática metastática. Com base nesse histórico clínico, os achados sonográficos são mais suspeitos para:
    a. endometriomas
    b. carcinoma do ovário
    c. fibroide pedunculado
    d. tumores de Krukenberg

Responda a pergunta 25, usando a Fig. 22-7.

25. Uma paciente assintomática apresenta histórico de massa pélvica palpável ao exame físico. Com base nesse histórico clínico, os achados sonográficos são mais suspeitos para:
    a. hidrossalpinge
    b. corpo lúteo
    c. cisto paraovariano
    d. cisto fisiológico

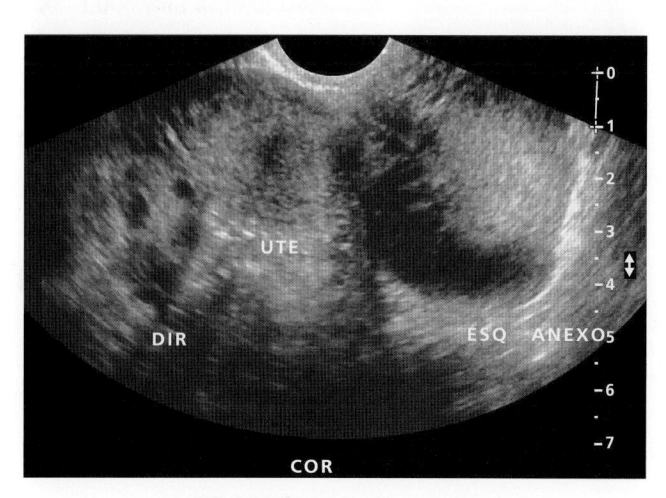

FIG. 22-5 Sonograma coronal.

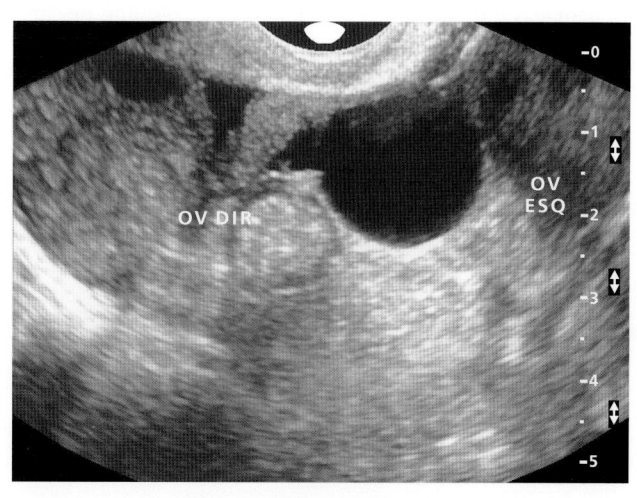

FIG. 22-7 Sonograma coronal.

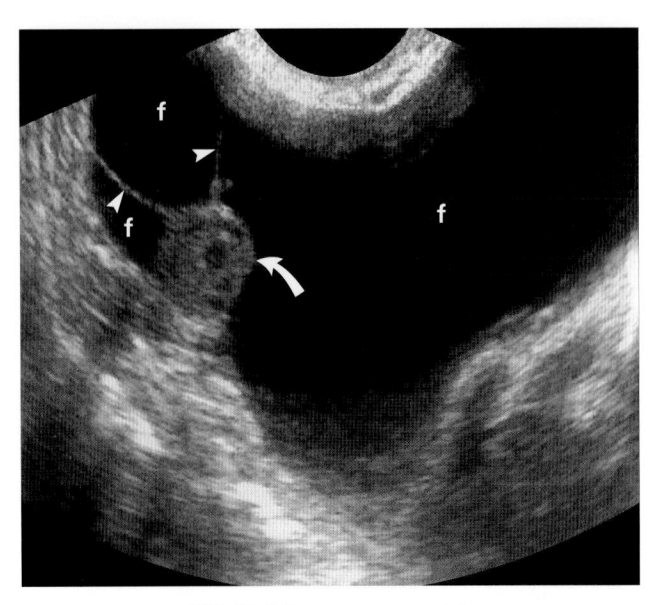

FIG. 22-8 Sonograma anexial.

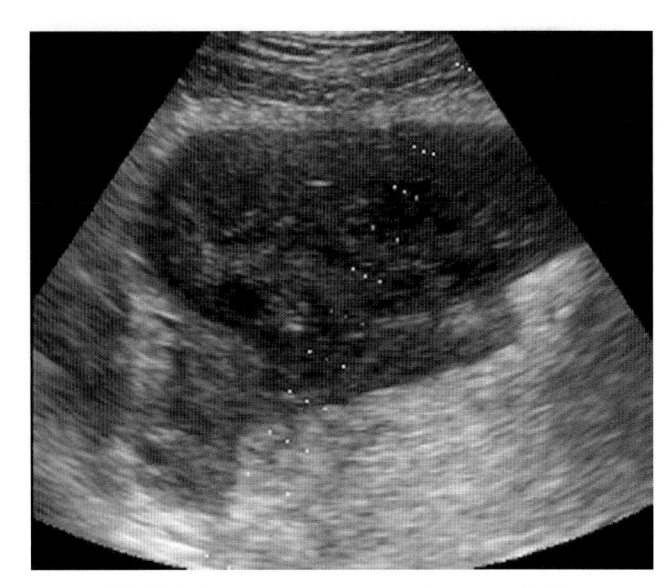

FIG. 22-9 Sonograma transverso do anexo direito.

Responda a pergunta 26, usando a Fig. 22-8.

26. Uma paciente apresenta histórico de massa pélvica palpável e com o período menstrual anterior ocorrido há 2 semanas. Após mais perguntas, a paciente admite cirurgia anterior da pelve por causa de apêndice rompido. O sonograma demonstra o ovário (seta curvada) cercado de fluido anecoico. Com base no histórico clínico, os achados sonográficos são mais suspeitos para:
  a. cisto paraovariano
  b. cistadenoma seroso
  c. abscesso tubo-ovariano
  d. cisto de inclusão peritoneal

Responda a pergunta 27, usando a Fig. 22-9.

27. Uma paciente de 20 anos apresenta histórico de dor pélvica intensa e febre. Seu último período menstrual ocorreu há 3 semanas e o teste de urina para gravidez resultou negativo. Com base nesse histórico clínico, os achados sonográficos são mais suspeitos para:
  a. endometrioma
  b. gravidez ectópica
  c. abscesso tubo-ovariano
  d. carcinoma da tuba uterina

Responda a pergunta 28, usando a Fig. 22-10.

28. Uma paciente apresenta histórico de infertilidade. Os achados sonográficos nesse sonograma coronal são mais suspeitos para:
  a. adenomiose
  b. útero subseptado
  c. útero bicórneo
  d. leiomioma submucoso

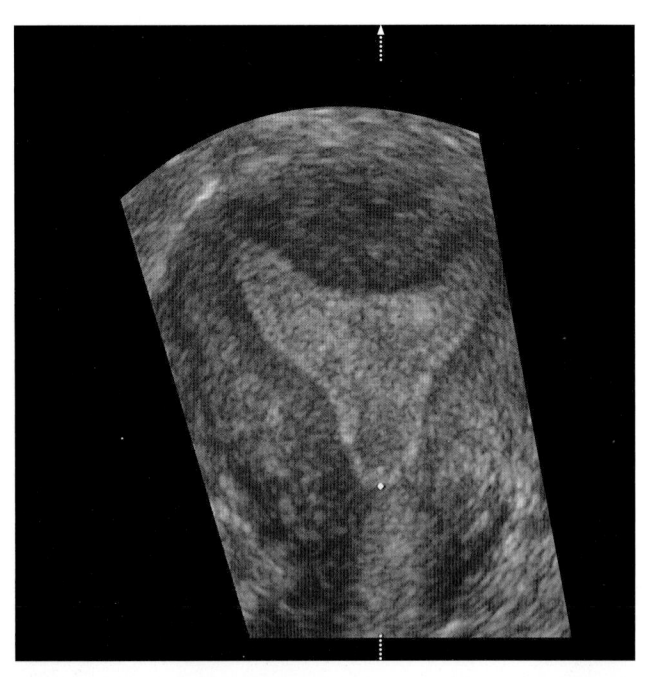

FIG. 22-10 Sonograma coronal.

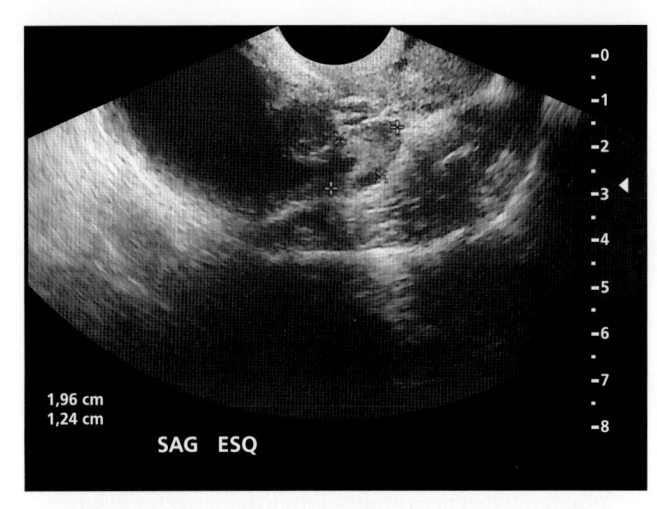

FIG. 22-11 Sonograma endovaginal do anexo esquerdo.

Responda a pergunta 29, usando a Fig. 22-11.

29. Uma paciente apresenta dores intermitentes no quadrante inferior esquerdo. Após perguntas complementares, verifica-se uma história de clamídia. Com base nesse histórico clínico, os achados sonográficos são mais suspeitos para:
    a. hidroureter
    b. hidrossalpinge
    c. abscesso tubo-ovariano
    d. cisto de inclusão peritoneal

Responda a pergunta 30, usando a Fig. 22-12.

30. Um achado sonográfico adicional geralmente associado a essa anormalidade é:
    a. ascite
    b. hidrossalpinge
    c. endometrioma
    d. gravidez ectópica

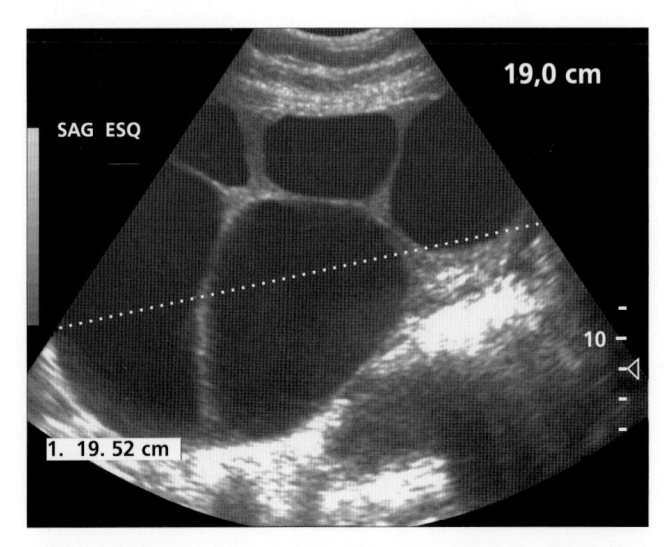

FIG. 22-12 Sonograma de um ovário clinicamente estimulado.

31. A doença inflamatória da pelve é mais bem descrita como:
    a. doença sexualmente transmitida
    b. processo inflamatório específico dos ovários
    c. classificação geral de quadros inflamatórios
    d. quadro inflamatório específico das tubas uterinas

32. Durante a terapia de indução ovariana, os folículos só são medidos quando excede:
    a. 0,5 cm
    b. 1 cm
    c. 2 cm
    d. todos os folículos são medidos

33. Qual das anomalias uterinas a seguir *não* tem probabilidade de causar infertilidade?
    a. leiomioma
    b. útero septado
    c. cisto de Naboth
    d. pólipo endometrial

34. Em exames seriados, um cisto paraovariano:
    a. se resolverá lentamente
    b. permanecerá inalterado
    c. aumentará rapidamente de tamanho
    d. vai variar de acordo com a fase ovulatória

35. Um sintoma comum de endometriose é:
    a. amenorreia
    b. menorragia
    c. dismenorreia
    d. frequência urinária

36. Qual das opções a seguir descreve com mais precisão a aparência sonográfica de um cisto de inclusão peritoneal?
    a. cisto ovariano complexo
    b. grande massa anexial uniloculada
    c. pequeno aglomerado de cistos ovarianos
    d. coleção de fluido septado cercando um ovário

37. Um achado sonográfico comum associado a um endometrioma é:
    a. massa ovariana hipoecoica e irregular
    b. massa ovariana anecoica e bem definida
    c. massa heterogênea e complexa de anexos
    d. massa de anexos hipoecoica e homogênea

38. A inflamação dentro da tuba uterina é denominada de:
    a. anexite
    b. salpingite
    c. piossalpinge
    d. hidrossalpinge

39. Na terapia de indução ovariana, a injeção intramuscular de qual hormônio desencadeia a ovulação?
   a. progesterona
   b. hormônio luteinizante
   c. hormônio de estimulação de folículos
   d. gonadotrofina coriônica humana

40. A escarificação no endométrio causada por procedimentos invasivos é denominada de:
   a. *albicans*
   b. sinéquias
   c. hiperplasia
   d. adenomiose

41. A fixação dos ovários posteriores ao útero é um achado sonográfico associado a:
   a. adenomiose
   b. endometriose
   c. abscesso tubo-ovariano
   d. doença inflamatória da pelve

42. O desarranjo total da anatomia normal dos anexos é um achado sonográfico associado a:
   a. piossalpinge
   b. endometriose
   c. tumores de Krukenberg
   d. abscesso tubo-ovariano

43. Qual das opções a seguir é a causa adquirida de infertilidade?
   a. endometrite
   b. útero bicórneo
   c. síndrome de Meigs
   d. cisto do ducto longitudinal do epoóforo (de Gartner)

44. Qual das opções a seguir melhor descreve a aparência sonográfica das sinéquias uterinas?
   a. endométrio espesso e irregular
   b. massa endometrial hipoecoica
   c. massas miometriais hipoecoicas e irregulares
   d. faixa brilhante de ecos no endométrio

45. A avaliação quanto à presença de um cisto de ovário ou folículo dominante é programada:
   a. antes da fertilização *in vitro*
   b. após a transferência intrafolicular de gametas
   c. antes da transferência intrafolicular de gametas
   d. antes de se iniciar a terapia de indução ovariana

46. Qual das opções a seguir *não é* um achado sonográfico na doença inflamatória da pelve?
   a. pelve de aparência normal
   b. massa de anexos complexa e tubular
   c. massa de anexos hipoecoica focalizada
   d. endométrio espesso e hipervascular

47. Qual dos quadros a seguir descreve com mais precisão um endometrioma?
   a. crescimento exagerado de tecido endometrial
   b. coleção de tecido endometrial ectópico
   c. localização ectópica de tecido endometrial ativo
   d. tecido endometrial ectópico dentro do miométrio

48. Uma paciente se apresenta com história de leiomioma. Qual localização tem mais probabilidade de causar infertilidade?
   a. serosal
   b. subserosal
   c. intramural
   d. submucosal

49. Uma massa de anexos tubular e nodular demonstrando reforço acústico posterior é mais suspeita para:
   a. salpingite
   b. piossalpinge
   c. hidrossalpinge
   d. endometrioma

50. Uma grande massa ovariana e multicística em uma paciente com terapia de estimulação ovariana é mais suspeita para:
   a. corpo lúteo
   b. doença do ovário policístico
   c. doença do ovário multicístico
   d. síndrome da superestimulação ovariana

CAPÍTULO 23

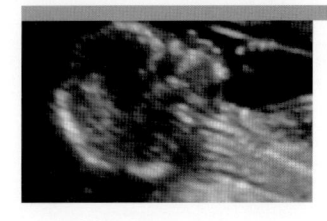

Avaliação do Primeiro Trimestre

PALAVRAS-CHAVE

aborto perda da gestação no primeiro trimestre.

âmnio membrana extraembrionária que reveste o córion e contém o feto e o fluido amniótico.

blastocisto consiste em massa de um trofoblasto externo e uma célula interna.

bradicardia frequência cardíaca fetal inferior a 90 batimentos por minuto.

córion superfície mais externa das membranas fetais; por fim, ela se encolhe e é obliterada pelo âmnio entre 12 e 16 semanas.

decídua nome aplicado ao endométrio durante a gestação.

decídua basal porção do endométrio na qual repousa o concepto implantado.

decídua capsular a decídua que cobre a superfície do concepto implantado.

decídua parietal decídua exclusiva da área ocupada pelo concepto implantado; também conhecida por *decidua vera*.

embrião termo usado para um zigoto em desenvolvimento durante a décima semana de gestação.

fase embrionária da 6ª à 10ª semanas de gestação.

gravidez diz respeito ao número de vezes em que a mulher esteve grávida incluindo a gestação atual, se aplicável.

gravidez intrauterina gestação localizada dentro do útero.

idade embriológica tempo calculado a partir da concepção.

idade gestacional tempo calculado a partir do primeiro dia do último período menstrual.

mórula massa sólida de células formada por clivagem de um ovo fertilizado.

paridade refere-se ao número de nascidos vivos.

saco gestacional estrutura normalmente encontrada no útero, cheia de fluido e contendo a gestação.

saco pseudogestacional coleção de fluido endometrial de localização central demonstrada com um quadro coexistente de gravidez ectópica.

saco vitelino (VS) fornece nutrientes para o embrião e é o sítio inicial da alfafetoproteína.

sinal de âmnio vazio visualização da cavidade amniótica sem a presença de um embrião.

sinal de decídua dupla composto da decídua capsular e da decídua parietal; borda hiperecoica espessa cercando uma sonotransparência; indicativa de gravidez intrauterina.

taquicardia frequência cardíaca fetal superior a 170 batidas por minuto.

translucência nucal a aparência sonográfica de acúmulo subcutâneo de fluido na porção traseira do pescoço do feto no primeiro trimestre da gravidez; esse acúmulo aumenta com anormalidades cromossômicas e outras.

EMBRIOLOGIA INICIAL (Fig. 23-1)

- Da fertilização à implantação – cerca de 5 a 7 dias.
  - Óvulo e espermatozoide se unem na tuba uterina distal formando um zigoto.
  - As células do zigoto se multiplicam formando um aglomerado chamado de mórula.
  - A mórula se enche rapidamente de fluido formando um blastocisto.
  - O blastocisto se implanta no endométrio.
- Após a implantação – o crescimento trofoblástico continua.
  - Os vasos maternos sofrem erosão para estabelecer uma circulação à placenta em formação no lado da mãe.
  - O tecido trofoblástico cobre todo o embrião, desenvolvendo-se no lado fetal da placenta em formação (córion frondoso).
  - O tecido trofoblástico produz a gonadotrofina coriônica humana (hCG).
  - A organogênese geralmente se completa por volta da 10ª semana gestacional.

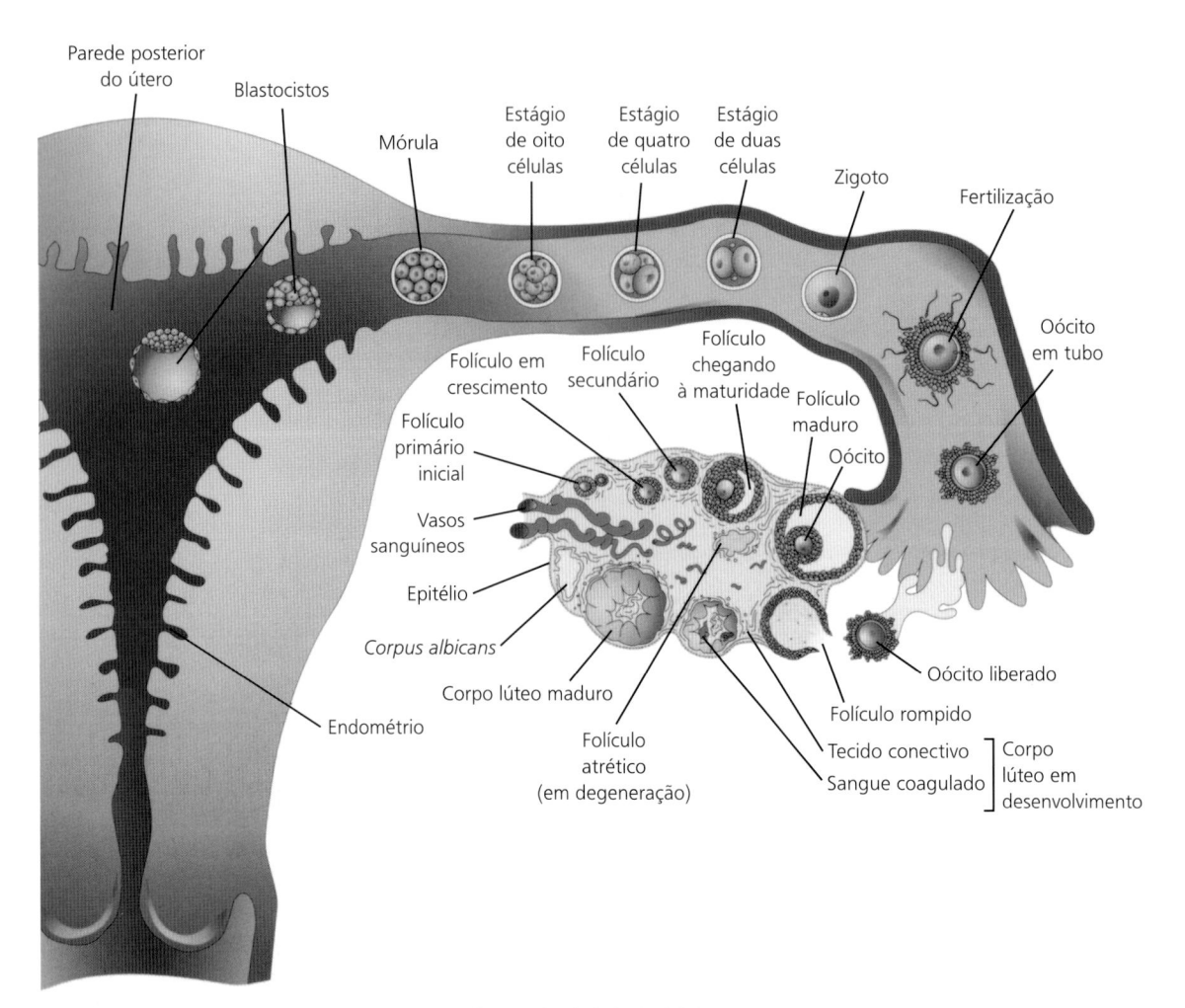

FIG. 23-1 Embriologia inicial.

DESENVOLVIMENTO DE BLASTOCISTO (Fig. 23-2)

- Começa o âmnio.
- Começa o saco vitelino secundário.
- Vilosidades coriônicas cercam uniformemente o blastocisto.
- O embrião está localizado entre o âmnio e o saco vitelino (Fig. 23-2*A*).
- O embrião se dobra para o interior do âmnio.
- O âmnio adere à porção anterior do embrião.
- O saco vitelino fica "comprimido" próximo ao embrião, formando o pedículo do corpo.
- Vilosidades coriônicas proliferam próximo ao sítio de implantação (Fig. 23-2*B*).
- O âmnio começa a preencher mais a cavidade coriônica.
- O saco vitelino é empurrado para a cavidade coriônica.
- O cordão umbilical começa a se desenvolver por volta da 7ª e 8ª semana de gestação.
- Áreas do córion distantes do sítio de implantação se tornam planas (Fig. 23-2*C*).
- O âmnio se funde com o córion plano.
- O embrião ou feto fica dentro da cavidade amniótica.
- As vilosidades coriônicas e a decídua basal formaram a placenta (Fig. 23-2*D*).

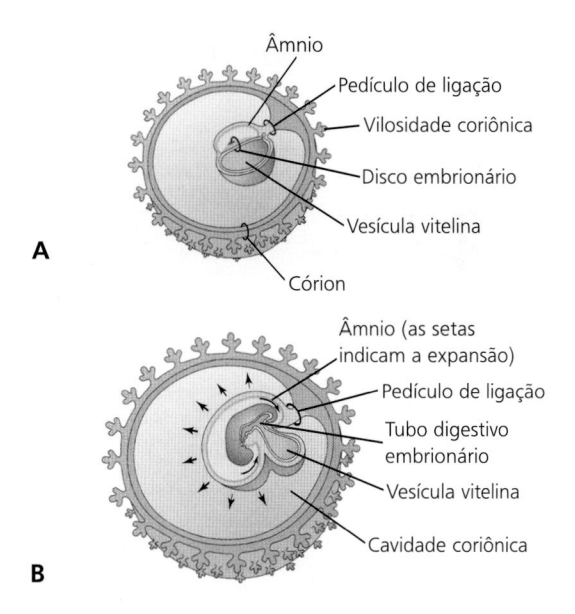

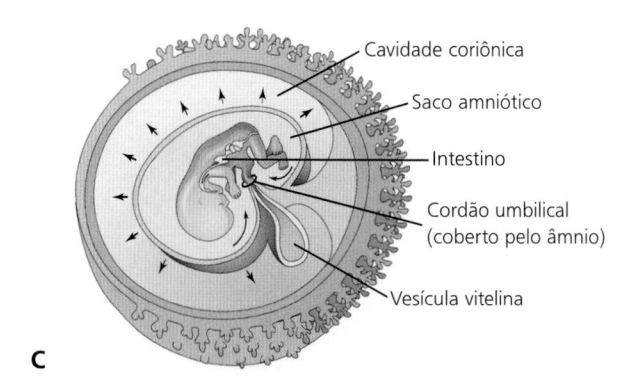

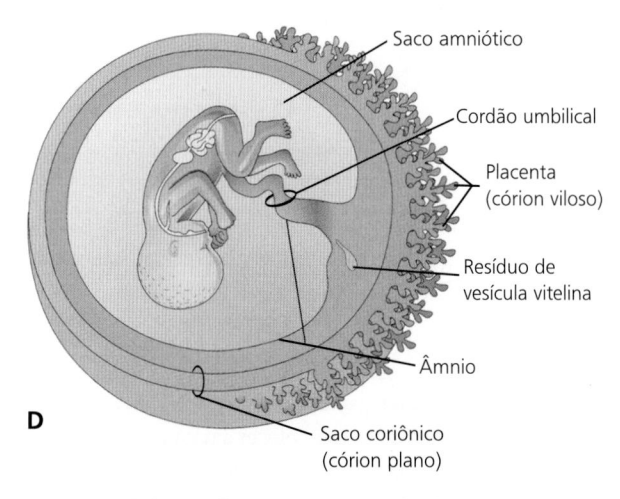

FIG. 23-2 Desenvolvimento de blastocisto.

ANATOMIA

Anatomia do Primeiro Trimestre

ESTRUTURA	DESCRIÇÃO	ACHADOS ULTRASSONOGRÁFICOS NORMAIS
Parede abdominal	Herniação fisiológica do intestino fetal no cordão umbilical O intestino volta para o abdome e a herniação se resolve por volta de 11 semanas de gestação	Herniação umbilical contígua ao cordão umbilical Anormal se persistir após 12 semanas de gestação
Sistema cardiovascular	Primeiro sistema a funcionar no embrião Quatro câmaras cardíacas são formadas por volta da 8ª semana de gestação	Movimento cardíaco já com 5,5 semanas
Crânio	Prosencéfalo – cérebro anterior Mesencéfalo – cérebro médio Rombencéfalo – cérebro posterior	Espaço cístico proeminente na porção posterior do cérebro (rombencéfalo)
Sistema esquelético	Corpos vertebrais e costelas estão se formando por volta de 6 semanas Braços e pernas estão se formando por volta de 7 semanas A ossificação dos corpos vertebrais e da cartilagem das costelas se forma por volta de 9 semanas Os ossos longos se formam durante a 10ª semana	A coluna vertebral aparece como estruturas lineares ecogênicas e paralelas no centro do embrião ou feto Os ossos longos aparecem como estrutura(s) linear(es) hiperecoica(s) dentro das partes moles das extremidades

VALORES DE LABORATÓRIO

Gonadotrofina Coriônica Humana (hCG)

- Produzida pelas células trofoblásticas das vilosidades coriônicas em desenvolvimento.
- Normalmente se duplica cada 30 a 48 horas durante as primeiras 6 semanas de gestação.
- O pico ocorre na 10ª semana de gestação (100.000 mUI/mL).
- Diminui após a 10ª semana e fica nivelada por volta de 18 semanas (5.000 mUI/mL).
- O saco gestacional deverá ser identificado por via transvaginal depois que os níveis de hCG atingirem 1.000 mUI/mL e a partir de 500 mUI/mL.

MEDIÇÕES DO PRIMEIRO TRIMESTRE

Diâmetro Médio do Saco (MSD)

- Estabelece a idade gestacional antes da visualização de um disco embrionário.
- Mede o comprimento, a altura e a largura das bordas internas do saco gestacional.

$$\text{MSD (mm)} = \frac{\text{Comprimento (mm)} + \text{Altura (mm)} + \text{Largura (mm)}}{3}$$

Comprimento Cabeça-Nádegas (CRL ou CCN)

- Medido até a 12ª semana de gestação.
- É o método mais preciso de se estabelecer a data da gestação.
- A medição sagital do embrião ou feto desde o topo da cabeça até o fim da cauda.
- As extremidades inferiores não estão incluídas na medição.
- O comprimento aumenta cerca de 1 mm/dia.

Translucência Nucal

- Triagem do primeiro trimestre para anormalidades cromossômicas.
- A gestação deve ter 11 semanas e 0 dias a 13 semanas, 6 dias e comprimento coroa-cauda (CRL) ou cabeça-nádegas de no mínimo 45 mm e máximo de 84 mm.
- O corte [de ultrassom] mediossagital do feto deverá estar em posição neutra com a coluna para baixo.
- Ampliar de modo que só a cabeça e a porção superior do tórax deverão estar incluídas na imagem.
- Mede-se a espessura máxima da translucência subcutânea entre a pele e as partes moles que cobrem a coluna cervical.
- Os compassos de calibre são colocados nas linhas hiperecoicas, não no fluido nucal, a partir das bordas internas e perpendiculares ao feto.
- É preciso obter mais de uma medida e a máxima deverá ser registrada.
- A translucência nucal superior a 3 mm é anormal.
- As armadilhas incluem a má posição fetal, obesidade materna e confundir o âmnio com a linha da pele do feto.

PROTOCOLO DO PRIMEIRO TRIMESTRE

Avaliar e Documentar o Seguinte

- Localização e idade gestacionais.
- Presença ou ausência de viabilidade.
- Número de fetos.
- Avaliação do útero e das estruturas anexas.

INDICAÇÕES PARA AVALIAÇÃO SONOGRÁFICA

- Confirmar a gravidez intrauterina.
- Confirmar a viabilidade.
- Definir sangramento vaginal.
- Descartar gravidez ectópica.
- Estimar a idade gestacional.
- Avaliar massa ou dor pélvica.
- Níveis anormais de hCG seriado.

Achados Ultrassonográficos no Primeiro Trimestre

ACHADO GESTACIONAL	DESCRIÇÃO	ACHADOS ULTRASSONOGRÁFICOS NORMAIS	ACHADOS ULTRASSONOGRÁFICOS ANORMAIS
Saco gestacional (SG)	Estrutura normalmente encontrada no útero, cheia de fluido e contendo o embrião em desenvolvimento Primeiro achado ultrassonográfico definitivo a sugerir a gestação inicial A estrutura anecoica representa a cavidade coriônica A borda ecogênica representa tecido decidual e as vilosidades coriônicas em desenvolvimento O beta hCG de 1.000 mUI/mL deverá demonstrar um SG via transvaginal	Estrutura redonda e anecoica Cercada por borda hiperecoica e espessa (2 mm) Localizado na porção médio-superior do útero Localização excêntrica dentro do endométrio **Transabdominal** Um diâmetro médio de 5 mm do saco (MSD) por volta de 5-6 semanas Sinal da decídua dupla evidente com MSD de 10 mm **Transvaginal** 2-3 mm por volta de 4-5 semanas	SG irregular ou distorcido SG grande sem evidência de vesícula vitelina (VV) Localização uterina anormal Visualização do âmnio sem embrião concomitante **Transabdominal** Falha em identificar VV com MSD ≥ 20 mm Falha em identificar embrião com atividade cardíaca em SG ≥ 25 mm **Transvaginal** Falha em identificar VV com MSD ≥ 8 mm Falha em identificar embrião com atividade cardíaca em SG ≥ 16 mm

(Continua)

Achados Ultrassonográficos no Primeiro Trimestre *(Cont.)*

ACHADO GESTACIONAL	DESCRIÇÃO	ACHADOS ULTRASSONOGRÁFICOS NORMAIS	ACHADOS SONOGRÁFICOS ANORMAIS
Vesícula vitelina (VV)	Localizado na cavidade coriônica Fornece nutrição para o embrião É a estrutura mais prematura visualizada no saco gestacional Anexa ao embrião pelo ducto vitelino Usada como marca para localizar o disco embrionário e a atividade cardíaca prematura Por fim, destaca-se do embrião e permanece dentro da cavidade coriônica	Anel hiperecoico dentro do saco gestacional Formato redondo ou oval Diâmetro da borda interna não deve exceder 6 mm **Transabdominal** Evidente com MSD de 20 mm **Transvaginal** Evidente com MSD de 8 mm	Diâmetro de VV superior a 8 mm **Transabdominal** Falha em identificar VV com MSD ≥ 20 mm Falha em identificar embrião com atividade cardíaca em SG ≥ 25 mm **Transvaginal** Falha em identificar VV com MSD ≥ 8 mm
Embrião	O período embrionário se estende da 8ª à 10ª semana de gestação	Inicialmente, é um espessamento adjacente ao VV Foco ecogênico adjacente ao VV **Transabdominal** Geralmente detectado com MSD ≥ 25 mm **Transvaginal** Geralmente detectado com MSD ≥ 16 mm	Embrião muito pequeno para o SG **Transabdominal** Falha em identificar embrião com atividade cardíaca em SG ≥ 25 mm **Transvaginal** Falha em identificar embrião com atividade cardíaca em SG ≥ 16 mm
Âmnio	Inicialmente ao redor da cavidade amniótica recém-formada Une-se ao embrião na inserção do cordão umbilical Expande-se com o acúmulo do fluido amniótico e crescimento do embrião Elimina a cavidade coriônica por volta da 16ª semana	Linha hiperecoica fina entre o embrião e o saco vitelino (córion)	Visualização do âmnio sem um embrião Âmnio hiperecoico espesso Cavidade amniótica grande comparada ao tamanho do embrião
Atividade cardíaca	Primeiro sistema a funcionar no embrião	A atividade cardíaca deverá ser identificada por volta de 6 semanas e já em 5,5 semanas 100-115 batimentos por minuto antes de 6 semanas 120-160 batimentos por minuto após 6 semanas **Transabdominal** Deverá ser evidente com MSD de 25 mm **Transvaginal** Deverá ser evidente com MSD de 16 mm ou \comprimento cabeça-nádega (CCN) superior a 5 mm	Frequências cardíacas inferiores a 80 batidas por minuto estão associadas a resultados ruins **Transabdominal** Ausência de atividade cardíaca em embrião ≥ 9 mm Falha em identificar atividade cardíaca em SG ≥ 25 mm **Transvaginal** Ausência de atividade cardíaca em embrião ≥ 5 mm Falha em identificar atividade cardíaca em SG ≥ 16 mm

Achados Semanais durante o Primeiro Trimestre Normal

SEMANA GESTACIONAL	ACHADOS ULTRASSONOGRÁFICOS
Quarta	Espessamento do endométrio Diâmetro médio do saco (MSD) = 2-3 mm
Quinta	MSD = 10 mm Vesícula vitelina vista com estudo transvaginal O disco embrionário pode ser visualizado A atividade cardíaca pode ser visualizada
Sexta	MSD = saco gestacional com 15-20 mm Visualização da vesícula Embrião em forma de "C" medindo aproximadamente 5 mm A atividade cardíaca deverá estar presente
Sétima	MSD = 30 mm Comprimento cabeça-nádega (CCN) = 1 cm A atividade cardíaca deverá estar presente A cabeça constitui a metade do embrião Os botões dos membros aparecem
Oitava	CRL = 1,5 cm O embrião se desdobra A cabeça continua dominante O tubo digestivo intermediário se tornou herniado na base do cordão umbilical A localização da placenta pode ser identificada A coluna vertebral pode ser visualizada
Nona	CRL = 2,3 cm Os hemisférios cerebrais podem ser diferenciados Os botões dos membros podem ser visualizados Ossificações iniciais podem ser visualizadas
Décima	O CRL se aproxima de 3 cm O movimento muscular já começou Plexos coroides hiperecoico O rombencéfalo cístico é demonstrado na fossa posterior
Décima-segunda	O CRL chega a 5,5 cm A vesícula vitelina não é mais visualizada O tubo digestivo intermediário voltou para a cavidade abdominal O âmnio está agora contíguo ao córion O feto exibe corpo esquelético O estômago fetal mostra presença de fluido

Gravidez Anormal no Primeiro Trimestre

ANORMALIDADE	DESCRIÇÃO	ACHADOS CLÍNICOS	ACHADOS ULTRASSONOGRÁFICOS	CONSIDERAÇÕES DIFERENCIAIS
Anembrionária	O zigoto se desenvolve em um blastocisto, mas a massa de células internas não se desenvolve Ovo gorado	Assintomáticos Os níveis seriados de hCG beta podem permanecer normais no começo e então chegam ao platô ou declinam Pequeno para as datas Ausência de tônus cardíaco fetal	Saco gestacional grande Ausência de saco vitelino, âmnio e embrião	Aborto retido Saco pseudogestacional
Aborto completo	Aborto espontâneo	Sangramento Cãibras Declínio rápido nos níveis seriados de hCG beta	Sem evidência de gravidez intrauterina Sem massas de anexos	Gravidez ectópica Gravidez intrauterina precoce

(Continua)

Gravidez Anormal no Primeiro Trimestre (Cont.)

ANORMALIDADE	DESCRIÇÃO	ACHADOS CLÍNICOS	ACHADOS ULTRASSONOGRÁFICOS	CONSIDERAÇÕES DIFERENCIAIS
Ectópica **Fatores de risco** Infecção pélvica Dispositivo intrauterino Cirurgia do oviduto Tratamento para infertilidade Endometriose Gravidez ectópica anterior	Gravidez em sítio anormal 95% se localizam na tuba uterina, tipicamente na região da ampola Outras áreas podem incluir: ovário, colo do útero, peritônio, ligamento largo e cornos do útero	Dor pélvica Sangramento vaginal anormal Massa palpável de anexos Aumento anormal nos níveis de beta hCG Hipotensão Sensibilidade cervical	Ausência de gravidez intrauterina Localização central de coleção de fluido endometrial **Tuba uterina** Massa complexa de anexos Fluido do fundo de saco Pode mostrar saco gestacional extrauterino com ou sem embrião **Cornos** Saco gestacional colocado na lateral Miométrio cercando parcialmente o saco gestacional Localização significativamente vascular	Gravidez intrauterina precoce com cisto de corpo lúteo Gravidez em um corno de um útero bicorneo
Morte embrionária ou fetal	Evidência de embrião ou feto sem vida	Pequeno para as datas Ausência de tônus cardíaco fetal Sangramento de escape	Presença de embrião ou feto Ausência de atividade cardíaca Ausência de movimento fetal Sobreposição dos ossos cranianos	Datas incorretas
Neoplasia trofoblástica gestacional	Proliferação anormal do trofoblasto Inchaço hidátido em ovo gorado Alterações trofoblásticas em tecido placentário retido	Sangramento Hiperemese Níveis acentuadamente elevados de beta hCG Grande para as datas Ausência de tônus cardíaco fetal AFP materna baixa Pré-eclâmpsia	Massa uterina de partes moles e moderadamente ecogênica Pequenas estruturas císticas dentro da massa Demonstra fluxo vascular Cistos tecaluteínicos bilaterais Pode ou não demonstrar um feto adjacente	Aborto incompleto Fibroide em degeneração Adenomiose
Gravidez heterotópica	Gestações extra e intrauterinas Gestação dizigótica	Dor pélvica Cólicas Sangramento Hipotensão	Gravidez intrauterina Massa complexa de anexos Fluido do fundo de saco	Gravidez em ambos os cornos de um útero bicorno Gravidez intrauterina com coexistência de cisto de corpo lúteo complexo
Aborto incompleto	Produtos de concepção retidos	Assintomáticos Sangramento Cólicas Aumento anormal nos níveis de hCG beta seriados	Endométrio complexo e espesso Saco gestacional intacto com embrião não viável Saco gestacional colapsado	Displasia endometrial Gravidez ectópica
Pseudociese	Gravidez falsa Quadro psicológico	Náusea/vômito Distensão abdominal Amenorreia Teste de gravidez negativo	Útero normal não grávido Anexos normais	Aborto completo recente

Gravidez Anormal no Primeiro Trimestre (Cont.)

ANORMALIDADE	DESCRIÇÃO	ACHADOS CLÍNICOS	ACHADOS ULTRASSONOGRÁFICOS	CONSIDERAÇÕES DIFERENCIAIS
Hemorragia subcoriônica	Sangramento de baixa pressão da implantação do blastocisto	Assintomático Sangramento vaginal de escape	Coleção de fluido hipoecoico entre o saco gestacional e a parede uterina Torna-se mais anecoico com o tempo Massa avascular Tamanho variável Resolve-se com o tempo	Gestação gemelar não viável Aborto incompleto Descolamento da placenta

Massas Pélvicas durante a Gravidez Inicial

MASSA	DESCRIÇÃO	ACHADOS CLÍNICOS	ACHADOS ULTRASSONOGRÁFICOS	CONSIDERAÇÕES DIFERENCIAIS
Corpo lúteo	Produz progesterona antes da circulação placentária	Assintomático Dor pélvica	Massa ovariana anecoica Margens das paredes hiperecoicas e de finas para espessas Pode conter ecos internos de baixo nível Geralmente diâmetro < 5 cm Periferia hipervascular (anel de fogo)	Gravidez ectópica Endometrioma
Leiomioma	Neoplasia benigna do miométrio uterino Pode aumentar de tamanho com aumento nos hormônios	Assintomático Dor pélvica Massa pélvica	Massa uterina hipoecoica bem definida Pode ser complexa ou heterogênea A relação com o colo do útero e a placenta deve ser documentada	Hemorragia subcoriônica Contração uterina

REVISÃO DA AVALIAÇÃO DO PRIMEIRO TRIMESTRE

1. As gestações ectópicas geralmente se localizam:
   a. no ovário
   b. no colo do útero
   c. na tuba uterina
   d. nos cornos do útero

2. Qual das estruturas a seguir se implanta no endométrio?
   a. zigoto
   b. mórula
   c. embrião
   d. blastocisto

3. Qual das estruturas a seguir produz a gonadotropina coriônica humana?
   a. decídua basal
   b. cavidade coriônica
   c. decídua parietal
   d. tecido trofoblástico

4. A melhor idade gestacional para medir a translucência nucal do feto é a de:
   a. 11 semanas e 0 dias a 13 semanas e 6 dias
   b. 10 semanas e 0 dias a 12 semanas e 0 dias
   c. 11 semanas e 6 dias a 13 semanas e 0 dias
   d. 11 semanas e 0 dias a 12 semanas e 6 dias

5. Qual área do embrião se anexa ao âmnio?
   a. calvária
   b. prega nucal
   c. cavidade torácica
   d. inserção umbilical

6. O diâmetro médio do saco (MSD) mede a idade gestacional antes da visualização do(a):
   a. âmnio
   b. embrião
   c. vesícula vitelina
   d. coração fetal

7. As semanas gestacionais da 6ª à 10ª constituem:
   a. a fase fetal
   b. o primeiro trimestre
   c. a fase do concepto
   d. a fase embrionária

8. A decídua capsular e a decídua parietal produzem:
   a. blastocisto
   b. decídua basal
   c. sinal da decídua dupla
   d. saco pseudogestacional

9. Um declínio rápido nos níveis de hCG seriados se correlacionará, muito provavelmente a:
   a. gravidez ectópica
   b. aborto espontâneo
   c. gravidez anembrionária
   d. gravidez heterotópica

10. Qual das opções a seguir é um achado anormal no primeiro trimestre de gravidez?
    a. estrutura cística proeminente no cérebro posterior
    b. visualização do âmnio sem embrião
    c. frequência cardíaca fetal de 100 batimentos por minuto
    d. herniação do intestino fetal para dentro do cordão umbilical

11. A hemorragia subcoriônica é uma consequência comum da:
    a. fertilização do óvulo
    b. implantação do concepto
    c. expansão da cavidade amniótica
    d. obliteração da cavidade coriônica

12. Pseudociese é um quadro associado à:
    a. endometriose
    b. gravidez falsa
    c. morte do embrião
    d. doença trofoblástica gestacional

13. Qual das fórmulas a seguir calcula o diâmetro médio do saco gestacional?
    a. $\text{Comprimento} + \text{Altura} + \text{Largura}$
    b. $\dfrac{\text{Comprimento} + \text{Largura}}{\text{Altura}}$
    c. $\dfrac{\text{Comprimento} + \text{Altura} + \text{Largura}}{3}$
    d. $\dfrac{\text{Comprimento} \times \text{Altura} \times \text{Largura}}{3}$

14. Normalmente, após quantas semanas gestacionais a cavidade coriônica não deverá mais ser visível?
    a. 10
    b. 12
    c. 16
    d. 20

15. A hiperêmese é um achado clínico comum associado à:
    a. gravidez ectópica
    b. morte embrionária
    c. doença trofoblástica
    d. gravidez heterotópica

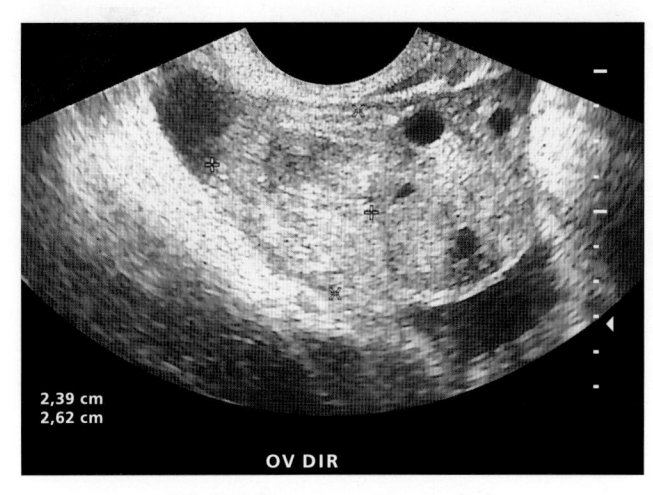

FIG. 23-3 Sonograma transvaginal.

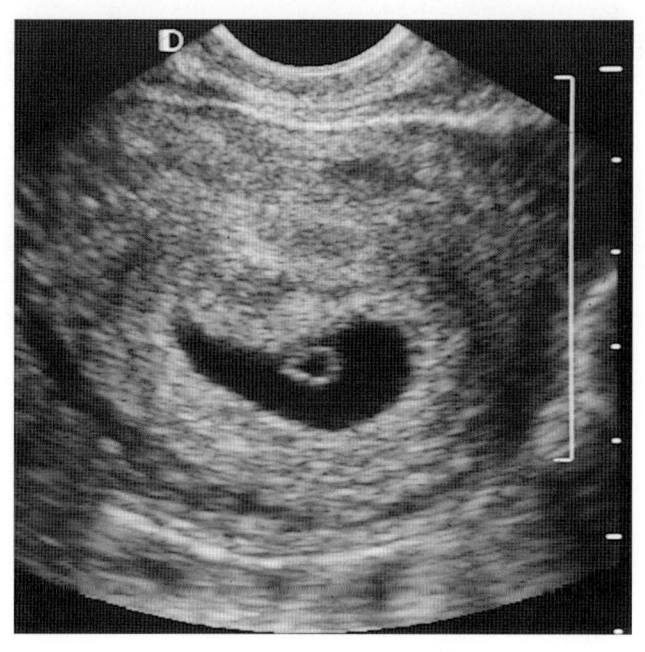

FIG. 23-4 Sonograma transvaginal.

Responda as perguntas 16 e 17, usando a Fig. 23-3.

16. Uma paciente apresenta histórico de dor pélvica, sangramento vaginal e teste de urina positivo para gravidez. Seu último período menstrual ocorreu há 4 semanas. Com base nesse histórico clínico, o sonograma é mais suspeito para:
    a. torção ovariana
    b. gravidez ectópica
    c. abscesso tubo-ovariano
    d. cisto de corpo lúteo

17. As áreas hipoecoicas nas porções anterior e posterior dos anexos direitos são mais suspeitas para:
    a. vasos ilíacos
    b. músculos pélvicos
    c. hidrossalpinge
    d. hemoperitônio

Responda a pergunta 18, usando a Fig. 23-4.

18. O sonograma transvaginal do útero superior demonstra:
    a. morte embrionária
    b. gravidez anembrionária
    c. âmnio em gravidez intrauterina
    d. saco vitelino em gravidez intrauterina

Responda as perguntas 19 a 21, usando a Fig. 23-5.

19. Uma paciente apresenta histórico de aumento rápido nos níveis de hCG. Com base nesse histórico clínico, o sonograma é mais suspeito para:
    a. pseudociese
    b. gravidez heterotópica
    c. produtos de concepção retidos
    d. doença trofoblástica gestacional

20. Com essa anormalidade, os anexos têm mais probabilidade de demonstrar:
    a. cistos tecaluteínicos
    b. cistos de corpo lúteo
    c. massas ovarianas sólidas
    d. massas complexas de anexos

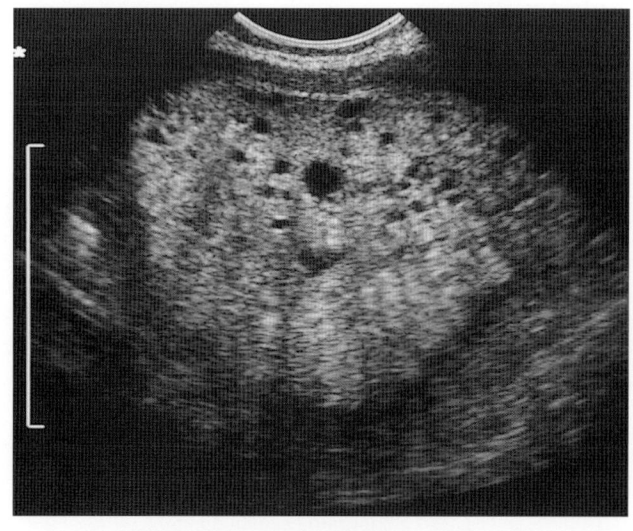

FIG. 23-5 Sonograma transabdominal do útero.

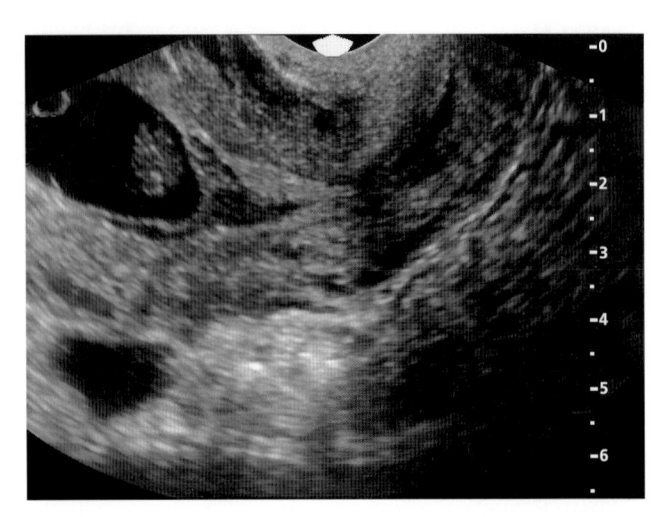

FIG. 23-6 Sonograma sagital do útero.

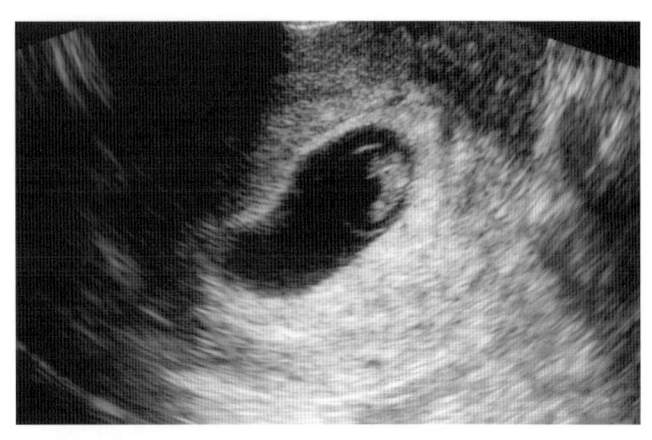

FIG. 23-8 Sonograma transvaginal.

21. O sintoma clínico mais comum associado a essa anormalidade é:
   a. hiperêmese
   b. sangramento de escape vaginal
   c. cólicas pélvicas
   d. inchaço das extremidades inferiores

Responda a pergunta 22, usando a Fig. 23-6.

22. O sonograma demonstra, mais provavelmente:
   a. gravidez no corno
   b. colo do útero incompetente
   c. hemorragia subcoriônica
   d. gravidez em um corno de um útero bicorno

Responda a pergunta 23, usando a Fig. 23-7.

23. Este sonograma é mais coerente com:
   a. gravidez no corno
   b. aborto incompleto
   c. gravidez intrauterina
   d. hemorragia subcoriônica

Responda a pergunta 24, usando a Fig. 23-8.

24. Este saco gestacional demonstra:
   a. saco vitelino grande e complexo
   b. embrião e âmnio
   c. gestação gemelar anormal
   d. embrião e grande saco vitelino

Responda as perguntas 25 e 26, usando a Fig. 23-9.

25. Qual é o diagnóstico mais provável desse sonograma transvaginal?
   a. apendicite
   b. cisto de corpo lúteo
   c. gravidez ectópica
   d. gravidez em um corno de um útero bicorno

26. Qual apresentação clínica está, mais provavelmente, associada a esse diagnóstico?
   a. leucocitose
   b. progesterona elevada
   c. níveis lentamente ascendentes de hCG
   d. níveis normais de hCG seriado

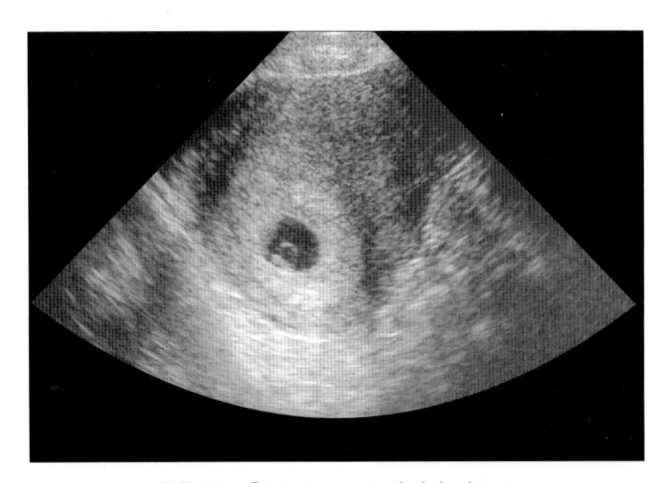

FIG. 23-7 Sonograma sagital do útero.

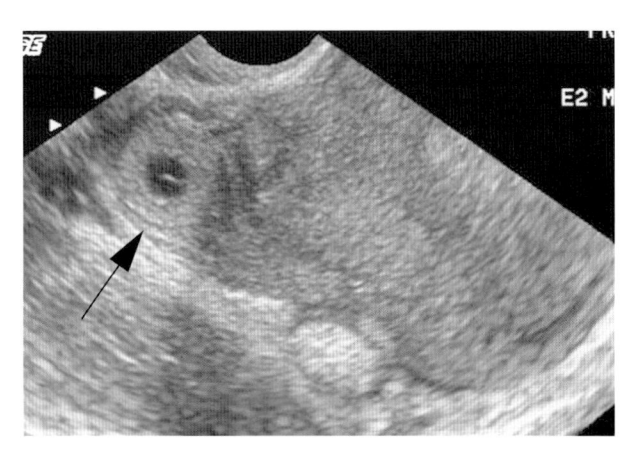

FIG. 23-9 Sonograma transvaginal.

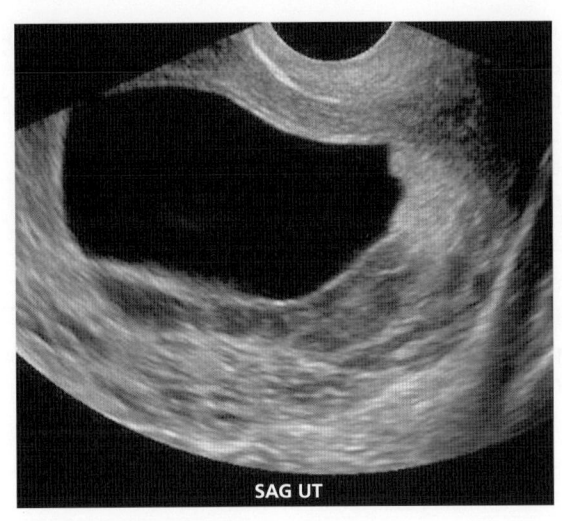

FIG. 23-10 Sonograma sagital transvaginal do primeiro trimestre.

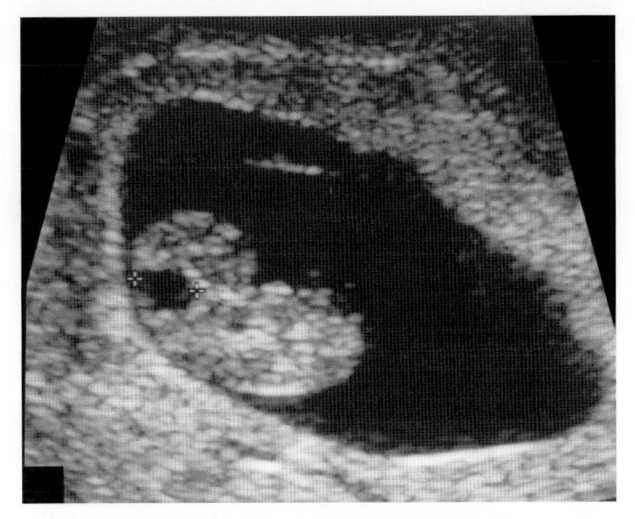

FIG. 23-12 Sonograma do primeiro trimestre.

Responda a pergunta 27, usando a Fig. 23-10.

27. Uma paciente assintomática apresenta-se para um ultrassom obstétrico para marcar a idade gestacional. Ela tem teste de urina positivo para gravidez e não tem certeza da data de seu último período menstrual. Com base nesse histórico clínico, o sonograma é mais suspeito para:
    a. morte fetal
    b. saco pseudogestacional
    c. gravidez anembrionária
    d. gravidez intrauterina normal

Responda a pergunta 29, usando a Fig. 23-12.

29. Uma área cística bem definida é mostrada na porção posterior da cabeça fetal. Esse quadro é mais suspeito para:
    a. cisto subaracnoide
    b. cisto de Dandy-Walker
    c. prosencéfalo normal
    d. rombencéfalo normal

Responda a pergunta 28, usando a Fig. 23-11.

28. Uma paciente apresenta histórico de aborto terapêutico há 2 semanas. Ela se queixa de sangramento vaginal de escape contínuo desde o procedimento, mas nega dor pélvica ou febre. Com base nesse histórico clínico, o sonograma é mais suspeito para:
    a. endometrite
    b. hiperplasia endometrial
    c. leiomioma em degeneração
    d. produtos de concepção retidos

Responda a pergunta 30, usando a Fig. 23-13.

30. Uma estrutura linear hiperecoica localizada posteriormente ao feto representa, mais provavelmente:
    a. higroma cístico
    b. âmnio normal
    c. sinéquias uterinas
    d. hemorragia subcoriônica

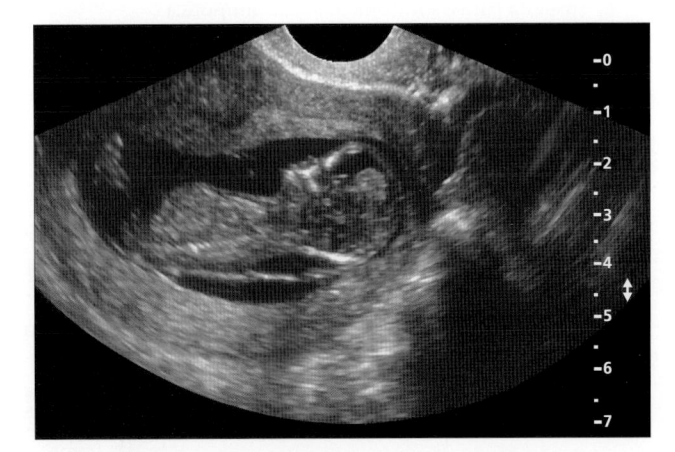

FIG. 23-13 Sonograma do primeiro trimestre.

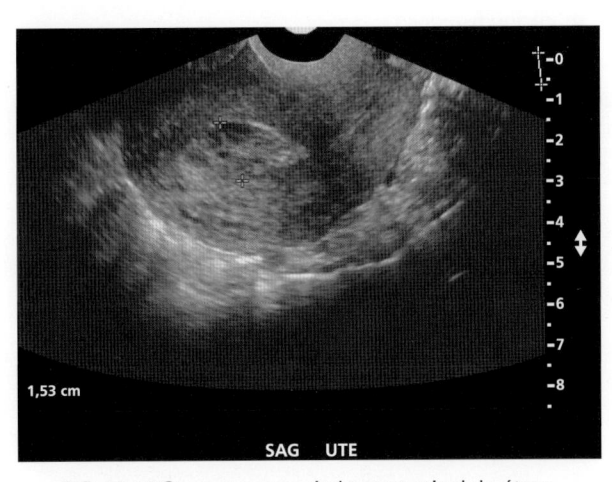

FIG. 23-11 Sonograma sagital transvaginal do útero.

31. O acúmulo subcutâneo de fluido atrás do pescoço do feto medindo 3 mm de espessura é um:
    a. achado normal no final do primeiro trimestre
    b. achado anormal no final do primeiro trimestre
    c. achado normal no final do segundo trimestre
    d. achado anormal independentemente da idade gestacional

32. Uma paciente apresenta com teste de urina positivo para gravidez e nível de hCG de 750 mUI/mL. Com base nessa história clínica, qual das opções a seguir mais bem descreve os achados sonográficos esperados?
    a. saco gestacional pequeno na imagem transabdominal
    b. possível saco gestacional pequeno na imagem transvaginal
    c. saco vitelino dentro do saco gestacional na imagem transvaginal
    d. saco gestacional com embrião viável na imagem transvaginal

33. Os níveis normais de gonadotrofina coriônica humana deverão:
    a. dobrar a cada 24 horas
    b. dobrar a cada 30 a 48 horas
    c. chegar ao pico por volta da 20ª semana gestacional
    d. diminuir e se nivelar após a 12ª semana gestacional

34. Na investigação por imagens transvaginais, a atividade cardíaca deve ser identificada dentro do saco gestacional com o diâmetro médio do saco de:
    a. 10 mm
    b. 16 mm
    c. 20 mm
    d. 25 mm

35. A presença de um embrião sem visualização do âmnio é considerada:
    a. um achado normal
    b. suspeita para morte fetal
    c. suspeita para a síndrome da faixa amniótica
    d. precursora de defeito na parede abdominal

36. Qual das opções a seguir é um achado sonográfico anormal durante o primeiro trimestre de gravidez?
    a. falha em demonstrar o âmnio adjacente a um embrião
    b. falha em demonstrar um saco vitelino dentro de um diâmetro médio de saco de 10 mm usando-se a abordagem transvaginal
    c. falha em demonstrar um saco vitelino dentro de um diâmetro médio de saco de 15 mm usando-se a abordagem transabdominal
    d. falha em demonstrar um embrião dentro de um diâmetro médio de saco de 20 mm usando-se a abordagem transabdominal

37. Ao medir o diâmetro médio do saco, os compassos de calibre deverão ser colocados a partir da:
    a. parede interna para a parede interna
    b. parede interna para a parede externa
    c. parede externa para a parede externa
    d. parede superior para a parede inferior

38. A vesícula vitelina secundária:
    a. não tem função específica
    b. está localizado na cavidade coriônica
    c. representa as vilosidades coriônicas em desenvolvimento
    d. produz a gonadotrofina coriônica humana

39. A visualização inicial dos plexos coroides hiperecoicos é esperada próximo à:
    a. 8ª semana gestacional
    b. 10ª semana gestacional
    c. 14ª semana gestacional
    d. 18ª semana gestacional

40. Qual das localizações ectópicas a seguir é mais potencialmente fatal para a paciente?
    a. cervical
    b. ampular
    c. intersticial
    d. peritoneal

41. Produtos de concepção retidos podem representar um fator contribuinte de:
    a. gestação ectópica
    b. doença trofoblástica
    c. gestação heterotópica
    d. síndrome da hiperestimulação ovariana

42. A gestação extra e intrauterina é denominada de:
    a. gravidez em espelho
    b. gravidez intersticial
    c. gravidez bicorne
    d. gravidez heterotópica

43. Qual das opções a seguir reveste o córion e contém o feto?
    a. âmnio
    b. decídua basal
    c. córion frondoso
    d. tecido trofoblástico

44. O termo "embrião" é usado para descrever um zigoto em desenvolvimento até a:
    a. 4ª semana gestacional
    b. 8ª semana gestacional
    c. 10ª semana gestacional
    d. 12ª semana gestacional

45. Uma massa sólida de células formada por proliferação de um ovo fertilizado é denominada de:
   a. zigoto
   b. mórula
   c. blastocisto
   d. trofoblasto

46. As vilosidades coriônicas são mais prolíficas:
   a. adjacentes ao saco vitelino
   b. opostas ao orifício cervical
   c. próximas ao sítio de implantação
   d. adjacentes ao fundo uterino

47. Qual das opções a seguir é o primeiro sistema a funcionar no embrião em desenvolvimento?
   a. respiratório
   b. geniturinário
   c. cardiovascular
   d. gastrointestinal

48. Um corpo lúteo é mais provavelmente confundido com:
   a. hidrossalpinge
   b. aborto retido
   c. gravidez ectópica
   d. gravidez anembrionária

49. A gonadotropina coriônica humana chega ao pico na:
   a. 10ª semana gestacional
   b. 12ª semana gestacional
   c. 14ª semana gestacional
   d. 16ª semana gestacional

50. Qual das opções a seguir é o método mais preciso para medir a idade gestacional?
   a. diâmetro da vesícula vitelina
   b. diâmetro médio do saco
   c. comprimento cabeça-nádegas (CCN)
   d. diâmetro biparietal

CAPÍTULO 24

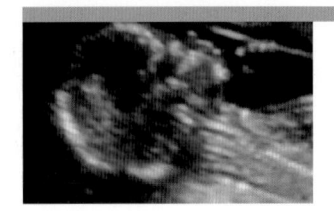

Avaliação do Segundo Trimestre

PALAVRAS-CHAVE

alfafetoproteína materna teste de sangue para ajudar no diagnóstico de certas anomalias fetais.

braquiocefálico formato redondo do crânio do feto; índice cefálico de 85%.

cavidade do *septum pellucidum* espaço entre as lâminas do *septum pellucidum*.

dolicocefálico formato alongado do crânio do feto; índice cefálico < 70%.

foice do cérebro prega da *dura mater* em formato de foice separando os dois hemisférios do cérebro.

índice cefálico proporção do crânio derivada para determinar a normalidade do formato da cabeça do feto.

mecônio material que se coleta nos intestinos do feto e forma as primeiras fezes do recém-nascido.

sinal da ferrovia termo que descreve a aparência sonográfica da coluna vertebral do feto.

tálamo de um par de grandes estruturas neurais ovaladas que formam a maior parte das paredes laterais do terceiro ventrículo do cérebro e parte do diencéfalo.

tentório estrutura semelhante a uma "tenda" na fossa posterior que separa o cerebelo do cérebro.

verme do cerebelo porção mediana estreita do cerebelo entre os dois hemisférios laterais.

MEDIÇÕES BIOMÉTRICAS DO SEGUNDO TRIMESTRE

Diâmetro Biparietal

- Medição bidimensional.
- Prognosticador preciso da idade gestacional antes de 20 semanas.
- Medido em um plano que passa pelo terceiro ventrículo e o tálamo.
- Acima do nível das órbitas e do cerebelo.
- Abaixo do nível do átrio ventricular.
- O plano axial transverso é mais comum e inclui os seguintes marcos:
  - Foice do cérebro.
  - Terceiro ventrículo.
  - Núcleos talâmicos.
  - Cavidade do *septum pellucidum*.
  - Átrio de cada ventrículo lateral.
- Medição perpendicular à foice, posicionando os compassos de calibre a partir da margem externa do crânio superior até a margem interna do crânio inferior.
- A medição do diâmetro biparietal (DBP) pode ser obtida a partir do plano de circunferência da cabeça.

Circunferência da Cabeça

- Medição tridimensional.
- Medição confiável, independentemente da forma do crânio.
- Medida no plano que deve incluir a cavidade do *septum pellucidum* e o hiato tentorial.
- Medida paralela à base do crânio, posicionando-se os compassos de calibre nas margens externas do crânio.
- A medição da circunferência da cabeça nem sempre pode ser obtida pelo plano DBP.

Índice Cefálico

- Medição tridimensional.
- Projetada para determinar a normalidade do formato da cabeça do feto.
- O índice cefálico médio é de aproximadamente 78% ± 4,4%.
- Anormal se inferior a 74% ou superior a 83%.

Circunferência Abdominal

- Medição tridimensional.
- Prognosticadora do crescimento fetal, não da idade gestacional.
- É a medição mais difícil de se obter.
- A medição em corte transversal é levemente superior à inserção do cordão na junção das veias porta esquerda e direita (taco de hóquei) ou demonstra comprimento curto da veia umbilical, da veia porta esquerda e do estômago do feto.
- Colocar os compassos de calibre nas margens externas da borda da pele.
- Medida ao nível de inclusão do fígado.

Comprimento do Fêmur

- Medição unidimensional.
- Osso longo escolhido por causa da facilidade de medição.
- O fêmur normal demonstra borda lateral reta e borda medial curva.
- Medido paralelo à diáfise femoral posicionando-se os compassos de calibre ao nível da cartilagem da cabeça do fêmur e do côndilo femoral distal.

VALORES DE LABORATÓRIO

Alfafetoproteína

- Produzida pelo feto.
- Encontrada no fluido amniótico e no soro materno.
- Os valores normais variam conforme a idade gestacional.

Causas da Alfafetoproteína Elevada

- Idade gestacional subestimada: feto mais velho que o esperado.
- Gestações múltiplas.
- Defeito do tubo neural aberto.
- Defeito da parede abdominal.
- Higroma cístico.
- Anomalias renais.
- Morte do feto.

Causas da Alfafetoproteína Baixa

- Idade gestacional superestimada; feto mais novo que o esperado.
- Anormalidades cromossômicas.
- Doença trofoblástica.
- Morte fetal retida por muito tempo.
- Hipertensão ou diabetes materno crônicos.

PROTOCOLO DO SEGUNDO TRIMESTRE

Avaliação da Idade Fetal

- Diâmetro biparietal.
- Circunferência da cabeça.
- Circunferência abdominal.
- Comprimento do fêmur.

Segundo Trimestre – Avaliação do Feto	
REGIÃO	AVALIAR E DOCUMENTAR
Craniana	Face Foice Cerebelo Cisterna magna Cavidade do *septum pellucidum* Átrio do ventrículo lateral
Tórax	Projeção de quatro câmaras do coração Trato de fluxo de saída ventricular esquerdo Trato de fluxo de saída ventricular direito Traçado do modo de movimento para incluir batidas por minuto Diafragma
Abdome	Estômago Rins Bexiga
Coluna vertebral	Porções cervical, torácica, lombar e sacral da coluna vertebral nos planos sagital e transverso
Extremidades	Quatro extremidades
Placenta	Ecogenicidade Localização Relação com o colo do útero
Cordão umbilical	Inserção Número de vasos
Orifício cervical	Extensão Relação com a placenta
Fluido amniótico	Volume
Posição fetal	Apresentação do feto em relação aos planos anatômicos maternos
Estruturas pélvicas	Útero e ovários Bexiga urinária materna

ANATOMIA FETAL

Circulação Fetal

- O sangue oxigenado deixa a placenta e penetra no feto pela veia umbilical.
- Após penetrar no abdome, o sangue corre pelo ducto venoso e atinge o átrio direito do coração.
- O sangue viaja do átrio direito para o esquerdo através do forame oval.
- Do átrio esquerdo para o ventrículo esquerdo, o sangue sobe à aorta sendo distribuído para os tecidos fetais.
- Cerca da metade do volume de sangue segue através das artérias umbilicais e volta para a placenta para reoxigenação.

Anatomia Craniana Normal

ESTRUTURA	INFORMAÇÕES	APARÊNCIA ULTRASSONOGRÁFICA
Átrio do ventrículo lateral	Junção dos cornos anterior, occipital e temporal Localizado ligeiramente inferior ao nível do diâmetro biparietal (DBP) Avaliado quanto à dilatação ventricular	Parede do ventrículo fina e hiperecoica Plexo coroide hiperecoico Medido perpendicular às paredes do ventrículo desde o glomo do plexo coroide até a parede ventricular lateral Mede entre 6 e 10 mm durante toda a gestação O plexo coroide deverá, praticamente, preencher o ventrículo lateral
Cavidade do *septum pellucidum*	A presença exclui quase todas as malformações sutis da linha média do cérebro Preenchida com líquido cefalorraquidiano Encontrada ao nível do DBP Localizada inferior aos cornos anteriores dos ventrículos laterais Fecha-se por volta dos 2 anos de idade	Pequena caixa anecoica localizada na porção da linha média do cérebro anterior
Cerebelo	Consiste em um verme e dois cornos laterais Localizado na fossa posterior Ajuda no equilíbrio	Estrutura ecogênica em formato de halteres e localizada na linha média da fossa posterior
Plexo da coroide	Aglomerado ecogênico de células Importante na produção do líquido cefalorraquidiano Não localizado nos cornos anterior ou occipital O cisto (ou cistos) do plexo coroide regredirá normalmente por volta de 23 semanas de gestação	Estruturas hiperecoicas localizadas dentro de cada ventrículo lateral Repousam junto do átrio do ventrículo lateral Os cistos podem ser demonstrados dentro da coroide
Cisterna magna	Espaço cheio de fluido localizado entre a superfície inferior do cerebelo e medula oblonga	Diâmetro anteroposterior ≤ 10 mm Medida desde o verme cerebelar até a parte interior da calvária
Crânio	Inicia a ossificação por volta de 11 semanas de gestação Formato geralmente ovoide	Linha externa hiperecoica ao redor do cérebro
Foice do cérebro	Fissura intra-hemisférica Separa os hemisférios cerebrais	Estrutura linear ecogênica da linha média
Espessura nucal	Espessura de partes moles entre a calvária e a linha de pele posterior Medida no plano axial ao nível de inclusão do cerebelo, cisterna magna e cavidade do *septum pellucidum* Precisa até 20 semanas de gestação Espessamento associado à aneuploidia	Espessura ≤ 6 mm
Tálamos	Fornecem a sinapse entre o cerebelo e o cérebro posterior	Estruturas ovoides hipoecoicas na porção média do cérebro localizadas uma em cada hemisfério O terceiro ventrículo está localizado entre cada tálamo individual

Anatomia Torácica Normal

ESTRUTURA	INFORMAÇÕES	APARÊNCIA ULTRASSONOGRÁFICA
Diafragma	Músculo que separa as cavidades torácica e abdominal Tem curso de anterior para posterior	Estrutura hipoecoica curvilínea O conteúdo abdominal fica na porção inferior O conteúdo torácico fica na porção superior
Coração	O ápice aponta para o lado esquerdo do corpo em ângulo de aproximadamente 45° O ventrículo direito fica mais na frente O átrio esquerdo fica mais para trás	Repousa na linha média do tórax Septos ventricular e atrial hiperecoico 120-160 batidas por minuto Foco hiperecoico dentro do ventrículo é, mais provavelmente, o músculo papilar
Pulmões	Servem como bordas laterais ao coração Repousam em sítio superior ao diafragma	Moderadamente ecogênicos Homogêneos A ecogenicidade aumenta à medida que a gestação progride

Anatomia Abdominal Normal

ESTRUTURA	INFORMAÇÕES	APARÊNCIA ULTRASSONOGRÁFICA
Bexiga	Significa que o sistema geniturinário está funcionando A bexiga se enche e esvazia cada 30-60 min aproximadamente Deverá ser visualizada por volta de 13 semanas de gestação	Estrutura redonda e anecoica localizada centralmente na pelve inferior Variável no tamanho
Intestinos	O mecônio começa a se acumular no intestino delgado O intestino delgado se torna visível no final do segundo trimestre O intestino grosso se torna visível no terceiro trimestre	**Intestino delgado** Moderadamente ecogênico Hiperecoico se comparado ao fígado normal Hipoecoico em comparação com os ossos Evidenciado após 22 semanas **Intestino grosso** Hipoecoico em relação ao intestino delgado
Vesícula biliar	O pico da visualização ocorre ao redor de 20-32 semanas de gestação Significa a presença da árvore biliar	Estrutura alongada cheia de fluido Localizada inferior e à direita da veia umbilical
Rins	A formação de urina começa próximo ao final do primeiro trimestre Podem ser identificados logo já na 15ª semanas Realmente identificados por volta de 20 semanas	Estruturas iso- ou hipoecoicas localizadas em cada lado da coluna Estruturas elípticas bilaterais no plano sagital Estruturas circulares bilaterais no plano transverso A pelve renal contém um pequeno volume de fluido: ≤ 4 mm até 33 semanas ≤ 7 mm a partir da 33ª semana até o parto Proporção abdome/rim de aproximadamente 3:1
Fígado	É o maior órgão no torso fetal Reflete alterações no crescimento fetal	Estrutura moderadamente ecogênica O lobo esquerdo é maior que o direito Ocupa a maior parte do abdome superior
Estômago	Confiavelmente visualizado por volta de 13 semanas de gestação Significa sequência normal de deglutição	Estrutura anecoica localizada no hipocôndrio esquerdo Tamanho e forma variáveis com a deglutição recente Resíduos ecogênicos no estômago podem ser demonstrados
Inserção do cordão umbilical	A inserção placentária geralmente está localizada na porção média da placenta	Parede abdominal lisa na inserção umbilical A veia umbilical corre superiormente em direção ao fígado As artérias umbilicais surgem das artérias hipogástricas de cada lado da bexiga do feto

Anatomia Musculosquelética Normal

ESTRUTURA	INFORMAÇÕES	APARÊNCIA ULTRASSONOGRÁFICA
Estruturas faciais	A projeção sagital (perfil) é útil para determinar: 1. Relação entre nariz e lábios 2. Bossa frontal 3. Formação do queixo A projeção coronal é útil para visualizar: 1. Anéis orbitários 2. Maxilar 3. Mandíbula 4. Septo nasal 5. Ossos parietais 6. Ossos zigomáticos A projeção tangencial é útil para determinar: 1. As anormalidades craniofaciais	Os segmentos contendo a testa, os olhos e o nariz e a boca e o queixo, cada um forma um terço da face
Ossos longos	A ossificação começa por volta de 11 semanas de gestação	Estrutura linear hiperecoica Comprimento do pé/comprimento do fêmur 1:1

Anatomia Musculosquelética Normal *(Cont.)*

ESTRUTURA	INFORMAÇÕES	APARÊNCIA ULTRASSONOGRÁFICA
Pelve	As asas ilíacas se ossificam por volta de 12 semanas gestacionais O ísquio se ossifica por volta de 20 semanas gestacionais	Estrutura linear hiperecoica
Coluna vertebral	A coluna se alarga próximo à base do crânio e se afunila próxima ao sacro Ao se avaliar a coluna, o transdutor deve permanecer perpendicular aos elementos espinhosos A ossificação deverá estar completa por volta de 18 semanas de gestação	**Plano coronal** 1. Três linhas paralelas hiperecoicas **Plano sagital** 1. Dois centros de ossificação 2. Duas linhas hiperecoicas curvilíneas **Plano transverso** 1. Três centros de ossificação equidistantes cercando o canal neural 2. A coluna vertebral aparece como um círculo fechado **Linha da pele** 1. Linha uniforme ecogênica posterior à coluna

Placenta e Cordão Umbilical

ESTRUTURA	INFORMAÇÕES	APARÊNCIA ULTRASSONOGRÁFICA
Líquido amniótico (LA)	Cerca e protege o feto Fornece informações importantes sobre as funções renal e placentária do feto O feto se torna o maior produtor de LA por meio da deglutição e da produção de urina após 16 semanas	Fluido anecoico ao redor do feto Turbilhão de finas partículas ecogênicas
Orifício cervical	O comprimento do colo do útero determina a competência O comprimento é medido entre o orifício cervical interno e externo A extensão normal varia entre 2,5 e 4,0 cm	Estrutura linear ecogênica Ecos centrais hiperecoico
Placenta	Órgão de comunicação entre o feto e a mãe Fornece nutrição e produtos do metabolismo ao feto	Massa de tecido ecogênico em forma de disco Hiperecoico se comparado ao miométrio Margens uniformes e afuniladas Espessura < 5 cm
Cordão umbilical	Linha da vida de conexão entre o feto e a placenta Consiste em uma veia e duas artérias A veia umbilical penetra na veia porta esquerda As artérias umbilicais surgem das artérias ilíacas (hipogástricas) internas Normalmente ele se insere na porção média da placenta Envolvido na geleia de Wharton	Estrutura sólida e espiralada contendo três vasos anecoicos A torção do cordão é normal **Artéria umbilical** Baixa resistência próximo à inserção fetal Alta resistência próximo à inserção da placenta **Veia umbilical** Fluxo baixo contínuo na sístole e na diástole O fluxo é direcionado da placenta para o feto

REVISÃO DA AVALIAÇÃO DO SEGUNDO TRIMESTRE

1. Qual porção do coração fetal está localizada mais próximo da coluna vertebral?
   a. átrio esquerdo
   b. átrio direito
   c. ventrículo esquerdo
   d. ventrículo direito

2. A circunferência abdominal é medida ao nível:
   a. do fígado
   b. do baço
   c. dos rins
   d. da inserção do cordão umbilical

3. A cavidade do *septum pellucidum* está localizada na:
   a. porção anterior do cérebro do feto
   b. porção posterior do cérebro do feto
   c. porção anterior do tórax do feto
   d. porção posterior do tórax do feto

4. No final do segundo trimestre, o diâmetro anteroposterior da pelve renal normal não deverá ser superior a:
   a. 1 mm
   b. 4 mm
   c. 7 mm
   d. 10 mm

5. Qual das estruturas a seguir *não é* identificada no diâmetro biparietal?
   a. núcleos dos tálamos
   b. quarto ventrículo
   c. cavidade do *septum pellucidum*
   d. átrio do ventrículo lateral

6. De qual dos vasos a seguir surgem as artérias umbilicais?
   a. artérias espirais
   b. artérias ilíacas internas
   c. artérias ilíacas externas
   d. artérias ilíacas comuns

7. A visualização da vesícula biliar do feto significa:
   a. função normal do fígado
   b. cariótipo normal fetal
   c. a presença do pâncreas
   d. a presença de uma árvore biliar

8. Qual das opções a seguir mais bem descreve a intenção do índice cefálico?
   a. o peso gestacional é determinado pelo índice cefálico
   b. o índice cefálico determina, principalmente, a idade gestacional
   c. a restrição de crescimento uterino é determinada pelo índice cefálico
   d. o índice cefálico ajuda a determinar a normalidade do formato da cabeça do feto

9. Qual das medições a seguir é mais amplamente usada ao se determinar a idade gestacional no segundo trimestre?
   a. comprimento de osso longo
   b. diâmetro biparietal
   c. dimensão cerebelar
   d. circunferência abdominal

10. A regressão dos cistos do plexo coroide normalmente ocorre por volta de:
    a. 12 semanas
    b. 16 semanas
    c. 23 semanas
    d. 28 semanas

11. Qual dos planos a seguir demonstra a coluna vertebral do feto como três linhas paralelas e hiperecoicas no ultrassom?
    a. axial
    b. sagital
    c. coronal
    d. transverso

12. O comprimento normal do orifício cervical vai variar, mas deve medir, no mínimo:
    a. 2 cm
    b. 2,5 cm
    c. 3 cm
    d. 3,5 cm

13. O diâmetro anteroposterior da cisterna magna não deve exceder:
    a. 6 mm
    b. 10 mm
    c. 15 mm
    d. 20 mm

14. A medição da espessura nucal é precisa até:
    a. 13 semanas
    b. 15 semanas
    c. 20 semanas
    d. 23 semanas

15. Haverá suspeita de ventriculomegalia quando a medição do ventrículo lateral exceder:
    a. 6 mm
    b. 10 mm
    c. 15 mm
    d. 23 mm

CAPÍTULO 24 Avaliação do Segundo Trimestre **375**

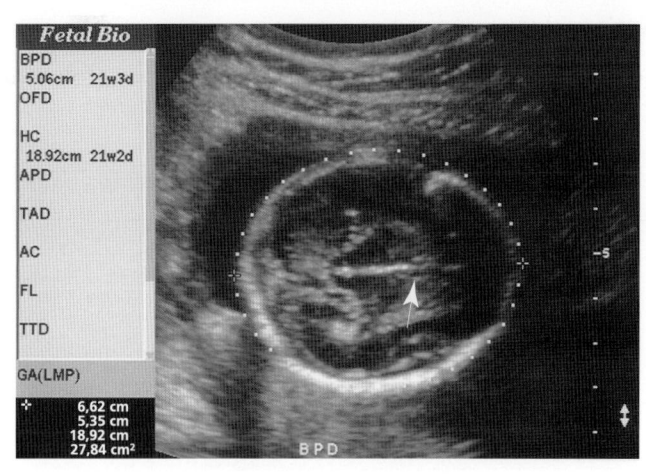

FIG. 24-1 Diâmetro biparietal.

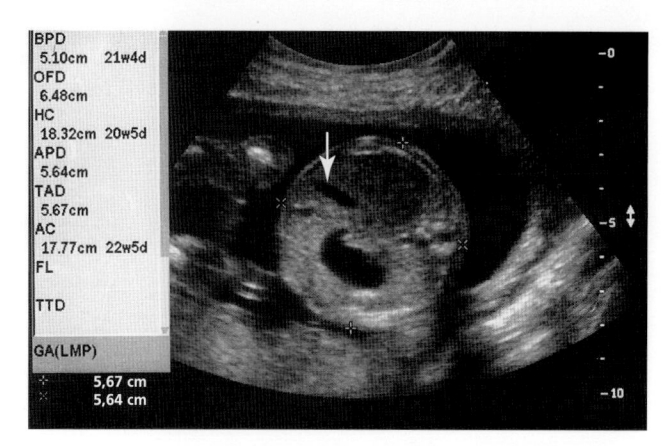

FIG. 24-3 Sonograma em corte transverso do abdome fetal.

Responda a pergunta 16, usando a Fig. 24-1.

16. Nesse sonograma, a seta identifica:
  a. os tálamos
  b. a foice do cérebro
  c. o terceiro ventrículo
  d. a cavidade do *septum pellucidum*

Responda a pergunta 17, usando a Fig. 24-2.

17. Este sonograma coronal de um feto de 26 semanas está demonstrando, mais provavelmente:
  a. tórax anormal
  b. diafragma normal
  c. estômago anormal
  d. padrão anormal do intestino

Responda a pergunta 18, usando a Fig. 24-3.

18. Paciente assintomática se apresenta para um exame de triagem fetal do segundo trimestre. Qual das estruturas a seguir é identificada pela seta?
  a. hidroureter
  b. vesícula biliar
  c. veia umbilical
  d. veia porta direita

Responda as perguntas 19 e 20, usando a Fig. 24-4.

19. A seta *A* identifica:
  a. o vernis
  b. o cerebelo
  c. o sulco lateral do cérebro (fissura de Sylvius)
  d. a cisterna magna

20. A seta *B* identifica:
  a. o cerebelo
  b. a prega nucal
  c. a cisterna magna
  d. o quarto ventrículo

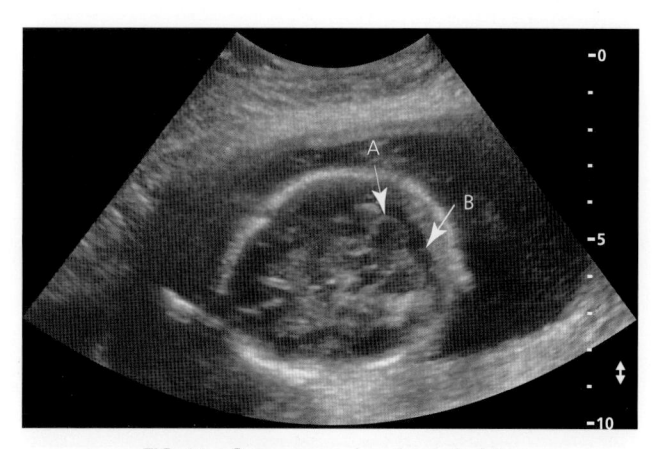

FIG. 24-4 Sonograma da cabeça do feto.

FIG. 24-2 Sonograma coronal.

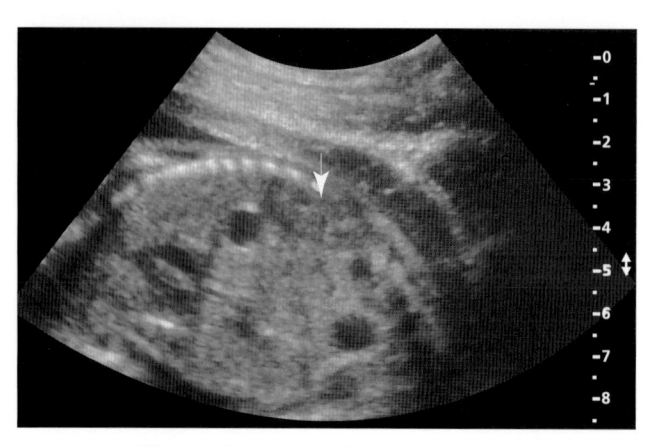

FIG. 24-5 Sonograma do abdome do feto.

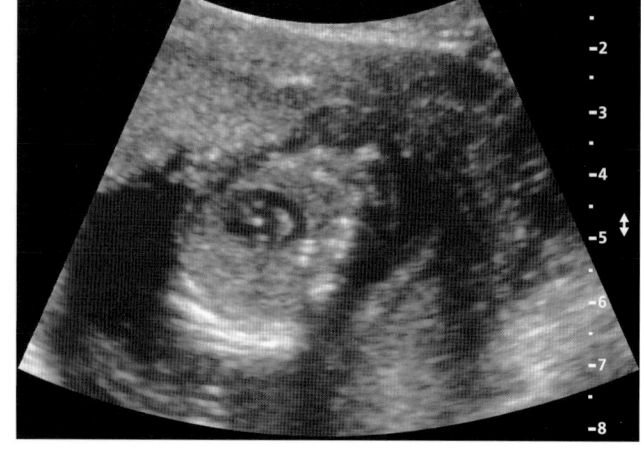

FIG. 24-7 Sonograma do tórax do feto.

Responda a pergunta 21, usando a Fig. 24-5.

21. Essa imagem sagital do abdome do feto (seta) identifica uma estrutura mais coerente com:
    a. rim direito normal
    b. rim esquerdo normal
    c. hemorragia da glândula suprarrenal esquerda
    d. hemorragia da glândula suprarrenal direita

Responda as perguntas 22 e 23, usando a Fig. 24-6.

22. Uma paciente obstétrica apresenta histórico de estar grande para as datas. O sonograma sagital mostra várias estruturas sonolucentes. Qual das estruturas fetais a seguir a seta mais provavelmente identifica?
    a. bexiga urinária
    b. variz umbilical
    c. artéria hipogástrica
    d. alça intestinal cheia de fluido

23. O foco ecogênico dentro do estômago do feto é considerado:
    a. um achado incidental normal
    b. suspeito para a síndrome de Turner
    c. um precursor de peritonite por mecônio
    d. um achado coerente com a síndrome de Patau

Responda a pergunta 24, usando a Fig. 24-7.

24. Qual das seguintes estruturas cardíacas é demonstrada por este sonograma?
    a. arco da aorta
    b. forame oval
    c. trato de fluxo de saída ventricular esquerdo
    d. trato de fluxo de saída ventricular direito

Responda a pergunta 25, usando a Fig. 24-8.

25. Os compassos de calibre estão medindo:
    a. a prega nucal
    b. o cerebelo
    c. a cisterna magna
    d. o ventrículo lateral

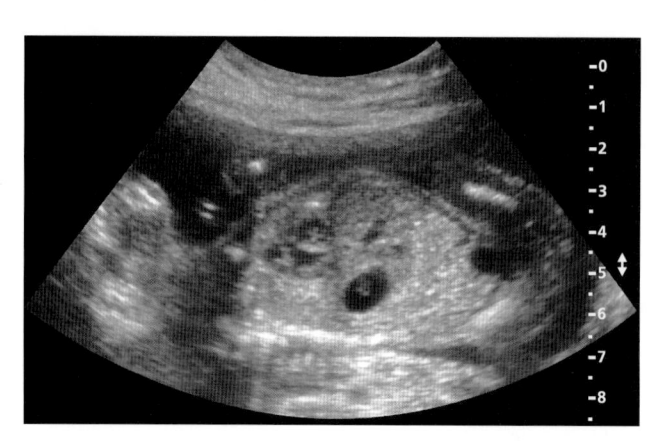

FIG. 24-6 Sonograma sagital do corpo do feto.

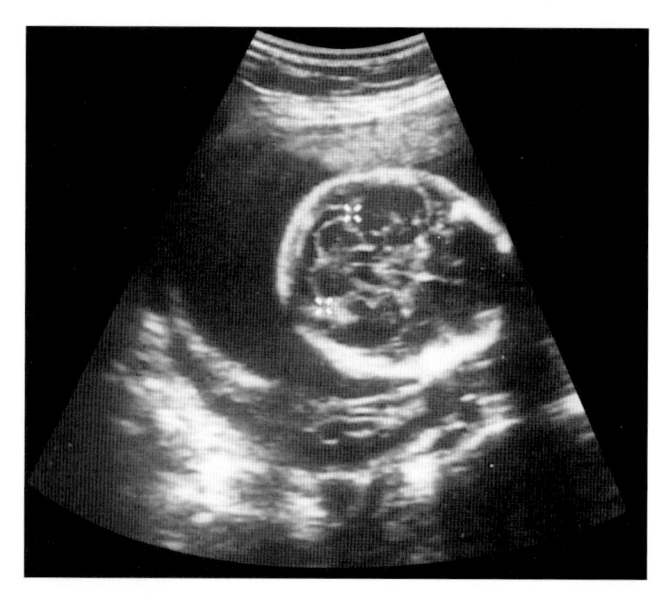

FIG. 24-8 Sonograma da cabeça do feto.

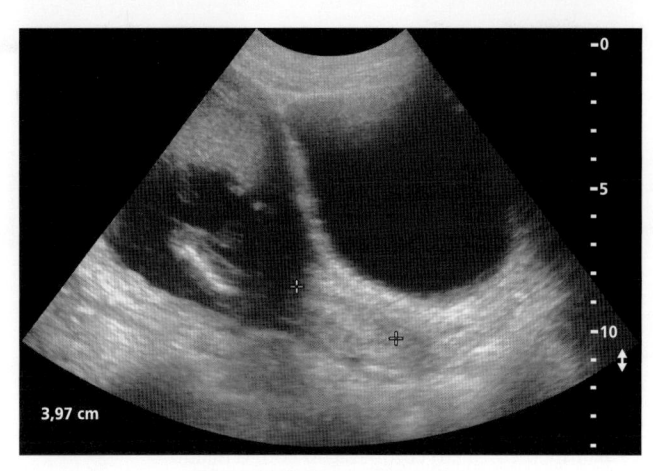

FIG. 24-9 Sonograma sagital.

Responda as perguntas 26 e 27, usando a Fig. 24-9.

26. A relação da placenta com o orifício cervical interno é denominada:
    a. placenta baixa
    b. dentro dos limites da normalidade
    c. placenta prévia marginal
    d. placenta prévia incompleta

27. Esta imagem exibe a localização da placenta como:
    a. de fundo
    b. anterior
    c. posterior
    d. lateral direita

Responda a pergunta 28, usando a Fig. 24-10.

28. Qual das estruturas fetais a seguir é identificada pela seta?
    a. estômago
    b. cisto renal
    c. vesícula biliar
    d. pelve renal

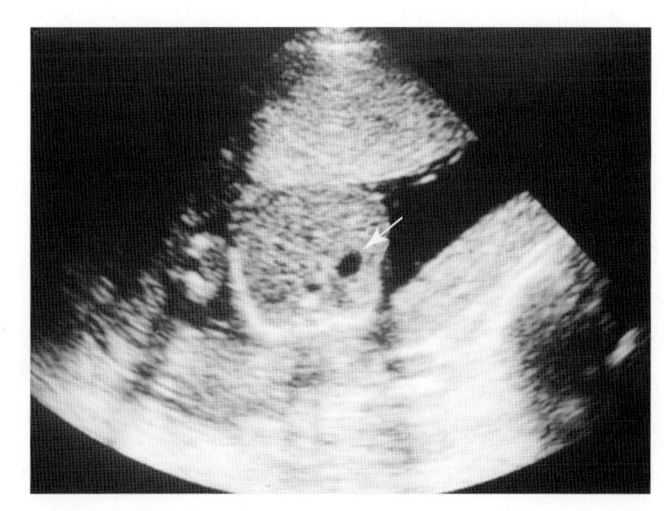

FIG. 24-10 Sonograma do abdome do feto.

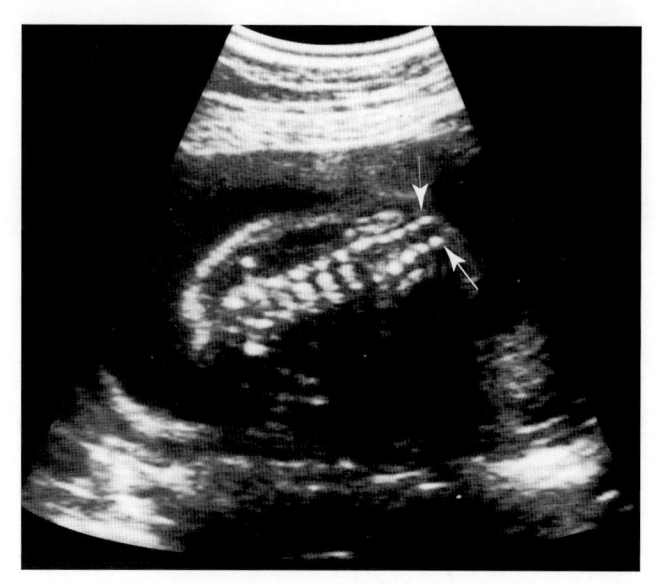

FIG. 24-11 Sonograma da coluna vertebral do feto.

Responda a pergunta 29, usando a Fig. 24-11.

29. Neste sonograma, as setas demonstram:
    a. projeção coronal de um defeito do sacro
    b. projeção sagital de um cóccix normal
    c. projeção coronal de um sacro normal
    d. projeção sagital de um sacro normal

30. No plano transverso, a coluna vertebral normal do feto aparece no ultrassom como:
    a. dois centros de ossificação laterais ao canal da coluna
    b. três linhas paralelas hiperecoicas ao redor do canal neural
    c. três centros de ossificação paralelos ao redor do canal neural
    d. três centros de ossificação equidistantes ao redor do canal da coluna

31. Qual marco localiza o nível apropriado para medir a circunferência abdominal?
    a. estômago
    b. vesícula biliar
    c. inserção do cordão
    d. junção das veias portas esquerda e direita

32. Qual das opções a seguir é uma causa possível para a alfafetoproteína materna elevada?
    a. doença trofoblástica
    b. defeito da parede abdominal
    c. anormalidades cromossômicas
    d. estimativa exagerada da idade gestacional

33. A medição do diâmetro biparietal é obtida ao nível:
    a. da foice do cérebro
    b. do terceiro ventrículo
    c. da cisterna magna
    d. do corpo caloso

34. O trato de fluxo de saída do ventrículo esquerdo mostra:
   a. a aorta ascendente
   b. o músculo papilar
   c. a aorta descendente
   d. a artéria pulmonar

35. Qual dos quadros a seguir fornece informações importantes sobre a função renal do feto?
   a. o tamanho do rim
   b. o volume da bexiga
   c. a pelviectasia renal
   d. o volume do fluido amniótico

36. A medição normal dos átrios do ventrículo lateral não deverá exceder:
   a. 5 mm
   b. 7 mm
   c. 10 mm
   d. 12 mm

37. Se o nível da alfafetoproteína materna estiver diminuído, o sonografista deverá avaliar, cuidadosamente, quanto a:
   a. defeitos da parede abdominal
   b. anormalidades cromossômicas
   c. anormalidades geniturinárias
   d. anormalidades cardiovasculares

38. Um pequeno foco ecogênico no ventrículo esquerdo do coração fetal é, mais provavelmente:
   a. a válvula atrioventricular esquerda (mitral)
   b. o forame oval
   c. a veia pulmonar
   d. o músculo papilar

39. A inserção do cordão umbilical na parede abdominal do feto está localizada ao nível:
   a. superior ao fígado
   b. superior à bexiga
   c. superior às glândulas suprarrenais
   d. inferior às artérias hipogástricas

40. Qual plano de imageamento é o melhor para avaliar o feto quanto a uma fenda facial?
   a. perfil
   b. sagital
   c. coronal
   d. tangencial

41. A ossificação do crânio começa ao redor da:
   a. 8ª semana gestacional
   b. 10ª semana gestacional
   c. 11ª semana gestacional
   d. 12ª semana gestacional

42. O sangue oxigenado penetra no feto através da:
   a. placenta
   b. veia umbilical
   c. vilosidades coriônicas
   d. artérias umbilicais

43. A espessura nucal deve ser medida em um plano que inclua:
   a. o tálamo do cérebro, a foice do cérebro e o terceiro ventrículo
   b. o cerebelo, a cisterna magna e a cavidade do *septum pellucidum*
   c. os átrios do ventrículo lateral, o terceiro ventrículo e o corpo caloso
   d. o tálamo do cérebro, o quarto ventrículo e a cavidade do *septum pellucidum*

44. A aparência sonográfica de um intestino delgado normal durante o segundo trimestre é descrita como:
   a. hiperecoica em comparação com os ossos
   b. hiperecoica em comparação com o fígado
   c. hipoecoica em comparação com o baço
   d. hipoecoica em comparação com o intestino grosso

45. A presença de resíduos ecogênicos em turbilhão dentro da cavidade amniótica é:
   a. coerente com a morte fetal
   b. um achado sonográfico normal
   c. coerente com um quadro de poli-hidrâmnio
   d. suspeita para anormalidades cromossômicas

46. O feto se torna o principal produtor de fluido amniótico:
   a. no final do primeiro trimestre
   b. no começo do segundo trimestre
   c. no final do segundo trimestre
   d. no começo do terceiro trimestre

47. A visualização de qual estrutura cerebral exclui a maioria das anormalidades da linha média do cérebro?
   a. foice cerebral
   b. terceiro ventrículo
   c. corpo caloso
   d. cavidade do *septum pellucidum*

48. A coleta de material nos intestinos do feto é denominada:
   a. lama
   b. verniz
   c. verme
   d. mecônio

49. A circunferência da cabeça é medida em um nível que inclua:
   a. o terceiro ventrículo e a cisterna magna
   b. a cavidade do *septum pellucidum* e o tentório
   c. os pedúnculos e a cavidade do *septum pellucidum*
   d. o átrio do ventrículo lateral e o cerebelo

50. Qual das medições a seguir é um bom prognosticador de crescimento fetal?
   a. comprimento do fêmur
   b. diâmetro biparietal
   c. circunferência da cabeça
   d. circunferência abdominal

CAPÍTULO 25

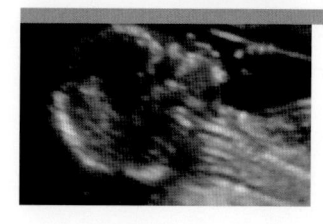

Avaliação do Terceiro Trimestre

PALAVRAS-CHAVE

gestação pós-termo gestação superior a 42 semanas.

hipertensão pressão sistólica ≥ 140 mmHg ou pressão diastólica ≥ 90 mmHg.

macrossomia quadro no qual o crescimento fetal acelerado resulta em um bebê com peso ao nascer superior a 4.000 g; associada à asfixia no parto e trauma.

oligo-hidrâmnio fluido amniótico inferior à faixa normal para a idade gestacional.

perfil biofísico meio objetivo para avaliação do bem-estar do feto.

poli-hidrâmnio fluido amniótico superior à faixa normal para a idade gestacional.

restrição assimétrica de crescimento intrauterino o tipo mais comum de anormalidade de crescimento demonstrando crescimento craniano normal e redução no crescimento abdominal.

restrição simétrica de crescimento intrauterino anormalidade de crescimento fetal resultando em feto proporcionalmente pequeno.

vernix caseosa material gorduroso encontrado na pele do feto e fluido amniótico tardio na gravidez.

TERCEIRO TRIMESTRE

- No início do terceiro trimestre o feto cresceu aproximadamente 38 cm e engordou entre 1.000 e 1.400 g.
- Pulmões, órgãos e vasos estão amadurecendo e se preparando para o parto.

MEDIÇÕES DO TERCEIRO TRIMESTRE

- Diâmetro biparietal (DBP).
- Circunferência da cabeça (CC).
- Circunferência abdominal (CA).
- Comprimento do fêmur.
- Volume de fluido amniótico.
- Proporção entre circunferência da cabeça e circunferência abdominal (CC/CA).
  - No começo do terceiro trimestre, a circunferência da cabeça é levemente maior que a do abdome.
  - No final do terceiro trimestre, com o aumento da gordura corporal do feto, a circunferência abdominal geralmente é igual ou levemente superior à da cabeça.
- Peso fetal estimado.
  - Mais geralmente calculado usando-se o diâmetro biparietal, o comprimento do fêmur e a circunferência abdominal.
  - Em 95% dos casos, a precisão total fica dentro de 18% do peso real do feto.

CRESCIMENTO FETAL

- O intervalo de crescimento fetal pode ser determinado por exames de ultrassom, no mínimo, a cada 3 semanas.
- Nos últimos 3 meses de gestação, o feto crescerá mais cerca de 10 cm e ganhará cerca de 2.000-2.800 g de peso, à média de 100-200 g por semana.
- A epífise femoral distal (EFD) é visualizada por volta de 32 semanas de gestação.
- A epífise tibial proximal (ETP) é visualizada por volta de 35 semanas de gestação.

Diminuição no Crescimento Fetal

Pequeno para a Idade Gestacional
- Cobre o crescimento fetal normal e subnormal.
- Pode ser o resultado de datas incorretas ou de oligo-hidrâmnio.

Restrição de Crescimento Intrauterino
- Resulta da nutrição fetal insuficiente.
- Definida como peso fetal de ou abaixo do 10º percentil para a idade gestacional.
- Nenhum critério confiável isolado existe para o diagnóstico da restrição de crescimento intrauterino.
- Associada à hipertensão materna.
- A avaliação do volume de líquido amniótico, o peso fetal estimado e a pressão arterial materna resultam no diagnóstico mais preciso.
- O fígado é um dos órgãos do feto mais gravemente afetado.
- A redução no tamanho do fígado resulta em diminuição da circunferência abdominal.

Restrição de Crescimento Intrauterino

TIPO	ETIOLOGIA	ACHADOS CLÍNICOS	ACHADOS ULTRASSONOGRÁFICOS	CONSIDERAÇÕES DIFERENCIAIS

Assimétrico	Insuficiência placentária (mais comum)
	Anormalidade cromossômica
	Infecção
	Fatores de risco materno
	  Hipertensão (mais comum)
	  Má nutrição
	  Abuso de álcool e drogas
		Pequeno para as datas
		Baixo ganho de peso materno
		Hipertensão
			Falta de crescimento fetal em sonogramas seriados
			Redução da circunferência abdominal
			Circunferência da cabeça e comprimento do fêmur normais
			Redução no volume do fluido amniótico
			Aumento na relação CC/CA
			Placentomalacia
			Placenta em grau 3
			Artéria umbilical
			Relação sístole-diástole da artéria umbilical > 3 após 30 semanas
			Ausência ou reversão de fluxo diastólico é considerada crítica
			Veia umbilical
			Redução no volume de fluxo
				Feto pequeno normal
				Displasia do esqueleto

Simétrico	Resultado de lesão embriológica	Pequeno para as datas	Circunferência simetricamente pequena da cabeça e do abdome Oligo-hidrâmnio	Datas menstruais incorretas Feto pequeno normal Displasia do esqueleto

Aumento no Crescimento Fetal

Grande para a Idade Gestacional
- Cobre o crescimento fetal normal e aumentado.
- Pode ser o resultado de datas incorretas, macrossomia ou poli-hidrâmnio.

Macrossomia
- Peso fetal acima de 4.000 g ou superior ao 90º percentil para a idade gestacional.
- Fetos de mães diabéticas têm probabilidade de apresentar organomegalia, enquanto fetos de mães não diabéticas demonstrarão crescimento normal.
- Os fetos de mães diabéticas demonstram taxa de mortalidade mais alta.

Macrossomia

CONDIÇÃO	ETIOLOGIA	ACHADOS CLÍNICOS	ACHADOS ULTRASSONOGRÁFICOS	CONSIDERAÇÕES DIFERENCIAIS
Macrossomia	Diabetes mellitus materno Obesidade materna Gestação pós-termo	Grande para as datas	Circunferência abdominal grande Proporção CC/CA reduzida Peso fetal estimado > 4.000 g Poli-hidrâmnio Placentomegalia	Feto grande normal Medições fetais subótimas

LÍQUIDO AMNIÓTICO

- O volume normal de líquido amniótico varia com a idade gestacional.
- No início da gestação, a principal fonte de líquido amniótico é a membrana amniótica.
- À medida que o embrião e a placenta se desenvolvem, o líquido é produzido pela placenta e pelo feto.
- Após 16 semanas de gestação, o feto é o maior produtor de líquido amniótico.

Funções do Líquido Amniótico

- Mantém a temperatura intrauterina.
- Permite o movimento livre do feto dentro da cavidade amniótica.
- Protege o feto em desenvolvimento de lesões.
- Previne a aderência do âmnio ao feto.
- Permite o crescimento simétrico.

Volume de Líquido Amniótico

- O volume normal do líquido amniótico aumenta progressivamente até cerca de 33 semanas de gestação.
- Durante o final do segundo trimestre e começo do terceiro o volume de líquido amniótico parece cercar o feto.
- Ao final do terceiro trimestre, o líquido amniótico exibe bolsas de fluido isoladas.
- Regulado pela produção de fluido, deglutição de fluido (remoção) e troca de fluido com os pulmões, as membranas e o cordão.
- O desenvolvimento normal do pulmão depende da troca de fluidos amnióticos dentro dos pulmões.
- O quadro de oligo-hidrâmnio aumenta o risco de morte fetal e da morbidade neonatal.

Medição do Volume de Líquido Amniótico

- O transdutor deve ficar perpendicular ao plano coronal da mãe e paralelo ao plano sagital materno.
- A bolsa de fluido deve estar livre do cordão umbilical ou de qualquer parte do feto.

Método de Avaliação de Volume de Fluido Amniótico

MÉTODO	DESCRIÇÃO	ACHADOS ULTRASSONOGRÁFICOS NORMAIS	ACHADOS ULTRASSONOGRÁFICOS ANORMAIS
Índice de líquido amniótico (ILA)	Determinado dividindo-se o útero em quatro partes iguais Medir a bolsa não obstruída mais profunda em cada quadrante ILA é igual à soma de todos os quatro quadrantes	ILA > 5 cm e < 24 cm	ILA ≤ 5 cm ou > 24 cm
Bolsa isolada mais profunda	Profundidade vertical máxima de qualquer bolsa de fluido amniótico	Bolsa maior > 2 cm e < 8 cm	Bolsa maior < 1 cm ou > 8 cm
Avaliação subjetiva	Observar a quantidade de fluido amniótico durante o exame em tempo real A experiência aumenta a precisão	A quantidade de fluido amniótico parece estar dentro dos limites normais para a gestação	A quantidade de fluido amniótico parece ser maior ou menor que o esperado para a idade gestacional

Volume Anormal de Fluido Amniótico

ANORMALIDADE	ETIOLOGIA	ACHADOS ULTRASSONOGRÁFICOS	CONSIDERAÇÕES DIFERENCIAIS
Oligo-hidrâmnio	**Fetal** Anormalidade do trato geniturinário Restrição de crescimento intrauterino **Materno** Má nutrição Insuficiência da placenta Ruptura prematura das membranas	ILA inferior a 5 cm Inferior ao 5º percentil para a idade gestacional Maior bolsa isolada inferior a 1 cm Interface feto-fluido insatisfatória Volume < 300-500 mL	Limites inferiores do normal Ruptura prematura das membranas
Poli-hidrâmnio	**Anormalidades fetais** Sistema nervoso central Trato gastrointestinal Defeitos da parede abdominal Defeitos cardíacos **Materno** *Diabetes mellitus* Doença cardíaca Pré-eclâmsia Idiopático	ILA superior a 24 cm Volume excedendo 1.500-2.000 mL Superior ao 95º percentil para a idade gestacional Anatomia fetal de fácil visualização ILA superior a 24 cm associado a anomalias fetais	Limites superiores do normal

BEM-ESTAR DO FETO

Perfil Biofísico

- Teste indireto para a hipóxia fetal.
- Os achados do teste sem estresse, tônus fetal, respiração e movimentos corporais são marcadores da hipóxia fetal aguda.
- O volume de fluido amniótico é um marcador da hipóxia fetal crônica.

Perfil Biofísico

	DESCRIÇÃO	ACHADOS NORMAIS	ACHADOS ANORMAIS
Perfil biofísico	Método objetivo de avaliar o bem-estar fetal O feto é observado durante 30 minutos Cinco parâmetros são avaliados: 1. Tônus fetal 2. Movimento fetal 3. Movimento da respiração fetal 4. Volume do fluido amniótico 5. Teste sem esforço ou grau da placenta Classificação dos parâmetros: 0 = não exibe 1 = exibe parcialmente 2 = exibe completamente	1. Tônus fetal: Um episódio completo de flexão para extensão e voltando à flexão 2. Movimento fetal: Três movimentos fetais separados dentro de 30 min 3. Movimento da respiração fetal: Movimento do diafragma ≥ 30 s 4. Volume do fluido amniótico Bolsa amniótica > 2 cm *Ou* Índice de Líquido Amniótico (ILA) > 5 cm 5. Teste sem esforço: Exibe duas acelerações do coração do feto dentro de 20 min *Ou* Grau da placenta ≥ 2 Total de pontos ≥ 8	1. Tônus fetal: Ausência de, ou flexão incompleta para extensão e voltando à flexão 2. Movimento fetal: Dois ou menos movimentos fetais dentro de 30 min 3. Movimento da respiração fetal: Nenhum movimento do diafragma ou duração < 30 s 4. Volume de Líquido Amniótico: Bolsa amniótica < 2 cm *Ou* Índice de fluido amniótico ≤ 5 cm 5. Teste sem esforço: Exibe duas ou menos acelerações do coração do feto dentro de 40 min *Ou* Grau da placenta = 3 Total de pontos < 6

APRESENTAÇÃO FETAL

- Relação entre a cabeça do feto e o orifício cervical interno.
- O feto muda de posição com menos frequência após 34 semanas de gestação.
- A apresentação não em vértex do feto após 34 semanas pode ser indicativa de problemas de posição ou de placenta.

Cefálica ou Vértex

- A cabeça do feto fica mais inferior, muito próxima do orifício cervical.

Transversa

- A cabeça e o corpo do feto repousam transversalmente no abdome materno.
- Deve-se buscar sinais de placenta prévia.

Oblíqua

- A cabeça e o corpo do feto repousam em um ângulo de 45° em relação ao plano sagital da mãe.
- Documentar localização da cabeça do feto.

Pélvica

- A cabeça do feto está localizada na porção superior do útero.
- A parte de apresentação deverá ser determinada após 36 semanas de gestação.

Apresentação Pélvica Franca
- As nádegas do feto se apresentam com os pés próximos à cabeça.
- Quadris flexionados e joelhos estendidos.
- Muito comum.

Apresentação Pélvica Completa
- As nádegas do feto se apresentam com os joelhos dobrados e os pés para baixo.
- Quadris e joelhos flexionados.
- Menos comum.

Apresentação Pélvica Incompleta
- Nádegas podálicas.
- O pé do feto é a parte de apresentação.
- Um ou ambos os quadris e joelhos estendidos.
- É o maior risco para prolapso do cordão.

REVISÃO DA AVALIAÇÃO DO TERCEIRO TRIMESTRE

1. O fator materno mais comum associado à restrição de crescimento intrauterino é:
   a. obesidade
   b. hipertensão
   c. *diabetes mellitus*
   d. oligo-hidrâmnio

2. O quadro de poli-hidrâmnio demonstra índice de volume amniótico superior a:
   a. 5 cm
   b. 10 cm
   c. 15 cm
   d. 24 cm

3. A epífise femoral distal é visualizada de forma constante por volta de:
   a. 20 semanas
   b. 28 semanas
   c. 32 semanas
   d. 35 semanas

4. No terceiro trimestre, o quadro de oligo-hidrâmnio resulta, mais provavelmente, de:
   a. atresia duodenal
   b. hérnia diafragmática
   c. doença renal policística infantil
   d. malformação adenomatoide cística

5. A causa materna mais comum de macrossomia é:
   a. anemia
   b. proteinúria
   c. hipertensão
   d. *diabetes mellitus*

6. Qual porção do estudo de perfil biofísico é um marcador crônico de hipóxia fetal?
   a. tônus fetal
   b. movimento fetal
   c. volume de líquido amniótico
   d. maturidade da placenta

7. Para medir o volume do fluido amniótico, o transdutor deve permanecer:
   a. paralelo aos planos sagital e coronal maternos
   b. perpendicular aos planos sagital e coronal maternos
   c. paralelo ao plano coronal materno e perpendicular ao plano sagital
   d. perpendicular ao plano coronal materno e paralelo ao plano sagital materno

8. Uma gestação é pós-termo quando:
   a. o feto pesar mais de 3.000 g
   b. a gestação se prolongar por mais de 40 semanas
   c. o feto pesar mais de 4.000 g
   d. a gestação se prolongar por mais de 42 semanas

9. A restrição simétrica de crescimento intrauterino é, mais usualmente, o resultado de:
   a. lesão no primeiro trimestre
   b. hipertensão materna
   c. insuficiência placentária
   d. lesão no segundo trimestre

10. O Doppler da artéria umbilical avalia o bem-estar do feto usando:
    a. o índice de resistência
    b. o índice de pulsatilidade
    c. a velocidade sistólica de pico
    d. a proporção sistólico-diastólica

11. A macrossomia é definida como o peso de um recém-nascido excedendo:
    a. 1.000 g
    b. 2.500 g
    c. 4.000 g
    d. 5.500 g

12. Em um perfil biofísico, qual das opções a seguir documentará o tônus fetal?
    a. movimento do diafragma fetal
    b. três movimentos fetais separados em 30 segundos
    c. duas acelerações do coração do feto dentro de 20 minutos
    d. episódio completo de flexão para extensão e voltando à flexão

13. A documentação da posição fetal demonstra uma apresentação pélvica franca. Isso significa que a cabeça do feto está localizada na porção superior do útero e que:
    a. as nádegas estão para baixo com um pé se apresentando
    b. os pés do feto estão se apresentando com ambas as pernas estendidas
    c. as nádegas se apresentam com os pés próximos à cabeça
    d. as nádegas se apresentam com os joelhos dobrados e os pés para baixo

14. A hipertensão materna é definida como pressão sistólica superior a:
    a. 100 mmHg
    b. 140 mmHg
    c. 175 mmHg
    d. 180 mmHg

15. O quadro de oligo-hidrâmnio é definido como um índice de fluido amniótico inferior a:
    a. 2 cm
    b. 5 cm
    c. 10 cm
    d. 18 cm

CAPÍTULO 25 Avaliação do Terceiro Trimestre **385**

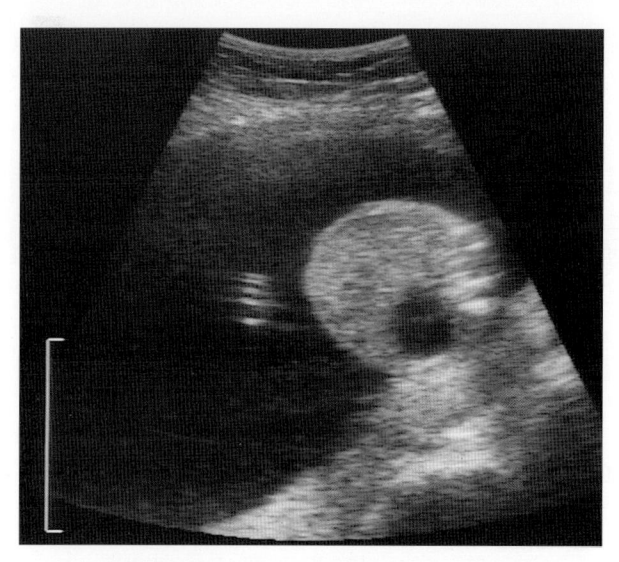

FIG. 25-1 Sonograma do terceiro trimestre.

Responda a pergunta 16, usando a Fig. 25-1.

16. Esta imagem do terceiro trimestre é mais suspeita de:
    a. macrossomia
    b. poli-hidrâmnio
    c. oligo-hidrâmnio
    d. sofrimento gastrointestinal

Responda a pergunta 17, usando a Fig. 25-2.

17. Determine a posição fetal neste sonograma de um útero com gravidez transversa:
    a. pélvica
    b. cefálica
    c. cabeça transversa para o lado direito da mãe
    d. a posição não pode ser determinada por uma única imagem.

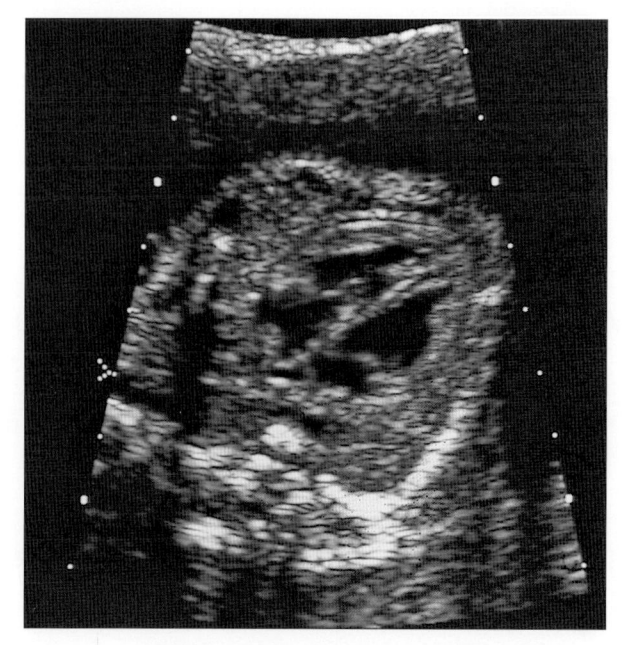

FIG. 25-2 Sonograma transverso.

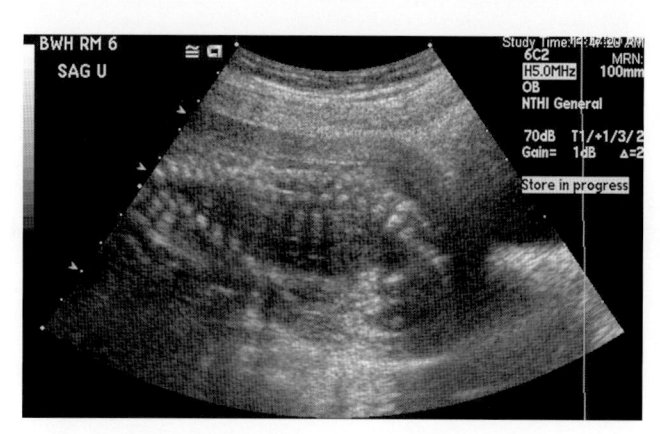

FIG. 25-3 Sonograma do terceiro trimestre.

Responda as perguntas 18 e 19, usando a Fig. 25-3.

18. O que este sonograma do terceiro trimestre demonstra?
    a. oligo-hidrâmnio
    b. doença trofoblástica
    c. hérnia diafragmática
    d. malformação adenomatoide cística

19. Qual das opções a seguir é a causa mais provável para esse diagnóstico?
    a. hidropisia fetal
    b. atresia duodenal
    c. displasia renal multicística
    d. ruptura prematura de membrana

Responda as perguntas 20 e 21, usando a Fig. 25-4.

20. Além do sexo do feto, esta imagem revela:
    a. placenta anterior
    b. mielomeningocele
    c. displasia do esqueleto
    d. inserção anormal do cordão.

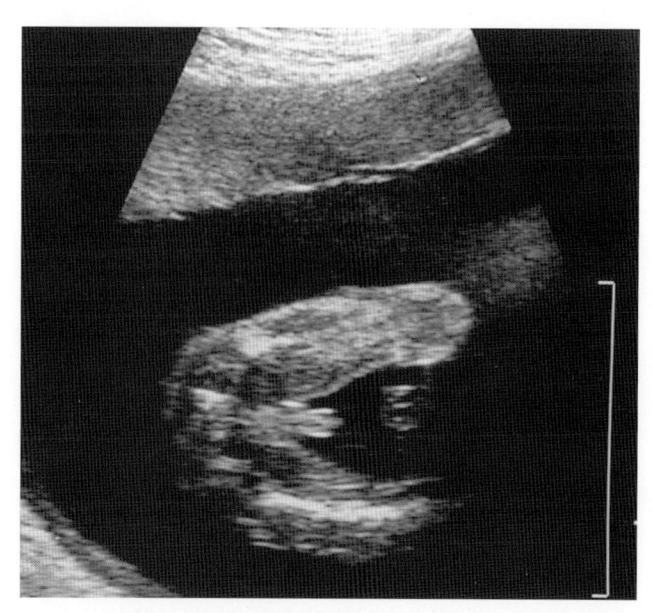

FIG. 25-4 Sonograma do terceiro trimestre.

21. Nessa imagem, o volume de fluido é suspeito para:
   a. poli-hidrâmnio
   b. oligo-hidrâmnio
   c. defeitos do tubo neural
   d. anomalias cromossômicas

22. A precisão total na estimativa sonográfica do peso fetal durante o terceiro trimestre é de:
   a. 50%
   b. 65%
   c. 75%
   d. 95%

23. A comparação da circunferência abdominal com a circunferência da cabeça durante o início do terceiro trimestre demonstra:
   a. circunferência igual da cabeça comparada à do abdome
   b. circunferência abdominal duas vezes maior que a da cabeça
   c. circunferência da cabeça levemente maior que a do abdome
   d. circunferência abdominal levemente maior que a da cabeça

24. A restrição assimétrica de crescimento uterino é, geralmente, o resultado de:
   a. pré-eclâmpsia
   b. diabetes gestacional
   c. gestação de fetos múltiplos
   d. insuficiência placentária

25. Em geral, qual dos parâmetros biométricos a seguir é o mais usado para calcular o peso fetal estimado?
   a. comprimento do fêmur e circunferência abdominal
   b. circunferência abdominal, comprimento do fêmur e diâmetro parietal
   c. circunferência da cabeça, circunferência do abdome e comprimento do fêmur
   d. diâmetro biparietal, circunferência da cabeça e circunferência abdominal

26. Qual órgão do corpo do feto é mais gravemente afetado pela restrição de crescimento intrauterino?
   a. coração
   b. fígado
   c. cérebro
   d. rim

27. A avaliação do volume total de fluido amniótico na bolsa gestacional usando-se a soma dos quatro quadrantes iguais é chamada de:
   a. índice da bolsa
   b. volume uterino total
   c. índice de líquido amniótico
   d. volume de líquido amniótico

28. O indicador único mais sensível de restrição de crescimento intrauterino é:
   a. comprimento do fêmur
   b. circunferência da cabeça
   c. circunferência abdominal
   d. proporção entre circunferência da cabeça e do abdome

29. Qual dos quadros a seguir aumenta o risco de lesão ao feto durante o parto vaginal?
   a. macrossomia
   b. apresentação cefálica
   c. colocação lateral da placenta
   d. restrição de crescimento intrauterino

30. Qual técnica é válida e reprodutível ao se avaliar o volume de fluido amniótico?
   a. volume uterino
   b. índice de líquido amniótico
   c. saco vertical único
   d. avaliação subjetiva

31. Os quadros de macrossomia e poli-hidrâmnio encontrados no terceiro trimestre deverão levantar suspeita materna de qual opção a seguir?
   a. proteinúria
   b. pré-eclâmpsia
   c. hipertensão
   d. *diabetes mellitus*

32. Um exame do perfil biofísico de um feto de 35 semanas demonstra extensão completa e flexão das extremidades inferiores, quatro movimentos fetais separados, 10 cm de volume de fluido amniótico e teste de esforço normal. O diafragma fetal ou movimento respiratório não é identificado. Com base nesses achados sonográficos, o escore desse perfil biofísico seria:
   a. 2
   b. 5
   c. 8
   d. 10

33. Qual é a causa mais comum de sangramento vaginal indolor durante o terceiro trimestre de gestação?
   a. placenta prévia
   b. *placenta accreta*
   c. descolamento da placenta
   d. colo do útero incompetente

34. Qual das opções a seguir descreve corretamente os achados sonográficos esperados no caso de restrição assimétrica de crescimento intrauterino?
   a. redução na circunferência da cabeça e comprimento do fêmur
   b. redução na circunferência abdominal e comprimento do fêmur
   c. circunferência normal da cabeça e redução na circunferência abdominal
   d. circunferência abdominal normal e redução na circunferência da cabeça.

35. A restrição de crescimento intrauterino é definida como peso fetal:
   a. inferior ao 5º percentil para a idade gestacional
   b. inferior ao 10º percentil para a idade gestacional
   c. no ou inferior ao 5º percentil para a idade gestacional
   d. no ou inferior ao 10º percentil para a idade gestacional

36. A melhor precisão diagnóstica de restrição de crescimento intrauterino é oferecida quando se avalia:
   a. o volume de fluido amniótico, a circunferência da cabeça e a do abdome
   b. a maturidade da placenta, a artéria umbilical e o volume de fluido amniótico
   c. o índice cefálico, a circunferência abdominal e a maturidade da placenta
   d. o volume de fluido amniótico, o peso fetal estimado e a pressão arterial materna

37. A posição fetal transversa no final do terceiro trimestre de gestação está, mais provavelmente, associada a:
   a. macrossomia
   b. placenta prévia
   c. poli-hidrâmnio
   d. restrição de crescimento intrauterino

38. Qual das posições fetais a seguir está mais em risco para prolapso do cordão?
   a. oblíqua
   b. transversa
   c. apresentação pélvica franca
   d. apresentação pélvica incompleta

39. O perfil biofísico é um método sonográfico de avaliar o feto quanto ao:
   a. peso
   b. movimento
   c. bem-estar
   d. deglutição

40. Um feto se apresenta com a doença renal de displasia multicística. Espera-se que o volume de líquido amniótico se mostre:
   a. inferior ao normal
   b. levemente inferior ao normal
   c. levemente superior ao normal
   d. normal

41. Qual dos quadros maternos a seguir é o resultado mais provável de um feto de crescimento restrito?
   a. obesidade
   b. diabetes
   c. abuso de drogas
   d. hipotensão

42. Qual é o mínimo de intervalos semanais para a determinação sonográfica de crescimento fetal?
   a. 1 semana
   b. 3 semanas
   c. 5 semanas
   d. 7 semanas

43. Qual das opções a seguir *não é* função do fluido amniótico?
   a. proteger o feto de qualquer lesão
   b. permitir o movimento fetal livre
   c. armazenar proteína, cálcio e ferro
   d. manter a temperatura intrauterina

44. Qual das opções a seguir é um achado sonográfico em casos de restrição assimétrica de crescimento uterino?
   a. poli-hidrâmnio
   b. comprimento curto do fêmur
   c. diâmetro biparietal normal
   d. circunferência abdominal normal

45. Quando é possível fazer uso da proporção sistólico-diastólica da artéria umbilical para se avaliar o bem-estar do feto?
   a. a qualquer momento durante a gestação
   b. após a 30ª semana de gestação
   c. no início da 20ª semana de gestação
   d. no início do terceiro trimestre de gestação

46. O parâmetro biométrico isolado mais útil para avaliar o crescimento fetal é:
   a. o comprimento do fêmur
   b. o diâmetro biparietal
   c. a circunferência da cabeça
   d. a circunferência abdominal

47. O termo a seguir indica que a cabeça do feto está localizada no fundo uterino:
   a. vértex
   b. nádegas
   c. oblíqua
   d. cefálica

48. Um feto que se apresenta na posição de nádegas durante o terceiro trimestre pode demonstrar um formato craniano denominado:
   a. sinal do limão
   b. dolicocefálico
   c. braquicefálico
   d. sinal do morango

49. Se um feto está repousando perpendicular ao plano sagital da mãe, essa apresentação é:
   a. vértex
   b. de nádegas
   c. oblíqua
   d. transversa

50. A visualização da epífise tibial proximal ocorre pela primeira vez ao redor de:
   a. 20 semanas de gestação
   b. 24 semanas de gestação
   c. 30 semanas de gestação
   d. 35 semanas de gestação

CAPÍTULO 26

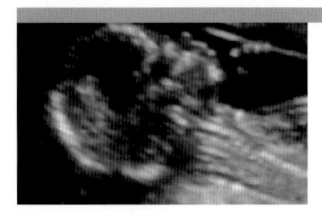

Anormalidades Fetais

PALAVRAS-CHAVE

acromelia encurtamento dos ossos das mãos ou dos pés.

bosselação frontal protrusão ou abaulamento da testa associada à hidrocefalia.

corpo caloso faixa de tecido de substância branca conectando os hemisférios cerebrais; é útil no aprendizado e na memória.

espessura nucal distância entre a calvária e a linha posterior da pele.

extrofia da bexiga protrusão da parede posterior da bexiga através de um defeito na parede abdominal inferior e na parede anterior da bexiga urinária.

hidrocefalia dilatação nítida dos ventrículos laterais secundária ao aumento na pressão intracraniana.

hipertelorismo posição anormalmente separada das órbitas.

hipotelorismo posição anormalmente fechada das órbitas.

macroglossia língua excessivamente grande.

mesomelia encurtamento da porção média de um membro.

micromelia encurtamento de todas as porções de um membro.

mielomeningocele defeito de desenvolvimento do sistema nervoso central no qual uma bolsa herniada contendo uma porção da medula óssea, suas meninges e líquido cefalorraquidiano se projetam através de uma fenda congênita na coluna vertebral.

probóscide protrusão de tecido nasal acima das órbitas.

rizomelia encurtamento da porção proximal de um membro.

sinal da banana formato crescente para o cerebelo exibido com um defeito coexistente do tubo neural.

sinal de chifre do touro dilatação e deslocamento ascendente do terceiro ventrículo associado à agenesia do corpo caloso.

sinal do buraco de fechadura aparência da bexiga dilatada superior à uretra masculina obstruída.

sinal do limão concavidade para os ossos frontais do crânio do feto; associada ao quadro de espinha bífida.

ventriculomegalia dilatação ventricular caracterizada por líquido cefalorraquidiano em excesso nos ventrículos.

vermis estrutura localizada entre os hemisférios do cerebelo.

Anormalidades Cranianas

ANORMALIDADE	INFORMAÇÕES	ACHADOS ULTRASSONOGRÁFICOS	CONSIDERAÇÕES DIFERENCIAIS
Acrania	Migração anormal de tecidos do mesenquima Ausência de crânio Presença do cérebro Níveis elevados de alfafetoproteína Defeitos espinais coexistentes, pé torto, fenda labial e palato	Ausência da calvária óssea hiperecoica Desenvolvimento de tecido cerebral Marcadores proeminentes de sulcos	Anencefalia Osteogênese imperfeita
Agenesia do corpo caloso	Falha das fibras calosas em formar uma conexão normal Pode ser parcial ou completa Associada a múltiplas anomalias	Dilatação do terceiro ventrículo Angulação para fora dos cornos frontal e lateral (sinal do touro) Dilatação do corno occipital Ausência da cavidade do *septum pellucidi*	Holoprosencefalia
Cisto aracnoide	Anormalidade congênita da camada pia-aracnoide Resulta de traumatismo, infarto ou infecção	Alargamento dos hemisférios do cerebelo Verme normal	Cisto de Dandy-Walker Cisterna magna proeminente Aneurisma da veia cerebral superficial média (veia de Galeno) Técnica imprópria
Malformação de Arnold Chiari Tipo II	Deslocamento do vermis cerebelar, do quarto ventrículo e da medula oblonga através do forame magno para o interior do canal cervical superior	Formato comprimido do cerebelo (sinal da banana) Obliteração da cisterna magna Ventriculomegalia Crânio em formato de limão	Espinha bífida

Anormalidades Cranianas (Cont.)

ANORMALIDADE	INFORMAÇÕES	ACHADOS ULTRASSONOGRÁFICOS	CONSIDERAÇÕES DIFERENCIAIS
Síndrome de Dandy-Walker	Malformação congênita do cerebelo com mau desenvolvimento associado do quarto ventrículo Resultado do abuso de álcool, de transtorno autossômico recessivo ou de infecção viral	Fossa posterior dilatada Alargamento dos hemisférios do cerebelo Agenesia completa ou parcial do vermis Cisterna magna > 1 cm de diâmetro Ventriculomegalia	Fossa posterior proeminente Cisto aracnoide Aneurisma da veia cerebral superficial média (veia de Galeno) Artefato
Hidranencefalia	Destruição do córtex cerebral resultante de comprometimento vascular ou infecção congênita (geralmente área da carótida) O tecido cerebral é substituído por líquido cefalorraquidiano	Tecido cerebral anecoico Não associada a outras anormalidades Presença da foice do cérebro Tronco cerebral geralmente poupado O plexo coroide pode estar à mostra Presença variável do terceiro ventrículo	Hidrocefalia grave Holoprosencefalia
Hidrocefalia (ventriculomegalia)	Aumento no volume ventricular causado por obstrução do fluxo de saída, redução na produção de líquido cefalorraquidiano (LCR) ou produção excessiva de LCR Os cornos occipitais se dilatam primeiro	A ventriculomegalia é geralmente simétrica **Dilatação leve** Ventrículo lateral medindo 10-15 mm **Dilatação intensa** Ventrículo lateral medindo > 15 mm Oscilação do plexo coroide Tecido cerebral sólido com borda ecogênica	Hidranencefalia Holoprosencefalia Técnica imprópria
Holoprosencefalia	Grupo de transtornos que surgem do desenvolvimento anormal do prosencéfalo Fortemente associada à Trissomia 13 **Alobar** Cavidade monoventricular É a forma mais grave **Semilobar** Cavidade monoventricular Forma mais moderada **Lobar** Dois grandes ventrículos laterais É a forma mais leve de todas	**Alobar** Grande ventrículo central único Tálamos fundidos Ausência da cavidade do *septum pellucidum*, foice do cérebro, corpo caloso e terceiro ventrículo Cerebelo normal Hipotelorismo Ciclopia Probóscide **Semilobar** Grande ventrículo central único Cornos occipital e temporal podem estar presentes Desenvolvimento variável da foice Associada à fenda labial e palato **Lobar** Dois grandes ventrículos laterais Ausência da cavidade do *septum pellucidi* e do corpo caloso	Hidrocefalia grave Hidranencefalia
Formato do limão	Pode ser um achado anormal Associado à espinha bífida	Indentação bilateral dos ossos frontais	Dolicocefalia
Microcefalia	Redução geral no tamanho do cérebro Aberração cromossômica Infecção intrauterina Difícil de detectar antes de 24 semanas	Diâmetro biparietal (DBP) e da circunferência da cabeça (CC) pequenos Proporção CC/circunferência abdominal (CA) reduzida Prosencéfalo inclinado	Anencefalia Encefalocele

(Continua)

Anormalidades Cranianas (Cont.)

ANORMALIDADE	INFORMAÇÕES	ACHADOS ULTRASSONOGRÁFICOS	CONSIDERAÇÕES DIFERENCIAIS
Prosencefalia	Resultado de infarto ou hemorragia cerebral	Massa anecoica dentro de uma área de tecido do cérebro Desvio do cérebro na linha média	Leucomalacia cística
Formato de morango	Associado à Trissomia 18	Diâmetro nivelado do occipício e estreitamento da porção frontal do crânio	Braquicefalia

Defeito do Tubo Neural

DEFEITO	INFORMAÇÕES	ACHADOS ULTRASSONOGRÁFICOS	CONSIDERAÇÕES DIFERENCIAIS
Anencefalia	Falha da terminação cefálica do tubo neural em se fechar completamente Porções do mesencéfalo e do tronco cerebral podem estar presentes É o defeito mais comum do tubo neural Níveis elevados de alfafetoproteína (AFP) Associada a malformações da coluna, face, pés e parede abdominal	Ausência da abóbada craniana Olhos protuberantes (face semelhante à da rã) Tecido cerebral rudimentar formando hérnia a partir do defeito Macroglossia Poli-hidrâmnio Aumento na atividade fetal	Microcefalia grave Acrania Encefalocele Síndrome da faixa amniótica
Regressão caudal	Anormalidade estrutural da extremidade caudal do tubo neural Mais comum em pacientes com diabetes Associada a anormalidades geniturinárias, gastrointestinais e cardiovasculares	Ausência do sacro Pelve fundida Fêmures curtos	Displasia do esqueleto
Encefalocele	Nível normal de AFP Presença do cérebro em protrusão craniana Surge, mais frequentemente, na região occipital	Bolsa esférica cheia de fluido ou de cérebro estendendo-se a partir da calvária Defeito ósseo da calvária	Higroma cístico Deformidade do crânio em forma de trevo Síndrome da faixa amniótica Microcefalia
Espinha bífida	Falha do tubo neural em se fechar completamente **Oculta** O defeito está coberto por partes moles normais Níveis normais de AFP Raramente diagnosticada por ultrassom **Aberta** Defeito está descoberto Níveis elevados de AFP Associada à fenda labial e palatina, defeitos cardíacos, encefalocele, anomalias gastrointestinais e pé torto	**Coronais** Desaparecimento da linha média hiperecoica Alargamento das linhas externas hiperecoicas **Sagitais** Ausência da linha hiperecoica posterior e de partes moles de cobertura **Transversos** Abertura para fora dos centros de ossificação posterior laterais em forma de "U" ou "V" Massa cística ou complexa projetando-se do defeito espinal O cerebelo assume formato crescente (sinal da banana) Os ossos frontais são côncavos (formato de limão)	Teratoma sacrococcígeo

Anormalidades Faciais

ANORMALIDADE	INFORMAÇÕES	ACHADOS ULTRASSONOGRÁFICOS	CONSIDERAÇÕES DIFERENCIAIS
Anoftalmia	Falta de fusão das proeminências dos maxilares com proeminência nasal de um ou ambos os lados Falha de formação da vesícula óptica	Ausência do globo ou, com frequência da órbita	Má posição fetal Erro técnico
Ciclopia	Fusão das órbitas na linha média Associada à holoprosencefalia, Trissomia 13, microcefalia, síndrome de Williams	Órbita única na linha média	Má posição fetal Erro técnico
Fenda facial	Defeito do lábio superior É a anormalidade facial mais comum	Defeito anecoico entre o lábio superior e as narinas Poli-hidrâmnio Estômago pequeno	Erro técnico
Hipotelorismo	As órbitas estão posicionadas mais próximas que o esperado	Distância interocular pequena e anormal para a idade gestacional	Má posição fetal Erro técnico
Hipertelorismo	As órbitas estão posicionadas mais distantes que o esperado Associado à Trissomia 18, síndrome de Noonan, síndrome da fenda facial mediana, craniossinostose e cefalocele anterior	Distância interocular ampla e anormal para a idade gestacional	Má posição fetal Erro técnico
Macroglossia	Associada às síndromes de Beckwith-Wiedemann e Down Protrusão persistente da língua	Protrusão persistente da língua do feto Poli-hidrâmnio	Língua normal Cordão umbilical
Micrognatia	Mandíbula hipoplásica Associada à Trissomia 18	Queixo e lábio inferior pequenos e recuados Poli-hidrâmnio Protrusão do lábio superior	Erro técnico Queixo normal

Anormalidades do Pescoço

ANORMALIDADE	INFORMAÇÕES	ACHADOS ULTRASSONOGRÁFICOS	CONSIDERAÇÕES DIFERENCIAIS
Higroma cístico	Defeito de desenvolvimento do sistema linfático Associado a anormalidades cromossômicas, hidropisia fetal e insuficiência cardíaca do feto	Massa cervical multilocular e anecoica Membrana fina ao redor Sem defeito craniano Contínuo com pele e tecidos subcutâneos anormais	Encefalocele Teratoma cístico Cordão umbilical normal Cisto tiroglosso Edema nucal
Edema nucal	Espessamento da dobra da nuca Associado a anormalidades cromossômicas	Massa cervical posterior anecoica Septo na linha média	Higroma cístico

Anormalidades do Tórax

ANORMALIDADE	INFORMAÇÕES	ACHADOS ULTRASSONOGRÁFICOS	CONSIDERAÇÕES DIFERENCIAIS
Malformação adenomatoide cística	Formação anormal da árvore brônquica Substituição dos tecidos pulmonares normais por cistos Pode estar associada a anormalidades renais ou gastrointestinais	Massa torácica cística simples ou multiloculada Desvio mediastinal O diafragma é visível e intacto Hidropisia fetal Poli-hidrâmnio Geralmente unilateral	Hérnia do diafragma Efusão pleural Fluido pericárdico
Ectopia do coração	Deslocamento parcial ou completo do coração para fora do tórax	Tórax pequeno Coração localizado fora do tórax Massa pulsante extratorácica	Gêmeo acardíaco Hérnia do diafragma

(Continua)

Anormalidades do Tórax (Cont.)

ANORMALIDADE	INFORMAÇÕES	ACHADOS ULTRASSONOGRÁFICOS	CONSIDERAÇÕES DIFERENCIAIS
Anomalia de Ebstein	Deslocamento dos folhetos septal e posterior da válvula atrioventricular direita para o ventrículo direito Graus variáveis	Coração de quatro câmaras Dilatação do coração (especialmente do átrio direito) Regurgitação pela válvula atrioventricular direita no Doppler colorido e espectral	Tetralogia de Fallot Defeito septal ventricular
Hérnia diafragmática	Falha de fechamento do diafragma permitindo a herniação da cavidade abdominal Associada a anomalias cardíacas, renais, cromossômicas e do sistema nervoso central	Estômago ou fígado localizados no tórax Diafragma normal impossível de visualizar Desvio do mediastino Circunferência abdominal pequena Poli-hidrâmnio Geralmente unilateral Defeito mais comum do lado esquerdo	Malformação adenomatoide cística
Efusão pleural	Geralmente malformação do ducto torácico Associada à hidropisia, infecção, síndrome de Turner e a anormalidades cromossômicas e cardíacas	Coleção de fluido anecoico no tórax do feto Contornos de fluido ao redor do pulmão e diafragma O tecido pulmonar se mostra ecogênico	Hérnia diafragmática Hidropisia fetal
Tetralogia de Fallot	A forma mais comum de doença cardíaca cianótica	Defeito do septo ventricular subaórtico Válvula aórtica sobrepondo-se ao defeito Estenose pulmonar Hipertrofia do ventrículo direito no terceiro trimestre	Anomalia de Ebstein
Transposição dos grandes vasos	A aorta surge do ventrículo direito e as artérias pulmonares surgem do ventrículo esquerdo	Projeção normal de quatro câmaras Dois grandes vasos não se cruzam, mas surgem paralelos a partir da base do coração	Erro técnico

Anormalidades do Trato Gastrointestinal

ANORMALIDADE	INFORMAÇÕES	ACHADOS ULTRASSONOGRÁFICOS	CONSIDERAÇÕES DIFERENCIAIS
Atresia do intestino	Obstrução que ocorre geralmente no intestino delgado inferior Pode estar associada a íleo de mecônio e fibrose cística	Estruturas anecoicas múltiplas dentro do abdome fetal Poli-hidrâmnio	Alças intestinais proeminentes e normais Rim multicístico
Atresia duodenal	Bloqueio do duodeno Nível normal de alfafetoproteína (AFP) Associada à Trissomia 21 e a anomalias cardíacas, urinárias e GI	Estômago e duodeno proximal dilatado (bolha dupla) Poli-hidrâmnio	Estômago normal cheio de fluido Alça do intestino cheia de fluido
Atresia esofágica	Malformação congênita do tubo digestivo anterior Associada à fístula traqueoesofágica (90%)	Ausência do estômago Intestino pequeno em exames seriados Possível poli-hidrâmnio	Esôfago normal
Intestino hiperecoico	Associado à fibrose cística, infecção, restrição de crescimento intrauterino e anormalidades cromossômicas Quando isolado, nascimento fetal normal	A ecogenicidade do intestino é igual à dos ossos	Íleo de mecônio

Anormalidades do Trato Gastrointestinal (Cont.)

ANORMALIDADE	INFORMAÇÕES	ACHADOS ULTRASSONOGRÁFICOS	CONSIDERAÇÕES DIFERENCIAIS
Íleo de mecônio	Impactação de mecônio espesso no íleo distal Frequentemente associado à fibrose cística	Íleo dilatado Íleo preenchido com material ecogênico Cólon pequeno e vazio	Intestino ecogênico normal
Peritonite por mecônio	Perfuração do intestino causada por atresia do intestino ou íleo de mecônio	Calcificação abdominal Dilatação do intestino Poli-hidrâmnio	Cálculo biliar Calcificação esplênica Infecção congênita Necrose hepática

Anormalidades do Sistema Geniturinário

ANORMALIDADE	INFORMAÇÕES	ACHADOS ULTRASSONOGRÁFICOS	CONSIDERAÇÕES DIFERENCIAIS
Extrofia da bexiga	Exteriorização da bexiga para a parede abdominal anterior Causada pelo fechamento incompleto da parte inferior da parede abdominal anterior	Massa cística localizada na parede abdominal anterior inferior Rins normais Volume normal de fluido amniótico	Cordão umbilical Cisto do cordão umbilical
Hidronefrose	Obstrução do trato urinário	Pelviectasia ≥ 10 mm Proporção entre diâmetro renal da pelve e diâmetro renal anteroposterior > 50%	Pelve renal proeminente Cisto renal
Doença policística infantil	Doença renal bilateral Autossômica recessiva Quadro letal	Rins dilatados e hiperecoicos Oligo-hidrâmnio extremo Bexiga fetal não visível	Intestino hiperecoico Ruptura prematura das membranas
Rim displásico e multicístico	O tecido renal é substituído por cistos Anormalidades renais adicionais ocorrem em até 40% dos casos	O tecido renal é substituído por múltiplos cistos Tamanho variável Geralmente unilateral	Alças do intestino cheias de fluido Hidronefrose
Obstrução da válvula uretral posterior	Ocorre no sexo masculino Presença de uma membrana dentro da uretra posterior A urina não consegue passar pela uretra Resulta da distensão exagerada da bexiga urinária	Bexiga dilatada Uretra posterior dilatada (buraco de fechadura) Hidroureter Hidronefrose Oligo-hidrâmnio	Bexiga fetal normal Obstrução ureterovesical
Agenesia renal	Ausência de um ou ambos os rins Hipoplasia pulmonar secundária a oligo-hidrâmnio	**Agenesia unilateral** Ausência de um rim Rim contralateral dilatado Bexiga fetal visualizada Volume normal de fluido amniótico **Agenesia bilateral** Ausência de ambos os rins Sem evidência de bexiga fetal Oligo-hidrâmnio extremo	Doença renal policística infantil
Cisto renal	Achado raro	Massa renal anecoica Redondo ou oval Margens lisas e finas das paredes Reforço acústico posterior	Hidronefrose Rim displásico multicístico
Obstrução da junção ureteropélvica (mais comum)	Resultados de uma inclinação anormal ou torção no ureter Obstrução do ureter proximal	Hidronefrose Bexiga fetal normal Nível normal de volume de fluido amniótico Unilateral	Cisto renal Alça do intestino

(Continua)

Anormalidades do Sistema Geniturinário (Cont.)

ANORMALIDADE	INFORMAÇÕES	ACHADOS ULTRASSONOGRÁFICOS	CONSIDERAÇÕES DIFERENCIAIS
Junção ureterovesical	Resulta de um defeito da uretra Ureterocele Estenose do ureter	Ureter dilatado (megaureter) Possível hidronefrose	Obstrução da junção ureteropélvica Alça de intestino
Tumor de Willms	Massa maligna	Massa renal sólida e ecogênica	Hemorragia da glândula suprarrenal

Anormalidades da Parede do Corpo do Feto

ANORMALIDADE	INFORMAÇÕES	ACHADOS ULTRASSONOGRÁFICOS	CONSIDERAÇÕES DIFERENCIAIS
Gastrosquise	O defeito envolve todas as camadas da parede abdominal Níveis acentuadamente elevados de alfafetoproteína (AFP) Não associada a outras anomalias Incidência maior em mulheres até 20 anos de idade	Defeito da parede paraumbilical Tipicamente para a direita da inserção de um cordão umbilical normal Inserção normal do cordão umbilical Intestino delgado herniado e flutuação livre na cavidade amniótica As alças do intestino aparecem espessas e dilatadas Possível poli-hidrâmnio	Onfalocele rompida Cordão umbilical normal
Onfalocele	Defeito da linha média coberto pelo âmnio e peritônio Nível de AFP normal ou elevado Associada a anormalidades cardíacas, geniturinárias, gastrointestinais e cromossômicas	Massa da parede abdominal anterior na linha média A massa contém vísceras herniadas O cordão umbilical penetra na massa	Hérnia umbilical Posição fetal
Teratoma sacrococcígeo	Neoplasia benigna que se projeta da parede posterior do sacro Possível aumento nos níveis de AFP A massa se estende à pelve e abdome Prevalência feminina (4:1)	Massa sólida ou complexa projetando-se a partir do rabo do feto Calcificações (fragmentos de osso) Coluna normal Deslocamento da bexiga Hidronefrose Poli-hidrâmnio	Mielomeningocele
Hérnia umbilical	Menos grave que a onfalocele	Defeito pequeno da parede abdominal anterior Inserção normal do cordão Contém, tipicamente, peritônio Raramente contém omento ou intestino	Onfalocele Posição fetal

Anormalidades do Esqueleto

ANORMALIDADE	INFORMAÇÕES	ACHADOS ULTRASSONOGRÁFICOS	CONSIDERAÇÕES DIFERENCIAIS
Acondrogenesia	Displasia letal de membro curto **Tipo I** Recessiva autossômica 20% dos casos Costelas finas **Tipo II** Dominante autossômica 80% dos casos Costelas se mostram mais espessas	Micromelia intensa Abaulamento dos ossos longos Tronco curto Abdome e testa em protrusão inadequadas Ossificação vertebral e craniana Pelve pequena	Acondroplasia Osteogênese imperfeita

Anormalidades do Esqueleto (Cont.)

ANORMALIDADE	INFORMAÇÕES	ACHADOS ULTRASSONOGRÁFICOS	CONSIDERAÇÕES DIFERENCIAIS
Acondroplasia	Depósitos anormais de cartilagem nas epífises dos ossos longos É a forma mais comum	Macrocrania Micromelia Bosselação frontal Tórax hipoplásico Ventriculomegalia	Acondrogenesia Osteogênese imperfeita
Pé torto	Defeito de desenvolvimento Relação anormal dos ossos do tarso e do calcâneo 55% dos casos são bilaterais Prevalência em descendentes da Polinésia e do Oriente Médio	O antepé está orientado no mesmo plano da perna Inversão persistente e anormal do pé em um ângulo perpendicular à perna	Mobilidade normal do pé do feto
Osteogênese imperfeita	Transtorno da produção de colágeno levando a ossos frágeis Tipos I-IV O Tipo II é o mais letal Antes de 24 semanas, desmineralização do osso ou na extensão ou formato do membro anormal pode ainda não estar aparente	**Tipo I** Abaulamento dos ossos longos Pode demonstrar fratura Ossos espessos com aparência enrugada Tamanho normal da cabeça **Tipo II** Hipomineralização Encurtamento ósseo significativo Tórax estreito em formato de sino Fraturas múltiplas em ossos longos, costelas e coluna vertebral Crânio estreito **Tipo III** Fraturas ocasionais nas costelas Crânio estreito Abaulamento leve das pernas **Tipo IV** Abaulamento dos membros Fraturas ocasionais de costelas e membros Tamanho normal da cabeça	Acondroplasia Acondrogenesia
Pé fundo oscilante	Trissomia 18 Outras anormalidades cromossômicas Síndromes fetais	Calcanhar proeminente Sola convexa	Pé normal
Displasia tanatofórica	Displasia letal do esqueleto Predominância no sexo masculino	Rizomelia intensa Micromelia Abaulamento dos membros Deformidade do crânio em formato de trevo Macrocefalia Bosselação frontal Ponte nasal deprimida Hipertelorismo Ventriculomegalia Partes moles espessas Tórax estreito em formato de sino Abdome protuberante Canal espinal estreito Mãos pequenas Poli-hidrâmnio	Acondroplasia Osteogênese imperfeita

REVISÃO DE ANORMALIDADES FETAIS

1. A presença de resíduos ecogênicos no estômago do feto está geralmente associada à:
   a. angústia fetal
   b. síndrome de Down
   c. deglutição normal do feto
   d. fístula traqueoesofágica

2. A demonstração de múltiplos cistos renais unilaterais é mais suspeita de:
   a. doença policística infantil
   b. rim displásico multicístico
   c. malformação adenomatoide cística
   d. obstrução da junção ureteropélvica

3. "Bolha dupla" é um sinal sonográfico associado à:
   a. espinha bífida
   b. hidronefrose
   c. atresia do duodeno
   d. atresia esofágica

4. Qual dos achados sonográficos a seguir ajuda a diferenciar a síndrome de Dandy-Walker de um cisto aracnoide?
   a. ventriculomegalia
   b. presença do vermis normal
   c. ausência do terceiro ventrículo
   d. alargamento dos hemisférios cerebelares

5. A dilatação do terceiro ventrículo é um achado sonográfico associado à:
   a. anencefalia
   b. prosencefalia
   c. holoprosencefalia
   d. agenesia do corpo caloso

6. Em uma gestação com gastrosquise os níveis de alfafetoproteína materna:
   a. aumentarão acentuadamente
   b. aumentarão moderadamente
   c. permanecerão normais
   d. diminuirão moderadamente

7. Qual anormalidade do esqueleto tem mais probabilidade de demonstrar um crânio em trevo?
   a. acondroplasia
   b. acondrogenesia
   c. osteogênese imperfeita
   d. displasia tanatofórica

8. A qual das estruturas fetais a seguir o sonografista deverá dedicar atenção especial mediante a aparência em formato crescente para o cerebelo?
   a. coração
   b. pulmões
   c. coluna vertebral
   d. parede abdominal

9. Calcificações do peritônio associadas a alças de intestino dilatadas e poli-hidrâmnio visualizadas em um feto de 30 semanas representam, mais provavelmente:
   a. intussuscepção
   b. arteriosclerose
   c. intestino hiperecoico
   d. peritonite por mecônio

10. Qual das anormalidades a seguir é o defeito mais comum do tubo neural?
    a. espinha bífida
    b. anencefalia
    c. encefalocele
    d. higroma cístico

11. Qual dos quadros a seguir está mais provavelmente associado à bosselação frontal?
    a. anencefalia
    b. encefalocele
    c. hidrocefalia
    d. regressão caudal

12. Qual das anormalidades a seguir demonstra um defeito craniano?
    a. encefalocele
    b. higroma cístico
    c. holoprosencefalia
    d. agenesia do corpo caloso

13. Qual dos quadros a seguir é um achado sonográfico comum nas anormalidades faciais do feto?
    a. atresia duodenal
    b. poli-hidrâmnio
    c. hérnia diafragmática
    d. defeito septal ventricular

14. Para qual anormalidade do esqueleto a demonstração de fraturas nos ossos fetais levanta suspeita?
    a. acondroplasia
    b. acondrogenesia
    c. displasia tanatofórica
    d. osteogênese imperfeita

15. Uma cavidade ventricular grande e única é mais suspeita para:
    a. microcefalia
    b. macrocefalia
    c. holoprosencefalia
    d. agenesia do corpo caloso

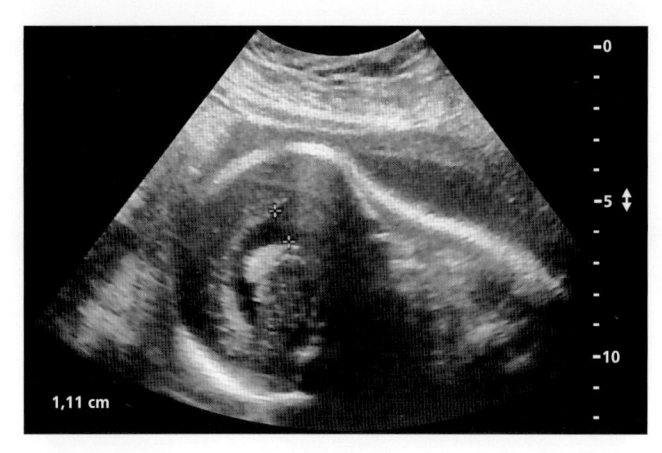

FIG. 26-1

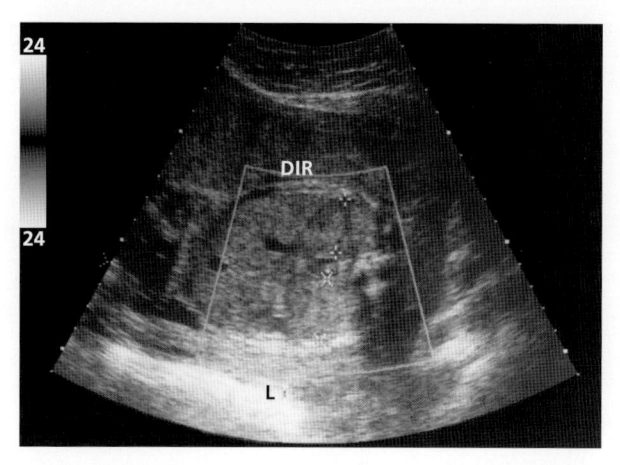

FIG. 26-3

Responda a pergunta 16, usando a Fig. 26-1.

16. O achado sonográfico nesta imagem é mais suspeito para:
    a. hidranencefalia
    b. ventriculomegalia
    c. holoprosencefalia
    d. agenesia do corpo caloso

Responda as perguntas 19 e 20, usando a Fig. 26-3.

19. Durante um exame de triagem no final do segundo trimestre o que essa imagem do abdome fetal tem mais probabilidade de mostrar:
    a. agenesia renal
    b. displasia multicística
    c. doença policística infantil
    d. hemorragia bilateral das glândulas suprarrenais

Responda as perguntas 17 e 18, usando a Fig. 26-2.

17. Paciente assintomática se submete ao exame de vigilância fetal do segundo trimestre. A imagem sagital do corpo do feto é mais suspeita para:
    a. morte fetal
    b. corioangioma
    c. mielomeningocele
    d. teratoma sacrococcígeo

20. Qual dos quadros a seguir provavelmente ocorrerá por causa dessa anormalidade?
    a. hipóxia fetal
    b. placentomegalia
    c. poli-hidrâmnio
    d. oligo-hidrâmnio

Responda a pergunta 21, usando a Fig. 26-4.

18. Os achados associados a essa anormalidade incluem:
    a. espinha bífida
    b. defeito craniano
    c. hidronefrose
    d. poli-hidrâmnio

21. Uma imagem sagital do abdome fetal demonstra, mais provavelmente:
    a. cisto renal
    b. hidronefrose
    c. atresia duodenal
    d. hérnia diafragmática

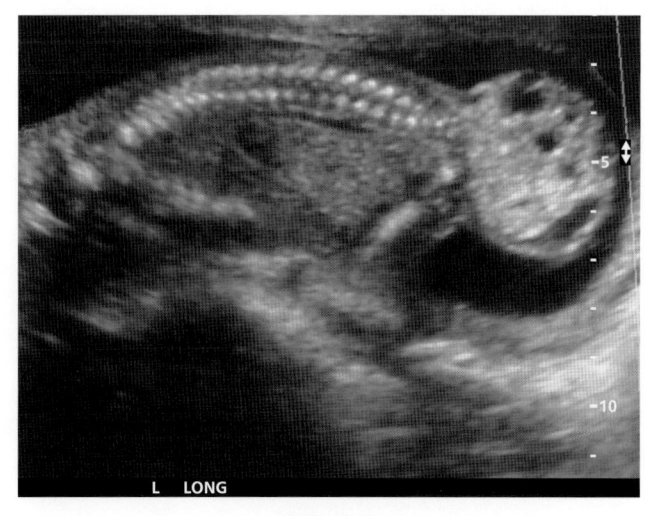

FIG. 26-2

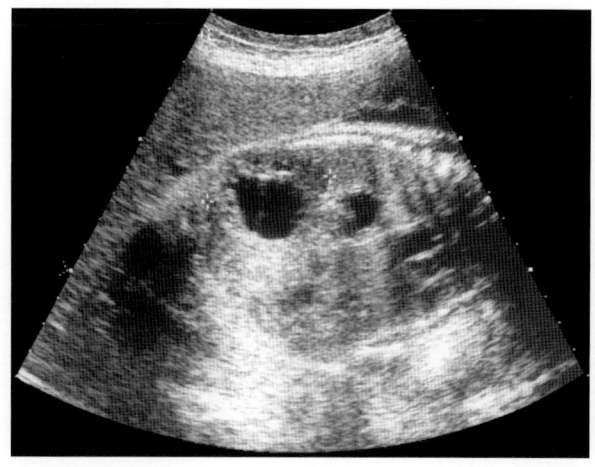

FIG. 26-4

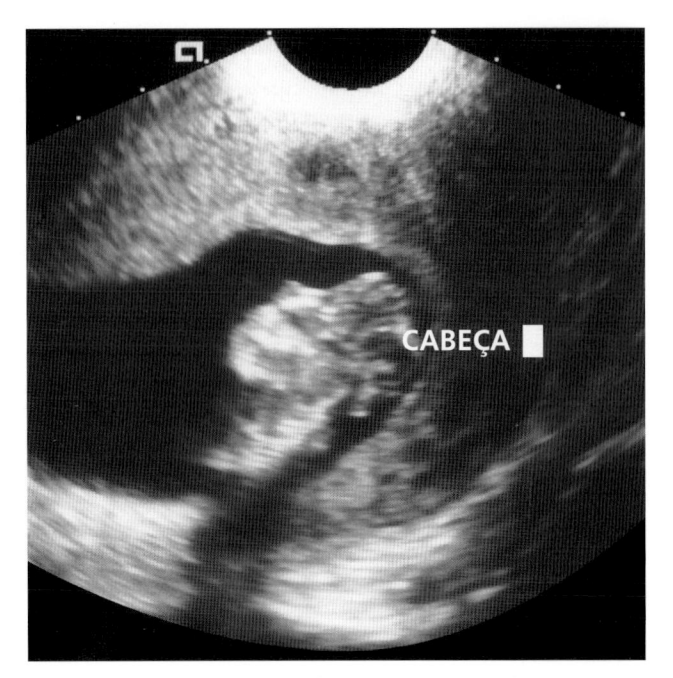

FIG. 26-5

Responda a pergunta 22, usando a Fig. 26-5.

22. Uma paciente se submete a um ultrassom para idade gestacional no começo do segundo trimestre. A imagem endovaginal demonstra uma anormalidade fetal que é mais suspeita para:
    a. acrania
    b. anencefalia
    c. encefalocele
    d. holoprosencefalia

Responda a pergunta 23, usando a Fig. 26-6.

23. A imagem sagital da coluna vertebral inferior é mais suspeita para:
    a. espinha bífida
    b. cordão umbilical
    c. higroma cístico
    d. regressão caudal

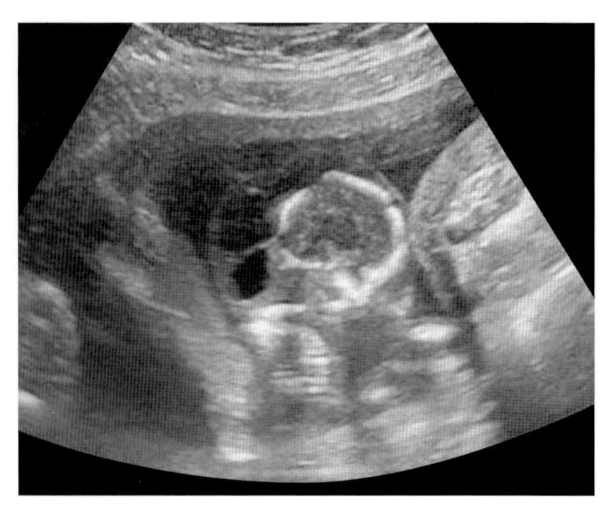

FIG. 26-7

Responda as perguntas 24 e 25, usando a Fig. 26-7.

24. Qual anormalidade está mais provavelmente presente nessa imagem de corte transversal do crânio?
    a. encefalocele
    b. edema nucal
    c. higroma cístico
    d. mielomeningocele

25. A etiologia dessa anormalidade é, geralmente:
    a. idiopática
    b. sensibilidade de Rh
    c. recessiva autossômica
    d. cromossômica

Responda as perguntas 26 e 27, usando a Fig. 26-8.

26. Uma paciente se submete a um ultrassom para determinar a idade gestacional. A imagem desse feto no começo do segundo trimestre é mais suspeita para:
    a. acrania
    b. anencefalia
    c. microcefalia
    d. holoprosencefalia

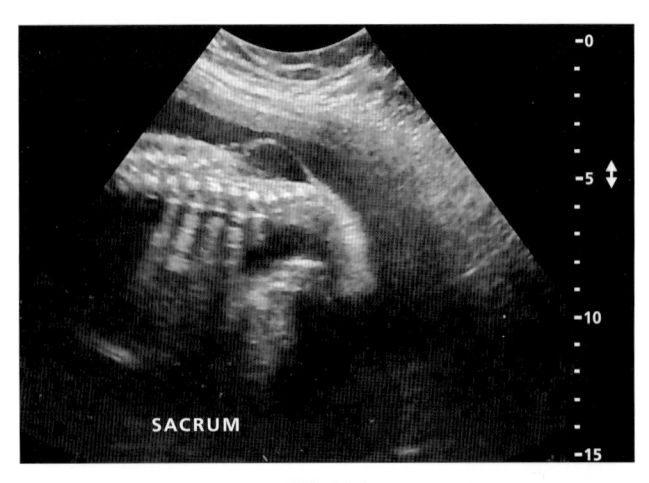

FIG. 26-6

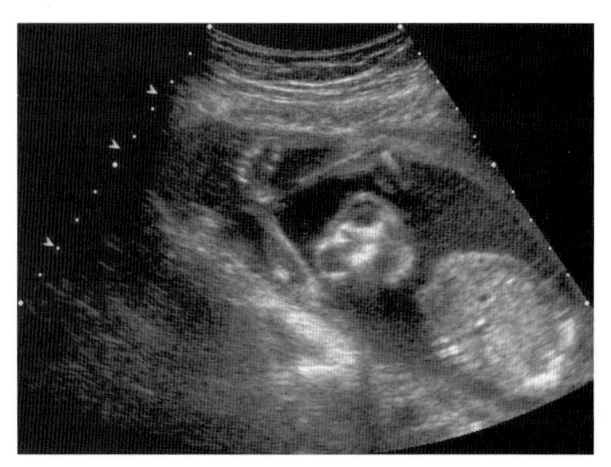

FIG. 26-8

27. Qual dos quadros a seguir está mais provavelmente associado a este achado?
a. morte fetal
b. pré-eclâmpsia
c. diabetes gestacional
d. nível materno elevado de alfafetoproteína

Responda a pergunta 28, usando a Fig. 26-9.

28. Uma paciente se submete a uma avaliação por ultrassom do segundo trimestre. Para qual das doenças a seguir a imagem sagital do feto é mais suspeita?
a. derrame pericárdico
b. hérnia diafragmática
c. derrames pleurais loculados
d. malformação adenomatoide cística

Responda a pergunta 29, usando a Fig. 26-10.

29. Este sonograma de um crânio no início do segundo trimestre é mais suspeito para:
a. hidrocefalia
b. hidranencefalia
c. holoprosencefalia
d. agenesia do corpo caloso

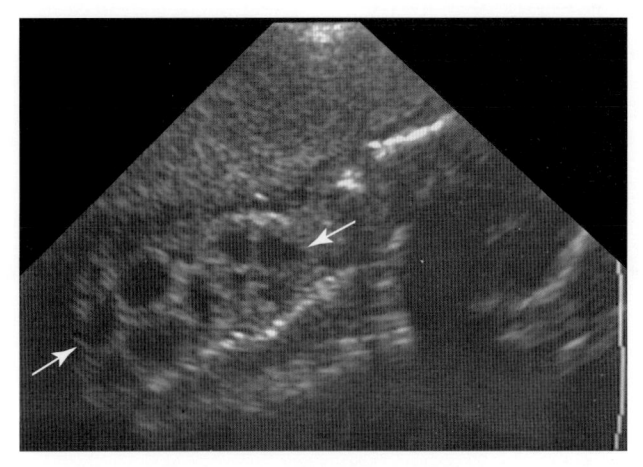

FIG. 26-9

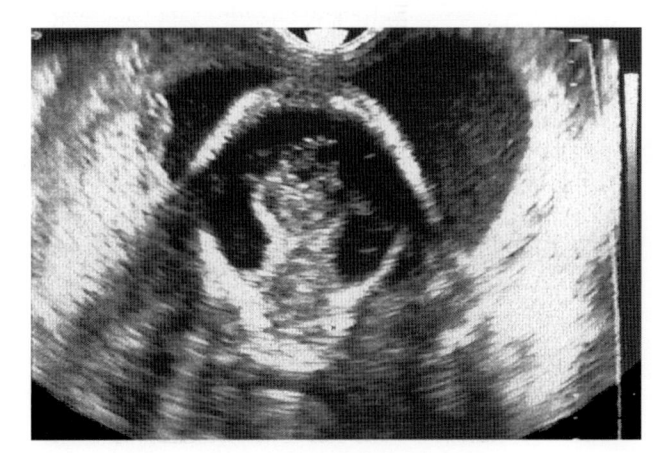

FIG. 26-10

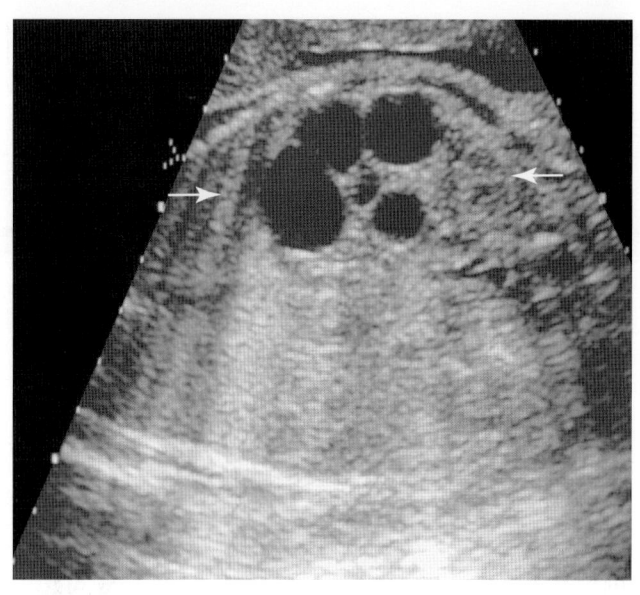

FIG. 26-11

Responda a pergunta 30, usando a Fig. 26-11.

30. Esse sonograma oblíquo do abdome fetal demonstra, mais provavelmente:
a. hidronefrose
b. atresia duodenal
c. doença policística infantil
d. rim displásico multicístico

31. A dilatação ventricular lateral se transforma em ventriculomegalia quando o diâmetro excede:
a. 6 mm
b. 8 mm
c. 10 mm
d. 12 mm

32. A síndrome da regressão caudal é mais comumente encontrada em pacientes com:
a. proteinúria
b. hipertensão
c. lúpus sistêmico
d. *diabetes mellitus*

33. Qual das opções a seguir é a massa fetal mais comum no pescoço?
a. bócio
b. hemangioma
c. higroma cístico
d. mielomeningocele

34. Qual das anormalidades a seguir está mais comumente associada à probóscide?
a. espinha bífida
b. ventriculomegalia
c. holoprosencefalia
d. hérnia diafragmática

35. Qual das anormalidades a seguir *não* está associada à hipoplasia pulmonar?
    a. atresia duodenal
    b. displasia do esqueleto
    c. hérnia diafragmática
    d. doença renal policística infantil

36. O diagnóstico de pé torto pode ser feito mediante a inversão anormal persistente do:
    a. pé
    b. tornozelo
    c. pé paralelo à perna
    d. pé perpendicular à perna

37. Qual das anormalidades a seguir é descrita pela abertura nas camadas da parede abdominal com evisceração do intestino?
    a. gastrosquise
    b. onfalocele
    c. hérnia umbilical
    d. intussuscepção

38. Qual das opções a seguir representa a displasia do esqueleto *não letal*?
    a. acondroplasia
    b. acondrogenesia
    c. displasia diastrófica
    d. displasia tanatofórica

39. A hidronefrose *in utero* é causada, mais comumente, por uma obstrução:
    a. na uretra
    b. no ureter distal
    c. no orifício da bexiga
    d. na junção ureteropélvica

40. O conteúdo herniado de uma onfalocele está coberto por uma membrana que consiste em:
    a. córion e âmnio
    b. âmnio e peritônio
    c. geleia de Wharton e âmnio
    d. peritônio e geléia de Wharton

41. A presença de um cisto na fossa posterior e a agenesia do vermis cerebelar são achados característicos de:
    a. cisto aracnoide
    b. holoprosencefalia
    c. malformação de Dandy-Walker
    d. agenesia do corpo caloso

42. Qual das opções a seguir *não está* associada à hidrocefalia?
    a. espinha bífida
    b. encefalocele
    c. mielomeningocele
    d. cistos do plexo coroide

43. As regiões anecoicas no tecido cerebral são mais suspeitas para:
    a. cisto aracnoide
    b. hidranencefalia
    c. holoprosencefalia
    d. cistos do plexo coroide

44. Angulação para fora dos cornos frontal e lateral dos ventrículos laterais é um achado sonográfico em:
    a. ventriculomegalia
    b. hidranencefalia
    c. holoprosencefalia
    d. agenesia do corpo caloso

45. Em um feto no terceiro trimestre, a pelve renal demonstra diâmetro anteroposterior de 10 mm. Isso é considerado como:
    a. megaureter
    b. hidronefrose leve
    c. dentro dos limites da normalidade
    d. hidronefrose moderada

46. No final do segundo trimestre, qual achado sonográfico demonstra, coerentemente, a agenesia renal?
    a. fenda facial
    b. onfalocele
    c. oligo-hidrâmnio
    d. displasia do esqueleto

47. O achado sonográfico mais comum associado à displasia renal multicística é:
    a. rim multicístico unilateral
    b. rins multicísticos bilaterais
    c. rim hiperecoico dilatado unilateral
    d. rins hiperecoicos dilatados bilaterais

48. Achados sonográficos associados à osteogênese imperfeita podem não ser aparentes antes de:
    a. 12 semanas de gestação
    b. 18 semanas de gestação
    c. 24 semanas de gestação
    d. 28 semanas de gestação

49. Qual classificação de osteogênese imperfeita é a mais grave?
    a. tipo I
    b. tipo II
    c. tipo III
    d. tipo IV

50. Um estômago fetal coerentemente pequeno em uma série de sonogramas é mais suspeito para qual anomalia?
    a. onfalocele
    b. atresia duodenal
    c. atresia esofágica
    d. hérnia diafragmática

CAPÍTULO 27

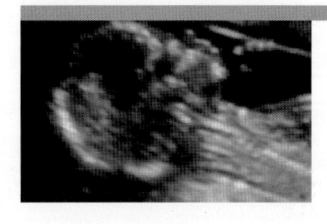

Complicações na Gravidez

PALAVRAS-CHAVE

anasarca edema de grande porte, generalizado e intenso observado com frequência no quadro de hidropisia fetal.

deformidade *sandal gap* distância aumentada entre o primeiro e o segundo dedos do pé associada à síndrome de Down.

doença de Rh causada quando a mãe forma um anticorpo correspondente ao sangue fetal, resultando na destruição dos eritrócitos fetais.

eclâmpsia a forma mais grave de hipertensão materna induzida pela gravidez e caracterizada por convulsões, coma, proteinúria e edema.

ectopia cordis quadro no qual a parede ventral do tórax falha em se fechar e o coração se desenvolve fora do tórax.

exencefalia quadro no qual o crânio é defeituoso, causando exposição ou extrusão do cérebro.

feto papiráceo morte de um gêmeo que é grande demais para reabsorção.

microftalmia tamanho anormalmente pequeno de um ou ambos os olhos.

micrognatia subdesenvolvimento do maxilar, especialmente da mandíbula.

parto pré-termo início do trabalho de parto antes de 37 semanas de gestação.

polidactilia anomalia congênita caracterizada pela presença de mais que o número normal de dedos.

pré-eclâmpsia quadro anormal caracterizado pelo início de hipertensão aguda após 24 semanas de gestação. A tríade clássica inclui edema, proteinúria e hipertensão maternas.

ruptura prematura das membranas (PROM) ruptura precoce da bolsa gestacional com vazamento de parte ou de todo o fluido amniótico.

sinal de Spalding sobreposição dos ossos do crânio associada à morte fetal.

sindactilia anomalia congênita caracterizada pela fusão dos dedos das mãos ou dos pés.

síndrome da transfusão feto-fetal (TTS) o sangue arterial do gêmeo doador bombeia para o sistema venoso do gêmeo receptor.

ANORMALIDADES CROMOSSÔMICAS

- Encontradas em 1 a cada 180 nascimentos vivos.

Anormalidades Cromossômicas

ANORMALIDADE	INFORMAÇÕES	ACHADOS ULTRASSONOGRÁFICOS	CONSIDERAÇÕES DIFERENCIAIS
Síndrome de Edward	Trissomia 18 80% dos casos exibem punho cerrado Redução em AFP 1:8.000 nascidos vivos Prognóstico geral ruim 95% de abortos espontâneos Prevalência no sexo feminino	Defeitos cardíacos Cistos do plexo coroide Mãos cerradas Micrognatia Pés tortos ou em cadeira de balanço Anomalias renais Fenda labial e palatina Onfalocele Dilatação da cisterna magna Microcefalia Placenta pequena Cordão com dois vasos Restrição de crescimento intrauterino (RCIU)	Trissomia 13 Triploidia

(Continua)

Anormalidades Cromossômicas (Cont.)

ANORMALIDADE	INFORMAÇÕES	ACHADOS ULTRASSONOGRÁFICOS	CONSIDERAÇÕES DIFERENCIAIS
Síndrome de Down	Trissomia 21 Redução nos níveis de alfafetoproteína (AFP) 1:800 nascidos vivos As anomalias coexistentes determinam o prognóstico geral. Cerca de 30% dos casos demonstra atresia duodenal.	Anomalias sutis Prega nucal ≥ 6 mm Defeito septal ventricular Atresia duodenal Braquicefalia Foco cardíaco hiperecoico Macroglossia Intestino hiperecoico Deformidade *sandal gap* do dedo do pé Clinodactilia Orelhas em situação baixa Baixa estatura	Síndrome de Beckwith-Wiedemann
Síndrome de Patau	Trissomia 13 90% dos casos exibem defeitos cardíacos Síndrome de defeitos da linha média 1:25.000 nascidos vivos Prognóstico geral ruim Anomalias múltiplas, muitas envolvendo o cérebro	Holoprosencefalia Microcefalia Higroma cístico Olhos ausentes ou pequenos Fendas faciais Defeitos cardíacos Onfalocele Rins policísticos Pé torto Polidactilia RCIU Poli-hidrâmnio	Síndrome de Meckel-Gruber
Triploidia	Três conjuntos completos de cromossomos A maioria resultará em aborto espontâneo 1:5.000 nascidos vivos	RCIU precoce Holoprosencefalia Hipertelorismo Micrognatia Microftalmia Ventriculomegalia Oligo-hidrâmnio Cordão com dois vasos Anormalidades cardíacas Pé torto Sindactilia	Trissomia 13 Trissomia 18
Síndrome de Turner	45 cromossomos, incluindo um cromossomo X único Níveis elevados de AFP Feto feminino 1:5.000 nascidos vivos	Higroma cístico Defeitos cardíacos Anomalias renais *Cubitus valgus* Fêmures curtos Edema linfático geral	Cefalocele Trissomia 13 Hidropisia fetal

SÍNDROMES FETAIS

- Demonstram cariótipos normais
- A *malformação* se refere a um defeito de um órgão que resulta de um processo de desenvolvimento intrinsecamente anormal.
- A *deformação* se refere a uma forma, formato ou posição anormal de uma parte causada por forças mecânicas antes do nascimento.
- A *ruptura* é o defeito de um órgão resultante da fragmentação de um tecido anteriormente normal.
- A *sequência* se refere a um padrão de múltiplas anomalias que resultam de uma única anomalia ou fator mecânico.

Síndromes Fetais

SÍNDROME	INFORMAÇÕES	ACHADOS ULTRASSONOGRÁFICOS	CONSIDERAÇÕES DIFERENCIAIS
Síndrome da banda amniótica	O âmnio rompido se estica e se embaraça com as partes do feto Associada a anormalidades fetais e amputações	Estrutura linear fina e hiperecoica flutuando na cavidade amniótica Anormalidades fetais	Sinéquias Separação coriônica amniótica Complexo da parede membro-corpo Prateleira placentária
Síndrome de Beckwith-Wiedemann	Tríade clássica de macrossomia, onfalocele e macroglossia Cariótipo normal Risco aumentado de desenvolvimento de tumor de Wilms, hemi-hipertrofia, anomalias renais e hepatoesplenomegalia	Hemi-hipertrofia Macroglossia Onfalocele	Síndrome de Down
Síndrome de Eagle-Barrett	Síndrome de ventre de passa Músculos hipotônicos da parede abdominal Associada à bexiga fetal dilatada, tórax pequeno e ânus imperfurado	Hidronefrose Megaureter Oligo-hidrâmnio Tórax pequeno Abdome grande Criptorquidismo Deslocamento do quadril Escoliose	Obstrução urinária Atresia uretral

Complexo da parede membro-corpo	Malformação complexa rara causada pela falha de fechamento da parede ventral do corpo
	Dois ou mais de:
	  Defeitos dos membros
	  Defeitos da parede lateral (esp. esquerda)
	  Encefalocele
	  Exencefalia
	  Defeitos faciais
	  Escoliose
		Defeito da parede ventral
		Anomalias cranianas
		Escoliose acentuada
		Defeitos dos membros
		Cordão umbilical curto
		Bandas amnióticas
			Síndrome da banda amniótica
			Trissomia 13

Síndrome de Meckel-Gruber	Quadro letal Ocorre igualmente nos dois sexos Recessiva autossômica	Encefalocele Rins policísticos infantis Oligo-hidrâmnio Bexiga não visualizada Polidactilia	Trissomia 13 Doença policística infantil
Pentalogia de Cantrell	Transtorno congênito caracterizado por dois dos seguintes defeitos principais: 1. defeito cardíaco 2. defeito da parede abdominal 3. hérnia diafragmática 4. defeito do pericárdio diafragmático 5. ectopia *cordis*	Massa pulsátil fora da cavidade torácica Onfalocele Gastrosquise	Síndrome de Beckwith-Wiedemann Gêmeo acardíaco

HIDROPISIA FETAL

- Acúmulo intersticial anormal de fluido nas cavidades corporais e nas partes moles.
- O acúmulo de fluido pode resultar em anasarca, ascite, derrame pericárdico, derrame pleural, placentomegalia e poli-hidrâmnio.
- A hidropisia pode resultar de anticorpos na circulação materna que destroem as hemácias fetais (imunes) ou sem evidência de incompatibilidade de grupo sanguíneo (não imunes).
- A sonografia não pode diferenciar entre hidropisia imune e não imune.

Hidropisia Fetal

HIDROPISIA	INFORMAÇÕES	ACHADOS ULTRASSONOGRÁFICOS	CONSIDERAÇÕES DIFERENCIAIS
Imune	Sensibilidade de Rh	Edema do couro cabeludo Derrame pleural Derrame pericárdico Poli-hidrâmnio Placentomegalia	Hidropisia não imune Derrame pleural
Não imune	Grande para as datas	Anasarca Edema ou acúmulo de fluido em, pelo menos, dois sítios fetais Ascite Edema do couro cabeludo Efusão pleural Efusão pericárdica Poli-hidrâmnio Placentomegalia Taquicardia fetal 200-240 bpm	Hidropisia imune Derrame pleural

GESTAÇÕES MULTIFETAIS

- Setenta por cento das gestações que começam com gêmeos terminarão em uma gravidez de feto único.
- Gêmeos monozigotos resultam de um único óvulo fertilizado.
- Gêmeos dizigotos resultam de óvulos separados.
- A maioria das gestações é dizigótica.
- As gestações dizigóticas são sempre dicoriônicas/diamnióticas.
- Identificar cada feto como Gêmeo A mais próximo do orifício interno.
- A IUGR é a causa mais comum de crescimento discordante em uma gestação multifetal dicoriônica.
- A síndrome da transfusão feto-fetal é a causa mais comum de crescimento discordante em uma gestação multifetal monocoriônica.

AVALIAÇÃO SONOGRÁFICA

- Número de embriões
- Presença ou ausência de membranas de divisão.
- Medições biométricas.
- Vigilância fetal (a mesma que para feto único).
- Volume do fluido amniótico.

Gestações Multifetais Monozigóticas

TIPO	DESCRIÇÃO	ACHADOS ULTRASSONOGRÁFICOS	CONSIDERAÇÕES DIFERENCIAIS
Dicoriônica/diamniótica (a mais comum)	O zigoto se separa em 3-5 dias de fertilização Membrana de quatro camadas	Duas ou mais bolsas gestacionais e placentas individuais Membrana espessa em forma de "V" chamada de sinal de pico duplo ou de sinal lambda-delta (λ)	Artefato imagem em espelho
Monocoriônica/Diamniótica	O zigoto se separa em 5-10 dias após a fertilização Membrana de três camadas	Duas ou mais bolsas gestacionais individuais compartilhando a mesma placenta Anexo de membrana de um cório cria a forma "T" Membrana moderadamente espessa	Artefato imagem em espelho
Monocoriônica/Monoamniótica	O zigoto se separa em 10-14 dias após a fertilização	Dois ou mais fetos Bolsa gestacional única Sem membrana	Dificuldade técnica em localizar a membrana

Anormalidades das Gestações Multifetais

ANORMALIDADE	DESCRIÇÃO	ACHADOS ULTRASSONOGRÁFICOS	CONSIDERAÇÕES DIFERENCIAIS
Gêmeo acardíaco	Gestação gemelar diamniótica/monocoriônica Anomalia rara Síndrome da perfusão arterial reversa gemelar (TRAP) O sangue é desviado através de anastomoses de veia para veia e de artéria para artéria do gêmeo normal ou doador para o gêmeo acardíaco O gêmeo normal fica sobrecarregado com a carga cardiovascular significativa	Feto normal parcialmente visualizado e grande massa de tecido perfundido com falta da parte superior do corpo **Gêmeo acardíaco** Parte superior do corpo mal desenvolvida Anencefalia Coração ausente ou rudimentar Os membros podem estar presentes, mas truncados **Gêmeo normal** Pode-se desenvolver hidropisia Poli-hidrâmnio Insuficiência cardíaca	Síndrome da transfusão feto-fetal
Gêmeos unidos	Monozigótica Fusão dos fetos gêmeos Geralmente anterior e uma parte do corpo	Corpos fetais e contornos de pele inseparáveis Posição fetal ausente ou limitada Ausência de membrana	Gêmeo acardíaco Gestação gemelar normal
Gêmeo preso	Sequência Poli-Oli Monocoriônico/diamniótico Manifesta-se, geralmente, entre 16 e 26 semanas de gestação	Um gêmeo exibe poli-hidrâmnio Um gêmeo exibe oligo-hidrâmnio	Gêmeo acardíaco Síndrome da transfusão feto-fetal
Síndrome da transfusão feto-fetal	Fetos do mesmo sexo Placenta única O sangue arterial do gêmeo doador bomba para o sistema venoso do gêmeo receptor (anastomose arteriovenosa) O gêmeo receptor por fim recebe muito sangue (também pode ser por anastomose arterial)	Divergência entre peso fetal ≥ 20% O gêmeo doador pode exibir restrição de crescimento intrauterino e oligo-hidrâmnio O gêmeo receptor pode adquirir hidropisia fetal e poli-hidrâmnio Membrana gemelar	Gêmeo acardíaco Síndrome Poli-Oli
Gêmeo desaparecido	Morte fetal precoce de um embrião	Gestação gemelar O gêmeo morto se resolve Torna-se gestação única	Placenta sucenturiada Hemorragia subcoriônica

Verificação Genética

VERIFICAÇÃO	DESCRIÇÃO	CONTRIBUIÇÕES DA ULTRASSONOGRAFIA

Amniocentese	Usada para analisar os cromossomos fetais no início da gestação
	Geralmente entre 15 e 18 semanas de gestação
	Pode ser realizada por volta de 12 semanas de gestação
		Pesquisa fetal para excluir anomalias congênitas
		Ajuda na localização do melhor sítio de coleta longe do:
		  Feto
		  Cordão umbilical
		  Placenta central
		  Vasos uterinos
		Verificar novamente o bem-estar fetal após o procedimento

Amostragem das vilosidades coriônicas	Realizada entre 10 e 12 semanas de gestação Resultados disponíveis em 1 semana	Direcionar a biópsia Determinar a relação entre a posição do útero e do colo do útero e a via da rota do cateter Avaliar a viabilidade e a localização do feto Identificar massas uterinas Avaliar o feto após o procedimento
Cordocentese	Usada para analisar cromossomos fetais O sangue fetal é aspirado pelo cordão umbilical	Orientar o procedimento de aspiração Avaliar o feto após a aspiração
Embrioscopia	Permite a visualização direta do feto em desenvolvimento	Avaliar o feto após o procedimento

REVISÃO DE COMPLICAÇÕES NA GRAVIDEZ

1. Com qual das síndromes a seguir o punho fetal cerrado geralmente está associado?
   a. Patau
   d. Down
   c. Edward
   d. Eagle-Barrett

2. Anasarca é um quadro visto com frequência em:
   a. triploidia
   b. macrossomia
   c. hidropisia fetal
   d. síndrome da banda amniótica

3. Qual dos quadros a seguir é um achado sonográfico associado à síndrome de Beckwith-Wiedemann?
   a. megaureter
   b. micrognatia
   c. macroglossia
   d. higroma cístico

4. Com qual síndrome fetal os achados sonográficos de megaureter e oligo-hidrâmnio estão associados?
   a. trissomia 18
   b. Eagle-Barrett
   c. Meckel-Gruber
   d. Beckwith-Wiedemann

5. A síndrome da transfusão feto-fetal geralmente demonstra:
   a. hidropisia fetal no gêmeo doador
   b. poli-hidrâmnio na cavidade amniótica do gêmeo doador
   c. discordância mínima de 20% no peso fetal
   d. oligo-hidrâmnio na cavidade amniótica do gêmeo receptor

6. A atresia duodenal geralmente é documentada em um terço dos casos de:
   a. hidropisia fetal
   b. síndrome de Down
   c. síndrome de Edward
   d. síndrome de Eagle-Barrett

7. Papiráceo fetal é o termo usado para descrever:
   a. doença de Rh
   b. síndrome da transfusão feto-fetal
   c. fenômeno do gêmeo desaparecido
   d. morte de um gêmeo grande demais para se resolver

8. Qual das opções a seguir descreve mais precisamente a síndrome da transfusão feto-fetal?
   a. o sangue venoso do gêmeo doador é bombeado para o sistema arterial do gêmeo receptor
   b. o sangue arterial do gêmeo doador é bombeado para o sistema arterial do gêmeo receptor
   c. o sangue venoso do gêmeo receptor é bombeado para o sistema venoso do gêmeo doador
   d. o sangue arterial do gêmeo doador é bombeado para o sistema venoso do gêmeo receptor

9. A fusão dos dedos das mãos ou dos pés é denominada de:
   a. pé torto
   b. sindactilia
   c. polidactilia
   d. clinodactilia

10. Qual dos achados sonográficos a seguir *não está* associado à síndrome de Meckel-Gruber?
    a. polidactilia
    b. anencefalia
    c. oligo-hidrâmnio
    d. doença policística infantil

11. A causa mais comum de crescimento discordante na gestação multifetal dicoriônica é:
    a. restrição do crescimento intrauterino
    b. anormalidade cromossômica
    c. síndrome da transfusão feto-fetal
    d. profusão arterial gemelar reversa

12. Qual porcentagem de gestações gemelares geralmente resulta em uma gestação única a termo?
    a. 25%
    b. 33%
    c. 50%
    d. 70%

13. Qual das síndromes a seguir está mais frequentemente associada à clinodactilia?
    a. Patau
    b. Down
    c. Turner
    d. Edward

14. Para fins de verificação genética, a amniocentese geralmente é realizada entre:
    a. 8 e 12 semanas
    b. 12 e 15 semanas
    c. 15 e 18 semanas
    d. 20 e 26 semanas

15. A Trissomia 13 também é conhecida como:
    a. síndrome de Patau
    b. síndrome de Down
    c. síndrome de Turner
    d. síndrome de Edward

Responda a pergunta 16, usando a Fig. 27-1.

16. Qual é a causa mais provável do formato craniano neste sonograma?
    a. edema do couro cabeludo
    b. morte fetal
    c. displasia do esqueleto
    d. defeito do tubo neural

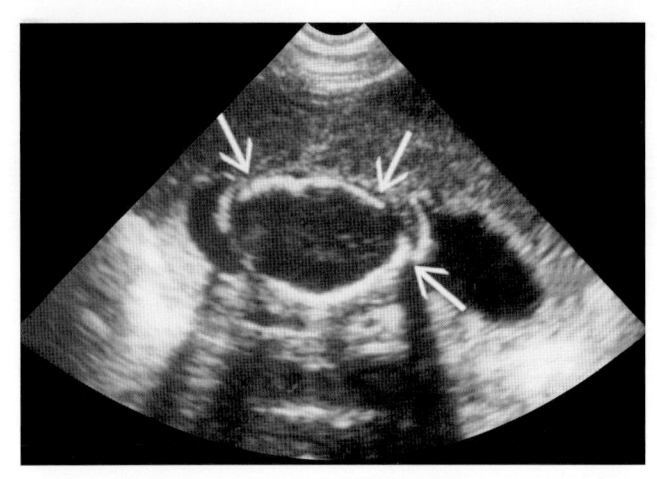

FIG. 27-1

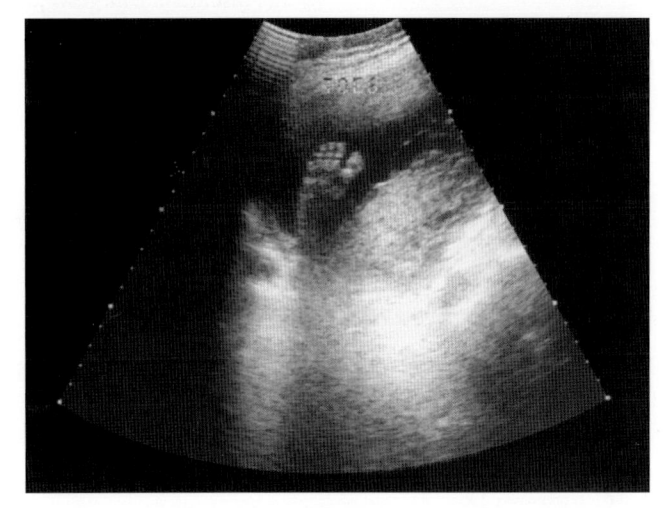

FIG. 27-2

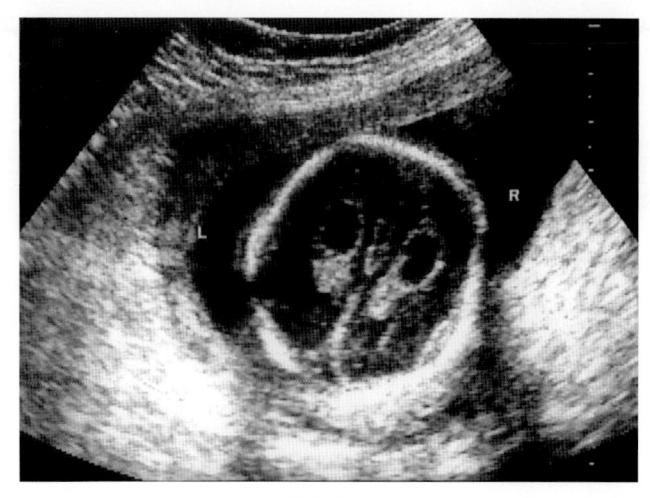

FIG. 27-3

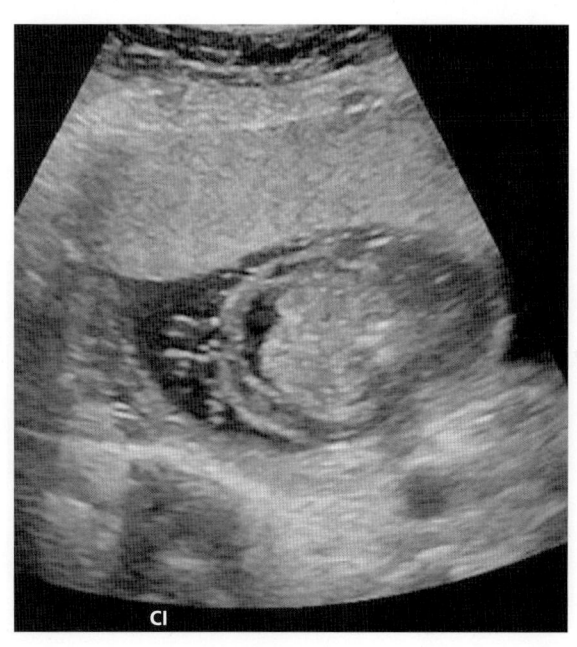

FIG. 27-4

Responda as perguntas 17 e 18, usando a Fig. 27-2.

17. A imagem plantar do pé do feto mostra um achado sonográfico denominado de:
   a. *sandal toe*
   b. dedo grande do pé
   c. dedo em cadeira de balanço
   d. dedo em martelo

18. Este achado sonográfico está associado à:
   a. trissomia 13
   b. trissomia 18
   c. trissomia 21
   d. síndrome de Eagle-Barrett

Responda as perguntas 19 e 20, usando a Fig. 27-3.

19. Qual das anormalidades a seguir é mostrada por um feto no segundo trimestre?
   a. holoprosencefalia
   b. cistos de Dandy-Walker
   c. hidrocefalia bilateral
   d. cistos bilaterais do plexo coroide

20. Com qual das opções a seguir essa anormalidade pode ser associada?
   a. trissomia 13
   b. trissomia 18
   c. trissomia 21
   d. síndrome de Meckel-Gruber

Responda as perguntas 21 e 22, usando a Fig. 27-4.

21. Paciente obstétrica no começo do segundo trimestre se apresenta com história de nível elevado de alfafetoproteína. Qual das anormalidades a seguir é documentada pelo sonograma de corte transversal ao nível do pescoço do feto?
   a. encefalocele
   b. hidropisia fetal
   c. edema nucal
   d. higroma cístico

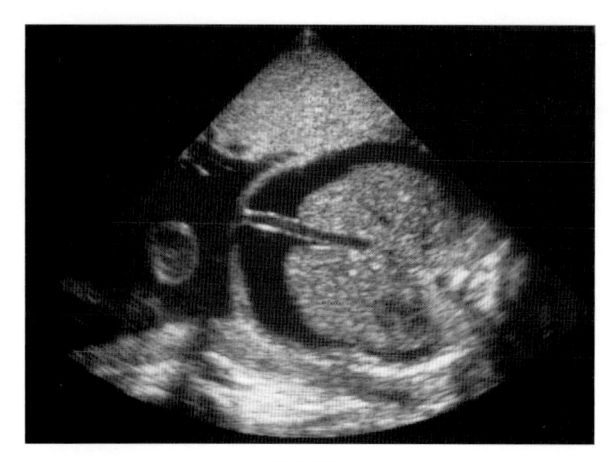

FIG. 27-5

22. Este achado sonográfico comum está associado a qual anormalidade cromossômica?
  a. trissomia 13
  b. síndrome de Turner
  c. síndrome de Edward
  d. síndrome de Meckel-Gruber

Responda a pergunta 23, usando a Fig. 27-5.

23. Os achados sonográficos são mais suspeitos para:
  a. gastrosquise
  b. onfalocele
  c. hidropisia fetal
  d. pseudoascite

Responda a pergunta 24, usando a Fig. 27-6.

24. Uma paciente se apresenta para a sonografia no começo do segundo trimestre de gravidez. A imagem em corte transversal mostra dois abdomes fetais. Isso é mais suspeito para:
  a. gêmeo acardíaco
  b. gêmeo desaparecido
  c. gêmeos unidos
  d. síndrome da transfusão feto-fetal

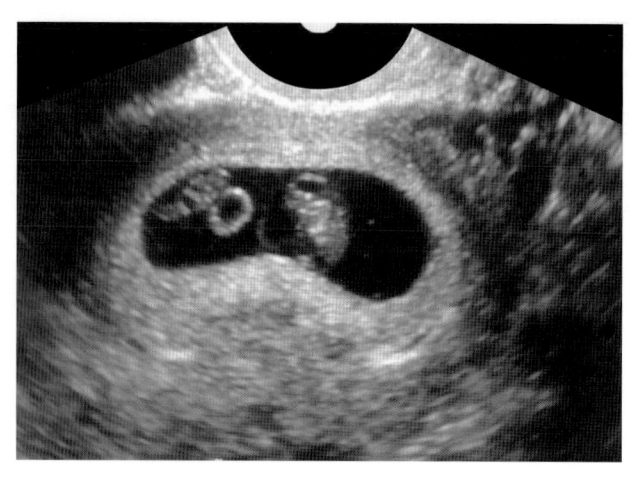

FIG. 27-7

Responda a pergunta 25, usando a Fig. 27-7.

25. Um sonograma do primeiro trimestre demonstra:
  a. gêmeos diamnióticos
  b. gêmeos dicoriônicos
  c. gêmeos monoamnióticos
  d. gêmeos monocoriônicos

Responda as perguntas 26 e 27, usando a Fig. 27-8.

26. A anormalidade presente nessa gestação de 18 semanas é mais suspeita para qual anomalia cromossômica?
  a. triploidia
  b. trissomia 13
  c. trissomia 18
  d. trissomia 21

27. Qual das anormalidades a seguir está associada a essa síndrome?
  a. onfalocele
  b. microcefalia
  c. higroma cístico
  d. atresia duodenal

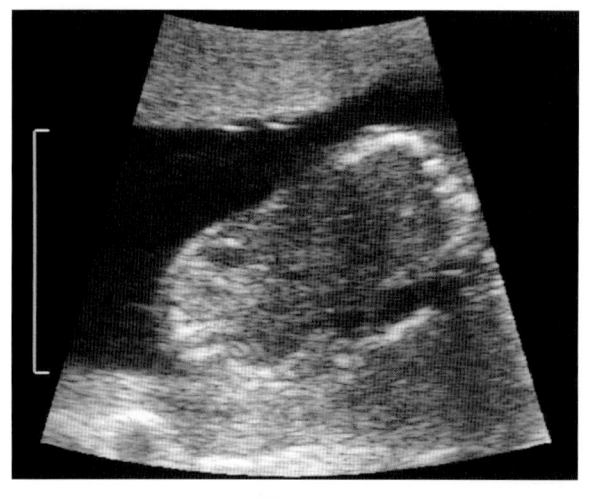

FIG. 27-6

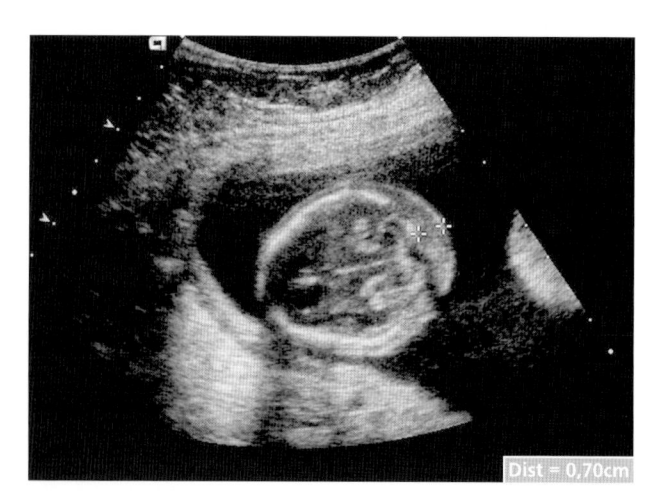

FIG. 27-8

Responda as perguntas 28 e 29, usando a Fig. 27-9.

28. Qual é a anomalia cromossômica mais provavelmente associada nesse feto do segundo trimestre?
    a. triploidia
    b. trissomia 13
    c. trissomia 18
    d. trissomia 21

29. Qual das malformações de extremidades a seguir está associada a essa condição?
    a. pé em cadeira de balanço
    b. fraturas de ossos longos
    c. hipomineralização
    d. deformidade *sandal toe*

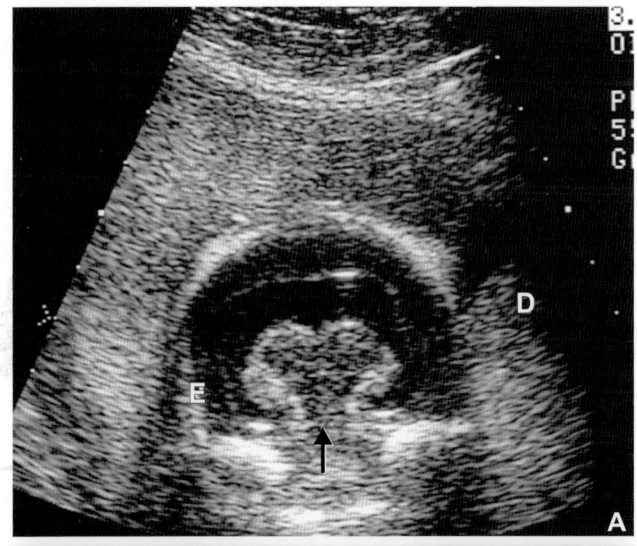

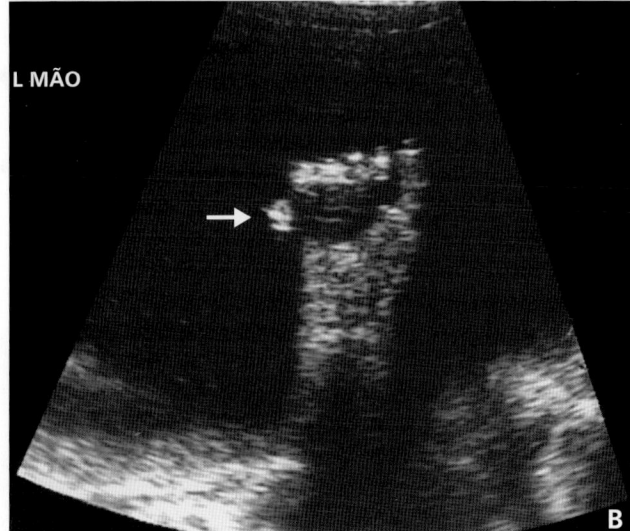

FIG. 27-9A e B

30. A pré-eclâmpsia é uma complicação da gravidez que demonstra:
    a. ascite fetal, derrame pleural e edema do couro cabeludo
    b. hipertensão materna, proteinúria e edema
    c. diabetes gestacional, hematúria e hipertensão
    d. hipertensão materna, convulsões epilépticas e coma

31. O trabalho de parto pré-termo é definido como o início do trabalho de parto antes:
    a. da data estimada
    b. de 40 semanas de gestação
    c. de 38 semanas de gestação
    d. de 37 semanas de gestação

32. Qual das opções a seguir tem a probabilidade de ocorrer se um zigoto se dividir 7 dias após a fertilização?
    a. um âmnio e um cório
    b. dois âmnios e dois córios
    c. um âmnio e dois córios
    d. dois âmnios e um cório

33. A derivação arteriovenosa na placenta ocorre com:
    a. o gêmeo desaparecido
    b. o feto papiráceo
    c. a síndrome da transfusão feto-fetal
    d. a gestação de gêmeo acardíaco

34. Na síndrome da transfusão feto-fetal, o gêmeo receptor tem a probabilidade de adquirir:
    a. macrossomia
    b. hidropisia fetal
    c. placentomalacia
    d. displasia do esqueleto

35. Qual achado sonográfico confirma a presença de uma gestação diamniótica?
    a. dois sacos vitelinos
    b. duas placentas
    c. dois ductos alantoicos
    d. duas bolsas gestacionais

36. Qual das opções a seguir *não é* um achado sonográfico na hidropisia fetal?
    a. anasarca
    b. edema do couro cabeludo
    c. derrame pleural
    d. variz da veia umbilical

37. A hidropisia fetal que resulta da taquicardia do feto demonstra, mais comumente, uma frequência cardíaca fetal de:
    a. 120 a 200 batimentos por minuto
    b. 160 a 180 batimentos por minuto
    c. 200 a 240 batimentos por minuto
    d. 250 a 300 batimentos por minuto

38. A gestação gemelar surgindo a partir de dois ovos separados e fertilizados é denominada de:
   a. gêmeos zigóticos
   b. gêmeos idênticos
   c. gêmeos dizigóticos
   d. gêmeos diamnióticos

39. Qual das anormalidades a seguir aumenta o risco de lesão ao feto?
   a. prateleira uterina
   b. bandas amnióticas
   c. folhas amnióticas
   d. separação amniocoriônica

40. A síndrome das bandas amnióticas pode resultar em:
   a. poli-hidrâmnio
   b. *placenta accreta*
   c. gêmeo acardíaco
   d. amputação fetal

41. Qual das síndromes a seguir demonstra um cariótipo normal e está associada à hemi-hipertrofia?
   a. síndrome de Turner
   b. síndrome de Eagle-Barrett
   c. síndrome de Meckel-Gruber
   d. síndrome de Beckwith-Wiedemann

42. Espera-se que uma gestação dizigótica seja:
   a. dicoriônica/diamniótica
   b. monocoriônica/diamniótica
   c. dicoriônica/monoamniótica
   d. monocoriônica/monoamniótica

43. A forma mais grave de hipertensão materna induzida pela gestação é denominada de:
   a. anasarca
   b. eclâmpsia
   c. pré-eclâmpsia
   d. hipertensão gestacional

44. O vazamento de parte ou de todo o fluido amniótico em uma gestação de 32 semanas é denominado de:
   a. TTS
   b. RCIU
   c. RPM
   d. TARP

45. A gestação gemelar monocoriônica na qual um gêmeo se desenvolve sem a porção superior do corpo é denominada de:
   a. gêmeo acardíaco
   b. gêmeo desaparecido
   c. gêmeo unido
   d. *ectopia cordis*

46. Qual das síndromes a seguir é manifestada por dilatação do sistema de coleta renal?
   a. síndrome de Patau
   b. pentalogia de Cantrell
   c. síndrome de Eagle-Barrett
   d. síndrome de Meckel-Gruber

47. Qual das anormalidades gemelares a seguir demonstra anastomose veia a veia?
   a. gêmeo acardíaco
   b. gêmeo unido
   c. gêmeo desaparecido
   d. síndrome da transfusão feto-fetal

48. Qual das anormalidades a seguir está comumente associada à trissomia 13?
   a. clinodactilia
   b. macrocefalia
   c. holoprosencefalia
   d. intestino hiperecoico

49. Qual das condições a seguir exibe a *ectopia cordis* e a gastrosquise?
   a. síndrome de Patau
   b. pentalogia de Cantrell
   c. síndrome de Meckel-Gruber
   d. síndrome de Beckwith-Widemann

50. O curvamento para dentro do quinto dedo da mão é um achado clínico associado a:
   a. síndrome de Patau
   b. síndrome de Down
   c. pentalogia de Cantrell
   d. síndrome de Meckel-Gruber

CAPÍTULO 28

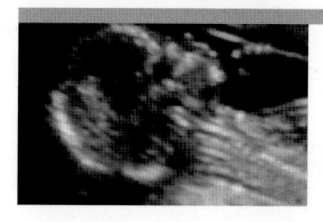

Placenta e Cordão Umbilical

PALAVRAS-CHAVE

abruptio placentae descolamento prematuro da placenta da parede materna.

chorion frondosum porção do cório que se desenvolve para dentro da porção fetal da placenta.

complexo retroplacentário área atrás da placenta composta da decídua, miométrio e vasos uteroplacentários.

contração de Braxton-Hicks contração uterina espontânea que ocorre durante a gestação.

cordão nucal ocorre quando o cordão está completamente enrolado ao redor do pescoço do feto no mínimo duas vezes.

cório liso cório ao redor da bolsa gestacional no lado oposto ao da implantação.

descolamento da placenta separação prematura da placenta normalmente implantada do útero.

ducto alantoico ducto alongado que contribui para o desenvolvimento do cordão umbilical.

geleia de Wharton tecido conectivo mucoide que cerca os vasos dentro do cordão umbilical.

gravidez molar proliferação anormal de células trofoblásticas no primeiro trimestre.

herniação umbilical falha da parede abdominal anterior em se fechar completamente ao nível do umbigo.

migração placentária à medida que o útero se alarga e se estica, a placenta anexa parece se "mover" mais a partir do segmento uterino inferior.

placa basal superfície materna da placenta.

placa coriônica superfície fetal da placenta.

placenta accreta crescimento superficial das vilosidades coriônicas no miométrio.

placenta circunvalada quadro placentário em que a placa coriônica da placenta é menor que a placa basal.

placenta em raquete inserção do cordão na margem da placenta.

placenta increta crescimento profundo das vilosidades coriônicas no miométrio.

placenta percreta crescimento das vilosidades coriônicas através do miométrio.

placenta prévia placenta que cobre completamente o orifício cervical interno.

placenta sucenturiada tecido adicional da placenta (lobos) conectado ao corpo da placenta por vasos sanguíneos.

vasa previa ocorre quando os vasos intramembranosos correm através do orifício cervical.

vilosidades coriônicas projeções vasculares do cório nos sítios de implantação e placentário.

PLACENTA

ANATOMIA (Fig. 28-1)

- Formada pela decídua basal e pela decídua frondosa.
- Separada do miométrio uterino pelo complexo retroplacentário.

FISIOLOGIA

- Órgão de suporte vital ao feto em desenvolvimento.
- A vilosidade coriônica é a principal unidade funcional da placenta e contém os espaços intervilosos.
- O sangue materno penetra nesses espaços intervilosos.

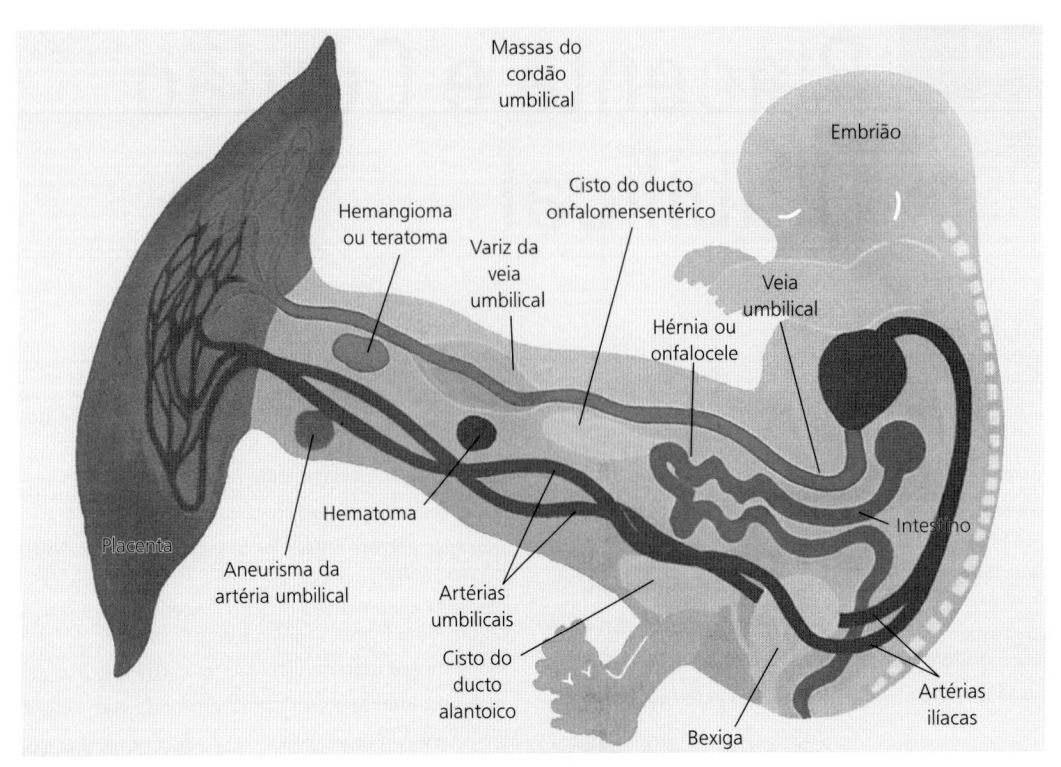

FIG. 28-1 Anatomia da placenta.

FUNÇÕES

Respiração

- O oxigênio do sangue materno passa através da placenta para o sangue fetal.
- O dióxido de carbono retorna através da placenta para o sangue materno.

Nutrição

- Os nutrientes passam do sangue materno através da placenta para o sangue fetal.

Excreção

- Os resíduos cruzam do sangue fetal através da placenta e para o sangue materno.

Proteção

- Fornece uma barreira entre a mãe e o feto, protegendo-o da rejeição imune materna.

Armazenamento

- Carboidratos, proteínas, cálcio e ferro são armazenados na placenta e liberados na circulação fetal.

Produção de Hormônios

- Produz a gonadotrofina coriônica humana, estrogênio e progesterona.

TAMANHO

- Varia com a idade gestacional.
- Mede, geralmente, 2 a 3 cm na espessura maior.
- A espessura máxima não deverá exceder 4 cm.

APARÊNCIA SONOGRÁFICA NORMAL

Primeiro Trimestre

- Área espessada da bolsa gestacional hiperecoica.

Segundo e Terceiro Trimestres

- Estrutura sólida, homogênea e de coloração cinza médio.
- Bordas e margens uniformes.
- Placa coriônica hiperecoica.
- Áreas císticas diretamente atrás da placa coriônica (vasos fetais).
- Áreas sonolucentes anecoicas ou hipoecoicas na placenta (lagos placentários) são insignificantes e geralmente exibidas após 25 semanas de gestação.
- Complexo retroplacentário hipoecoico.
- O miométrio aparece como uma camada fina hipoecoica posterior ao complexo retroplacentário.

POSIÇÃO DA PLACENTA

- O blastocisto pode-se implantar em qualquer porção da decídua (endométrio).
- A placenta pode estar localizada anterior, posterior, fúndica, lateral direita ou lateral esquerda.
- A placenta pode ser implantada sobre ou próxima ao orifício cervical (prévia).

MATURIDADE E CLASSIFICAÇÃO DA PLACENTA

- Escala de classificação de 0 a 3.
- A classificação depende da ecogenicidade atribuída à deposição fibrosa e de cálcio com o avanço da idade gestacional.
- Hipertensão materna, tabagismo, restrição de crescimento uterino e gestação multifetal podem causar maturação prematura.
- A maturação atrasada está mais comumente associada ao *diabetes mellitus* materno.

Classificação 0

- Sem calcificação.
- Placas basal e coriônica uniformes.
- Primeiro e início do segundo trimestre.

Classificação 1

- Calcificações dispersas por toda a placenta.
- Mais comum até 34 semanas de gestação.

Classificação 2

- Demonstra calcificações ao longo da placa basal.
- A placa coriônica se torna levemente lobular.

Classificação 3

- Calcificações acentuadas.
- Lobulações hiperecoicas distintas estendendo-se deste a placa coriônica até a basal.
- Anormal antes de 34 semanas de gestação.

PLACENTA PRÉVIA

- A placenta se localiza em frente ao feto em relação ao canal de nascimento.
- Causa principal de sangramento vaginal indolor no terceiro trimestre.
- Os fatores de risco incluem idade materna avançada, multiparidade e parto cesariano anterior, aborto terapêutico ou gestações com intervalos curtos.

- As complicações da placenta prévia incluem parto prematuro, hemorragia materna potencialmente fatal e risco aumentado de *placenta accreta,* parto de natimorto e restrição de crescimento intrauterino.
- Apenas 5% dos casos diagnosticados com placenta prévia no segundo trimestre permanecem a termo, como resultado da migração placentária.

Placenta Prévia

TIPO	ACHADOS CLÍNICOS	ACHADOS ULTRASSONOGRÁFICOS	CONSIDERAÇÕES DIFERENCIAIS
Completa	Sangramento vaginal indolor	A placenta cobre todo o orifício cervical	Contração do miométrio Distensão exagerada da bexiga urinária Leiomioma uterino Técnica imprópria
Parcial (incompleta)	Sangramento vaginal indolor	A placenta cobre um lado do orifício cervical	Contração do miométrio Distensão exagerada da bexiga urinária Leiomioma uterino Técnica imprópria
Marginal	Assintomática Sangramento vaginal indolor	A borda da placenta encosta no orifício cervical	Contração do miométrio Distensão exagerada da bexiga urinária Leiomioma uterino Placenta em posição baixa
Posição baixa	Assintomática	A borda da placenta fica próxima, mas não encosta no orifício cervical Dentro de 2 cm do orifício interno	Contração do miométrio Distensão exagerada da bexiga urinária Leiomioma uterino Placenta prévia marginal
Vasa prévia	Sangramento Compressão do cordão Cordão em prolapso Feto em posição transversa	Vasos fetais se cruzam sobre o orifício interno	Cordão normal em flutuação livre Cordão velamentoso Placenta sucenturiada Contração do miométrio

Anormalidades da Placenta

ANORMALIDADE	INFORMAÇÕES	ACHADOS ULTRASSONOGRÁFICOS	CONSIDERAÇÕES DIFERENCIAIS
Descolamento	Descolamento placentário prematuro Os achados clínicos incluem dor pélvica intensa e sangramento vaginal Os fatores de risco incluem hipertensão materna, tabagismo, diabetes, traumatismo, placenta prévia e cordão umbilical curto	Massa retroplacentária hipoecoica Espessamento placentário Margens mal definidas Elevação das bordas da placenta Localizações subamniótica ou pré-placentária são raras	Complexo retroplacentário normal Separação amniocoriônica Contração do miométrio Leiomioma uterino
Acreta	**Acreta** As vilosidades coriônicas da placenta estão em contato direto com o miométrio uterino Atribuída à ausência completa ou parcial da decídua basal Os fatores de risco incluem multiparidade, placenta prévia e parto cesariano anterior **Increta** – a placenta invade o miométrio uterino **Percreta** – os vasos da placenta invadem a serosa uterina ou a bexiga urinária	**Acreta** Complexo retroplacentário obscurecido ou ausente Numerosos lagos placentários **Increta** Extensão das vilosidades para o interior do miométrio **Percreta** Extensão das vilosidades para fora do útero	Adenomiose Contração do miométrio Leiomioma uterino

Anormalidades da Placenta (Cont.)

ANORMALIDADE	INFORMAÇÕES	ACHADOS ULTRASSONOGRÁFICOS	CONSIDERAÇÕES DIFERENCIAIS
Separação amniocoriônica	O âmnion pode ser separado da superfície fetal da placenta, mas não pode ser separado do sítio de inserção do cordão O cório pode ser separado do revestimento endometrial, mas não pode ser separado da borda da placenta	Fluido localizado entre o lado fetal da placenta e a membrana amniótica A membrana pode-se mover	Descolamento da placenta Lagos venosos normais
Placenta em raquete	O cordão se insere na margem terminal da placenta	Inserção do cordão na margem terminal da placenta	Cordão normal repousando adjacente à margem placentária Cordão velamentoso
Calcificações	Sinal de placenta em maturação Associadas ao tabagismo materno ou a transtornos trombóticos	Foco hiperecoico dentro do tecido placentário Sombreamento acústico posterior	Gravidez molar
Placenta circunvalada	Formato anormal da placenta no qual as membranas se inserem longe da borda placentária em direção ao centro Aumenta o risco de descolamento, de restrição de crescimento intrauterino, parto prematuro e óbito perinatal	Borda placentária enrolada Dobra irregular ou espessamento da placenta A borda placentária voltada para cima contém espaços hipoecoicos ou císticos Inserção de cordão placentário espesso	Descolamento Prateleira amniótica Sinéquias
Depósitos de fibrina	Localizados mais frequentemente ao longo da região subcoriônica da placenta Atribuídos à regulação da circulação intervilosa	Área hipoecoica por baixo da placa coriônica da placenta Formato triangular ou retangular	Lago venoso Hematoma subcoriônico
Trombose intervilosa	Presença de trombo nos espaços intervilosos Ocorre em um terço das gestações Risco pequeno para o feto	Massa intraplacentária anecoica ou hipoecoica Não vascular	Corioangioma Lagos placentários
Infarto placentário	Resultado de necrose isquêmica Ocorre em 25% das gestações Sem risco clínico quando pequeno	Massa placentária focalizado hipoecoica Pode ocorrer calcificação	Trombose intervilosa Lago placentário
Lagos placentários	Também chamados de lagos venosos	Área anecoica ou hipoecoica na placenta Fluxo sanguíneo interno	Trombose intervilosa Infarto placentário
Placentomalacia	Placenta pequena Restrição de crescimento intrauterino Infecção intrauterina Anormalidade cromossômica	Placenta pequena Afinamento placentário	Placenta sucenturiada Contração do miométrio Placenta normal com poli-hidrâmnio acentuado
Placentomegalia	As causas primárias incluem *diabetes mellitus* materno e sensibilidade de Rh Associada à anemia materna, síndrome da transfusão feto-fetal, anomalias fetais e infecção intrauterina	Espessura máxima > 50 cm Textura heterogênea associada à triploidia, gravidez molar ou hemorragia Textura homogênea associada à anemia, hidropisia fetal e sensibilidade de Rh	Contração do miométrio Leiomioma uterino Placenta sucenturiada, Descolamento da placenta
Placenta sucenturiada	Resultado da falta de atrofia das vilosidades coriônicas adjacentes Aproximadamente 5% das gestações Risco aumentado de cordão vilamentoso e vasa prévia	Tecido placentário adicional adjacente à placenta principal Conectada ao corpo da placenta por vasos sanguíneos	Contração do miométrio Leiomioma

Neoplasmas da Placenta

NEOPLASIA	INFORMAÇÕES	ACHADOS ULTRASSONOGRÁFICOS	CONSIDERAÇÕES DIFERENCIAIS
Corioangioma	Hemangioma placentário Surge do tecido coriônico da superfície amniótica da placenta Sem significância quando pequeno O feto demonstra angústia por causa da derivação vascular da placenta normal para o hemangioma quando maior Metástases para pulmões, baço, rins, intestinos, fígado e cérebro	Placenta aumentada Massa hipoecoica sólida e circular projetando-se da placa coriônica Geralmente ocorre no sítio de inserção umbilical Poli-hidrâmnio Hidropisia fetal Restrição de crescimento intrauterino	Contração do miométrio Leiomioma uterino
Coriocarcinoma	Forma maligna de doença trofoblástica 50% dos casos são precedidos por gravidez molar	Massa intraplacentária hipoecoica	Contração do miométrio Leiomioma uterino
Doença trofoblástica gestacional	Gravidez molar Uma gravidez molar completa pode-se desenvolver para um coriocarcinoma A mola parcial envolve pequeno potencial maligno	Textura uterina não homogênea Estruturas císticas de vários tamanhos na placenta Partes fetais não identificáveis quando a gravidez molar estiver completa Feto coexistente com redução no volume de fluido amniótico	Hemorragia intraplacentária Leiomioma uterino em degeneração Lagos venosos maternos proeminentes

CORDÃO UMBILICAL

- Ligação essencial com a placenta.
- Insere-se, normalmente, no centro da placenta e na porção da linha média da parede abdominal anterior do feto (umbigo).
- As veias umbilicais carregam sangue oxigenado.
- As artérias umbilicais retornam sangue venoso de volta para a placenta.

ANATOMIA

- Formado pela fusão do pedículo vitelino e do pedículo corporal (ductos alantoicos).
- A membrana amniótica cobre o cordão umbilical e se mistura com a pele fetal no umbigo.
- Composto de uma veia e duas artérias cercadas por tecido conectivo mixomatoso (geleia de Wharton).

Veia Umbilical

- Formada pela confluência das veias coriônicas da placenta.
- Penetra no umbigo e se liga à veia porta esquerda do fígado do feto.
- Carrega sangue oxigenado para o feto.

Artérias Umbilicais

- As artérias umbilicais são contíguas às artérias hipogástricas de cada lado da bexiga urinária do feto.
- Saem no umbigo.
- Retornam sangue venoso do feto de volta para a placenta.
- Demonstram fluxo sanguíneo de baixa resistência com fluxo diastólico contínuo.

TAMANHO

- O comprimento do cordão umbilical é igual ao comprimento coroa-cauda durante o primeiro trimestre e continua a ter o mesmo comprimento que o do feto durante toda a gravidez.
- Apresenta 40 a 60 cm de comprimento durante o segundo e terceiro trimestres.
- O diâmetro do cordão umbilical geralmente mede < 2 cm.
- O diâmetro da veia umbilical normalmente mede < 9 mm.
- O enrolamento do cordão umbilical é normal e acredita-se que ajuda na resistência à compressão.
- O enrolamento é mais comum para o lado esquerdo que para o direito, desenvolvendo cerca de 40 voltas espirais.

Anomalias do Cordão Umbilical

ANOMALIA	INFORMAÇÕES	ACHADOS ULTRASSONOGRÁFICOS	CONSIDERAÇÕES DIFERENCIAIS
Cisto	Achado normal no primeiro trimestre 50% dos casos associados a anomalias fetais no segundo e terceiro trimestres	Dilatação anecoica não vascular do cordão umbilical	Incisura do cordão verdadeira ou falsa
Incisuras falsas do cordão	Enrolamento dos vasos sanguíneos dando a aparência de incisuras	Os vasos sanguíneos se dobram sobre si mesmos imitando nódulos umbilicais	Enrolamento normal do cordão Incisuras verdadeiras do cordão
Cordão longo	Comprimento do cordão > 80 cm Associado ao cordão nucal, poli-hidrâmnio, incisura do cordão e vasa previa	Cordão nucal Poli-hidrâmnio Incisuras verdadeiras do cordão umbilical	Gastrosquise Cordão normal com poli-hidrâmnio
Cordão nucal	O cordão envolve o pescoço do feto completamente, com mais de uma volta Achado significativo a termo O feto gira para dentro e para fora do cordão umbilical durante toda a gestação	Duas ou mais voltas completas do cordão ao redor do pescoço do feto Achatamento do cordão	Uma volta completa ao redor do pescoço Cordão em prolapso
Cordão em prolapso	No parto, o cordão precede o feto	Presença do cordão antes da parte do feto que se apresenta	Vasa prévia Cordão nucal
Cordão curto	Comprimento do cordão < 35 cm	Movimento fetal limitado Descida fetal inadequada Compressão do cordão Oligo-hidrâmnio	Comprimento normal do cordão
Artéria umbilical única	Mais comum em gestações multifetais O cordão umbilical pode demonstrar artérias umbilicais únicas ou duplas dentro do mesmo cordão Risco aumentado de anomalias fetais associadas Associada a malformações de todos os sistemas orgânicos principais e anormalidades cromossômicas Aumenta o risco de restrição de crescimento intrauterino	Dois vasos de tamanho similar dentro do cordão umbilical Diâmetro transverso da artéria umbilical > 4 mm Cordão umbilical reto, não enrolado	Cordão umbilical normal com três vasos
Trombose dos vasos umbilicais	Principalmente a veia umbilical Resulta de causas primárias e secundárias Maior incidência em mães diabéticas	Fluxo sanguíneo ausente ou anormal Dilatação hipoecoica de um ou mais vasos umbilicais	Cordão com dois vasos
Variz da veia umbilical	Dilatação focalizada da veia umbilical Quase sempre intra-abdominal Associada a resultados normais	Dilatação focalizada intra-abdominal da veia umbilical Localizada entre a parede abdominal anterior e o fígado do feto	Vesícula biliar Erro técnico
Inserção de cordão velamentoso	O cordão umbilical se insere nas membranas antes de entrar na placenta Não protegida pela geleia de Wharton Associada a parto prematuro, padrão cardíaco fetal anormal, escores Apgar baixos, peso baixo ao nascer e restrição de crescimento intrauterino	Inserção do cordão umbilical nas membranas adjacentes à borda da margem placentária	Placenta em raquete Cordão normal adjacente à placenta Placenta sucenturiada

ORIFÍCIO CERVICAL

- A porção cilíndrica do útero, que penetra na vagina e repousa em ângulos retos a ela.
- O canal cervical se estende desde o orifício interno até o útero; o orifício externo se estende até a vagina.

Comprimento Cervical
- Mede entre 2,5 e 5 cm de comprimento.

Abordagem Transabdominal
- Bexiga urinária parcial a cheia.
- O canal cervical ecogênico deverá ser medido em toda a extensão.
- Evitar distensão exagerada.

Abordagem Transvaginal
- Bexiga urinária vazia.
- O canal cervical ecogênico deverá ser medido em toda a extensão.
- O orifício interno deverá ser achatado ou uma incisura em forma de "V".
- O orifício externo é identificado por uma área triangular ecogênica.
- A mais confiável.

Abordagem Transperineal
- Bexiga urinária vazia ou parcialmente cheia.
- O canal cervical ecogênico deverá ser medido em toda a extensão.
- Posicionar o transdutor protegido entre o introito labial e vaginal.
- O colo do útero será exibido na horizontal e a 90 graus em relação ao segmento uterino inferior.

Anormalidade do Colo do Útero

ANORMALIDADE	INFORMAÇÕES	ACHADOS ULTRASSONOGRÁFICOS	CONSIDERAÇÕES DIFERENCIAIS
Colo do útero incompetente (Insuficiência cervical)	Encurtamento cervical Geralmente indolor Redução no comprimento cervical de ≥ 6 mm em exames seriados aumenta o risco de parto prematuro Os fatores de risco incluem gestações múltiplas, história de parto prematuro ou história de cirurgia anterior no colo do útero	Comprimento cervical < 2,5 cm Dilatação do orifício cervical > 3 a 6 mm Afunilamento do fluido amniótico para o canal cervical	Contração do miométrio Técnica imprópria

REVISÃO DE PLACENTA E CORDÃO UMBILICAL

1. O crescimento da placenta para o interior do miométrio superficial é denominado de placenta:
   a. prévia
   b. *increta*
   c. *accreta*
   d. *percreta*

2. O posicionamento da margem placentária dentro de 2 cm do orifício cervical interno é denominado de:
   a. placenta em posição baixa
   b. placenta circunvalada
   c. placenta sucenturiada
   d. placenta prévia marginal

3. A localização de uma variz da veia umbilical é, mais frequentemente:
   a. na placenta
   b. no fígado do feto
   c. no abdome do feto
   d. no cordão umbilical

4. Por qual das opções a seguir o cordão umbilical é coberto?
   a. âmnion
   b. cório
   c. mecônio
   d. geleia de Wharton

5. A inserção do cordão umbilical na margem terminal da placenta é denominada de:
   a. placenta em raquete
   b. placenta velamentosa
   c. placenta membranosa
   d. placenta circunvalada

6. Qual opção em condições normais pode descartar o quadro de *placenta accreta*?
   a. placa coriônica
   b. complexo retroplacentário
   c. bexiga urinária materna
   d. padrão de eco homogêneo

7. Uma artéria umbilical única está associada a um diâmetro superior a:
   a. 2 mm
   b. 4 mm
   c. 8 mm
   d. 10 mm

8. Durante o primeiro trimestre, a extensão do cordão umbilical normal é igual à:
   a. das semanas gestacionais
   b. do diâmetro médio da bolsa
   c. da extensão coroa-cauda
   d. da largura da bolsa gestacional

9. Os sintomas clássicos do descolamento da placenta incluem:
   a. sangramento vaginal indolor
   b. dor pélvica intensa e sangramento vaginal
   c. dor abdominal moderada e sangramento de escape.
   d. dor pélvica intensa sem sangramento vaginal.

10. Qual dos quadros a seguir é identificado pela presença de fluxo arterial de cada lado da bexiga fetal?
   a. duas artérias umbilicais
   b. artérias femorais normais
   c. bifurcação aórtica normal
   d. artérias hipogástricas duplicadas

11. A extensão de uma placenta anterior para a bexiga urinária materna é um achado sonográfico associado a:
   a. endometriose
   b. *placenta increta*
   c. placenta prévia
   d. *placenta percreta*

12. Qual porção da bolsa gestacional se desenvolve para o lado fetal da placenta?
   a. cório liso
   b. cório basal
   c. cório parietal
   d. cório frondoso

13. Qual dos quadros a seguir descreve uma situação em que placa coriônica da placenta é menor que a placa basal?
   a. *vasa previa*
   b. placenta em raquete
   c. placenta sucenturiada
   d. placenta circunvalada

14. Um cordão nucal verdadeiro é definido como:
   a. uma volta completa do cordão umbilical ao redor do pescoço do feto
   b. duas ou mais voltas completas do cordão umbilical próximo ao pescoço do feto
   c. duas ou mais voltas completas do cordão umbilical ao redor do pescoço do feto
   d. espessamento da dobra nucal coexistente com uma volta completa do cordão umbilical ao redor do pescoço do feto

15. A placenta localizada imediatamente adjacente ao colo do útero é denominada de:
   a. placenta de posição baixa
   b. placenta em raquete
   c. placenta prévia marginal
   d. placenta prévia incompleta

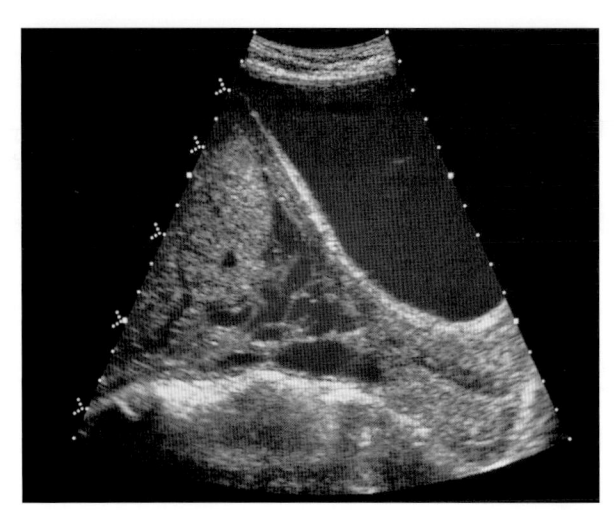

FIG. 28-2 Sonograma sagital.

Responda as perguntas 16 e 17, usando a Fig. 28-2.

16. Qual dos quadros a seguir tem mais probabilidade de ser identificado neste sonograma sagital do colo do útero?
   a. *vasa previa*
   b. placenta prévia
   c. *placenta accreta*
   d. inserção de cordão velamentoso

17. Qual achado clínico está mais geralmente associado a esse quadro?
   a. taquicardia fetal
   b. posição fetal cefálica
   c. pequeno para a idade gestacional
   d. sangramento vaginal indolor

Responda a pergunta 18, usando a Fig. 28-3.

18. Qual das opções a seguir é a localização mais precisa da placenta?
   a. de fundo
   b. anterior
   c. posterior
   d. lateral direita

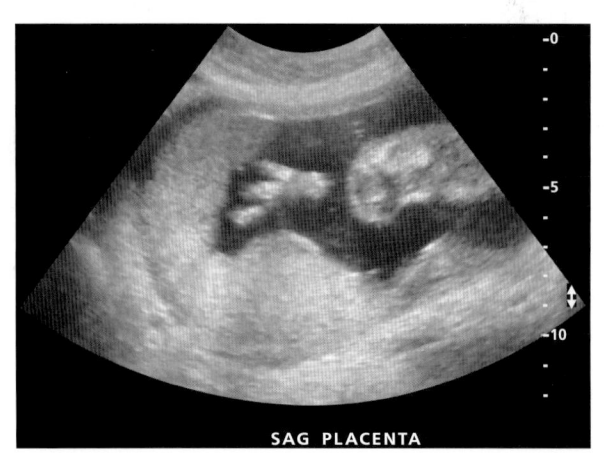

FIG. 28-3 Sonograma sagital.

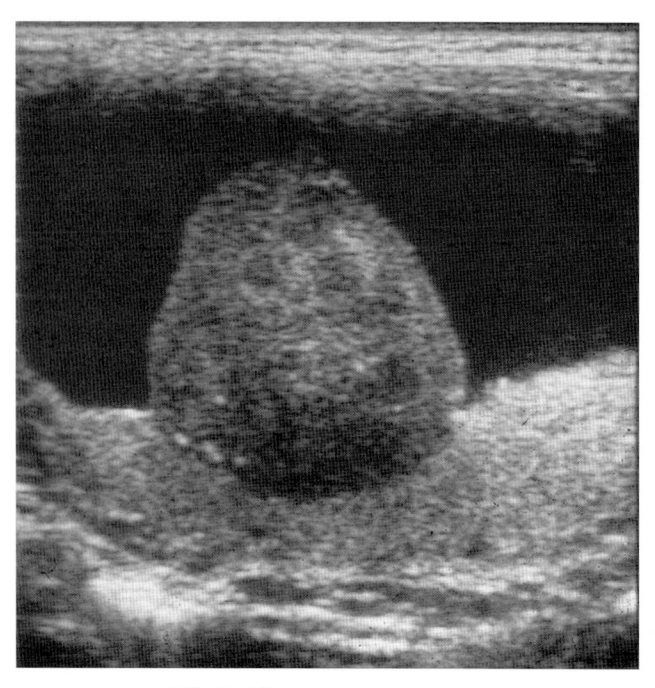

FIG. 28-4 Sonograma transverso.

Responda a pergunta 19, usando a Fig. 28-4.

19. Qual dos quadros a seguir é mais provavelmente identificado neste sonograma?
   a. corioangioma
   b. leiomioma uterino
   c. placenta em raquete
   d. contração do miométrio

Responda a pergunta 20, usando a Fig. 28-5.

20. Esta imagem transversa do útero está, mais provavelmente, demonstrando:
   a. placenta em raquete
   b. placenta sucenturiada
   c. contração do miométrio
   d. síndrome do gêmeo desaparecido

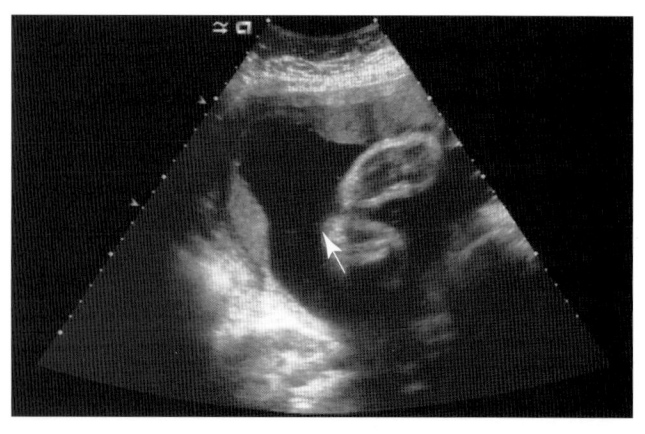

FIG. 28-5 Sonograma transverso.

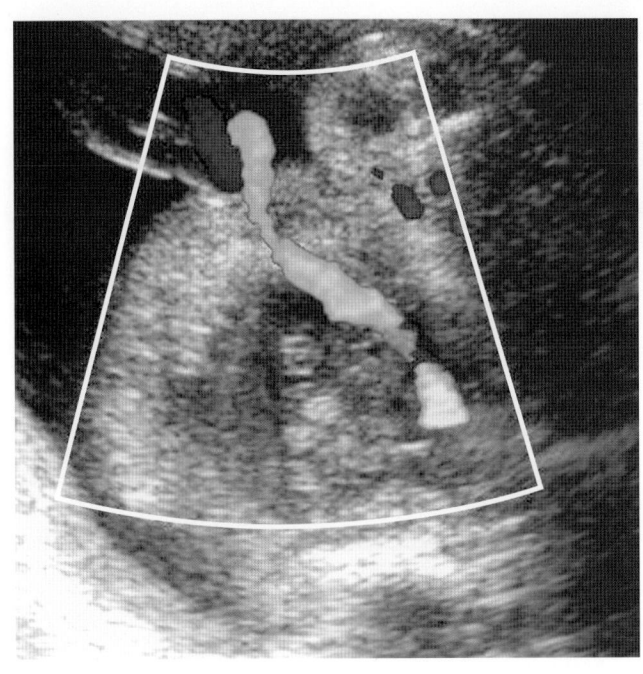

FIG. 28-6 (Ver Ilustração em Cores 10).

Responda as perguntas 21 e 22, usando a Fig. 28-6 e a Ilustração em Cores 10.

21. Qual das estruturas a seguir é identificada por esta imagem duplex?
    a. variz umbilical
    b. cordão velamentoso
    c. artéria umbilical única
    d. trombose de uma artéria umbilical

22. Esse achado está associado a:
    a. morte fetal
    b. parto prematuro
    c. gestações multifetais
    d. *diabetes mellitus* materno

Responda a pergunta 23, usando a Fig. 28-7.

23. Nesse sonograma, o segmento uterino inferior é coerente com:
    a. placenta prévia
    b. *placenta accreta*
    c. contração do miométrio
    d. colo do útero incompetente

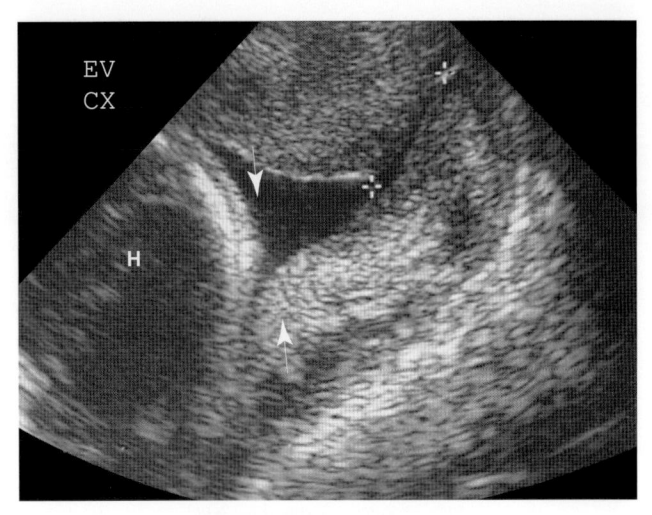

FIG. 28-7 Sonograma sagital.

Responda a pergunta 24, usando a Fig. 28-8.

24. Uma paciente apresenta dor abdominal intensa na parte inferior e sangramento de escape. O ultrassom da placenta demonstra massa hipoecoica não vascular. Com base na história clínica, os achados sonográficos são mais suspeitos para:
    a. corioangioma
    b. *placenta accreta*
    c. descolamento da placenta
    d. placenta circunvalada

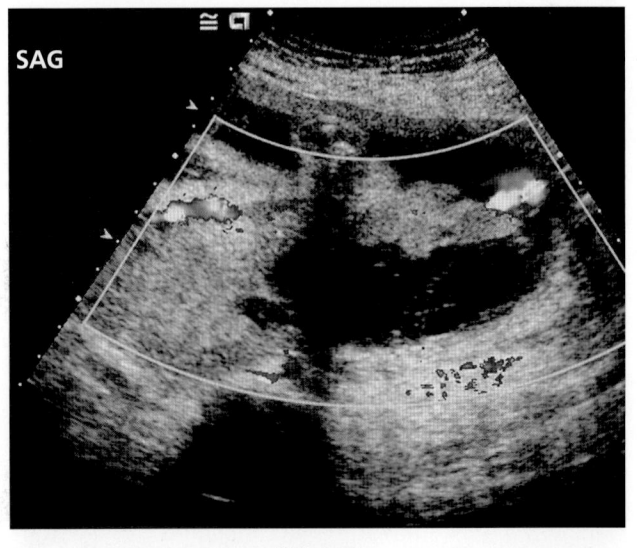

FIG. 28-8

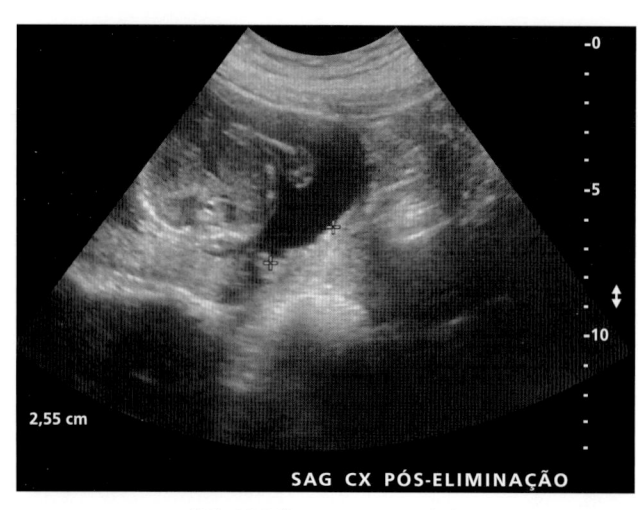

FIG. 28-9 Sonograma sagital.

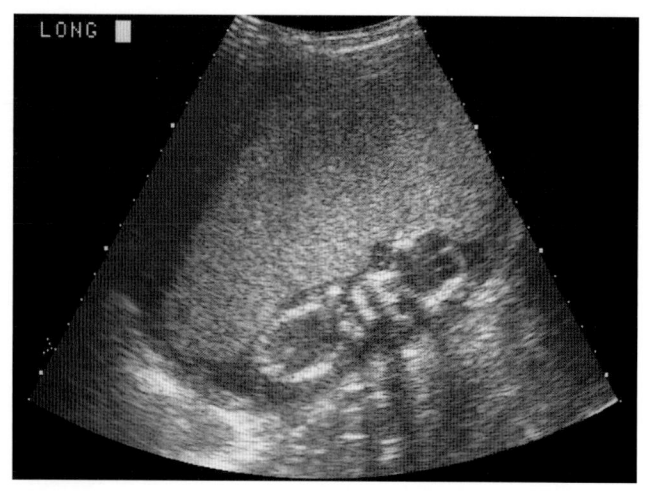

FIG. 28-11 Sonograma transverso.

Responda a pergunta 25, usando a Fig. 28-9.

25. Esta imagem abdominal do colo do útero pós-eliminação demonstra:
    a. placenta em posição baixa
    b. colo do útero livre da placenta
    c. placenta prévia marginal
    d. placenta prévia incompleta

Responda as perguntas 26 e 27, usando a Fig. 28-10.

26. A imagem sagital do colo do útero no final do segundo trimestre de gestação demonstra:
    a. placenta prévia
    b. descolamento da placenta
    c. colo do útero incompetente
    d. placenta lateral esquerda

27. Essa paciente demonstra, mais provavelmente:
    a. dor pélvica moderada
    b. dor pélvica intensa
    c. cãibras abdominais
    d. sangramento vaginal indolor

Responda as perguntas 28 e 29, usando a Fig. 28-11.

28. A imagem de uma gestação no começo do segundo trimestre demonstra:
    a. placenta prévia
    b. placentomegalia
    c. placentomalacia
    d. placenta circunvalada

29. As causas maternas para essa anormalidade incluem:
    a. hipertensão
    b. *diabetes mellitus*
    c. parto cesariano anterior
    d. abortos terapêuticos anteriores

30. A inserção membranosa do cordão umbilical é denominada:
    a. *vasa previa*
    b. cordão alantoico
    c. cordão velamentoso
    d. placenta em raquete

31. A fusão do âmnion e cório deve ocorrer por volta de:
    a. 10 semanas de gestação
    b. 12 semanas de gestação
    c. 16 semanas de gestação
    d. 20 semanas de gestação

32. A inserção excêntrica do cordão umbilical na placenta é denominada de:
    a. *vasa previa*
    b. cordão velamentoso
    c. placenta em raquete
    d. placenta circunvalada

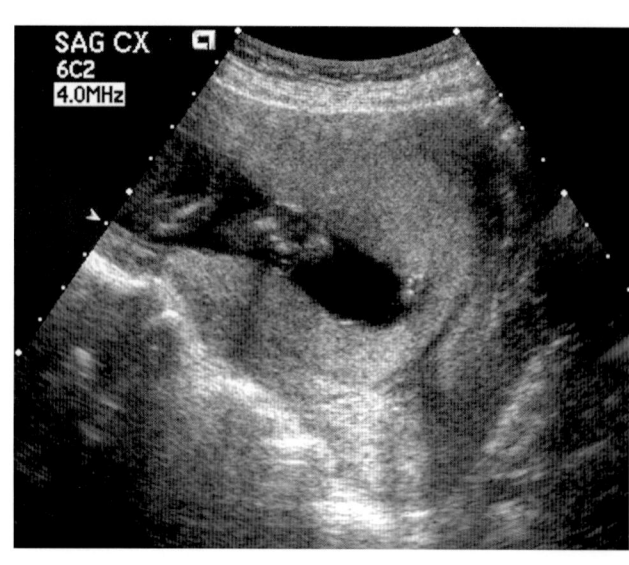

FIG. 28-10 Sonograma sagital.

33. A implantação placentária invadindo o orifício cervical interno é denominada de:
   a. *placenta increta*
   b. placenta prévia marginal
   c. *placenta accreta*
   d. placenta em posição baixa

34. As projeções vasculares que surgem do cório são chamadas de:
   a. vilosidades coriônicas
   b. cório liso
   c. vênulas coriônicas
   d. tecido mixomatoso

35. Qual dos quadros a seguir demonstra extensão das vilosidades coriônicas no miométrio?
   a. *placenta increta*
   b. *placenta accreta*
   c. *placenta percreta*
   d. placenta em raquete

36. O enrolamento do cordão umbilical está associado a:
   a. um cordão longo
   b. um cordão curto
   c. um feto normal
   d. anormalidades cromossômicas

37. Qual das opções a seguir é a localização mais comum da placenta para coletar depósitos de fibrina?
   a. placa basal
   b. subcoriônica
   c. dentro de um lago placentário
   d. dentro do complexo retroplacentário

38. A causa primária da placentomegalia é:
   a. hipertensão materna
   b. síndrome da transfusão feto-fetal
   c. placenta sucenturiada
   d. *diabetes mellitus* materno

39. As complicações da placenta prévia incluem todas as opções a seguir, *exceto*:
   a. parto de natimorto
   b. macrossomia
   c. *placenta accreta*
   d. parto prematuro

40. A presença de tecido placentário adicional adjacente à placenta principal é denominada de:
   a. placenta acessória
   b. placenta em raquete
   c. placenta velamentosa
   d. placenta circunvalada

41. Qual placenta demonstra, mais provavelmente, um contorno geral anormal?
   a. placenta em raquete
   b. placenta velamentosa
   c. placenta sucenturiada
   d. placenta circunvalada

42. Qual dos quadros a seguir pode resultar em placentomalacia?
   a. sensibilidade de Rh
   b. anemia materna
   c. síndrome da transfusão feto-fetal
   d. restrição de crescimento intrauterino

43. O lado materno da placenta é formado pela decídua:
   a. lisa
   b. basal
   c. parietal
   d. frondosa

44. A espessura da placenta varia de acordo com a idade gestacional, mas geralmente mede:
   a. 1 a 2 cm
   b. 2 a 3 cm
   c. 4 a 5 cm
   d. 5 a 6 cm

45. Qual dos quadros a seguir tem mais probabilidade de demonstrar uma placenta pequena?
   a. sensibilidade de Rh
   b. anemia materna
   c. diabetes materno
   d. anomalias cromossômicas

46. Qual das opções a seguir ocorre quando vasos intramembranosos correm através do orifício cervical interno?
   a. *vasa previa*
   b. *placenta accreta*
   c. placenta em raquete
   d. placenta circunvalada

47. Qual das opções a seguir está associada ao cordão nucal?
   a. cordão longo
   b. cordão curto
   c. cordão velamentoso
   d. incisuras verdadeiras do cordão

48. Qual dos quadros a seguir descreve um cordão umbilical em prolapso?
   a. dilatação focalizada de um vaso umbilical
   b. no parto, o cordão precede o feto na apresentação
   c. os vasos intramembranosos do feto precedem o feto na apresentação
   d. o cordão cerca completamente o pescoço fetal com uma volta

49. Para qual dos quadros a seguir a placenta sucenturiada tem risco aumentado?
   a. cordão velamentoso
   b. descolamento da placenta
   c. trombose intervilosa
   d. separação amniocoriônica

50. O enrolamento do cordão umbilical geralmente é:
   a. em direção ao lado esquerdo
   b. em direção ao lado direito
   c. associado a um cordão longo
   d. associado a anomalias fetais

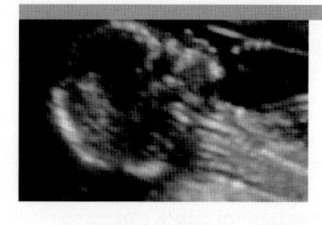

CAPÍTULO 29
Cuidados e Técnicas com o Paciente

PALAVRAS-CHAVE

Agency for Healthcare Research and Quality (AHRQ) agência do governo que busca melhorar a qualidade, a segurança, a eficiência e a eficácia dos cuidados de saúde nos EUA.

autonomia o direito de alguém de tomar as próprias decisões.

beneficência promover o bem ao maximizar benefícios e minimizar os possíveis danos.

código de conduta código moral que orienta a conduta profissional de deveres e obrigações.

diretriz antecipada documento legal descrevendo os desejos de alguém sobre sua saúde se a pessoa não tem condições de comunicá-los.

ética sistema de comportamentos e crenças valorizados que governa a conduta adequada para assegurar a proteção dos direitos do indivíduo.

ginecologia especialidade médica relacionada com o sistema reprodutivo de um útero não grávido.

glutaraldeído solução poderosa usada para desinfetar os transdutores.

Health Insurance Portability and Accountability Act (HIPAA) agência federal que supervisiona muitas funções de cuidados de saúde, principalmente a confidencialidade em relação ao paciente.

integridade obediência aos princípios morais e éticos.

moralidade proteção de valores estimados que se relacionam a como as pessoas interagem e vivem em paz.

obstetrícia especialidade médica relacionada com o sistema reprodutivo do útero grávido.

parceria de cuidados ao paciente novo padrão que descreve os direitos do paciente aos cuidados de saúde.

responsabilidade necessária para responder pelas próprias ações.

The Joint Commission (TJC) – organização das instituições de cuidados de saúde dedicada a melhorar, regular e credenciar suas instituições membro com o objetivo de fornecer cuidados seguros e eficientes aos pacientes; anteriormente denominada *Joint Commission on Accreditation of Healthcare Organizations* (JCAHO).

Veracidade autenticidade, honestidade.

CUIDADOS AO PACIENTE

Os direitos dos pacientes aos cuidados de saúde incluem:
- Cuidados médicos de alta qualidade.
- Ambiente limpo e seguro.
- Envolvimento do/da paciente em seus próprios cuidados.
- Habilidade de expressar autonomia.
- Proteção da privacidade das informações de cuidados de saúde.

PRECAUÇÕES PADRONIZADAS E CONTROLE DE INFECÇÕES

- Anteriormente denominadas de "precauções universais".
- Precauções compiladas pelos *Centers for Disease Control and Prevention* (CDC) e outras agências federais nos EUA.
- Fornecer segurança tanto ao paciente quanto ao cuidador.
- Praticadas de duas maneiras:
  1. Medidas gerais tomadas para manter a saúde de profissionais de saúde e de pacientes e o ambiente limpo para evitar a disseminação de germes.
  2. Precauções isoladas que são tomadas para confinar os germes produtores de doenças.

Precauções Padronizadas (Tier one)* para Uso com Todos os Pacientes

- Precauções padronizadas que se aplicam ao sangue, a todos os fluidos corporais, secreções, excreções, pele danificada e mucosas
- As mãos devem ser lavadas: se contaminadas com sangue ou fluidos corporais, imediatamente após a remoção das luvas, entre contatos com o paciente e quando indicado para evitar a transferência de microrganismos entre pacientes ou entre pacientes e o meio ambiente
- Luvas devem ser usadas para tocar o corpo, fluidos corporais, secreções, excreções, pele danificada, mucosas ou itens contaminados. As luvas deverão ser descartadas e as mãos lavadas durante os cuidados com o paciente
- Máscaras, proteção ocular ou facial são usadas quando as atividades de cuidados ao paciente possam gerar respingos ou pulverização de sangue ou de fluidos corporais
- Aventais são usados se a sujidade da roupa possa ser de sangue ou de fluidos corporais. Realizar a higiene das mãos após retirar o avental
- O equipamento de cuidados ao paciente deve ser cuidadosamente limpo e reprocessado e os itens de único uso devem ser descartados
- A roupa de cama contaminada é colocada em sacos à prova de vazamentos para evitar a exposição de pele e de mucosas
- Todos os instrumentos afiados e agulhas devem ser descartados em recipientes à prova de furos. O CDC recomenda que as agulhas sejam descartadas descobertas ou com o uso de um dispositivo mecânico para encapar novamente

Cortesia de Perry AG, Potter PA: Clinical nursing skills and techniques, 5th. Ed., St Louis, 2002, Mosby. Originalmente modificado do Centers for Disease Control and Prevention, Hospital Infection Control Practice Advisory Committee: Guidelines for isolation precautions in hospitals. Am J Infect Control 24-24, 1996.
*Precauções anteriormente universais e isolamento substância corporal.

Precauções contra Patógenos Transmitidos pelo Sangue

Precauções padronizadas: aplicar as precauções padronizadas para cuidados de todos os pacientes

Precauções contra transmissão pelo ar: além das precauções padronizadas, aplicar precauções contra transmissões aéreas para pacientes sabidos ou suspeitos de serem portadores de doenças graves transmitidas pelo núcleo de gotículas transmitidas pelo ar. Os exemplos são:
- Sarampo
- Varicela (incluindo o zóster disseminado)*
- Tuberculose

Precauções com gotículas: além das precauções padronizadas, usar precauções contra gotículas para pacientes sabidos ou com suspeita de serem portadores de doenças graves transmitidas por gotículas de grandes partículas. Exemplos como doenças incluem:
- *Influenza*
- Pneumonia
- Meningite
- Outras infecções respiratórias bacterianas graves disseminadas pela transmissão de gotículas incluindo:
  - Difteria
  - Pneumonia por micoplasmas
  - *Pertussis*
  - Praga pneumônica
  - Faringite estreptocóccica ou escarlatina em bebês e crianças mais novas
- Infecções virais graves disseminadas por transmissão de gotículas, incluindo:
  - Adenovírus*
  - *Influenza*
  - Caxumba
  - Parvovírus B19
  - Rubéola

Precauções contra Patógenos Transmitidos pelo Sangue (Cont.)

Precauções de contato: além das precauções padronizadas, usar precauções de contato para pacientes sabidos ou com suspeita de serem portadores de doenças graves transmitidas por contato direto ou por contato com itens no ambiente do paciente. Exemplos dessas doenças incluem:
- Infecções gastrointestinais, respiratórias, cutâneas ou de ferimentos ou colonização com bactérias resistentes a várias drogas e julgadas pelo programa de controle de infecções – com base em recomendações atuais do estado, regionais ou nacionais – como sendo de significância especial e epidemiológica
- Infecções entéricas com dose baixa de infecção ou sobrevivências ambiental prolongada, incluindo as seguintes:
  - *Clostridium difficile*
  - Para pacientes com fraldas ou incontinência: *Escherichia coli* 0157:h7 entero-hemorrágico, Shigella, Hepatite A ou Rotavírus
- Vírus respiratório sincicial, vírus da *parainfluenza* ou infecções por enterovírus em bebês e crianças mais novas
- Infecções da pele que sejam altamente contagiosas ou que podem ocorrer na pele seca, incluindo:
  - Difteria (cutânea)
  - Vírus do herpes simples (neonatal ou mucocutâneo)
  - Impetigo
  - Grandes abscessos (não contidos), celulite ou decúbito
  - Pediculose
  - Escabiose
  - Furunculose estafilocóccica em bebês e crianças mais novas.
  - Zóster (disseminado ou no hospedeiro imunocomprometido)*
- Conjuntivite hemorrágica viral
- Infecções hemorrágicas virais (Ebola, Lassa ou Marburg)

Modificado de Perry AG, Potter PA: Clinical nursing skills and techniques, 5th. Ed., St Louis, 2002, Mosby. Originalmente modificado dos Centers for Disease Control and Prevention, Hospital Infection Control Practice Advisory Committee: Guidelines for isolation precautions in hospitals. Am J Infect Control 24:24, 1996.
*Certas infecções exigem mais de um tipo de precaução.
Consulte CDC Guidelines for Preventing the Transmission of Tuberculosis in Health Care Facilities.

Situações de Emergência

SITUAÇÃO	CAUSAS	TRATAMENTO
Angústia cardíaca	Ataque cardíaco Parada respiratória Interação medicamentosa	Reanimação cardiopulmonar (CPR) Desfribilador externo automatizado (AED)
Choque	Obstrução	Impulsos abdominais
Angústia respiratória	Ataque cardíaco Derrame Convulsões Desfalecimento	Abrir a via aérea 1-2 ventilações com duração de 1-2 s cada
Síncope	Desidratação Hipotensão postural Medicamentos *Diabetes mellitus* AVE Reação vasovagal	Manter a pessoa em supino com as pernas elevadas Se sentada, colocar a cabeça para baixo entre os joelhos

INTERAÇÃO PACIENTE-SONOGRAFISTA

- A interação sonografista-paciente é peculiar.
- As habilidades de comunicação constituem um aspecto importante da profissão de sonografia.
- Manter o paciente relaxado e confortável é responsabilidade do operador do sistema.

Interação Paciente-Sonografista

PERÍODO	INTERAÇÃO
Antes do exame	Rever o pedido médico Verificar se o exame correto está programado Rever os exames diagnósticos anteriores, se disponíveis Rever o protocolo de exame da instituição, se necessário Tratar o(a) paciente pelo primeiro e último nomes Apresentar-se à paciente e à família Explicar o exame solicitado pelo médico antes de iniciar a varredura Obter a história da paciente incluindo possíveis alergias medicamentosas ou ao látex em ambiente privado Verificar que o nome e a identificação da paciente estejam corretos na tela do imageamento Selecionar a frequência apropriada do transdutor, limitando a saída acústica em conformidade com o princípio mais baixo razoavelmente possível e satisfatório (ALARA)
Durante o exame	Manter o recato e a privacidade da paciente Aliviar e tratar as preocupações da paciente Expandir o protocolo de exame conforme o necessário
Após o exame	Explicar o tempo estimado de entrega do exame ao médico da paciente Limpar o(s) transdutor(res), o equipamento e o teclado Escrever a impressão técnica do exame em tempo real

RESPONSABILIDADES DO SONOGRAFISTA

- Mantenha conversações baixas e privadas.
- Definir os protetores de tela na configuração mais baixa.
- Manter os registros do paciente confidenciais e fora da visão do público.
- Manter a privacidade das informações do paciente fora do alcance do pessoal não envolvido no procedimento.
- Remover a identificação do paciente das imagens usadas em publicações ou apresentações.

HISTÓRIA DA PACIENTE

- O médico que encaminhou o paciente ou o registro do hospital podem fornecer a história clínica.
- Com frequência, o sonografista precisa obter história adicional da paciente para interpretar o médico.

História Ginecológica

ASSUNTO	PERGUNTAS
Ciclo menstrual	Data do último período menstrual Irregularidades ou anormalidades menstruais
Medicamentos	Contraceptivos Estimulação folicular Pós-menopausa
Dor pélvica	Localização Intensidade Aguda ou crônica Associada à menstruação ou ovulação
Cirurgia da pelve	Útero e/ou ovários Ligação tubária Parto cesariano Apendectomia Endometriose
Gestação anterior	Número total de gestações Número de nascidos vivos Número de abortos

História Obstétrica	
ASSUNTO	**PERGUNTAS**
Resultados de laboratório	Níveis de hCG Alfafetoproteína Amniocentese
História da saúde materna	Hipertensão *Diabetes mellitus* Fertilidade assistida
Ciclo menstrual	Último período menstrual Data estimada para o parto
Dor pélvica	Localização Intensidade Duração
Gestação anterior	Grava-para Anormalidades fetais Gestações múltiplas
Corrimento vaginal	Sangramento Sangramento de escape Fluido transparente

EXAME TRANSABDOMINAL

- Deverá ser o exame feito em primeiro lugar.
- A bexiga urinária e os vasos ilíacos são as marcas para o estudo.
- Permitir um campo de visão mais amplo visualizando toda a pelve e as estruturas superficiais.
- Permitir melhor visualização de estruturas longe da vagina.
- Exige transdutor de frequência mais baixa para visualizar as estruturas pélvicas profundas.
- Resolução reduzida com retroversão ou retroflexão do útero.
- O hábito corporal e os gases intestinais podem afetar a resolução das estruturas pélvicas.

Finalidade da Distensão da Bexiga

- Demonstrar o útero, posteriormente, e o intestino, lateralmente.
- Fornecer uma janela acústica para visualizar as estruturas pélvicas.
- Fornecer um ponto de referência anatômico e anecoico.

Distensão Ótima da Bexiga

- Estende-se passando pela porção mais superior do útero.
- A bexiga bem distendida demonstrar formato alongado (não circular).

Distensão Modesta

- Ainda pode fornecer uma visão geral das estruturas pélvicas.

Distensão Exagerada

- Comprime e distorce a anatomia pélvica.
- Desloca as estruturas para fora do campo de visão.
- Diagnóstico incorreto de placenta prévia.

Orientação

- Orientação para o exame transabdominal. Fig. 29-1

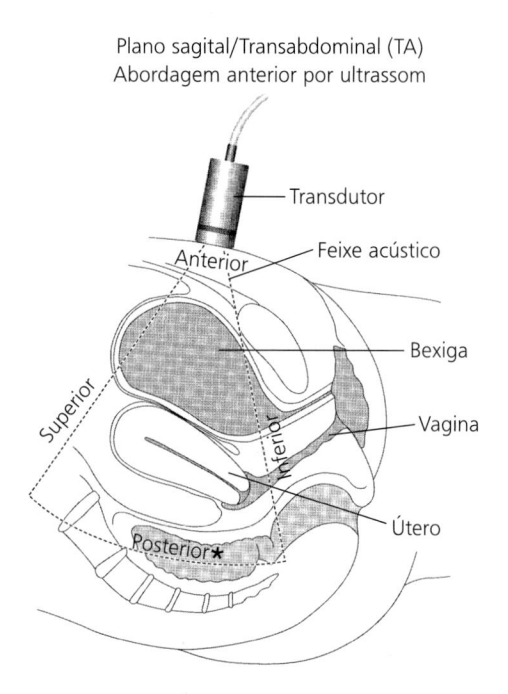

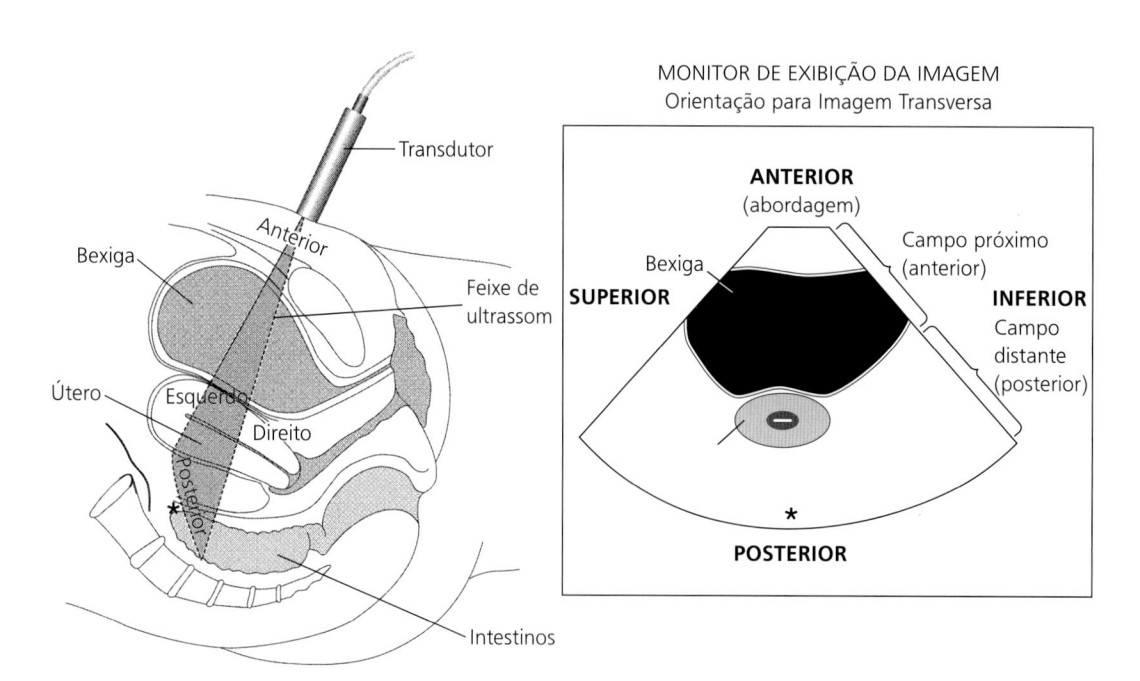

FIG. 29-1 Orientação para o exame transabdominal.

Técnica

Preparação do adulto
- Ingerir 800 mL a 1 L de água 1 hora antes do exame.
- Se cateterizada, encher a bexiga até 375 mL.
- Manter a bexiga cheia durante todo o exame.

Preparação da criança
- Ajustar a ingestão de fluido de acordo com a idade e o peso.

TÉCNICA PARA O EXAME GINECOLÓGICO

- A menos que contraindicado, um exame ginecológico completo inclui o imageamento transabdominal e transvaginal.
- Usar o transdutor com a frequência mais alta possível para obter ótima resolução e profundidade de penetração.
- Assegurar a zona focal apropriada e a colocação de profundidade para incluir o fundo de saco posterior.
- As configurações de ganho deverão demonstrar a bexiga urinária como uma estrutura anecoica.
- Usar uma abordagem sistemática para avaliar e documentar toda a pelve nos planos longitudinal e transversal.
- Documentar e medir a extensão, altura e largura do útero.
- Avaliar, documentar e medir o endométrio.
- Documentar e medir a extensão, altura e largura de cada ovário.
- Documentar a área de anexos nos dois lados.
- Avaliar a bexiga urinária quanto a anormalidades incidentais.
- Usar o imageamento Doppler colorido para avaliar o fluxo vascular dentro e ao redor das estruturas reprodutivas.
- Documentar e medir em dois planos de imageamento qualquer anormalidade que deva ser incluída.
- Documentar e avaliar ambos os rins quanto à hidronefrose associada quando encontrar uma massa pélvica.

Indicações

- Dor pélvica.
- Massa pélvica.
- Menorragia.
- Dismenorreia.
- Útero aumentado.
- Sangramento pós-menopausa.

TÉCNICA PARA EXAME OBSTÉTRICO

- Usar a energia acústica mais baixa possível.
- Usar o transdutor da mais alta frequência possível para obter resolução ótima e profundidade de penetração.
- Assegurar a zona focal apropriada e a colocação profunda.
- Observar que a documentação de uma gestação intrauterina vai variar de acordo com a idade gestacional, mas geralmente inclui o número de fetos, a viabilidade fetal, as medições de idade gestacional e a avaliação do feto.
- Documentar e avaliar o útero e os dois ovários.
- A avaliação do crescimento fetal pode ser determinada com exames a cada 3 semanas, no mínimo.

Indicações

- Pequeno para as datas.
- Grande para as datas.
- Vigilância do feto.
- Verificação de viabilidade do feto.
- Sangramento vaginal.
- Descartar gravidez ectópica.
- Posição da placenta ou do feto.

EXAME TRANSVAGINAL

- Procedimento minimamente invasivo usado como complemento ao exame transabdominal.
- Os vasos uterinos e ilíacos são marcos para o imageamento.
- Ignorar os fatores atenuantes do imageamento através da parede abdominal.
- Usar um transdutor de alta frequência, aumentando a resolução das estruturas pélvicas.
- Vantajoso para pacientes obesas e para retroflexão e retroversão do útero.
- Profundidade de penetração e campo de visão limitados.
- Penetração reduzida ao encontrar estruturas altamente atenuantes.
- Contraindicado na pré-menarca e para pacientes virgens.
- Método excelente para medir o comprimento cervical na paciente grávida.

Orientação

- Orientação para exame transvaginal. Fig. 29-2

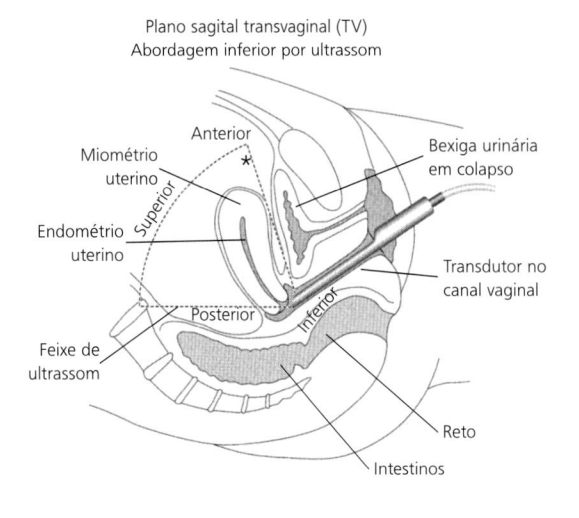

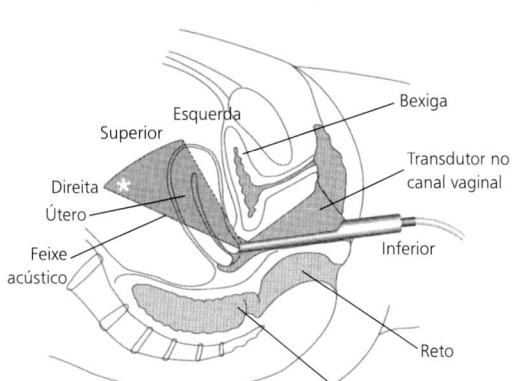

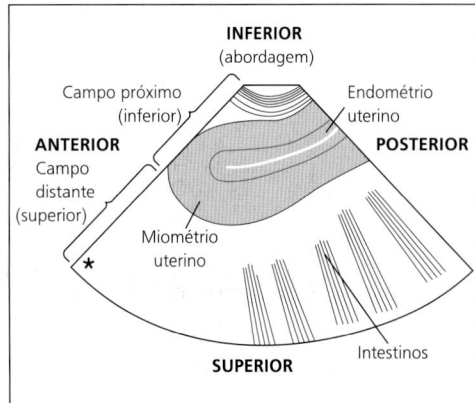

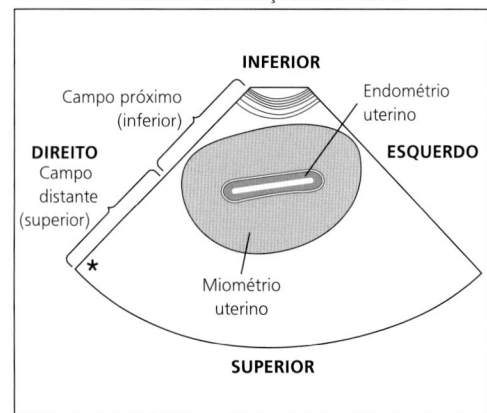

FIG. 29-2 Orientação para exame transvaginal.

Técnica

Preparação
- O esvaziamento da bexiga urinária coloca as estruturas pélvicas dentro do campo de visão.
- O transdutor transvaginal deve ser coberto com uma barreira de proteção.
- Explicar o exame à paciente.
- Antes de continuar, a paciente deve consentir o procedimento.
- A paciente é colocada em posição de litotomia.
- O transdutor é inserido no canal vaginal.

Técnica para o Exame Ginecológico
- Documentar e avaliar o útero, ovários, anexos bilaterais e fundo de saco posterior em ambos os planos sagital e coronal.
- Medir a espessura endometrial anteroposterior.
- Documentar e medir a extensão, altura e largura do útero e dos ovários.
- Documentar e medir qualquer anormalidade em dois planos de imageamento.

Técnica para Exame Obstétrico
- Documentar e avaliar a localização da gestação.
- Documentar e avaliar o número de fetos.
- Documentar e avaliar a viabilidade do feto.
- Documentar e medir a idade gestacional.
- Documentar e avaliar ambos os ovários e anexos.
- Documentar o comprimento do colo do útero.

EXAME TRANSLABIAL

- Alternativa à abordagem transvaginal.
- A vagina e a bexiga urinária são marcos para o imageamento.
- Realça a resolução do colo do útero e da vagina distal.
- Não tão preciso quanto o imageamento transvaginal na medição do comprimento do colo do útero.

Orientação

- Orientação para o exame translabial. Fig. 29-3

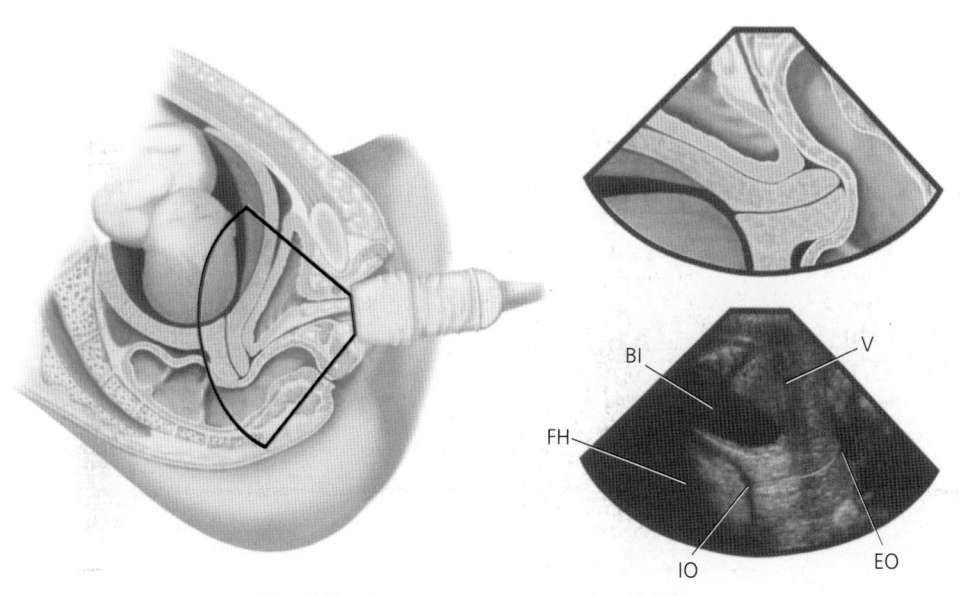

FIG. 29-3 Orientação para o exame translabial.

Técnica

Preparação
- Bexiga urinária vazia ou parcialmente cheia.
- O exame é explicado à paciente.
- O consentimento deverá ser dado antes do exame.
- Elevar os quadris da paciente com várias toalhas.
- Cobrir o transdutor com uma barreira de proteção.

Técnica para o Exame Ginecológico e Obstétrico
- Usar a frequência mais alta possível para atingir a visualização de grandes estruturas.
- O transdutor é colocado no períneo ou na abertura vaginal.
- A centralização ou angulação do transdutor permite a visualização de várias estruturas pélvicas.
- Os desafios de varredura incluem o gás intestinal e os ossos pélvicos.

Indicações
- Massa cervical.
- Extensão cervical.
- Sangramento vaginal de escape.
- Localização da placenta.

CUIDADOS COM O TRANSDUTOR

- Seguir as recomendações do fabricante, limpar e desinfetar os transdutores após cada uso.
- A proteção da sonda é essencial ao imageamento transvaginal e translabial.
- Não usar técnica de esterilização a quente para desinfetar o transdutor ou o equipamento.

REVISÃO DE CUIDADOS E TÉCNICAS COM A PACIENTE

1. Uma diretriz antecipada comunica a todos os provedores de cuidados de saúde:
   a. a história clínica do(a) paciente
   b. os desejos do(a) paciente sobre cuidados de saúde
   c. os contatos de emergência do(a) paciente
   d. as alergias alimentares e medicamentosas do paciente

2. A explicação do exame de ultrassom é realizada:
   a. durante o exame
   b. quando o(a) paciente perguntar
   c. antes de um procedimento invasivo
   d. antes de começar o exame

3. Manter a privacidade das informações clínicas do(a) paciente é o objetivo primário da:
   a. Parceria Paciente-Cuidados
   b. Joint Review Committee
   c. Agency for Healthcare Research and Quality
   d. Health Insurance Portability and Accountability Act

4. Qual das opções a seguir *não é* responsabilidade do sonografista?
   a. manter a conversação em voz baixa e privada
   b. fornecer o relatório técnico ao(à) paciente
   c. definir os protetores de tela na configuração mais baixa
   d. manter os registros do(a) paciente fora da visão do público

5. Qual das opções a seguir *não* é um direito de cuidados de saúde do(a) paciente?
   a. cuidados médicos de alta qualidade
   b. ambiente limpo e seguro
   c. sujeição de autossuficiência
   d. envolvimento em seus (do/a paciente) próprios cuidados médicos

6. Ao completar o exame, o sonografista deverá:
   a. apresentar-se ao(à) paciente
   b. explicar o exame ao(à) paciente
   c. obter informações clínicas do(a) paciente
   d. informar o(a) paciente sobre o tempo para a entrega dos resultados

7. Os transdutores de imageamento clínico são limpos e esterilizados de acordo com:
   a. as recomendações do fabricante
   b. a preferência do sonografista de supervisão
   c. o departamento de controle de infecções da instituição
   d. Occupational Safety and Health Administration

8. A abordagem sonográfica recomendada para todos os exames da pelve é:
   a. transretal
   b. transvaginal
   c. transperineal
   d. transabdominal

9. Qual das estruturas a seguir é usada como marco para o imageamento transvaginal?
   a. útero
   b. vagina
   c. reto
   d. bexiga

10. Qual das estruturas a seguir é avaliada pela abordagem translabial?
    a. ovário
    b. útero
    c. colo do útero
    d. revestimento endometrial

11. A distensão exagerada da bexiga urinária:
    a. coloca os intestinos dentro da pelve verdadeira
    b. aumenta a resolução das estruturas pélvicas
    c. pode resultar em diagnóstico incorreto de placenta prévia
    d. permite a medição mais precisa da altura uterina

12. Qual das opções a seguir é contraindicação para o imageamento transvaginal?
    a. a paciente geriátrica
    b. sangramento vaginal
    c. gravidez ectópica
    d. paciente na pré-menarca

13. Por qual fator da paciente a resolução de imageamento transabdominal é limitada?
    a. idade
    b. hábito corporal
    c. história clínica
    d. situação menstrual

14. A melhor distensão da bexiga é determinada por:
    a. habilidade da paciente
    b. localização dos ovários
    c. número total de gestações
    d. porção superior do útero

15. Qual das estruturas a seguir é mais bem avaliada com o imageamento transperineal?
    a. ovário
    b. vagina
    c. peritônio
    d. cavidade endometrial

16. Qual abordagem é o melhor método para avaliar estruturas superficiais?
    a. translabial
    b. transretal
    c. endovaginal
    d. transabdominal

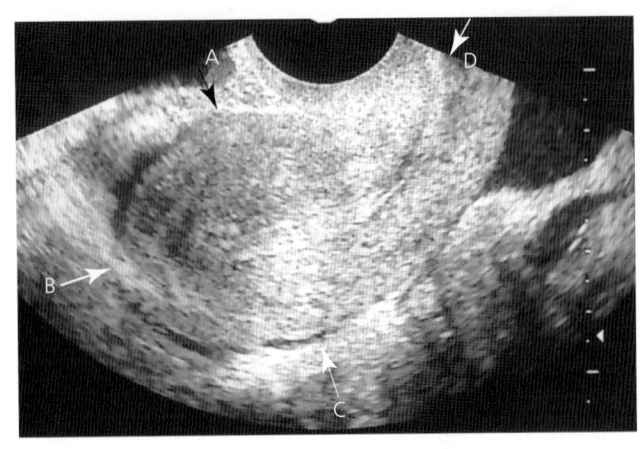

FIG. 29-4 Sonograma sagital.

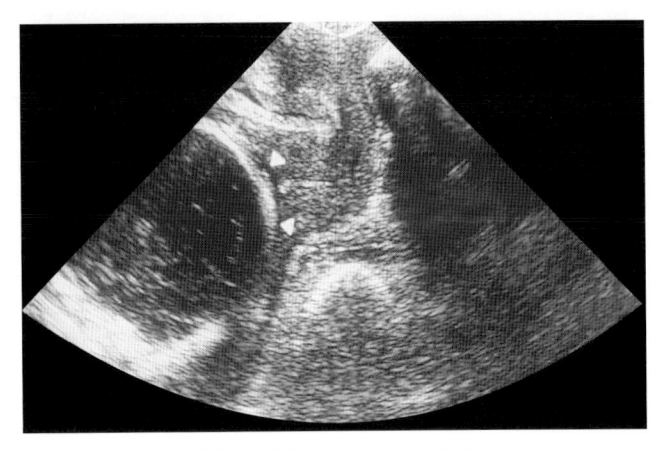

FIG. 29-5 Sonograma sagital.

Responda as perguntas 17 a 21, usando a Fig. 29-4.

17. Qual das opções a seguir descreve precisamente este sonograma?
   a. imagem endovaginal de um útero antevertido
   b. imagem transperineal de um útero anteflexionado
   c. imagem transvaginal de um útero retroflexionado
   d. imagem transabdominal de um útero antevertido

18. Nesta abordagem e orientação por imagem, a letra "A" designa qual superfície do útero?
   a. anterior
   b. inferior
   c. superior
   d. posterior

19. Qual superfície uterina é identificada pela letra "B"?
   a. esquerda
   b. direita
   c. inferior
   d. superior

20. Qual das superfícies uterinas a seguir é identificada pela letra "C"?
   a. lateral
   b. medial
   c. inferior
   d. posterior

21. Qual superfície uterina é designada pela letra "D"?
   a. esquerda
   b. inferior
   c. anterior
   d. superior

Responda a pergunta 22, usando a Fig. 29-5.

22. Qual das abordagens sonográficas a seguir é usada neste sonograma?
   a. transretal
   b. endovaginal
   c. transperineal
   d. transabdominal

Responda a pergunta 23, usando a Fig. 29-6.

23. Qual das técnicas a seguir ajudará na avaliação da margem placentária?
   a. reduzir a força de saída
   b. aumentar o total geral de ganho
   c. aumentar a frequência do transdutor
   d. reduzir o volume da bexiga urinária

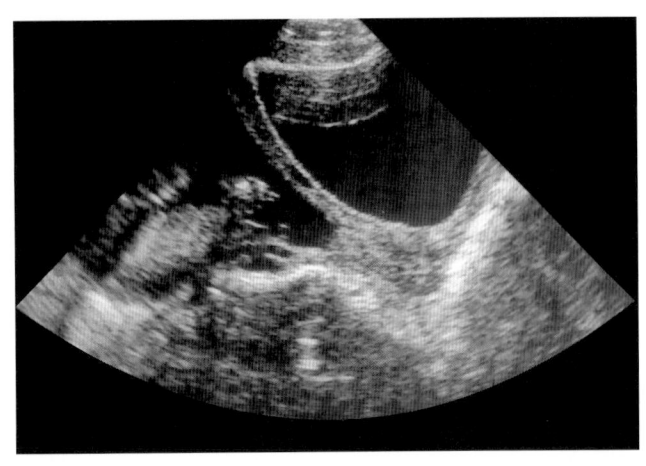

FIG. 29-6 Sonograma sagital.

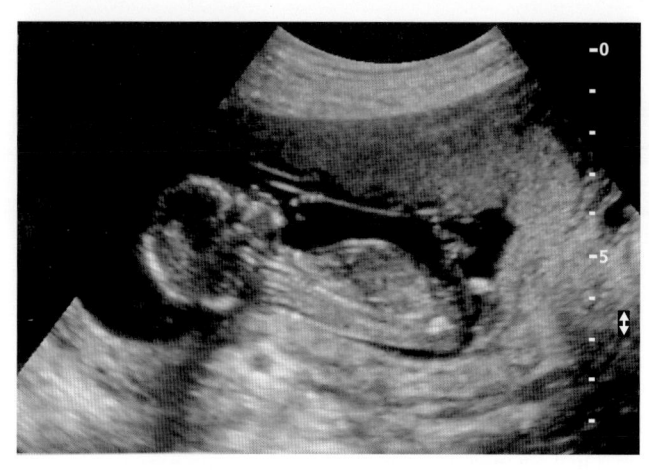

FIG. 29-7

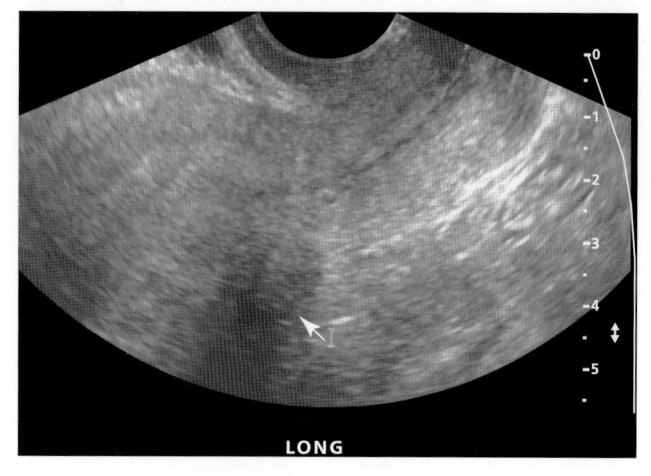

FIG. 29-9 Sonograma sagital.

Responda a pergunta 24, usando a Fig. 29-7.

24. Qual das técnicas a seguir melhorará este sonograma?
    a. aumentar o ganho de saída
    b. aumentar a profundidade de penetração
    c. reduzir a frequência do transdutor
    d. aumentar o número de zonas focais

Responda as perguntas 25 e 26, usando a Fig. 29-8.

25. O lado direito da tela representa:
    a. porção lateral da paciente
    b. porção inferior da paciente
    c. porção superior da paciente
    d. porção posterior da paciente

26. O lado esquerdo da tela representa:
    a. porção anterior da paciente
    b. porção inferior da paciente
    c. porção superior da paciente
    d. porção medial da paciente

Responda a pergunta 27, usando a Fig. 29-9.

27. Nesta imagem, a seta aponta:
    a. a superfície inferior de um útero anteflexionado
    b. a superfície anterior de um útero retroflexionado
    c. a superfície superior de um útero retrovertido
    d. a superfície posterior de um útero antevertido

Responda a pergunta 28, usando a Fig. 29-10.

28. Qual das opções a seguir descreve precisamente a abordagem e o plano de imageamento deste sonograma?
    a. transretal; sagital
    b. translabial: coronal
    c. endovaginal; sagital
    d. transperineal; sagital

29. O sonografista é responsável por explicar ao(à) paciente:
    a. os resultados do exame de ultrassom
    b. o motivo pelo qual o médico solicitou o sonograma
    c. o exame de ultrassom solicitado pelo médico
    d. os resultados dos exames clínicos de imagem anteriores

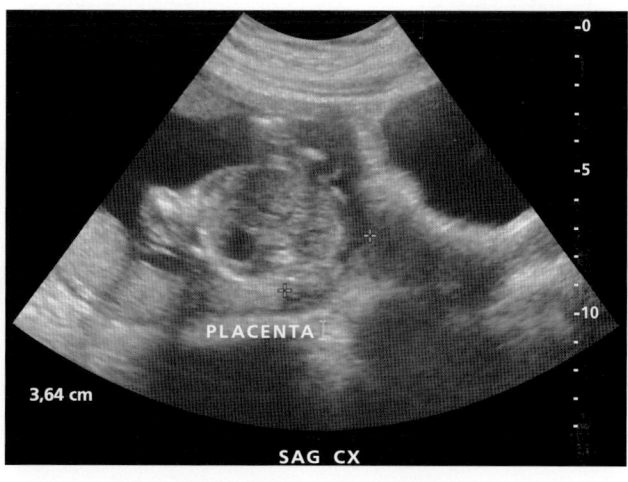

FIG. 29-8 Sonograma sagital.

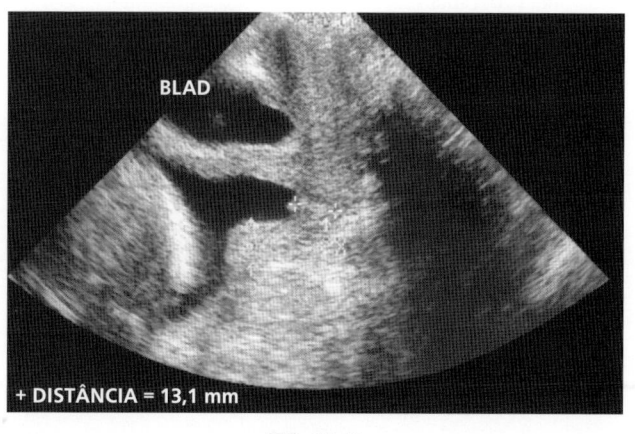

FIG. 29-10

30. O conhecimento do último período menstrual da paciente poderá explicar:
   a. o tamanho total do útero
   b. a posição do fundo uterino
   c. a aparência do endométrio
   d. a aparência do intestino grosso

31. A espessura do endométrio é medida entre quais das bordas a seguir?
   a. cefálica a caudal
   b. anterior a posterior
   c. medial a lateral
   d. coronal a transversa

32. Qual das opções a seguir é uma indicação para o ultrassom transperineal?
   a. avaliação de massa anexa
   b. avaliação da localização da placenta
   c. descartar gravidez ectópica
   d. avaliar gestação multifetal

33. Qual dos princípios a seguir governa a conduta apropriada?
   a. ética
   b. justiça
   c. autonomia
   d. responsabilidade

34. O que se refere à capacidade de uma pessoa de formular, expressar e conduzir preferências baseadas em valor?
   a. ética
   b. autonomia
   c. beneficência
   d. não maleficência

35. Um código de ética para sonografistas foi desenvolvido e adotado por:
   a. Society of Diagnostic Medical Sonographers
   b. American Registry in Diagnostic Medical Sonographers
   c. Joint Review Committee for Diagnostic Medical Sonography
   d. Commission of Accreditation of Allied Health Educational Programs

36. Lavar as mãos antes e depois de um exame são exemplos de:
   a. padrões OSHA
   b. técnicas de isolamento
   c. isolamento respiratório
   d. precauções padronizadas

37. A distensão exagerada da bexiga urinária materna pode resultar na falsa impressão de:
   a. bem-estar do feto
   b. afunilamento cervical
   c. herniação umbilical
   d. competência cervical

38. O propósito de certificação em sonografia clínica diagnóstica é assegurar ao público que o sonografista tem, necessariamente:
   a. o conhecimento da anatomia humana
   b. as habilidades para trabalhar com os controles do sistema
   c. a educação para realizar o exame
   d. todas as opções anteriores

39. Qual é a melhor técnica de imageamento para medir o comprimento do colo do útero?
   a. transretal
   b. transvaginal
   c. transperineal
   d. transabdominal

40. Qual é a melhor técnica de imageamento para avaliar a presença de placenta prévia?
   a. transvaginal com bexiga materna cheia
   b. transperineal com bexiga materna cheia
   c. translabial com bexiga materna vazia
   d. transabdominal com bexiga materna parcialmente cheia

41. Em qual plano de imageamento a espinha bífida é mais bem reconhecida?
   a. sagital
   b. coronal
   c. transverso
   d. tangencial

42. O dever de um profissional de cuidados de saúde de proteger a provacidade de informações de um(uma) paciente é denominado de:
   a. ética
   b. integridade
   c. beneficência
   d. confidencialidade

43. Um sonografista pode minimizar os efeitos térmicos do ultrassom diagnóstico:
   a. fazendo a varredura sobre os ossos fetais
   b. usando uma janela acústica
   c. aumentando o tempo do exame
   d. estendendo o foco o mais profundamente possível

44. Em um exame ginecológico, a colocação profunda deve incluir:
   a. o colo do útero
   b. a vagina
   c. o fundo de saco anterior
   d. o fundo de saco posterior

45. Qual das opções a seguir é exigência obrigatória antes da realização de um exame transvaginal?
   a. consentimento da paciente
   b. aprovação do radiologista
   c. verificação do seguro-saúde
   d. exame transabdominal

46. Quando uma massa pélvica é encontrada. O sonografista deverá avaliar:
   a. a artéria ilíaca quanto à presença de estenose
   b. a veia ilíaca quanto à presença de trombose
   c. o apêndice quanto à presença de inflamação
   d. os rins quanto à presença de hidronefrose

47. Em qual posição a paciente é colocada para um exame transvaginal?
   a. litotomia
   b. Trendelenburg
   c. oblíqua posterior
   d. Trendelenburg reversa

48. Qual das opções a seguir é uma vantagem do imageamento transvaginal?
   a. a habilidade de visualizar estruturas superficiais
   b. aumento na resolução em um útero anteflexionado
   c. aumento na resolução de estruturas pélvicas profundas
   d. aumento na resolução das estruturas pélvicas em pacientes obesas

49. A avaliação seriada do crescimento fetal é avaliada com um intervalo mínimo de:
   a. 5 dias
   b. 1 semana
   c. 2 semanas
   d. 3 semanas

50. Qual dos preparos pélvicos a seguir é apropriado para uma menina de 9 anos de idade?
   a. manter a preparação para adultos
   b. as crianças são sempre cateterizadas
   c. não há preparação necessária para crianças
   d. ajustar a ingestão de fluido de acordo com o peso da criança

EXAME SIMULADO – OBSTETRÍCIA E GINECOLOGIA

1. O crânio em formato de trevo em um feto no segundo trimestre é característico de:
   a. anencefalia
   b. morte fetal
   c. oligo-hidrâmnio
   d. displasia do esqueleto

2. Qual anormalidade geniturinária depende do sexo do feto?
   a. doença policística infantil
   b. rim displástico multicístico
   c. obstrução da junção ureteropélvica
   d. obstrução da válvula uretral posterior

3. Qual estrutura pélvica contém os nervos e vasos sanguíneos uterinos?
   a. músculos psoas
   b. ligamento largo
   c. ligamentos ovarianos
   d. ligamentos suspensores

4. Quando não houver espaço entre a placenta e o miométrio, o sonografista deverá suspeitar de:
   a. *placenta accreta*
   b. descolamento de placenta
   c. placenta circunvalada
   d. trombose da veia umbilical

5. A medição do diâmetro biparietal é tomada ao nível que inclua:
   a. a foice do cérebro
   b. a cisterna magna
   c. o quarto ventrículo
   d. o tálamo do cérebro

6. O melhor método de medição para avaliar a idade gestacional é:
   a. comprimento do fêmur
   b. diâmetro parietal
   c. comprimento cabeça-nádegas
   d. circunferência da cabeça

7. As massas pélvicas simétricas bilaterais são mais provavelmente:
   a. músculos pélvicos
   b. cistos foliculares
   c. cistos de tecaluteína
   d. leiomiomas uterinos

8. Em sonogramas seriados, observa-se a presença de massa de anexos hipoecoica e localizada. Cistos ovarianos fisiológicos bilaterais de vários tamanhos também estão presentes. Com base nessa história clínica, a massa de anexos é mais suspeita para:
   a. cisto dermoide
   b. endometrioma
   c. cisto paraovariano
   d. cisto hemorrágico

9. Manter a privacidade das informações clínicas e pessoais de um paciente é a principal preocupação da:
   a. Patient Care Partnership
   b. Joint Review Committee
   c. Agency for Healthcare Research and Quality
   d. Health Insurance Portability and Accountability Act

10. Qual das opções a seguir *não é* avaliada durante um perfil biofísico fetal?
    a. teste sem esforço
    b. deglutição fetal
    c. movimento do diafragma
    d. volume do fluido amniótico

11. Em qual das fases a seguir um endométrio ecogênico com reforço acústico posterior está presente?
    a. folicular
    b. secretora
    c. menstrual
    d. proliferativa

12. Os níveis maternos normais de alfafetoproteína sérica variam com:
    a. peso fetal
    b. sexo fetal
    c. idade materna
    d. idade gestacional

13. Uma gestação multifetal diamniótica/monocoriônica demonstrará:
    a. uma placenta e um saco gestacional
    b. duas placentas e um saco gestacional
    c. uma placenta e dois sacos gestacionais
    d. duas placentas e dois sacos gestacionais

14. A restrição de crescimento intrauterino simétrico resulta, mais provavelmente, de:
    a. insulto no primeiro trimestre
    b. insuficiência placentária
    c. hipertensão materna
    d. anormalidade cromossômica

15. Qual das estruturas a seguir deriva o sangue para longe dos pulmões do feto?
    a. veia pulmonar
    b. artéria coronária
    c. *ductus venosus*
    d. *ductus arteriosus*

16. Qual das anormalidades a seguir demonstra uma anastomose arteriovenosa?
    a. gêmeo acardíaco
    b. síndrome da transfusão feto-fetal
    c. gêmeos unidos
    d. restrição de crescimento intrauterino

17. Qual neoplasia ovariana benigna rara ocorre mais frequentemente nas mulheres na pós-menopausa?
   a. tecoma
   b. disgerminoma
   c. tumor de Brenner
   d. tumor de células granulosas

18. A hidranencefalia é uma anormalidade:
   a. da veia cerebral magna (veia de Galeno)
   b. do terceiro ventrículo
   c. do córtex cerebral
   d. da cisterna magna

19. Os achados sonográficos comuns associados à síndrome de Dandy-Walker incluem:
   a. macroglossia e onfalocele
   b. megaureter e oligo-hidrâmnio
   c. doença policística infantil e oligo-hidrâmnio
   d. fossa posterior dilatada e ausência de vérmis cerebelar

20. Uma paciente em menarca se apresenta com história de dismenorreia e sensibilidade uterina durante um exame físico. Seu último período menstrual ocorreu há 2 semanas. O miométrio uterino aparece difusamente não homogêneo no ultrassom. Com base nessa história clínica, a apresentação sonográfica é mais suspeita para:
   a. endometrite
   b. adenomiose
   c. endometriose
   d. fibroide subseroso

Responda a pergunta 21, usando a Fig. 1.

21. Qual dos quadros a seguir está identificado pela seta?
   a. adenomiose
   b. endometriose
   c. artefato de refração
   d. fibroide em pedúnculo

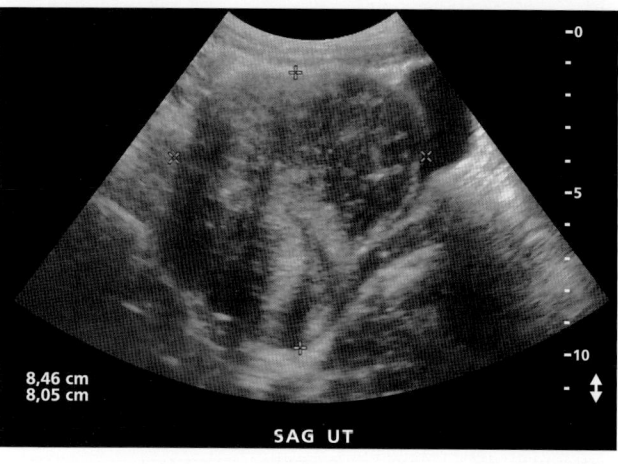

FIG. 2

Responda a pergunta 22, usando a Fig. 2.

22. Uma paciente em menarca se apresenta com história de menorragia e útero dilatado durante um exame físico. Com base nessa história clínica, as considerações diferenciais para esse sonograma incluiriam:
   a. leiomiomas ou leiomiossarcomas
   b. teratomas císticos ou endometriose
   c. torção ovariana ou gravidez ectópica
   d. hiperplasia endometrial ou hematométrio

Responda a pergunta 23, usando a Fig. 3.

23. Uma paciente em menarca se apresenta com história de dor pélvica leve. Seus ciclos menstruais têm sido normais, com o último período tendo ocorrido há 3 semanas. Somente um ovário é identificado com certeza. Com base nessa história clínica, o sonograma identifica, mais provavelmente:
   a. apendicite
   b. endometrioma
   c. teratoma cístico
   d. cisto hemorrágico

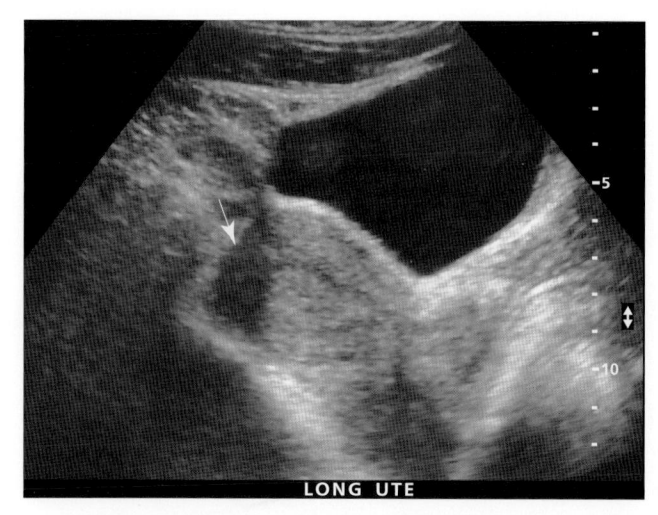

FIG. 1

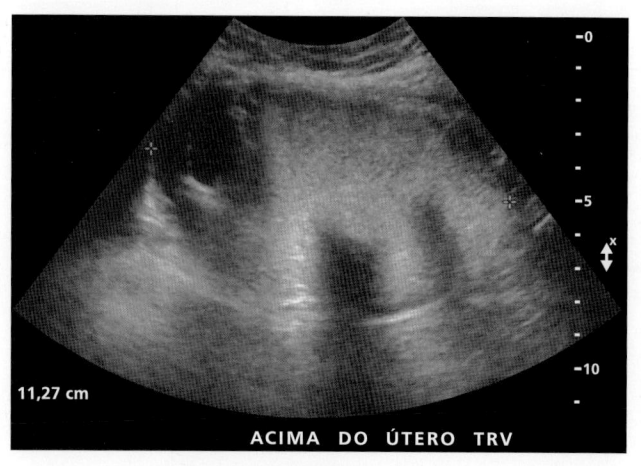

FIG. 3 Sonograma transverso.

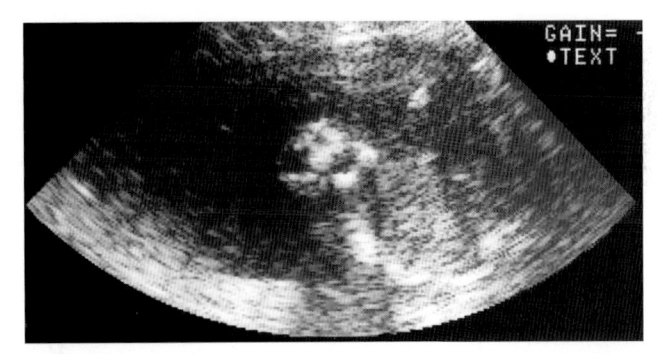

FIG. 4

Responda a pergunta 24, usando a Fig. 4.

24. Paciente com 20 anos de idade se apresenta no pronto-socorro com cólicas pélvicas e sangramento vaginal de escape. O médico da emergência solicita um sonograma para verificar a viabilidade fetal. Com base nessa história clínica, o sonograma é mais suspeito para:
    a. acrania
    b. anencefalia
    c. microcefalia
    d. hidranencefalia

Responda a pergunta 25, usando a Fig. 5.

25. Esta imagem coronal do útero documenta:
    a. síndrome de Asherman
    b. dispositivo intrauterino
    c. hiperplasia endometrial
    d. calcificações vasculares intrauterinas

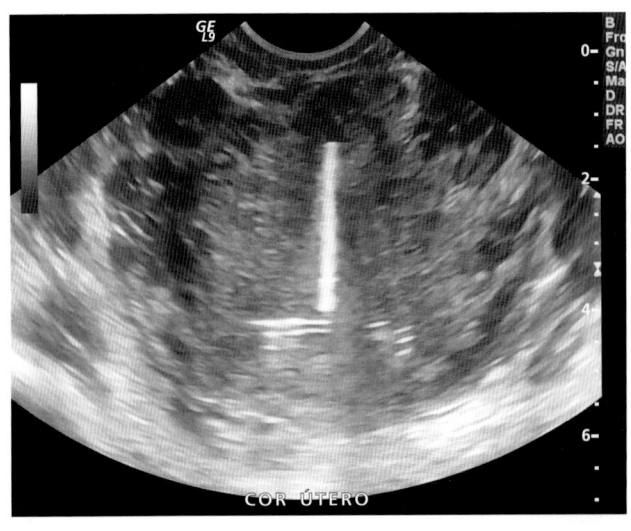

FIG. 5 Sonograma endovaginal.

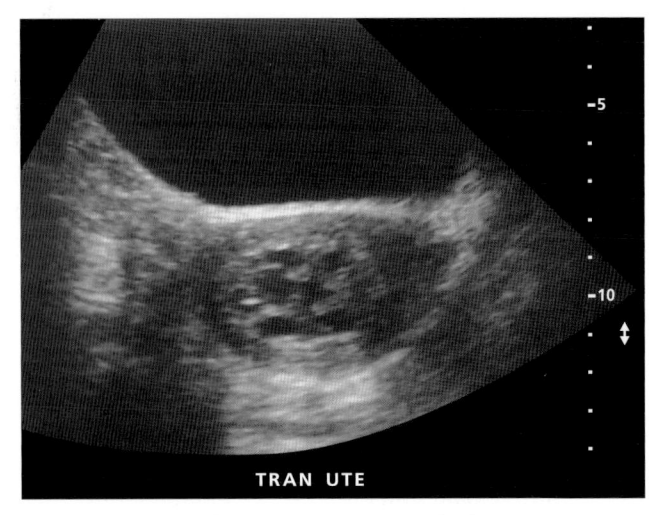

FIG. 6 Sonograma transverso do útero.

Responda a pergunta 26, usando a Fig. 6.

26. Uma paciente na menopausa assintomática apresenta histórico de câncer de mama e terapia com tamoxifeno. Com base nesse histórico clínico, os achados sonográficos são mais suspeitos para:
    a. endometrite
    b. adenomiose
    c. pólipo endometrial
    d. fibroide em degeneração

Responda a pergunta 27, usando a Fig. 7.

27. Uma paciente com 15 anos de idade apresenta histórico de amenorreia e plenitude pélvica. Com base nesse histórico clínico, o sonograma sagital é mais suspeito para:
    a. hematométrio
    b. endometrioma
    c. abscesso tubo-ovariano
    d. cistadenoma mucinoso

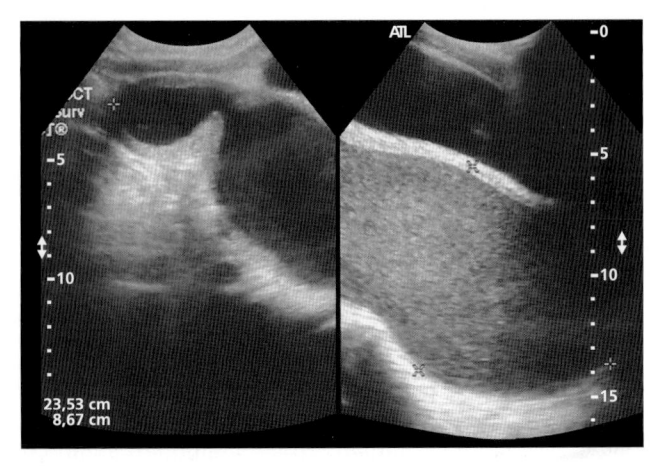

FIG. 7 Sonograma da linha média da pelve.

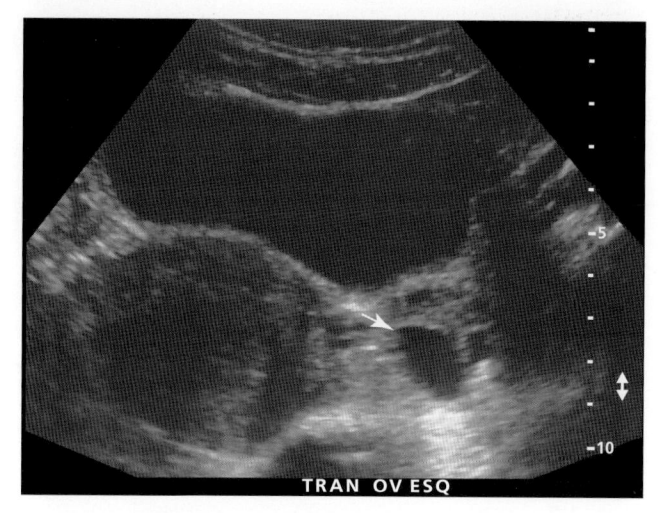

FIG. 8 Sonograma do ovário esquerdo.

Responda a pergunta 28, usando a Fig. 8.

28. Uma paciente em menarca apresenta histórico de dor intermitente no quadrante inferior esquerdo durante os 7 dias anteriores. Ela afirma que seu último ciclo menstrual ocorreu há 2 ou 3 semanas. Com base nesse histórico clínico, a seta identifica:
    a. um cisto simples
    b. um cisto paraovariano
    c. um folículo ovariano vesicular
    d. um cisto de corpo lúteo

Responda a pergunta 29, usando a Fig. 9.

29. Uma paciente apresenta no começo do segundo trimestre histórico de feto grande para a idade gestacional. O sonograma mostra gestação gemelar. A imagem sagital do gêmeo em apresentação é mais suspeita para qual das anormalidades a seguir:
    a. edema nucal
    b. encefalocele
    c. cordão em prolapso
    d. higroma cístico

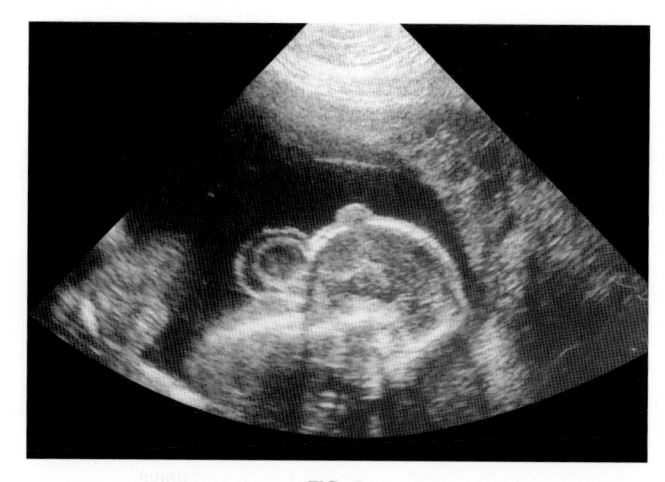

FIG. 9

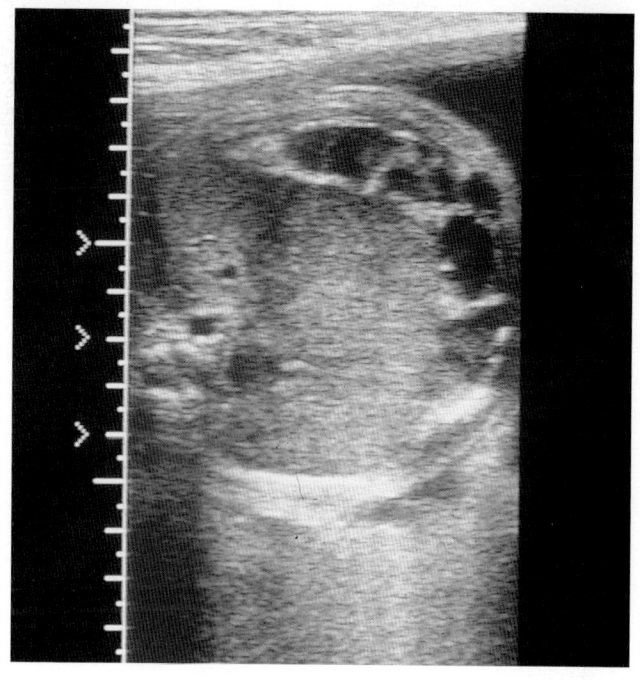

FIG. 10

Responda a pergunta 30, usando a Fig. 10.

30. Esta imagem em corte axial do terceiro trimestre do abdome fetal é suspeita para:
    a. megaureter
    b. hidropisia fetal
    c. atresia duodenal
    d. peritonite por mecônio

31. Qual fase do endométrio demonstra o diâmetro mais fino?
    a. secretora precoce
    b. menstrual tardia
    c. menstrual precoce
    d. proliferativa precoce

32. A herniação embrionária normal do intestino permite o desenvolvimento:
    a. do diafragma
    b. da cavidade torácica
    c. do cordão umbilical
    d. dos órgãos abdominais

33. Qual classificação de osteogênese imperfeita é a mais letal?
    a. tipo I
    b. tipo II
    c. tipo III
    d. tipo IV

34. Qual localização de um leiomioma tem mais probabilidade de causar sangramento uterino irregular pesado?
   a. seroso
   b. intramural
   c. subseroso
   d. submucoso

35. O ponto de referência usado para localizar o nível correto de medição da circunferência abdominal é:
   a. rins
   b. estômago
   c. inserção do cordão umbilical
   d. veia porta esquerda

36. Qual porção do coração fetal fica mais próxima da parede anterior do tórax?
   a. átrio esquerdo
   b. átrio direito
   c. ventrículo esquerdo
   d. ventrículo direito

37. A translucência nucal normal não excede:
   a. 2 mm
   b. 3 mm
   c. 5 mm
   d. 10 mm

38. Qual condição obstétrica é indicação para parto imediato?
   a. *vasa previa*
   b. *placenta accreta*
   c. descolamento de placenta
   d. colo de útero incompetente

39. Em que idade gestacional geralmente são realizados os procedimentos de amostragem de vilosidades coriônicas?
   a. 5 a 7 semanas
   b. 7 a 9 semanas
   c. 10 a 12 semanas
   d. 15 a 18 semanas

40. Qual estrutura deveria ser avaliada se uma paciente se apresentasse com história de cisto de Gartner?
   a. colo do útero
   b. vagina
   c. endométrio
   d. tuba uterina

41. Um intestino ecogênico e brilhante no segundo trimestre tem mais probabilidade de estar associado a qual anormalidade?
   a. atresia intestinal
   b. íleo de mecônio
   c. síndrome de Down
   d. pentalogia de Cantrell

42. A clinodactilia se refere à:
   a. fusão dos dedos
   b. ausência de dedos
   c. dedos espalhados
   d. curvatura dos dedos para dentro

43. Nas mulheres após a menopausa, a espessura endometrial será coerentemente benigna quando medir:
   a. 5 mm ou menos
   b. 8 mm ou menos
   c. 10 mm ou menos
   d. 12 mm ou menos

44. Fluido na cavidade endometrial é:
   a. um achado patológico
   b. característico de um pólipo endometrial
   c. não incluído na medição endometrial
   d. um achado sonográfico na síndrome de Asherman

45. A proporção colo:corpo do útero de um útero antes da menarca é:
   a. 1:2
   b. 3:1
   c. 1:1
   d. 2:1

46. A dilatação do terceiro ventrículo é um achado associado à:
   a. hidranencefalia
   b. síndrome de Dandy-Walker
   c. agenesia do corpo caloso
   d. síndrome de Beckwith-Wiedemann

47. Qual segmento da tuba uterina é, potencialmente, o mais letal em uma gestação ectópica rompida?
   a. istmo
   b. ampola
   c. intersticial
   d. infundíbulo

48. Se o estômago fetal cheio de fluido não for visualizado nos sonogramas em série, o sonografista deverá suspeitar de:
   a. atresia duodenal
   b. atresia esofágica
   c. hérnia diafragmática
   d. peritonite por mecônio

49. O saco vitelino será anormal se o diâmetro exceder:
   a. 5 mm
   b. 8 mm
   c. 10 mm
   d. 12 mm

50. Em relação aos ovários, os vasos ilíacos externos estão localizados em posição:
   a. medial
   b. lateral
   c. inferior
   d. posterior

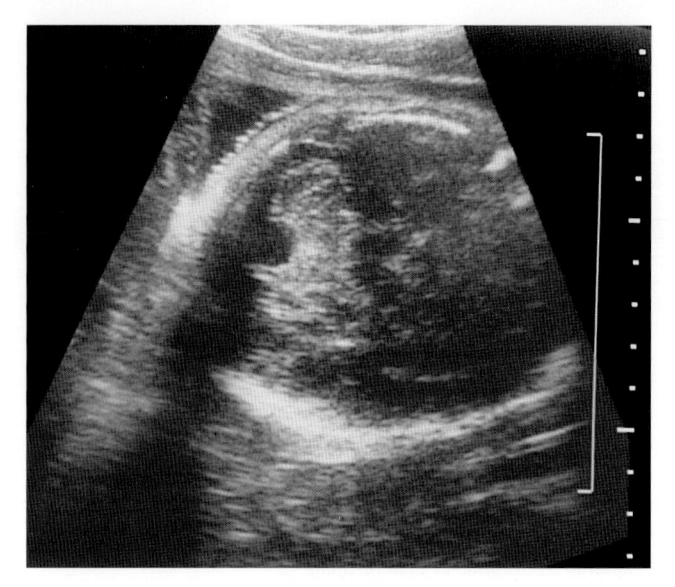

FIG. 11

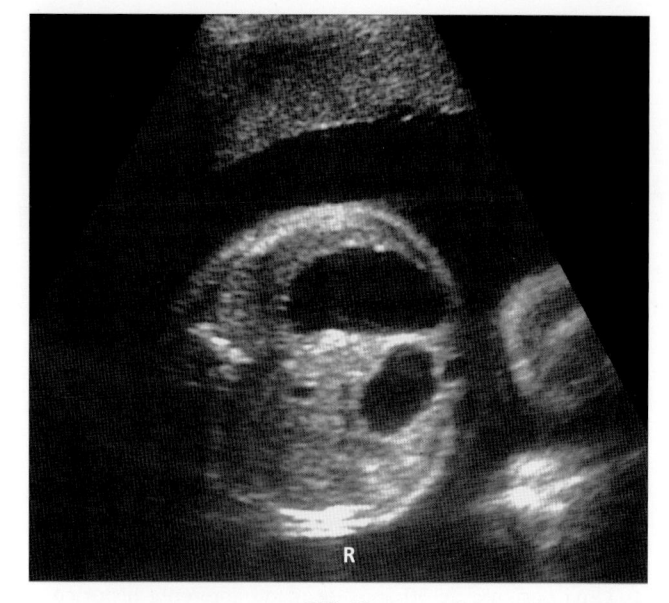

FIG. 12

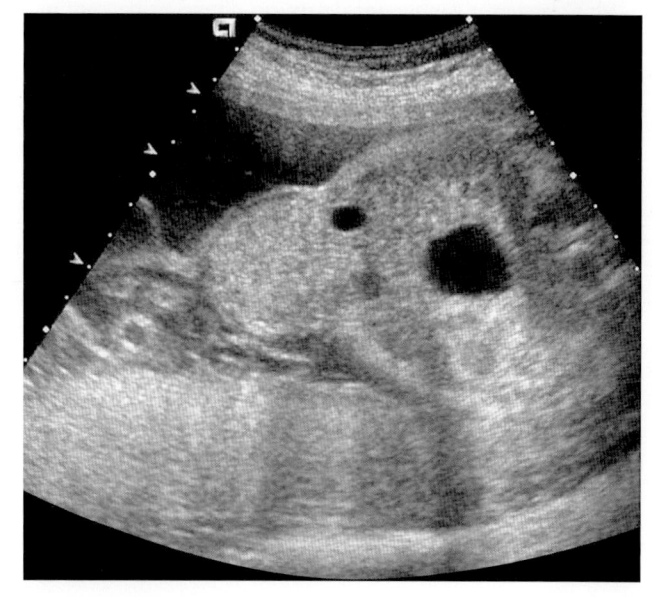

FIG. 13

Responda a pergunta 51, usando a Fig. 11.

51. Para qual das anormalidades a seguir este sonograma do crânio fetal no fim do segundo trimestre é mais suspeito?
   a. cisto aracnoide
   b. hidrocefalia
   c. espinha bífida coexistente
   d. síndrome de Dandy-Walker

Responda as perguntas 52 e 53, usando a Fig. 12.

52. Esta imagem abdominal em corte transverso de um feto no segundo trimestre mostra uma anormalidade mais suspeita para:
   a. cisto de omento
   b. variz umbilical
   c. íleo de mecônio
   d. atresia duodenal

53. Qual dos quadros a seguir tem mais probabilidade de coexistir com essa anormalidade?
   a. macrossomia
   b. hidropisia fetal
   c. poli-hidrâmnio
   d. restrição de crescimento intrauterino

Responda as perguntas 54 e 55, usando a Fig.13.

54. Qual das anormalidades a seguir está, provavelmente, identificada por esta imagem do abdome fetal?
   a. gastrosquise
   b. onfalocele
   c. hérnia umbilical
   d. teratoma abdominal

55. Com esse achado, espera-se que os níveis de alfafetoproteína sérica materna demonstrem:
   a. redução significativa
   b. aumento significativo
   c. nível normal ou levemente aumentado
   d. nível normal ou minimamente reduzido

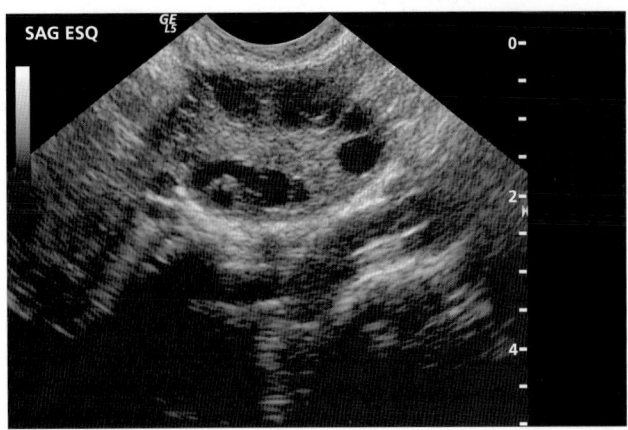

FIG. 14

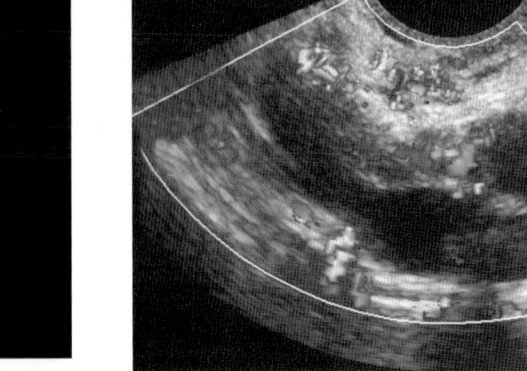

FIG. 16

Responda a pergunta 56, usando a Fig. 14.

56. Uma paciente de 30 anos de idade apresenta histórico de infertilidade. Com base nesse histórico, qual das anormalidades a seguir o sonograma do ovário direito exibe com mais probabilidade?
   a. cistos de tecaluteína
   b. vasos ovarianos dilatados
   c. doença do ovário policístico
   d. síndrome da hiperestimulação ovariana

Responda a pergunta 57, usando a Fig. 15.

57. Nessa imagem em corte transversal do tórax de um feto qual das opções a seguir está identificada pela seta?
   a. derrame pleural
   b. derrame pericárdico
   c. hérnia diafragmática
   d. transposição dos grandes vasos

Responda a pergunta 58, usando a Fig. 16.

58. Uma paciente assintomática apresenta histórico anterior de infecção pélvica. Seu último período menstrual ocorreu há 2 semanas. Com base nesse histórico clínico, o sonograma é mais suspeito para:
   a. hidrossalpinge
   b. torção ovariana
   c. abscesso tubo-ovariano
   d. gestação ectópica rompida

Responda a pergunta 59, usando a Fig. 17 e a Ilustração em Cores 11.

59. Paciente de 30 anos de idade apresenta histórico de volume pélvico esquerdo. Seu último período menstrual ocorreu há 5 dias. Os ovários bilaterais aparecem nos limites normais. Com base nesse histórico clínico, esse sonograma dos anexos esquerdos é mais suspeito para:
   a. endometrioma
   b. teratoma cístico
   c. carcinoma ovariano
   d. tumor de células granulosas

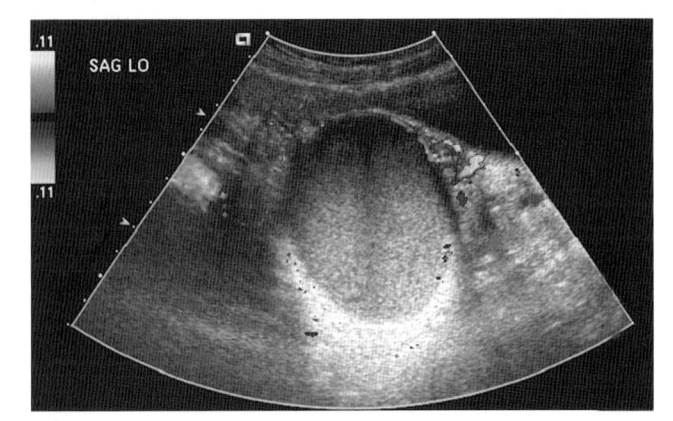

FIG. 17 Sonograma dos anexos (ver Ilustração em Cores 11).

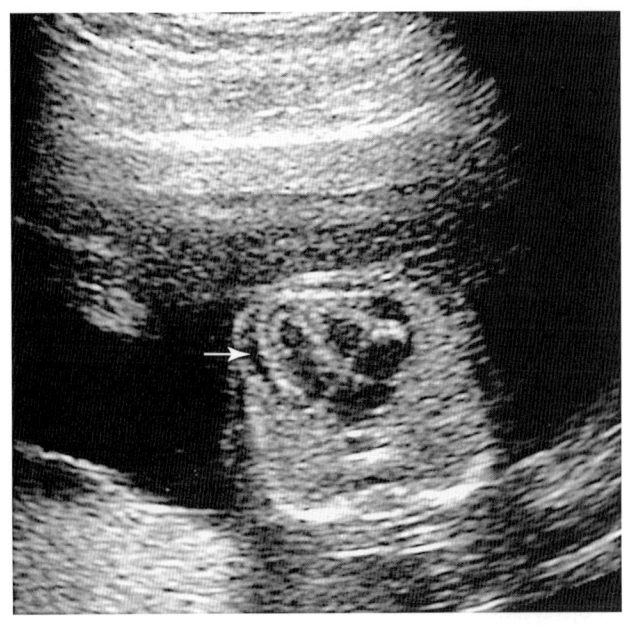

FIG. 15

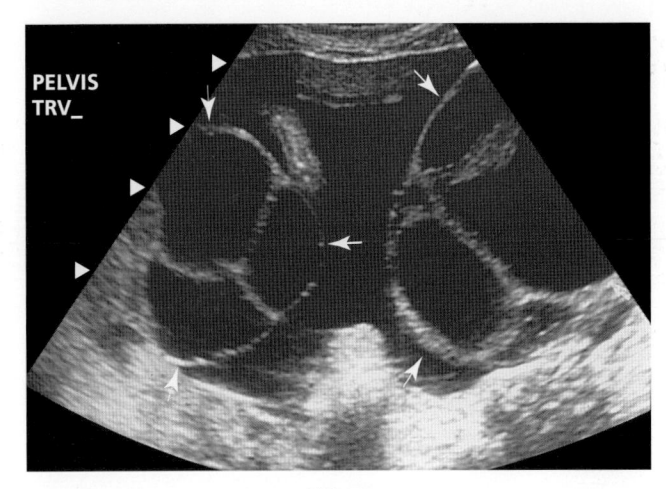

FIG. 18

Responda as perguntas 60 e 61, usando a Fig. 18.

60. Uma pessoa submetida à terapia de indução da ovulação se apresenta com história de circunferência abdominal aumentada. Qual das situações a seguir é demonstrada por esse sonograma transverso?
    a. hidrossalpinge bilateral
    b. cistadenomas bilaterais
    c. síndrome do ovário policístico
    d. síndrome da hiperestimulação ovariana

61. Com esse diagnóstico, o sonografista deverá avaliar também:
    a. os rins para nefrolitíase
    b. o quadrante superior direito para ascite
    c. a bexiga urinária para obstrução
    d. o quadrante superior direito para obstrução biliar

62. A ovulação ocorre, geralmente, quando o diâmetro do folículo dominante medir:
    a. 15 mm
    b. 18 mm
    c. 25 mm
    d. 30 mm

63. Qual doença dos anexos está associada à doença trofoblástica?
    a. hidrossalpinge
    b. endometriose
    c. cistos de tecaluteína
    d. abscesso tubo-ovariano

64. A placenta prévia é descartada quando a borda placentária se encontra a que distância mínima do orifício interno?
    a. 1 cm
    b. 1,5 cm
    c. 2 cm
    d. 3 cm

65. A oscilação do plexo coroide está associada a:
    a. cisto aracnoide
    b. ventriculomegalia
    c. holoprosencefalia
    d. agenesia do corpo caloso

66. Um defeito do sistema linfático fetal resulta, geralmente, no desenvolvimento de:
    a. fenda facial
    b. cisto aracnoide
    c. higroma cístico
    d. hérnia diafragmática

67. Em qual fase endometrial de uma paciente em menarca, a aparência de multicamadas está presente?
    a. fase secretora tardia
    b. fase menstrual tardia
    c. fase de proliferação tardia
    d. fase de proliferação precoce

68. Qual vaso fornece o melhor ponto de referência para imageamento na localização dos ovários?
    a. artéria ilíaca interna
    b. artéria ilíaca externa
    c. artéria ilíaca comum
    d. aorta abdominal distal

69. Qual músculo pélvico é mais frequentemente confundido com o ovário?
    a. piriforme
    b. levantador do ânus
    c. pubococcígeo
    d. obturador interno

70. A proliferação do endométrio é o resultado de:
    a. estrogênio
    b. progesterona
    c. hormônio luteinizante
    d. gonadotropina coriônica humana

71. A causa mais comum do sangramento após a menopausa é:
    a. endometrite
    b. carcinoma cervical
    c. hiperplasia benigna
    d. carcinoma endometrial

72. Em qual das estruturas a seguir é mais comum o desenvolvimento de massa extrauterina?
    a. ovário
    b. tuba uterina
    c. intestino grosso
    d. ligamento largo

73. Um cisto fisiológico maduro recebe o nome de:
    a. corpo lúteo
    b. folículo ovariano vesicular
    c. *corpus albicans*
    d. *cumulus oophorus*

74. Os músculos levantadores do ânus estão ao nível:
    a. da vagina
    b. dos ovários
    c. dos vasos ilíacos
    d. do corpo uterino

75. Qual das opções a seguir não é de origem fisiológica?
    a. cisto de Naboth
    b. *corpus albicans*
    c. cisto de tecaluteína
    d. cisto de corpo lúteo

76. Em qual região da calvária as encefaloceles estão, geralmente, localizadas?
    a. frontal
    b. parietal
    c. temporal
    d. occipital

77. Qual das opções a seguir tem mais probabilidade de imitar um quadro de anencefalia?
    a. acrania
    b. encefalocele
    c. cisto aracnoide
    d. holoprosencefalia

78. O defeito mais comum do tubo neural é:
    a. anencefalia
    b. regressão caudal
    c. espinha bífida aberta
    d. espinha bífida oculta

79. Com qual das síndromes a seguir a holoprosencefalia está mais frequentemente associada?
    a. Patau
    b. Turner
    c. Edward
    d. Noonan

80. Qual das opções a seguir é o resultado de um defeito craniano?
    a. prosencefalia
    b. encefalocele
    c. higroma cístico
    d. malformação de Dandy-Walker

81. Qual das anormalidades a seguir demonstra com mais probabilidade um nível de alfafetoproteína sérica materna normal (MSAFP)?
    a. anencefalia
    b. encefalocele
    c. espinha bífida aberta
    d. gestação multifetal

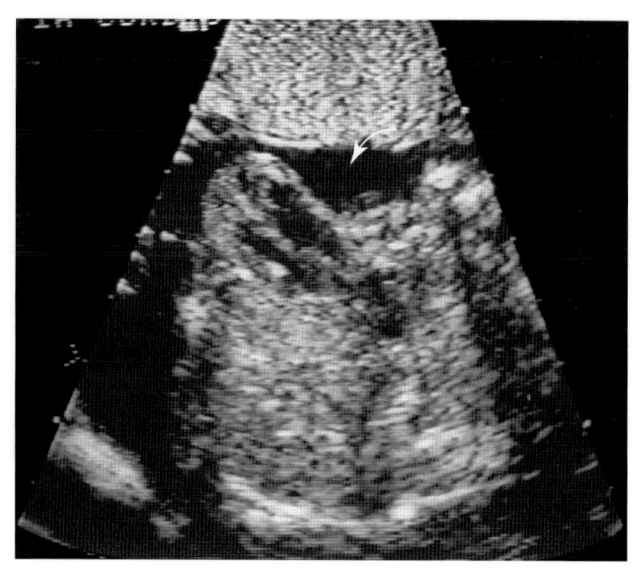

FIG. 19

Responda a pergunta 82, usando a Fig. 19.

82. Qual anormalidade está presente nesta imagem axial do tórax de um feto?
    a. *ectopia cordis*
    b. gêmeo acardíaco
    c. derrame pericárdico
    d. hérnia diafragmática

Responda a pergunta 83, usando a Fig. 20.

83. Neste sonograma qual quadro está identificado pela seta?
    a. fibroide uterino
    b. placenta em raquete
    c. placenta sucenturiada
    d. contração do miométrio

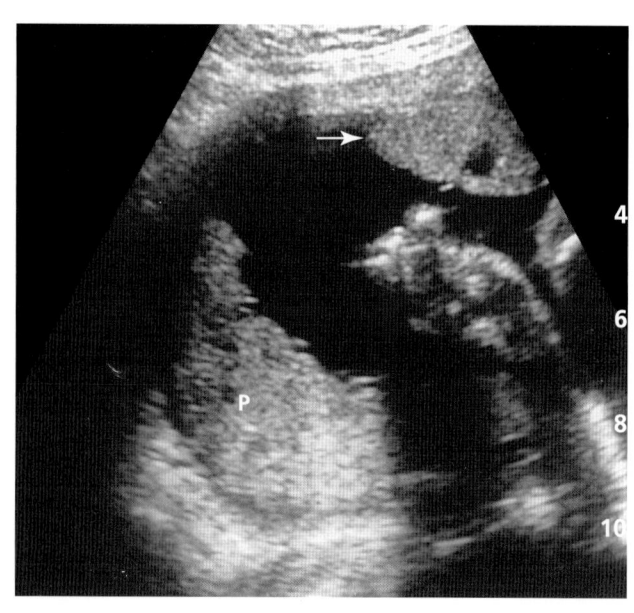

FIG. 20

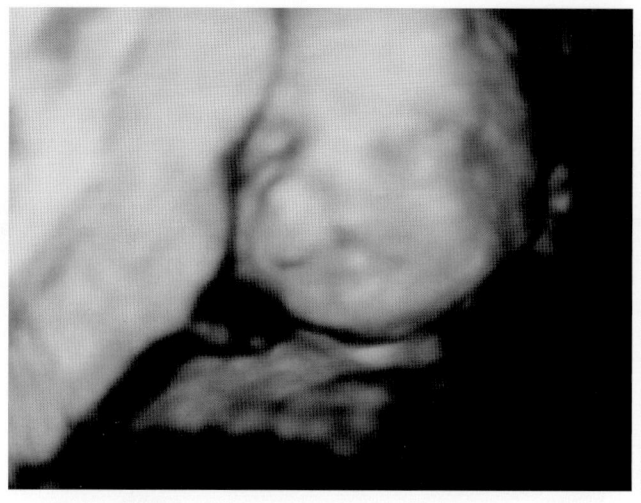

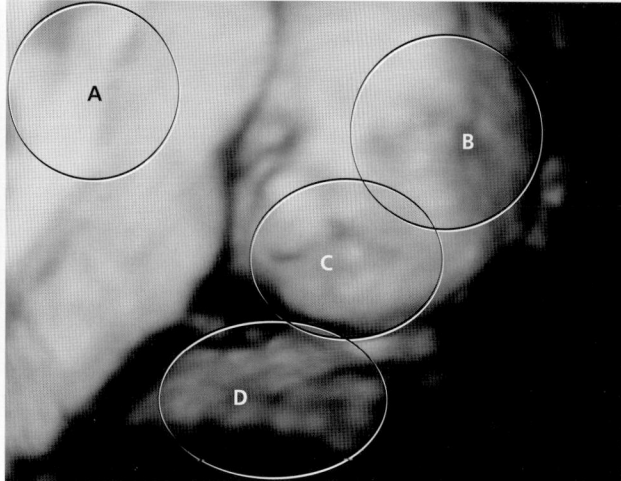

FIG. 21

Responda as perguntas 84 e 85, usando a Fig. 21.

84. Qual das áreas circuladas a seguir demonstra uma anomalia fetal?
    a. A
    b. B
    c. C
    d. D

85. Com qual dos quadros a seguir a associação dessa anomalia é mais comum?
    a. espinha bífida
    b. poli-hidrâmnio
    c. oligo-hidrâmnio
    d. atresia duodenal

Responda a pergunta 86, usando a Fig. 22.

86. Uma paciente apresenta histórico de dor aguda no quadrante inferior esquerdo. Seu último período menstrual ocorreu a cerca de 3 semanas. Com base nesse histórico clínico, o sonograma é mais suspeito para:
    a. teratoma cístico
    b. cisto de tecaluteína
    c. cisto hemorrágico
    d. gestação ectópica

Responda a pergunta 87, usando a Fig. 23.

87. Essa imagem duplex da pelve fetal é mais suspeita para:
    a. um cisto de ovário
    b. o sinal de buraco de fechadura
    c. a veia umbilical
    d. uma artéria umbilical

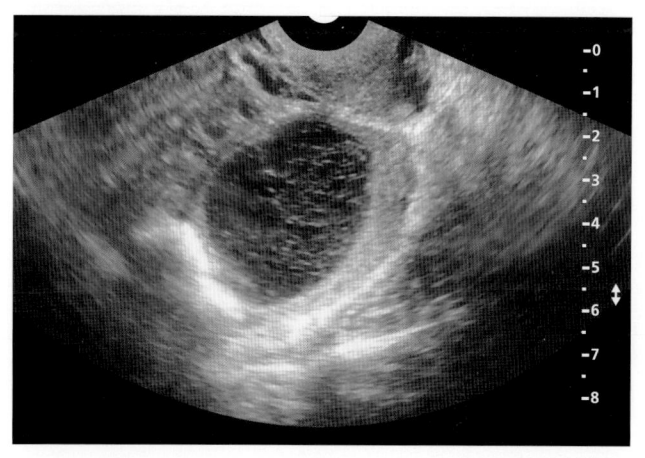

FIG. 22

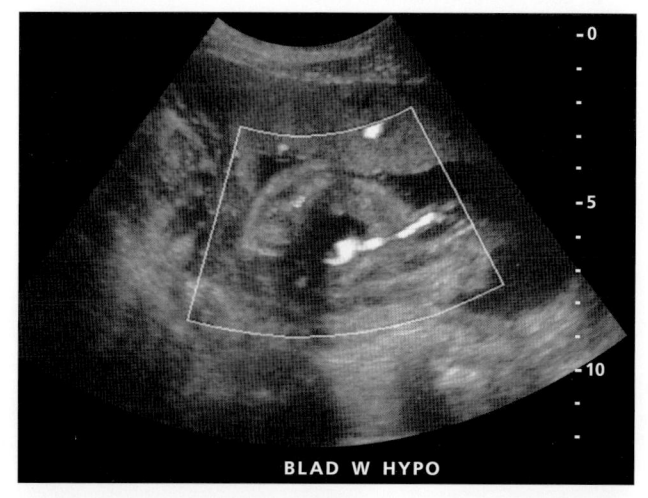

FIG. 23

449

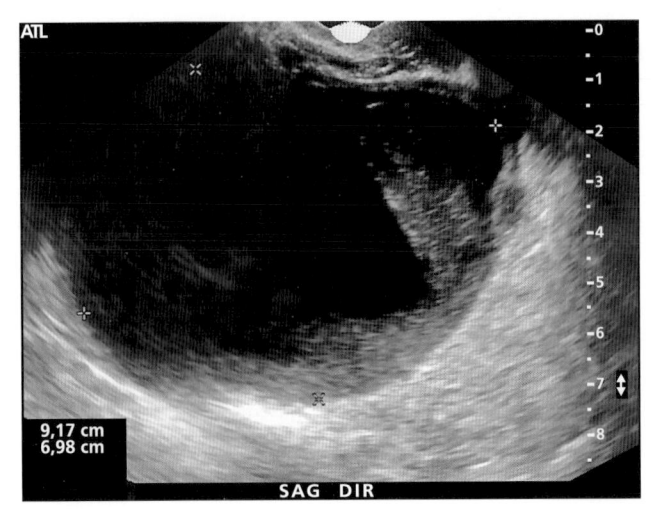

FIG. 24

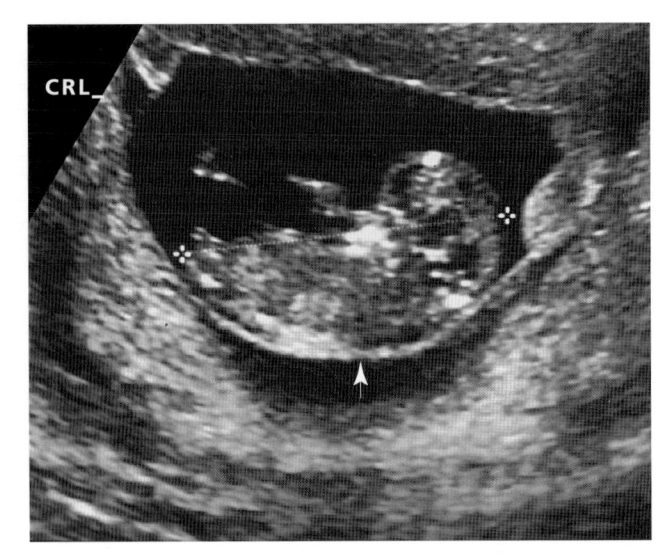

FIG. 26

Responda a pergunta 88, usando a Fig. 24.

88. Uma paciente apresenta história de dor pélvica e ciclos menstruais irregulares. A imagem sagital dos anexos direitos é mais suspeita para:
    a. teratoma cístico
    b. cisto de tecaluteína
    c. cistadenoma seroso
    d. doença policística do ovário

Responda a pergunta 89, usando a Fig. 25.

89. Qual das anormalidades a seguir está, mais provavelmente, exibida neste sonograma do terceiro trimestre?
    a. fístula uretral
    b. cordão em prolapso
    c. *placenta accreta*
    d. colo de útero incompetente

Responda a pergunta 90, usando a Fig. 26.

90. A ponta de seta identifica, mais provavelmente:
    a. âmnio normal
    b. cório normal
    c. tanslucência nucal normal
    d. translucência nucal anormal

Responda a pergunta 91, usando a Fig. 27.

91. Uma paciente assintomática se apresenta para um exame de vigilância fetal do segundo trimestre. Esse sonograma demonstra, mais provavelmente:
    a. *vasa préevia*
    b. *placenta previa*
    c. placenta sucenturiada
    d. placenta circunvalada

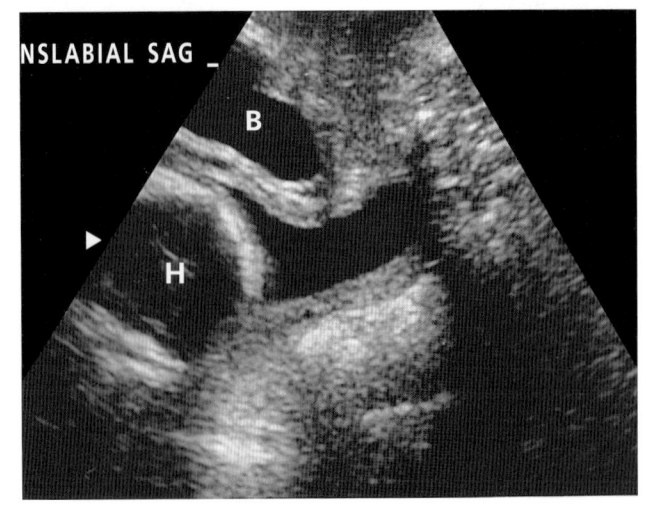

FIG. 25

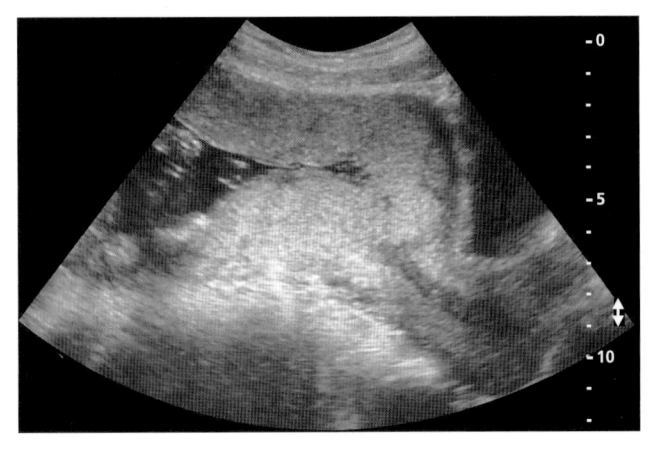

FIG. 27

450

92. Em uma gestação de segundo trimestre, a espessura normal máxima da placenta não deverá exceder:
   a. 2 cm
   b. 3 cm
   c. 4 cm
   d. 5 cm

93. Qual dos quadros a seguir está mais provavelmente associado ao oligo-hidrâmnio?
   a. fenda facial
   b. atresia duodenal
   c. hérnia diafragmática
   d. restrição de crescimento intrauterino

94. Qual das opções a seguir descreve com mais precisão a relação anatômica entre o ureter, o ovário e os vasos ilíacos?
   a. o ureter e os vasos ilíacos repousam anteriores ao ovário
   b. o ureter e os vasos ilíacos repousam posteriores ao ovário
   c. o ureter repousa lateral e os vasos ilíacos repousam mediais ao ovário
   d. o ureter repousa anterior e os vasos ilíacos repousam posteriores ao ovário

95. Qual das anormalidades fetais a seguir está mais frequentemente associada a pacientes diabéticas?
   a. anencefalia
   b. regressão caudal
   c. espinha bífida aberta
   d. espinha bífida oculta

96. Qual hormônio é responsável pela indução da ovulação durante um ciclo menstrual normal?
   a. estrogênio
   b. progesterona
   c. hormônio luteinizante
   d. hormônio de estimulação de folículos

97. Com qual dos quadros a seguir é frequente a associação de um higroma cístico?
   a. defeito craniano
   b. hipertensão materna
   c. *diabetes mellitus* materno
   d. anormalidade cromossômica

98. Os cistos de Naboth estão localizados:
   a. no colo do útero
   b. na vagina
   c. no períneo
   d. no ligamento largo

99. Qual porção do cérebro fetal demonstra primeiro o quadro de ventriculomegalia?
   a. terceiro ventrículo
   b. corno frontal do ventrículo lateral
   c. corno occipital do ventrículo lateral
   d. corno temporal do ventrículo lateral

100. Qual anormalidade está associada à doença trofoblástica?
   a. *corpus albicans*
   b. teratomas císticos
   c. cistos de tecaluteína
   d. cistadenomas mucinosos

101. Qual dos episódios a seguir é peculiar à fase lútea?
   a. dor pélvica
   b. aumentos nos níveis de estrogênio
   c. visualização do *cumulus oophorus*
   d. demonstração de uma duração de vida constante de 14 dias

102. Com qual das anomalias uterinas congênitas a seguir a septação delgada dentro da cavidade endometrial é coerente?
   a. útero septado
   b. útero arqueado
   c. útero bicorno
   d. didelfia uterina

103. A espessura do endométrio depende:
   a. dos níveis hormonais
   b. da idade da paciente
   c. do folículo dominante
   d. do número de dias entre as menstruações

104. "Cisto chocolate" é o termo usado para descrever qual dos quadros a seguir?
   a. cisto dermoide
   b. endometrioma
   c. cisto de corpo lúteo
   d. cisto hemorrágico

105. A dilatação uterina difusa demonstrando áreas miometriais anecoicas difusas é um achado sonográfico coerente com:
   a. endometrite
   b. adenomiose
   c. endometriose
   d. síndrome de Asherman

106. Em qual parte da tela a bexiga urinária deverá aparecer em um ultrassom transvaginal no plano sagital?
   a. inferior esquerda
   b. inferior direita
   c. superior esquerda
   d. superior direita

107. Qual valor de laboratório determina quando o ovário está pronto para ovular?
   a. estradiol
   b. progesterona
   c. hormônio luteinizante
   d. hormônio de estimulação de folículos

108. Uma paciente de 30 anos de idade com menstruação normal se apresenta para um ultrassom no décimo dia do ciclo. Espera-se que a faixa endometrial demonstre:
    a. uma camada espessa, basal e funcional hipoecoica
    b. uma camada espessa, hipoecoica funcional e hiperecoica basal
    c. uma camada fina, hipoecoica funcional e uma camada espessa e hiperecoica basal
    d. uma camada espessa, hiperecoica funcional e uma camada fina, basal e hipoecoica

109. Qual das declarações a seguir é verdadeira para uma paciente após a menopausa que não recebe terapia de reposição hormonal?
    a. o tamanho do ovário permanece o mesmo
    b. cistos do ovário são um achado comum
    c. a redução no nível de estrogênio pode encurtar a vagina
    d. o carcinoma endometrial é a causa mais comum de sangramento após a menopausa

110. Qual porção do útero é indistinta no estado não grávido?
    a. colo do útero
    b. corpo
    c. fundo
    d. istmo

111. O ligamento suspensor liga:
    a. o colo do útero ao sacro
    b. o ovário à parede lateral pélvica
    c. a tuba uterina ao útero
    d. o ovário aos cornos do útero

112. A massa tubular anecoica de anexos posterior e lateral ao útero em uma paciente assintomática é, mais provavelmente:
    a. hidrossalpinge
    b. endometrioma
    c. cisto paraovariano
    d. abscesso tubo-ovariano

Responda a pergunta 113, usando a Fig. 28.

113. Esta imagem de um sacro no segundo trimestre demonstra, mais provavelmente, qual dos quadros a seguir?
    a. espinha bífida
    b. regressão caudal
    c. extrofia da bexiga
    d. teratoma sacrococcígeo

Responda a pergunta 114, usando a Fig. 29.

114. Uma paciente apresenta histórico de carcinoma de mama e terapia com tamoxifeno. Para qual das anormalidades a seguir a imagem endovaginal do útero é mais suspeita?
    a. adenomiose
    b. endometriose
    c. pólipo endometrial
    d. hiperplasia endometrial

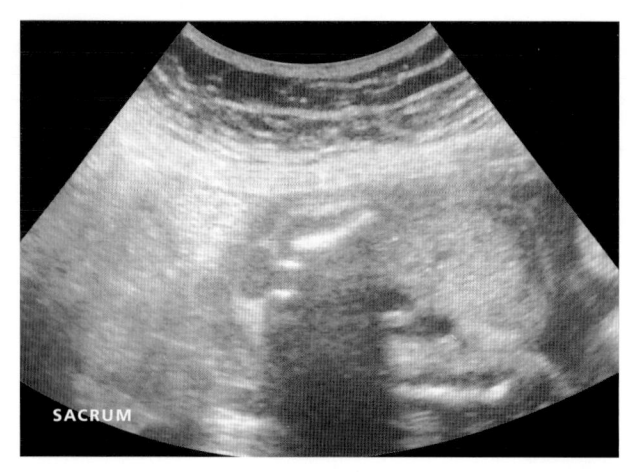

FIG. 28

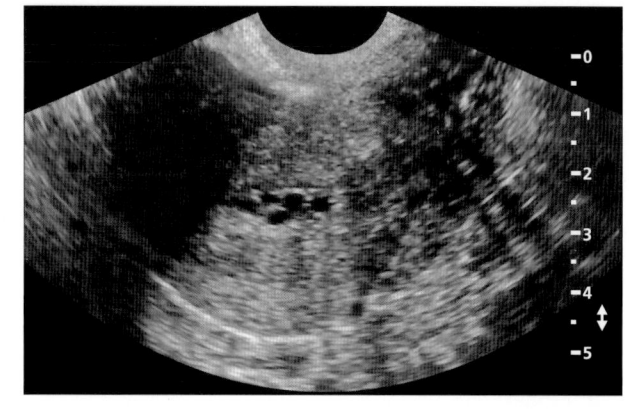

FIG. 29

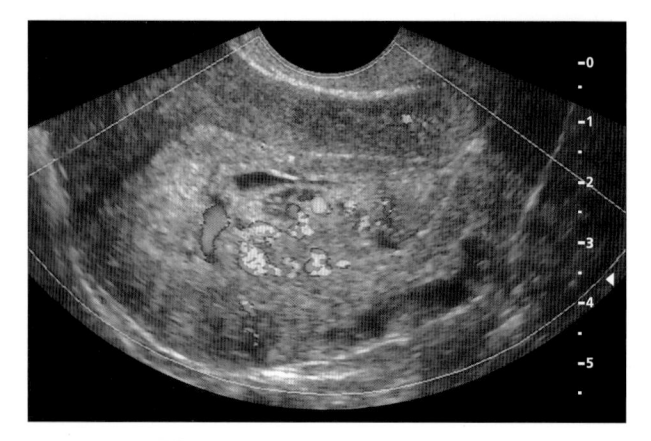

FIG. 30 (Ver Ilustração em Cores 12).

Responda a pergunta 115, usando a Fig. 30 e a Ilustração em Cores 12.

115. Uma paciente apresenta histórico de dor pélvica e sangramento vaginal de escape desde a ocorrência de um aborto terapêutico há 3 semanas. O sonograma transvaginal do útero é mais suspeito para:
    a. endometrite
    b. doença trofoblástica
    c. bolsa pseudogestacional
    d. gestação anembrionária

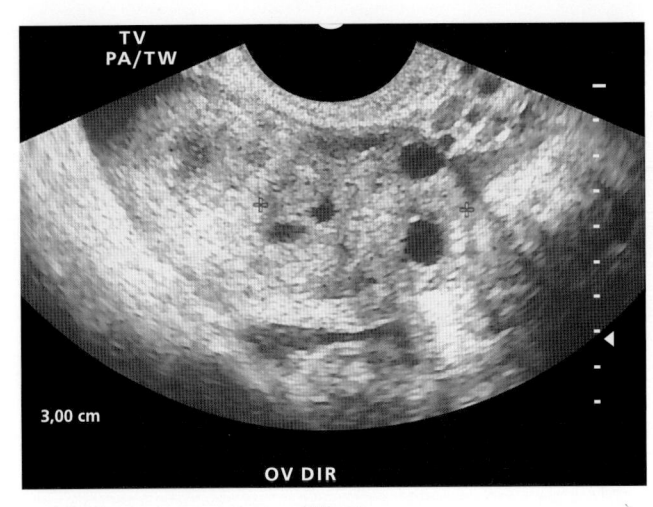

FIG. 31

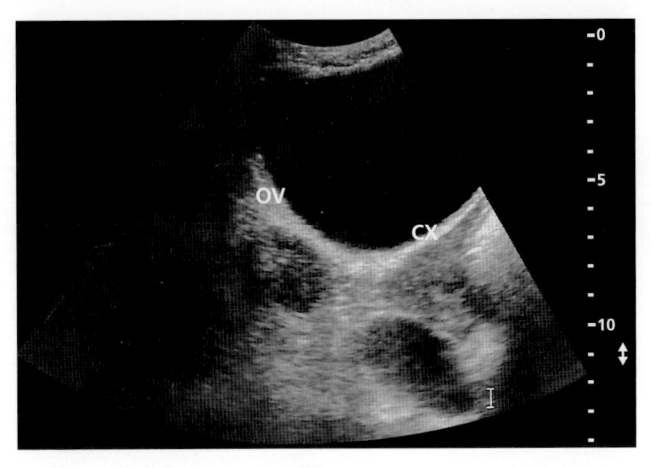

FIG. 33

Responda a pergunta 116, usando a Fig. 31.

116. Uma paciente chega do pronto-socorro com período menstrual ocorrido há 5 semanas, teste de gravidez positivo e história de sangramento vaginal de escape. Este sonograma dos anexos direitos é mais suspeito para:
   a. cisto dermoide
   b. endometrioma
   c. gravidez ectópica
   d. corpo lúteo hemorrágico

Responda a pergunta 117, usando a Fig. 32.

117. Uma paciente se apresenta com teste de gravidez positivo e um último período menstrual incerto. Este sonograma do útero mostra, mais provavelmente:
   a. gravidez molar
   b. gravidez ectópica
   c. bolsa pseudogestacional
   d. gravidez anembrionária

Responda a pergunta 118, usando a Fig. 33.

118. Em qual dos espaços pélvicos a massa está localizada?
   a. espaço de Retzius
   b. bolsa de Morison
   c. fundo de saco posterior retrouterino (saco de Douglas)
   d. espaço vesicouterino

Responda a pergunta 119, usando a Fig. 34.

119. Esta imagem do ovário esquerdo mostra:
   a. cistos de tecaluteína
   b. cistos funcionais normais
   c. hiperestimulação ovariana
   d. doença do ovário policístico

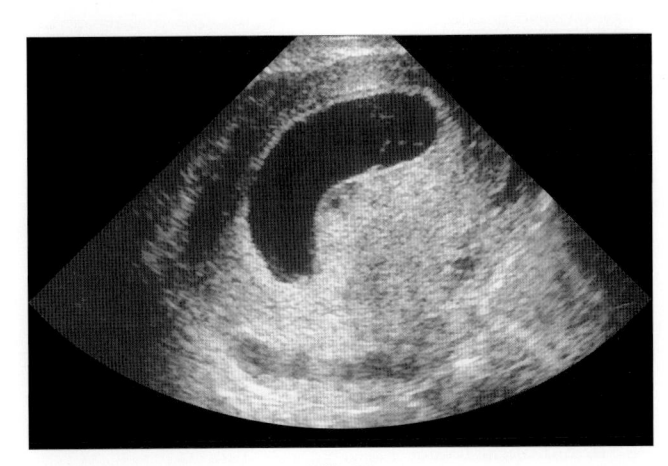

FIG. 32

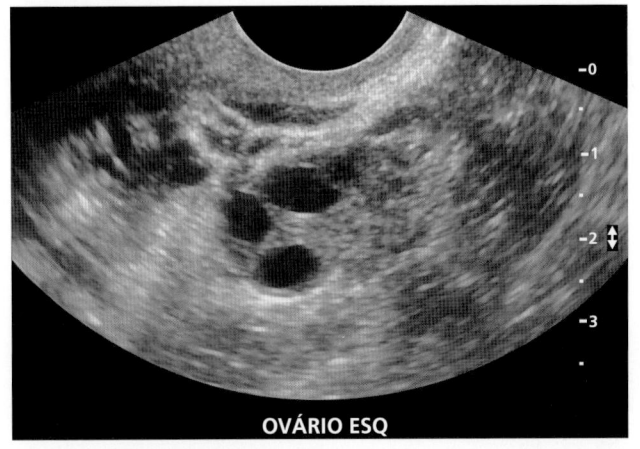

FIG. 34

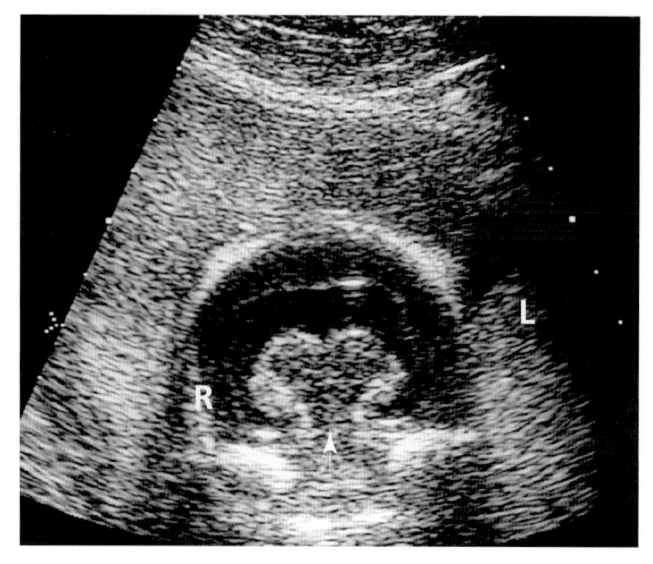

Fig. 35

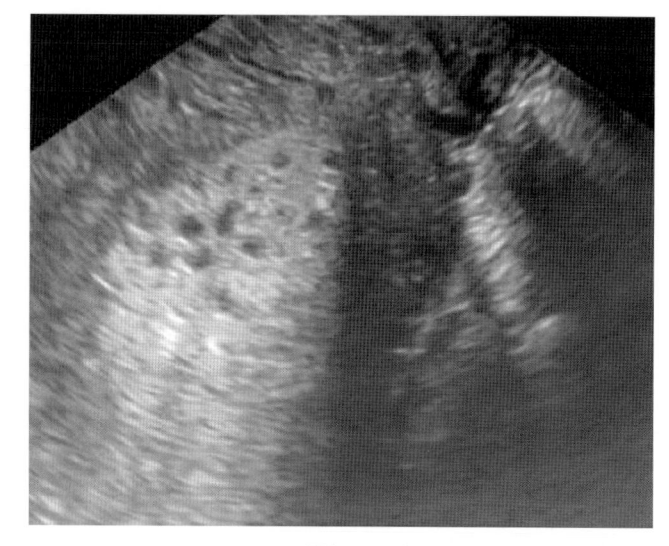

FIG. 36

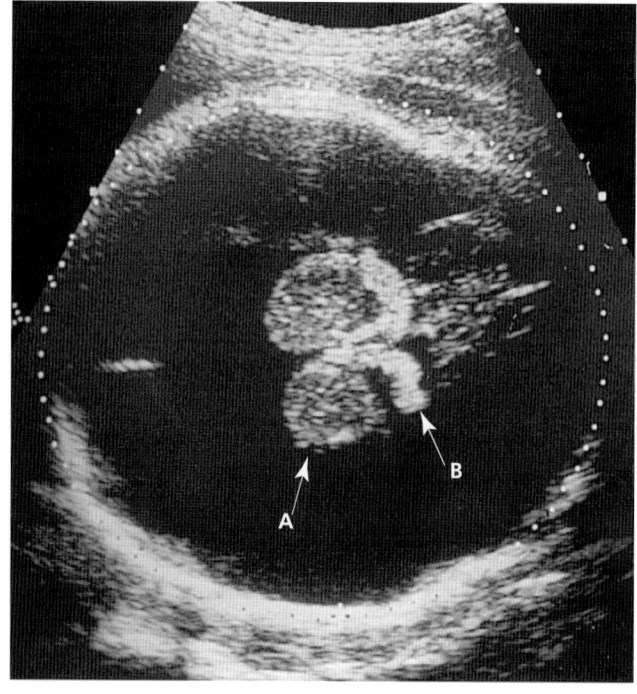

FIG. 37

Responda as perguntas 120 e 121, usando a Fig. 35.

120. Neste sonograma a seta identifica:
   a. plexo coroide único
   b. tálamo do cérebro fundido
   c. estenose do quarto ventrículo
   d. tecido cerebral ecogênico comprimido

121. Com qual das síndromes a seguir é comum a associação dessa anormalidade?
   a. Down
   b. Patau
   c. Turner
   d. Eagle-Barrett

Responda a pergunta 122, usndo a Fig. 36.

122. Uma paciente se apresenta no primeiro trimestre de gestação com história de hiperêmese e pequeno para a data. Com base nessa história clínica, o sonograma exibe, mais provavelmente:
   a. gravidez molar
   b. pólipo endometrial
   c. aborto incompleto
   d. fibroide em degeneração

Responda a pergunta 123, usando a Fig. 37.

123. Qual das estruturas a seguir é identificada pela seta grande (A)?
   a. tálamo
   b. cerebelo
   c. plexo coroide
   d. corpo estriado

124. Qual das estruturas a seguir é identificada pela seta pequena (B)?
   a. tálamo
   b. plexo coroide
   c. corpo caloso
   d. sulco lateral do cérebro (fissura de Silvio)

125. Os fetos de mães diabéticas têm maior risco de desenvolverem:
   a. macrossomia
   b. hidropisia fetal
   c. edema nucal
   d. intestino hiperecoico

126. Os casos de gravidez heterotópica ocorrem em aproximadamente:
    a. 1:800
    b. 1:5.000
    c. 1:30.000
    d. 1:100.000

127. Qual das síndromes a seguir está associada a um conjunto extra de cromossomos?
    a. Turner
    b. Edward
    c. triploidia
    d. Arnold-Chiari

128. A visualização de um fêmur fetal fraturado é mais suspeita para:
    a. acondroplasia
    b. acondrogenesia
    c. displasia diastrófica
    d. osteogênese imperfeita

129. Um teratoma cístico se localiza com mais frequência:
    a. nos anexos laterais
    b. inferiormente, próximo ao colo do útero
    c. lateral ao istmo do útero
    d. superior ao fundo do útero

130. Os exames de ultrassom no segundo trimestre são melhores para determinar:
    a. idade fetal
    b. viabilidade fetal
    c. posição fetal
    d. anatomia fetal

131. Qual das estruturas a seguir permite a comunicação entre os átrios direito e esquerdo?
    a. septo atrial
    b. forame oval
    c. *ductus venosus*
    d. *ductus arteriosus*

132. A puberdade precoce pode indicar a possível presença de massa:
    a. do fígado, rins ou glândula hipofisária
    b. das gônadas, rins ou glândula da tireoide
    c. da glândula hipofisária, rins ou gônadas
    d. do hipotálamo, gônadas ou glândula suprarrenal

133. Uma estrutura cística unilocular de paredes finas é identificada adjacente a um ovário de aparência normal. Esse quadro é mais suspeito para:
    a. cistadenoma
    b. hidrossalpinge
    c. teratoma cístico
    d. cisto paraovariano

134. A malignidade ginecológica mais comum nos EUA envolve:
    a. ovários
    b. colo do útero
    c. vagina
    d. endométrio

135. Um útero bicorno é uma anomalia congênita resultante de:
    a. septo entre os ductos mullerianos
    b. ausência dos ductos mullerianos caudais
    c. fusão incompleta dos ductos mullerianos
    d. insuficiência completa de fusão dos ductos mullerianos

136. Na gravidez ectópica, espera-se que os níveis de gonadotrofina coriônica humana:
    a. aumentem rapidamente
    b. diminuam rapidamente
    c. aumentem de forma anormal
    d. diminuam de forma anormal

137. Quantas horas após a visualização do *cumulus oophorus* a ovulação ocorre tipicamente?
    a. 12
    b. 36
    d. 48
    d. 72

138. Qual fase endometrial demonstra a maior dimensão de todas?
    a. secretora precoce
    b. menstrual tardia
    c. menstrual precoce
    d. proliferativa tardia

139. A fertilização do óvulo ocorre:
    a. no endométrio
    b. nos cornos uterinos
    c. na tuba uterina distal
    d. na tuba uterina proximal

140. Qual das estruturas a seguir é responsável pela secreção do hormônio de estimulação de folículos?
    a. ovário
    b. hipotálamo
    c. glândula tireoide
    d. glândula hipofisária

141. Espera-se que o endométrio normal de uma paciente após a menopausa que não recebe a terapia de reposição hormonal tenha a aparência:
    a. de multicamadas
    b. fino e ecogênico
    c. espesso e ecogênico
    d. fino e hipoecoico

142. As estruturas císticas localizadas no plexo coroide:
   a. estão associadas à displasia esquelética
   b. estão associadas à síndrome de Dandy-Walker
   c. normalmente regridem por volta da 23ª semana de gestação
   d. estão, frequentemente, associadas a anormalidades cromossômicas

143. Qual parâmetro biométrico é mais amplamente usado no começo do segundo trimestre?
   a. comprimento dos ossos longos
   b. comprimento cabeça-nádega
   c. diâmetro biparietal
   d. circunferência abdominal

144. Qual das neoplasias a seguir está mais provavelmente associado à síndrome de Meigs?
   a. fibroma
   b. teratoma cístico
   c. cistos de tecaluteína
   d. doença do ovário policístico

Responda a pergunta 145, usando a Fig. 38.

145. Para qual dos quadros a seguir este sonograma coronal do tórax fetal é mais suspeito?
   a. derrame pleural
   b. tórax hipoplástico
   c. hérnia diafragmática
   d. malformação adenomatoide cística

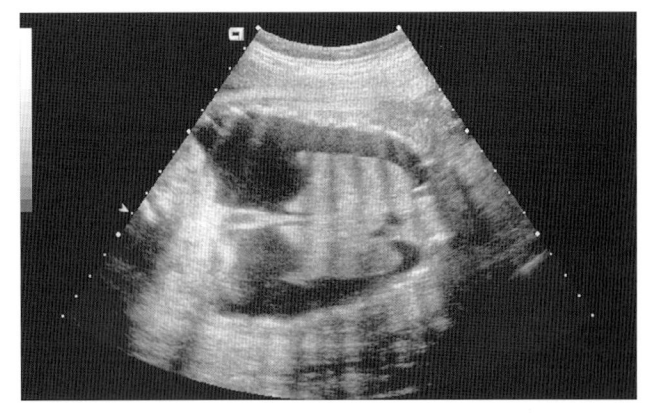

FIG. 38

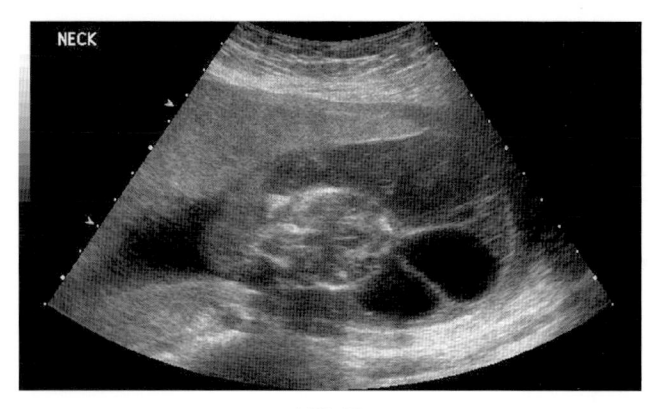

FIG. 39

Responda a pergunta 146, usando a Fig. 39.

146. Qual anormalidade cromossômica está, mais provavelmente, associada a este feto de segundo trimestre?
   a. triploidia
   b. trissomia 13
   c. síndrome de Turner
   d. síndrome de Arnold-Chiari

Responda a pergunta 147, usando a Fig. 40.

147. Para qual anormalidade esta imagem sagital da coluna inferior do feto é mais suspeita?
   a. encefalocele
   b. coriocarcinoma
   c. mielomeningocele
   d. teratoma sacrococcígeo

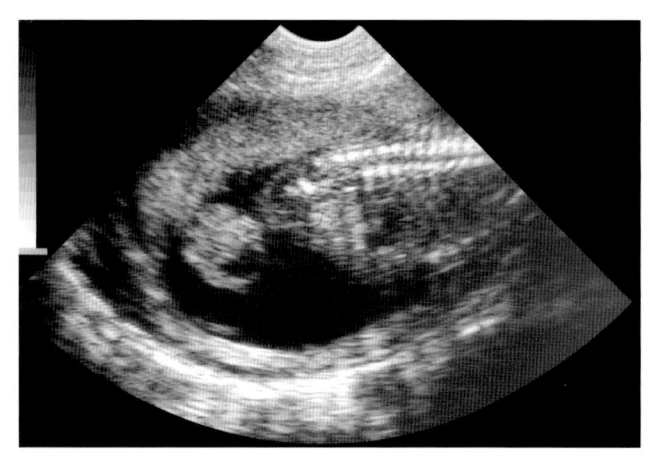

FIG. 40

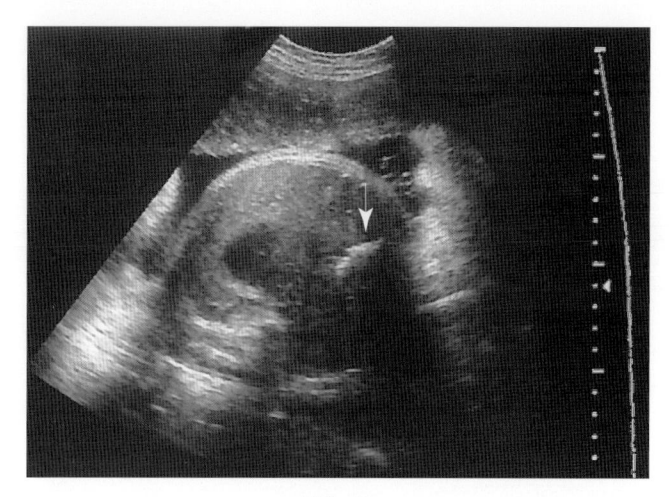

FIG. 41

Responda a pergunta 148, usando a Fig. 41.

148. Esta imagem em corte transverso do abdome do feto é mais suspeita para:
   a. colelitíase
   b. nefrolitíase
   c. íleo de mecônio
   d. atresia duodenal

Responda a pergunta 149, usando a Fig. 42.

149. Para qual das anormalidades a seguir esta imagem em corte transverso da inserção umbilical é mais suspeita?
   a. gastrosquise
   b. onfalocele
   c. hérnia umbilical
   d. peritonite por mecônio

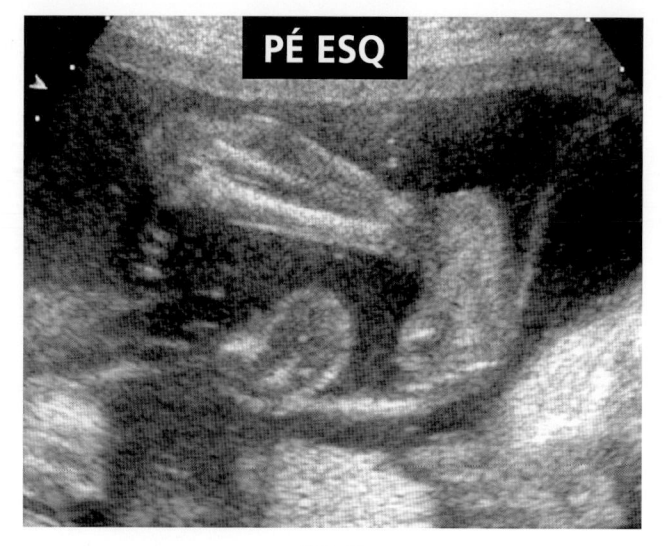

FIG. 43

Responda a pergunta 150, usando a Fig. 43.

150. Este sonograma do pé direito do final do segundo trimestre demonstra:
   a. pé torto
   b. pé normal
   c. pé em cadeira de balanço
   d. fratura do metatarso

Responda a pergunta 151, usando a Fig. 44.

151. Esta projeção de quatro câmaras do coração fetal mostra:
   a. coração normal
   b. forame oval aberto
   c. defeito atrioventricular
   d. defeito ventriculosseptal

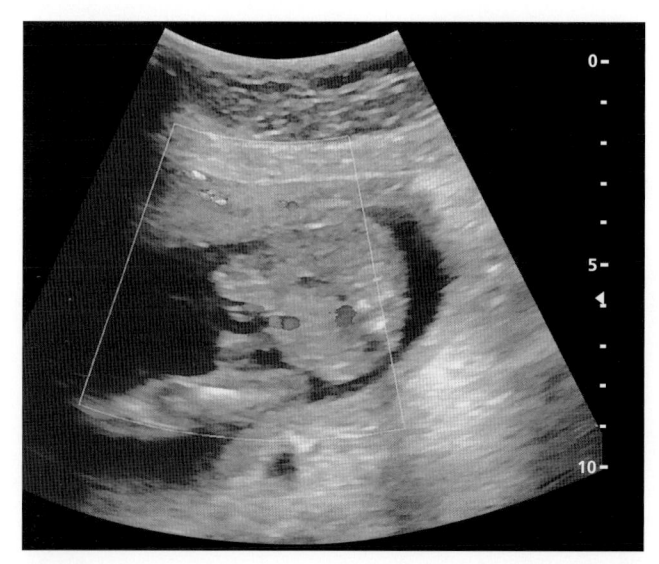

FIG. 42

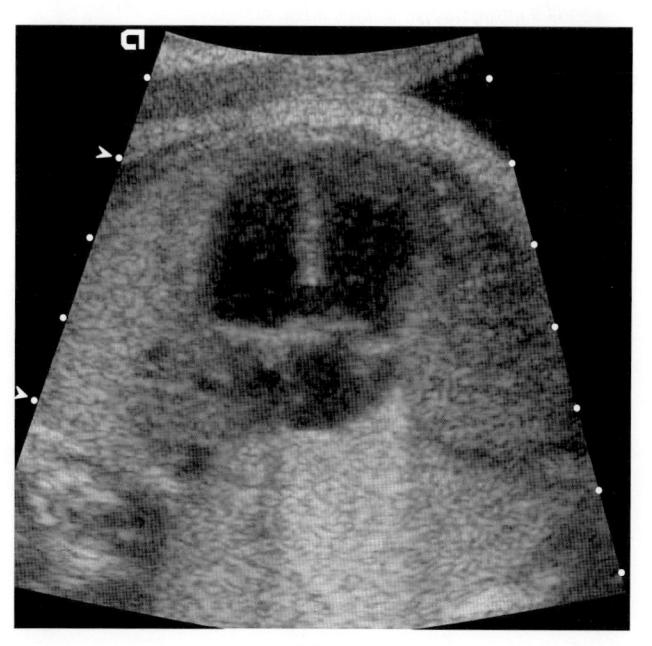

FIG. 44

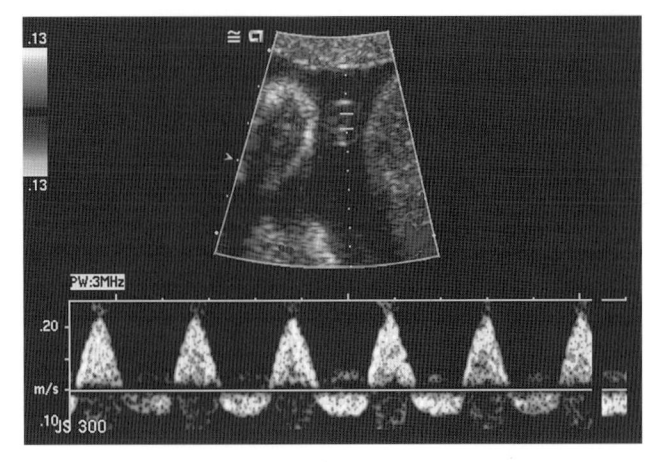

FIG. 45

Responda a pergunta 152, usando a Fig. 45.

152. Esta análise espectral da artéria umbilical de um feto de 32 semanas demonstra:
   a. ausência de fluxo diastólico
   b. uma onda espectral crítica
   c. uma onda espectral normal
   d. uma onda espectral levemente anormal

Responda a pergunta 153, usando a Fig. 46.

153. Para qual das anormalidades a seguir esta imagem coronal da bexiga fetal é mais suspeita?
   a. cisto do úraco
   b. extrofia da bexiga
   c. divertículo da bexiga
   d. obstrução da válvula uretral posterior

Responda a pergunta 154, usando a Fig. 47.

154. Esta imagem em corte transverso de um abdome fetal no terceiro trimestre é mais suspeita para:
   a. pelve renal proeminente
   b. hidronefrose bilateral
   c. ascite fetal
   d. cistos renais bilaterais

Responda a pergunta 155, usando a Fig. 48 e a Ilustração em Cores 13.

155. Uma paciente apresenta histórico de sangramento vaginal anormal. Ela declara ter sofrido aborto no primeiro trimestre seguido de dilatação e curetagem há cinco meses. Um teste quantitativo recente de gravidez foi negativo. Com base nesse histórico clínico, qual das anormalidades a seguir o sonograma, mais provavelmente, demonstra?
   a. endometrite
   b. doença trofoblástica
   c. fístula arteriovenosa
   d. retenção de produtos da concepção

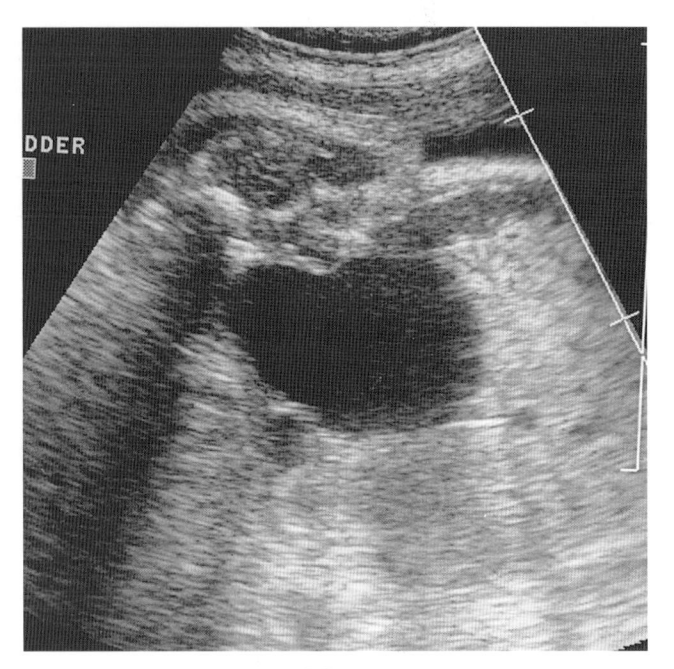

FIG. 46

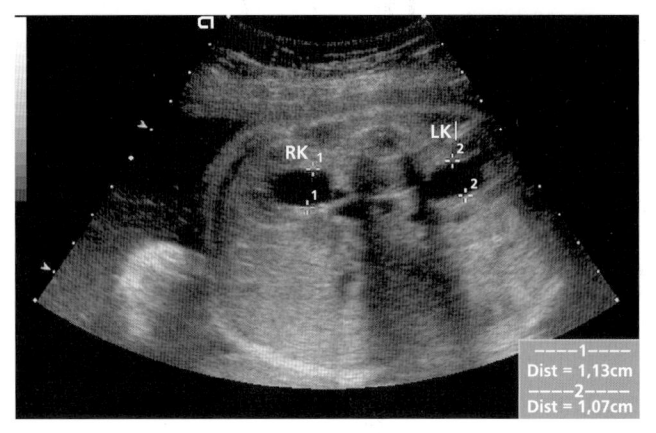

FIG. 47

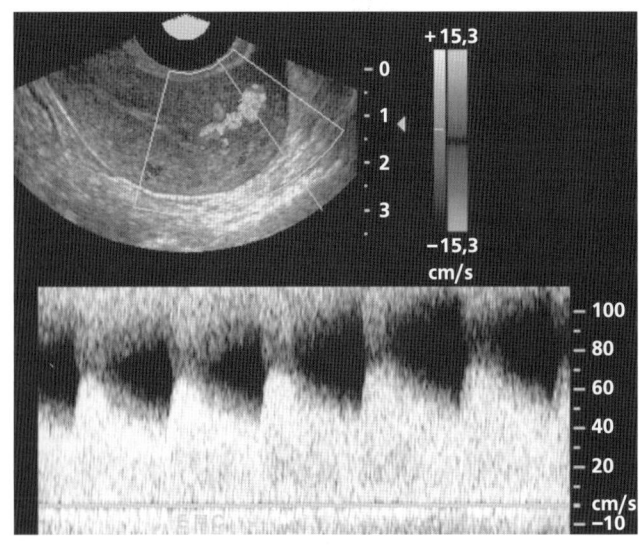

FIG. 48 Imagem sagital do útero (ver Ilustração em Cores 13).

156. Em qual das fases endometriais a seguir o endométrio pode demonstrar reforço acústico posterior?
   a. secretora
   b. folicular
   c. menstrual
   d. proliferativa

157. Qual porção do cérebro primitivo exibe uma estrutura cística proeminente?
   a. diencéfalo
   b. prosencéfalo
   c. mesencéfalo
   d. rombencéfalo

158. O lado materno da placenta em desenvolvimento é denominado de decídua:
   a. basal
   b. parietal
   c. capsular
   d. frondosa

159. O índice cefálico tem a finalidade de determinar:
   a. peso fetal
   b. idade gestacional
   c. bem-estar do feto
   d. normalidade do formato da cabeça

160. O desenvolvimento normal do pulmão fetal depende:
   a. da extensão do cordão umbilical
   b. da eficiência da circulação placentária
   c. da troca de fluido amniótico dentro dos pulmões
   d. da habilidade do feto em se movimentar dentro da cavidade amniótica

161. Qual termo se refere à dor no meio do ciclo ou ovulatória?
   a. amenorreia
   b. dispareunia
   c. dismenorreia
   d. Mittelschmerz

162. Qual dos achados sonográficos a seguir está associado à trissomia 21?
   a. microcefalia
   b. dolicocefalia
   c. mãos cerradas
   d. atresia duodenal

163. O aumento rápido nos níveis seriados de gonadotrofina coriônica humana está associado à:
   a. gravidez ectópica
   b. doença trofoblástica
   c. gravidez heterotópica
   d. gravidez anembrionária

164. Qual massa pélvica é exibida com frequência em uma gravidez normal no primeiro trimestre?
   a. leiomioma
   b. cistadenoma
   c. cisto de corpo lúteo
   d. cistos de tecaluteína

165. Qual dos quadros a seguir é causado pela presença de um gene defeituoso?
   a. triploidia
   b. monossomia X
   c. recessivo autossômico
   d. dominante autossômico

166. O crânio em formato de limão está mais frequentemente associado a:
   a. atresia duodenal
   b. ventriculomegalia
   c. mielomeningocele
   d. doença policística infantil

167. A visualização da epífise distal do fêmur documenta um feto com idade gestacional aproximada de:
   a. 28 semanas
   b. 32 semanas
   c. 35 semanas
   d. 37 semanas

168. Um foco fixo, pequeno e hiperecoico no ventrículo esquerdo é, mais provavelmente:
   a. a válvula atrioventricular esquerda (mitral)
   b. o *ductus venosus*
   c. a válvula bicúspide
   d. o músculo papilar

169. O diâmetro normal do átrio do ventrículo lateral não deverá exceder:
   a. 6 mm
   b. 8 mm
   c. 10 mm
   d. 12 mm

170. O ápice do coração fetal está normalmente posicionado em direção ao:
   a. lado esquerdo do corpo a 45°
   b. lado esquerdo do corpo a 65°
   c. lado direito do corpo a 40°
   d. lado direito do corpo a 65°

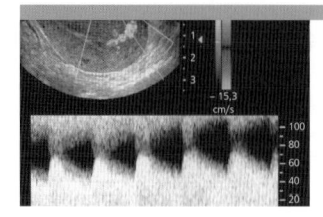

Respostas de Física

Capítulo 1 – Segurança Clínica

1. **c.** Temporária e estável são os dois tipos de cavitação. A cavitação estável envolve microbolhas já presentes nos tecidos. A cavitação temporária envolve a expansão violenta e o colapso das bolhas.
2. **d.** A média espacial–média temporal (SATA, para *spatial average–temporal average*) tem a intensidade de saída mais baixa.
3. **a.** Não há efeitos biológicos significativos confirmados em tecidos de mamíferos para exposições inferiores a 1 W/cm^2 para transdutores focalizados ou a 100 mW/cm^2 para transdutores não focalizados.
4. **b.** SPPA significa média de pulso de pico espacial ou a intensidade de pico do pulso, mediado em relação à duração do pulso.
5. **c.** O Doppler pulsado gera a mais alta intensidade de saída. O Doppler de ondas contínuas e o Doppler colorido apresentam intensidades levemente mais baixas se comparados com a onda pulsada.
6. **d.** Após cada paciente, os transdutores usados em cada exame deverão ser limpos e desinfetados. Recomenda-se também a limpeza do teclado após cada paciente.
7. **d.** Os estudos das plantas são úteis para compreender os efeitos da cavitação sobre os tecidos vivos.
8. **a.** A cavitação transitória depende do pulso do ultrassom. Os efeitos da cavitação pelo uso de agentes de contraste ainda não foram estabelecidos.
9. **b.** A epidemiologia estuda os vários fatores que determinam a frequência e a distribuição de doenças na comunidade humana. Os efeitos biológicos descrevem o efeito das ondas de ultrassom sobre organismos vivos, incluindo sua composição, função, crescimento, origem, desenvolvimento e distribuição.
10. **a.** O índice mecânico indica a probabilidade de cavitação que ocorre com ultrassom diagnóstico e o índice térmico se relaciona ao aquecimento do tecido.
11. **b.** O pico espacial-média temporal é usado ao se pesquisar e informar possíveis efeitos biológicos de ultrassom diagnóstico.
12. **b.** Estudos clínicos e verificação com cobaias animais são formas de pesquisa *in vivo*. *In vivo* significa experimentação feita em ou com tecidos vivos como um todo. *Ex vivo* se refere à experimentação feita em ou com tecidos vivos em um ambiente artificial fora do organismo.
13. **c.** Pico temporal é a maior intensidade durante o pulso. Pico espacial é a maior intensidade através do feixe.
14. **c.** Média de pulso é definida como a intensidade média sobre a duração de um pulso (duração de pulso).
15. **d.** Cavitação é a interação da onda sonora com as bolhas microscópicas encontradas nos tecidos.
16. **b.** A Food and Drug Administration (FDA) regula o equipamento de ultrassom de acordo com a aplicação, intensidades de saída e índices térmicos e mecânicos. O American College of Radiology (ACR) serve os pacientes e a sociedade ao maximizar o valor da radiologia. A Commission on Accreditation on Allied Health Educational Programs (CAAHEP) é o maior credenciador de programas nos campos aliados da ciência da saúde.
17. **c.** The American Institute of Ultrasound in Medicine (AIUM) recomenda o uso prudente do ultrassom no ambiente clínico. Exames unicamente para determinar o sexo não são recomendados. Os efeitos biológicos dependem da intensidade da saída e da duração da exposição.
18. **c.** A cavitação resulta das alterações de pressão nas partes moles causando a formação de bolhas de gás. Os agentes de contraste têm o potencial para essas alterações nas partes moles por causa da introdução de bolhas nos tecidos e na circulação.
19. **b.** A absorção do feixe de som é mais alta nos ossos, especialmente no feto.
20. **c.** O índice térmico nas partes moles é proporcional à frequência de operação. Aumentando-se a frequência, o índice térmico aumentará.
21. **d.** O ombro do sonografista é abduzido em mais de 30 graus. Abaixar a cadeira ou elevar a mesa corrigirá essa posição imprópria. O sonografista também deve posicionar o paciente mais próximo à borda da mesa para reduzir tanto a abdução do ombro quanto o alcance do braço.
22. **a.** Os transtornos musculoesqueléticos ocupacionais (WRMSDs) são definidos como lesões que envolvem sintomas musculoesqueléticos que persistem por 7 dias ou mais.
23. **b.** A doença de de Quervain é um tipo específico de tendinite envolvendo o polegar que pode resultar do movimento de agarrar o transdutor.
24. **d.** O índice mecânico é usado como indicador da probabilidade de ocorrência de uma cavitação. O índice térmico se relaciona com o aquecimento dos tecidos.
25. **a.** O pico espacial é o de maior intensidade pelo feixe de som.
26. **c.** A pesquisa revelou um aumento rápido na temperatura do crânio quando se usa TCD.
27. **a.** Como forma de energia, o ultrassom tem pequeno potencial para produzir efeito biológico. Os agentes de contraste podem aumentar o risco de cavitação.
28. **b.** Estudos biológicos do citoesqueleto demonstraram que as alterações induzidas pelo ultrassom são temporárias e não específicas.
29. **b.** A introdução de bolhas nos tecidos e na circulação por causa dos agentes de contraste aumenta o risco de cavitação.
30. **c.** O princípio ALARA encoraja o uso prudente e conservador do ultrassom executado minimizando-se o tempo de exposição e a intensidade de saída. O

índice mecânico é um indicador de cavitação.

31. d. *Ex vivo* se refere à experimentação feita em tecido vivo em um ambiente artificial, fora dos organismos. *In vitro* refere-se à técnica de realizar uma determinada experiência em um ambiente controlado fora de um organismo vivo.

32. c. O calor depende mais da intensidade de SATA. SPTA é usada quando se busca e informa efeitos biológicos do ultrassom diagnóstico.

33. a. Pulsos com intensidade de pico superior a 10 MPa ou 3.300 W/cm² podem induzir cavitação em mamíferos.

34. a. Os transdutores focalizados exigem intensidades mais altas para produzir efeitos biológicos.

35. a. A cavitação estável envolve microbolhas já existentes nos tecidos. O indicador mecânico é um indicador de cavitação.

36. d. Não existem efeitos biológicos significativos confirmados em tecidos de mamíferos para exposições inferiores a 100 mW/cm² para transdutores não focalizados *ou* a 1 W/cm² para transdutores focalizados.

37. b. Média temporal é a intensidade média durante PRP. Média de pulso é a intensidade média em relação à duração do pulso. A intensidade média no feixe desde o começo de um pulso até o começo do pulso seguinte define a intensidade de SATA.

38. c. O posicionamento ergonômico apropriado do monitor fica a uma altura de modo que os olhos fiquem nivelados com o topo do monitor.

39. d. *In vitro* é a técnica de realizar uma determinada experiência em um tubo de teste ou ambiente controlado fora de um organismo vivo.

40. d. A força exercida pelo feixe de som sobre um absorvente ou refletor define a força da radiação. A precisão de registro é a habilidade de colocar ecos na posição apropriada quando se obtém imagens a partir de orientações diferentes.

41. b. Média de pulso é a intensidade média (comum) sobre a duração (extensão) de um pulso.

42. d. *In situ*, temperaturas superiores a 41°C são perigosas ao feto. Acima de 39°C, os efeitos biológicos são determinados pela temperatura e pelo tempo de exposição.

43. b. Estudos de epidemiologia dos bioefeitos do ultrassom diagnóstico determinaram que não há diferenças biológicas significativas entre pacientes expostos e não expostos.

44. a. Cavitação é o resultado de alteração da pressão nas partes moles causando a formação de bolhas de gás.

45. a. Quando se aplica pressão, as microbolhas se expandirão e entrarão em colapso.

46. b. A saída acústica baixa e o tempo limitado de exposição são coerentes com o princípio ALARA de se conseguir informações com o mínimo possível de exposição do paciente à energia.

47. c. O uso de ultrassom é recomendado *somente* quando clinicamente indicado.

48. b. A taxa na qual o trabalho é executado ou a taxa na qual a energia é transmitida ao corpo define a potência.

49. b. A verificação em cobaias animais e os estudos clínicos são exemplos de pesquisa *in vivo*. Pesquisas em tubos de teste são uma forma de verificação *in vitro*.

50. b. A intensidade do imageamento pelo modo-M é maior que a intensidade do imageamento em escala da cinza.

Capítulo 2 – Princípios de Física

1. d. Nas partes moles, a velocidade da propagação é influenciada pela rigidez e densidade do meio. Uma alteração na frequência não afetará a velocidade de propagação.

2. b. Largura de faixa é a faixa de frequências encontrada dentro de um pulso de ultrassom. As frequências harmônicas são pares e ímpares múltiplas da frequência fundamental gerada à medida que o som viaja pelos tecidos. O fator de serviço é a fração de tempo que o ultrassom pulsado está transmitindo.

3. a. A sonografia usa geralmente 2 a 3 ciclos por pulso, enquanto o imageamento por Doppler usa 5 a 30 ciclos por pulso.

4. b. As frequências audíveis variam entre 20 Hz e 20.000 Hz (20 kHz).

5. c. A rigidez e a densidade de um meio determinam a velocidade de propagação da onda sonora. A quantidade de reflexão e de transmissão que ocorre à medida que uma onda se propaga pelo tecido é determinada pelas diferenças de impedância entre os meios.

6. c. As variáveis acústicas incluem pressão, densidade e movimento de partículas (distância e temperatura foram previamente incluídas).

7. b. O comprimento do pulso espacial é igual ao número de ciclos em um pulso multiplicado pela extensão da onda. A extensão da onda é igual à velocidade de propagação dividida pela frequência.

$$SPL\,(mm) = \frac{2 \times 1{,}54\;(mm/\mu s)}{7{,}5\;(MHz)}$$
$$= 2 \times 0{,}2$$
$$= 0{,}4\;(mm)$$

8. b. Aumentando-se a rigidez de um meio aumenta-se a velocidade de propagação (*i. e.*, osso). O aumento na densidade reduzirá a velocidade de propagação.

9. c. O comprimento de um pulso desde o começo até o fim é denominado de *comprimento de pulso espacial*. O comprimento de onda é o comprimento de um ciclo. A duração do pulso e o período de repetição do pulso se correlacionam com o tempo de um pulso e o tempo desde o começo de um pulso até o próximo, respectivamente.

10. b. Estruturas rígidas (ossos) aumentam a velocidade de propagação de uma onda sonora.

11. d. Frequência é igual à velocidade de propagação dividida pelo comprimento da onda:

$$f = \frac{1{,}54}{0{,}1} = 15{,}4\;MHz$$

12. b. A intensidade de uma onda de som é igual à amplitude ao quadrado. Se a amplitude for duplicada (2×), então a intensidade quadruplicará (2²).

13. b. A duração do pulso é a quantidade de tempo para a ocorrência de um pulso. Período de repetição de pulso é o tempo desde o começo de um pulso até o começo do pulso seguinte. O fator de serviço define a quantidade de tempo na qual o ultrassom pulsado está transmitindo.

14. a. Largura de faixa é a faixa de frequências contida em um pulso. A ampliação dessa faixa melhora a qualidade da imagem (Fator Q mais baixo) e encurta a extensão do pulso espacial.

15. c. As ondas sonoras contêm regiões de alta pressão ou densidade (compressões) e regiões de baixa pressão e densidade (rarefações).

16. b. O fator de serviço é igual à quantidade de tempo em que o transdutor de ultrassom está emitindo som. DF = PD/PRP.

17. c. A resistência à propagação de uma onda de som pelas partes moles descreve a impedância acústica. Atenuação é o enfraquecimento do som à medida que ele se propaga por um meio.

18. **c.** É necessária uma viagem completa de 13 μs para que o som viaje um centímetro em partes moles.

    Tempo da viagem completa =
    13 μs/cm x 5 cm = 65 μs

19. **d.** Reduzir a definição de ganho pela metade é igual à redução de 3 dB em amplitude.

    Definição de novo ganho =
    36dB − 3dB = 33dB

20. **a.** A atenuação que ocorre em cada centímetro de viagem do som pelas partes moles define o coeficiente de atenuação. O coeficiente de atenuação é igual à metade da frequência de operação (MHz).

21. **c.** Espacial diz respeito a espaço enquanto temporal diz respeito a tempo.

22. **b.** A atenuação é medida em decibéis (dB). O coeficiente de atenuação (dB/cm) mede a atenuação que ocorre em cada centímetro viajado. A impedância é medida em rayls enquanto a intensidade é medida em mW/cm^2.

23. **c.** Se a frequência aumenta, o período diminui reduzindo a duração do pulso.

24. **d.** Giga é o prefixo métrico designado para representar um bilhão.

25. **b.** O número de pulsos por segundo define a frequência de repetição do pulso (PRF). A unidade de medição para PRF é kHz.

26. **d.** A densidade e a velocidade de propagação determinam a impedância de um meio. A impedância é igual à densidade do meio multiplicada pela velocidade de propagação do meio.

27. **c.** Atenuação é o enfraquecimento de uma onda sonora à medida que ela viaja por um meio. Impedância acústica é a resistência ao som que viaja por um meio. Dispersão e reflexão redirecionam a onda sonora.

28. **b.** Reflexões especulares ocorrem quando uma onda de som colide com uma superfície grande e uniforme em um ângulo perpendicular. Essas reflexões dependem do ângulo, formam as fronteiras dos órgãos e refletem o som em apenas uma direção. As reflexões não especulares (dispersas) ocorrem quando o refletor é menor, irregular ou grosseiro.

29. **c.** Noventa e nove por cento do feixe incidente transmite para o meio seguinte com incidência perpendicular.

30. **d.** Amplitude é a variação máxima que ocorre em uma variável acústica. As variáveis acústicas incluem densidade, pressão e movimento de partículas. As unidades vão variar com cada variável acústica.

31. **b.** O fator de serviço define a porcentagem de tempo que o ultrassom pulsado está transmitindo. Aumentando-se a frequência de repetição de pulso (PRF), aumentar-se-á o fator de serviço, pois haverá menos "silêncio" entre os pulsos. A PRF é inversamente proporcional à profundidade de penetração, extensão do pulso espacial e período de repetição de pulso.

32. **d.** A velocidade de propagação depende da rigidez e da densidade do meio. O aumento da densidade do meio reduzirá a velocidade de propagação de uma onda. O aumento da rigidez de um meio aumentará a velocidade de propagação.

33. **c.** Para pulsos curtos (menor número de ciclos) o fator Q é igual ao número de ciclos em um pulso. Quanto mais baixo o fator Q, melhor a qualidade de imagem.

34. **d.** As metades positiva e negativa de uma onda de pressão correspondem à compressão e rarefação da onda, respectivamente.

35. **a.** O coeficiente de reflexão de intensidade (IRC) é determinado pela fórmula a seguir:

    $$IRC\ (\%) = \frac{(Z_2 - Z_1)}{(Z_2 + Z_1)}$$
    $$IRC = \frac{(50-40)}{(50+40)} = (10/90)^2$$
    $$IRC = (0,1)^2 = 0,01 = 1\%$$

36. **b.** O redirecionamento ou a inclinação do feixe de transmissão de ultrassom depois de passar por um meio até o próximo descreve a refração. Dispersão é o redirecionamento do feixe de som em várias direções ao encontrar uma superfície grosseira. Reflexões múltiplas ocorrendo entre o transdutor e um refletor potente descrevem a reverberação.

37. **c.** Atenuação é o resultado de absorção (mais comum), reflexão e dispersão.

38. **a.** Camada semirredutora é a profundidade de penetração exigida para reduzir a intensidade do feixe de som pela metade. Uma redução de 3 dB diminui a intensidade do feixe de som pela metade.

39. **b.** A velocidade de propagação está diretamente relacionada com a rigidez do meio e inversamente relacionada com a densidade do meio.

40. **b.** A impedância é proporcional à velocidade de propagação e densidade do meio. A impedância determina quanto do feixe incidente vai refletir e quanto ele vai transmitir de um meio para o próximo.

41. **b.** Decibel é a unidade usada para comparar a proporção de amplitudes ou intensidades de duas ondas sonoras ou de dois pontos ao longo do caminho da onda. A atenuação que ocorre em cada centímetro da viagem é medida em dB/cm.

42. **a.** A atenuação é proporcional à frequência do som.

43. **c.** A diferença em impedância entre dois meios determina quanto do feixe incidente se reflete do primeiro meio e quanto transmite para o meio seguinte.

44. **c.** A dissipação de calor em um meio primariamente na forma de calor descreve a absorção.

45. **c.** Atenuação é igual ao coeficiente de atenuação multiplicado pela extensão do caminho. Usando essa fórmula poderemos determinar a profundidade.

    Atenuação (dB) = ½ [Frequência (MHz)]
    × extensão do caminho (cm)
    9dB = ½ [3,0] × extensão do caminho
    $\frac{9}{1,5}$ = extensão do caminho
    6 cm = extensão do caminho

46. **b.** A lei de Snell determina a refração da onda sonora em uma interface. A diferença em impedância acústica entre duas estruturas e o ângulo de incidência determina a reflexão e a transmissão de uma onda sonora.

47. **b.** O ângulo de reflexão, o ângulo de incidência e incidência angular são termos usados para descrever a direção do feixe incidente em relação à fronteira dos meios. O ângulo de transmissão depende das velocidades de propagação dos meios.

48. **c.** As reflexões especulares formam as fronteiras dos órgãos e refletem o som em apenas uma direção. Essas reflexões dependem do ângulo.

49. **b.** A profundidade de penetração (camada semirredutora) é a espessura de tecido exigida para reduzir a intensidade do feixe de som pela metade. Ela é igual a seis divididos pela frequência (MHz):

    Profundidade de penetração (cm) =
    $\frac{6}{3,5} = 1,71$ cm

50. **b.** Quanto maiores as diferenças de impedância entre os meios, maior será a reflexão.

Capítulo 3 – Transdutores de Ultrassom

1. **d.** O feixe de som diverge (se amplia) na zona (distante) de Fraunhofer. Na zona (próxima) de Fresnel o feixe de som se afunila à medida que se aproxima do ponto de foco.

2. **c.** Lóbulos de espaçamento (*grating lobes*) são feixes de som fracos e secundários emitidos de um transdutor de multielementos. Lobos laterais estão associados a transdutores de elemento único.

3. **d.** A espessura e a velocidade de propagação do elemento ativo determinam a frequência ressonante (de operação) de uma onda pulsada. Para uma onda contínua, a frequência da onda sonora é igual à frequência elétrica do sistema de ultrassom.

4. **d.** A esterilização pelo calor excede o ponto de Curie, resultando na perda das propriedades piezoelétricas do cristal.

5. **b.** O ultrassom de onda contínua não usa pulsos para transmitir o feixe de som. A atenuação reduz a duração do pulso. Dois elementos piezoelétricos estão localizados em uma montagem de transdutor com ultrassom de onda contínua. Um elemento opera a transmissão da fonte de som e o outro elemento recebe as reflexões do eco de retorno.

6. **a.** A largura do feixe de som determina a resolução lateral. A extensão do pulso espacial determina a resolução axial.

7. **a.** A resolução axial em partes moles é calculada usando-se a seguinte fórmula:

$$\text{Resolução axial (mm)} = \frac{0{,}77 \times \text{número de ciclos em um pulso em partes moles}}{\text{Frequência (MHz)}}$$

$$\text{Resolução axial (mm)} = \frac{0{,}77 \times 2 \text{ ciclos}}{5}$$

$$= \frac{1{,}54}{5}$$

Resolução axial = 0,3 mm

8. **d.** A frequência de operação é calculada usando-se a seguinte fórmula:

$$\text{Frequência de operação (MHz)} = \frac{\text{Velocidade de propagação do elemento (mm/µs)}}{2 \times \text{Espessura do elemento (mm)}}$$

$$= 4/2 \times 0{,}2$$
$$= 4/0{,}4$$

Frequência de operação = 10 MHz

9. **d.** Os transdutores de ultrassom diagnóstico operam no efeito ou princípio piezoelétrico. O princípio de Huygens afirma: "...pontos em uma frente de onda são a fonte de pontos para a produção de ondulações secundárias." A lei de Snell determina a quantidade de refração em uma interface. O princípio ALARA se refere ao uso de quantidade mínima de energia para obtenção de informações diagnósticas.

10. **b.** A largura do feixe de som no ponto focal é igual à metade do diâmetro do transdutor.

11. **d.** A interferência construtiva ocorre quando duas ondas em fase uma com a outra criam uma nova onda com amplitude maior que a das ondas originais. A interferência destrutiva ocorre quando duas ondas fora de fase uma com a outra criam uma nova onda com amplitude menor que a das ondas originais.

12. **c.** A camada de correspondência reduz a diferença de impedância entre o elemento ativo e a pele. O gel aquoso não é um componente da montagem do transdutor. A camada atenuante (de retorno) reduz o número de ciclos em cada pulso.

13. **a.** O feixe de som é mais uniforme em intensidade no campo distante (zona de Fraunhofer). As variações de intensidade são maiores no campo próximo (zona de Fresnel). A intensidade máxima do feixe de som ocorre no ponto focal (foco).

14. **d.** A fórmula para calcular a extensão da zona próxima é:

$$\text{Extensão da zona próxima (mm)} = \frac{[\text{Diâmetro do transdutor (mm)}]^2 \times \text{Frequência (MHz)}}{6}$$

$$= \frac{[6]^2 \times 5}{6}$$

$$= \frac{36 \times 5}{6}$$

Extensão da zona próxima = 30 mm

15. **c.** A redução do número de imagens quadro a quadro aumentará a resolução temporal. Isso pode ser obtido reduzindo-se o número de zonas de foco, profundidade do imageamento e largura do feixe. A redução da persistência reduzirá, também, o número de imagens quadro a quadro, melhorando a resolução temporal.

16. **d.** A fórmula para calcular a extensão da zona próxima é:

$$\text{Extensão da zona próxima} = \frac{(\text{Diâmetro})^2 \times \text{Frequência}}{6}$$

$$= \frac{(3)^2 \times 10}{6}$$

$$= \frac{90}{6}$$

Extensão da zona próxima = 15 mm

17. **c.** A frequência de operação e o diâmetro do elemento estão diretamente relacionados com a extensão do foco (NZL). Frequências mais altas e elementos mais largos aumentam a extensão da zona próxima. Usando a fórmula da pergunta anterior, a extensão focal de um transdutor de 5 mm de 10 MHz é maior que a de um transdutor de 3-mm de 15 MHz.

18. **c.** A distância da face do transdutor até o ponto de intensidade do pico espacial (ponto de foco) é chamada de *extensão focal* ou *da zona próxima*.

19. **c.** O ponto focal (foco) é a porção mais estreita e mais intensa do feixe de som. A zona focal é a região ou área do foco.

20. **c.** Apodização é a orientação não uniforme (excitação) dos elementos em um transdutor sequencial usada para reduzir lóbulos discordantes (*grating lobes*).

21. **c.** O diâmetro do ponto focal é igual à metade do diâmetro do transdutor. A resolução axial é igual à metade da extensão do pulso espacial. Espessura e velocidade de propagação do elemento determinam a frequência de operação do transdutor.

22. **b.** A impedância da camada de atenuação é semelhante àquela do elemento. A impedância da camada de correspondência está entre aquela do elemento e a pele.

23. **d.** O retorno (atenuação) reduz o número de ciclos em um pulso, a duração do pulso e a extensão do pulso espacial. A atenuação aumenta a largura da faixa e a resolução axial.

24. **b.** Por vetor, por sequência ou por fase são os tipos de operação de um transdutor. Linear, convexo e anular são os tipos de construção de transdutores.

25. **b.** A resolução lateral varia com a distância e está diretamente relacionada com o diâmetro do feixe sonoro. A focalização (estreitamento) do feixe de som melhora a resolução lateral. A resolução axial não varia com a profundidade e está diretamente relacionada com a frequência de operação.

26. **d.** O sistema de ultrassom altera a excitação eletrônica dos elementos, orientando o feixe em várias direções. Atrasos nos ecos refletidos também ocorrem.

27. **d.** Ir além do ponto de Curie de um elemento do transdutor resultará na perda de todas as propriedades piezoelétricas (ou seja, esterilização por calor).

28. **a.** Calcular a frequência de operação usando a fórmula a seguir:

Frequência de operação (MHz) =
$$\frac{\text{Velocidade de propagação do elemento (mm/s)}}{2 \times \text{Espessura do elemento (mm)}}$$
$$= \frac{4}{2 \times 0,8} = \frac{4}{1,6}$$

Frequência de operação = 2,5 MHz

29. **d.** Usando a fórmula da questão anterior:

$$5\text{MHz} = \frac{4}{2 \times} \quad 10 \times = 4$$

Espessura = 0,4 mm

30. **b.** Resolução temporal é a habilidade de separar dois pontos no tempo e é determinada pelo número de imagens quadro a quadro. A largura do feixe determina a resolução lateral. Frequência de operação diz respeito à resolução axial.

31. **a.** A resolução axial em partes moles é calculada usando-se a seguinte fórmula:

Resolução axial (mm) =
$$\frac{0,77 \times \text{número de ciclos em um pulso}}{\text{Frequência (MHz)}}$$
$$= \frac{0,77 \times 2}{15}$$
$$= \frac{1,54}{15}$$

Resolução axial = 0,1 mm

32. **d.** Um transdutor linear sequenciado aplica pulsos de tensão a grupos de elementos lineares sucessivamente. Os transdutores sequenciais por fase operam aplicando pulsos de tensão à maioria ou a todos os elementos usando diferenças de tempo menores.

33. **c.** A focalização do feixe sonoro só é atingida dentro do campo próximo.

34. **a.** Em uma extensão de zona próxima (ponto focal) o diâmetro do feixe sonoro é a metade do diâmetro do transdutor original.

35. **d.** A resolução azimutal é a habilidade de distinguir duas estruturas em uma via perpendicular ao feixe de som.

36. **d.** O titanato zirconato de chumbo (PZT) é o elemento piezoelétrico mais comum em transdutores de ultrassom.

37. **a.** A subdivisão reduz os lóbulos de espaçamento (*grating lobes*) dividindo os elementos em peças menores.

38. **c.** As frequências diagnósticas variam atualmente entre 2.0 e 15.0 MHz.

39. **b.** Aumentando-se a frequência do transdutor e o número de zonas focais e diminuindo-se a largura do feixe e a profundidade de imageamento, a resolução axial será melhorada.

40. **c.** Os transdutores de ultrassom diagnóstico convertem a energia elétrica em energia acústica durante a transmissão, e a energia acústica em energia elétrica para a recepção.

41. **d.** O princípio piezoelétrico determina que alguns materiais produzem tensão quando deformados pela aplicação de pressão. A lei acústica de Ohm declara: "O som musical é percebido pela orelha como a soma do número de ciclos de tons harmônicos puros."

42. **b.** A atenuação reduz a sensibilidade do pulso enquanto aumenta a largura da faixa e a resolução axial. Um fator de baixa qualidade é uma coisa boa.

43. **c.** O imageamento por Doppler usa 5 a 30 ciclos por pulso, enquanto o imageamento em tempo real geralmente usa 2 a 3 ciclos por pulso.

44. **c.** A focalização eletrônica permite ao operador determinar a profundidade e o número de zonas focais. Foco interno, foco externo e espelhos acústicos são pré-determinados e estão fora do controle do operador.

45. **c.** A impedância da camada de correspondência é menor que aquela do cristal e maior que a impedância da pele.

46. **b.** Os transdutores sequenciais por vetor convertem o formato de uma sequência linear em uma imagem trapezoidal. Esses transdutores combinam a tecnologia sequencial linear e sequencial por fase.

47. **c.** A habilidade de diferenciar tecidos similares ou não similares descreve a resolução de contraste. Essa resolução está diretamente relacionada às resoluções axial e lateral (resolução de detalhe).

48. **b.** A espessura do corte (eixo z) está relacionada à largura do feixe e é determinada pelo transdutor.

49. **d.** A frequência de operação está diretamente relacionada com a velocidade de propagação do elemento e inversamente relacionada com a espessura do elemento.

50. **c.** Em um transdutor focalizado, o diâmetro no foco é igual à metade do diâmetro do transdutor.

Capítulo 4 – Instrumentação Pulso-Eco

1. **c.** O imageamento em tempo real é uma apresentação bidimensional demonstrando movimento de estruturas se movimentando. O imageamento estático não demonstra movimento. O modo M é uma apresentação unidimensional. Resolução temporal é a habilidade de posicionar precisamente uma estrutura em movimento.

2. **a.** O eixo y ou vertical representa a profundidade de penetração em uma exibição em modo B. O eixo x ou horizontal representa o aspecto lado-a-lado ou superior a inferior do corpo.

3. **a.** O número de imagens (quadros) por segundo é chamado de *número de imagens quadro a quadro* (*frame rate*). A frequência de repetição de pulso determina o número de linhas de varredura por quadro.

4. **d.** O aumento ou diminuição da profundidade de imageamento causará mudança no número de imagens quadro a quadro. O sonografista também pode modificar o número de imagens quadro a quadro ajustando o número de zonas focais.

5. **d.** Reduzir a profundidade de imageamento, colocar o foco mais alto (mais superficial), aumentar o TGC do campo próximo e diminuir o TGC do campo distante são as técnicas mais prováveis usadas para melhorar essa imagem sagital do quadrante superior esquerdo. A imagem demonstra um adenoma adrenal medial ao baço e ao rim esquerdo.

6. **c.** O modo A (modo de amplitude) demonstra a potência do eco junto com o eixo vertical (y). A profundidade de penetração é exibida no eixo-y no imageamento pelo modo B.

7. **d.** O número de imagens quadro a quadro é determinado pela velocidade de propagação do meio e pela profundidade de penetração. O número de imagens quadro a quadro determina a resolução temporal.

8. **a.** O número de imagens quadro a quadro e a resolução temporal estão inversamente relacionados com a densidade da linha. O aumento nessa densidade reduzirá a *frame rate* e a resolução temporal. A densidade da linha está diretamente relacionada com a frequência de repetição de pulso e à resolução espacial.

9. **a.** A velocidade de propagação do meio limita a profundidade de penetração. As frequências harmônicas são determinadas pela frequência fundamental (de operação). A resolução temporal é determinada pela taxa de quadros (ou *frame rate*).

10. a. A profundidade máxima de penetração é calculada pela seguinte fórmula:

Profundidade máxima de penetração (cm)
$$= \frac{77}{PRF\ (kHz)}$$
$$= \frac{77}{10} = 7{,}7\ cm$$

11. b. O número máximo de linhas por quadro é determinado usando-se a seguinte fórmula:

Profundidade (cm) × Número de zonas focais × Linhas por quadro × *Frame rate* ≤ 77.000

10 × 2 zonas focais × ? × 30 quadros/s ≤ 77.000

600 × ≤ 77.000

Máximo de linhas por quadro
$$= \frac{77.000}{600} = 128$$

12. a. A densidade da linha está diretamente relacionada com a frequência de repetição de pulso (PRF). Profundidade de imageamento e frequência de operação estão inversamente relacionadas com a PRF.

13. b. A relação sinal-ruído é proporcional à saída da máquina de ultrassom. Aumentar a saída em 3 dB aumentará a relação sinal-ruído e duplicará a intensidade acústica.

14. c. A troca T/R protege os componentes do receptor contra a grande tensão de orientação do pulso. O transdutor envia voltagens elétricas para a memória. O vibrador ajusta a PRF alterando a profundidade de imageamento. A focalização controla a largura do feixe sonoro.

15. c. Os sistemas de ultrassom usam uma faixa de saída de até 500 volts.

16. c. A redução da profundidade de imageamento e leves reduções no TGC melhorarão essa imagem. A anatomia posterior à coluna vertebral não precisa ser incluída nessa imagem. A zona focal é colocada apropriadamente ao nível do rim direito. O imageamento de harmônicos pode também melhorar as áreas anecoicas (ascite) para descartar resíduos internos.

17. d. A compensação de ganho de tempo ou de ganho de profundidade é compensada para atenuação aumentando-se as amplitudes de reflexões profundas e suprimindo-se as reflexões superficiais.

18. b. O transdutor recebe de volta as reflexões de eco produzindo uma tensão elétrica e envia essa tensão para a memória.

19. d. O joelho da curva de compensação de ganho de tempo é a região mais profunda na qual a compensação de atenuação pode ocorrer. A área de amplificação máxima descreve a zona distante.

20. a. Quando a profundidade de imageamento é alterada, o vibrador reajustará a frequência de repetição de pulso.

21. c. A troca T/R é parte do formador do feixe. Ela direciona a tensão de condução do vibrador para o transdutor e a tensão de eco de retorno do transdutor para o receptor.

22. d. Atraso de pulso e combinação de elemento independentes constituem um canal de transmissão. Cada elemento independente, amplificador, conversor analógico para digital e via de atraso constitui um canal de recepção.

23. d. A desmodulação modifica a forma de retorno do sinal para uma forma que os componentes do sistema possam processar. Não há alterações visíveis na imagem com a desmodulação.

24. b. O limiar suprime ou elimina seletivamente ecos de baixo nível e ruído acústico decrescente. A suavização torna uniformes as bordas grosseiras do sinal.

25. b. O estímulo codificado usa vários pulsos e espaços permitindo múltiplas zonas focais e frequências harmônicas. Controlar as características do feixe sonoro está diretamente relacionado com o número de canais usados.

26. a. *Cine-loop* é um aspecto do pós-processamento que armazena os últimos vários quadros de uma exibição de imageamento em tempo real. A aquisição em 3D é um atributo pré-processamento enquanto a apresentação em 3D é uma função pós-processamento.

27. b. O número binário 0110010 é igual a 0 + 32 + 16 + 0 + 0 + 2 + 0 = 50.

28. c. Uma memória de 6 bits é igual a 2 elevado à sexta potência = 2 × 2 × 2 × 2 × 2 × 2 = 64.

29. d. Um voxel é o menor elemento de uma figura em uma imagem em 3D.

30. c. A redução do ganho total melhorará esta imagem sagital do quadrante superior direito. A colocação do foco parece apropriada para o imageamento ao nível da estrutura mais posterior (diafragma). Alterações em todos os controles de *slides* TGC também poderão ser usadas para obter o mesmo efeito.

31. a. O imageamento de harmônicos melhorará a resolução dos resíduos ecogênicos na porção posterior da bexiga urinária. Os harmônicos são gerados com imageamento mais profundo, reduzindo-se o artefato de reverberação. A composição espacial reduz o salpico e o ruído e representa uma ferramenta importante para melhorar a visualização por baixo de uma estrutura altamente atenuante, que não é exibida nessa imagem.

32. b. *Read zoom* é um aspecto do pós-processamento que exibe apenas os dados originais. O número de pixels ou de linhas de varredura é o mesmo da imagem original.

33. b. As oscilações (*flickering*) ocorrem com *frame rates* inferiores a 20 quadros por segundo. Uma CRT apresenta imagens à taxa de 30 quadros por segundo ou 60 campos por segundo.

34. b. Aumentar ou reduzir a densidade do pixel tem relação direta com a resolução espacial da imagem. O número de sombras cinzentas está relacionado com o número de bits da memória.

35. a. O armazenamento dos últimos vários quadros obtidos em tempo real descreve um aspecto do pós-processamento, *cine-loop*. Um quadro congelado exibe um único quadro em tempo real.

36. d. Esta é a melhor resposta. A matriz mostra as filas e colunas dos pixels em uma imagem digital. O número de elementos da figura em uma imagem digital descreve a densidade de pixels.

37. b. A cor apresenta intensidades de eco diferentes em várias sombras a cores melhorando a resolução de contraste. A rejeição suprime as intensidades fracas sem afetar as amplitudes intensas. A persistência reduz o ruído e suaviza a imagem.

38. d. *Write zoom* reinvestiga somente a área de interesse, aumentando o número de pixels ou linhas de varredura na imagem.

39. d. A localização imprópria de um refletor verdadeiro é exibida com ambiguidade de faixa, erro de velocidade de propagação, refração, *grating lobes*, lóbulos laterais e artefatos de multivias. Reverberação, cauda de cometa e artefatos de imagem espelhada mostram refletores falsos adicionais. O enfaixamento focal demonstra brilho impróprio na(s) zona(s) focal(is).

40. b. O ganho Doppler definido alto demais muito provavelmente demonstrará um artefato de imagem espelhada. O salpico acústico é um artefato de interferência em escala de cinza. *Aliasing* (ou distorção de largura de banda) diz respeito a uma frequência de repetição de pulso com definição muito baixa. Ambiguidade de faixa diz respeito à frequência de repetição de pulso com definição muito alta.

41. **d.** A configuração muito alta da frequência de repetição de pulso resulta em ambiguidade da faixa. A redução da PRF diminuirá a probabilidade dessa ambiguidade de faixa.

42. **c.** O sistema de ultrassom assume viagens sonoras diretamente para e de um refletor. Outras premissas incluem: viagens do som em linha reta e à velocidade constante em partes moles, ecos que se originam somente do feixe central de som, intensidade do eco que corresponde à potência de um refletor, o plano de imageamento fino e a distância até o refletor que é proporcional ao tempo que um eco leva para retornar.

43. **c.** Sombreamento é uma redução (enfraquecimento) de ecos distais a uma estrutura fortemente atenuante ou refletora. Realce descreve um aumento na amplitude do eco distal a uma estrutura fracamente atenuante.

44. **d.** Aumentar a compensação de ganho de tempo no campo próximo melhorará a qualidade diagnóstica do lobo esquerdo do fígado. O campo distante poderá ser levemente reduzido para remover ecos de artefato na VCI e na aorta.

45. **c.** O realce de refletores exibidos ocorre posteriormente a uma estrutura fracamente atenuante, resultando em brilho falso a reflexões distais.

46. **c.** Uma mudança na direção de um feixe de som é, mais usualmente, o resultado da onda sonora colidindo com a fronteira em um ângulo oblíquo. O fenômeno da ressonância está associado ao artefato de anel descendente.

47. **d.** Lóbulos discordantes (*grating lobes*) são o resultado do espaçamento entre os elementos ativos de um transdutor sequencial. Eles produzem feixes de som secundários e menores que viajam em direções diferentes que o feixe central primário.

48. **c.** A distância até um refletor é proporcional ao tempo que um eco leva para retornar. A máquina de ultrassom assume que a velocidade de propagação do meio é uma constante de 1,54 mm/ms.

49. **c.** O imageamento de um clipe cirúrgico demonstrará, mais provavelmente, um artefato de reverberação em cauda de cometa. Um clipe cirúrgico pode causar salpico acústico.

50. **c.** Sombreamento e realce são artefatos úteis causados por uma estrutura atenuante forte ou fraca, respectivamente.

Capítulo 5 – Instrumentação Doppler e Hemodinâmica

1. **d.** As células vermelhas do sangue (eritrócitos) são o principal componente celular sanguíneo. A concentração de RBCs pode afetar diretamente a intensidade do desvio Doppler.

2. **a.** Sopros são consequências auscultatórias ou produtos de fluxo sanguíneo turbulento. O fluxo turbulento ou perturbado é consequência do estreitamento arterial.

3. **d.** Hemodinâmica é a ciência ou os princípios físicos voltados para o estudo da circulação do sangue. Um sistema fluido produz pressão hidrostática.

4. **a.** O fluxo tampão, encontrado em grandes artérias como a aorta, exibe velocidade de fluxo constante por todo o vaso.

5. **c.** A microcirculação consiste em arteríolas, capilares e vênulas.

6. **d.** Os capilares são a menor porção do sistema circulatório e recebem sangue das arteríolas, permitindo a troca de nutrientes vitais com as células dos tecidos.

7. **d.** Reduzir a profundidade do volume de amostra aumenta a frequência de repetição de pulso, permitindo maior exibição dos desvios do Doppler. Aumentar o período de repetição de pulso diminui a frequência dessa repetição. Aumentar a frequência de operação aumenta a sensibilidade das velocidades de fluxo mais baixas.

8. **c.** Um desvio positivo de Doppler ocorre quando a frequência recebida é maior que a frequência transmitida. Esse desvio é mostrado acima da linha de base.

9. **c.** O aumento da frequência de operação aumenta a sensibilidade do sistema quanto aos desvios do Doppler. O aumento do ângulo Doppler reduz o desvio Doppler e pode fazê-lo cair até abaixo do limite de Nyquist.

10. **a.** Desvios Doppler não ocorrem quando as frequências de recepção e de transmissão são iguais.

11. **c.** A habilidade de medir altas velocidades é uma das vantagens principais do Doppler CW (NT. Doppler Espectral contínuo). *Aliasing* não é uma questão com o Doppler de onda contínua. A investigação simultânea de múltiplos vasos é uma desvantagem. A colocação do volume da amostra é uma vantagem do imageamento duplex.

12. **d.** A equação Doppler determina o desvio Doppler (mudança nas frequências de transmissão e de reflexão). A equação de Poiseuille determina a taxa de volume do fluxo.

13. **d.** Um número de Reynolds superior a 2.000 é um prognóstico coerente do início de um fluxo turbulento.

14. **c.** Para a ocorrência de um fluxo é necessária uma diferença de pressão. O sistema circulatório cria a pressão hidrostática.

15. **c.** A velocidade do fluxo de sangue depende da saída do ventrículo esquerdo, da resistência das arteríolas, do curso do vaso e da área de corte cruzado.

16. **b.** A pressão venosa é mais baixa quando o paciente está em repouso uniforme (supino ou prono) e mais alta quando o paciente está em pé.

17. **c.** A maior porção do sangue em circulação está localizada no sistema venoso. As veias acomodam grandes alterações nos volumes de sangue com pouca alteração na pressão.

18. **d.** Fluxo parabólico é um tipo de fluxo laminar no qual a velocidade média de fluxo é igual à metade da velocidade máxima de fluxo no centro. O fluxo laminar demonstra a velocidade máxima de fluxo no centro da artéria e a velocidade mínima de fluxo próximo à parede arterial.

19. **a.** O fluxo fásico descreve as variações respiratórias normais em fluxo de sangue venoso. Fluxo bidirecional ou pulsátil é um achado normal nas veias hepáticas e na veia cava inferior proximal. O fluxo venoso não induzido é chamado de espontâneo.

20. **a.** O imageamento duplex exige redução na taxa de quadros de imageamento para permitir a aquisição entrelaçada de informações Doppler. O imageamento duplex pode usar frequências altas de operação.

21. **b.** *Clutter* (desordem) é um ruído dentro do sinal Doppler geralmente resultante de desvios Doppler de alta amplitude. *Flash* é uma extensão do Doppler colorido fora da parede do vaso causada pelo movimento.

22. **b.** Pressão é a força motriz do fluxo sanguíneo. Velocidade é a rapidez com a qual os RBCs viajam em um vaso. A taxa de volume de fluxo é a quantidade de sangue movendo-se através de um vaso por unidade de tempo.

23. **c.** As alterações observadas de frequência de estruturas móveis definem mais precisamente o *efeito* Doppler. Desvio Doppler é a alteração real na frequência igual à da intensidade refletida menos a frequência transmitida.

24. **d.** O limite de Nyquist é igual à metade da frequência de repetição de pulso.

25. **a.** Os mapas Doppler de cor matiz usam qualquer uma ou uma combinação de cores primárias para exibir a presença de fluxo de sangue, direção de fluxo de sangue e velocidade média do fluxo. A saturação dilui as cores com várias quantidades de branco.

26. **c.** O espessamento do traço espectral é o resultado de um aumento na faixa de frequências de desvio Doppler.

27. **d.** A expansão espectral descreve um espessamento vertical do traço espectral causado por um aumento na faixa de frequências de desvio Doppler. *Clutter* é o resultado de desvios Doppler de alta amplitude.

28. **d.** A extensão do portal receptor, o diâmetro do feixe e a extensão do pulso de ultrassom determinam o tamanho do volume da amostra (*gate*).

29. **c.** A análise espectral usa a transferência rápida de Fourier (FFT) para converter as informações do desvio Doppler em uma exibição visual do espectro. A autocorrelação é necessária para o fluxo Doppler colorido.

30. **c.** *Packet* descreve os múltiplos portais de amostra posicionados na área de interesse no imageamento com Doppler colorido. Pixels são os menores elementos de uma imagem digital.

31. **c.** A imagem com Doppler colorido de um pseudoaneurisma está demonstrando *aliasing*. Os métodos para superar esse artefato incluem o aumento da frequência de repetição de pulso (escala), aumento no ângulo Doppler, ajuste da linha de base para zero (mover para baixo) e redução da frequência de operação e profundidade do imageamento.

32. **c.** O sangue flui da pressão mais alta para a mais baixa. A diferença de pressão é necessária para a ocorrência do fluxo.

33. **d.** O aumento na frequência de operação aumentará a sensibilidade para desvios Doppler baixos. A redução dessa frequência pode superar o *aliasing*.

34. **b.** A imagem por Doppler colorido está demonstrando o Doppler colorido se estendendo além da região do fluxo sanguíneo verdadeiro. A redução do ganho de cor é a alteração mais provável para melhorar o artefato de *flash*.

35. **d.** O gradiente de pressão é proporcional à taxa de fluxo (volume de fluxo sanguíneo).

36. **d.** A resistência ao fluxo de sangue é proporcional à extensão do vaso e inversamente proporcional ao volume de fluxo sanguíneo.

37. **c.** Durante a inspiração a pressão abdominal aumenta e a torácica diminui.

38. **c.** Onda contínua é a forma mais simples de Doppler.

39. **d.** O eixo vertical de uma análise espectral representa o desvio de frequência ou velocidade. O eixo horizontal representa o tempo.

40. **c.** Velocidade é definida como a taxa de movimento em relação ao tempo. Aceleração é um aumento em velocidade.

41. **d.** A equação de Poiseuille prognostica o volume de fluxo em um vaso cilíndrico. O número de Reynolds prognostica o início de um fluxo turbulento.

42. **d.** O Doppler de onda pulsada usa o mínimo de 5 ciclos e o máximo de 30 ciclos por pulso.

43. **c.** A autocorrelação é necessária para a obtenção rápida dos desvios de frequência do Doppler colorido. A transferência rápida de Fourier converte informações de desvio Doppler em uma exibição visual do espectro.

44. **a.** Configurações de filtro de parede muito altas eliminam velocidades de fluxo baixo. A exibição do espectro de uma artéria de baixa resistência não toca a linha de base, uma apresentação comum quando o filtro de parede é configurado alto demais.

45. **a.** É comum o uso do Doppler colorido para demonstrar movimento não vascular (p. ex., jatos ureterais).

46. **c.** O mapeamento de amplitude por Doppler (*Power Doppler*) exibe a amplitude ou o eixo z do sinal. A análise espectral exibe o desvio da frequência (velocidade).

47. **b.** A análise do espectro da artéria demonstra uma imagem espelhada do fluxo de sangue. Reduzindo-se o ganho de Doppler e/ou alterando-se o ângulo de exposição às ondas ultrassônicas (*insonation*) pode-se eliminar esse artefato.

48. **b.** O aumento do ângulo Doppler é um método de superar o *aliasing*. A mudança do ângulo Doppler pode superar uma imagem espelhada.

49. **b.** As artérias menores geralmente exibem fluxo laminar enquanto as maiores exibem fluxo tampão.

50. **b.** Aumentar o tamanho do pacote do Doppler colorido diminuirá a taxa de quadros e a resolução temporal. Sensibilidade e precisão são aumentadas.

Capítulo 6 – Garantia de Qualidade, Protocolos e Novas Tecnologias

1. **a.** O número de resultados de teste corretos dividido pelo número total de testes determina a precisão do teste. A precisão de registro é a habilidade de colocar ecos em local apropriado durante o imageamento a partir de orientações diferentes.

2. **b.** Especificidade é a habilidade de um teste para detectar a ausência de doença. Sensibilidade é a habilidade de um teste para detectar a doença.

3. **b.** Um hidrofone mede a saída acústica. Um analisador de feixe mede as características do transdutor.

4. **d.** A definição mais precisa de garantia de qualidade (QA). QA é a avaliação periódica e rotineira do sistema de ultrassom incluindo os transdutores.

5. **d.** O analisador de feixe é um dispositivo de teste que mede as características do transdutor. O hidrofone mede a saída acústica.

6. **a.** Ao usar agentes de contraste, a refletividade de partículas pequenas depende da frequência.

7. **d.** A precisão de registro é a habilidade de colocar ecos na posição apropriada para o imageamento a partir de janelas acústicas diferentes. Neste capítulo, precisão diz respeito ao número de resultados corretos de teste dividido pelo número total de testes.

8. **b.** A elastografia demonstra a rigidez dos tecidos pelo deslocamento relativo antes e durante a compressão.

9. **a.** *Fantasma* é o termo mais comum usado para ilustrar um dispositivo equivalente a um tecido.

10. d. O American Institute of Ultrasound Medicine (AIUM) e o American College of Radiology (ACR) adaptaram protocolos universais de varredura para exames clínicos por ultrassonografia.

11. b. O objeto do teste 100 do AIUM não pode avaliar a compressão (faixa dinâmica), a escala de cinza ou a penetração. O objeto do teste fornece medição do desempenho do sistema e avalia a zona morta, a resolução axial e lateral, a calibração vertical e horizontal e a compensação.

12. b. Manter o registro para cada unidade de ultrassom é necessário para o credenciamento do hospital e da clínica ambulatorial. Esse procedimento ajuda na identificação de alterações graduais ou esporádicas no sistema e na programação do próximo serviço de manutenção preventiva.

13. d. A precisão de um exame é igual ao número de resultados corretos de teste dividido pelo número total de testes. Se 10 testes forem mal diagnosticados, então 90 testes receberam o diagnóstico correto.

$$\text{Precisão} = \frac{90}{100} \times 100 = 90\%$$

14. d. Os valores prognósticos positivos calculados, dividindo-se os testes positivos verdadeiros pela soma dos testes verdadeiros e falso-positivos.

15. b. O objeto do teste da AIUM avalia a sensibilidade do sistema. A resolução de contraste, as características da escala de cinza, a direção do fluxo sanguíneo e a localização do volume da amostra são avaliadas por fantasmas de tecido e de Doppler.

16. a. Um hidrofone usa um elemento de transdutor pequeno montado na extremidade de uma agulha oca ou uma membrana piezoelétrica grande com pequenos eletrodos em cada lado.

17. a. Os programas de garantia de qualidade fornecem avaliação de qualidade e consistência de imagens.

18. d. Um fantasma equivalente a tecido é usado em muitos programas de garantia de qualidade.

19. c. Um sistema de equilíbrio de força mede a potência ou a intensidade do feixe de som.

20. d. O hidrofone mede saída acústica, período, período de repetição de pulso e duração do pulso.

21. c. O número de resultados de teste positivos e verdadeiros dividido pela soma dos testes verdadeiros positivos e falso-negativos leva à sensibilidade do teste.

22. b. O analisador de feixe é um dispositivo de verificação que mapeia amplitudes de reflexão em 3D recebidas pelo transdutor.

23. c. O objeto do teste 100 da AIUM, fantasmas Doppler e equivalentes a tecido avaliam a operação do sistema de ultrassom. O formador do feixe, o hidrofone e os sistemas de equilíbrio de força avaliam a saída acústica do sistema de ultrassom.

24. c. A verificação de saída acústica avalia a segurança e os efeitos biológicos do ultrassom e do imageamento com Doppler.

25. a. Valor prognóstico negativo é a habilidade de um teste diagnóstico em prognosticar achados normais. A identificação da ausência real de doença define especificidade.

26. b. A saída do hidrofone indica a pressão ou a intensidade do feixe de som. Um dispositivo de verificação mede a saída acústica. A exposição acústica depende da saída acústica e do tempo de exposição.

27. a. Definity®, Imagent® e Optison® são agentes de contraste aprovados para uso nos EUA. Echovist®, Lenovist® e SonoVue® são agentes de contraste aprovados para uso no Canadá, Europa e Japão.

28. a. O hidrofone avalia a relação entre a pressão acústica e a voltagem produzida. Os hidrofones medem a saída acústica, período, período de repetição de pulso e duração do pulso de uma onda acústica.

29. b. A elastografia é uma versão de palpação para imageamento.

30. c. Os fantasmas Doppler podem avaliar a direção de fluxo. O fantasma de imitação de tecidos pode avaliar a penetração, a compressão, a resolução lateral e a sensibilidade do sistema.

31. c. A verificação de saída acústica exige equipamento especializado e considera somente o vibrador (*pulser*) e o transdutor.

32. c. A largura do feixe sonoro determina a resolução lateral.

33. b. Os programas de garantia de qualidade asseguram qualidade e coerência de imagens diagnósticas a partir da avaliação de rotina do sistema de ultrassom. O desenvolvimento de um programa de garantia de qualidade não assegura o credenciamento do laboratório.

34. d. O valor prognóstico positivo é igual ao número de testes positivos verdadeiros (20) dividido pela soma dos positivos verdadeiros (20) e falso-positivos (5).

$$\frac{20}{20+5} = \frac{20}{25} = 0{,}8 \times 100 = 80\%$$

35. d. A sensibilidade do teste é igual aos positivos verdadeiros (20) divididos pela soma dos verdadeiro-positivos (20) e falso-negativos (0).

$$\frac{20}{20+0} = \frac{20}{20} = 1{,}0 \times 100 = 100\%$$

36. c. De modo geral, a precisão de um teste é igual à soma dos testes positivos verdadeiros (20) e testes negativos verdadeiros (75) dividida pela quantidade total testada (100).

$$\frac{95}{100} = 0{,}95 \times 100 = 95\%$$

37. d. O valor prognóstico negativo é igual aos testes negativos verdadeiros (75) divididos pela soma dos testes negativos verdadeiros (75) e falso-negativos (0).

$$\frac{75}{75+0} = \frac{75}{75} = 1{,}0 \times 100 = 100\%$$

38. c. O imageamento harmônico com contraste é produzido durante a reflexão para fora das microbolhas.

39. a. Zona morta é a região mais próxima à face do transdutor na qual o imageamento não pode ser executado.

40. b. Sensibilidade de teste é definida como a habilidade de uma técnica diagnóstica de identificar a presença de doença quando a doença está realmente presente.

41. a. Uma membrana piezoelétrica grande com pequenos eletrodos metálicos centralizados de cada lado é um tipo de hidrofone.

42. b. Sangue imitando fantasmas de Doppler simula condições clínicas.

43. b. A habilidade de uma técnica diagnóstica de identificar a ausência de doença quando não há doença presente é denominada de *especificidade*. Precisão de registro é a habilidade de colocar ecos em posição apropriada quando obtendo imagens a partir de orientações diferentes.

44. b. Precisão mede a porcentagem de exames que concordam com o padrão ouro.

45. d. Precisão é a qualidade de estar próximo ao valor verdadeiro. Ela é igual ao número de resultados corretos de teste dividido pelo número total de testes.

46. c. Tecido imitando fantasmas não pode avaliar fluxo sanguíneo.

47. b. O avaliador de feixe mapeia amplitudes de reflexão em 3D recebidas pelo transdutor para avaliar as características do transdutor.

48. c. Mover o fantasma Doppler em sequência dispersa o feixe de som e pode produzir fluxo pulsátil e retrógrado.

49. a. O hidrofone avalia a relação entre a quantidade de pressão acústica e a tensão produzida.

50. c. Precisão é igual ao número de resultados de teste corretos dividido pelo número total de testes.

$$\text{Precisão} = \frac{18}{20} = 0{,}9 = 90\%$$

Exame Mock de Física

1. d. O uso prudente do imageamento sonográfico (o mais baixo razoavelmente atingível) é a missão do princípio ALARA.

2. b. A extensão do pulso espacial é proporcional ao número de ciclos em um pulso e o comprimento da onda. A frequência de operação é proporcional à espessura do cristal. A frequência de repetição de pulso é proporcional ao fator de serviço.

3. d. A frequência de desvio Doppler é proporcional à velocidade do refletor e depende do ângulo Doppler e da frequência do transdutor.

4. a. A largura do feixe diverge na zona de Fraunhofer (distante) e a intensidade se torna mais uniforme.

5. c. O artefato de reverberação se exibe como reflexões igualmente espaçadas de amplitude decrescente com profundidade crescente. Os lóbulos discordantes (*grating lobes*) são o resultado de espaçamento regular de elementos em um transdutor sequencial.

6. d. O reforço descreve o aumento na amplitude de reflexão a partir de estruturas por baixo de uma estrutura fracamente atenuante. O sombreamento ocorre por baixo de uma estrutura fortemente atenuante.

7. c. Faixa dinâmica (compressão) descreve a proporção entre a maior potência e a menor potência que o sistema de ultrassom pode acomodar. Largura de faixa é a faixa de frequências encontrada no ultrassom pulsado. Amplitude se refere à força de um refletor.

8. d. A resolução axial está diretamente relacionada com a frequência de operação e inversamente relacionada com a extensão do pulso espacial e à profundidade de penetração.

9. d. O cristal aumentará ou diminuirá de acordo com a polaridade da tensão aplicada.

10. c. A resistência das arteríolas responde por cerca da metade da resistência total no sistema sistêmico.

11. d. A dispersão de Rayleigh ocorre quando a onda sonora encontra um refletor muito menor que o comprimento da onda do feixe sonoro.

12. d. A cor negra sempre representa a linha de base no imageamento com Doppler colorido.

13. c. Frequência é igual ao número de ciclos completos em uma onda ocorrendo em um segundo. Frequência de repetição de pulso é o número de pulsos ocorrendo em 1 segundo.

14. d. Os conversores de varredura tornam possível o imageamento em escala de cinza e não fazem parte de um sistema em modo A.

15. d. Os lóbulos discordantes são feixes fracos adicionais causados pelo espaço periódico regular dos elementos em transdutores sequenciais.

16. a. *Clutter* (desordem) é um ruído no sinal Doppler causado por desvios Doppler de alta amplitude. O aumento no filtro de parede pode reduzir a desordem no sinal Doppler.

17. d. Compressões são regiões de alta pressão ou densidade em uma onda de compressão.

18. d. A compressão é medida em decibéis. Unidades para amplitude variam com a variável acústica.

19. c. A impedância determina quanto de uma onda de som será transmitida para o meio seguinte ou refletirá de volta em direção ao transdutor. Impedância é o produto da densidade e velocidade de propagação do meio.

20. b. Focar no feixe sonoro melhora a resolução lateral e cria um afunilamento do campo próximo (zona de Fresnel). O ponto focal exibe a intensidade máxima do feixe de som.

21. d. O aumento no diâmetro do transdutor aumentará a extensão da zona próxima e diminuirá a divergência do feixe de som no campo distante.

22. d. Um quadro congelado carrega e exibe uma única imagem de informações sonográficas. O recurso *cine loop* armazena os vários últimos quadros de informações.

23. b. Número binário $0010011 = 0 + 0 + 16 + 0 + 0 + 2 + 1 = 19$

24. d. A espessura da camada de correspondência é igual a um quarto do comprimento de onda do transdutor.

25. d. O aumento na frequência de operação melhora a resolução tanto axial quanto lateral. A redução na largura do feixe melhora a resolução lateral. O aumento do quadro melhorará a resolução temporal.

26. a. Os transdutores sequenciais por vetor convertem o formato de um transdutor linear em uma imagem trapezoidal.

27. c. A esterilização por calor de transdutores de ultrassom aumentará a temperatura do elemento acima do ponto de Curie, perdendo suas propriedades piezoelétricas.

28. d. O princípio de Huygens explica como todos os pontos na frente de uma onda são fontes de pontos para a produção de ondulações circulares secundárias. A lei de Snell se relaciona com a quantidade de refração em uma interface.

29. c. A zona de Fresnel (zona próxima) é a região entre o transdutor e o ponto focal.

30. d. A taxa de fluxo volumétrico deve permanecer constante porque o sangue não é nem criado nem destruído à medida que flui através de um vaso (regra da continuidade).

31. b. Quanto maior a diferença de impedância entre duas estruturas, maior será a reflexão.

32. a. O maior desvio Doppler ocorre paralelo ao fluxo de sangue a um ângulo de 0°.

33. c. O aumento na frequência do transdutor aumenta a qualidade da imagem, a sensibilidade aos desvios Doppler e a atenuação do feixe sonoro.

34. d. Extensões de pulso mais curtas, aumento na frequência de operação e redução na largura do feixe melhorarão a qualidade da imagem.

35. b. O material de atenuação reduz o número de ciclos em cada pulso, a duração do pulso, a extensão do pulso espacial e a sensibilidade. A camada de correspondência diminui as reflexões próximas à face do transdutor e melhora a transmissão do som no corpo.

36. a. O vibrador gera os pulsos elétricos para o cristal produzindo ondas de ultrassom pulsadas. O sincronizador principal instrui o vibrador a enviar um pulso ao transdutor.

37. c. O formador de feixe é parte do vibrador e determina os atrasos de disparo para sistemas sequenciais.

38. b. A rigidez e a densidade do meio determinam a velocidade de propagação de um tecido ou estrutura.

39. a. O desvio da linha de base pode eliminar o *aliasing*. Outros métodos incluem aumentar o ângulo Doppler ou a frequência de repetição de pulso e reduzir a profundidade do imageamento ou a frequência do transdutor.

40. c. O enfaixamento do foco resulta do realce horizontal ou aumento em intensidade na zona focal.

41. a. O imageamento duplex permite trocar entre imageamento e funções Doppler várias vezes por segundo, reduzindo a taxa de quadros do imageamento e a resolução temporal. Pode ocorrer *aliasing* para desvios Doppler com velocidades de pico elevado.

42. d. Se o diâmetro do cristal for constante, a frequência mais alta exibirá a extensão mais longa da zona próxima. Com frequência comparável, os transdutores não focalizados apresentam extensão focal mais longa que a dos transdutores focalizados. O aumento do diâmetro do cristal resultará em extensão focal mais longa.

43. a. O fator de serviço (tempo de transmissão) é proporcional à duração de pulso e à frequência de repetição de pulso e inversamente proporcional ao período de repetição de pulso e à profundidade de penetração.

44. a. A profundidade ou a compensação de ganho de tempo compensam a atenuação ao aumentar as amplitudes de reflexões profundas e suprimir as reflexões superficiais.

45. b. O número de Reynolds prognostica o início de fluxo turbulento. Um vaso com número de Reynolds de 2.000 ou mais demonstrará turbulência. O limite de Nyquist prognostica o início de *aliasing*.

46. a. A resolução axial depende da frequência de operação e é igual à metade da extensão do pulso espacial. A resolução lateral depende da largura do feixe e a resolução temporal depende da taxa de quadros.

47. d. A função da camada de correspondência é reduzir a diferença de impedância entre o elemento e a pele, melhorando a transmissão do som pela fronteira de tecido. A atenuação reduz o número de ciclos em cada pulso, a duração do pulso e a extensão do pulso espacial.

48. c. O número de bits de memória é igual a 2n. 128 sombras de cinza = $2 \times 2 \times 2 \times 2 \times 2 \times 2 \times 2 = 128$ ou 2^7 (elevado à sétima potência).

49. b. *Read zoom* é uma função pós-processamento que amplia e exibe dados armazenados. *Write zoom* é uma função pré-processamento que aumenta o número de pixels por polegada, melhora a resolução espacial e adquire e amplia novas informações.

50. b. Persistência é uma função ajustável do sonografista antes do processamento que altera as taxas de quadros do imageamento.

51. c. Em áreas de estenose a velocidade do fluxo aumenta resultando em redução na pressão (efeito de Bernoulli).

52. d. A redução da definição de ganho pela metade (- 3 dB) exibirá uma nova definição de ganho de 27 dB.

53. b. Atenuação é o enfraquecimento progressivo da intensidade ou da amplitude do feixe de som à medida que ele viaja através das partes moles, resultando da absorção, reflexão e dispersão da onda sonora.

54. d. O feixe de som diverge (se alarga) na zona distante (Fraunhofer) e afunila na zona próxima em direção ao ponto focal.

55. b. Especificidade define a habilidade de uma técnica diagnóstica de identificar corretamente a ausência de doença (estado normal).

56. d. Não existem efeitos biológicos significativos confirmados em tecidos de mamíferos para exposições inferiores a 100 mW/cm^2 com transdutores não focalizados e de 1 W/cm^2 com transdutores focalizados.

57. c. As faixas de intensidade do menor para o maior são SATA (a mais baixa), SPTA, SATP e SPTP (a mais alta).

58. c. Os transdutores de ultrassom diagnóstico operam no efeito ou princípio piezoelétrico.

59. a. O feixe de som é mais uniforme em intensidade no campo distante. A intensidade máxima ocorre no ponto focal. As variações de intensidade são maiores no campo próximo.

60. d. A saída ou funções de potência controlam a intensidade dos sinais transmitidos e recebidos. O amplificador aumenta tensões elétricas pequenas recebidas do transdutor a um nível adequado para processamento.

61. a. O limiar suprime ou elimina tensões de amplitude menores produzidas por reflexões fracas. A eliminação de reflexões fracas não tem a função pretendida de compensação.

62. d. A densidade de linha está diretamente relacionada com a frequência de repetição de pulso e a resolução espacial e inversamente relacionada com a resolução temporal e a taxa de quadros.

63. d. Frequências de 4, 8 e 12 MHz são frequências harmônicas uniformes de uma frequência fundamental de 2.0 MHz.

64. d. A ambiguidade de faixa é, mais provavelmente, o resultado de uma frequência de repetição de pulso com configuração muito alta. *Aliasing* é o resultado de uma frequência da repetição de pulso com configuração muito baixa. A redução da amplificação pode superar os artefatos acústicos de salpico e de flash.

65. b. A angulação do volume de amostra para a direita provavelmente atingirá um ângulo para fluxo inferior ou igual a 60 graus. O ajuste apropriado da correção do ângulo para o ângulo apropriado para fluxo é a alteração mais importante e necessária para melhorar *a precisão da velocidade de fluxo*. A redução da frequência de repetição de pulso (escala) e o ganho Doppler melhorará a estética da imagem, mas não a precisão da velocidade do fluxo.

66. b. Imagem espelhada é a duplicação de uma estrutura no lado oposto de um refletor potente. A diferença de impedância determina quanto do feixe incidente refletirá e transmitirá em uma fronteira de meios.

67. a. Cerca de 1% do feixe de som reflete de volta para o transdutor e 99% do feixe sonoro transmitem a partir de uma fronteira de meios com incidência perpendicular, se as impedâncias forem diferentes.

68. d. A distância até um refletor (colocação de um eco) depende do tempo de ida e volta e da velocidade de propagação do meio.

69. d. As velocidades de fluxo baixo estão faltando na exibição espectral por causa da configuração alta do filtro da parede. A redução desse filtro e da frequência de repetição de pulso melhorará a exibição espectral.

70. d. A frequência de repetição de pulso determina o número de linhas de varredura por quadro. A resolução de contraste depende do número de bits por pixel.

71. d. A alteração na velocidade de propagação à medida que a onda sonora viaja através de um meio não afeta a frequência da onda.

72. c. O fluxo diastólico arterial mostra o estado das arteríolas à jusante. A reversão do fluxo diastólico indica alta resistência em sentido distal.

73. d. A redução do número de zonas focais melhora a resolução temporal. Embora a redução da profundidade do imageamento também melhore a resolução temporal, a profundidade de imageamento é apropriada nessa imagem. A redução dessa profundidade colocaria a porção posterior do fígado fora da visualização.

74. d. Os transdutores sequenciais lineares de fase contêm uma linha compacta de elementos cerca de um quarto de amplidão de uma extensão de onda. Os transdutores sequenciados lineares demonstram uma linha reta de elementos retangulares de cerca de uma amplidão de extensão de onda.

75. d. A porção de atraso da curva de compensação de ganho de tempo representa a profundidade na qual começa a compensação variável.

76. a. O conversor de varredura localiza apropriadamente cada série de ecos em linhas de varredura individual para armazenamento, transferência de dados de eco inseridos em um formato adequado para exibição.

77. d. As reflexões especulares ocorrem quando a onda sonora colide perpendicularmente com uma superfície uniforme e larga.

78. d. O aumento do número de zonas focais e da frequência ressonante melhorará a resolução lateral. A redução da profundidade de imageamento e da largura do feixe também melhorará a resolução lateral.

79. c. Reduzir a profundidade de imageamento, diminuir a zona focal e aumentar o ganho total devem melhorar esse sonograma.

80. d. A velocidade de propagação e a espessura do elemento determinam a frequência de operação.

81. b. O fator de serviço é a fração de tempo na qual o ultrassom está transmitindo. Período é o tempo para completar um ciclo.

82. c. O fator de serviço e o número de ciclos em um pulso são proporcionais à duração do pulso. A frequência de repetição de pulso é inversamente proporcional à duração do pulso.

83. d. O aumento do tamanho do pacote reduzirá a taxa de quadros e a resolução temporal.

84. d. A exibição espectral demonstra um artefato de imagem espelhada de um ganho Doppler definido alto demais.

85. b. Compressão é a proporção entre amplitudes maiores e menores que o sistema de ultrassom pode exibir.

86. a. A profundidade do imageamento e a velocidade de propagação do meio determinam a taxa de quadros.

87. b. A apodização reduz os lóbulos discordantes (*grating lobes*) usando uma estimulação variável dos elementos em uma sequência. O corte em porções menores divide cada elemento em peças pequenas para reduzir os lóbulos discordantes.

88. d. A zona próxima tem subganhos. O aumento na compensação do ganho de tempo no campo próximo é a primeira opção para que o sonografista melhore esta imagem. A zona focal está localizada apropriadamente. O aumento no número de zonas focais ou a redução da profundidade de imageamento não aumentará o ganho do campo próximo.

89. d. O índice mecânico é inversamente proporcional à frequência de operação e proporcional à saída acústica.

90. a. Uma sequência linear de fases varre o feixe de ultrassom eletronicamente por ativação retardada dos cristais na sequência.

91. b. A inversão de pulso é uma técnica de imageamento harmônico que usa dois pulsos por linha de varredura com o segundo pulso como inversão do primeiro.

92. d. A focalização dinâmica usa uma variável recebendo o foco que acompanha a posição de mudança do pulso à medida que ele se propaga pelo tecido.

93. a. A exibição espectral demonstra fluxo turbulento (fístula arteriovenosa). O aumento da PRF (escala), o uso de correção de ângulo, a elevação da linha de base e a redução no ganho Doppler melhorarão essa exibição espectral. O aumento no filtro de parede também eliminará as velocidades de fluxo lento.

94. a. O limite Nyquist é a frequência mais alta em um sinal amostrado e representado ambiguamente e é igual à metade da frequência de repetição de pulso.

95. d. A compensação fornece amplitude igual para todas as estruturas similares, independente da profundidade. A amplificação permite amplificação idêntica, apesar da profundidade.

96. c. A composição espacial direciona as linhas de varredura em múltiplas direções melhorando a visualização de estruturas por baixo de uma estrutura altamente atenuante.

97. a. As microbolhas dos agentes de contraste aumentam a dispersão e emitem ondas sonoras em frequências harmônicas.

98. b. A frequência é proporcional à qualidade e atenuação da imagem. Comprimento da onda, período e profundidade de penetração são inversamente proporcionais à frequência.

99. c. A porção posterior do campo distante apresenta subganho. Aumentar a compensação de ganho de tempo no campo distante melhorará esse sonograma. Aumentar a profundidade de imageamento visualizará todo o diafragma, mas não melhorará o diagnóstico dessa imagem.

100. a. O fluxo tampão é encontrado em artérias maiores e demonstra velocidade constante por todo o vaso. Fluxo parabólico é um tipo de fluxo laminar no qual a velocidade média de fluxo é igual à metade da velocidade máxima de fluxo no centro.

101. b. A intensidade de uma onda sonora é igual à amplitude elevada ao quadrado. Se a amplitude for duplicada, então a intensidade quadruplicará.

102. d. *Hipoecoico* é um termo comparativo usado para descrever uma redução em ecogenicidade quando comparada à das estruturas ao redor ou comparada àquela normalmente esperada para a estrutura.

103. c. Para que a refração ocorra *é obrigatória* a incidência oblíqua e uma alteração de velocidade ou rapidez de propagação entre os meios.

104. b. O imageamento por Power Doppler tem sensibilidade aumentada aos desvios Doppler (presença de fluxo), mas é incapaz de mostrar a direção, velocidade ou características do fluxo.

105. **d.** A densidade da linha se relaciona diretamente com a frequência de repetição de pulso e a resolução espacial. A taxa de quadros e a resolução temporal se relacionam inversamente com a densidade da linha.

106. **c.** Um hidrofone mede a saída acústica. O analisador de feixe mede as características do transdutor.

107. **b.** O aumento na temperatura dos tecidos será significativo se exceder 2°C.

108. **a.** Duas extensões de zona próxima são iguais ao diâmetro do transdutor. Uma extensão de zona próxima é igual à metade do diâmetro do transdutor.

109. **c.** O artefato em cauda de cometa exibe uma série de ecos de reverberação intimamente espaçados atrás de um refletor potente.

110. **c.** Angulando-se a caixa de Doppler colorido para a direita ou para a esquerda muda-se o desvio Doppler e o ângulo Doppler.

111. **a.** Velocidades mais lentas de propagação colocarão o refletor mais profundamente do que ele está realmente localizado.

112. **d.** Para superar a ambiguidade de faixa, a frequência de repetição de pulso deverá ser reduzida.

113. **d.** Alterar a estimulação eletrônica dos elementos guia o feixe em várias direções.

114. **c.** A análise espectral permite a visualização do sinal Doppler fornecendo dados quantitativos, incluindo pico, velocidades de fluxo média e mínima, direção de fluxo e características do fluxo.

115. **b.** O ar tem o mais alto coeficiente de atenuação quando comparado à gordura, fígado, rins e músculos. O osso tem coeficiente de atenuação mais alto quando comparado com o ar.

116. **b.** A largura de faixa é a faixa de frequências encontrada dentro de um pulso.

117. **a.** O infrassom fica abaixo da audição humana com faixa de frequência inferior a 20 Hz.

118. **d.** A onda contínua (CW) usa elementos de transmissão e de recepção separados e acomodados em um único conjunto de transdutor.

119. **b.** As suposições sobre o sistema de ultrassom são a causa mais provável de artefatos sonográficos.

120. **c.** As estruturas dentro da zona focal podem exibir um brilho impróprio.

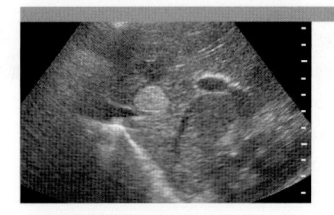

Respostas de Abdome

Capítulo 7 – Fígado

1. **c.** A hepatomegalia é sugerida depois que o diâmetro anteroposterior (AP) exceder 15 cm ou o comprimento exceder 18 cm. Um diâmetro AP de 20 cm é considerado aumentado, mas a palavra-chave nesta questão é *depois*. O fígado adulto normal mede 7 a 17 cm de comprimento e de 10 a 12,5 cm de diâmetro AP.

2. **b.** A hipertensão da porta está associada à compressão ou oclusão das veias portais. Os achados sonográficos podem incluir: hepatomegalia, esplenomegalia, fluxo hepatofugal na veia porta principal, resistência aumentada na artéria hepática, formação de colaterais venosos e aumento no diâmetro das veias porta, esplênica e mesentérica superior principais. A ecogenicidade do parênquima do fígado é geralmente hiperecoica. O parênquima hipoecoico do fígado está mais geralmente associado à hepatite.

3. **a.** As configurações de ganho deverão exibir o parênquima normal do fígado como uma sombra média de cinza. O fígado é isoecoico ou levemente hiperecoico em comparação ao baço normal e hiperecoico em relação ao córtex renal normal.

4. **b.** A massa hiperecoica circular uniforme ou em formato oval é a aparência sonográfica *mais* comum de um hemangioma cavernoso. A aparência complexa atribuída à necrose ou hemorragia é menos comum. Massa hipoecoica é suspeita de adenoma, de tecido hepático normal com infiltração de gordura associada ou de malignidade.

5. **c.** O ligamento venoso separa o lobo esquerdo do lobo caudado do fígado. O ligamento coronário separa o espaço subfrênico do recesso hepatorrenal (bolsa de Morison). O ligamento falciforme divide o espaço subfrênico nos compartimentos direito e esquerdo. O ligamento hepatoduodenal conecta o fígado ao duodeno.

6. **c.** Cirrose é o termo geral usado para insulto crônico e intenso às células do fígado resultando em fibrose e nódulos de regeneração. O abuso do álcool e a hepatite C são *a causa mais comum* de cirrose nos EUA. No mundo todo, a hepatite B é a causa mais comum dessa doença. Outras etiologias podem incluir: obstrução biliar, hepatite viral, síndrome de Budd-Chiari, deficiências nutricionais ou doença cardíaca.

7. **d.** Pacientes portadores de carcinoma hepatocelular (hepatoma) podem demonstrar redução em albumina sérica sugerindo redução na síntese de proteínas. Os achados clínicos adicionais de um hepatoma podem incluir: dor abdominal, massa palpável, perda de peso, hepatomegalia, icterícia, febre sem explicação, níveis elevados de AST, ALT e fosfatase alcalina e alfafetoproteína positiva.

8. **c.** Nos EUA, a colangite ascendente é a causa mais comum de um abscesso hepático. As etiologias adicionais podem ser: viagem recente ao exterior, infecção biliar, apendicite ou diverticulite. A formação de pseudocistos é a complicação mais comum associada à pancreatite aguda. A obstrução biliar não está diretamente ligada à formação de abscesso hepático.

9. **c.** O lobo esquerdo do fígado é separado do lobo direito pela veia hepática média superiormente e pela fissura lobar principal inferiormente. A veia hepática esquerda separa o lobo esquerdo nos segmentos medial e lateral. O ligamento venoso separa os lobos caudado e esquerdo do fígado.

10. **c.** A veia hepática direita divide o lobo direito do fígado em segmentos anterior e posterior. A veia hepática média divide o lobo direito do lobo medial esquerdo. As veias porta correm dentro dos segmentos do fígado (intrassegmentares) enquanto as veias hepáticas correm entre os segmentos do fígado (intersegmentares).

11. **a.** Febre e aumento na contagem de leucócitos são suspeitos de infecção subjacente. Massa hepática complexa em paciente que tenha viajado recentemente ao exterior é mais suspeita de abscesso hepático. Um cisto equinocócico está associado a viagens ao exterior, mas aparece como massa cística no ultrassom.

12. **b.** A hepatite B aumenta o risco de um paciente de desenvolver cirrose ou hepatoma. A hiperplasia nodular focal e o hemangioma cavernoso são malformações vasculares não relacionadas com a hepatite B. Os adenomas estão associados ao uso de contraceptivos orais.

13. **d.** Definimos "cisto filho" como um cisto contendo cistos menores. Esse achado está associado a um cisto equinocócico. O cistadenoma aparece como massa cística multiloculada. O adenoma se mostra como massa sólida hipoecoica, enquanto o abscesso fúngico tipicamente se mostra com aparência complexa.

14. **c.** As veias hepáticas correm entre os lobos do fígado (*interlobares*). As veias porta, as artérias hepáticas e os ductos biliares geralmente correm paralelos uns com os outros dentro dos lobos do fígado (*intralobares*).

15. **a.** Na veia porta principal o fluxo varia com a respiração e é denominado de *fluxo fásico*. O sangue corre para o fígado (hepatopetal) em baixa velocidade (10 a 30 cm/s). O fluxo contínuo não varia com a respiração. O fluxo multifásico (pulsátil) é demonstrado nas veias hepáticas.

16. **d.** Um paciente *obeso assintomático* com níveis elevados de AST e de ALT geralmente demonstra quantidade aumentada de gordura no fígado. A área hipoecoica representa tecido hepático normal cercado de infiltração gordurosa. Essas áreas focais de parênquima normal estão mais geralmente localizadas anteriores à *porta hepatis* ou próximas à veia cava inferior. Um linfonodo aumentado é um diferencial possível, mas não um diagnóstico tão provável. A fibrose nodular está relacionada com cirrose. Uma lesão maligna é um diagnóstico pouco provável em um paciente assintomático.

17. **c.** O parênquima do fígado se mostra hiperecoico. As paredes dos vasos in-

tra-hepáticos são difíceis de distinguir, mas cursam em padrão reto. Isso é mais coerente com infiltração gordurosa. Linfoma, metástase hepática ou cirrose estão, geralmente, associadas a sintomas clínicos adicionais junto com resultados elevados de testes de função hepática.

18. **c.** Massa hiperecoica solitária demonstrando margens de parede uniformes é mais suspeita de hemangioma cavernoso. Os hemangiomas podem causar dor no quadrante superior direito e, tipicamente, não aumentam nos testes de função hepática. O adenoma e a hiperplasia nodular focal estão associados ao uso de contraceptivos orais e aos níveis hormonais, respectivamente. Essas doenças são pouco prováveis em uma paciente sem tratamento de reposição hormonal após a menopausa.

19. **b.** A veia porta principal deverá demonstrar fluxo para dentro do fígado (hepatópeto; superior à linha de base). Nessa imagem duplex, a veia porta principal está demonstrando fluxo para longe do fígado (hepatofugal; inferior à linha de base). O fluxo hepatofugal está *mais frequentemente* associado à hipertensão porta. Quando se encontra fluxo hepatofugal o sonografista deve buscar por dilatação esplênica e colaterais venosos. A síndrome de Budd-Chiari está associada à trombose das veias hepáticas. A trombose da veia porta demonstrará um fluxo hepatopetal mínimo, ou nenhum.

20. **c.** A imagem demonstra as veias hepáticas penetrando na veia cava inferior. A seta identifica o lobo hepático localizado entre as veias hepáticas esquerda e média. Essas veias margeiam o lobo esquerdo medial. A veia hepática esquerda divide os segmentos medial e lateral do lobo esquerdo. A veia hepática média divide o lobo esquerdo medial a partir do lobo anterior direito. A veia hepática direita divide o lobo direito em segmentos anterior e posterior.

21. **c.** A extensão do fígado anterior e inferior ao rim direito e um lobo esquerdo não se estendendo pela linha média é *mais provavelmente* um lobo de Reidel não patológico. Essa variante anatômica é um achado incidental com prevalência no sexo feminino. A dor pós-prandial não está associada a um lobo de Reidel. Às vezes, a história clínica de um paciente não está diretamente relacionada com um achado sonográfico específico. Essa anomalia pode ser confundida com hepatomegalia. A avaliação cuidadosa do lobo esquerdo deverá ajudar a diferenciar entre esses quadros. A hepatite e a cirrose não se caracterizam por uma extensão homogênea do lobo hepático direito.

22. **b.** Uma área anecoica *única* demonstrando realce acústico posterior é identificada na área em questão. Em um paciente assintomático esse achado é mais coerente com um cisto hepático simples. Um biloma está associado à cirurgia biliar recente. Um hematoma em processo de resolução pode aparecer anecoico, mas não é um diagnóstico tão provável quanto a de um cisto simples. Um cisto equinocócico demonstra aparência septada.

23. **c.** Um foco hiperecoico demonstrando sombreamento acústico posterior sólido é identificado na vesícula biliar. Esses são achados sonográficos característicos de colelitíase. Um pequeno foco ecogênico demonstrando um artefato de reverberação em cauda de cometa é identificado na parede anterior da vesícula biliar, coerente com quadro de adenomiomatose. Reforço acústico posterior é demonstrado posterior ao cisto hepático, aumentando falsamente a ecogenicidade do tecido hepático.

24. **b.** A candidíase é uma infecção fúngica rara encontrada em pacientes imunocomprometidos. Lesões hipoecoicas ou alvo podem se desenvolver no parênquima do fígado. Adenomas hepáticos são associados ao uso de contraceptivos orais. Cistos equinocócicos são associados à viagem recente a um país emergente. Pacientes com imunossupressão não estão em risco aumentado de desenvolverem doença policística.

25. **b.** Lesões metastáticas envolvendo o fígado se originam *mais comumente* de uma neoplasia maligna do cólon. As neoplasias metastáticas do pâncreas, de mama e do pulmão também podem formar metástases no fígado.

26. **b.** O ligamento coronário direito serve como barreira entre os espaços subfrênico e subepático (área nua). O fluido não pode ascender diretamente a partir do recesso hepatorrenal (bolsa de Morison) para o espaço subfrênico direito. O ligamento falciforme separa o espaço subfrênico em dois compartimentos. Os ligamentos gastro-hepático e hepatoduodenal ligam o fígado ao estômago e ao duodeno, respectivamente.

27. **b.** Variz é o termo mais comum usado para descrever uma veia dilatada. O termo "aneurisma" é mais comum para descrever uma dilatação arterial focal. Derivação ou *stent* descreve um tipo de via de passagem entre duas estruturas. Veias perfurantes conectam os sistemas venosos superficial e profundo.

28. **b.** A anatomia tradicional lobar divide o fígado em lobos direito, esquerdo, caudado e quadrado. A anatomia funcional lobar ou segmentada divide o fígado em três lobos: esquerdo, direito e caudado. A anatomia de Couinaud divide o fígado em oito segmentos usando um padrão imaginário em "H".

29. **a.** Cirrose é um termo geral usado para descrever um insulto crônico e intenso às células do fígado resultando em inflamação do parênquima e necrose subsequente. Hipertensão porta é geralmente uma doença secundária causada por doença hepática subjacente (p. ex., cirrose). A síndrome de Budd-Chiari está associada à trombose das veias hepáticas. A hiperplasia focal nodular é considerada como malformação vascular congênita.

30. **c.** A doença de Von Gierke é o tipo mais comum de doença de armazenamento de glicogênio (Tipo I). Os pacientes possuem um fator predisponente ao desenvolvimento de adenoma hepático. A esquistossomose é causada por um parasita. A cirrose não está relacionada com a doença de von Gierke.

31. **b.** A proeminência das margens das paredes das veias porta, ou "efeito estrela", é característica da hepatite. Em casos de cirrose e da doença de armazenamento de glicogênio, o fígado demonstra aumento na ecogenicidade do parênquima diminuindo a distinção das veias porta, das veias hepáticas e dos ductos biliares.

32. **a.** A derivação TIPS é *usualmente* colocada entre as veias porta direita e hepática direita, com o propósito de desviar o sangue do sistema venoso portal obstruído diretamente para o sistema venoso hepático.

33. **d.** A veia paraumbilical corre dentro do ligamento falciforme desde o umbigo até a veia porta esquerda. A recanalização da veia paraumbilical é causada por aumento na pressão venosa dentro da circulação porta.

34. **b.** Uma extensão congênita anterior e inferior do lobo direito do fígado é deno-

minada *lobo de Reidel*. As variantes congênitas do lobo esquerdo incluem: um tamanho maior que se estende para dentro do espaço subfrênico esquerdo ou um tamanho menor que não cruza a linha média. Hepatomegalia e hiperplasia não são anomalias congênitas.

35. **d.** O espaço subfrênico está localizado superior ao fígado e inferior ao diafragma. A pleura fica superior ao diafragma. O espaço sub-hepático fica inferior ao fígado. O saco menor está localizado anterior ao pâncreas e posterior ao estômago.

36. **a.** O lobo caudado tem um suprimento sanguíneo único que é rotineiramente poupado de doença. O aumento desse lobo está *mais geralmente* associada à cirrose. Candidíase, infiltração de gordura e metástase hepática não são fatores predisponentes para o aumento do lobo caudado.

37. **c.** As veias hepáticas demonstram um padrão de fluxo sanguíneo multifásico ou pulsátil que corre para longe do fígado em direção à veia cava inferior (hepatófugo). No fluxo laminar, o fluxo mais rápido está localizado no centro do lúmen e o mais lento próximo às paredes luminares (p. ex., artéria carótida comum). Fluxo parabólico ou tampão demonstra padrão de fluxo regular com velocidades variáveis através do lúmen do vaso (i. e., aorta).

38. **b.** O ligamento falciforme liga o fígado à parede abdominal *anterior* e separa os espaços subfrênicos direito e esquerdo. O ligamento coronário direito liga o fígado à parede abdominal lateral. O ligamento triangular é a porção mais lateral do ligamento coronário.

39. **d.** A veia hepática média tem sentido anterógrado (azul), fluindo em direção à veia cava inferior (VCI), enquanto a veia hepática esquerda tem curso retrógrado (vermelho) fluindo para longe da VCI.

40. **c.** O lobo caudado está localizado posterior ao ligamento venoso e à *porta hepatis*, anterior e medial à veia cava inferior e lateral ao saco menor.

41. **b.** Vasos múltiplos ingurgitados no quadrante superior esquerdo em paciente com história de cirrose são mais suspeitos para varizes gástricas.

42. **c.** A redução no tempo de protrombina está associada à colecistite subaguda ou aguda, fístula biliar interna, carcinoma da vesícula biliar, lesão dos ductos biliares e à obstrução extra-hepática prolongada do ducto biliar. Cirrose, malignidade, má absorção de vitamina K e insuficiência de coagulação estão associadas à elevação no tempo de protrombina.

43. **c.** Dor abdominal intensa e perda de apetite são os sintomas *mais comuns* associados à trombose da veia porta. A perda de peso é precipitada pela perda de apetite. Taquicardia e edema de extremidade inferior estão mais geralmente associados a embolia pulmonar e trombose venosa profunda da extremidade inferior.

44. **c.** Uma TIPS deverá ter no mínimo 8 mm de diâmetro e variar entre 8 e 12 mm por todo o *stent*.

45. **a.** História prolongada de uso de contraceptivos orais é um fator predisponente para desenvolvimento de adenoma hepático. Massa hepática hipoecoica demonstrando halo hipoecoico é identificada no lobo direito do fígado. Isso é característico de um adenoma. A hiperplasia nodular focal é influenciada por hormônios, mas se apresenta como (a) massa(s) isoecoica(s) ou hiperecoica(s) bem definida(s). Um hepatoma poderia ser uma consideração diferencial, mas não um provável diagnóstico nesse caso. Hemangiomas carvernosos podem sofrer degeneração alterando o padrão de eco, mas não estão associados a um halo hipoecoico. O adenoma é o diagnóstico mais provável para essa massa hepática com esses achados sonográficos e história clínica.

46. **d.** O parênquima do fígado aparece heterogêneo, demonstrando massas hiperecoicas múltiplas por todo o lobo direito. A história clínica do paciente inclui dor e aumento em fosfatase alcalina. Isso é mais coerente com metástase do fígado. A cirrose está associada ao parênquima hepático hiperecoico, ascite e contorno irregular do fígado. A infiltração de gordura pode demonstrar áreas focais hipoecoicas poupadas de gordura, mas não está associada à elevação nos níveis de fosfatase alcalina. Lesões alvo ou hipoecoicas são características de candidíase.

47. **d.** Uma pequena coleção de fluido é identificada inferior ao diafragma (estrutura linear hiperecoica) e superior ao fígado no espaço subfrênico direito. A pleura está localizada superior ao diafragma. O espaço sub-hepático e a goteira parietocólica direitos estão localizados inferiormente ao fígado.

48. **b.** Uma estrutura anecoica bem-definida demonstrando reforço acústico posterior é documentada anterior à *porta hepatis*. Essa massa representa, mais provavelmente, um cisto hepático simples.

49. **c.** O ligamento falciforme liga o fígado à parede abdominal anterior, estendendo-se desde o diafragma até o umbigo. O ligamento venoso separa o lobo esquerdo do fígado do lobo caudado. O ligamento triangular é a porção mais lateral do ligamento coronário, o qual liga o fígado ao diafragma.

50. **b.** O parênquima do fígado aparece levemente hipoecoico com veias portais proeminentes ("efeito estrela"). A história clínica do paciente junto com esses achados sonográficos é mais suspeita de hepatite aguda. A candidíase é uma infecção fúngica mais comumente associada a pacientes imunocomprometidos demonstrando lesões hipoecoicas uniformes no ultrassom.

Capítulo 8 – Sistema Biliar

1. **d.** Uma neoplasia maligna localizado na junção dos ductos hepáticos direito e esquerdo é denominado tumor de Klatskin. Biloma é uma coleção extra-hepática de bile extravasada. A extensão da inflamação pancreática nos tecidos peripancreáticos descreve um fleimão. A doença de Caroli demonstra aparência sacular ou em contas para a árvore biliar intra-hepática no ultrassom.

2. **d.** As posições supina, oblíqua posterior esquerda e em decúbito lateral esquerdo são usadas rotineiramente no imageamento abdominal. O ducto cístico não é rotineiramente visualizado nessas posições. As posições de Trendelenburg ou em decúbito lateral direito podem ajudar na visualização do ducto cístico. A posição prona ajuda na visualização de algumas estruturas retroperitoneais.

3. **a.** Uma dobra ou septação localizada entre o colo e o corpo da vesícula biliar descreve uma dobra de junção. O infundíbulo da vesícula biliar (bolsa de Hartmann) é um saco posterior pequeno localizado próximo ao colo da vesícula biliar. Barrete frígio descreve uma dobra no fundo da vesícula biliar.

4. **b.** A demonstração de uma *parede* hiperecoica focal da vesícula biliar com sombreamento acústico posterior *acentuado* é característica de vesícula biliar em porcelana. A colecistite enfisematosa aparece como foco ecogênico na parede da

vesícula ou lúmen com sombreamento acústico posterior *mal definido*. Colelitíase é uma anormalidade intraluminal. A síndrome de Mirizzi é um quadro causado por um cálculo impactado no colo da vesícula biliar ou no ducto cístico.

5. **c.** Ecos de baixa amplitude e sem sombreamento localizados na porção dependente da vesícula biliar descrevem lama biliar. As palavras chave nesta pergunta são: dependente e sem sombreamento. Isso implica que os ecos são móveis e não demonstram sombreamento acústico posterior. Os ecos móveis descartam adenomiomatose e massas polipoides. Ecos sem sombreamento descartam colelitíase. A colecistite descreve um processo inflamatório que afeta a vesícula biliar.

6. **d.** Colesterolose é o acúmulo de triglicerídeos e de esteróis esterificados na parede da vesícula biliar causado por transtorno local no metabolismo do colesterol. Há dois tipos de colesterolose: colesterose e pólipos de colesterol. A colesterolose não está associada aos níveis de colesterol sérico.

7. **a.** As pregas espirais da vesícula biliar (válvulas espirais de Heister) estão localizadas no ducto cístico. Essas válvulas dificultam a visualização no ultrassom.

8. **b.** Espessamento localizado da parede da vesícula biliar em paciente com dor aguda no abdome superior e sinal de Murphy positivo (dor extrema na fossa da vesícula) são mais coerentes com colecistite aguda. O espessamento irregular da parede da vesícula é visto em casos de carcinoma da vesícula biliar, mas não se apresenta tipicamente com dor abdominal aguda e sinal de Murphy positivo. A adenomiomatose não está associada ao sinal de Murphy positivo.

9. **d.** Um foco hiperecoico demonstrando sombreamento acústico posterior é identificado no *ducto biliar comum* coerente com quadro de coledocolitíase. Esse quadro de coledocolitíase está associado a dor no quadrante superior direito e obstrução biliar (icterícia). O colangiocarcinoma aparece como foco ecogênico intraluminal *sem sombreamento*. O espessamento das paredes do ducto biliar é coerente com o quadro de colangite.

10. **a.** As complicações associadas à coledocolitíase podem incluir obstrução biliar, colangite e pancreatite. A coledocolitíase não é fator precipitante de hipertensão porta ou de linfadenopatia.

11. **c.** Uma estrutura tubular *não vascular* é identificada posterior à vesícula biliar na *porta hepatis* em um neonato com icterícia persistente. Isso é mais suspeito de cisto do colédoco. A duplicação da vesícula ou cisto hepático não é um resultado tão provável de história clínica de icterícia persistente e do fato de a estrutura ser tubular e repousar na *porta hepatis*.

12. **a.** Este sonograma demonstra estrutura anecoica contígua ao fundo da vesícula biliar. Trata-se, mais provavelmente, de uma dobra no fundo da vesícula denominada *barrete frígio*. Uma dobra de junção e o infundíbulo da vesícula biliar (bolsa de Hartmann) estão localizados próximo ao colo da vesícula biliar.

13. **b.** O artefato refrativo está demonstrando "sombra" posterior e medial ao barrete frígio da vesícula biliar. O som é refratado em direção lateral a partir da via projetada deixando ecos fracos retornarem da via esperada, o que provoca a aparência de sombra. A refração ocorre na borda de estruturas geralmente redondas ou ovais e é usualmente chamada de *artefato de borda*. Lóbulos discordantes são feixes de som mais fracos adicionais viajando em direções diferentes a partir do feixe primário. A reverberação demonstra múltiplos ecos igualmente espaçados. Um artefato espesso em fatia reduz a resolução dos detalhes.

14. **d.** O sistema biliar tem três funções principais: (1) transportar a bile para a vesícula biliar por meio dos ductos biliares; (2) armazenar e concentrar bile na vesícula e (3) transportar bile por meio dos ductos biliares da vesícula biliar para o duodeno para ajudar na digestão de gorduras.

15. **b.** Lama biliar não é necessariamente um quadro de doença. Esse quadro pode ser demonstrado em pacientes com padrões anormais de alimentação ou em jejum prolongado. Colelitíase e colangite estão relacionados com a estase biliar, mas não como a que ocorre como lama biliar. Lesões polipoides ou malignas não estão relacionadas com os episódios de jejum.

16. **a.** A parede da vesícula biliar é composta de quatro camadas: (1) serosa externa, (2) subserosa; (3) muscular e (4) epitelial interna.

17. **c.** O DBC (ducto biliar comum) corre inferiormente através da cabeça do pâncreas e termina na porção descendente do duodeno, na ampola hepatopancreática (de Vater). A porção superior do DBC está localizada próxima ao hilo hepático e colo da vesícula biliar.

18. **b.** O ducto hepático comum repousa anterior à veia porta principal e lateral à artéria hepática própria, na região da *porta hepatis*.

19. **d.** Dor no quadrante superior direito, dor pós-prandial, testes de função hepática elevados, intolerância a alimentos gordurosos ou sinal de Murphy positivo são indicações comuns para um sonograma biliar. Sensibilidade no ponto de McBurney é um sinal clínico de apendicite.

20. **d.** A liberação de colecistocinina estimula a contração da vesícula biliar e a secreção de enzimas pancreáticas. A colecistocinina é liberada quando o alimento atinge o duodeno. A gastrina estimula a secreção de ácidos gástricos. Amilase e bilirrubina não são hormônios.

21. **b.** A vesícula biliar adulta normal em jejum mede de 8 a 10 cm de comprimento e de 3 a 5 cm de diâmetro. Diâmetros superiores a 4 cm são considerados aumentados ou hidrópicos.

22. **c.** O sonograma demonstra camada fluida/fluida dentro do lúmen da vesícula biliar. O fluido consiste em lama biliar ecogênica na porção dependente da vesícula e bile anecoica menos densa. Empiema e formação de abscesso estão mais provavelmente associados à febre. O efeito em camadas dos dois tipos de fluido descarta massa intraluminar.

23. **c.** A estrutura linear hiperecoica se estende desde a veia porta direita (paredes ecogênicas) até a fossa da vesícula biliar. Isso é mais coerente com a principal fissura lobar. Essa fissura é uma fronteira *inter*segmentar entre os lobos direito e esquerdo do fígado. O ligamento venoso separa os lobos hepáticos caudado e esquerdo. O ligamento redondo e o ligamento falciforme estão localizados no lobo esquerdo.

24. **b.** A fissura lobar principal é uma fronteira entre os lobos esquerdo e direito do fígado e é usada rotineiramente como marco sonográfico para localizar a fossa da vesícula biliar. O ligamento venoso é um marco sonográfico usado para localizar o lobo caudado. O ligamento falciforme e o ligamento redondo são marcos sonográficos usados para localizar a porção superior da veia paraumbilical.

25. **a.** Múltiplos focos pequenos e ecogênicos estão localizados na porção depen-

dente da vesícula biliar. O sombreamento acústico é demonstrado posteriormente. Esses achados sonográficos são mais coerentes com colelitíase. A parede da vesícula biliar aparece fina e uniforme, descartando adenomiomatose, vesícula biliar de porcelana e colecistite aguda como considerações diferenciais. Em geral, a lama tumefaciente tem formato irregular, move-se lentamente e não forma sombreamento.

26. **d.** A mudança de posição do paciente documentará a mobilidade dos focos ecogênicos, coerente com colelitíase. A abordagem intercostal ou inspiração profunda podem aumentar a resolução dos focos, mas não demonstrar mobilidade. A ingestão de água ajuda na visualização do pâncreas.

27. **a.** Ecos de baixo nível no ducto biliar e que se movem com a mudança de posição do paciente são mais suspeitos para hemobilia. O tumor de Klastkin não depende da gravidade.

28. **b.** A fosfatase alcalina é uma enzima produzida principalmente pelo fígado, ossos e placenta e excretada pelos ductos biliares. A elevação acentuada está associada à icterícia obstrutiva. A ALT é uma enzima encontrada em altas concentrações no fígado e em concentrações mais baixas no coração, músculos e rins. A AST é uma enzima presente em muitos tipos de tecido.

29. **a.** Em condições normais, o ducto biliar comum diminuirá de tamanho ou permanecerá inalterado após a ingestão de uma refeição gordurosa. A dilatação está associada à doença biliar.

30. **a.** Em jejum, a parede da vesícula biliar geralmente mede 1 a 2 mm de espessura e não deverá exceder 3 mm.

31. **d.** A dilatação somente dos ductos intra-hepáticos sugere obstrução dentro do fígado (intra-hepática). O tumor de Klatskin é um tumor intra-hepático localizado na junção dos ductos hepáticos esquerdo e direito. Colangite, coledocolitíase e neoplasia pancreática são em geral doenças extra-hepáticas.

32. **c.** Pacientes diabéticos idosos estão em risco aumentado de desenvolverem colecistite gangrenosa e perfuração da vesícula biliar.

33. **d.** A árvore biliar intra-hepática, as artérias hepáticas e o sistema venoso porta correm adjacentes uns aos outros. A dilatação progressiva dos ductos biliares comprime e achata as veias porta. A aparência em colar de contas dos ductos biliares intra-hepáticos é característica da doença de Caroli.

34. **b.** O diâmetro transverso da vesícula biliar normal não deverá exceder 4 cm. Um diâmetro superior a 4,0 cm é denominado de *hidropsia*. Nesse sonograma, a vesícula biliar mede 7,6 cm no diâmetro transverso com espessura normal de parede.

35. **a.** A vesícula biliar está demonstrando o sinal de parede-ecossombra (WES) coerente com uma vesícula cheia de cálculos.

36. **c.** Massas ecogênicas múltiplas, sólidas, imóveis e sem sombreamento são demonstradas em um paciente assintomático. Isso é mais suspeito de adenomas múltiplos (pólipos). Lesões adenomiomatosas demonstram um artefato de sombreamento em cauda de cometa não visualizado nessas massas. Lesões metastáticas não são a resposta mais provável em um paciente assintomático.

37. **b.** Focos hiperecoicos demonstrando sombreamento acústico posterior em paciente com história anterior de cirurgia biliar são mais suspeitos para pneumobilia. A ascaríase geralmente está associada a sintomas de uma infecção. Cálculo em um ducto biliar e calcificações arteriais não são tão susceptíveis de um diagnóstico como pneumobilia.

38. **d.** Focos hiperecoicos múltiplos são identificados na *parede* anterior da vesícula biliar. Um artefato de reverberação em cauda de cometa é demonstrado posterior aos focos. Esses achados sonográficos são característicos de adenomiomatose. Casos crônicos ou agudos de colecistite geralmente demonstram parede da vesícula espessada. Cálculos biliares são tipicamente dependentes da gravidade.

39. **a.** Uma forma de reverberação, o artefato em forma de cometa, ocorre com mudanças acentuadas de impedância. Ela aparece como uma trilha densa de ecos que se afunilam bem distais a uma estrutura fortemente refletora. Esse tipo de artefato é característico em adenomiomatose. A refração ocorre na borda de estruturas geralmente redondas ou ovais e é usualmente denominada de *artefato de borda*. A imagem espelhada é uma forma de artefato de reverberação no qual as estruturas que existem de um lado de um refletor sólido também são identificadas no lado oposto.

40. **b.** Uma bolsa posterior pequena próxima ao colo da vesícula biliar descreve o infundíbulo da vesícula biliar (bolsa de Hartmann). Uma dobra de junção é definida como uma septação ou dobra próxima ao colo da vesícula biliar. O recesso hepatorrenal (bolsa de Morison) está localizado no espaço lateral subepático. Os cistos do colédoco não envolvem o colo da vesícula biliar.

41. **a.** O imageamento de ductos intra-hepáticos dilatados e paralelos à veia porta associada é chamado de *canalização paralela, sinal do canal duplo* ou *sinal em cano de espingarda*. A proeminência das veias porta é vista na hepatite e denominada de *efeito estrela*. O sinal de cintilação no Doppler colorido é um sinal de artefato Doppler encontrado na adenomiomatose.

42. **a.** A bilirrubina é um produto da quebra da hemoglobina em eritrócitos velhos. AST, ALT e fosfatase alcalina são enzimas do fígado. A alfafetoproteína é uma proteína normalmente sintetizada pelo feto.

43. **d.** Os fatores de risco incluem: história familiar de cálculos biliares, sexo feminino, fertilidade, gravidez, diabetes melito e obesidade. Hepatite e cirrose não são fatores predisponentes associados ao desenvolvimento de colelitíase. A doença biliar é a causa mais comum de pancreatite.

44. **a.** Aumentando-se a frequência do transdutor, aumenta-se também a resolução axial necessária para demonstrar sombreamento posterior a cálculos biliares pequenos. A redução do ganho geral e do número de zonas focais não aumentará a resolução axial da imagem. O aumento da faixa dinâmica aumenta a escala de cinza da imagem.

45. **c.** A ascaríase é causada pela ingestão de água ou alimento contaminados, especialmente na África, Ásia e América do Sul.

46. **d.** A pneumobilia geralmente se mostra como um foco hiperecoico com sombreamento acústico posterior. Um grampo cirúrgico, *stent*, cálculo ou calcificação vascular podem aparecer no ultrassom como um foco hiperecoico com ou sem sombreamento acústico posterior. Um hemangioma aparece como massa sem sombreamento, hiperecoica ou complexa.

47. **b.** A massa sólida da vesícula biliar está imóvel. Adenomas e neoplasias malignas

são lesões imóveis. Lama tumefaciente, embora se movendo lentamente, geralmente é móvel.

48. **d.** Os achados sonográficos e clínicos são mais coerentes com doença metastática da vesícula biliar. As metástases para a vesícula são um diagnóstico provável com os seguintes critérios: (1) massas focais intraluminares; (2) história de neoplasia no pâncreas; (3) sem associação de colelitíase. O paciente tem história de câncer pancreático. A vesícula biliar demonstra massas ecogênicas imóveis sem cálculos associados.

49. **b.** Duas sonotransparências separadas são identificadas na *fossa da vesícula biliar*. Isso é mais suspeito de duplicação da vesícula. As vesículas estão localizadas na fossa da vesícula. A vesícula biliar em morango é uma aparência sonográfica na colesterólise.

50. **b.** A colecistite aguda é o diagnóstico mais provável com história de sinal de Murphy positivo e parede espessada da vesícula biliar. Observe a hiperemia na parede espessada da vesícula.

Capítulo 9 – Pâncreas

1. **d.** Pâncreas anular é uma anomalia congênita na qual a cabeça do pâncreas cerca o duodeno. Isso pode resultar na obstrução da árvore biliar ou do duodeno. *Pancreas divisum* é uma anomalia dos ductos pancreáticos. Fleimão é uma complicação da pancreatite aguda.

2. **c.** Os achados clínicos associados à pancreatite aguda incluem um início abrupto de dor epigástrica (tipicamente intensa), náusea/vômito, elevação nos níveis de amilase e lípase séricas e íleo paralítico.

3. **d.** A tripsina é uma enzima altamente digestiva que fragmenta proteínas em aminoácidos. A amilase fragmenta carboidratos e a lipase fragmenta gorduras. Gastrina é um hormônio.

4. **c.** O processo uncinado, uma porção medial da cabeça pancreática, está localizado diretamente posterior à veia mesentérica superior e anterior à veia cava inferior. Esse processo está localizado posterior e medial à artéria gastroduodenal e à veia porta principal.

5. **c.** A formação de pseudocistos é a complicação mais comum da pancreatite aguda. Outras complicações incluem: fleimão, hemorragia, formação de abscesso ou obstrução duodenal.

6. **b.** As células das ilhotas de Langerhans secretam hormônios diretamente na corrente sanguínea. Esses hormônios são: glucagon (células alfa), insulina (células beta) e somatostatina (células delta).

7. **c.** No procedimento de Whipple (pancreatoduedenectomia) o tecido pancreático normal é anexado ao duodeno. A vesícula biliar é removida, se presente. O ducto biliar comum é anastomosado ao duodeno distal ao pâncreas e o estômago é anastomosado ao duodeno distal ao ducto biliar comum.

8. **c.** Fleimão é uma extensão da inflamação pancreática para os tecidos peripancreáticos. Pseudocisto é uma coleção de fluido causada pelo vazamento de enzimas do pâncreas. Pâncreas anular é uma anomalia congênita. Abscesso é uma coleção de substância purulenta.

9. **b.** A doença biliar é a causa mais comum de pancreatite aguda seguida pelo abuso do álcool. As outras etiologias incluem: traumatismo, doença de úlcera péptica e hiperlipidemia.

10. **c.** O sonograma demonstra massa complexa próxima ao saco menor e ao espaço pararrenal anterior. A aparência complexa pode estar relacionada à hemorragia ou necrose. A formação de pseudocistos é a complicação mais comum em pancreatite aguda e o diagnóstico *mais provável* com essa história clínica. Fleimão é uma extensão da inflamação para os tecidos peripancreáticos e geralmente se mostra como massa sólida hipoecoica. O biloma está localizado tipicamente na região da *porta hepatis*. A massa identificada no sonograma e localizada no quadrante superior esquerdo é mais coerente com a região do estômago e não com a do duodeno.

11. **b.** Uma estrutura tubular anecoica está localizada anterior à veia esplênica dentro do corpo do pâncreas. Isso é mais coerente com o principal ducto pancreático (ducto de Wirsung). A artéria esplênica corre superior ao corpo do pâncreas. O ducto biliar comum corre através da porção lateral posterior da cabeça pancreática. A artéria gastroduodenal está localizada na porção lateral anterior da cabeça do pâncreas.

12. **a.** A seta está identificando estrutura anecoica localizada anterior à coluna vertebral, lateral à veia cava inferior e posterior ao pâncreas, lobo esquerdo do fígado, artéria mesentérica superior e confluência portoesplênica. Isso é mais coerente com a aorta abdominal.

13. **c.** Massa hipoecoica é identificada na cabeça do pâncreas. Com base nessa história clínica, os achados sonográficos são mais suspeitos para neoplasia maligna.

14. **b.** Uma estrutura tubular anecoica é identificada anterior à veia esplênica dentro do corpo do pâncreas. *Muito provavelmente*, trata-se de um ducto pancreático dilatado e secundário à compressão exercida pela neoplasia. Uma artéria esplênica tortuosa é uma consideração *possível*. O imageamento com Doppler ajudaria a diferenciar entre uma estrutura vascular e outra não vascular. Antes do imageamento com Doppler colorido, marcos anatômicos e imageamento em tempo real eram usados para diferenciar essas estruturas.

15. **a.** Um pseudocisto está mais *frequentemente* localizado no saco menor seguido pelo espaço pararrenal anterior. Uma vez que ele não contém uma membrana de revestimento, ele se conformará ao(s) espaço(s) circundante(s).

16. **c.** Lipase é a enzima responsável pela mudança de gorduras em ácidos graxos e glicerol. Amilase é uma enzima que fragmenta carboidratos. Tripsina é uma enzima que fragmenta proteínas em aminoácidos. Gastrina e secretina são hormônios.

17. **d.** O pâncreas repousa em plano oblíquo transverso com a porção da cauda localizada mais superiormente e o processo uncinado mais inferiormente. O corpo é considerado a porção mais anterior do órgão.

18. **d.** Como anomalia congênita, tecido pancreático ectópico pode estar localizado no estômago, duodeno ou intestinos delgado ou grosso.

19. **a.** O pâncreas e os marcos vasculares ao redor deverão ser examinados a partir do nível do tronco celíaco (superior ao pâncreas) até inferior às veias renais (inferior ao pâncreas).

20. **d.** Os cistadenomas microcísticos respondem por 50% das neoplasias císticas envolvendo o pâncreas, com a maioria localizada no corpo ou na cauda. O cistadenoma geralmente aparece como massa ecogênica ou complexa por causa das múltiplas estruturas císticas e pequenas.

21. **a.** As enzimas pancreáticas amilase e lipase estão associadas à pancreatite aguda. Essas enzimas se elevam em taxas seme-

lhantes, mas a elevação na lipase persiste por mais tempo.

22. **b.** O ducto pancreático é rotineiramente visualizado no corpo do pâncreas. Uma artéria esplênica tortuosa pode ser confundida com o ducto pancreático. O ducto biliar comum é visualizado na porção lateral posterior da cabeça pancreática.

23. **a.** Noventa por cento dos tumores inativos de células das ilhotas são malignos e aparecem como massa hipoecoica pequena e bem definida. Os tumores das células das ilhotas estão mais geralmente localizados na cauda ou no corpo do pâncreas. Um tumor inativo não estará associado aos níveis de insulina.

24. **d.** Os achados sonográficos associados à pancreatite crônica incluem: atrofia, parênquima hiperecoico, ducto pancreático proeminente, calcificações parenquimatosas, bordas irregulares e/ou formação de pseudocistos.

25. **c.** Os achados clínicos associados ao carcinoma pancreático podem incluir: perda de peso, dor intensa nas costas, dor abdominal, icterícia indolor ou novo início de diabetes. Ganho de peso, edema de extremidade inferior e dor torácica não estão usualmente associados ao carcinoma pancreático.

26. **c.** O sonograma demonstra massa pequena e bem definida na cauda do pâncreas. História de níveis de insulina em elevação e massa sólida hipoecoica na cauda do pâncreas são mais suspeitas de tumor ativo de células das ilhotas (insulinoma). O adenocarcinoma e a pancreatite focalizada são considerações diferenciais, mas não passíveis de diagnóstico com uma história clínica de níveis de insulina em elevação.

27. **d.** A cauda do pâncreas está demonstrando aparência pavimentada (*cobblestone*), uma variante comum em parênquima pancreático normal.

28. **a.** Uma estrutura circular anecoica está localizada na porção posterolateral da cabeça do pâncreas. Isso é, mais provavelmente, o ducto biliar comum. A artéria gastroduodenal está localizada na porção anterolateral da cabeça do pâncreas.

29. **c.** As funções endócrinas do pâncreas incluem secreção de insulina, glucagon e somatostatina. As funções exócrinas incluem: secreção de enzimas (amilase, lípase e tripsina) e a liberação de hormônios (gastrina e secretina).

30. **b.** O tronco celíaco é o primeiro ramo da aorta abdominal localizado superior ao pâncreas. A veia esplênica e a artéria mesentérica superior são usadas como marcos para localizar o corpo do pâncreas. Esse órgão deverá ser avaliado a partir do tronco celíaco (superior ao pâncreas) até abaixo das veias renais (inferior ao pâncreas).

31. **b.** A cauda do pâncreas *geralmente* se estende em direção ao hilo esplênico e, *ocasionalmente*, em direção ao hilo renal esquerdo.

32. **c.** A veia esplênica é um marco vascular usado para localizar a cauda do pâncreas. Essa cauda corre paralela à veia esplênica.

33. **b.** O diâmetro de um ducto pancreático normal na região da cabeça/colo não deverá exceder 3 mm. O diâmetro normal no corpo não deverá exceder 2 mm. As paredes hiperecoicas também deverão aparecer uniformes correndo paralelas uma com a outra.

34. **b.** As células acinares são responsáveis pela secreção de enzimas pancreáticas altamente digestivas via ducto pancreático. As células alfa e beta são hormônios secretados pelas células das ilhotas de Langerhans diretamente na corrente sanguínea.

35. **c.** O colo está localizado entre o corpo e a cabeça do pâncreas diretamente anterior à veia mesentérica superior e à confluência portoesplênica. O tronco celíaco está localizado superior ao pâncreas. O processo uncinado fica diretamente posterior à veia mesentérica superior.

36. **a.** A cabeça está envolvida em 75% dos casos de neoplasias malignas envolvendo o pâncreas, enquanto 20% envolvem o corpo.

37. **a.** Os tumores das células das ilhotas estão mais usualmente localizados no corpo e na cauda do pâncreas. O adenocarcinoma envolve, mais geralmente, a cabeça pancreática.

38. **c.** O ducto pancreático acessório (ducto de Santorini) é o segundo ducto secretor do pâncreas. O ducto pancreático (ducto de Wirsung) é o ducto secretor primário do pâncreas.

39. **d.** O pâncreas adulto normal aparece isoecoico a hiperecoico quando comparado ao parênquima normal do fígado.

40. **c.** A letra D identifica a veia mesentérica superior (SMV). Esse vaso corre paralelo à artéria mesentérica superior (B) e à aorta (A).

41. **a.** A letra A identifica a aorta abdominal. Esse vaso repousa posterior à SMA (D).

42. **b.** A letra B identifica a artéria mesentérica superior. A SMA fica posterior à VMS (D) e anterior à aorta abdominal (A).

43. **d.** Essa estrutura vascular é um marco sonográfico comum usado na localização do pâncreas. Os ecos hiperecoicos que cercam esse vaso e a localização são característicos da artéria mesentérica superior.

44. **c.** A estrutura vascular está localizada no hilo hepático coerente com a veia porta principal. As veias hepáticas convergem na veia cava inferior.

45. **a.** A maioria dos cistadenomas envolvendo o pâncreas está localizada no corpo e na cauda.

46. **c.** O corpo é a seção maior e mais anterior do pâncreas. A cauda fica mais superior.

47. **a.** Cistos múltiplos no pâncreas podem significar doença policística. Fígado, baço e rins deverão ser avaliados quanto à evidência de doença policística.

48. **c.** A inflamação rápida de uma inflamação pancreática descreve um fleimão. O fleimão pode causar necrose ou hemorragia e é considerado como uma complicação da pancreatite aguda.

49. **c.** O músculo esfíncter (esfíncter de Oddi) da ampola hepatopancreática é uma bainha de fibras musculares que cerca os ductos biliares comum distal e pancreático quando estes cruzam a parede do duodeno através da ampola hepatopancreática (ampola de Vater).

50. **c.** O vazamento de enzimas pancreáticas para o espaço peritoneal ao redor descreve um pseudocisto. Fleimão é uma extensão de inflamação pancreática nos tecidos ao redor. Abscesso é uma coleção de substância purulenta.

Capítulo 10 – Sistema Urinário

1. **a.** Normalmente, as pirâmides medulares aparecem anecoicas no neonato. O córtex renal geralmente aparece de moderado a altamente ecogênico. Uma quantidade esparsa de gordura perinéfrica dificulta a distinção entre cápsula renal ou seio renal.

2. **c.** A redução em BUN (escórias nitrogenadas) está associada à insuficiência hepática, super-hidratação, gravidez, tabagismo e reduções na ingestão de proteína.

3. **b.** A artéria renal direita surge do aspecto anterolateral e a artéria renal esquerda surge do aspecto posterolateral da aorta abdominal. O eixo celíaco e as artérias gonadal, mesentericas superior e inferior surgem do aspecto anterior da aorta abdominal.

4. **a.** A unidade funcional básica do rim é o néfron. Glomérulo é uma estrutura composta de vasos sanguíneos ou de filtros neurais. A alça de Henle é a porção em forma de "U" de um túbulo renal. Túbulos de coleta afunilam a urina para a pelve renal.

5. **d.** O músculo quadrado do lombo é um músculo da parede abdominal posterior localizado posterior e medial a cada rim. O músculo transverso do abdome está localizado na parede anterolateral.

6. **b.** Uma variante do rim em ferradura, um rim em bolo ou massa, demonstra fusão dos aspectos mediais de ambos os rins. A fusão de ambos os rins no mesmo quadrante no corpo descreve o quadro de ectopia renal cruzada. A fusão do polo superior de um rim ao polo inferior do rim contralateral é denominada de rim sigmoide ou em forma de "S".

7. **d.** Uma coluna hipertrofiada de Bertin a partir do córtex para as pirâmides medulares. Essa variante anatômica pode imitar uma duplicação renal. A lobulação fetal e a corcunda de dromedário são variantes associadas ao contorno renal externo. Variações congênitas na fusão dos polos superior e inferior do rim são denominadas de *defeito de dobra de junção*. Esse defeito é identificado na sonografia como foco hiperecoico triangular no aspecto anterior do rim.

8. **b.** Pacientes em diálise estão em risco aumentado de desenvolverem cisto renal, adenoma renal e carcinoma renal. A nefrocalcinose está associada ao hiperparatiroidismo, hipercalcemia e hipercalciuria.

9. **a.** Cinquenta por cento dos pacientes com mais de 55 anos demonstram um cisto renal simples.

10. **c.** Um índice de resistência (IR) de 0,7 ou menos é considerado dentro dos limites normais. A rejeição de um transplante renal é sugerida depois que o IR atingir 0,9.

11. **c.** Uma estrutura circular anecoica é identificada na bexiga urinária. Em um paciente cateterizado essa estrutura representa, mais provavelmente, o balão do cateter cercado por uma parede espessa. Um quadro de ureterocele é uma consideração diferencial possível, mas não tão provável quanto um balão de cateter. Urina residual não é nem tipicamente circular em sua forma nem demonstrada em pacientes cateterizados. Um divertículo da bexiga é definido como uma projeção para fora da parede da bexiga.

12. **c.** A aparência anecoica das pirâmides medulares é um achado sonográfico normal em um rim neonatal e pode ser confundido com hidronefrose. Os vasos arqueados estão localizados na periferia. A aparência hiperecoica dos rins é visualizada, geralmente, na doença policística infantil.

13. **d.** Uma dilatação dos cálices renais é identificada. Isso é mais suspeito de hidronefrose moderada. A pelvectasia não envolve os cálices. A pielonefrite pode demonstrar pirâmides medulares proeminentes. A nefrolitíase é uma possível causa de hidronefrose, mas apareceria como um foco hiperecoico.

14. **d.** A obstrução do trato urinário é a causa mais comum de hidronefrose. A causa da obstrução pode variar (*i. e.*, anomalia congênita). A estase urinária é um fator predisponente para o desenvolvimento de uma infecção do trato urinário.

15. **d.** O sonograma demonstra um contorno irregular da bexiga urinária. Identifica-se um pedúnculo anecoico na parede para fora. Isso é mais coerente com divertículo da bexiga. Um cisto ovariano pode ser confundido com divertículo da bexiga. A uretra é uma estrutura da linha média e o sonograma é investigado com imagens à direita da linha média. Ureterocele é uma anormalidade da bexiga dentro do órgão, no orifício ureterico.

16. **a.** O glomérulo é composto de vasos sanguíneos ou de fibras neurais. A alça de Henle é uma porção do túbulo renal. As pirâmides renais contêm túbulos e alças de Henle.

17. **a.** Cólica renal descreve quadro de dor aguda e intensa no flanco que se irradia para a virilha. Ela é considerada como sintoma clínico de nefrolitíase. Disúria e dispareunia descrevem micção e intercurso doloridos, respectivamente. *Mittelschmerz* é um termo usado para descrever a dor durante a ovulação.

18. **d.** O *seio* renal contém os cálices maior e menor, gordura peripélvica, tecidos fibrosos, artérias segmentares, veias segmentares, linfáticos e parte da pelve renal. A artéria renal, veia renal e ureter estão localizados no *hilo* renal. A gordura *perinéfrica* cerca o rim.

19. **d.** O músculo transverso do abdome está localizado lateral a cada rim. O músculo psoas repousa posterior ao polo inferior do rim. O músculo quadrado do lombo repousa posterior e medial ao rim.

20. **d.** Um foco hiperecoico localizado no córtex renal *anterior* representa, mais provavelmente, um defeito parenquimatoso de junção. Cálculo renal é um possível diferencial, *mas não é a consideração mais provável*. A necrose isquêmica pode aparecer hiperecoica, mas provavelmente produziria sintomas. Um adenoma aparece, geralmente, como massa hipoecoica bem definida.

21. **b.** O volume de urina após a micção varia caso a caso, mas não deverá ser superior a 20 cc para ser considerado dentro dos limites normais.

22. **a.** O inchaço generalizado do rim caracterizado por pirâmides renais bem definidas (proeminentes) é mais coerente com quadro de pielonefrite.

23. **b.** Os procedimentos de biópsia renal são geralmente executados com pacientes deitados sobre o estômago, em posição prona. Um travesseiro, esponja ou toalhas podem ser colocados sob o abdome.

24. **b.** No ultrassom, os orifícios ureteréricos aparecem como pequenas protuberâncias ecogênicas localizadas no aspecto posterior da bexiga urinária. Hidroureteres, divertículos da bexiga e vasos arqueados geralmente aparecem anecoicos, no ultrassom.

25. **b.** Pacientes com doença renal policística adulta apresentam incidência aumentada de desenvolvimento de cálculos renais e de infecção.

26. **d.** A massa isoecoica se estende desde o córtex renal até as pirâmides medulares. Isso é mais coerente com uma coluna hipertrofiada de Bertin. Essa variante anatômica pode ser confundida com um quadro de duplicação renal ou neoplasia. A lobulação fetal afeta o contorno externo do rim. O defeito parenquimatoso de junção aparece como pequena massa hiperecoica triangular no ultrassom. A ectopia renal cruzada é uma anomalia congênita.

27. **a.** A gordura perinéfrica varia em cada paciente. Pacientes com obesidade mór-

bida geralmente demonstram volume aumentado de gordura perinéfrica. A área em questão é separada do fígado e do rim. Um adenoma de suprarrenais aparece como massa hipoecoica.

28. **c.** Uma massa é identificada no aspecto lateral do rim direito. A história clínica de hematúria indolor e hipertensão descontrolada combinada com massa renal é mais suspeita de carcinoma renal. A corcunda de dromedário é um possível diferencial, mas não o diagnóstico mais provável com essa história clínica. O angiomiolipoma pode demonstrar hematúria grosseira, mas aparece no ultrassom como massa hiperecoica. Um hematoma ou cisto hemorrágico não demonstraria fluxo sanguíneo interno.

29. **b.** A septação hiperecoica vista na bexiga está localizada na região do orifício uretérico. Esse quadro é mais coerente com uma ureterocele. Os jatos ureterais são intermitentes e demonstram movimento linear na bexiga, nos orifícios uretéricos. O balão de cateter não é intermitente. Um cisto uracal está localizado próximo ao ápice da bexiga. Um divertículo é um pedúnculo externo da bexiga urinária.

30. **c.** Cistos parapiélicos estão localizados *ao lado* da pelve renal. Um cisto parapiélico pode obstruir o rim. Cistos parapiélicos estão localizados *ao redor* da pelve renal. A pelve renal *se projeta* a partir do hilo renal com a pelve extrarrenal. Nem um quadro de hidroureter nem de hidronefrose é identificado neste sonograma.

31. **a.** Nefroma mesoblástico é um tumor pediátrico benigno que surge durante o primeiro ano de vida na maioria dos casos (90%).

32. **d.** O angiomiolipoma é um tumor benigno composto de vasos sanguíneos (*angio*), músculos (*mio*) e gordura (*lipoma*).

33. **a.** Hiperplasia fibromuscular é um quadro associado à estenose na porção mediodistal da artéria renal principal.

34. **c.** Uma velocidade sistólica de pico excedendo 180 cm/s sugere a possibilidade de estenose de artéria renal.

35. **d.** A hematúria indolor está *mais provavelmente* associada ao carcinoma de células renais ou carcinoma de células de transição da bexiga urinária. Com esse achado, justifica-se uma avaliação cuidadosa do trato urinário. Um angiomiolipoma pode causar hematúria, mas não é o quadro *mais provavelmente* associado à hematúria indolor.

36. **b.** Nefrolitíase é um quadro mais frequentemente associado à estase urinária. A insuficiência renal crônica está mais frequentemente associada a um quadro inflamatório ou vascular que à estase urinária da hidronefrose crônica. Cistos *peripiélicos* podem-se desenvolver a partir de uma obstrução.

37. **c.** Rim sigmoide, ou em forma de "S", é uma variante do rim em ferradura. Essa anomalia congênita se apresenta como a fusão do polo superior de um rim com o pólo inferior do rim contralateral. A fusão das superfícies mediais de ambos os rins descreve um rim em bolo. A ectopia renal cruzada demonstra rins fundidos localizados no mesmo quadrante do corpo.

38. **d.** Os aneurismas envolvendo a artéria renal estão em risco aumentado de ruptura após o diâmetro exceder 2 cm. Um aneurisma é identificado quando o diâmetro da artéria atinge 1,5 cm ou dobra de tamanho.

39. **b.** Define-se falha renal como a incapacidade completa dos rins de excretarem resíduos, concentrarem urina e conservarem eletrólitos. A insuficiência renal é definida como uma falha parcial da função do rim caracterizada por débito urinário inferior ao normal. Cólica renal é um sintoma clínico associado à passagem de um cálculo renal. A obstrução renal pode ser um fator predisponente de falha renal.

40. **b.** As pirâmides medulares aparecem hiperecoicas, mais suspeitas para nefrocalcinose. A doença metastática tem mais probabilidade de demonstrar massa(s) hiperecoica(s) e hipoecoica(s) dentro do parênquima renal. Os angiomiolipomas estão localizados no córtex renal. Glomerulonefrite é um quadro caracterizado por rim(s) dilatado(s) demonstrando córtex renal hiperecoico.

41. **d.** O polo superior do rim esquerdo está fundido ao pólo inferior do rim direito, um quadro coerente com o rim sigmoide ou em forma de "S". A fusão do aspecto medial de ambos os rins é denominada de rim *em bolo*. A duplicação envolve dois sistemas distintos de coleta dentro de um rim. A corcunda de dromedário é uma variante anatômica do córtex lateral.

42. **d.** Uma estrutura tubular se estende desde o ápice da bexiga até o umbigo. Os achados clínicos e sonográficos neste caso são mais coerentes com um seio uracal. O paciente nega história de febre ou trauma abdominal para substanciar um abscesso umbilical ou hematoma do músculo reto do abdome como o diagnóstico mais provável. O divertículo ileal (de Meckel) é um saco anômalo projetando-se do íleo.

43. **c.** Um rim dilatado e hiperecoico com história de proteinúria é mais suspeito de glomerulonefrite. A dilatação do(s) rim(s) não é um achado típico em falha renal crônica ou em lipomatose do seio renal. A pielonefrite pode demonstrar dilatação renal, mas não aumenta a ecogenicidade do parênquima renal.

44. **c.** Cistos múltiplos pequenos estão localizados por todo o rim direito, diminuindo a identificação do parênquima renal. Esses achados são mais suspeitos para doença policística renal. Múltiplos cistos renais simples não são geralmente visualizados em um paciente de 40 anos. Um nefroblastoma se mostra como massa renal sólida e bem definida no ultrassom. A lipomatose do seio renal demonstra aumento na ecogenicidade do seio renal.

45. **c.** Massa sólida demonstrando fluxo sanguíneo interno é demonstrada na bexiga urinária de um paciente idoso. Isso é mais suspeito de malignidade da bexiga.

46. **c.** Ao encontrar massa dentro da bexiga urinária, o sonografista deverá perguntar a/ao paciente se ela/ele notaram a presença de sangue na urina (hematúria). A hematúria indolor é uma indicação clínica comum em carcinoma da bexiga.

47. **b.** O movimento na área do orifício uretérico direito é mais suspeito de jato ureteral.

48. **b.** O córtex renal está demonstrando aparência lobulada com ecogenicidade similar por toda a área, um quadro mais coerente com lobulação fetal. O defeito parenquimatoso de junção se mostra como uma área triangular hiperecoica no aspecto anterior do rim.

49. **d.** Os vasos localizados próximos à periferia cortical são, mais provavelmente vasos arqueados. Sem a análise espectral é difícil avaliar se essas são artérias ou veias arqueadas ou ambas.

50. **b.** O córtex renal normal mede no mínimo 1 cm. O afinamento desse córtex renal levanta suspeitas de doença renal crônica.

Capítulo 11 – Baço

1. **c.** Os baços acessórios estão usualmente localizados mediais ao hilo esplênico. A cauda do pâncreas pode se estender em

direção ao hilo esplênico ou renal esquerdo.

2. **d.** O baço normal é isoecoico para levemente hipoecoico quando comparado ao fígado normal. O córtex renal normal é hipoecoico em relação ao fígado e ao baço.

3. **d.** O baço é um órgão intraperitoneal localizado *predominantemente* na região do hipocôndrio esquerdo com o aspecto superior estendendo-se para a região epigástrica.

4. **d.** O hemangioma cavernoso é a *neoplasia benigna mais comum* do baço. Cistos e cistadenomas envolvendo o baço são um achado incomum. Um baço acessório é considerado como uma anomalia congênita.

5. **c.** Hematócrito é a porcentagem de hemácias no sangue. Hemoglobina é o pigmento das hemácias que carrega oxigênio. As plaquetas são formadas na medula óssea, e algumas são armazenadas no baço.

6. **a.** A anemia é o achado clínico *mais comum* associado a um hemangiossarcoma envolvendo o baço. Outros sintomas podem incluir: dor no quadrante superior esquerdo, perda de peso e leucocitose.

7. **b.** Metástases para o baço são raras. A doença metastática envolvendo o baço se origina, mais usualmente, de um melanoma. Outras neoplasias primárias que formam metástases para o baço podem surgir da mama, pulmão, ovário, estômago, cólon, rim e próstata.

8. **b.** Pacientes com história de infecções múltiplas do baço estão em risco aumentado de desenvolvimento de candidíase. Esse quadro é encontrado com mais frequência em pacientes com autoimunidade comprometida. Uma embolia surgindo do coração é a causa mais comum de infarto esplênico. As calcificações no baço são mais geralmente causadas por granulomatose ou infarto.

9. **b.** O baço adulto normal mede aproximadamente 10 a 12 cm de extensão, 7 cm de largura e 3 a 4 cm de espessura.

10. **a.** O hemangiossarcoma é uma neoplasia primária maligna rara do baço que, com frequência, forma metástases para o fígado.

11. **b.** O abuso do álcool está associado à cirrose. Um insulto crônico às células do fígado leva à redução da função hepática e, por sua vez, à esplenomegalia. Este sonograma demonstra um baço aumentado medindo 19,4 cm de extensão (o normal fica ≤ 13 cm de extensão). O linfoma pode demonstrar esplenomegalia, mas *não é o diferencial mais provável* neste caso.

12. **b.** A esplenomegalia em um paciente com *história longa de abuso de álcool* deverá ser avaliada quanto à doença hepática.

13. **c.** Massa sólida e uniforme é identificada na porção medial a inferior do baço e rim esquerdo. Essa massa demonstra padrão de eco similar ao do baço (isoecoico). Esses achados sonográficos são mais coerentes com um quadro de baço acessório. Um adenoma de suprarrenais é uma possibilidade, mas a massa é isoecoica ao baço e o sonograma parece estar ao nível para inferior para a glândula suprarrenal. Um linfonodo aumentado aparece como massa hipoecoica oval com centro gorduroso proeminente hiperecoico.

14. **a.** Margens uniformes de paredes lisas são identificadas junto com reforço acústico posterior. Esse quadro é mais coerente com cisto esplênico. A formação de hematoma ou de abscesso é uma consideração não provável para um achado incidental em um paciente assintomático. Um linfangioma cístico demonstra aparência de massa cística multilocular.

15. **b.** A formação de abscesso esplênico está mais usualmente associada à endocardite infecciosa. O infarto do baço pode ser causado por êmbolos do coração, por endocardite bacteriana subaguda, leucemia, anemia de células falciformes, metástase ou pancreatite. Os hematomas estão geralmente associados a traumatismo. Os hamartomas são compostos de tecido linfático.

16. **c.** O baço é uma estrutura intraperitoneal localizada lateral ao pâncreas, anterior ao rim esquerdo, inferior ao hemidiafragma esquerdo e lateral ao estômago e glândula suprarrenal esquerda.

17. **d.** Os fatores associados a um risco aumentado de desenvolvimento de aneurisma da artéria esplênica incluem: prevalência feminina, traumatismo, aterosclerose, infecção e hipertensão porta.

18. **c.** A poliesplenia está associada a baços múltiplos e pequenos, dois pulmões esquerdos e anomalias congênitas do trato gastrintestinal, sistema cardiovascular e sistema biliar. A síndrome da asplenia está associada a dois pulmões direitos, anomalias gastrointestinais e urinárias e à colocação do fígado na linha média. Baço acessório e baço errante não estão associados a anomalias adicionais.

19. **b.** O tronco celíaco é o primeiro ramo da aorta abdominal. Esse tronco se trifurca nas artérias esplênica, gástrica esquerda e hepática comum. Os ramos da artéria mesentérica superior suprem a cabeça do pâncreas e porções do intestino delgado e grosso.

20. **c.** A maioria dos pacientes com história de infarto esplênico é assintomática, mas pode demonstrar dor no hipocôndrio esquerdo (LUQ).

21. **c.** Focos hiperecoicos no parênquima são *mais* suspeitos para calcificações esplênicas. As calcificações são geralmente um achado incidental usualmente associado à granulomatose. Outras etiologias podem incluir infarto esplênico, cisto calcificado ou abscessos. A pneumobilia está associada à presença de ar na árvore biliar.

22. **b.** As calcificações esplênicas são normalmente um achado incidental. Geralmente, recomenda-se um acompanhamento somente se clinicamente indicado. Essas calcificações são mais geralmente associadas à granulomatose ou em resposta a uma infecção.

23. **a.** Massa cística em paciente com história de trauma abdominal representa, mais provavelmente, um hematoma intraparenquimatoso. A formação de pseudocistos é uma complicação da pancreatite aguda. Um abscesso loculado é um diagnóstico não provável de paciente afebril. A doença policística não é provável em um paciente de 13 anos de idade.

24. **c.** Os hemangiomas cavernosos são massas benignas comuns que podem se desenvolver no parênquima esplênico. Eles são as massas sólidas benignas mais comuns e o diagnóstico mais provável dessa massa hiperecoica intraparenquimatosa. O lipoma é uma consideração diferencial, mas não um achado comum dentro do parênquima do baço. A malignidade primária do baço e a formação de abscesso são considerações improváveis em um paciente assintomático.

25. **b.** Em um paciente com história de leucemia, os nódulos parenquimatosos representam, mais provavelmente, tumores malignos primários. A leucemia pode demonstrar massas esplênicas hipo- ou hiperecoicas no ultrassom. A doença metastática do baço se origina, mais

geralmente, de um melanoma ou malignidade da mama, pulmão ou pâncreas. A candidíase e os abscessos esplênicos múltiplos são improváveis em um paciente sem febre.

26. **d.** A hemoglobina carrega dióxido de carbono das células de volta aos pulmões. As plaquetas são essenciais à coagulação do sangue e à manutenção da hemostasia. Hematócrito é a porcentagem de hemácias no sangue. Linfócitos e leucócitos estão associados a infecções.

27. **b.** Um hemangiossarcoma localizado no baço aparece no ultrassom como massa hiperecoica ou complexa. Com frequência, lesões metastáticas são descobertas no fígado.

28. **a.** As indicações para um ultrassom do baço podem incluir: doença hepática crônica, infecção, leucocitose, leucopenia, massa abdominal ou no quadrante superior esquerdo, fadiga, leucemia, linfoma ou traumatismo.

29. **b.** A granulomatose é definida como um aumento anormal no número total de granulócitos no sangue. Esse quadro ocorre em resposta à infecção. Calcificações no parênquima esplênico estão associadas à granulomatose.

30. **b.** A esplenomegalia é o achado sonográfico mais comum associado à hipertensão porta. Outros achados podem incluir: hepatomegalia, aumento do diâmetro da veia porta principal, esplênica e/ou mesentérica superior, desenvolvimento de colaterais portoesplênicas e alterações no fluxo ou no padrão de direção da circulação porta.

31. **d.** Define-se leucocitose como uma contagem de leucócitos *superior* a 20.000. Os níveis séricos normais variam entre 4.500 e 11.000 mm^3.

32. **c.** Um hematoma subescapular está localizado entre a cápsula esplênica e o parênquima. Na maioria das vezes ele aparece no ultrassom como uma coleção de fluido em formato crescente inferior ao diafragma.

33. **a.** A candidíase esplênica e as lesões metastáticas demonstram, mais usualmente no ultrassom, um padrão de "roda dentro de roda" ou de alvo. Um hemangiossarcoma geralmente aparece no ultrassom como massa hiperecoica ou complexa. O infarto pode aparecer hipoecoico quando agudo ou hiperecoico em casos crônicos. A linfangiomatose cística se mostra como massa cística multiloculada.

34. **a.** Uma embolia originária do coração é a fonte mais comum de infarto esplênico.

35. **a.** A elevação no hematócrito pode estar relacionada com infecção, desidratação, choque e policitemia vera. As reduções estão associadas à hemorragia, anemia e leucemia.

36. **a.** A seta A identifica a porção medial superior do baço.

37. **c.** A seta B identifica a porção média do baço conhecida como hilo esplênico.

38. **b.** A seta C identifica a porção lateral inferior do baço.

39. **d.** O sonograma demonstra a extensão do rim esquerdo. O baço e o rim repousam o mais próximo possível da pegada do transdutor e os processos espinhosos repousam o mais longe possível dessa pegada. Esses achados são mais coerentes com um plano coronal. Há três *planos* básicos de varredura: sagital, transverso e coronal.

40. **a.** Fluido livre anecoico é identificado inferior ao diafragma e superior ao baço, assim como inferior ao baço. Esses achados sonográficos são mais suspeitos para ascite.

41. **d.** A possibilidade de hemorragia interna é uma preocupação para o médico do Pronto Socorro em casos envolvendo traumatismo. O ultrassom é uma ferramenta de imageamento portátil usada para avaliar rapidamente a cavidade pélvica e abdominal em busca de hemoperitônio.

42. **b.** Para reduzir a pressão venosa na hipertensão porta, a veia esplênica *muito provavelmente* desviará sangue diretamente para a veia renal esquerda. A veia gástrica também é considerada como colateral portoesplênica, mas não é a derivação mais provável para uma veia esplênica ingurgitada.

43. **c.** A veia porta principal é formada na junção das veias esplênica e mesentérica superior.

44. **a.** Define-se leucopenia como a contagem de leucócitos inferior a 4.000 mm^3. Os níveis séricos normais variam entre 4.500 e 11.000 mm^3.

45. **d.** O baço é o principal sítio de destruição de hemácias velhas. As hemácias são removidas e a hemoglobina é reciclada para ferro.

46. **b.** Uma redução em leucócitos pode estar associada a linfoma, infecções virais e diabetes melito. A leucemia é usualmente relacionada com a proliferação em leucócitos. A anemia é definida como uma redução nos níveis de hemoglobina.

47. **c.** Os níveis normais de hemoglobina variam entre homens e mulheres, mas não deverão exceder 20 g/dL. A hemoglobina é desenvolvida na medula óssea e é o pigmento transportador de oxigênio no sangue.

48. **c.** Nos adultos, a esplenomegalia é sugerida depois que o baço atingiu mais de 13 cm de comprimento. O baço normal mede aproximadamente 10 a 12 cm de comprimento, 7 cm de largura e 4 cm de altura.

49. **b.** Os baços acessórios são raramente fonte de sintomas clínicos do paciente. Eles são considerados como um achado incidental.

50. **c.** Hamartoma é uma neoplasia benigna composta de tecido linfoide. O lipoma é composto de tecido adiposo. O adenoma é uma neoplasia epitelial. O hemangioma cavernoso é um tumor benigno consistindo em massa de vasos sanguíneos.

Capítulo 12 – Retroperitônio

1. **c.** Os glicocorticoides (cortisol) modificam a resposta do corpo à inflamação. A aldosterona ajuda a manter o equilíbrio entre fluido e eletrólitos do corpo. A norepinefrina modifica a pressão arterial. A epinefrina aumenta em momentos de agitação ou estresse emocional.

2. **c.** O rabdomiossarcoma é uma neoplasia altamente maligna derivada de músculo estriado. O leiomiossarcoma contém músculo liso. O feocromocitoma é um tumor vascular raro da medula suprarrenal. Mixoma é uma neoplasia retroperitoneal benigna.

3. **a.** A linfadenopatia gastro-hepática está associada a carcinoma do estômago, do esôfago e do pâncreas, linfoma e doença metastática.

4. **a.** A hiperplasia das duas glândulas suprarrenais está associada ao hiperaldosteronismo. A síndrome de Conn envolve um tumor benigno de uma única glândula suprarrenal. A hemorragia suprarrenal ou a remoção cirúrgica das duas glândulas suprarrenais está associada à síndrome de Addison. A doença de Cushing pode ser causada por massa suprarrenal.

5. **c.** Os linfonodos filtram a linfa dos debris e organismos. Os linfócitos e os anti-

corpos são produzidos em resposta a uma infecção. Os glicocorticoides modificam a resposta do corpo à inflamação. A aldosterona regula os níveis de sódio e de água, os quais afetam o volume e a pressão do sangue.

6. **b.** Os sintomas associados ao carcinoma adrenocortical incluem: hipertensão, fraqueza, perda de peso, dor abdominal e enfraquecimento dos ossos. A ansiedade intensa é sintoma associado ao feocromocitoma (tumor vascular da medula suprarrenal).

7. **a.** O adenoma da suprarrenal é a causa mais comum da síndrome de Conn (70%) e a hiperplasia suprarrenal por cerca de 30%. Essa síndrome raramente é causada por carcinoma.

8. **b.** Os lipossarcomas e os fibrossarcomas são neoplasias malignas que provavelmente se infiltram nas estruturas e tecidos ao redor.

9. **c.** Um urinoma tem mais probabilidade de se desenvolver no espaço perinéfrico. Ele é definido como massa cística cheia de urina adjacente a ou dentro do trato urinário.

10. **a.** O lipossarcoma é a neoplasia mais comum localizada no retroperitônio.

11. **d.** A artéria suprarrenal superior surge da artéria frênica inferior. A artéria suprarrenal média surge da aorta e a artéria suprarrenal inferior surge da artéria renal. A medula abrange 10% da glândula. O córtex produz hormônios gonadais e a norepinefrina é produzida pela medula.

12. **b.** O espaço pararrenal anterior está localizado entre o peritônio posterior e a fáscia renal (de Gerota). Embora esse espaço fique entre a parede abdominal anterior e o músculo psoas, ele *não é a melhor* escolha para definir a localização mais precisa.

13. **c.** Neuroblastoma é uma neoplasia da suprarrenal encontrado mais usualmente em crianças pequenas. O tumor de Wilms (nefroblastoma) é um tumor maligno do rim. Lipossarcoma é a neoplasia retroperitoneal mais comum.

14. **c.** O peritônio parietal posterior forma a borda anterior do retroperitônio. O diafragma e a borda pélvica formam as bordas superior e inferior do retroperitônio, respectivamente. Os músculos da parede abdominal posterior formam a borda posterior do retroperitônio.

15. **a.** Um linfonodo irregular e aumentado demonstrando aparência redonda é mais coerente com malignidade subjacente.

16. **b.** O espaço pararrenal anterior está localizado entre o peritônio posterior e a fáscia renal (de Gerota) e inclui pâncreas, porção descendente do duodeno, cólon ascendente e descendente, vasos mesentéricos superiores e porção inferior do ducto biliar comum. Os rins, as glândulas suprarrenais e a veia cava inferior estão localizados no espaço perirrenal.

17. **b.** O feocromocitoma é um tumor vascular raro da medula suprarrenal. Ele está associado a hipertensão, sudorese, taquicardia, dor torácica ou epigástrica, cefaleia, palpitações, ansiedade intensa e elevação nos níveis de epinefrina e de norepinefrina.

18. **c.** Linfonodos viscerais estão localizados no peritônio e cursam ao longo dos vasos que suprem os principais órgãos. Nodos parietais estão localizados no retroperitônio e correm ao longo dos vasos pré-vertebrais. As glândulas suprarrenais são estruturas do retroperitônio.

19. **b.** As glândulas adrenais estão localizadas anteriores, mediais e superiores aos rins. *A glândula suprarrenal direita* está localizada posterior e lateral à VCI.

20. **d.** Na doença de Addison, os achados clínicos podem incluir: elevação em potássio sérico, redução em sódio e glicose séricos, anorexia, fadiga crônica, desidratação, pigmentação bronzeada da pele, hipotensão, transtornos gastrointestinais e alterações emocionais. A doença de Cushing e o hiperaldosteronismo podem demonstrar redução em potássio sérico.

21. **c.** Os fatores de risco associados ao desenvolvimento de um adenoma suprarrenal incluem: *diabetes mellitus*, obesidade, hipertensão e a população idosa.

22. **c.** A linfadenopatia ao redor da aorta mostra a aparência de que a aorta está "flutuando". Isso é chamado de *sinal da aorta flutuante*.

23. **a.** Um cisto de suprarrenal é um quadro raro, benigno e geralmente unilateral. Os pacientes podem-se apresentar com hipertensão, mas são geralmente assintomáticos. A proliferação de células suprarrenais é demonstrada em casos de hiperplasia da suprarrenal.

24. **b.** A medula suprarrenal produz os hormônios epinefrina e norepinefrina. O córtex suprarrenal produz cortisol, androgênios, estrogênios, progesterona e aldosterona.

25. **b.** A doença de Addison é causada pela falha completa ou parcial da função adrenocortical. Também conhecida como insuficiência adrenocortical. A superprodução de cortisol é encontrada na doença de Cushing. A síndrome de Conn pode causar hiperaldosteronismo. A doença de Graves envolve as glândulas da tiroide.

26. **d.** As glândulas suprarrenais são proeminentes no neonato demonstrando um córtex externo hipoecoico e uma medula central hiperecoica. A seta identifica a medula normal. Uma hemorragia de suprarrenal pode ocorrer após um parto traumático ou hipóxico. A hemorragia geralmente aparece como massa suprarrenal cística.

27. **a.** Com base na história clínica, a estrutura anecoica é mais suspeita de cisto de suprarrenal. Esse cisto pode causar hipertensão. O feocromocitoma pode causar hipertensão, mas geralmente se apresenta como massa homogênea sólida. Os cistos hepáticos não estão associados à hipertensão. Uma hemorragia retroperitoneal geralmente aparece como massa hipoecoica no ultrassom e não tem probabilidade de causar hipertensão.

28. **b.** Um cisto de suprarrenal é considerado um achado raro. Um cisto no fígado é geralmente um achado incidental. A hemorragia pode resultar de um traumatismo. Um adenoma de suprarrenal é uma neoplasia cortical benigna. O feocromocitoma é considerado um tumor vascular raro da medula suprarrenal.

29. **b.** Massas hipoecoicas são identificadas na região para-aórtica. A história clínica inclui perda de peso, dor nas costas e nível elevado de fosfatase alcalina. Esses sintomas são suspeitos para malignidade do pâncreas. A linfadenopatia é a consideração mais provável para as massas hipoecoicas. A fibrose retroperitoneal poderia ser uma consideração diferencial, embora não provável com essa história clínica. As linfoceles estão em geral relacionadas a uma cirurgia recente. O pseudomixoma do peritônio é encontrado no peritônio.

30. **c.** A hidronefrose é a complicação mais provável da fibrose retroperitoneal. As massas fibróticas podem exercer pressão sobre o(s) ureter(es) levando, por fim, à obstrução.

31. **c.** Um linfonodo dilatado demonstrando forma oval normal e margens de parede uniformes é mais coerente com uma infecção subjacente. Margens redondas

ou irregulares são suspeitas para malignidade subjacente.

32. c. Um urinoma se desenvolve nas primeiras semanas após cirurgia de transplante renal. Ele demonstra aumento rápido de tamanho em exames seriados.

33. d. Os mesoteliomas são causados por um crescimento anormal das células epiteliais. O mixoma consiste em tecido conjuntivo, lipoma consiste em gordura e teratoma consiste em tipos diferentes de tecido.

34. c. O leiomiossarcoma é uma neoplasia maligna contendo células fusiformes grandes de músculo liso. Os fibrossarcomas contêm tecido conectivo fibroso e o lipossarcoma é um crescimento maligno de células de gordura.

35. b. Lipossarcoma é um crescimento maligno de gordura. Massa hiperecoica com margens de parede espessas é a aparência sonográfica mais comum.

36. c. A identificação de massa suprarrenal complexa em um neonato, com níveis reduzidos de hematócrito, é altamente suspeita de hemorragia suprarrenal. Na história clínica, não há menção de febre ou de leucocitose esperada com um quadro de abscesso. Os adenomas suprarrenais são identificados mais frequentemente no paciente idoso. O carcinoma adrenocortical é um achado improvável no neonato.

37. c. A massa complexa e hipervascular superior e medial ao rim direito é suspeita de massa suprarrenal. Com base na história clínica, a massa sólida da glândula suprarrenal em uma criança que começa a andar é mais suspeita de neuroblastoma. O nefroblastoma é uma neoplasia renal. A hemorragia suprarrenal é um diferencial possível, mas não a consideração mais provável com essa história clínica.

38. c. Massa oval hipoecoica com centro hiperecoico é identificada na virilha esquerda. Trata-se, mais provavelmente, de um linfonodo proeminente. Os linfonodos são achados comuns incidentais na região da virilha. O padrão de eco é bem definido, o que não é característico de um hematoma complexo. A conexão com a artéria femoral não é demonstrada neste sonograma, característico de um pseudoaneurisma.

39. d. O córtex é a porção externa da glândula suprarrenal, que compreende 90% de toda a glândula. A medula, ou porção interna, compreende os demais 10%.

40. c. *Glândulas suprarrenais* é outro termo usado para descrever as glândulas suprarrenais.

41. c. A veia suprarrenal direita drena diretamente para a veia cava inferior. A veia suprarrenal esquerda drena para a veia renal esquerda.

42. c. A epinefrina é produzida pela medula suprarrenal durante momentos de agitação ou estresse emocional. Conhecida também como suprarrenalina e hormônio "luta ou fuga". A norepinefrina afeta a pressão arterial. O cortisol modifica a resposta do corpo à infecção, cirurgia ou trauma. A aldosterona ajuda a manter o fluido corporal e o equilíbrio de eletrólitos.

43. a. O sódio é o principal componente na determinação do volume de sangue. O potássio é essencial à função normal de todos os órgãos. A vitamina K está associada aos tempos normais de coagulação. O cálcio ajuda no transporte de nutrientes através das membranas celulares.

44. c. Os fatores predisponentes ao desenvolvimento de adenoma da glândula suprarrenal incluem: obesidade, hipertensão, *diabetes mellitus* e a população idosa.

45. d. O hormônio adrenocorticotrópico é produzido pela glândula hipofisária. Tripsina é uma enzima produzida pelo pâncreas. Epinefrina e aldosterona são produzidas pelas glândulas suprarrenais.

46. a. A produção de hormônios é função das glândulas suprarrenais. A liberação de hormônios de secretina é uma função exócrina do pâncreas. A regulação de eletrólitos séricos é função dos rins. A liberação de glicogênio como glicose é função do fígado. As glândulas paratiroides mantêm a homeostasia das concentrações de cálcio no sangue.

47. d. O feocromocitoma é um tumor vascular raro da glândula suprarrenal. Rabdomiossarcoma é uma neoplasia derivada dos músculos estriados.

48. d. A medula é a porção mais interna e o córtex é a porção mais externa das glândulas suprarrenais. O revestimento interno de um vaso sanguíneo composto de uma única camada de células descreve a túnica íntima. O hilo é descrito como um recesso na porção de um órgão onde vasos e nervos penetram.

49. d. A glândula suprarrenal esquerda está localizada posterior e medial à artéria esplênica. As glândulas suprarrenais ficam anteriores e mediais à borda superior de cada rim e laterais à aorta.

50. b. A etiologia *mais comum* da doença de Cushing é a massa hipofisária. Outras causas podem incluir: massa suprarrenal, doença do ovário policístico e volume excessivo de hormônio glicocorticoide.

Capítulo 13 – Vasculatura Abdominal

1. b. O diâmetro da aorta abdominal deve atingir um mínimo de 3 cm para ser considerado como um aneurisma verdadeiro da aorta abdominal. O aneurisma ectático descreve uma dilatação que é mais larga que um segmento mais proximal, mas inferior a 3 cm em diâmetro.

2. b. O aneurisma fusiforme se caracteriza pela dilatação uniforme das paredes arteriais. Uma dilatação arterial caracterizada por uma projeção focal de uma parede arterial descreve o aneurisma sacular. A dilatação de uma artéria quando comparada a um segmento mais proximal descreve um aneurisma ectático.

3. b. O tronco celíaco é o primeiro ramo *visceral* da aorta abdominal. A artéria celíaca corre cerca de 1 a 3 cm antes de se trifurcar nas artérias esplênica, gástrica esquerda e hepática comum. As artérias frênicas inferiores são os primeiros ramos parietais da aorta abdominal.

4. d. A veia renal esquerda recebe a veia suprarrenal esquerda, superiormente, e a veia gonadal esquerda inferiormente. A veia coronária penetra na porção superior da confluência portoesplênica e a veia mesentérica inferior penetra na porção inferior dessa confluência.

5. c. A veia porta principal se bifurca no hilo hepático nas veias porta direita e esquerda. A veia porta esquerda se subdivide nas veias porta lateral e medial esquerdas. A veia porta direita se subdivide nas veias porta anterior e posterior direitas.

6. d. A compressão normal do mesentério pode causar dilatação da veia renal esquerda. As veias renais demonstram um padrão de fluxo fásico espontâneo. A artéria renal esquerda está localizada posterior à veia renal esquerda. A artéria mesentérica superior corre anterior à veia renal esquerda.

7. d. A cabeça do pâncreas fica anterior à veia cava inferior. Os músculos psoas, a glândula suprarrenal direita e os pilares do diafragma estão localizados posteriores à veia cava inferior.

8. **c.** A aorta abdominal se bifurca nas artérias ilíacas comuns direita e esquerda ao nível da quarta vértebra lombar (umbigo). A veia cava inferior é formada ao nível da quinta vértebra lombar.

9. **d.** O tronco celíaco se ramifica nas artérias hepática comum, gástrica esquerda e esplênica.

10. **d.** Uma vibração palpável (*thrill* ou frêmito) em uma artéria é altamente suspeita de fístula arteriovenosa.

11. **b.** Os aneurismas saculares são mais frequentemente causados por uma infecção ou traumatismo. Um aneurisma micótico geralmente demonstra projeção focal de uma parede arterial. Aneurismas saculares pequenos afetando, principalmente, as artérias cerebrais são denominados de aneurismas em amora (*berry aneurysms*). Os aneurismas fusiformes são o tipo mais comum de aneurismas aórticos abdominais.

12. **b.** As artérias gonadais surgem do aspecto anterior da aorta abdominal, inferiores às artérias renais e superiores às artérias lombares.

13. **b.** A artéria gastroepiploica é um ramo da artéria esplênica.

14. **d.** As veias hepáticas correm entre os segmentos do fígado em direção à veia cava inferior. A veia hepática média divide o fígado em segmentos direito e esquerdo.

15. **c.** O diâmetro da veia porta principal não deverá exceder 1,3 cm em adultos com mais de 20 anos, 1 cm entre 10 e 20 anos de idade e 0,85 cm em crianças com menos de 10 anos.

16. **b.** Com base em uma história de embolia pulmonar, a massa ecogênica é mais suspeita de trombo. A maioria das embolias pulmonares se propaga a partir das extremidades inferiores através da VCI para os pulmões.

17. **d.** Uma imagem transversal de uma estrutura vascular é identificada posterior à veia cava inferior. Isso representa, mais provavelmente, a artéria renal direita.

18. **b.** Uma estrutura *anecoica* é identificada adjacente à fissura lobar principal na região da fossa da vesícula biliar.

19. **b.** A seta A identifica o ramo anterior proximal da aorta. O tronco celíaco é o primeiro ramo visceral da aorta abdominal. A artéria frênica inferior é o primeiro ramo parietal da aorta abdominal.

20. **c.** Uma estrutura tubular anecoica está se ramificando a partir do aspecto anterior da aorta abdominal. A seta B identifica a artéria mesentérica superior, um marco sonográfico comum. As artérias renais surgem do aspecto lateral da aorta abdominal.

21. **c.** Cerca de 25% dos pacientes com aneurisma poplíteo demonstra um aneurisma aórtico abdominal coexistente.

22. **c.** A arteriosclerose é o fator predisponente mais comum para o desenvolvimento de um aneurisma aórtico abdominal. Espessamento patológico, endurecimento e perda de elasticidade da parede permitem que as paredes arteriais enfraquecidas se dilatem.

23. **c.** Um aneurisma micótico geralmente é causado por uma infecção bacteriana recente.

24. **d.** A veia cava inferior mede, geralmente, menos de 2,5 cm e é considerada dilatada após o diâmetro exceder 3,7 cm.

25. **a.** O desenvolvimento de uma fístula arteriovenosa pode ser congênito ou causado por traumatismo, cirurgia, inflamação ou neoplasia.

26. **c.** As neoplasias do rim se estendem para a veia renal e podem se infiltrar na veia cava inferior. O fígado e as glândulas suprarrenais são diferenciais possíveis, mas não a origem mais provável de uma neoplasia da IVC. O sistema venoso portoesplênico não drena diretamente na veia cava inferior.

27. **b.** A extensão *direta* de um trombo para a veia cava inferior se origina, mais geralmente, da extremidade inferior (femoral), mas pode também se originar das veias ilíaca, renal, hepática ou gonadal direita.

28. **b.** Aneurismas em amora são aneurismas saculares pequenos (1 a 1,5 cm) que afetam primariamente as artérias cerebrais. As artérias carótida e vertebral são consideradas estruturas extracranianas.

29. **c.** Cerca de 33% da população demonstrará duplicação das artérias renais principais.

30. **b.** O choque hipovolêmico é um achado clínico em pacientes com história de aneurisma aórtico rompido. A síndrome de Marfan está associada à dissecção aórtica.

31. **d.** A história clínica inclui: leucocitose e massa abdominal pulsátil e em dilatação. A aorta distal mede 5 cm de altura e 6 cm de largura. Ecos intraluminares complexos também são identificados. Com base na história clínica, os achados sonográficos são mais suspeitos para aneurisma aórtico abdominal micótico.

32. **c.** A estrutura vascular identificada pela seta A cursa em plano transverso, anterior à artéria mesentérica superior e posterior ao corpo do pâncreas. Isso é mais coerente com a veia esplênica.

33. **d.** A seta B identifica uma estrutura vascular localizada posterior ao corpo do pâncreas e é cercada por uma borda espessa e hiperecoica. Esses achados são mais coerentes com a artéria mesentérica superior.

34. **d.** Um aneurisma aórtico complexo demonstrando margens uniformes de parede é identificado em um paciente assintomático. A área anecoica representa o lúmen da aorta e a área complexa representa alterações crônicas no trombo intraluminal. O trombo crônico dentro de um aneurisma pode demonstrar aparência complexa imitando uma dissecção ou ruptura.

35. **d.** O vaso A está localizado no abdome superior e corre em plano transverso, posterior ao fígado em direção ao hilo renal direito. A seta A mostra, mais provavelmente, a veia renal direita.

36. **b.** O vaso B corre em plano sagital diretamente posterior ao fígado. Isso é mais coerente com a veia cava inferior. A seta C identifica a aorta abdominal.

37. **c.** Define-se pseudoaneurisma como a dilatação de uma artéria causada pelo dano a uma ou mais camadas da parede arterial. O traumatismo e a ruptura do aneurisma são as etiologias mais comuns.

38. **c.** A artéria ilíaca comum é considerada dilatada depois que o diâmetro do vaso exceder 2 cm.

39. **b.** A artéria renal direita é um marco sonográfico comum correndo posterior à veia cava inferior.

40. **d.** A artéria gastroduodenal repousa entre a porção superior do duodeno e o aspecto anterior da cabeça pancreática.

41. **b.** O diâmetro da IVC geralmente mede menos de 2,5 cm e é considerado dilatado após exceder 3,7 cm.

42. **d.** A artéria mesentérica inferior supre o cólon transverso esquerdo, o cólon descendente, o reto superior e o sigmoide.

43. **c.** A síndrome de Marfan é um quadro musculoesquelético que afeta as fibras elásticas no meio da aorta, aumentando

o risco de desenvolvimento de um aneurisma.

44. b. Cerca de 15% dos aneurismas aórticos abdominais medindo 6,0 cm de diâmetro sofrerão ruptura dentro de 5 anos.

45. d. Cerca de 70% do sangue fornecido ao fígado vem do sistema venoso portal, enquanto a artéria hepática fornece os 30% restantes.

46. c. A veia renal esquerda corre anterior à aorta e à artéria renal esquerda e posterior à artéria mesentérica superior (AMS). A veia esplênica corre anterior à AMS.

47. b. O diâmetro normal da veia esplênica não deverá exceder 1 cm.

48. c. A artéria esplênica é um ramo tortuoso do tronco celíaco e é, frequentemente, confundida com um ducto pancreático dilatado.

49. d. O aneurisma ectático é a dilatação de uma artéria quando comparado com um segmento mais proximal. Em casos de aneurismas aórticos abdominais, a dilatação ectática não excede a 3 de diâmetro.

50. d. A redução da compensação de ganho de tempo ao nível da aorta abdominal reduzirá os ecos de artefato *somente* na aorta abdominal. O ganho geral, a faixa dinâmica e o pós-processamento alteram todas as amplitudes de eco dentro da imagem sonográfica.

Capítulo 14 – Trato Gastrointestinal

1. a. O esôfago começa na faringe, corre através do hiato esofágico do diafragma e termina no orifício cardíaco do estômago.

2. d. As crianças do sexo masculino estão em maior risco de desenvolverem a estenose pilórica infantil.

3. c. Os sintomas clínicos da apendicite aguda podem incluir: febre, náusea/vômito, dor periumbilical ou no quadrante inferior direito e sinal de McBurney positivo.

4. b. O termo *rugae* descreve as cristas e dobras encontradas na camada mucosa do estômago. Os recessos encontrados nas paredes do cólon transverso e ascendente são denominados *haustros*.

5. d. A pepsina é uma enzima digestora de proteína produzida pelo estômago. O pâncreas produz gastrina, lipase e secretina.

6. c. O duodeno produz grandes quantidades de muco para proteger o intestino delgado dos fortes ácidos estomacais. O estômago produz pepsina. As bactérias no cólon produzem vitamina K e algumas vitaminas do complexo B.

7. b. A doença de Crohn é uma inflamação crônica dos intestinos ocorrendo mais frequentemente no íleo.

8. c. A intussuscepção ocorre quando uma seção do intestino sofreu prolapso para o lúmen de uma seção de intestino adjacente. Um *ileus* pode ser uma complicação da intussuscepção. Volvo é a torção anormal de uma porção do intestino delgado ou grosso, o qual pode prejudicar o fluxo sanguíneo.

9. c. O jejuno e o íleo mostram pequenas dobras na parede intestinal semelhantes em aparência a um teclado. O sinal de Olive descreve massa abdominal palpável associada à estenose pilórica. O sinal de rosquinha (*dough nut*) se correlaciona com a aparência telescópica na intussuscepção.

10. a. A torção de uma porção do intestino descreve o volvo. Esse quadro pode ser causado por má rotação congênita do intestino. Em casos de intussuscepção, um segmento do intestino sofre prolapso para dentro do lúmen de um segmento intestinal adjacente.

11. c. A margem direita do esôfago é contígua à curvatura menor do estômago. A margem esquerda do esôfago é contígua à curvatura maior do estômago.

12. d. Os cólons ascendente e transverso demonstram as haustrações como marcas nas paredes.

13. d. O intestino delgado se estende da abertura pilórica do estômago até a junção do íleo e do ceco (válvula ileocecal).

14. d. Para ser considerado dentro dos limites normais, o canal pilórico não deverá exceder 17 mm de comprimento ou 15 mm (1,5 cm) de diâmetro.

15. c. O apêndice normal adulto não deverá exceder 6 mm de diâmetro e 2 mm de espessura da parede.

16. c. Dor ou sensibilidade extrema no ponto de McBurney estão mais geralmente associadas a apendicite aguda. O sinal de Murphy se correlaciona à dor extrema na fossa da vesícula biliar coerente com o quadro de colecistite aguda.

17. b. Cinquenta por cento dos casos de carcinoma envolvendo o cólon estão localizados no reto.

18. b. A porção descendente (segunda porção) do duodeno recebe bile do ducto biliar comum. O duodeno é dividido nas porções superior, descendente, horizontal e ascendente.

19. c. Os pacientes podem sofrer de gastrite após um episódio de consumo excessivo de álcool. Os sintomas podem incluir: desconforto abdominal superior, redução de apetite, eructação, náusea/vômito, fadiga e febre. O *ileus* está mais provavelmente relacionado com a pancreatite aguda.

20. c. O estômago é considerado como o principal órgão da digestão. A maioria da absorção de alimentos ocorre no intestino delgado. Boca, faringe e esôfago permitem a ingestão de alimentos.

21. b. As paredes do estômago contêm duas camadas individuais de músculos. As cinco camadas individuais incluem: a camada serosa, muscular própria, submucosa, muscular e mucosal.

22. c. O ponto de McBurney está localizado entre o umbigo e a crista ilíaca direita.

23. d. O duodeno está dividido nas porções superior, descendente, horizontal e ascendente.

24. d. O diagnóstico de isquemia mesentérica pode ser feito quando um mínimo de dois vasos mesentéricos demonstra estenose. Os achados sonográficos incluem uma velocidade sistólica de pico da AMS excedendo 280 cm/s e uma velocidade sistólica de pico do tronco celíaco excedendo 200 cm/s.

25. c. O sonograma demonstra projeção na parede do cólon. Os sintomas clínicos do paciente incluem dor abdominal inferior e sangramento retal ocasional. Com base na história clínica, o achado sonográfico é mais suspeito de divertículo.

26. c. O comprimento do canal pilórico e a espessura da parede pilórica excedem os limites normais. Com base na história clínica, os achados sonográficos são mais coerentes com o quadro de estenose pilórica hipertrófica.

27. b. Os achados clínicos neste caso incluem teste de gravidez negativo, leucocitose e dor pélvica intensa. Massa sem compressão é identificada lateral ao ovário em paciente não grávida. Com base na suspeita clínica de infecção, a massa representa, mais provavelmente, um quadro de apendicite aguda.

28. c. A dilatação gástrica está associada à obstrução gástrica, gastroparesia, úlcera duodenal, inflamação, pilorospasmo, doença neurológica, neoplasia e efeitos colaterais de medicamentos. Este paciente foi diagnosticado com gastroparesia.

29. **d.** Massa alvo é demonstrada neste sonograma de **linha média** do abdome superior. Isso é mais suspeito de a junção gastroesofágica. O canal pilórico está tipicamente localizado à direita da linha média.

30. **c.** A doença de Crohn é um quadro crônico afetando o intestino delgado. Os sintomas clínicos podem incluir: cólicas abdominais, sangue nas fezes, diarreia, febre, apetite reduzido e perda de peso. Este sonograma do intestino delgado demonstra uma alça do intestino espessa e opaca. Com base na história clínica, os achados sonográficos são mais suspeitos para a doença de Crohn.

31. **d.** Os recessos demonstrados nas paredes do cólon *ascendente* são mais suspeitos para haustrações (marcas) da parede normal em um cólon cheio de fezes. A pressão do transdutor em uma porção do intestino cheia de fezes pode causar desconforto abdominal ou pélvico.

32. **c.** A camada mucosa é a camada do duodeno mais próxima do lúmen, demonstrando aparência linear fina e hiperecoica.

33. **d.** Os sintomas clínicos neste caso incluem história de sangramento retal e alteração nos hábitos intestinais normais. Massa complexa é identificada no sítio mais comum para malignidade (reto). Com base na história clínica, o achado sonográfico é mais suspeito de neoplasia maligna.

34. **b.** A espessura da parede do canal pilórico não deverá exceder 3 a 4 mm para ser considerada dentro dos limites normais.

35. **d.** A estenose pilórica hipertrófica se desenvolve, mais geralmente, em bebês entre 2 e 10 semanas de idade.

36. **c.** A curvatura menor do estômago é a localização mais comum para o desenvolvimento de úlceras gástricas.

37. **a.** Alças do intestino delgado cheias de fluido ou de ar descrevem um íleo. A doença de Crohn geralmente se mostra com alças de intestino delgado *espessas* ou *opacas*.

38. **a.** A espessura da parede do apêndice de um adulto não deverá exceder 2 mm para ser considerada dentro dos limites normais.

39. **b.** O quimo é um semilíquido composto de alimentos e sucos gástricos. O duodeno produz grande quantidade de muco protegendo o intestino delgado do quimo acídico. O estomago produz pepsina. O pâncreas libera colecistocinina e bicarbonato de sódio.

40. **d.** O íleo é a porção distal do intestino delgado, estendendo-se desde o jejuno até a junção com o ceco (junção ileocecal).

41. **c.** O intestino delgado é responsável pela maioria da absorção dos alimentos. O estômago é responsável pela digestão.

42. **d.** O cólon descendente termina na junção com o cólon sigmoide. O cólon transverso termina na junção com o cólon descendente. O cólon sigmoide termina no reto.

43. **d.** Peristalse é o movimento para frente do conteúdo intestinal através do trato digestório por meio de contrações rítmicas em série das paredes intestinais. O quadro de espasmo do piloro está associado à estenose do piloro. Cristas ou dobras no revestimento do estômago são denominadas de *rugas*.

44. **c.** Nessa paciente não grávida os sintomas clínicos incluem febre, dor periumbilical e vômito. Com base nessa apresentação clínica, o médico ao qual ela foi encaminhada deverá solicitar um ultrassom abdominal para descartar apendicite.

45. **c.** O canal anal se estende para cima e para frente, depois volta para trás e acompanha o canal do sacro.

46. **b.** Setenta e cinco por cento das úlceras gástricas são causados por infecção bacteriana.

47. **d.** O espessamento difuso das paredes gástricas e a proeminência das rugas são os achados sonográficos mais comuns em casos de gastrite. Massa cheia de fluido no quadrante superior esquerdo geralmente está associada à gastroparesia.

48. **c.** A gastrite não está associada à formação de mucocele. Mucoceles são distensões do apêndice ou do ceco com fluido mucoso. A escarificação inflamatória envolvendo o intestino grosso é a causa mais comum de mucocele. Outras etiologias podem incluir neoplasma, fecalito ou pólipo.

49. **b.** O cólon demonstra o maior diâmetro de lúmen no ceco e diminui gradativamente de tamanho à medida que se aproxima do reto.

50. **a.** Um pólipo é o tumor mais comum do estômago. Ele aparece no ultrassom como massa hipoecoica projetando-se da parede estomacal. Casos de pólipos gástricos geralmente são assintomáticos.

Capítulo 15 – Estruturas Superficiais: Sonografia de Mama, Parede Abdominal e Musculoesquelética

1. **a.** Os ácinos são a menor unidade funcional no parênquima da mama. O lóbulo é considerado a unidade funcional mais simples nesse parênquima.

2. **d.** Os músculos e articulações do ombro permitem a amplitude total de movimento (360°) no plano sagital. O ombro pode abduzir e aduzir, estender-se para frente, para trás e acima do torso, bem como executar a rotação. Essa amplitude de movimento notável transforma o ombro na articulação mais móvel do corpo. O quadril é uma articulação multiaxial produzindo movimento em mais de um eixo.

3. **d.** Filamentos de tecido conectivo fornecem o suporte ou a estrutura esquelética no parênquima mamário. Esses filamentos são chamados de *ligamentos de Cooper*. No ultrassom, eles aparecem como estruturas lineares hiperecoicas.

4. **d.** A politelia (mamilo acessório) é a anomalia congênita de mama mais comum. A amastia é a ausência completa de uma ou de ambas as mamas. A presença de um mamilo sem tecido mamário descreve a amazia. Atelia é a ausência completa do mamilo.

5. **b.** O músculo transverso do abdome está localizado posterior aos músculos oblíquos interno e externo.

6. **b.** Galatocele é a massa retroareolar palpável que se desenvolve logo após o nascimento. A causa muito provável disso é a obstrução de um ducto de lactação. Os fibroadenomas são influenciados por níveis de estrogênio e compostos de tecidos epiteliais e fibróticos densos. Hamartoma é a massa causada pela proliferação de tecido mamário normal. Tumor filoide é uma neoplasia benigna rara composta de tecido fibroepitelial.

7. **c.** A anisotropia pode ser um problema no imageamento musculosquelético, pois está associada a uma área hipoecoica falsa dentro do tendão. Isso ocorre quando o feixe de ultrassom não está perpendicular às fibras do tendão.

8. **b.** No imageamento da mama, o coxim de reserva não deverá ter mais de 1 cm de espessura por causa do foco fixo no

plano de elevação (eixo curto) do transdutor.

9. **d.** O tumor filoide é uma neoplasia de mama benigno e raro que pode sofrer transformação maligna.

10. **c.** Amastia é definida como ausência completa e uma ou ambas as mamas. Amazia é a presença de um mamilo sem o parênquima mamário correspondente. Atelia é a ausência completa de mamilo. Amielia é a ausência da medula espinal.

11. **d.** O aumento adiposo de uma ou de ambas as mamas em um paciente do sexo masculino é um achado clínico de ginecomastia. O desenvolvimento de um hamartoma é um diferencial possível para um aumento anormal do parênquima mamário, mas não é a melhor resposta. Galactoceles são encontradas em pacientes em amamentação (mulheres). A mastite é um quadro inflamatório encontrado em homens e mulheres. Um caso de mama acessória ou adicional define a polimastia.

12. **d.** O quadril normal de um bebê demonstra ângulo alfa de 60 graus ou mais e um ângulo beta inferior a 50 graus.

13. **c.** Lóbulos adiposos da mama demonstram, mais geralmente, um padrão de eco cinza-médio (moderadamente hipoecoico).

14. **d.** Unidades lobulares ductais terminais (TDLU) são formadas pelos ácinos e ductos terminais. Quase todas as doenças de mama se originam nas TDLUs.

15. **c.** A camada profunda da fáscia superficial (fáscia profunda) está localizada *dentro* do espaço retromamário. A zona mamária está localizada entre a gordura subcutânea e esse espaço.

16. **c.** O tecido glandular aparece moderadamente hiperecoico quando comparado com o tecido adiposo normal da mama. Lóbulos mamários adiposos demonstram ecogenicidade em nível médio de cinza.

17. **d.** Os ductos lactíferos normalmente se dilatam perto da aréola, mas não devem exceder 3 mm em diâmetro.

18. **c.** Mamas doloridas ou sensíveis 7 a 10 dias antes do início da menstruação são provavelmente um sintoma de doença fibrocística. A mastite e a ginecomastia não estão relacionadas com os ciclos menstruais.

19. **d.** O carcinoma invasivo do ducto é a neoplasia maligna de mama mais comum. Massa mamária heterogênea e irregular demonstrando sombreamento acústico posterior é suspeita de esse carcinoma.

20. **c.** Um *defeito* da parede abdominal permite a extensão do intestino e/ou o omento.

21. **c.** O teste de Thompson (apontando os dedos enquanto aperta a panturrilha) é usado para verificar a integridade do tendão do calcâneo (de Aquiles). Um teste de Thompson positivo é suspeito de tendão do calcâneo rompido.

22. **a.** Um cisto simples é a lesão de mama benigna mais comum na mulher de meia idade. Os fibroadenomas são mais comuns em mulheres mais jovens.

23. **c.** Os níveis de estrogênio frequentemente influenciam os fibroadenomas. A mastite é causada geralmente por uma infecção bacteriana. As galactoceles estão associadas a uma obstrução de um ducto em lactação.

24. **a.** Os tendões anexam os músculos aos ossos com faixas de tecido conectivo denso e fibroso. Uma faixa flexível de tecido fibroso ligando articulações define um ligamento. Fibrila é uma fibra filamentosa pequena. Um saco fibroso encontrado entre um tendão e um osso define uma bolsa (bursa).

25. **c.** Os ligamentos de Cooper fornecem a forma e o suporte do parênquima mamário. Os músculos peitorais cercam os músculos do tórax.

26. **c.** Massa hipoecoica dentro da bainha do reto é identificada no quadrante inferior esquerdo. Um hematoma da bainha do reto pode se desenvolver com tosse intensa ou crônica. O seio uracal liga o ápice da bexiga ao umbigo. Um abscesso da parede abdominal em um paciente não cirúrgico e *sem febre* é um diferencial possível, mas menos provável.

27. **b.** Uma coleção anecoica de fluido não vascular é identificada na porção medial da fossa poplítea ou articulação do joelho. Isso é mais suspeito de cisto sinovial (de Baker).

28. **a.** Massa anecoica bem-definida demonstrando reforço acústico posterior é identificada em uma paciente de meia idade. Isso é mais suspeito de cisto simples.

29. **c.** Um defeito é identificado na parede abdominal anterior permitindo a extensão do omento e do intestino. Esse quadro é mais coerente com hérnia. Um seio uracal conecta o ápice da bexiga ao umbigo.

30. **b.** Massa hipoecoica oval bem-definida é identificada em uma paciente em idade reprodutiva. Isso é mais suspeito de fibroadenoma. A massa parece comprimir os tecidos ao redor sem violar o plano fascial. Linfonodos demonstram centro hiperecoico.

31. **c.** Massa maldefinida demonstrando sombreamento acústico posterior é identificada no quadrante superior externo da mama direita. É identificada também uma possível violação do plano fascial superficial. Esses achados sonográficos são mais suspeitos para carcinoma invasivo do ducto. Esse carcinoma é a malignidade mamária mais comum. Massa ou massas bem definidas são demonstradas em carcinoma papilar, doença metastática da mama e cisto sarcoma filoide ou tumor filoide.

32. **c.** Uma estrutura linear hiperecoica é identificada na camada adiposa subcutânea da mama direita. Isso é mais coerente com um ligamento de Cooper. Os ligamentos de Cooper fornecem uma estrutura "esquelética" para a mama.

33. **a.** O recesso anterior da articulação do quadril esquerdo é 2,3 mm mais espesso em diâmetro quando comparado com o quadril direito contralateral. A assimetria superior a 2 mm em diâmetro é considerada anormal. Isso é mais suspeito de quadril esquerdo séptico. O quadril séptico pode ser uma complicação de uma infecção recente. Os achados clínicos incluem claudicação ou mudança na marcha.

34. **c.** A estrutura hiperecoica é mais suspeita de corpo estranho. Os planos fasciais aparecem como uma linha hiperecoica contínua. Os ligamentos mantêm juntas as articulações.

35. **a.** Os achados sonográficos incluem um tendão do calcâneo homogêneo demonstrando margens uniformes. A espessura do tendão não excede 5 mm. Esses achados são mais coerentes com um tendão do calcâneo normal. A ruptura focal geralmente é identificada em uma laceração completa ou incompleta do tendão. A tendinite demonstra espessamento no tendão.

36. **c.** Cerca de 15 a 20 lobos individuais formam o parênquima de cada mama.

37. **c.** A espessura de um tendão do calcâneo normal não deverá exceder 7 mm. A tendinite é sugerida quando a espessura exceder 7 mm de diâmetro.

38. c. A massa de parede lisa e anecoica demonstra reforço acústico posterior próximo à conexão do tendão com o osso carpal. Isso é mais suspeito de cisto gânglion. O cisto de Baker está localizado no espaço poplíteo medial.

39. b. A linha alba é um tendão na linha média que se estende do processo xifoide até a sínfise púbica. Os músculos retos do abdome estão localizados laterais à linha branca e se estendem por toda a extensão da parede abdominal anterior.

40. b. A interface fascial da parede abdominal anterior está localizada diretamente anterior ao peritônio. A linha alba, os músculos retos do abdome e a gordura subcutânea estão localizados anteriores ao plano fascial.

41. c. A manobra de Valsalva é uma técnica comum usada quando se avalia a parede abdominal anterior, a virilha ou o sistema venoso das extremidades inferiores.

42. c. A massa hipoecoica *não vascular* após *ferimento* recente é mais suspeita de hematoma. Os cistos de Baker são causados por condições crônicas da articulação do joelho.

43. a. Os ductos lactíferos são canais que carregam leite dos lobos da mama para o mamilo. O seio é uma dilatação do ducto, próximo à aréola.

44. b. A massa está localizada no quadrante superior externo da mama direita (10:00) perto da axila (3) e da parede torácica (C).

45. d. O neuroma de Morton aparece como massa intermetatarsal hipoecoica no ultrassom. Os pacientes se queixarão de dor aguda no pé irradiando-se para os dedos.

46. b. O tendão do calcâneo deverá ser medido no plano transverso. A posição do paciente é irrelevante.

47. d. A laceração completa do tendão do calcâneo está mais frequentemente localizada na porção distal do tendão, cerca de 2 a 6 cm a partir do calcâneo (inserção inferior).

48. c. Os *músculos* retos do abdome se estendem por toda a extensão da parede abdominal anterior. A linha alba é um tendão, não um músculo.

49. a. Os vasos linfáticos na mama geralmente correm paralelos ao sistema venoso.

50. d. O lipoma da parede abdominal aparece, mais frequentemente, no ultrassom como massa superficial iso- a hipoecoica.

Capítulo 16 – Escroto e Próstata

1. b. Define-se hidrocele como uma coleção anormal de fluido entre as duas camadas da túnica vaginal. Essa túnica cobre as porções anterior e lateral dos testículos e do epidídimo. A túnica albugínea é uma bainha fibrosa encapando cada testículo. O cordão espermático está localizado na borda posterior dos testículos.

2. c. Deformidade em badalo de sino (*bell clapper*) é outro termo usado para descrever a torção do testículo. A torção do cordão espermático sobre si mesmo dá a aparência de que o testículo está balançando, do mesmo modo que o badalo de um sino.

3. a. Os testículos geralmente descem para a bolsa escrotal durante o terceiro trimestre da gestação. Os testículos normais descerão para a bolsa escrotal por volta dos 6 meses de idade.

4. b. A zona periférica compreende cerca de 70% do tecido glandular na próstata e é o sítio mais comum de carcinoma dessa glândula.

5. c. Levemente inferiores às artérias renais principais, as artérias gonadais (testiculares) surgem do aspecto anterior da aorta abdominal.

6. c. A túnica albugínea é uma bainha fibrosa que encapa cada testículo. A túnica vaginal é uma membrana serosa de duas camadas que cobre as bordas anterior e lateral dos testículos e o epidídimo.

7. d. As funções da próstata incluem: produção de um fluido alcalino para ajudar no transporte do esperma, produção do fluido de ejaculação e produção do antígeno específico da próstata.

8. d. O mediastino do testículo é a porção espessada da túnica albugínea. Esse testículo aparece como uma estrutura linear hiperecoica no aspecto medial e posterior do testículo.

9. c. O cordão do esperma suporta a borda posterior dos testículos e corre superiormente pelo canal inguinal. A rede do testículo (rede de Haller) conecta o epidídimo com a porção superior do testículo. O epidídimo carrega esperma do testículo para os canais deferentes (*vas deferens*).

10. d. O colículo seminal (*verumontanum*) divide a uretra em segmentos proximal e distal.

11. c. Uma estrutura cística surgindo da rede do testículo descreve um quadro de espermatocele. A dilatação de um túbulo do epidídimo descreve um cisto de epidídimo.

12. c. Canais deferentes são pequenos tubos responsáveis pelo transporte do esperma dos testículos para a uretra prostática. O cordão espermático é uma estrutura de suporte localizada na borda posterior dos testículos.

13. b. A veia espermática mede, em geral, 1 a 2 mm de diâmetro e será considerada como dilatada se esse diâmetro exceder 4 mm.

14. a. O escroto é dividido em dois compartimentos separados por uma rafe mediana ou septo.

15. b. Massa complexa é identificada na porção inferior do testículo esquerdo. Isso é mais suspeito de uma neoplasia maligna. A epididimite e a orquite aguda frequentemente causam dor escrotal. A herniação do escroto é uma anormalidade extratesticular.

16. d. Massa ecogênica é identificada superior ao epidídimo. Isso é mais suspeito de herniação do intestino para dentro da bolsa escrotal. Esse quadro explicaria por que o "inchaço" é intermitente.

17. c. Focos hiperecoicos na linha média são identificados na base da próstata, coerentes com a zona central. A zona periférica ocupa as regiões posterior, lateral e apical dessa glândula. As vesículas seminais ficam superiores à glândula.

18. c. Estruturas tubulares anecóicas dilatadas são identificadas inferiores aos testículos. Isso é mais suspeito de varicocele (veias espermáticas dilatadas). As veias aumentarão de tamanho com a manobra de Valsalva.

19. a. As varicoceles são a causa mais comum de infertilidade masculina.

20. a. Uma coleção de fluido anecoico é identificada superior e anterior ao testículo em paciente sem história de traumatismo. Isso é mais coerente com um quadro de hidrocele. É mais comum identificar uma coleção de fluido hipoecoico na hematocele.

21. d. A estrutura sólida superior ao testículo representa, mais provavelmente, a cabeça do epidídimo ou possivelmente um apêndice testicular.

22. c. A infecção do trato urinário inferior é a causa mais comum de epididimite.

23. c. A hipertrofia benigna da próstata (HBP) é a dilatação não inflamatória da próstata que ocorre geralmente na zona de transição da glândula. A maioria dos carcinomas ocorre na zona periférica.

24. d. A torção do cordão espermático leva à obstrução dos vasos sanguíneos que suprem os testículos e o epidídimo, levando à torção dos testículos. Espermatocele é um cisto de retenção que surge da rede do testículo.

25. a. Um testículo hipoecoico hipervascular aumentado é mais suspeito de orquite. Os sintomas da orquite podem incluir: febre, dor ou inchaço escrotal e náusea/vômito. A epididimite é uma inflamação do epidídimo, não do testículo (*rete testis*).

26. d. Um início súbito de dor intensa no escroto em um paciente *adolescente* é mais suspeito de torção testicular. Os adolescentes estão em risco aumentado de desenvolverem torção testicular.

27. c. A rede do testículo é uma rede de ductos formada no mediastino testicular que liga o epidídimo à porção superior do testículo. Os canais deferentes (*vas deferens*) transportam esperma dos testículos para a uretra prostática.

28. c. As vesículas seminais são responsáveis pelo armazenamento do esperma. Os ductos dessas vesículas penetram na zona central e se unem aos canais deferentes para formar os ductos ejaculatórios.

29. b. Dois terços do sangue fornecido à glândula próstata são transferidos através da artéria capsular. A artéria uretral fornece um terço do sangue para essa glândula.

30. c. Um epidídimo hipoecoico aumentado é identificado posterior e inferior ao testículo esquerdo, um quadro mais suspeito de epididimite. Esse quadro é também a causa mais comum de dor aguda no escroto.

31. c. A estrutura é contígua ao corpo do epidídimo e superior ao testículo, mais coerente com a cabeça do epidídimo.

32. d. Massa cística não vascular é identificada na região do mediastino testicular. Isso representa, mais provavelmente, um quadro de ectasia tubular da rede do testículo. A orquite *crônica* pode demonstrar áreas complexas de necrose. A orquite *aguda* se mostra, mais geralmente, como um testículo hipoecoico aumentado.

33. d. A ectasia tubular da rede do testículo geralmente é um quadro bilateral.

34. d. Uma estrutura cística superior ao testículo é mais coerente com espermatocele ou cisto do epidídimo. As espermatoceles surgem na rede do testículo e não comprimem esse órgão. O cisto do epidídimo pode comprimir o testículo.

35. d. Massa pequena e hipoecoica é identificada pelos compassos de calibre na zona periférica. Essa zona compreende cerca de 70% do tecido glandular e ocupa as regiões posterior, lateral e apical da próstata.

36. c. Massa oval hipoecoica é identificada no canal inguinal de um bebê do sexo masculino. Trata-se mais provavelmente de um testículo não descido (criptorquidismo). Um linfonodo aumentado é uma possibilidade, mas um hilo hiperecoico e orduroso não é identificado nessa massa.

37. b. Os níveis monoclonais normais de um PSA não deverão exceder 4 ng/mL. A elevação de 20% ou um aumento de 0,75 ng/mL dentro de 1 ano é indicativo de carcinoma.

38. d. O débito urinário reduzido é mais usualmente associado à hipertrofia benigna da glândula próstata (BPH).

39. c. O epidídimo fica posterior e lateral ao testículo.

40. c. As artérias cremastérica e do ducto deferente fornecem sangue ao epidídimo, tecido escrotal e testículos. Dois terços desse suprimento sanguíneo para a próstata são fornecidos pela artéria capsular. A artéria testicular corre ao longo da periferia do testículo. A artéria vesical inferior alimenta a base da bexiga, as vesículas seminais e o ureter distal.

41. a. A veia testicular esquerda drena para a veia renal esquerda. A veia cava inferior recebe a veia testicular direita.

42. c. Todas as opções podem causar dor escrotal. A epididimite é a causa *mais* comum de dor escrotal *aguda*.

43. c. As vesículas seminais aparecem hipoecoicas no ultrassom e estão localizadas superiores à próstata, posteriores à bexiga urinária e laterais aos canais deferentes. Os ductos das vesículas seminais penetram na zona central da próstata.

44. a. As artérias cremastérica e do ducto deferente estão contidas no cordão espermático.

45. d. Os sinais clínicos da BPH incluem frequência urinária, redução no débito urinário, disúria e infecção do trato urinário.

46. c. Os pacientes com testículo não descido estão em risco aumentado de desenvolverem torção testicular, malignidade e infertilidade.

47. c. A zona de transição compreende somente 5% do tecido glandular da próstata. As glândulas periuretrais compreendem cerca de 1% desse tecido.

48. c. As glândulas periuretrais revestem o tecido da uretra prostática. O colículo seminal divide a uretra em segmentos proximal e distal.

49. d. A glândula próstata consiste em cinco lobos: anterior, médio, posterior e dois laterais. Ela é dividida também em *zonas* central, periférica e de transição.

50. a. O mediastino testicular aparece como uma estrutura linear hiperecoica localizada no aspecto medial posterior de cada testículo.

Capítulo 17 – Pescoço

1. c. As veias superior e média da tiroide drenam diretamente para a veia jugular interna. A jugular externa drena para a veia subclávia. A veia vertebral drena para a veia braquiocefálica (inominada).

2. b. O hormônio de estimulação da tiroide (TSH) controla a secreção dos hormônios dessa glândula. O TSH é produzido pela glândula hipofisária anterior. O hipotálamo ativa, controla e integra o sistema nervoso autônomo periférico, os processos endócrinos e muitas funções somáticas.

3. c. Os sintomas associados ao hipertiroidismo podem incluir: nervosismo, perda de peso, exoftalmia, frequência cardíaca aumentada, intolerância ao calor, palpitações e diarreia. Ganho de peso, pele seca e constipação estão associados ao hipotiroidismo.

4. c. A doença de Hashimoto é quase sempre indolor e considerada como a causa mais comum do hipotiroidismo. A doença de Graves está mais associada ao hipertiroidismo.

5. d. As glândulas paratiroides mantêm a homeostasia das concentrações de cálcio no sangue. As glândulas da tiroide produzem calcitonina. Os rins regulam os eletrólitos do soro. A produção de hormônios é função das glândulas suprarrenais.

6. b. As artérias vertebrais direita e esquerda ascendem através dos processos vertebrais e se unem na base do crânio, formando a artéria basilar.

7. c. Uma estrutura cística superficial localizada diretamente inferior ao ângulo da mandíbula é, mais provavelmente, um cisto de fenda branquial. As estruturas císticas podem conter resíduos internos. Um cisto tireoglosso está localizado entre o istmo da glândula tireoide e a língua.

8. b. Lobo piramidal é uma anomalia congênita associada a um terceiro lobo da tireoide surgindo da porção superior do istmo e ascendendo ao nível do osso hioide.

9. b. A veia vertebral recebe sangue do cérebro *posterior*, descendo pelo pescoço e esvaziando na veia braquiocefálica (inominada). A veia subclávia recebe sangue do crânio posterior e das estruturas faciais profundas por meio da veia jugular externa. A veia subclávia se une à veia jugular interna para formar a veia braquiocefálica.

10. c. A redução no nível da tirotropina (TSH) é a *primeira* indicação de insuficiência da glândula tireoide. A redução na tiroxina é indicação de doença da tireoide ou de uma glândula hipofisária inoperante. A tiroidite de Hashimoto está associada à redução na tri-iodotironina (T3).

11. b. Massa homogênea na tireoide mostrando "halo" periférico hipoecoico proeminente é um quadro mais coerente com adenoma.

12. c. A tri-iodotironina (T3) regula o metabolismo dos tecidos. O hormônio da paratireoide (PTH) regula o metabolismo do cálcio em conjunto com a calcitonina.

13. b. Os achados clínicos associados à tiroidite podem incluir hipertiroidismo seguido de hipotiroidismo, febre, leucocitose, dor no pescoço e disfagia. A glândula da tireoide demonstra dilatação difusa com aumento no fluxo sanguíneo vascular na glândula. Bócio e hiperplasia geralmente demonstram nódulos sólidos múltiplos em uma glândula tireoide aumentada.

14. c. Um cisto tireoglosso está localizado entre o istmo da glândula tireoide e a língua.

15. c. O principal suprimento de sangue para os olhos e o cérebro é feito pela artéria carótida interna. Essa artéria pode permanecer patente com oclusão da artéria carótida comum ipsolateral pelo fluxo colateral através da artéria carótida externa ipsolateral ou através do círculo arterial do cérebro (círculo de Willis).

16. b. Uma estrutura anecoica é identificada posterior e levemente lateral ao lobo da tireoide. Uma estrutura simétrica é identificada no lado contralateral. Isso representa, mais provavelmente, a artéria carótida.

17. c. Uma "ponte" ecogênica e isoecoica é identificada entre os lobos esquerdo e direito da tireoide, coerente com o istmo.

18. b. Os músculos em fita são um grupo de músculos localizado anterior e lateral aos lobos da tireoide. Esses músculos aparecem hipoecoicos quando comparados ao parênquima tireóideo adjacente. O músculo esternoclidomastóideo superficial fica lateral aos músculos em fita. O músculo longo do pescoço está localizado posterior ao lobo da tireoide. A traqueia está localizada posterior ao istmo da tireoide.

19. c. O lobo da tireoide aparece levemente aumentado e hipoecoico sem qualquer evidência de massa focal ou discreta. O fluxo hipervascular é identificado no lobo da tireoide no imageamento com Doppler colorido. A tiroidite (doença de Hashimoto ou sindrome de Quervain) é o diagnóstico mais provável com esses achados sonográficos e a história clínica de fadiga após uma infecção. Os pacientes com doença de Graves se queixam mais geralmente de palpitações, nervosismo e aumento na frequência cardíaca. A glândula tireoide geralmente aumenta e demonstra múltiplos nódulos sólidos na doença de Graves.

20. b. A doença de Hashimoto é a causa mais comum do hipotiroidismo. Fadiga, dor de garganta, dispneia e disfagia são sintomas associados a esse quadro. A doença de Graves está associada ao hipertiroidismo. Aumentos no cálcio podem estar relacionados com malignidade subjacente, hipertiroidismo ou hiperparatiroidismo.

21. b. Massa uniforme e heterogênea é identificada dentro do lobo da tireoide. Um "halo" periférico, hipoecoico e proeminente é demonstrado ao redor da maior parte dessa massa. Em um paciente assintomático, esses achados sonográficos são mais suspeitos para adenoma. Os adenomas crônicos podem sofrer degeneração e demonstrar um padrão de eco heterogêneo.

22. c. Massa complexa é identificada na porção anterior do pescoço estendendo-se desde o istmo da tireoide até a língua. Isso é mais suspeito de cisto tiroglosso. Os higromas císticos estão geralmente localizados na porção posterior do pescoço. Um cisto de fenda braquial está localizado diretamente inferior ao ângulo da mandíbula. Cistos crônicos podem conter resíduos internos.

23. c. Cerca de 80% da população possui dois *pares* (4) de glândulas paratiroides em forma de grão de feijão, localizados posteriores às glândulas da tireoide.

24. b. A artéria oftálmica é o primeiro ramo da artéria carótida interna. A artéria tiroide superior surge da artéria carótida externa. A artéria carótida interna termina no círculo arterial do cérebro (de Willis).

25. d. Os sintomas clínicos de hipercalcemia podem incluir: dor abdominal, formação de cálculos, perda de peso, anorexia, confusão, gota, artrite, desmineralização óssea, dor muscular e fraqueza. A hiperparestesia das mãos, pés, lábios e língua são sintomas de hipocalcemia. Fadiga e ganho de peso são sintomas de hipotiroidismo. Palpitações são um sintoma de hipertiroidismo.

26. b. Os sintomas clínicos de pancreatite, hipertensão *e* hipercalcemia estão relacionados com o desenvolvimento de um adenoma da glândula paratiroide. Outros sintomas podem incluir formação de cálculos ou redução nos níveis de fósforo sérico.

27. d. As glândulas paratiroides estão localizadas posteriores ao lobo da tireoide e anteriores ao músculo longo do pescoço.

28. c. Uma drenagem inadequada de fluido linfático na veia jugular ou aumento na secreção a partir do revestimento epitelial do pescoço são as causas mais comuns de um higroma cístico. Uma síntese prejudicada dos hormônios da tireoide está relacionada com o desenvolvimento de bócio.

29. c. A artéria carótida interna termina no polígono de Willis. Em geral, a carótida esquerda comum surge diretamente do arco da aorta. A ECA corre medial à ICA. Esta geralmente corre posterior à ECA.

30. d. A tiroidite subaguda secundária a uma infecção viral define a síndrome de de Quervain. A doença de Graves é um transtorno autoimune multissistêmico caracterizado por hipertiroidismo pronunciado. As síndromes de Caroli e de Mirizzi envolvem a árvore biliar.

31. **c.** Os músculos longos do pescoço estão localizados posteriores aos lobos da tiroide. Os músculos esternoclidomastóideos estão localizados laterais aos lobos da tiroide. Os músculos em fita (omo-hióideo, esternotireóideo e esterno-hióideo) estão localizados anteriores e laterais aos lobos da tiroide.

32. **c.** A neoplasia mais comum da tiroide é o adenoma.

33. **d.** A exposição à radiação ionizante é um fator predisponente para o desenvolvimento de um adenoma da paratiroide.

34. **a.** O carcinoma primário da tiroide *é conhecido* por se estender até os linfonodos cervicais, pulmão, osso e laringe. A maioria das lesões metastáticas no fígado são extensões do carcinoma primário no cólon, pâncreas, mama e pulmão.

35. **b.** A doença de Hashimoto está associada ao risco aumentado de desenvolvimento de malignidade da glândula tiroide.

36. **c.** Um lobo de tiroide de um adulto normal mede aproximadamente 4 a 6 cm de comprimento, 2 cm de altura (AP) e 2 cm de largura.

37. **b.** 100 a 200 mg de iodeto devem ser ingeridos por semana para a produção normal de tiroxina.

38. **d.** Geralmente um transdutor linear de 7 MH_Z ou mais é usado para avaliar a glândula tiroide normal do adulto.

39. **c.** Os sintomas clínicos relacionados com o hipotiroidismo podem incluir: artrite, cãibras musculares, ganho de peso, pele seca, fadiga, constipação, taxa metabólica baixa e redução na frequência cardíaca. Tremores, perda de peso e exoftalmia são sintomas clínicos associados ao hipertiroidismo.

40. **c.** A artéria tiroide superior é o primeiro ramo da artéria carótida externa. A artéria faríngea ascendente é o segundo ramo seguido pelas artérias lingual e facial.

41. **b.** O imageamento seriado de um bócio multinodular deverá incluir as medições totais do lobo da tiroide junto com as medições dos nódulos *maiores*.

42. **a.** Sessenta por cento dos nódulos da tiroide identificados no ultrassom são lesões benignas.

43. **a.** A doença de Graves demonstra, tipicamente, nódulos multiloculares dentro da glândula tiroide. A síndrome de Quervain e a doença de Hashimoto demonstram dilatação generalizada da glândula tiroide sem evidência específica de nódulo(s).

44. **c.** O hiperparatiroidismo é um fator precipitante no desenvolvimento de osteoporose e de nefrolitíase.

45. **a.** Os achados sonográficos associados ao carcinoma da tiroide incluem: massa hipoecoica, bordas irregulares, microcalcificações e um "halo" periférico espesso e incompleto.

46. **c.** As glândulas paratiroides ficam posteriores aos lobos da tiroide e anteriores aos músculos longos do pescoço.

47. **b.** Os músculos platisma estão localizados na porção lateral do pescoço logo embaixo dos tecidos subcutâneos. Os músculos em fita consistindo nos músculos esterno-hióideo, omo-hióideo e esternotiróideo estão localizados posteriores ao músculo platisma.

48. **c.** Os músculos longos do pescoço são mais frequentemente afetados por uma lesão em chicote.

49. **c.** O inchaço pronunciado do pescoço é causado, mais frequentemente, por uma glândula tiroide aumentada.

50. **b.** Em 80% dos casos, o hiperparatiroidismo é causado por um adenoma da glândula paratiroide. Outras etiologias podem incluir: doença renal ou uma deficiência de cálcio ou de vitamina D.

Capítulo 18 – Peritônio, Tórax não Cardíaco e Procedimentos Invasivos

1. **d.** Uma coleção de fluido intra-abdominal (subfrênica) após traumatismo recente representa, mais provavelmente, sangue na cavidade peritoneal (hemoperitônio).

2. **d.** Condições infecciosas ou inflamatórias dos pulmões e doença cardiovascular são fatores predisponentes para o desenvolvimento de derrame pleural.

3. **d.** O espaço sub-hepático é o sítio mais comum para a coleta de ascite, seguido do recesso hepatorrenal (bolsa de Morison).

4. **b.** O peritônio é uma membrana serosa extensa que reveste a cavidade abdominal. O omento maior e o menor fazem parte dessa membrana. O mesentério é uma camada dupla de peritônio suspendendo os intestinos da parede abdominal posterior.

5. **b.** O paciente geralmente é colocado em posição sentada, ligeiramente inclinado para frente na cintura durante um procedimento de toracentese.

6. **d.** O saco menor se comunica com o espaço subepático através do forame omental (de Winslow). O forame interventricular (de Monro) está localizado entre o terceiro e os ventrículos laterais no cérebro. O forame oval está localizado entre os átrios do coração. O ducto biliar comum penetra na porção descendente do duodeno pela ampola hepatopancreática (de Vater).

7. **a.** Os órgãos contidos no peritônio incluem: fígado, baço, estômago, vesícula biliar, corpo uterino e porções dos intestinos delgado e grosso. Pâncreas, rins e glândulas suprarrenais ficam dentro do retroperitônio.

8. **c.** Uma coleção de quilo (*chyle*) e de gorduras emulsificadas na cavidade peritoneal (ascite quilosa) está mais geralmente associada a uma neoplasia abdominal. Cirrose, colecistite aguda e insuficiência cardíaca congestiva demonstram ascite benigna.

9. **c.** As goteiras parietocólicas estão localizadas laterais aos intestinos. A bolsa retrovesical está localizada posterior à bexiga urinária e anterior ao reto.

10. **c.** Linfocele é o acúmulo de fluido linfático ocorrendo mais frequentemente após um transplante renal. Geralmente, as linfoceles se localizam mediais a um transplante renal.

11. **d.** Paracentese é um procedimento invasivo no qual o fluido é retirado da cavidade abdominal para fins diagnósticos ou terapêuticos. As biópsias removem uma pequena porção de tecido vivo.

12. **a.** A ascite peritoneal está associada à malignidade, pós-cirurgia, pós-ovulação, doença crônica do fígado, doença cardiovascular, infecção e inflamação. A pneumonia tem mais probabilidade de causar derrame pleural em vez de ascite peritoneal.

13. **c.** A redução no hematócrito é suspeita de hemorragia.

14. **d.** O omento maior é uma dobra dupla de peritônio que se espalha como um avental sobre o cólon transverso e o intestino delgado. O mesentério suspende os intestinos da parede abdominal posterior. O períneo suporta e envolve as porções distais dos tratos urogenital e gastrointestinal do corpo.

15. **c.** O peritônio se estende desde o diafragma até os espaços pélvicos profundos e da parede abdominal anterior até o retroperitônio e os tecidos paraespinais.

16. **b.** O saco vesicouterino ou fundo de saco anterior está localizado anterior ao útero e posterior à bexiga urinária. Os espaços retropúbico e pré-vesical estão localizados anteriores à bexiga urinária e posteriores à sínfise púbica.

17. **a.** A pleura é uma membrana serosa fina e delicada composta de camadas visceral e parietal.

18. **b.** Ao ultrassom, a visualização da agulha da biópsia é obtida em um plano *paralelo à rota da agulha*.

19. **b.** A área nua (sem peritônio) é um espaço triangular localizado entre as duas camadas do ligamento coronário direito.

20. **d.** A punção e a aspiração com agulha fina (PAAF) usa uma agulha fina e sucção suave para obter amostras de tecido para verificação patológica.

21. **c.** A seta identifica um espaço posterior ao lobo direito do fígado e superior e lateral ao rim direito. Isso é mais coerente com o recesso hepatorrenal (bolsa de Morison). A excavação retouterina (saco de Douglas) está localizada anterior ao reto e na pelve posterior.

22. **b.** O fígado está localizado na cavidade peritoneal. Pâncreas, rins e grandes vasos estão localizados no retroperitônio.

23. **c.** A seta A identifica uma estrutura linear hiperecoica estendendo-se desde o fígado até a superfície embaixo do diafragma. Isso é mais coerente com um ligamento coronário. O ligamento coronário direito serve como barreira entre o espaço subfrênico direito e o recesso hepatorrenal (bolsa de Morison).

24. **c.** A seta B identifica uma área anecoica posterior ao diafragma e anterolateral ao fígado. Isso é mais coerente com fluido livre (ascite) no espaço subfrênico direito. Geralmente o sangue demonstra ecos internos.

25. **c.** A seta C identifica um espaço peritoneal posterior ao fígado e lateral à vesícula biliar. Isso é mais coerente com o espaço sub-hepático.

26. **c.** Um quadro de ascite é identificado adjacente ao intestino hiperecoico na goteira parietocólica direita. A bolsa retrovesical está localizada posterior à bexiga urinária e anterior ao reto. O espaço retropúbico (de Retzius) está localizado anterior à bexiga urinária e posterior à sínfise púbica.

27. **a.** Uma coleção de fluido é identificada anterior ao diafragma, coerente com derrame pleural. A ascite subfrênica estaria localizada posterior ao diafragma.

28. **b.** Fluido livre é identificado posterior ao útero e anterior ao reto, coerente com a excavação retouterina (saco de Douglas) fundo de saco posterior, ou bolsa retrouterina.

29. **a.** O pâncreas é identificado neste sonograma transverso do abdome superior. O saco menor separa o pâncreas do estômago.

30. **b.** Uma agulha *grande* de biópsia grossa é identificada coerente com uma agulha para biópsia. Em procedimentos de aspiração com agulha fina, usa-se uma agulha delgada.

31. **c.** O peritônio produz fluido seroso para reduzir a fricção entre os órgãos. Ele também envolve e suspende os órgãos peritoneais. O ligamento coronário serve como barreira entre os espaços subfrênico e sub-hepático.

32. **d.** O omento menor se estende da extremidade inferior do esôfago até o fígado e é conhecido também como omento gastro-hepático. O saco menor também é conhecido como bursa omental.

33. **b.** O ligamento falciforme divide o espaço subfrênico em lados direito e esquerdo. Os pilares do diafragma se estendem do diafragma para a coluna vertebral.

34. **d.** Os pulmões estão *separados* em hemisférios direito e esquerdo pela membrana pleural. O coração está localizado entre as bordas inferiores dos pulmões. A cavidade pleural é um espaço dentro do tórax que contém os pulmões. O esterno é a porção média do tórax anterior.

35. **b.** Tipicamente, usa-se a abordagem intercostal (entre as costelas) em imageamento não cardíaco do tórax. A abordagem intracostal é usada para a superfície interna da costela. As abordagens subcostal e supraesternal são usadas no imageamento cardíaco.

36. **b.** Cistos do omento são estruturas císticas pequenas que se desenvolvem adjacentes ao estômago ou saco menor (pâncreas).

37. **b.** Em geral os pacientes são colocados em posição supina para o procedimento de paracentese. As biópsias renais geralmente são executadas com o paciente em posição prona.

38. **a.** O espaço pré-vesical está localizado na pelve, anterior à bexiga urinária e posterior à sínfise púbica. Ele é conhecido também como espaço retropúbico.

39. **a.** Uma coleção anormal de fluido *livre* na cavidade peritoneal descreve a ascite abdominal. Seroma, hematoma e linfocele são coleções de fluido restrito.

40. **a.** O omento maior tem o potencial de lacrar infecções ou hérnias na cavidade peritoneal. Esse órgão se espalha como um aventàl cobrindo a maior parte da cavidade abdominopélvica.

41. **a.** O saco de Douglas (excavação retouterina) está localizado na porção mais posterior da pelve e é formado pela porção inferior da camada parietal do peritônio.

42. **c.** As goteiras parietocólicas estão localizadas nas porções laterais da cavidade abdominopélvica e servem como condutoras entre o abdome superior e a pelve profunda.

43. **c.** O sangue na cavidade peritoneal (hemoperitônio) pode ser associado a traumatismo, ruptura de um vaso sanguíneo abdominal, complicação pós-cirúrgica, gravidez ectópica, fístulas e neoplasias necróticas.

44. **a.** A insuficiência congênita do mesentério em se fundir é uma anomalia congênita associada ao desenvolvimento de um cisto de omento. Os cistos mesentéricos estão relacionados com os ductos mesonéfricos (de Wolffi) ou de linfa.

45. **b.** O chamado "sinal do sanduíche" (massa anecoica com centro hiperecoico) é o termo mais comum usado para descrever a aparência sonográfica de linfomatose mesentérica.

46. **c.** A extremidade inferior do esôfago está envolvida pelo omento menor que se estende desde a fissura portal do fígado até o diafragma.

47. **c.** O acúmulo de sangue e de fluido na *cavidade pleural* descreve o hemotórax.

48. **c.** A ascite exsudativa é definida como acúmulo de fluido, pus ou fluido seroso na cavidade peritoneal. A ascite transudativa contém células proteicas pequenas. A ascite quilosa contém quilo e gorduras emulsificadas. Peritonite é uma inflamação da cavidade peritoneal.

49. **a.** A biópsia remove uma pequena porção de tecido vivo para análise microscópica. A incisão cirúrgica de um tumor sem remoção do tecido ao redor descreve o procedimento de lumpectomia. A aspiração com agulha fina usa uma agulha fina e a sucção para obter amostragem de tecido para verificação patológica.

50. d. Ao localizar uma coleção de fluido para um procedimento de paracentese, o sonografista deve alinhar o transdutor perpendicular à mesa ou ao chão. Todo cuidado deve ser tomado para usar a pressão mínima do transdutor para a medição precisa de profundidade.

Exame Mock de Abdome

1. b. A fissura lobar principal é um marco sonográfico usado para localizar a fossa da vesícula biliar. Ela se estende desde a veia portal direita até a fossa da vesícula e é considerada também como fronteira entre os lobos esquerdo e direito do fígado.

2. b. A doença biliar é a causa mais comum de pancreatite aguda seguida pelo abuso de álcool. Outras etiologias podem incluir: traumatismo, doença de úlcera péptica e hiperlipidemia. Às vezes a pancreatite aguda é idiopática.

3. c. A fáscia renal (de Gerota) fornece cobertura protetora ao redor dos rins. O fígado é coberto pela cápsula fibrosa perivascular (de Glisson) e o baço é coberto pelo peritônio.

4. c. O aumento da pressão no sistema venoso portoesplênico muito provavelmente levará à hipertensão porta. A infiltração gordurosa pode comprimir ou ocluir as veias porta, causando aumento na pressão venosa.

5. c. O diâmetro da veia porta principal varia com a respiração e o estado de jejum, mas não deverá exceder 1,3 cm para ser considerado dentro dos limites normais.

6. c. O teste de Thompson (apontar os dedos enquanto se apertam os músculos da panturrilha) verifica a integridade do tendão do calcâneo (de Aquiles).

7. c. A pancreatite crônica está associada à atrofia do pâncreas e parênquima hiperecoico.

8. d. As glândulas endócrinas liberam hormônios e incluem as glândulas hipofisária, tiroide, paratiroide, suprarrenais, o pâncreas, os ovários e os testículos.

9. d. A massa cística septada (favo de mel) é um achado sonográfico de cisto equinocócico. Os cinco padrões de metástase hepática são: (1) olho de búfalo ou lesões-alvo, (2) massas hiperecoicas, (3) massas císticas, (4) massas complexas e (5) padrão difuso.

10. d. Os fatores de risco para desenvolvimento de colangiocarcinoma incluem história de colangite, colite ulcerativa ou cisto do colédoco e sexo masculino.

11. b. O cisto de Baker é um cisto sinovial localizado na porção medial posterior da fossa poplítea.

12. b. A veia mesentérica superior não deverá exceder 1 cm de diâmetro para ser considerada dentro dos limites normais.

13. a. A síndrome de Budd-Chiari é um quadro potencialmente fatal associado à trombose das veias hepáticas. O sonografista deverá avaliar completamente o fígado.

14. c. O lobo esquerdo do fígado é dividido em segmentos medial e lateral pela veia hepática esquerda e pelo ligamento redondo. O ligamento venoso separa o lobo caudado do lobo esquerdo do fígado.

15. d. A colecistocinina é estimulada depois que o alimento atinge o duodeno causando a secreção das enzimas pancreáticas e a contração da vesícula biliar.

16. c. A vesícula biliar fica anterior e medial ao rim direito, lateral à IVC e inferior à fissura lobar principal.

17. c. O canal pilórico não deverá exceder 17 mm de comprimento ou 15 mm de diâmetro para ser considerado dentro dos limites normais. A espessura da parede do piloro não deverá exceder 3 mm para manter os limites normais.

18. c. Os sintomas clínicos de dor intensa nas costas, perda de peso e icterícia indolor são mais suspeitos para neoplasia maligna no pâncreas.

19. b. Uma artéria poplítea é considerada dilatada depois que seu diâmetro exceder 1 cm. Cerca de 25% dos pacientes com aneurisma poplíteo terão um aneurisma aórtico abdominal coexistente.

20. d. A cápsula fibrosa perivascular (de Glisson) envolve o fígado. A fáscia renal (de Gerota) envolve cada um dos rins.

21. d. A síndrome de Mirizzi resulta em icterícia causada por compressão do ducto hepático comum de um cálculo impactado no ducto cístico ou colo da vesícula biliar. O sinal de Courvoisier resulta em icterícia indolor e vesícula biliar hidrópica após obstrução do ducto biliar comum distal por massa externa (i.e., neoplasia pancreática).

22. a. Estrutura(s) ecogênicas sem sombreamento e semelhantes a macarrão espaguete em um ducto biliar são achados sonográficos em ascaríase. A esquistossomíase aparece no ultrassom como veias portais hiperecoicas e espessas. A clonoquíase se mostra como ductos intra-hepáticos dilatados.

23. c. O espessamento da parede da vesícula biliar não é um achado sonográfico em hiperalbuminemia. Esse espessamento é um achado sonográfico em pacientes alimentados, em pacientes com ascite benigna, cirrose, insuficiência cardíaca congestiva, hipoalbuminemia e hepatite aguda.

24. c. O procedimento de Whipple (pancreatoduodenectomia) é a ressecção cirúrgica da área da cabeça do pâncreas ou região periampular. Essa ressecção aliviará uma obstrução biliar frequentemente causada por um tumor maligno do pâncreas.

25. a. Uma coleção de fluido causada por bile extravasada é denominada de *biloma*. Seroma é uma coleção de fluido seroso.

26. c. A estenose da artéria renal é sugerida depois que a proporção artéria renal:aorta exceder 3,5.

27. d. O fluido livre se acumula mais frequentemente no espaço sub-hepático.

28. c. O pâncreas, o duodeno descendente, o cólon ascendente e descendente, os vasos mesentéricos superiores e a porção inferior do ducto biliar comum ficam no espaço pararrenal anterior.

29. d. Os pilares do diafragma são estruturas tendinosas que se estendem do diafragma até a coluna vertebral. Eles ficam superiores ao tronco celíaco, posteriores à veia cava inferior e anteriores à aorta abdominal.

30. c. A esplenomegalia é um achado coerente em casos de hipertensão porta. O carcinoma hepatocelular e a síndrome de Budd-Chiari (trombose nas veias hepáticas) podem demonstrar esplenomegalia secundária à congestão do fígado (p. ex., hipertensão porta).

31. d. A extensão direta de um carcinoma para a vesícula biliar pode se originar no pâncreas, estômago ou ducto biliar. A extensão indireta pode se originar no pulmão, rim, esôfago ou pele (melanoma) via o sistema linfático ou a corrente sanguínea.

32. c. A obstrução do ducto biliar comum por uma neoplasia externa distal instigando a dilatação da vesícula biliar é denominado de *sinal de Courvoisier*.

33. a. As bordas superior e inferior do retroperitônio são definidas pelo diafragma e pela borda pélvica, respectivamente.

34. **c.** A elevação no antígeno específico da próstata é um achado clínico suspeito de carcinoma da próstata.
35. **c.** A síndrome de Budd-Chiari é um quadro potencialmente fatal e raro associado à trombose das veias hepáticas. A anatomia de Couinaud divide o fígado em oito segmentos em um padrão imaginário em forma de "H". A doença de Caroli envolve a árvore biliar.
36. **b.** Se não tratada, a obstrução do ducto cístico leva, por fim, a um episódio de colecistite aguda.
37. **a.** Veia renal dilatada, hidroureter ou cisto parapélvico podem ser confundidos com pelve extrarrenal.
38. **c.** Um paciente febril apresentando massa complexa do fígado após recente viagem ao exterior é mais suspeito de abscesso hepático. A massa cística em "favo de mel" geralmente é identificada com cistos equinocócicos.
39. **a.** Variz ou veia varicosa é o termo comum para descrever uma veia com alargamento ou dilatação anormal. Aneurisma é o alargamento anormal de uma artéria.
40. **d.** Colangite ascendente é a causa mais comum de abscesso hepático. Outras etiologias podem incluir: viagem recente ao exterior, infecção biliar, apendicite e diverticulite.
41. **c.** A artéria gastroduodenal fica na porção anterolateral da cabeça do pâncreas. O ducto biliar comum fica na porção posterolateral e a confluência portoesplênica está localizada na porção média da cabeça pancreática.
42. **c.** A massa ecogênica demonstrando halo hipoecoico proeminente é mais coerente com adenoma da glândula tiroide. O carcinoma demonstra halo periférico irregular cercando massa hipoecoica.
43. **a.** O fígado produz heparina e glicogênio, libera glicogênio como glicose, fragmenta os pigmentos biliares produtores de hemácias, secreta bile para o duodeno e converte aminoácidos em ureia e glicose. A produção de anticorpos e de linfócitos é função do baço.
44. **c.** O baço normal de um adulto mede cerca de 8 a 13 cm de comprimento e não deverá exceder 13 cm nessa medição para ser considerado dentro dos limites normais.
45. **b.** Os aneurismas micóticos se desenvolvem secundariamente a uma infecção bacteriana subjacente. O aneurisma dissecante resulta de uma laceração no revestimento da íntima.
46. **b.** Pepsina é uma enzima de digestão de proteínas produzida pelo estômago. Amilase é uma enzima produzida pelo pâncreas. Gástrico e colecistocinina estão relacionados com o pâncreas.
47. **c.** O ponto de McBurney está localizado entre o umbigo e a crista ilíaca direita. A dor de rebote nesse ponto (sinal de McBurney) está associada, mais geralmente, à apendicite.
48. **d.** Massa anecoica (cisto) localizada lado a lado com a pelve renal é mais suspeita de cisto parapélvico. Esses cistos ficam ao redor da pelve renal.
49. **d.** Dor abdominal intensa é o sintoma mais comum associado à trombose da veia porta.
50. **c.** Uma TIPS deverá medir 8 a 12 mm por toda a extensão da derivação.
51. **d.** Uma neoplasia hiperecoica uniforme e sem sombreamento localizado no córtex renal é mais suspeito de angiomiolipoma. Os angiomiolipomas são, em geral, assintomáticos, mas podem causar dor no flanco ou hematúria grosseira.
52. **d.** A proeminência do sistema de coleta pode significar hidronefrose moderada ou dilatação residual dos cálices a partir de um episódio anterior de hidronefrose. Isso poderá, provavelmente, depender da intensidade da obstrução original.
53. **b.** A aorta abdominal distal demonstra aumento anormal no diâmetro em comparação com a porção mais proximal. Uma medição de 2,7 cm é coerente com aneurisma aórtico abdominal ectático. Um aneurisma aórtico abdominal verdadeiro mede, no mínimo, 3 cm de diâmetro.
54. **c.** A artéria renal direita corre posterior à veia cava inferior e é um marco sonográfico comum usado em varredura abdominal e retroperitoneal.
55. **c.** A vesícula biliar demonstra parede edematosa lisa e espessa com cálculo coexistente, mais coerente com quadro de colecistite aguda. Na maioria dos casos, o carcinoma da vesícula biliar demonstra cálculo(s) e vesícula biliar com parede espessa e irregular.
56. **a.** Uma coleção de fluido anecoico é identificada anterior e lateral ao testículo direito, um quadro mais coerente com hidrocele.
57. **c.** A estrutura anecoica mede 2,7 mm e está localizada no corpo do pâncreas, um quadro mais coerente com ducto pancreático dilatado. Para ser considerado como dentro dos limites normais, o diâmetro do ducto pancreático não deverá exceder 2 mm no corpo ou 3 mm na região do colo/cabeça.
58. **c.** Um aumento difuso na ecogenicidade do fígado é identificado em um paciente obeso. Os vasos hepáticos aparecem dentro dos limites normais. Com base na história clínica, esses achados sonográficos são mais suspeitos para infiltração gordurosa do parênquima hepático. A elevação nos testes de função do fígado é um achado clínico em muitas anormalidades desse órgão, incluindo a infiltração gordurosa.
59. **b.** As setas nas paredes do cólon transverso identificam recessos em formato de vírgulas. Essas indentações saculares são coerentes com marcadores da parede haustral encontrados no cólon ascendente e transverso. Os haustros estão localizados cerca de 3 a 5 cm de distância uns dos outros.
60. **d.** O hemangioma cavernoso é a neoplasia benigna mais comum do baço e aparece como massa hiperecoica bem definida no ultrassom.
61. **d.** O baço mede aproximadamente 16 cm no diâmetro AP (altura) em paciente com história de abuso de álcool. Com base na história clínica, o sonograma é mais coerente com esplenomegalia.
62. **d.** Esplenomegalia em paciente com história de abuso de álcool é suspeita de hipertensão porta. O sonografista deverá documentar a direção do fluxo da veia porta principal e avaliar as colaterais venosas.
63. **c.** Um cálculo é identificado no ducto biliar comum (mais provavelmente o sonografista esteja medindo o ducto comum e não o colo da vesícula viliar). Isso é mais coerente com coledocolitíase (cálculo dentro de um ducto biliar).
64. **d.** Uma projeção da parede da bexiga urinária é mais coerente com divertículo da bexiga. Uma ureterocele está relacionada com o prolapso do ureter distal para o orifício ureterico, no aspecto posterior da bexiga urinária.
65. **b.** Os sintomas de carcinoma de células renais incluem hipertensão não controlada, hematúria indolor e cefaleia. Um angiomiolipoma pode demonstrar hematúria,

mas não afeta a pressão arterial. Um abscesso renal não demonstra fluxo sanguíneo interno.

66. c. A dilatação moderada dos cálices renais identificada é coerente com hidronefrose moderada. A pelviectasia não envolve dilatação desses cálices.

67. b. Lobulações múltiplas são identificadas no contorno renal, coerentes com lobulação fetal. Uma protuberância cortical solitária no aspecto lateral do rim descreve a corcunda de dromedário. A área triangular ecogênica no aspecto anterior de um rim define o defeito parenquimatoso de junção.

68. d. Uma lesão complexa demonstrada na região do testículo mediastino é suspeita de ectasia tubular da rede de testículo. Essa lesão é, tipicamente, bilateral e assintomática, pode variar em tamanho e está associada à história anterior de traumatismo ou inflamação do escroto.

69. d. Uma estrutura extratesticular anecoica é identificada superior ao testículo, na região da cabeça do epidídimo, um quadro mais suspeito de cisto do epidídimo ou, possivelmente, de espermatocele.

70. c. Dois sistemas de coleta distintos são demonstrados nesse rim alongado, num quadro mais coerente com duplicação renal.

71. c. Com base na espessura cortical, o afinamento do córtex renal neste sonograma está mais provavelmente associado à doença renal crônica.

72. c. O polo inferior do rim direito está fundido com o polo superior do rim esquerdo. Isso é mais coerente com o quadro de rim sigmoide.

73. c. A epididimite é a causa mais comum da dor aguda no escroto. O epidídimo esquerdo aparece aumentado e levemente hipoecoico quando comparado com o lado contralateral. Isso é mais suspeito de inflamação do epidídimo esquerdo (epididimite).

74. b. A ascite é identificada superior ao fígado e inferior ao diafragma, coerente com o espaço subfrênico direito. Fluido também é demonstrado inferior à vesícula biliar, no espaço sub-hepático.

75. d. A presença de parede da vesícula espessa e hiperecoica cercada por fluido livre benigno é mais coerente com um quadro não inflamatório da vesícula biliar.

76. d. O ligamento venoso separa o lobo caudado do lobo esquerdo do fígado. O ligamento falciforme divide o espaço subfrênico. A fissura lobar principal é considerada como fronteira entre os lobos hepáticos esquerdo e direito.

77. c. O lobo hepático direito anterior é limitado pelas veias hepáticas média e direita. A veia hepática média separa o lobo medial esquerdo do lobo anterior direito. A veia hepática direita separa os segmentos anterior e posterior do lobo direito.

78. a. Massa renal anecoica uniforme é, mais provavelmente, um cisto simples. A pelve extrarrenal não deslocaria os cálices renais.

79. b. A bexiga urinária deverá ser avaliada quanto à presença de obstrução da saída do ureter ou da bexiga quando se identificar um quadro de hidronefrose. Essa obstrução pode ser causada por neoplasia, cálculo ou estritura do ureter ou da uretra distal.

80. a. Os cistos do omento geralmente se desenvolvem adjacentes ao estômago ou bolsa menor.

81. c. Aumentar a resolução axial com o aumento da frequência do transdutor pode ajudar na demonstração do sombreamento acústico posterior.

82. d. Massa cística superficial localizada por baixo do ângulo da mandíbula é, mais provavelmente, um cisto de fenda braquial.

83. d. O fleimão está associado à pancreatite aguda e é definido como uma extensão da inflamação pancreática para o interior dos tecidos peripancreáticos.

84. d. A veia cava inferior normal mede, geralmente, menos de 2,5 cm de diâmetro. Esse vaso é considerado dilatado quando seu diâmetro exceder 3,7 cm.

85. d. Os níveis de aldosterona estão mais geralmente associados a anormalidades da(s) glândula(s) suprarrenal(ais).

86. b. Massa redonda, sólida e homogênea é identificada próxima ao hilo esplênico. A ecogenicidade da massa é isoecoica ao parênquima esplênico adjacente. Trata-se, mais provavelmente, de um baço acessório.

87. a. A artéria esplênica pequena e tortuosa é a estrutura vascular mais confundida com o ducto pancreático. A veia esplênica de calibre maior é um marco sonográfico usado na identificação do corpo do pâncreas.

88. b. A espessura cortical do rim normal adulto pode variar, mas deverá medir, no mínimo, 1 cm.

89. b. A doença de Addison está associada à insuficiência parcial ou completa da função adrenocortical. A doença de Cushing é um transtorno metabólico resultante de produção crônica e excessiva de cortisol. A doença de Caroli está associada à árvore biliar.

90. d. As artérias renais principais surgem do aspecto lateral da aorta cerca de 1 a 1,5 cm inferiores à margem inferior da artéria mesentérica superior.

91. c. A redução no hematócrito está associada à hemorragia. A hemoglobina carrega oxigênio dos pulmões para as células e retorna dióxido de carbono de volta aos pulmões.

92. b. As veias hepáticas correm para longe do fígado em direção à veia cava inferior, o chamado *fluxo hepatofugal*. Essas veias demonstram fluxo multifásico (pulsátil) espontâneo.

93. b. O "sinal da oliva" é um achado clínico associado à estenose pilórica hipertrofiada.

94. b. Tipicamente, a toracentese é realizada com o paciente em posição sentada, levemente inclinado para frente na cintura, com os braços apoiados em uma mesa.

95. d. A coluna renal (de Bertin) hipertrofiada é a estrutura mais comum confundida com frequência como neoplasia renal. O defeito parenquimatoso de junção é menos frequentemente confundido como lipoma ou angiomiolipoma.

96. b. A elevação em bilirrubina indireta ou não conjugada está associada a quadros não obstrutivos.

97. b. O colo é a porção mais superior da vesícula biliar.

98. c. A doença de Hashimoto é um quadro inflamatório da(s) glândula(s) tiroide(s) associado ao risco aumentado de desenvolvimento de malignidade da tiroide.

99. a. A biópsia de agulha grossa usa agulha de núcleo grande para remover uma pequena porção de tecido vivo para análise microscópica.

100. a. Um pseudocisto pancreático se desenvolve, mais usualmente, na bolsa menor seguido pelo espaço pararrenal anterior.

101. c. Lipase sérica elevada em paciente manifestando dor intensa no quadrante superior esquerdo é suspeita de pancreatite aguda. A doença biliar é a causa mais comum de pancreatite aguda.

102. **b.** Uma protuberância cortical no aspecto lateral do rim descreve a corcunda de dromedário. A lobulação fetal demonstra indentações múltiplas no contorno do córtex renal. A coluna renal (de Bertin) hipertrofiada se estende do córtex às pirâmides medulares.

103. **d.** A fusão dos dois rins no mesmo quadrante corporal descreve uma anomalia congênita denominada *ectopia renal cruzada*.

104. **c.** O imageamento com Doppler colorido demonstra fluxo sanguíneo arterial turbulento ou em redemoinho dentro de uma coleção de fluido adjacente à artéria femoral comum. O pseudoaneurisma está associado a traumatismo da parede arterial que permite o escape de sangue para os tecidos ao redor (angioplastia).

105. **d.** Os fibroadenomas são as neoplasias de mama mais comuns em mulheres jovens. Massa hipoecoica oval é um achado sonográfico comum nessa neoplasia benigna.

106. **b.** O baço tem a função de remover material estranho do sangue. Outras funções incluem: iniciar uma reação imune resultando na produção de anticorpos e de linfócitos, reservatório para o sangue, sítio de destruição de hemácias velhas e reciclagem de hemoglobina.

107. **b.** O artefato de reverberação em "cauda de cometa" é um achado sonográfico característico na adenomiomatose. A pneumobilia pode demonstrar uma sombra acústica posterior imprecisa, mas não é uma anormalidade da parede da vesícula biliar.

108. **c.** Os rins de transplante são mais usualmente colocados de modo superficial o quadrante inferior direito.

109. **c.** O divertículo de Meckel é uma anomalia congênita do pedúnculo vitelino. No ultrassom, o divertículo aparece como massa anecoica ou complexa, ligeiramente para a direita do umbigo.

110. **d.** *Tendonose* é um termo usado para descrever alterações degenerativas não inflamatórias em um tendão. A dor associada a um tendão descreve tenalgia e tenodinia.

111. **a.** Existe um risco de 5% de que um aneurisma aórtico abdominal medindo 5 cm sofrerá ruptura em cinco anos. Um aneurisma medindo 7 cm tem um fator de risco de 75% de sofrer ruptura em cinco anos.

112. **d.** A artéria mesentérica inferior é o último ramo visceral maior da aorta abdominal antes da bifurcação em artérias ilíacas comuns direita e esquerda. A artéria sacral media é o último ramo parietal principal da aorta abdominal.

113. **d.** Vinte e cinco por cento dos casos de aneurisma poplíteo demonstram um aneurisma aórtico abdominal coexistente. A trombose venosa profunda é uma possível complicação de aneurisma poplíteo.

114. **c.** O espaço subfrênico está localizado superior ao fígado e inferior ao diafragma.

115. **d.** Os portadores de hepatite B têm risco predisponente para desenvolvimento de carcinoma hepatocelular (hepatoma). Os portadores de hepatite C podem desenvolver hipertensão porta por causa do risco aumentado de desenvolvimento de cirrose.

116. **c.** A maioria das lesões metastáticas no fígado se origina do carcinoma do cólon. Pâncreas, mamas e pulmões são sítios adicionais primários que formam metástases geralmente para o fígado.

117. **c.** O ducto biliar comum se une ao ducto pancreático (de Wirsung) antes de passar pela ampola hepatopancreática (de Vater) para penetrar no duodeno. O esfíncter dessa ampola (de Oddi) é uma bainha de fibras musculares cercando os ductos pancreático e biliar comum quando estes cruzam a parede do duodeno.

118. **c.** A doença de Hashimoto é a causa mais comum de hipotiroidismo. O hipertiroidismo é um sintoma comum na doença de Graves.

119. **b.** O lobo piramidal ou terceiro surge do aspecto superior do istmo e ascende o colo até o nível do osso hioide.

120. **c.** Em condições normais, as artérias carótidas internas suprem a maioria do sangue para o cérebro e olhos. As artérias subclávias suprem a coluna vertebral, a medula espinal, as orelhas e o cérebro. O sangue para o pescoço, couro cabeludo e face é fornecido pelas artérias carótidas externas.

121. **a.** Define-se ureterocele como o prolapso do ureter distal para a bexiga urinária causado por uma obstrução congênita do orifício uretérico.

122. **b.** O resíduo pós-micção em uma bexiga urinária adulta não deverá exceder 20 mL para ser considerado dentro dos limites normais.

123. **c.** Cinquenta por cento de todas as neoplasias malignas envolvendo o cólon estão localizados no reto e 25% no cólon sigmoide.

124. **c.** A veia renal esquerda corre posterior à artéria mesentérica superior (SMA) e anterior à aorta abdominal. A veia esplênica e a artéria esplênica correm anteriores à SMA. A veia mesentérica superior corre paralela à SMA.

125. **a.** No ultrassom, a visualização de uma agulha de biópsia é obtida em um plano paralelo à rota da agulha. A incidência perpendicular é usada em imageamento em escala de cinza.

126. **b.** Um parênquima heterogêneo difuso contendo múltiplos focos ecogênicos é identificado neste sonograma transverso do fígado. Esse quadro é mais suspeito de lesões hepáticas metastáticas.

127. **b.** Uma estrutura anecoica redonda demonstrando realce acústico posterior é visualizada dentro do parênquima hepático. Isso representa, mais provavelmente, um cisto hepático simples.

128. **b.** Um cálculo biliar grande em uma vesícula contraída demonstrando sombreamento forte sombreamento acústico posterior é um exemplo excelente do sinal da parede-ecossombra (sinal WES).

129. **d.** Uma estrutura linear hiperecoica é identificada posterior ao lobo esquerdo e anterior ao lobo caudado do fígado. Isso é mais coerente com o ligamento venoso.

130. **b.** Pacientes com história de hepatite B estão em maior risco de desenvolverem carcinoma hepatocelular (CHC; hepatoma). A ecogenicidade variável em massa hepática sólida cercada por halo hipoecoico é um achado sonográfico comum para hepatoma.

131. **b.** A doença de Caroli é caracterizada por uma aparência segmentar, sacular ou em contas dos ductos intra-hepáticos. A icterícia intermitente e as cãibras ou dores abdominais são sintomas clínicos dessa doença.

132. **a.** Os cistos renais são achados incidentais frequentes em pacientes de meia-idade e idosos. A massa é identificada

no rim (declarado na pergunta). Os achados sonográficos são característicos de uma estrutura cística. A história clínica não é suspeita de hemorragia suprarrenal ou de neoplasia metastática.

133. d. O trombo intraluminal crônico aparece complexo após alterações degenerativas. Nesse sonograma, o lúmen da aorta distal é cercado por trombo intraluminal complexo. Em muitos casos, a ruptura de um aneurisma aórtico demonstrará sangue no peritônio e uma aorta de calibre normal.

134. b. Massa oval hipoecoica demonstrando centro hiperecoico proeminente e hilo é um achado sonográfico comum de um linfonodo normal. Os linfonodos são geralmente localizados na axila, mas podem ser encontrados por todo o corpo.

135. d. No recém-nascido, o seio renal é muito pouco visível e está cercado por pirâmides (renais) medulares anecoicas proeminentes e por um córtex renal moderadamente ecogênico. Essa imagem demonstra a aparência típica de um rim neonatal normal.

136. a. Uma septação hiperecoica dentro da bexiga urinária é identificada no orifício uretérico. Muito provavelmente, isso representa um quadro de ureterocele.

137. d. O carcinoma da vesícula biliar é a quinta malignidade mais comum. Noventa por cento dos casos estão associados à colelitíase e podem-se mostrar no ultrassom como massa(s) intraluminal(ais) imóvel(eis) e irregular(es). A ausência de colelitíase está mais associada a lesões metastáticas envolvendo a vesícula biliar. O artefato de reverberação em "cauda de cometa" é um achado sonográfico característico na adenomiomatose.

138. c. Massa hepática hiperecoica e uniforme identificada em paciente magra e assintomática é mais suspeita de hemangioma cavernoso. Geralmente os adenomas hepáticos se mostram como massas sólidas e levemente hipoecoicas. Valores de laboratório anormais são tipicamente identificados em casos de malignidade. A infiltração gordurosa é pouco provável em paciente magra com valores normais de laboratório.

139. d. A visualização de estruturas biliares e vasculares intra-hepáticas é difícil, dando a impressão de parênquima hepático denso. A deposição excessiva de gordura nas células parenquimatosas aumenta a densidade do fígado e pode aumentar os testes de função hepática. A infiltração adiposa está associada à área (ou áreas) focal hipoecoica poupadas de gordura. Essa área de poupação de gordura geralmente está localizada anterior à veia porta e adjacente à VCI.

140. a. Focos ecogênicos hiperecoicos demonstrando sombreamento acústico posterior são demonstrados no colo da vesícula biliar, um quadro mais coerente com colelitíase.

141. d. Cálculos parecem estar alojados no colo da vesícula biliar. Esse achado aumenta o risco de o paciente desenvolver colecistite aguda.

142. b. Um foco hiperecoico demonstrando sombreamento acústico posterior é identificado próximo à junção corticomedular do rim esquerdo. Isso é mais suspeito de cálculo renal.

143. a. A vesícula biliar demonstra múltiplos focos intraluminares, hiperecoicos, sem sombreamento e imóveis coerentes com pólipos da vesícula biliar (adenomas).

144. a. As mudanças de posição do paciente demonstrarão mobilidade dos focos intraluminares, estreitando as considerações diferenciais.

145. b. Estruturas vasculares tortuosas e dilatadas na porção inferior da bolsa escrotal esquerda são mais coerentes com o quadro de varicocele.

146. b. O desenvolvimento de varicocele tem sido associado à infertilidade masculina.

147. c. A parede pilórica excede 3 mm em espessura e o estômago ainda está distendido com fluido 3 horas após a última alimentação do lactente. Isso é mais coerente com quadro de estenose do canal pilórico.

148. d. As regiões de cabeça/colo do pâncreas aparecem hipoecoicas e dilatadas, suspeitas de massa sólida. Massa na cabeça do pâncreas em um paciente com nível elevado de bilirrubina direta e dor intensa na região superior das costas são mais suspeitas de neoplasia maligna.

149. c. Massa intratesticular complexa é identificada no testículo esquerdo. Com base na história clínica, a massa representa, mais provavelmente, uma neoplasia maligna.

150. a. Coleções de fluido são identificadas superiores ao diafragma e bilaterais, coerentes com derrames pleurais bilaterais.

151. a. Uma estrutura sólida está localizada medial ao baço. Essa massa é isoecoica ao parênquima esplênico. O quadro é mais suspeito de baço acessório. A história clínica é coerente com um adenoma suprarrenal.

152. c. Massa sólida, hipervascular e imóvel na bexiga de um paciente idoso com história de hematúria grosseira indolor é um quadro mais suspeito de carcinoma da bexiga. A lama depende da gravidade com a mudança de posição do paciente.

153. d. Uma estrutura anecoica avascular é localizada anterior à veia porta principal. Com história de icterícia, o cisto do colédoco é o diagnóstico mais provável. Os bilomas estão geralmente associados a traumatismo, cirurgia ou doença da vesícula biliar. Um cisto hepático não é provável em um lactente e geralmente não é a fonte da icterícia.

154. c. O sonograma demonstra calcificações pancreáticas e um ducto pancreático dilatado e irregular em um paciente com níveis normais de lipase, e teste anormal de tolerância à glicose é mais suspeito de pancreatite crônica. A cabeça do pâncreas aparece hipoecoica por causa do sombreamento posterior causado pelas calcificações.

155. a. O ultrassom demonstra aumento difuso em ecogenicidade do parênquima com aparência nodular irregular. Em paciente com abuso sabido de álcool, isso é mais suspeito de cirrose.

156. c. Um foco hiperecoico com sombreamento acústico posterior é demonstrado na porção distal do ureter direito.

157. b. Um sistema de coleta direito distal aparece obstruído pelo cálculo ureteral e é o provável causador da hidronefrose ipsolateral.

158. b. O sonograma demonstra predominância acentuada da árvore biliar. Com base na história clínica de febre, fadiga e elevação acentuada em AST, ALT e bilirrubina, o sonograma demonstra mais provavelmente um quadro de hepatite aguda. A peliose hepática é um transtorno raro que ocorre em pacientes cronicamente doentes.

159. d. O córtex renal se estende até as pirâmides renais, característico de uma coluna renal (de Bertin) hipertrofiada. A duplicação do rim esquerdo é improvável, pois a extensão do rim está dentro dos limites normais para um adulto. Uma protuberância cortical para fora é característica da corcunda do dromedário.

160. **c.** Massa sólida é identificada medial ao rim esquerdo em paciente com massa testicular hipervascular complexa. Com a probabilidade de carcinoma testicular a massa retroperitoneal é mais suspeita de doença metastática.

161. **b.** Massa hipervascular complexa anterior e medial ao rim direito em uma criança de 13 meses de idade é mais suspeita de neuroblastoma (suprarrenal). O rim direito aparece dentro dos limites normais nessa imagem, o que poderá descartar um nefroblastoma.

162. **b.** Uma estrutura anecoica na linha média é demonstrada superior à glândula tiroide, característica de cisto tiroglosso. Um cisto de fenda braquial está localizado lateralmente, diretamente inferior ao ângulo da mandíbula.

163. **a.** Focos hiperecoicos com artefato de reverberação em cauda de cometa após colecistectomia são, mais provavelmente, o resultado de ar na árvore biliar (pneumobilia).

164. **d.** Um defeito da parede abdominal supraumbilical com extensão do omento é identificado como característico de uma hérnia da parede abdominal.

165. **c.** O pâncreas anular descreve uma anomalia congênita na qual a cabeça do pâncreas cerca o duodeno. Essa anomalia pode resultar em obstrução da árvore biliar ou do duodeno. No *pancreas divisum* ocorre a fusão anormal dos ductos pancreáticos.

166. **b.** A lama biliar aparece no ultrassom como ecos internos sem sombreamento e de baixa amplitude que se assentam na porção dependente da vesícula biliar. A lama tumefaciente lembra massa polipoide (bola de lama).

167. **a.** A cauda do pâncreas é a porção mais superior do pâncreas localizada anterior e paralela à veia esplênica. O corpo é a porção mais anterior e o processo uncinado é a porção mais inferior do pâncreas.

168. **c.** A doença policística é um transtorno hereditário e a displasia multicística é um transtorno não hereditário do rim.

169. **d.** Pacientes em diálise renal estão em risco aumentado de desenvolverem cisto, adenoma ou carcinoma dos rins.

170. **d.** As artérias ilíacas comuns não deverão exceder 2 cm de diâmetro para serem consideradas dentro dos limites normais.

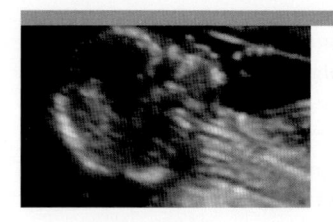

Respostas de Obstetrícia e Ginecologia

Capítulo 19 – Anatomia da Pelve

1. **d.** O ligamento ovariano se estende desde os cornos do útero até o aspecto medial do ovário. O ligamento redondo surge nos cornos do útero e se estende para as paredes laterais da pelve.
2. **b.** Os vasos arqueados são comumente visualizados próximos à periferia do útero como estruturas circulares anecoicas. Os cistos de Naboth estão localizados no colo do útero.
3. **d.** Os músculos obturadores internos são contíguos às paredes laterais da bexiga urinária. Os músculos iliopsoas são marcos laterais da pelve verdadeira e repousam laterais e anteriores aos músculos obturadores internos.
4. **b.** Anexos é o termo usado para descrever a região do ovário e da tuba uterina. O espaço retropúbico (de Retzius) está localizado anterior à bexiga urinária e posterior à sínfise púbica. As franjas anexas ao ovário são denominadas de franja ovariana (*fimbriae ovarica*).
5. **c.** O segmento intersticial da tuba uterina passa pelos cornos do útero. O infundíbulo é o segmento mais lateral do oviduto.
6. **d.** As porções do flange dos ossos ilíacos e a base do sacro formam a fronteira posterior da pelve falsa.
7. **b.** Com a anteflexão, o fundo do útero se inclina no topo do colo. O útero se inclina para trás do colo do útero na retroflexão.
8. **b.** Somente a camada funcional (ecogênica) está incluída quando medimos a espessura endometrial. A camada basal hipoecoica ou fluida dentro da cavidade endometrial *não está* incluída quando se obtém essa medição.
9. **d.** Os ligamentos suspensores se estendem desde o aspecto lateral do ovário até as paredes laterais da pelve. Os ligamentos largos se estendem desde o aspecto lateral do útero até as paredes laterais da pelve.
10. **d.** A *falha de fusão* dos ductos mullerianos resultará em didelfia uterina. A *falha parcial de fusão* desses ductos resultará em útero bicorno. A falha desses ductos em se desenvolver resulta em agenesia uterina.
11. **c.** A dimensão anteroposterior do endométrio é medida *somente* no plano sagital.
12. **c.** A camada externa ou serosa do útero é denominada de *perimétrio*.
13. **b.** Os ovários recebem sangue primeiro das artérias ovarianas e, secundariamente, por meio das artérias uterinas. As artérias uterinas surgem das artérias hipogástricas.
14. **b.** A bolsa vesicouterina (fundo de saco anterior) está localizada anterior ao útero e posterior à bexiga urinária. O espaço retrouterino (fundo de saco posterior) está localizado posterior ao útero e anterior ao reto.
15. **c.** O colo uterino é duas vezes maior que o corpo durante a pré-menarca. A proporção colo:corpo é 2:1.
16. **d.** O colo e o corpo do útero aparecem iguais em tamanho (1:1). Isso é mais coerente com um útero após a menopausa. O colo é duas vezes maior que o corpo em uma paciente na pré-menarca (2:1).
17. **a.** O útero se inclina ligeiramente para frente, característica da anteversão. Com a anteflexão o útero se inclina sobre o colo. A dextroflexão desloca o útero para a esquerda do colo.
18. **b.** Os músculos levantador do ânus e piriforme formam o assoalho pélvico e repousam posteriores à vagina. Os músculos obturador interno e iliopsoas estão localizados na pelve verdadeira lateral.
19. **c.** Fluido é demonstrado posterior ao útero na escavação retrouterina (saco de Douglas). A bolsa vesicouterina está localizado anterior ao útero.
20. **a.** O útero repousa em anteversão. Na retroflexão, o fundo e o corpo se curvam para trás sobre o colo.
21. **d.** Um contorno ovariano homogêneo em forma de "L" é uma variante anatômica normal.
22. **d.** O útero exibe tecido miometrial entre duas cavidades endometriais individuais. Isso é *mais* coerente com um útero bicorno.
23. **c.** As estruturas circulares uniformemente espaçadas, hipoecoicas ou anecoicas, na porção externa do miométrio representam *mais* provavelmente veias arqueadas. As artérias uterinas estão localizadas no ligamento largo, laterais ao útero.
24. **b.** A estrutura linear hiperecoica se estende desde o útero até a *parede lateral pélvica*. Isso é mais coerente com os ligamentos largos. As tubas uterinas são tortuosas e não se ligam a essa parede.
25. **d.** Os músculos obturadores internos são limítrofes às paredes laterais da bexiga urinária. Os músculos iliopsoas demonstram eco central hiperecoico clássico. Os músculos levantadores do ânus repousam laterais à vagina.
26. **d.** Duas cavidades endometriais distintas são identificadas com tecido miometrial entre as cavidades e um colo uterino único, coerente com útero bicorno. A didelfia uterina demonstra duas cavidades endometriais individuais e dois colos.
27. **c.** Fluido livre é identificado anterior e posterior ao útero nos espaços vesicouterino e retrouterino. A pequena área anecoica representa um pequeno volume de urina em uma bexiga caso contrário vazia.
28. **d.** O útero mostra inclinação posterior e o colo forma um ângulo inferior a 90° em relação ao canal vagina, num quadro característico de retroversão.
29. **d.** O pedúnculo anecoico da bexiga urinária descreve um divertículo. Ureterocele é um prolapso do ureter distal para dentro da bexiga.
30. **b.** A estrutura tubular anecoica termina na parede lateral posterior da bexiga urinária, num quadro coerente com hidroureter.
31. **b.** Os ovários se ligam à porção mesovariana do ligamento largo. A túnica albugínea é uma cobertura externa do ovário.

32. **a.** O volume do ovário é o mais baixo durante a fase lútea e o mais alto durante a fase periovulatória.
33. **d.** Os segmentos das tubas uterinas são: intersticial, istmo, ampola e infundíbulo.
34. **b.** Rotineiramente, os ligamentos pélvicos não são visualizados. Com a presença de fluido intraperitoneal, os ligamentos pélvicos aparecem como estruturas lineares finas e hiperecoicas.
35. **c.** Os cornos são as estruturas laterais do útero em forma de funil localizados entre o fundo do útero e as tubas uterinas.
36. **c.** A artéria espiral surge das artérias radiais (ramo da artéria arqueada) e é o suprimento sanguíneo principal para o endométrio.
37. **b.** Anomalias renais coexistentes ocorrem em 20 a 30% das pacientes com anomalia uterina congênita.
38. **a.** O útero subseptado tem *mais* probabilidade de exibir uma incisura *rasa* no fundo. O útero bicorne geralmente exibe uma incisura *profunda* no fundo.
39. **c.** A visualização de um pequeno volume de fluido livre no espaço retrouterino (fundo de saco posterior) é comum.
40. **c.** Pré-menarca é a porção de tempo antes do início da menstruação. Puberdade é o processo físico de mudança para um corpo adulto capaz de reprodução.
41. **c.** Situado entre a sínfise púbica e o cóccix, o períneo está localizado inferior ao assoalho pélvico. Mesentério, omento e peritônio estão localizados dentro da cavidade abdominopélvica.
42. **a.** O útero septado exibe contorno uterino normal com separação fibrosa ou miometrial na cavidade endometrial. Bicorno, unicorno e didelfia são anomalias uterinas congênitas demonstrando contorno anormal em relação ao fundo.
43. **a.** O útero resulta da porção caudal fundida do par de ductos mullerianos. A fusão parcial muito provavelmente resultará em uma anomalia uterina.
44. **c.** A linha ileopectínea é uma crista óssea na superfície interna do ílio e dos ossos púbicos que divide a pelve verdadeira da pelve falsa. Os músculos iliopsoas são marcos laterais da pelve verdadeira que correm anteriores e laterais de uma parte à outra da pelve falsa.
45. **d.** Os ligamentos pélvicos e os músculos da pelve formam o assoalho pélvico.
46. **b.** O ligamento uterossacral se estende desde o colo superior do útero até as margens laterais do sacro. Os ligamentos redondos surgem nos cornos uterinos, estendendo-se desde o fundo até as paredes laterais da pelve.
47. **c.** A zona juncional é a camada mais interna do miométrio. As camadas funcional e basal são as camadas interna e externa do endométrio, respectivamente. A túnica albugínea cobre o córtex de cada ovário.
48. **c.** Na paciente em *menarca*, a espessura endometrial não deverá exceder 14 mm. Sem a terapia de reposição hormonal, o endométrio não deverá exceder 8 mm na paciente após a menopausa.
49. **b.** Os ovários são os únicos órgãos abdominopélvicos *não* revestidos por peritônio. Esses órgãos são cobertos por uma fina camada de epitélio germinativo.
50. **d.** O volume ovariano varia com a idade e a situação menstrual. A fase periovulatória exibe o volume ovariano mais alto e a fase lútea mostra os volumes mais baixos.

Capítulo 20 – Fisiologia da Pelve Feminina

1. **a.** Os níveis de progesterona aumentam na fase secretora endometrial e na fase lútea ovariana.
2. **d.** Durante as fases de proliferação precoce ou menstrual tardia, o revestimento endometrial é fino medindo, geralmente, 2 a 3 mm.
3. **a.** Os níveis de estradiol refletem a atividade dos ovários. Hormônio luteinizante reflete ovulação. Os níveis de progesterona aumentam após a ovulação. O hormônio de estimulação de folículos inicia o crescimento folicular.
4. **b.** As pacientes após a menopausa podem apresentar cistos ovarianos simples. Cistos simples inferiores a 5,0 cm são mais provavelmente benignos. A visualização de um simples cisto em pacientes após a menopausa ou na pré-menarca não é um achado raro.
5. **d.** Se não ocorrer fertilização, o corpo lúteo regredirá e os níveis de progesterona diminuirão. Na antecipação da fertilização, o corpo lúteo pode aumentar de tamanho e produzir um pouco de estrogênio e uma quantidade crescente de progesterona.
6. **b.** O endométrio é mais fino nas fases menstrual tardia/proliferativa precoce (dias 6 a 9). Durante essa fase sobreposta, o endométrio aparece como uma linha fina e hiperecoica medindo cerca de 2 a 3 mm.
7. **b.** O *cumulus oophorus* aparece como foco hiperecoico dentro de um folículo maduro. Geralmente, a ovulação ocorrerá dentro das 36 horas seguintes.
8. **b.** O corpo lúteo se origina de um folículo ovariano vesicular (*graafian follicle*). Os cistos de corpo lúteo são comuns na gravidez precoce, mas não indicam a ocorrência da fertilização.
9. **a.** A fase lútea ovariana tem duração coerente de 14 dias. O tempo desde o início da menstruação até a ovulação pode variar de um ciclo para outro (fase folicular).
10. **d.** A glândula hipofisária anterior produz hormônio luteinizante. O hipotálamo produz o fator de liberação do hormônio luteinizante.
11. **d.** As glândulas suprarrenais, o fígado e as mamas produzem pequenas quantidades de estrogênio.
12. **c.** O hormônio luteinizante estimula a ovulação. O hormônio de estimulação folicular inicia o crescimento folicular e estimula a maturação dos folículos ovarianos vesiculares.
13. **c.** O fluido na cavidade endometrial não é incluído na medição da espessura do endométrio. As células da granulosa produzem fluido no cisto folicular.
14. **b.** *Mittelschmerz* (dor do meio) é um efeito local da dilatação do folículo ovariano vesicular antes da ovulação.
15. **a.** Os cistos de teca luteína resultam de níveis elevados de hCG. A doença do ovário policístico é um desequilíbrio endócrino que causa anovulação crônica.
16. **b.** Durante as fases menstrual tardia e proliferativa precoce, áreas anecoicas no ovário representam, mais provavelmente, cistos funcionais, foliculares ou fisiológicos. Este folículo não parece suficientemente grande para um folículo ovariano vesicular.
17. **b.** A cicatrização de um cisto de corpo lúteo anterior (*corpus albicans*) aparece como um foco hiperecoico dentro do ovário e é, *mais* provavelmente, um diagnóstico para esses focos hiperecoicos. Um teratoma cístico precoce (dermoide) é uma consideração diferencial possível.
18. **b.** A fase secretora demonstra a maior espessura endometrial possível. A camada funcional aparece espessa e hiperecoica. A fase lútea ovariana coincide com a fase secretora do endométrio.
19. **a.** Em uma paciente na fase menstrual tardia, a massa ovariana anecoica de 2,9

cm demonstrando paredes uniformes e finas e reforço posterior representa, *mais* provavelmente, um cisto simples. Em uma paciente na menarca, um cisto simples é a insuficiência de um folículo dominante em se romper.

20. **d.** Os ovários mostram múltiplos folículos pequenos, um quadro *mais* coerente com a fase de proliferação precoce do endométrio. Tipicamente, 5 a 11 folículos começam a se desenvolver na fase folicular precoce do ovário.

21. **d.** Uma cavidade endometrial fina é *mais* provavelmente demonstrada na fase menstrual tardia ou proliferativa precoce. Não se engane com o fluido livre no fundo de saco posterior.

22. **d.** Ecos lineares fortes e hiperecoicos na cavidade endometrial muito provavelmente representam quadro de DIU.

23. **c.** A massa ovariana hipoecoica associada à dor pélvica intensa é *mais* suspeita de cisto hemorrágico.

24. **b.** Uma estrutura anecoica de 18 mm com foco ecogênico intraluminal (parede posterior) em paciente na menarca é *mais* coerente com um folículo ovariano vesicular.

25. **d.** Um foco ecogênico projetado dentro de um folículo ovariano vesicular é mais coerente com quadro de *cumulus oophorus*.

26. **d.** Camadas funcionais espessas e hipoecoicas entre a cavidade endometrial com uma camada basal hiperecoica são características da fase de proliferação tardia. As fases endometriais são: menstrual, proliferativa e secretora.

27. **c.** Um padrão de linha tripla ou eco trilaminar descreve um achado sonográfico característico durante a fase proliferativa tardia.

28. **c.** Massa ovariana hipoecoica no estágio lúteo do ciclo (DUM 3 semanas antes) é *mais provavelmente*, um cisto de corpo lúteo. As gestações ectópicas geralmente são localizadas nos anexos. Um folículo ovariano vesicular é um cisto fisiológico antes da ovulação. Folículos não dominantes aparecem geralmente como pequenos cistos ovarianos anecoicos.

29. **b.** Uma cavidade endometrial fina e hiperecoica é *mais* coerente com as fases menstrual tardia ou de proliferação precoce. O ovário esquerdo adjacente exibe pequenos cistos fisiológicos.

30. **d.** O endométrio é espesso, demonstrando camada funcional hiperecoica e camada basal hipoecoica, mais coerente com a fase de secreção. A fase secretora do endométrio coincide com a fase lútea do ovário. Folículos de regressão normais e pequenos ou um cisto de corpo lúteo é a massa ovariana mais provável demonstrada durante a fase secretora ou lútea.

31. **c.** Menorreia define menstruação anormalmente intensa ou prolongada. Dismenorreia define a menstruação dolorosa. Menoxenia define qualquer anormalidade relacionada com a menstruação.

32. **b.** Os níveis do hormônio de estimulação de folículos começam a declinar na fase folicular tardia e demonstram ligeiro aumento na fase lútea tardia.

33. **d.** Os níveis de estradiol normalmente variam entre 200 e 400 pg/mL na fase ovulatória. Na fase folicular variam entre 30 e 100 pg/mL e na fase lútea variam entre 50 e 140 pg/mL. Esses níveis são importantes no monitoramento da terapia de indução da ovulação.

34. **c.** A fase folicular do ovário coincide com a fase de proliferação do endométrio.

35. **a.** Em pacientes recebendo terapia contraceptiva hormonal o endométrio aparece no ultrassom como uma linha ecogênica fina.

36. **c.** Em pacientes pós-menopausa assintomáticas *sem* terapia de reposição hormonal o endométrio não deverá exceder 8 mm ou 5 mm em pacientes com sangramento vaginal para serem consideradas dentro dos limites de normalidade.

37. **d.** Os níveis dos hormônios de estimulação folicular podem estar ligeiramente mais altos após a menopausa. Os níveis de progesterona e de estrogênio diminuem após a menopausa.

38. **d.** Durante a fase de proliferação tardia o endométrio demonstra a aparência de uma linha tripla ou de uma camada espessa, *funcional hipoecoica* e uma camada *basal hiperecoica*. Durante a fase secretora a camada funcional se torna hiperecoica e a camada basal se torna hipoecoica.

39. **b.** *Mittelschmerz* (dor do meio) é o termo usado para descrever a dor pélvica aguda antes da ovulação. Acredita-se que seja o resultado do tamanho crescente do folículo ovariano vesicular.

40. **c.** A preparação e a manutenção do endométrio para a possível implantação de um blastocisto é função da progesterona. O estrogênio promove o crescimento endometrial.

41. **d.** Os folículos ovarianos foliculares em desenvolvimento produzem estrogênio. O corpo lúteo produz progesterona. A porção anterior da glândula hipofisária produz hormônios luteinizante e de estimulação folicular.

42. **c.** A duração típica de um ciclo menstrual é de 28 dias, mas, normalmente, varia entre 21 e 35 dias.

43. **b.** Um aumento nos níveis hormonais associado à puberdade precoce pode ser o resultado de uma neoplasia do hipotálamo, das gônadas ou das glândulas suprarrenais.

44. **a.** Níveis crescentes de estrogênio regeneram e promovem o crescimento da camada funcional do endométrio.

45. **b.** Durante a fase secretora o endométrio mede 7 a 14 mm, 6 a 10 mm na fase de proliferação tardia e 4 a 8 mm durante a fase menstrual precoce.

46. **d.** Massa ovariana hipoecoica em paciente com história de dor *aguda* no quadrante inferior é mais suspeita de cisto hemorrágico delineado pelo círculo D.

47. **c.** Se ocorrer fertilização, o *corpo lúteo* continuará a produzir progesterona. O tecido trofoblástico do blastocisto produz a gonadotropina coriônica humana (hCG).

48. **a.** Uma linha fina e ecogênica é a aparência endometrial mais comum com o uso de contraceptivos orais.

49. **c.** Cerca de 15% das pacientes após a menopausa demonstrarão um cisto de ovário simples. Em geral esses cistos são de origem folicular.

50. **a.** As reduções em estrogênio nas pacientes após a menopausa podem encurtar a vagina e reduzir o muco cervical.

Capítulo 21 – Doença Uterina e Ovariana

1. **d.** O acúmulo anormal de sangue na vagina é denominado de *hematocolpos*. Hematométrio define o acúmulo anormal de sangue na cavidade endometrial.

2. **b.** As mulheres após a menopausa estão em risco de desenvolverem carcinoma endometrial. Outros fatores de risco incluem: obesidade, *diabetes mellitus* e nuliparidade.

3. **a.** A inflamação do endométrio (endometrite) provavelmente demonstrará aumento no fluxo de sangue interno. Hiperplasia é um processo não inflamatório sem probabilidade de aumentar o fluxo vascular interno.

4. **c.** Disgerminoma é a malignidade ovariana mais comum na infância e uma possível causa de puberdade precoce. Fibroma, tecoma, tumor de Brenner e tumor de células da granulosa são neoplasias benignas.

5. **d.** A sensibilidade uterina durante um exame físico, especialmente durante a menstruação, é um sintoma clássico de adenomiose. Outros sintomas incluem: dor pélvica, menorragia, dismenorreia, aumento uterino, dor pélvica ou cólicas.

6. **a.** A massa grande e multilocular de anexos representa, *mais* provavelmente, um cistadenoma seroso ou mucinoso. Cistos de teca luteína, um diferencial menos provável, podem demonstrar aparência multilocular.

7. **c.** Os fibroides uterinos geralmente estão localizados dentro do miométrio (intramurais).

8. **c.** A cicatrização de uma infecção endometrial anterior ou procedimento invasivo adere e extirpa a cavidade endometrial (síndrome de Asherman). Os transtornos ovulatórios são a causa mais comum da infertilidade feminina. Uma espessura endometrial não superior a 8 mm está associada à redução na fertilidade.

9. **c.** A massa de anexos coexistente está, *usualmente, associada* à torção do ovário. As gestações ectópicas estão geralmente localizadas nos anexos, mas não tipicamente associadas à torção ovariana.

10. **d.** Uma reação adversa da terapia com tamoxifeno é o aumento na espessura do endométrio. Esse aumento pode ser resultado de hiperplasia, formação de pólipos ou malignidade. É necessária atenção especial à espessura endometrial nas pacientes recebendo essa terapia.

11. **b.** Massa complexa de anexos com ecos internos difusamente brilhantes com ou sem sombreamento posterior é mais suspeita de teratoma cístico (dermoide).

12. **c.** Os teratomas císticos (dermoides) estão usualmente localizados superiores ao fundo do útero. Eles surgem da parede de um folículo e podem conter gordura, pelos, pele e dentes.

13. **a.** Os cistos de Naboth podem resultar da obstrução de um cisto de inclusão. Os cistadenomas serosos são neoplasias epiteliais.

14. **d.** Um fibroide submucoso distorce o endométrio e muito provavelmente causará irregularidades de sangramento. A localização de um fibroide cervical em relação ao canal endometrial determinará os sintomas clínicos.

15. **c.** A doença do ovário policístico pode resultar de um desequilíbrio endócrino causando anovulação crônica. As anormalidades endometriais podem resultar de estrogênio sem oposição.

16. **d.** Tamoxifeno é um medicamento anti-estrogênico usado no tratamento de câncer de mama. As anormalidades endometriais são reações adversas do tamoxifeno e podem incluir: pólipos endometriais, carcinoma ou hiperplasia. A adenomiose geralmente demonstra uma cavidade endometrial normal com massas miometriais anecoicas e hipoecoicas maldefinidas.

17. **a.** Em uma paciente de 13 anos de idade na *pré-menarca* a presença de massa uterina homogênea e hipoecoica é mais suspeita de hematométrio. O acúmulo de sangue na vagina define o hematocolpos.

18. **b.** Com essa história clínica, um fibroide subseroso ou, possivelmente, pedunculado é o diagnóstico mais provável de massa hipoecoica anterior.

19. **c.** Uma pequena quantidade de fluido livre é demonstrada posterior ao útero no espaço retrouterino.

20. **b.** Massa ovariana densa e hipoecoica com ecos internos difusamente brilhantes é identificada em paciente na menarca. Com base nessa história clínica, a massa é *mais* suspeita de teratoma cístico (dermoide). Dor pélvica aguda e intensa geralmente está associada a cistos hemorrágicos. Essa paciente expressa história de dor pélvica *crônica*.

21. **a.** Massa é identificada na porção inferior do colo do útero. A verificação patológica mostrou carcinoma cervical. A espessura endometrial está dentro dos limites normais.

22. **c.** A plenitude pélvica é o sintoma mais provável associado a essa massa cervical inferior. A massa não comprime nem invade o revestimento endometrial.

23. **a.** Os leiomiomas são as massas uterinas mais comuns. Essa massa isoecoica está comprimindo a cavidade endometrial.

24. **b.** Um leiomioma submucoso está, *mais* provavelmente, associado à menorragia. A dismenorreia é um achado clínico possível, mas não o mais provável.

25. **b.** Duas massas contíguas estão distorcendo a porção externa do útero. Em uma paciente assintomática, isso é mais coerente com um quadro de dois fibroides subserosos adjacentes.

26. **a.** O útero e o colo mostram uma inclinação posterior com posição em *retroversão*. Os fibroides subserosos estão localizados na superfície anterior de um útero retrovertido.

27. **b.** A presença de mais de 11 folículos pequenos ao redor da periferia do ovário é *mais* suspeita de doença do ovário policístico.

28. **c.** Na doença do ovário policístico, os achados clínicos incluem: menstruação irregular, hirsutismo, obesidade e infertilidade.

29. **a.** Uma estrutura cística pequena no colo do útero demonstrando reforço acústico posterior é mais provavelmente um cisto de Naboth.

30. **b.** Massa anecoica multilocular demonstrando margens uniformes de parede espessa é *mais* suspeita de cistadenoma mucinoso. O cistadenocarcinoma é uma consideração diferencial. Pequenos aglomerados de cistos são os achados sonográficos típicos em cistos epiteliais de superfície.

31. **c.** A massa hiperecoica em uma camada funcional do endométrio é mais suspeita de pólipo endometrial. A pequena indentação no fundo do endométrio é suspeita de útero arqueado.

32. **c.** A síndrome de Asherman é o resultado de aderências na cavidade endometrial tornando difícil a distinção do endométrio no ultrassom. Ecos endometriais brilhantes no endométrio também são associados a essa síndrome.

33. **d.** Massa coexistente ovariana ou de anexos está usualmente associada à torção do ovário. Outros achados sonográficos incluem: fluxo sanguíneo diminuído ou ausente para o ovário e grande massa ovariana heterogênea.

34. **d.** A doença do ovário policístico é o resultado de um desequilíbrio endócrino que causa anovulação crônica. Os achados clínicos incluem: hirsutismo, menstruação irregular, infertilidade e obesidade.

35. **b.** Cistadenomas serosos e mucinosos são uma causa comum de massa pélvica de crescimento rápido. O crescimento rápido em um leiomioma é altamente suspeito de malignidade.

36. **c.** Cistos epiteliais de superfície surgem do córtex do ovário, aparecendo no ultrassom como um pequeno aglomerado de cistos ovarianos.

37. **d.** Fibroides submucosos distorcem o endométrio e são, muito provavelmente os causadores das anormalidades menstruais e da infertilidade.
38. **b.** As características sonográficas de um fibroma são similares àquelas de um leioma.
39. **c.** Uma estrutura vascular múltipla em serpentina *dentro* do miométrio após dilatação e curetagem (D&C) é mais suspeita de anormalidade arteriovenosa. Os fatores de risco para o desenvolvimento de uma fístula AV do útero incluem: cirurgia pélvica, traumatismo pélvico, doença trofoblástica gestacional e malignidade.
40. **a.** No ultrassom, o carcinoma ovariano geralmente aparece como massa ovariana hipoecoica irregular.
41. **c.** Uma espessura endometrial de 2 cm é anormal, seja qual for o estado menstrual, e é suspeita de proliferação do endométrio.
42. **b.** Os teratomas císticos (dermoides) surgem da parede de um folículo e podem conter gordura, pelos, pele e osso.
43. **a.** Multiparidade, estrogênio elevado e curetagem agressiva são fatores de risco associados ao desenvolvimento de adenomiose. A doença do ovário policístico é o resultado de um desequilíbrio endócrino causando anovulação crônica.
44. **b.** A massa estromal benigna, o tecoma aparece como massa ovariana hiperecoica com sombreamento acústico posterior proeminente. Os fibromas *podem* demonstrar sombreamento posterior.
45. **c.** Um fibroide intramural distorce o miométrio e um fibroide submucoso distorce o endométrio.
46. **c.** Um pequeno cisto na vagina é chamado de *cisto do ducto de Gartner*. Os cistos de Naboth são localizados no colo do útero.
47. **c.** A massa intrauterina heterogênea em paciente com sangramento pós-menstrual é suspeita de malignidade uterina.
48. **c.** O teratoma cístico (dermoide) é a neoplasia benigna mais comum do ovário. O cistadenoma seroso é a segunda neoplasia ovariana benigna mais comum.
49. **c.** A massa ovariana complexa, multilocular e *maldefinida* é *mais* suspeita de cistadenocarcinoma. Os cistadenomas geralmente demonstram margens de parede uniformes.
50. **a.** *Síndrome de Meigs* é o termo usado para descrever uma combinação de derrame pleural, ascite e massa ovariana, a qual se resolve após remoção cirúrgica da massa. A síndrome de Stein-Leventhal é uma doença de ovário policístico.

Capítulo 22 – Doença dos Anexos e Infertilidade

1. **c.** Os tumores de Krukenberg são lesões metastáticas que resultam, mais frequentemente, de um carcinoma gástrico primário. Outras estruturas primárias podem incluir: mamas, intestino grosso e apêndice.
2. **c.** Geralmente, os cistos paraovarianos estão localizados no ligamento largo. A tuba uterina está na porção superior do ligamento largo.
3. **d.** A endometriose é um quadro que ocorre quando tecido endometrial ativo invade a cavidade peritoneal. Endometriomas são coleções de tecido endometrial extravasado.
4. **c.** A infertilidade é sugerida quando a concepção não ocorre dentro de 1 ano.
5. **c.** Embriões múltiplos são transferidos para a cavidade endometrial aumentando a probabilidade de gestações múltiplas e diminuindo a probabilidade de gravidez ectópica.
6. **d.** Massa de anexos complexa e *mal definida* em paciente com sintomas de infecção é mais suspeita de abscesso tubo-ovariano.
7. **d.** Cistos de inclusão peritoneal são causados por aderências que aprisionam as secreções normais produzidas pelo ovário. Os sintomas clínicos incluem dor abdominal no quadrante inferior e massa pélvica palpável. Coleções de fluido septadas *cercando* um ovário de aparência normal é um achado sonográfico comum desse tipo de cisto.
8. **c.** A técnica GIFT (transferência intrafolicular de gametas) transfere oócitos e espermatozoides para dentro da tuba uterina. A técnica ZIFT transfere um zigoto para a tuba uterina. A fertilização *in vitro* transfere embriões para a cavidade endometrial.
9. **b.** Os níveis de estradiol refletem a maturidade dos folículos estimulados. O tamanho e o número de folículos, junto com o nível de estradiol, determinam quando a ovulação é induzida.
10. **d.** Lesões metastáticas nos anexos (tumores de Krukenberg) estão mais associadas a uma malignidade primária do trato gastrointestinal.
11. **b.** A hidrossalpinge é uma consequência comum da doença inflamatória da pelve. Os cistos paraovarianos estão geralmente, localizados no ligamento largo e têm origem mesotelial.
12. **c.** A espessura endometrial não superior a 8 mm durante o ciclo menstrual está associada à redução na fertilidade. Uma fase lútea total é esperada se o endométrio apresentar pelo menos 11 mm de espessura na fase lútea média.
13. **c.** GIFT, ou transferência intrafalopiana de gametas, mistura oócitos com espermatozoides adicionados à tuba uterina. ZIFT coloca um zigoto na tuba uterina. IVC coloca embriões no endométrio.
14. **d.** A síndrome da hiperestimulação ovariana é a complicação *mais* provável associada à terapia de indução da ovulação. Os exames por ultrassom monitoram o tamanho e o número de folículos em maturação para prevenir a hiperestimulação e ajudar no ritmo do medicamento ovulatório.
15. **a.** Hidrossalpinge é uma complicação comum da doença inflamatória da pelve (DIP). Cisto paraovariano é uma consideração diferencial possível, mas não está relacionado com a DIP.
16. **b.** Massa anecoica circular é identificada contígua ao ovário direito, localizada entre o útero e o ovário. Isso é mais suspeito de um cisto ovariano simples *versus* um cisto paraovariano.
17. **c.** Repetir o sonograma pélvico dentro de 6 a 8 semanas é o cuidado de acompanhamento *mais* provável nessa paciente. Isso permitirá tempo suficiente para a regressão de um cisto simples. O cisto paraovariano permaneceria inalterado em tamanho. Essa estrutura cística regrediu e não estava mais aparente no sonograma de acompanhamento feito 8 semanas mais tarde.
18. **a.** A massa complexa localizada nos anexos e *adjacente a um ovário normal* é mais suspeita de endometrioma. Os teratomas císticos envolvem o ovário.
19. **b.** Uma estrutura anecoica e tubular corre diretamente para o ovário esquerdo. Em uma paciente com história *anterior* de infecção pélvica, esse achado sonográfico é mais suspeito de hidrossalpinge.
20. **c.** Um ovário em forma de "L" é uma variante ovariana anatômica normal. Esse contorno irregular pode ser diagnosti-

cado erroneamente como massa isoecoica ovariana ou de anexos.

21. **d.** A presença de cinco folículos de tamanho similar (16 mm) aumenta a probabilidade de estimulação clínica. Nesse ponto, os folículos estimulados estão dentro dos limites normais. O monitoramento contínuo para avaliar a síndrome da *hiperestimulação* é apropriado.

22. **c.** Endometriose é a localização ectópica do endométrio dentro da cavidade peritoneal. Adenomiose é a invasão de tecido endometrial no miométrio. O acúmulo de tecido endometrial ectópico é um endometrioma.

23. **a.** Massa hipoecoica de anexos em paciente com história de endometriose é, provavelmente, um endometrioma.

24. **d.** A dilatação maciça e *bilateral* dos ovários ou dos anexos deverá levantar suspeita de tumores de Krukenberg (lesões metastáticas). As malignidades ovarianas primárias raramente são sólidas.

25. **c.** Uma estrutura redonda e anecoica é identificada entre os ovários esquerdo e direito. Existe uma separação entre a massa e o ovário esquerdo. Esses achados sonográficos são *mais* suspeitos de cisto paraovariano. Um cisto ovariano simples é uma consideração diferencial possível.

26. **d.** As aderências podem aprisionar o fluido normalmente produzido pelo ovário. Uma coleção septada de fluidos (pontas de setas) cercando um ovário é mais suspeita de cisto de inclusão peritoneal. Cistos paraovarianos não estão associados à cirurgia pélvica anterior, aparecendo como massa redonda anecoica entre o útero e o ovário.

27. **c.** A presença de massa de anexos mal definida em paciente com intensa dor na pelve e febre é *mais* suspeita de abscesso tubo-ovariano. A paciente tem teste de gravidez negativo e, portanto, a consideração diferencial de gravidez ectópica é improvável.

28. **b.** A imagem demonstra septação na porção do fundo do endométrio com contorno uterino de aparência normal. O contorno do fundo do útero aparece suave e regular, descartando um fibroide submucoso.

29. **b.** A presença de estrutura tubular anecoica e contígua ao ovário esquerdo em paciente com história de dor pélvica intermitente e infecção pélvica anterior é mais suspeita de hidrossalpinge.

30. **a.** Ascite e derrame pleural são achados adicionais associados à síndrome da hiperestimulação ovariana.

31. **c.** A doença inflamatória da pelve (DIP) é uma classificação geral para quadros inflamatórios do colo do útero, útero, ovários, tubas uterinas e superfícies peritoneais. Ela pode resultar de uma infecção bacteriana, diverticulite ou apendicite. O abscesso tubo-ovariano é, usualmente, o resultado de doenças sexualmente transmitidas e de infecções pélvicas.

32. **b.** Durante a terapia de indução ovariana somente folículos superiores a 1 cm são medidos.

33. **c.** Os cistos de Naboth são um achado comum no colo uterino e, provavelmente, não causam infertilidade. Já um fibroide submucoso poderá causar infertilidade.

34. **b.** Os cistos paraovarianos não são afetados por alterações cíclicas nos níveis de hormônios e, geralmente, permanecerão do mesmo tamanho em exames seriados.

35. **c.** A dismenorreia é um sintoma *comum* associado à endometriose. Outros sintomas podem incluir: dor pélvica, menstruação irregular, dispareunia e infertilidade.

36. **d.** Um cisto de inclusão peritoneal é o resultado de aderências que aprisionam o fluido normalmente produzido pelo ovário, criando uma coleção septada de fluido ao redor do ovário.

37. **d.** A massa de anexos homogênea e hipoecoica é a aparência sonográfica mais comum associada ao endometrioma. Outros achados podem incluir: níveis de fluido/fluido e componentes sólidos internos.

38. **b.** Salpingite é o resultado de uma infecção pélvica levando à inflamação na tuba uterina.

39. **d.** Em circunstâncias normais, o aumento repentino no nível de hormônios luteinizantes estimula a ovulação. Com a terapia de indução ovariana, a injeção intramuscular de gonadotropina coriônica humana (hCG) desencadeia a ovulação.

40. **b.** A cicatrização no endométrio causada por dilatação e curetagem (D&C) anterior ou por aborto espontâneo é denominada de *sinéquia*.

41. **b.** A fixação dos ovários posteriores ao útero é um achado sonográfico em casos de endometriose.

42. **d.** Dependendo da intensidade da infecção, um abscesso tubo-ovariano pode se apresentar como um desarranjo total da anatomia normal dos anexos.

43. **a.** A inflamação do endométrio é uma causa *adquirida* de infertilidade. Outras condições adquiridas incluem: endometriose, doença inflamatória da pelve e síndrome de Asherman. As anomalias uterinas congênitas não são condições adquiridas.

44. **d.** Sinéquias são o resultado da cicatrização causada por D&C anterior ou aborto espontâneo e são demonstradas como uma faixa brilhante de ecos dentro do endométrio.

45. **d.** Um estudo básico antes de se iniciar a terapia de indução ovariana é realizado para avaliar os ovários quanto à presença de cisto ovariano ou de folículo dominante e o útero quanto a anomalias ou anormalidades.

46. **c.** Massa hipoecoica e *focal* de anexos descreve a aparência sonográfica de um endometrioma. Os achados sonográficos na doença inflamatória da pelve podem variar desde uma pelve de aparência normal até uma massa multilocular mal definida de anexos.

47. **b.** Endometriomas são coleções de tecido endometrial ectópico. A endometriose é uma condição adquirida ocorrendo quando tecido endometrial ativo invade a cavidade peritoneal (localização ectópica de tecido endometrial funcional). O tecido endometrial vai aderir às tubas uterinas, ovários, cólon e bexiga urinária. Adenomiose é a presença de tecido endometrial ectópico no miométrio.

48. **d.** Um fibroide submucoso distorce a cavidade endometrial e é uma possível causa da infertilidade feminina.

49. **a.** Na salpingite, os achados sonográficos incluem uma parede espessa e massa tubular nodular de anexos demonstrando reforço acústico posterior. A piossalpinge atenua a onda de som.

50. **d.** A síndrome da hiperestimulação ovariana se mostra como massa ovariana multicística geralmente medindo mais de 5 cm de diâmetro.

Capítulo 23 – Avaliação do Primeiro Trimestre

1. **c.** Noventa e cinco por cento das gestações ectópicas estão localizados na tuba uterina com a maioria na porção ampular. Cerca de 3% estão localizados no ovário e 2% nos cornos do útero.

2. **d.** Dentro da tuba uterina, as células do zigoto se multiplicam formando um aglomerado de células denominado de *mórula*. A mórula é rapidamente preenchida com fluido formando um *blastocisto* que, então, se implanta no endométrio.

3. **d.** O tecido trofoblástico produz a gonadotrofina coriônica humana (hCG). A decídua basal e a decídua parietal descrevem as porções do endométrio em relação ao blastocisto em implantação.

4. **a.** A medição da translucência nucal é mais precisa a partir da idade gestacional de 11 semanas e 0 dias até 13 semanas e 6 dias. Medições superiores a 3 mm são anormais e suspeitas de anormalidades cromossômicas fetais. Quanto maior a medição, mais alta a probabilidade de presença de uma anormalidade.

5. **d.** O âmnio adere ao embrião na inserção do cordão umbilical.

6. **b.** A medição da idade gestacional começa com o diâmetro médio da bolsa. Após a evidência do embrião, o comprimento coroa-cauda é a medição escolhida para determinar a idade gestacional. A atividade cardíaca ajuda a visualizar o embrião, mas não determina o método de medição. O saco vitelino é a primeira estrutura visualizada dentro do saco gestacional.

7. **d.** As semanas 6 a 10 da gestação constituem a fase ou período embrionário. As semanas 11 e 12 são parte da fase fetal. O primeiro trimestre se estende até a 12ª semana de gestação.

8. **c.** O sinal da decídua dupla é composto da decídua capsular e da decídua parietal, dando a aparência de uma borda espessa e hiperecoica ao redor da gestação intrauterina.

9. **b.** Um declínio *rápido* nos níveis seriados da hCG está mais associado a um quadro de aborto espontâneo. O saco gestacional continuará a se expandir em um óvulo gorado, mantendo elevados os níveis de hormônio.

10. **b.** A visualização do âmnio sem um embrião coexistente é um achado anormal. O rombencéfalo se mostra como uma estrutura cística proeminente na porção posterior do cérebro durante o primeiro trimestre. Todo o cuidado deve ser tomado para não confundir esse achado normal com uma massa cística. A herniação fisiológica do intestino para dentro do cordão umbilical é um achado normal durante toda a 12ª semana.

11. **b.** A implantação do blastocisto no endométrio pode resultar em hemorragia de baixo grau entre a parede uterina e a cavidade coriônica. Isso pode resultar em aborto espontâneo, mas, muito provavelmente, resolver-se-á com o tempo. As manchas vaginais são o achado clínico mais comum.

12. **b.** Pseudociese é uma condição psicológica na qual a paciente acredita estar grávida quando, na verdade, ela não está. A paciente demonstrará sintomas clínicos de gravidez precoce incluindo amenorreia, náusea, vômito, distensão abdominal e teste de gravidez negativo.

13. **c.** O diâmetro médio do saco (MSD) é calculado adicionando-se o comprimento, altura e largura do saco gestacional e dividindo-se esse total por três.

14. **c.** O âmnio se expande com o crescimento do feto e acúmulo de fluido. Por volta da 16ª semana de gestação, o âmnio deverá eliminar a cavidade coriônica.

15. **c.** Hiperemese é um achado clínico comum associado à doença trofoblástica (gestação molar). Gestações multifetais (*i.e.*, gêmeos) são outra consideração para a hiperemese.

16. **b.** Massa de anexos de aparência sólida em paciente com teste de gravidez positivo é mais suspeita de gestação ectópica.

17. **d.** Hemoperitônio é o diagnóstico mais provável para o fluido livre e ecogênico na cavidade peritoneal. Observe como o fluido se conforma ao espaço peritoneal.

18. **d.** Um saco vitelino normal dentro do saco gestacional é demonstrado em uma gravidez intrauterina precoce.

19. **d.** Massa uterina cística na linha média em paciente com elevação dramática nos níveis de hCG é mais suspeita de doença trofoblástica gestacional (mola hidatidiforme).

20. **a.** Cistos de teca luteína estão associados ao aumento rápido dos níveis hormonais. Cerca de 40% das gestações molares demonstram esses cistos.

21. **a.** Hiperemese é um sintoma clínico comum de aumento rápido nos níveis hormonais associado a gestações molares, gestação múltipla e hiperestimulação ovariana.

22. **c.** Uma coleção de fluido ecogênico na linha média é identificada inferior a uma gestação intrauterina. Isso é mais suspeito de hemorragia subcoriônica.

23. **c.** O sinal de decídua dupla é característico de uma gravidez intrauterina. O miométrio cerca todo o saco gestacional, descartando uma possível gravidez nos cornos.

24. **b.** O âmnio se mostra como uma estrutura linear fina e hiperecoica cercando o embrião em desenvolvimento. Esse é um achado normal para uma gestação de 8 semanas.

25. **c.** Um saco gestacional extrauterino (sinal da decídua dupla) demonstrado nos anexos à direita é mais suspeito de gravidez ectópica.

26. **c.** As gestações ectópicas demonstram um aumento anormal nos níveis de hCG.

27. **c.** O sonograma demonstra um grande saco gestacional intrauterino sem evidência de saco vitelino ou embrião. A gestação anembrionária, ou óvulo gorado, ocorre quando um blastocisto se implanta no endométrio e a massa de células internas não se desenvolve em um embrião. Os sacos pseudogestacionais são, geralmente, muito menores.

28. **d.** Uma cavidade endometrial complexa após um aborto terapêutico é mais suspeita de produtos da concepção retidos. A hiperplasia endometrial não seria a causa da febre ou da dor pélvica.

29. **d.** Uma estrutura cística no crânio posterior entre 7 e 10 semanas de gestação é mais provavelmente um rombencéfalo em desenvolvimento. Essa estrutura afinal ajudará o quarto ventrículo, o tronco cerebral e o cerebelo e poderá ser confundida com um cisto de Dandy-Walker, hidrocefalia ou cisto subaracnoide.

30. **b.** O âmnio oblitera a cavidade coriônica por volta da 16ª semana de gestação. A estrutura hiperecoica é mais provavelmente o âmnio normal. Uma translucência nucal anormal é uma consideração diferencial. As sinéquias uterinas são uma consideração diferencial, mas não provável.

31. **a.** Uma translucência nucal medindo 3 mm é um achado normal entre 11 semanas e 0 dias a 13 semanas e 6 dias [de gestação]. Medições superiores a 3 mm de espessura são anormais sugerindo verificação complementar.

32. **b.** Um nível de hCG de 1.000 mIU/mL normalmente demonstra um saco gestacional pequeno no imageamento transvaginal. Níveis inferiores a 500 mIU/mL demonstraram evidência de um saco ges-

tacional pequeno com abordagem transvaginal.

33. **b.** Os níveis *normais* de hCG deverão dobrar cada 30 a 48 horas. Níveis normais e anormais podem aumentar cada 24 horas. Os níveis atingem o pico na décima semana gestacional e, então, começam a declinar até a 18ª semana, quando se nivelam durante toda a duração da gestação.

34. **b.** Na sonografia transvaginal, a não identificação da atividade cardíaca com diâmetro médio de saco ≥ 16 mm é um achado anormal. Em circunstâncias normais, a atividade cardíaca deverá ser evidente com um diâmetro médio de saco de no máximo 16 mm no imageamento transvaginal. A não identificação de atividade cardíaca no saco gestacional com MSD de 25 mm é um achado anormal no imageamento transabdominal.

35. **a.** A não visualização do âmnio ao redor de um embrião é um achado normal. Visualizar o âmnio sem identificar um embrião é um achado anormal.

36. **b.** Na abordagem transvaginal, a não demonstração de um saco vitelino com diâmetro médio de saco ≥ 8 mm é um achado sonográfico anormal e suspeito de gravidez embrionária.

37. **a.** O saco gestacional precoce deverá ser medido desde a borda interna até a borda externa (área anecoica) em três planos (diâmetro médio do saco).

38. **b.** O saco vitelino secundário está localizado na cavidade coriônica e fornece nutrição ao embrião em desenvolvimento. O tecido trofoblástico produz hCG.

39. **b.** A visualização *inicial* dos plexos coroides hiperecoicos é esperada próximo à 10ª semana gestacional.

40. **c.** O fluxo vascular próximo à junção da porção intersticial da tuba uterina e dos cornos do útero está aumentado, quando comparado a outras áreas na pelve feminina. Uma gravidez ectópica nesse sítio pode se tornar potencialmente fatal.

41. **b.** A doença trofoblástica (gravidez molar) pode ser atribuída a alterações trofoblásticas no tecido placentário retido ou no inchaço hidátido em uma gravidez anembrionária (óvulo gorado).

42. **d.** A gravidez heterotópica descreve a coexistência de uma gravidez extrauterina e outra intrauterina. Essa é uma gravidez dizigótica rara. O aumento no tamanho da massa de anexos em sonogramas seriados com uma gravidez intrauterina coexistente deverá levantar suspeita de gravidez heterotópica.

43. **a.** O âmnio é uma membrana extraembrionária que reveste o córion e contém o feto e o fluido amniótico.

44. **c.** O termo *embrião* é usado para descrever o zigoto em desenvolvimento até a 10ª semana gestacional (Callen) e *feto* a partir da 11ª semana de gestação.

45. **b.** Massa sólida de células formada pela clivagem de um ovo fertilizado (zigoto) é denominada de *mórula,* que é rapidamente preenchida por fluido formando um blastocisto. Esse blastocisto se implanta no endométrio aproximadamente 5 a 7 dias após a fertilização.

46. **c.** As vilosidades coriônicas se proliferam mais próximas ao sítio de implantação e as áreas distantes desse sítio se tornam lisas. As vilosidades coriônicas e a decídua basal formam a placenta.

47. **c.** O sistema cardiovascular é o primeiro a funcionar no embrião em desenvolvimento. O fluido no estômago do feto é identificado por volta da 12ª semana gestacional.

48. **c.** Uma borda periférica hipervascular é exibida em ambos os tecidos trofoblástico de uma gravidez ectópica e de um cisto de corpo lúteo denominada de *anel de fogo*.

49. **a.** O nível de gonadotrofina coriônica humana atinge seu pico na décima semana gestacional (100.000 mIU/mL) e então declina, nivelando-se por volta da 18ª semana de gestação (5.000 mIU/mL). Um saco gestacional é visualizado rotineiramente no imageamento transvaginal com níveis de hCG de 1.000 mIU/mL e já a partir de 500 mIU/mL.

50. **c.** O comprimento coroa-cauda é a medição mais precisa para se determinar a idade gestacional.

Capítulo 24 – Avaliação do Segundo Trimestre

1. **a.** O átrio esquerdo fica mais posterior, mais próximo da coluna fetal. O ventrículo direito fica mais anterior, mais próximo da parede do tórax.

2. **a.** A circunferência abdominal é medida levemente superior à inserção do cordão, na junção das veias porta esquerda e direita do fígado.

3. **a.** A cavidade do *septum pellucidum* está localizada na porção da linha média do cérebro fetal anterior, levemente inferior aos cornos anteriores dos ventrículos laterais. O quadro se resolve cerca de 2 anos após o nascimento.

4. **b.** Antes da 33ª semana de gestação, o diâmetro anteroposterior da pelve renal não deverá ser superior a 4 mm. Após 33 semanas, o diâmetro normal aumenta para 7 mm.

5. **b.** O terceiro ventrículo é visualizado no diâmetro biparietal junto com a foice do cérebro, os núcleos do tálamo, a cavidade do *septum pellucidum* e o átrio do ventrículo lateral.

6. **b.** As artérias umbilicais surgem das artérias ilíacas internas (hipogástricas). A placenta recebe sangue das artérias umbilicais.

7. **d.** A visualização da vesícula biliar é a melhor por volta de 20 a 32 semanas gestacionais e significa a presença da árvore biliar. A função normal do fígado não é a única responsabilidade dessa árvore biliar.

8. **d.** O índice cefálico foi projetado para determinar o estado normal da forma da cabeça fetal. O diâmetro biparietal e a circunferência da cabeça não respondem por alterações no diâmetro vertical do crânio. Um índice cefálico normal é de, em média, menos de 80%.

9. **b.** O diâmetro biparietal é um prognosticador preciso da idade gestacional antes de 20 semanas. Essa medida é o parâmetro biométrico mais amplamente usado para determinar a idade gestacional começando no segundo trimestre de gravidez. A circunferência abdominal é difícil de obter e é um excelente prognosticador do *crescimento* fetal, não da idade gestacional.

10. **c.** Cistos do plexo coroide podem ser um achado normal e geralmente se resolvem por volta de 23 semanas. Eles podem ser associados à trissomia 18.

11. **c.** No plano coronal, a coluna fetal normal exibe três linhas hiperecoicas paralelas. Duas linhas hiperecoicas curvilíneas são demonstradas no plano sagital.

12. **b.** O comprimento cervical normal varia de 2,5 a 4 cm. No segundo trimestre, um comprimento cervical inferior a 2,5 cm é preocupante em termos de incompetência cervical precoce. Medições múltiplas e técnicas de imageamento deverão ser aplicadas ao se avaliar a competência cervical.

13. **b.** A cisterna magna é um espaço cheio de fluido localizado entre a superfície inferior do cerebelo e a medula oblonga. O

diâmetro anteroposterior normal da cisterna magna não deverá exceder 10 mm.

14. **c.** A medição da espessura nucal é precisa até 20 semanas de gestação. O espessamento da dobra nucal está associado à aneuploidia.

15. **b.** A dilatação ventricular é avaliada medindo-se o átrio do ventrículo lateral. Medições superiores a 10 mm levantam suspeita de ventriculomegalia leve.

16. **d.** A seta aponta para uma pequena "caixa" na linha média na porção anterior do cérebro do feto, ao nível do tálamo. Isso representa, mais provavelmente, a cavidade do *septum pellucidum*.

17. **b.** O sonograma mostra tórax, abdome e diafragma normais em um feto no final do segundo trimestre. A imagem está fora da linha média exibindo somente uma porção do coração fetal.

18. **b.** Uma estrutura anecoica alongada está localizada no quadrante superior direito, posterior ao fígado fetal e lateral à veia umbilical. Isso é mais coerente com uma vesícula biliar fetal normal.

19. **b.** A seta A aponta para um lado de uma estrutura sólida em formato de haltere e localizada na fossa posterior. Isso é mais coerente com um corno lateral do cerebelo. O vérmis está localizado entre os hemisférios cerebelares.

20. **c.** A seta B aponta para um espaço de fluido entre o cerebelo e a calvária, em um quadro mais coerente com a cisterna magna.

21. **b.** A seta identifica uma estrutura sólida, alongada e uniforme inferior ao estômago do feto. Trata-se, mais provavelmente, do rim esquerdo normal.

22. **a.** Uma estrutura anecoica redonda é identificada na linha média da pelve. Trata-se, mais provavelmente, da bexiga urinária.

23. **a.** Focos ecogênicos dentro do estômago do feto são achados incidentais normais que se acredita sejam resultado da deglutição pelo feto de verniz no fluido amniótico. Isso está associado em 30% dos casos de síndrome de Down.

24. **d.** O sonograma exibe um trato de fluxo de saída normal do ventrículo direito.

25. **b.** Os compassos de calibre estão medindo uma estrutura em forma de haltere na fossa posterior, mais coerente com o cerebelo normal.

26. **b.** Uma placenta baixa está localizada dentro de 2 cm do orifício interno. A margem dessa placenta excede 2 cm.

27. **b.** A placenta está localizada na parede anterior da cavidade amniótica e afastada do orifício cervical interno. Uma placenta lateral ou no fundo anterior é possível, mas a pergunta é: "*Esta imagem* demonstra a localização da placenta como..."

28. **a.** A seta identifica uma estrutura anecoica *redonda* no abdome superior do feto. Trata-se, mais provavelmente, do estômago do feto. A vesícula biliar exibe formato alongado.

29. **c.** A imagem mostra três linhas hiperecoicas paralelas na porção lombar da coluna, coerente com um plano coronal de imageamento. As setas identificam o afunilamento normal dos centros de ossificação vertebral entre as articulações sacroilíacas.

30. **d.** A coluna fetal normal investigada no plano transverso exibe três centros de ossificação equidistantes cercando o canal espinal (neural).

31. **d.** A circunferência abdominal é medida levemente superior à inserção do cordão na junção das veias porta esquerda e direita (taco de hóquei).

32. **b.** A elevação nos níveis de alfafetoproteína materna pode resultar de um defeito da parede abdominal, subestimação da idade gestacional, gestações multifetais, defeito do tubo neural aberto, higroma cístico e morte do feto.

33. **b.** O diâmetro biparietal (DBP) é medido em um plano que passa pelo terceiro ventrículo e o tálamo do cérebro.

34. **a.** O trato de fluxo de saída do ventrículo esquerdo mostra a aorta ascendente e o trato de fluxo saída do ventrículo direito mostra a artéria pulmonar.

35. **d.** O feto se torna o principal produtor de fluido amniótico por volta de 16 semanas por meio da deglutição e da produção de urina. O volume de fluido amniótico fornece informações sobre a função renal e placentária.

36. **c.** O átrio do ventrículo lateral mede 6 a 10 mm durante toda a gestação e será a primeira área a demonstrar dilatação ventricular.

37. **b.** Níveis maternos baixos de AFP estão associados a anormalidades cromossômicas. Aumentos nesses níveis são suspeitos de defeitos do tubo neural e da parede abdominal.

38. **d.** O músculo papilar é, geralmente, mostrado no ventrículo esquerdo do coração do feto como um foco ecogênico pequeno dentro do ventrículo.

39. **b.** O cordão umbilical se insere no abdome do feto a um nível superior à bexiga e inferior ao fígado e glândulas suprarrenais.

40. **d.** A projeção tangencial, similar à projeção de Water em radiologia, é o melhor plano de imageamento para avaliar o lábio superior e as narinas para descartar quadro de fenda labial/palatal.

41. **c.** A ossificação do crânio começa por volta da décima primeira semana gestacional.

42. **b.** O sangue oxigenado deixa a placenta e *penetra no feto* por meio da veia umbilical. Após a inserção no abdome fetal, o sangue corre pelo ducto venoso até o átrio direito do coração.

43. **b.** A espessura nucal é medida no plano axial a um nível que inclui o cerebelo, a cisterna magna e a cavidade do *septum pellucidum*. O espessamento está associado à aneuploidia e é preciso até 20 semanas de gestação.

44. **b.** Durante o segundo trimestre, o intestino delgado normal é moderadamente ecogênico e hiperecoico se comparado ao fígado normal e ao intestino grosso e hipoecoico em comparação com os ossos do feto.

45. **b.** Resíduos ecogênicos em turbilhão na cavidade amniótica são um achado sonográfico normal. O líquido amniótico com grumos pode se acumular no estômago do feto e se apresentar como massa ecogênica focalizada dentro desse órgão.

46. **b.** O feto *se torna* o principal produtor de fluido amniótico por meio da deglutição e da produção de urina após 16 semanas (começo do segundo trimestre).

47. **d.** A presença da cavidade do *septum pellucidum* exclui quase todas as anormalidades sutis da linha média do cérebro.

48. **d.** O mecônio é o material que se acumula nos intestinos do feto formando o primeiro bolo fecal de um recém-nascido.

49. **b.** A circunferência da cabeça é medida em um plano que deve incluir a cavidade do *septum pellucidum* e o tentório.

50. **d.** A circunferência abdominal é um prognosticador melhor do *crescimento* fetal que a idade gestacional. Até 20 semanas, o diâmetro parietal é um bom prognosticador de idade gestacional.

Capítulo 25 – Avaliação do Terceiro Trimestre

1. **b.** A hipertensão materna aumenta o risco de restrição de crescimento uterino em

25%. O feto tem o principal controle sobre o volume de fluido amniótico por meio da deglutição e da produção de urina.

2. **d.** Um índice de líquido amniótico (ILA) superior a 24 cm é chamado de *poli-hidrâmnio*. Um AFI superior a 24 cm está coerentemente associado a anomalias fetais coexistentes.

3. **c.** Por volta de 32 semanas de gestação, a epífise femoral distal é perfeitamente visualizada. Algumas semanas mais tarde, a epífise tibial proximal pode ser visualizada.

4. **c.** Por volta do terceiro trimestre, o feto é o principal produtor de fluido amniótico. A redução na produção de urina por causa de anomalias renais é o contribuinte fetal mais provável para o quadro de oligo-hidrâmnio.

5. **d.** A obesidade e o *diabetes mellitus* maternos são causas comuns de macrossomia. A hipertensão materna e o tabagismo podem contribuir para a redução no crescimento fetal normal.

6. **c.** O volume de fluido amniótico é um marcador crônico de hipóxia fetal. Os marcadores agudos desse quadro são: movimento de respiração fetal, tônus do feto, teste não de esforço e movimento fetal.

7. **d.** Ao medir o volume de fluido amniótico, o transdutor deve permanecer *perpendicular* ao plano *coronal* da mãe e *paralelo* ao plano *sagital* materno.

8. **d.** Uma gestação superior a 42 semanas é considerada como pós-termo. O terceiro trimestre cobre as semanas 27 a 42.

9. **a.** A RCIU (Restrição do Crescimento Intrauterino) *simétrica* é o resultado de uma perturbação *embriológica*. A RCIU assimétrica está associada à hipertensão materna e à insuficiência placentária.

10. **d.** A relação sistólico: diastólica da artéria umbilical pode avaliar o bem-estar do feto após 30 semanas de gestação. Uma relação superior a 3.0 é anormal. A ausência ou reversão do componente diastólico também é anormal.

11. **c.** Macrossomia é um quadro em que o crescimento fetal acelerado resulta em um bebê com peso superior a 4.000 gramas ao nascer, ou um peso fetal superior ao nonagésimo percentil para idade gestacional.

12. **d.** O tônus fetal é um dos cinco parâmetros incluídos em um perfil biofísico. Um episódio completo de flexão e extensão e de volta à flexão documenta o tônus fetal. Três movimentos fetais separados documentam o movimento fetal.

13. **c.** A apresentação de nádegas franca descreve a posição fetal na qual tanto a cabeça quanto os pés do feto estão localizados no fundo uterino com as nádegas como a parte que se apresenta. A apresentação podálica ou de nádegas incompleta demonstra um ou ambos os pés como parte apresentante. Na posição de nádegas completa os joelhos estão dobrados com os pés para baixo, próximos às nádegas.

14. **b.** A hipertensão materna é definida como pressão sistólica superior a 140 mmHg ou pressão diastólica superior a 90 mmHg.

15. **b.** Um índice de líquido amniótico (ILA) inferior a 5 cm ou uma bolsa maior e única inferior a 1 cm define o quadro de oligo-hidrâmnio.

16. **b.** Essa imagem única exibe um volume excessivo de fluido amniótico em relação ao feto. Isso é mais suspeito de poli-hidrâmnio.

17. **a.** A imagem foi obtida no plano materno transverso. O feto mostra uma imagem em corte axial nesse plano. Portanto, o feto está repousando com a coluna para baixo, paralelo ao plano sagital materno. A apresentação de nádegas *versus* cefálica pode ser determinada pelo coração fetal. O ápice desse coração aponta para o lado esquerdo do corpo. O lado esquerdo do feto está repousando no lado esquerdo da mãe. Para o feto ficar em supino com o lado esquerdo do corpo na esquerda da mãe a cabeça deverá estar localizada na porção superior do útero.

18. **a.** Um quadro grave de oligo-hidrâmnio está presente nessa gestação de terceiro trimestre.

19. **d.** No terceiro trimestre, o rompimento prematuro das membranas é uma causa provável de oligo-hidrâmnio grave. As anormalidades geniturinárias podem causar oligo-hidrâmnio, mas a displasia renal multicística é, tipicamente, uma doença unilateral que geralmente não afeta a produção de fluido amniótico.

20. **a.** A placenta está localizada na superfície anterior do saco gestacional.

21. **a.** Nessa imagem, observa-se um leve aumento em fluido amniótico. O sonografista precisa avaliar e documentar o índice de fluido amniótico para descartar o quadro de poli-hidrâmnio.

22. **d.** Em 95% dos casos, a precisão total fica em 18% do peso real.

23. **c.** Durante o final do segundo trimestre e início do terceiro trimestre a circunferência da cabeça do feto é levemente maior que a circunferência do abdome. Durante o final do terceiro trimestre, com o aumento da gordura do corpo do feto, a circunferência abdominal é, tipicamente, igual a ou levemente superior à da cabeça.

24. **d.** A insuficiência placentária é a causa *mais comum* de restrição do crescimento uterino (RCIU). Outros fatores associados à RCIU incluem: hipertensão materna, anormalidades cromossômicas e infecção uterina.

25. **b.** O diâmetro biparietal, a circunferência abdominal e o comprimento do fêmur são as medições biométricas mais comuns usadas para calcular o peso fetal estimado.

26. **b.** O fígado é um dos órgãos do feto mais intensamente afetados. A redução no tamanho do fígado resulta em diminuição da circunferência abdominal.

27. **c.** O índice de fluido amniótico (ILA) é uma técnica para avaliar o volume desse fluido usando a soma de quatro quadrantes iguais.

28. **c.** A circunferência abdominal é o *único* indicador sensível de restrição de crescimento intrauterino (I).

29. **a.** Fetos com macrossomia têm incidência aumentada de morbidade e de mortalidade resultando de lesões cranianas e compressão do cordão durante o parto.

30. **b.** De todas as técnicas de avaliação de volume do fluido amniótico, o índice de fluido amniótico (ILA) é tanto válido quanto reprodutível.

31. **d.** O diabetes materno pode resultar em macrossomia e poli-hidrâmnio. Pré-eclâmpsia descreve quadro de hipertensão induzida pela gestação.

32. **c.** A extensão e a flexão completa de ambas as extremidades inferiores (2 pontos). Um mínimo de três separa os movimentos fetais (2 pontos). Um volume de fluido amniótico superior a 5 cm (2 pontos). Teste não de estresse normal (2 pontos). Ausência de movimento de respiração fetal (0 pontos).

33. **a.** Placenta prévia é a causa mais comum de sangramento vaginal *indolor* durante o terceiro trimestre de gravidez. O descolamento da placenta geralmente está associado à dor pélvica intensa.

34. c. Redução no crescimento da circunferência abdominal com crescimento apropriado da circunferência da cabeça do feto e do comprimento do fêmur em exames seriados é o achado sonográfico esperado nos casos de RCIU assimétrico.

35. d. Peso fetal no ou inferior ao 10º percentil para idade gestacional define uma RCIU.

36. d. A avaliação do volume do fluido amniótico, do peso fetal estimado e da pressão arterial materna tem a melhor precisão diagnóstica possível na determinação da restrição do crescimento intrauterino.

37. b. Placenta prévia é uma causa possível de uma posição fetal transversa no final do terceiro trimestre. Tipicamente, o quadro de poli-hidrâmnio permite os movimentos livres do feto.

38. d. A apresentação fetal de nádegas incompleta ou podálica coloca os pés do feto como a parte que se apresenta e representa o maior risco possível para prolapso do cordão.

39. c. Perfil biofísico é um método sonográfico para avaliar o bem-estar fetal ao exibir movimentos específicos, respostas e volume de fluido amniótico.

40. d. A doença do rim displástico multicístico é unilateral. O rim contralateral normal continuará a função urinária, permitindo que o volume de fluido amniótico permaneça normal.

41. c. Os fatores de risco maternos para o desenvolvimento de um feto com crescimento intrauterino restrito são: hipertensão, má nutrição e abuso de álcool ou drogas.

42. b. É necessário um intervalo mínimo de três semanas entre as avaliações sonográficas para se determinar o crescimento fetal nesse período.

43. c. Proteínas, cálcio, ferro e carboidratos são armazenados na placenta e liberados na circulação fetal. O fluido amniótico protege o feto contra lesões, permite que ele se movimente livremente na cavidade amniótica, permite o crescimento fetal simétrico, mantém a temperatura intrauterina e previne a aderência do âmnio ao feto.

44. c. O diâmetro biparietal continua com crescimento apropriado enquanto a circunferência abdominal demonstra redução no crescimento em casos de restrição de crescimento intrauterino assimétrico (RCIU). Uma placenta pequena, oligo-hidrâmnio e crescimento normal do fêmur são achados sonográficos adicionais associados à RCIU assimétrica.

45. b. A relação sistólico:diastólica (S/D) da artéria umbilical avalia o bem-estar fetal após 30 semanas de gestação. Uma relação superior a 3 após esse período é anormal.

46. d. A circunferência abdominal é provavelmente o único parâmetro mais útil para avaliar o *crescimento* do feto.

47. b. A apresentação da cabeça do feto no fundo uterino e as extremidades inferiores ou nádegas no segmento uterino inferior descreve a apresentação de nádegas.

48. b. A apresentação de nádegas no terceiro trimestre pode aumentar a pressão craniana, resultando em uma aparência alongada do crânio fetal maleável (dolicocefálico).

49. d. A apresentação fetal transversa é perpendicular ao plano sagital materno.

50. d. A epífise tibial proximal é visualizada pela primeira vez por volta de 35 semanas de gestação. A visualização da epífise femoral distal ocorre pela primeira vez perto de 32 semanas de gestação.

Capítulo 26 – Anormalidades Fetais

1. b. Resíduos ecogênicos dentro do estômago fetal são um achado normal com a deglutição do feto e são, provavelmente, o vérnix ou, possivelmente, sangue de uma amniocentese recente. Em cerca de 30% dos casos, a atresia duodenal está associada à síndrome de Down.

2. b. A *demonstração unilateral* de cistos renais múltiplos é mais suspeita de rim displástico multicístico. Com a doença policística infantil, os cistos múltiplos são pequenos demais para se visualizar, dando aos rins uma aparência hiperecoica dilatada.

3. c. O estômago dilatado e o duodeno proximal encontrados na atresia duodenal produzem um sinal sonográfico denominado *sinal da bolha dupla*.

4. b. Tanto a síndrome de Dandy-Walker quanto os cistos aracnoides tornarão oblíquos os hemisférios do cerebelo. Além disso, a síndrome de Dandy-Walker exibe ausência completa ou parcial do verme, enquanto um cisto aracnoide demonstra um verme cerebelar normal.

5. d. A agenesia do corpo caloso (estrutura da linha média) demonstra, no ultrassom, a dilatação do terceiro ventrículo e a angulação para fora dos cornos frontal e lateral. A holoprosencefalia exibe um ventrículo central grande e único com ausência das estruturas da linha média, incluindo o terceiro ventrículo.

6. a. Aumentos acentuados nos níveis de alfafetoproteína materna são esperados em casos de gastrosquise.

7. d. A displasia tanatofórica é uma displasia esquelética letal que demonstra rizomelia grave, tórax em forma de sino e crânio em folha de trevo.

8. c. Um cerebelo em formato crescente (sinal da banana) levanta suspeita de espinha bífida e alerta o sonografista para avaliar também e documentar a coluna vertebral do feto.

9. d. As calcificações abdominais com intestino dilatado e poli-hidrâmnio associados são suspeitos de peritonite por mecônio.

10. b. A anencefalia é o defeito *mais comum* do tubo neural.

11. c. A protrusão da testa (saliência frontal) está mais provavelmente associada à hidrocefalia. Na anencefalia, a testa está ausente e uma encefalocele está mais usualmente localizada na região occipital da cabeça. A regressão caudal afeta a coluna inferior, a pelve e as extremidades inferiores.

12. a. A encefalocele é definida como a extensão de um saco preenchido com cérebro através de um defeito da calvária óssea.

13. b. As anormalidades faciais afetam frequentemente a habilidade do feto em deglutir, resultando no quadro de poli-hidrâmnio.

14. d. A osteogênese imperfeita é um transtorno de colágeno que leva a ossos frágeis e fraturas ósseas.

15. c. Um ventrículo central único e grande é mais suspeito de holoprosencefalia alobar. A hidranencefalia é uma anormalidade do tecido cerebral.

16. b. O ventrículo lateral mede 1,1 cm, coerente com uma dilatação ventricular leve. O corno occipital é geralmente a primeira porção a se dilatar.

17. d. Massa sólida estendendo-se desde a nádega posterior. O sacro e a linha da pele aparecem normais. Esse quadro é mais suspeito de teratoma sacrococcígeo.

18. c. O teratoma sacrococcígeo demonstra coluna vertebral normal e pode-se estender para a pelve e abdome, deslocando a bexiga urinária e resultando em hidronefrose.

19. **c.** Um rim hiperecoico e dilatado está presente, mais suspeito de doença do rim policístico infantil.

20. **d.** A doença policística infantil demonstra oligo-hidrâmnio intenso e ausência de urina na bexiga do feto.

21. **b.** Uma pelve renal anecoica é *a mais* suspeita de hidronefrose, provavelmente o resultado de obstrução da junção ureteropélvica. Cistos renais são achados incomuns.

22. **a.** Observa-se a presença da testa do feto. O cérebro do feto está presente superior à órbita, mas a calvária não aparece calcificada. Isso é mais suspeito de acrania.

23. **a.** Um defeito aberto da coluna é mostrado na porção sacral da coluna do feto. Massa anecoica estendendo-se desde o defeito tem mais probabilidade de ser miocele.

24. **c.** Observa-se a presença de massa cervical cística multilocular contígua à superfície posterior da cabeça e pescoço do feto. Esse quadro é mais suspeito de higroma cístico.

25. **d.** O higroma cístico é um achado sonográfico clássico na síndrome de Turner (anormalidade cromossômica).

26. **b.** O cérebro e o crânio estão ausentes na presença das órbitas e o tronco cerebral, mais suspeito de anencefalia. A microcefalia se relaciona com o tamanho total do crânio. A acrania resultará, por fim, em anencefalia por causa da exposição do tecido cerebral ao fluido amniótico.

27. **d.** Anencefalia é o defeito de tubo neural mais comum e demonstra, geralmente, elevação nos níveis de alfafetoproteína materna.

28. **d.** Uma formação anormal da árvore brônquica substitui o tecido pulmonar normal com cistos. No ultrassom, a massa cística identificada no tórax do feto é mais suspeita de malformação adenomatoide cística.

29. **c.** Um ventrículo único e grande com fusão de tálamo é mais suspeito de holoprosencefalia. Hidranencefalia é a destruição de tecido cerebral e não uma malformação congênita.

30. **d.** A demonstração de múltiplos cistos renais *unilaterais* é mais suspeita de rim displástico multicístico. A hidronefrose é uma consideração diferencial, mas não o diagnóstico mais provável. Anomalias renais congênitas adicionais ocorrem em até 40% dos casos.

31. **c.** A dilatação ventricular lateral excedendo 10 mm define a ventriculomegalia (hidrocefalia).

32. **d.** A síndrome da regressão caudal é um defeito do tubo neural observado quase exclusivamente em pacientes diabéticos. Os fetos demonstram fusão da pelve com pernas curtas.

33. **c.** Higroma cístico é a massa mais comum no pescoço do feto, causada por uma obstrução do sistema linfático.

34. **c.** A holoprosencefalia é a anormalidade com mais probabilidade de demonstrar probóscide ou ciclopia.

35. **a.** A hipoplasia pulmonar é um quadro letal associado em casos de oligo-hidrâmnio, anormalidades geniturinárias, hérnia diafragmática, displasia do esqueleto e anormalidades cromossômicas.

36. **d.** O diagnóstico de pé torto (talipe) é feito com a inversão anormal e persistente do pé em um ângulo perpendicular à perna.

37. **a.** Gastrosquise é um defeito envolvendo todas as camadas da parede abdominal anterior. O intestino delgado forma hérnia através do defeito, flutuando livremente na cavidade amniótica. A gastrosquise geralmente não está associada a outras anomalias fetais.

38. **a.** Acondroplasia é uma displasia não letal do esqueleto com depósitos anormais de cartilagem na epífise dos ossos longos. A displasia diastrófica é um transtorno recessivo autossômico muito raro caracterizado por micromelia, talipe, fenda palatina e anormalidades das mãos.

39. **d.** A obstrução na junção ureteropélvica (JUP) é a causa mais comum de hidronefrose no útero e no neonato.

40. **b.** O conteúdo de uma onfalocele é recoberto por uma membrana consistindo em âmnio e peritônio.

41. **c.** A presença de um cisto da fossa posterior e de *agenesia do verme cerebelar* é característica da malformação de Dandy-Walker.

42. **d.** As causas comuns da hidrocefalia incluem: espinha bífida, encefalocele, malformação de Dandy-Walker, agenesia do corpo caloso, holoprosencefalia e estenose do aqueduto.

43. **b.** A substituição de *tecido cerebral* por massas anecoicas é mais suspeita de hidranencefalia. Esse quadro resulta de comprometimento vascular ou de infecção congênita.

44. **d.** A insuficiência das fibras calosas em formar uma conexão normal resulta em agenesia do corpo caloso. A angulação para fora dos cornos frontal e lateral dos ventrículos laterais (sinal de chifre de touro) é um achado sonográfico característico associado à agenesia do corpo caloso.

45. **b.** A pelviectasia igual ou superior a 10 mm é coerente com a hidronefrose leve. Um diâmetro anteroposterior inferior a 4 mm antes de 33 semanas de gestação e igual ou inferior a 7 mm após 33 semanas está dentro dos limites normais.

46. **c.** O feto é o principal produtor de fluido amniótico após 16 semanas de gestação. A agenesia renal é, geralmente, bilateral e resulta em oligo-hidrâmnio intenso.

47. **a.** A displasia renal multicística é, geralmente, uma doença unilateral que se apresenta como múltiplos cistos renais de tamanhos variados.

48. **c.** A desmineralização do osso ou o comprimento anormal do membro ou o formato podem não estar aparentes antes de 24 semanas de gestação.

49. **b.** O Tipo II é o mais grave demonstrando: hipomineralização, crânio delgado, tórax em formato de sino, encurtamento ósseo significativo e fraturas múltiplas envolvendo os ossos longos, costelas e coluna.

50. **c.** A atresia esofágica é difícil de diagnosticar com a sonografia. A ausência do estômago fetal ou um estômago fetal coerentemente pequeno em sonogramas seriados é suspeita de atresia esofágica, especialmente quando acompanhada de poli-hidrâmnio.

Capítulo 27 – Complicações na Gravidez

1. **c.** Oitenta por cento dos casos de síndrome de Edward (trissomia 18) estão associados a um punho fetal cerrado. A clinodactilia está associada à síndrome de Down.

2. **c.** O edema maciço generalizado (anasarca) é visto com frequência em casos de hidropisia fetal.

3. **c.** Os achados sonográficos associados à síndrome de Beckwith-Wiedemann incluem macroglossia, onfalocele e hemi-hipertrofia.

4. **b.** A síndrome de Eagle-Barrett (síndrome de ventre de passa) está associada à

hidronefrose, megaureter e oligo-hidrâmnio.

5. c. Uma discordância de peso fetal de ≥ 20% define a síndrome da transfusão feto-fetal. O gêmeo doador pode mostrar oligo-hidrâmnio e RCIU enquanto o gêmeo receptor pode apresentar poli-hidrâmnio e hidropisia fetal.

6. b. A atresia duodenal está associada em cerca de 30% dos casos de síndrome de Down.

7. d. *Papirácea fetal* é um termo usado para descrever uma gestação gemelar na qual um gêmeo foi a óbito e é grande demais para ser reabsorvido.

8. d. Na síndrome da transfusão feto-fetal o sangue *arterial* do gêmeo *doador* bombeia para o sistema venoso do gêmeo *receptor*.

9. b. Sindactilia é a fusão dos dedos das mãos ou dos pés. O prefixo *sin* define a junção ou união de estruturas.

10. b. A síndrome de Meckel-Gruber está associada à doença policística infantil, à não visualização da bexiga fetal, à *encefalocele* e à polidactilia.

11. a. A RCIU é a causa mais comum de crescimento discordante em uma gestação multifetal dicoriônica. A síndrome da transfusão feto-fetal é a causa mais comum de crescimento discordante na gestação gemelar monocoriônica.

12. d. Cerca de 70% das gestações gemelares terminará no parto de um só feto.

13. b. A curvatura para dentro do quinto dedo (clinodactilia) está associada à síndrome de Down. A polidactilia está associada às síndromes de Patau (trissomia 13) e de Meckel-Gruber.

14. c. A amniocentese para verificação genética pode ser realizada já com 12 semanas de gestação, mas, em geral, é programada entre 15 e 18 semanas gestacionais.

15. a. A trissomia 13 é conhecida também como a síndrome de Patau. A síndrome de Edward é conhecida também como síndrome da trissomia 18. A triploidia mostra três conjuntos completos de cromossomos.

16. b. A superposição dos ossos do crânio é um sinal sonográfico comum de morte fetal denominada de sinal de Spalding. A redução no fluido amniótico leva à compressão e à superposição dos ossos da calvária.

17. a. A separação do hálux dos outros dedos do pé é um achado sonográfico denominado *sandal toe*.

18. c. "Sandal toe" é um achado sonográfico associado à trissomia 21 (síndrome de Down).

19. d. Um cisto anecoico único está localizado dentro de cada plexo coroide.

20. b. Os cistos do plexo coroide geralmente são achados incidentais que se resolvem por volta de 23 semanas de gestação. Às vezes, esses cistos estão associados à trissomia 18.

21. d. Observa-se massa cervical multilocular demonstrando membrana fina que se estende desde o pescoço posterior do feto. Isso representa, mais provavelmente, um higroma cístico.

22. b. O hidroma cístico é um achado sonográfico comum na síndrome de Turner. Essa síndrome pode aumentar os níveis de alfafetoproteína materna. A síndrome de Meckel-Gruber está associada a uma encefalocele e à doença renal policística infantil.

23. c. Este sonograma demonstra hidropisia fetal e anasarca. A identificação de fluido intra-abdominal (ascite) é um achado sonográfico em hidropisia fetal.

24. c. As paredes abdominais anteriores dessa gestação gemelar estão conjuntas. Uma vez que *esta* imagem está ao nível abdominal, o diagnóstico de gêmeo acardíaco não é possível.

25. a. Uma membrana está presente entre os dois fetos (diamniótica). Ainda é cedo para determinar o número e a localização das placentas (dicoriônica).

26. d. Espessura nucal superior a 6 mm é anormal e suspeita de síndrome de Down (trissomia 21). A medição dessa espessura é precisa até 20 semanas de gestação.

27. d. Cerca de 30% dos casos de trissomia 21 estão associados à atresia duodenal.

28. b. Holoprosencefalia e polidactilia são achados associados à trissomia 13. Outras anormalidades incluem: microcefalia, cisterna magna dilatada, agenesia do corpo caloso, onfalocele, extrofia da bexiga e intestino ecogênico.

29. a. Pé torto ou pés em cadeira de balanço são quadros associados à trissomia 13.

30. b. A pré-eclâmpsia é um quadro anormal da gravidez caracterizado pelo início de hipertensão aguda após a 24ª semana de gestação. A tríade clássica de sintomas é a presença de hipertensão materna, proteinúria e edema. A causa do quadro é desconhecida.

31. d. O parto pré-termo é o início do trabalho de parto antes de 37 semanas de gestação. A gravidez a termo varia entre 37 e 42 semanas de gestação.

32. d. A divisão do zigoto 4 a 8 dias após a fertilização demonstrará dois âmnios (dois sacos gestacionais) e um córion (uma placenta compartilhada).

33. c. Na síndrome da transfusão feto-fetal o sangue arterial do gêmeo doador bombeia para o sistema venoso do gêmeo receptor.

34. b. O gêmeo receptor recebe muito mais sangue e pode adquirir hidropisia fetal, placentomegalia e poli-hidrâmnio. O gêmeo doador pode exibir RCIU e oligo-hidrâmnio.

35. d. Dois âmnios individuais demonstrarão dos sacos gestacionais separados. As gestações monoamnióticas podem demonstrar dois ductos alantoicos, sacos vitelinos e embriões. As gestações dicoriônicas demonstrarão duas placentas individuais.

36. d. A hidropisia fetal é um acúmulo anormal de fluido nas cavidades corporais e nas partes moles do feto. Esse quadro pode resultar em anasarca, edema do couro cabeludo, efusão pleural, ascite abdominal e efusão pericárdica. Os achados adicionais incluem edema da placenta e poli-hidrâmnio.

37. c. A hidropisia fetal resultando da *taquicardia* fetal geralmente demonstrará uma frequência cardíaca fetal de 200 a 240 batidas por minuto. O ritmo cardíaco fetal normal varia de 120 a 160 batidas por minuto.

38. c. Gêmeos fraternos ou dizigóticos surgem de ovos separados que são fertilizados individualmente.

39. b. Faixas amnióticas são filamentos fibrosos de âmnio aderente que podem envolver partes do feto causando amputações ou malformações do feto.

40. d. O âmnio aderente rompido envolve partes fetais resultando em amputação.

41. d. A síndrome de Beckwith-Wiedemann demonstra cariótipo normal e está associada a hemi-hipertrofia, macroglossia e onfalocele.

42. a. Dois zigotos sempre apresentarão sacos gestacionais dicoriônicos/diamnióticos.

43. b. A eclâmpsia é a forma mais grave de hipertensão materna induzida pela gestação, sendo caracterizada por convulsões, proteinúria, edema e coma.

44. c. A ruptura prematura das membranas (PROM) é definida como o vazamento de parte ou de todo o fluido amniótico.

45. a. O gêmeo acardíaco é uma anomalia rara de uma gestação monozigótica. Esse feto acardíaco demonstra a porção superior do corpo mal desenvolvida e ausência de ou um coração rudimentar que recebe sangue através da gestação gemelar normal.

46. c. A síndrome de Eagle-Barrett (ventre de passa) é manifestada pela dilatação do sistema de coleta renal. Os achados sonográficos incluem: hidronefrose, megaureter, oligo-hidrâmnio, tórax pequeno, abdome grande, escoliose, subluxação ou deslocamento do quadril e criptorquidismo.

47. a. Gêmeos acardíacos desviam sangue da veia de um dos gêmeos para a do outro ou de uma artéria [de um gêmeo] para a artéria do outro gêmeo. A síndrome da transfusão feto-fetal demonstra uma anastomose arteriovenosa.

48. c. A holoprosencefalia é uma anormalidade comum associada à trissomia 13. Outras anormalidades associadas incluem: microcefalia, polidactilia, rins ecogênicos, anomalias faciais, defeitos cardíacos, restrição de crescimento intrauterino, cisterna magna anormal e foco cardíaco ecogênico.

49. b. A Pentalogia de Cantrell é um transtorno congênito caracterizado por dois defeitos principais – *ectopia cordis* e um defeito da parede abdominal.

50. b. O encurvamento para dentro do quinto dedo (clinodactilia) está associado à síndrome de Down.

Capítulo 28 – Placenta e Cordão Umbilical

1. c. *Placenta acreta* é um quadro no qual as vilosidades coriônicas da placenta estão em contato direto com o miométrio superficial.

2. a. Na placenta baixa, a borda da margem placentária está 2 cm para dentro do orifício interno. Na placenta prévia marginal, a borda da placenta encosta no orifício cervical.

3. c. A dilatação focal da *veia* umbilical está usualmente localizada em uma porção *extra-hepática* do abdome fetal.

4. a. O cordão umbilical está *coberto* pelo âmnio e a geleia de Wharton *fica ao redor* dos vasos no cordão umbilical.

5. a. *Placenta em raquete* é um termo usado para descrever uma inserção de cordão umbilical na margem terminal da placenta.

6. b. *Placenta acreta* é um quadro no qual o crescimento das vilosidades coriônicas invade a camada superficial do miométrio, rompendo os vasos uteroplacentários normais e a borda miometrial (complexo retroplacentário).

7. b. Uma única artéria umbilical mede, tipicamente, mais de 4 mm e aparece com tamanho similar ao da veia umbilical adjacente.

8. c. O comprimento do cordão umbilical durante o primeiro trimestre é igual ao comprimento coroa-cauda do feto.

9. b. Os achados clínicos associados ao descolamento da placenta incluem dor pélvica intensa e sangramento vaginal. O sangramento vaginal indolor é um sintoma clássico de placenta prévia.

10. a. As artérias umbilicais surgem das artérias hipogástricas do feto. Cada artéria hipogástrica corre ao longo da bexiga fetal e retorna sangue venoso do feto de volta para a placenta.

11. d. *Placenta percreta* é um quadro no qual as vilosidades coriônicas da placenta invadem as camadas miometrial e serosal do útero para o interior da bexiga urinária materna adjacente.

12. d. O córion frondoso se desenvolve para o interior do lado fetal da placenta. As vilosidades coriônicas são as projeções vasculares do córion no sítio placentário.

13. d. Placenta circunvalada é um quadro no qual a placa coriônica é menor que a placa basal, resultando na adesão da membrana placentária à superfície fetal da placenta.

14. c. Um cordão nucal verdadeiro demonstra *duas* ou *mais* alças completas de cordão umbilical *ao redor* do pescoço do feto. Isso pode representar um achado significativo durante o final do terceiro trimestre ou em casos de oligo-hidrâmnio.

15. c. A placenta prévia marginal encosta, mas não cruza o orifício cervical interno. A placenta baixa fica perto mas não faz limite com o colo do útero.

16. b. A placenta cobre completamente o orifício cervical interno. A área hipoecoica é o complexo retroplacentário, não a infiltração da placenta no miométrio demonstrada no quadro de *placenta acreta*.

17. d. O sangramento vaginal indolor é o achado clínico mais comum associado à placenta prévia, especialmente durante o terceiro trimestre. A apresentação fetal transversa pode ser associada à placenta prévia.

18. a. A imagem é sagital e a placenta está localizada dentro da porção mais superior do fundo uterino.

19. a. A massa placentária hipoecoica, homogênea e circular é, mais provavelmente, um corioangioma surgindo da superfície amniótica da placenta.

20. b. Uma pequena porção de tecido sólido, similar à placenta em ecogenicidade, fica adjacente à placenta anterior primária. Isso é mais suspeito de placenta sucenturiada.

21. c. Dois vasos de tamanho similar estão contidos no cordão umbilical. Isso é coerente com uma artéria umbilical única.

22. c. Casos de artérias umbilicais únicas são mais comuns em gestações multifetais. Neste caso, o cordão umbilical demonstrou as duas artérias umbilicais e uma artéria umbilical no mesmo cordão. Uma artéria umbilical única está associada a malformações de todos os sistemas orgânicos principais e a anormalidades cromossômicas.

23. d. O encurtamento da extensão cervical é coerente com um colo de útero incompetente. Uma pequena quantidade de fluido amniótico está se afunilando no colo dilatado.

24. c. O descolamento da placenta geralmente se apresenta associado a dor pélvica intensa e sangramento. A hemorragia está localizada entre a parede uterina e o complexo retroplacentário (hemorragia retroplacentária).

25. b. A distância da margem terminal da placenta até o orifício cervical interno é de 2,55 cm. A placenta baixa fica *dentro* de 2 cm desse orifício.

26. a. A placenta está cobrindo completamente o orifício cervical interno, coerente com um quadro de placenta prévia completa.

27. d. O sangramento de escape ou hemorragia vaginal indolor é o sintoma clínico mais comum associado à placenta prévia.

28. b. O aumento anormal na espessura placentária está presente nesse sonograma, coerente com um quadro de placentomegalia. Neste caso, o quadro é resultado de sensibilidade ao Rh.

29. b. A placentomegalia está associada ao *diabetes mellitus*, anemia e infecção intrauterina maternos.

30. **c.** O cordão umbilical velamentoso se insere na membrana amniocoriônica do saco gestacional adjacente à placenta.
31. **c.** Por volta de 16 semanas de gestação, a fusão entre âmnio e córion já está completa.
32. **c.** A placenta em raquete diz respeito à inserção do cordão umbilical na margem terminal da placenta. Placenta circunvalada demonstra um formato placentário anormal.
33. **b.** No quadro de placenta prévia marginal, a margem terminal da placenta encosta no ou invade o orifício cervical interno. A placenta prévia completa cobrirá totalmente esse orifício.
34. **a.** Vilosidades coriônicas são projeções vasculares no sítio de implantação e a principal unidade da placenta em funcionamento.
35. **a.** Placenta increta é o quadro que mostra a extensão das vilosidades coriônicas no miométrio uterino. A vilosidade coriônica em contato direto com a bexiga urinária materna é coerente com o quadro de *placenta percreta*.
36. **c.** O cordão em espiral é um achado normal. A ausência dessa espiral está associada a anormalidades fetais ou do cordão.
37. **b.** Depósitos de fibrina são encontrados por toda a placenta, mas geralmente por baixo da placa coriônica.
38. **d.** As causas primárias da placentomegalia incluem *diabetes mellitus* e sensibilidade ao Rh maternos. Esse quadro está associado a anemia materna, síndrome da transfusão feto-fetal, anomalias fetais e infecção intrauterina.
39. **b.** As complicações da placenta prévia incluem aumento no risco de restrição de crescimento intrauterino, parto prematuro e hemorragia materna potencialmente fatal, natimorto e *placenta acreta*.
40. **a.** Tecido placentário adicional adjacente à placenta principal é denominado de placenta acessória ou sucenturiada. Esse acessório é resultado da inabilidade das vilosidades coriônicas em se atrofiarem.
41. **d.** A placenta circunvalada demonstra formato anormal apresentando-se com uma borda de placenta irregular e enrolada. A placenta voltada para cima pode conter fluido ou hemorragia.
42. **d.** A placentomegalia está associada à restrição de crescimento intrauterino (RCIU) e infecção intrauterina. Sensibilidade ao Rh, anemia materna e síndrome da transfusão feto-fetal estão associadas à placentomegalia.
43. **b.** A decídua basal (lado materno) e a decídua frondosa (lado fetal) formam a placenta.
44. **b.** A espessura da placenta variará com a idade gestacional, mas geralmente mede cerca de 2 a 3 cm em sua maior espessura e não deverá exceder 4 cm.
45. **d.** A placentomalacia (placenta pequena) está associada a anormalidades cromossômicas, restrição de crescimento intrauterino e infecção intrauterina.
46. **a.** O quadro de vasa prévia ocorre quando grandes vasos fetais correndo pelas membranas do feto cruzam o orifício cervical interno, colocando a paciente e o feto em risco.
47. **a.** O aumento na extensão do cordão umbilical aumenta o risco de cordão nucal.
48. **b.** A presença do cordão umbilical antes da apresentação do feto durante o processo de nascimento descreve um cordão em prolapso. A dilatação focal de um vaso umbilical descreve uma variz umbilical. O cordão nucal envolve o pescoço do feto com mais de uma volta.
49. **a.** A placenta sucenturiada está em risco aumentado de inserção do cordão velamentoso e é uma possível causa da vasa prévia.
50. **a.** O cordão umbilical forma uma espiral geralmente para o lado esquerdo.

Capítulo 29 – Cuidados e Técnica com o Paciente

1. **b.** Uma diretriz antecipada é um documento legal que descreve os desejos de cuidados de saúde de um paciente, se a pessoa não for capaz de comunicá-los.
2. **d.** O(a) sonografista deverá se apresentar ao paciente e explicar o sonograma solicitado antes de iniciar o exame. Muitos pacientes não estão certos do porquê de terem sido encaminhados para um ultrassom. A obtenção da história e a explicação do exame são partes importantes do papel dos sonografistas como profissionais de cuidados de saúde.
3. **d.** O HIPAA supervisiona muitas funções dos cuidados de saúde, o principal deles sendo a confidencialidade. A violação da confidencialidade de um paciente pode resultar em muitas federais significativas para a instituição e/ou funcionário de cuidados de saúde.
4. **b.** Um relatório técnico é uma comunicação privada do exame em tempo real entre o sonografista e o médico que interpreta o ultrassom. Esse *não* é um relatório oficial e nunca deve ser compartilhado com o paciente.
5. **c.** A supressão ou a inibição (subjugação) da autossuficiência (autonomia) de um paciente é contrária à parceria paciente-cuidados.
6. **d.** Ao concluir o exame, o sonografista deverá informar o paciente sobre o tempo estimado para os resultados. Limpar os transdutores, teclados e a mesa de exame e registrar por escrito a impressão técnica do exame em tempo real são deveres que ocorrem geralmente na conclusão do exame. A revisão dos protocolos de exame geralmente ocorre antes do exame. As informações clínicas são obtidas mais geralmente antes e, às vezes, durante o exame.
7. **a.** Os transdutores de imageamento clínico devem ser limpos e esterilizados após cada uso, de acordo com a recomendação do fabricante. Sonografistas de supervisão e departamentos de controle infeccioso geralmente estão envolvidos na decisão, mas normalmente seguem a recomendação do fabricante (garantia).
8. **d.** A técnica transabdominal deverá ser a primeira abordagem de imageamento para exames pélvicos. Ela permite um campo de visão mais amplo e pode visualizar as estruturas pélvicas tanto profundas quanto as superficiais. As técnicas transvaginal e translabial são abordagens complementares à técnica transabdominal padrão.
9. **a.** O útero e os vasos ilíacos são marcos comuns usados em imageamento transvaginal. A vagina é o marco com imageamento translabial.
10. **c.** O imageamento translabial é uma abordagem excelente para avaliar a vagina e o colo do útero.
11. **c.** A distensão exagerada da bexiga pode resultar em um diagnóstico errado de placenta prévia. O volume crescente da bexiga comprime e distorce as estruturas pélvicas.
12. **d.** O imageamento transvaginal é contraindicado na pré-menarca ou em pacientes virgens.
13. **b.** O hábito corporal pode limitar o detalhamento de uma imagem transabdomi-

nal, mas geralmente não afeta o detalhamento do imageamento transvaginal.
14. **d.** A porção superior do útero determina a distensão ideal da bexiga. Algumas pacientes acham difícil tolerar uma bexiga totalmente cheia.
15. **b.** A abordagem transperineal (translabial) é um método excelente para investigar a vagina e o colo do útero por imagens.
16. **d.** A abordagem transabdominal mostra um campo de visão maior e a habilidade de avaliar as estruturas tanto profundas quanto superficiais.
17. **a.** A imagem é produzida usando-se a abordagem endovaginal ou transvaginal. O útero está em posição de anteversão.
18. **a.** Com a abordagem transvaginal no plano sagital, a seta A identifica a superfície anterior do útero.
19. **d.** Com a abordagem transvaginal no plano sagital, a seta B identifica a borda superior do útero.
20. **d.** A seta C identifica o aspecto posterior do útero.
21. **b.** A seta D identifica a porção inferior do útero.
22. **c.** A abordagem transperineal ou labial é o imageamento do segmento inferior de um útero grávido.
23. **d.** O esvaziamento parcial da bexiga urinária é a técnica mais provável para ajudar na visualização da placenta posterior.
24. **d.** A qualidade deste sonograma é boa; zonas focais adicionais podem aumentar os detalhes gerais do feto.
25. **b.** O sonograma está no plano sagital com o lado direito da **tela** representando a porção inferior do paciente.
26. **c.** O sonograma está no plano sagital com o lado esquerdo da **tela** representando a porção superior (cefálica) do paciente.
27. **d.** A seta identifica a superfície posterior de um útero em anteversão.
28. **d.** O sonograma demonstra um colo de útero incompetente usando a abordagem transperineal em um plano de imageamento sagital.
29. **c.** Cabe ao sonografista explicar o exame de ultrassom à paciente antes de iniciá-lo. O médico [ao qual a paciente foi encaminhada] fornece os resultados do exame à paciente.
30. **c.** O conhecimento do ciclo menstrual da paciente é importante na avaliação e monitoramento do útero e dos ovários. Alterações cíclicas em hormônios variam a espessura endometrial e os folículos ovarianos.
31. **b.** A medição do diâmetro anteroposterior do endométrio faz parte de um ultrassom ginecológico normal.
32. **c.** O imageamento translabial é uma excelente abordagem para avaliar a localização da placenta.
33. **a.** Ética é um sistema de comportamentos e crenças valorizados que governa a conduta adequada para assegurar a proteção dos direitos de um indivíduo.
34. **b.** Autonomia é a liberdade de autogestão ou de auto-orientação para fazer escolhas e respeitar as escolhas de alguém.
35. **a.** A SDMS adotou um código de ética para sonografistas clínicos. JRC-DMS e CAAHEP são organizações que trabalham juntas para credenciamento de programas de sonografia clínica diagnóstica.
36. **d.** Lavar as mãos antes e depois de um exame são exemplos de precauções padronizadas.
37. **d.** A distensão exagerada da bexiga urinária pode dar a falsa impressão de aumento no comprimento do colo do útero. O esvaziamento da bexiga urinária e o imageamento translabial são métodos de avaliação da incompetência cervical.
38. **d.** A certificação em sonografia clínica diagnóstica visa assegurar à comunidade pública e médica que o sonografista possui o necessário conhecimento, instrução acadêmica, habilidades e experiência para realizar exames de ultrassom diagnósticos.
39. **b.** O método transvaginal é o melhor para medir o comprimento do colo do útero. O transperineal (translabial) pode encurtar esse comprimento.
40. **c.** A melhor técnica de imageamento para avaliar a presença de placenta prévia é a translabial ou transvaginal com a bexiga materna vazia ou parcialmente cheia.
41. **c.** O plano de varredura transversa é o que mais bem demonstra o alargamento dos centros posteriores de ossificação.
42. **d.** Proteger a privacidade pessoal e clínica (confidencialidade) do paciente é um dever de todos os profissionais de cuidados de saúde.
43. **d.** Os efeitos térmicos são os principais efeitos biológicos do ultrassom e podem ser minimizados pelo sonografista estendendo o foco o mais profundo possível no corpo, não fazendo a varredura em um só ponto (especialmente sobre os ossos do feto) e reduzindo o débito acústico e o tempo de exame.
44. **d.** O fundo de saco posterior deve ser incluído em um sonograma pélvico.
45. **a.** Por ser um procedimento minimamente invasivo, o imageamento transvaginal exige um consentimento *obrigatório* da paciente antes da realização do exame transvaginal. É possível começar um exame ginecológico com imageamento transabdominal, mas isso não é obrigatório.
46. **d.** Quando uma massa pélvica é encontrada, os rins deverão ser avaliados quanto à presença de hidronefrose.
47. **a.** A paciente é colocado em posição supina com os quadris e os joelhos flexionados e as coxas abduzidas e giradas para fora (posição de litotomia).
48. **d.** O imageamento transvaginal é vantajoso com pacientes obesas e para um útero em retroflexão e retroversão.
49. **d.** A avaliação do crescimento fetal pode ser determinada com exames a intervalos mínimos de 3 semanas.
50. **d.** A preparação da bexiga para um sonograma pélvico é ajustada para crianças de acordo com sua idade menstrual e peso corporal.

Exame Mock – Obstetrícia e Ginecologia

1. **d.** O formato do crânio em trevo é característico de displasia do esqueleto (anão tanatofórico). A sobreposição dos ossos da calvária está presente com a morte fetal de longa duração denominada *sinal de Spalding*.
2. **d.** A presença de válvulas dentro da uretra *masculina* resulta em obstrução urinária demonstrando bexiga dilatada e uretra posterior (sinal do buraco de fechadura).
3. **b.** O ligamento largo fornece um pouco de suporte para o útero e contém *os nervos e vasos sanguíneos uterinos*. Os ligamentos suspensores contêm os vasos ovarianos.
4. **a.** *Placenta acreta* é o quadro no qual as vilosidades coriônicas invadem a camada superficial do miométrio uterino obliterando o complexo retroplacentário.
5. **d.** A identificação da foice não indica o nível apropriado para o diâmetro biparietal (DBP). A medição do DBP está ao nível que passa pelo terceiro ventrículo e pelo tálamo do cérebro. Outros marcos

são: a cavidade do *septum pellucidum* e o átrio do ventrículo lateral.

6. **c.** O comprimento coroa-nádega durante o primeiro trimestre geralmente é o melhor e mais preciso método para medir a idade gestacional.

7. **a.** Massas pélvicas *simétricas bilaterais* são, mais provavelmente, músculos pélvicos. Cistos foliculares bilaterais, cistos de teca luteína ou fibroides uterinos provavelmente não são simétricos.

8. **b.** A massa de anexos *hipoecoica* separada dos ovários é mais suspeita de endometrioma. Um cisto paraovariano complicado é uma consideração diferencial, mas não é o diagnóstico provável.

9. **d.** O HIPAA é uma agência federal que supervisiona as principais funções de cuidados de saúde, a principal delas sendo a confidencialidade do paciente.

10. **b.** O perfil biofísico é a avaliação sonográfica do bem-estar fetal. Ele inclui um tempo específico ou número de movimentos fetais, movimentos respiratórios, tônus fetal, volume de fluido amniótico e teste não de esforço.

11. **b.** Durante a fase secretora, a camada funcional do endométrio continua a espessar e pode demonstrar realce acústico posterior. A fase lútea do ovário corresponde à fase secretora do endométrio.

12. **d.** Os níveis normais de alfafetoproteína sérica materna variam com a idade gestacional e número de gestações. Níveis anormais podem ser o resultado de estimativa imprópria da idade gestacional.

13. **c.** A gestação gemelar diamniótica/monocoriônica demonstrará dois sacos gestacionais (diamnióticos) e uma placenta (monoamniótica).

14. **a.** A restrição de crescimento uterino (RCIU) *simétrica* é, em geral, resultado de um insulto no primeiro trimestre. A RCIU *assimétrica* pode ser o resultado de insuficiência placentária, anormalidade cromossômica, infecção uterina ou hipertensão materna.

15. **d.** O ducto arterioso carrega sangue oxigenado da artéria pulmonar para a aorta descendente (deriva o sangue para longe dos pulmões do feto). O ducto venoso carrega sangue oxigenado da veia umbilical para a veia cava inferior.

16. **b.** A síndrome da transfusão feto-fetal demonstra anastomose arteriovenosa. O sangue arterial do gêmeo doador bombeia para o sistema venoso do gêmeo receptor. A geminação acárdica demonstra anastomose venosa-para-venosa ou arterial-para-arterial.

17. **a.** Geralmente, os tecomas são benignos e unilaterais, compreendendo 1% das neoplasias ovarianos com 70% deles ocorrendo em mulheres após a menopausa. O disgerminoma é uma neoplasia maligna da infância. Os fibromas também ocorrem em mulheres após a menopausa.

18. **c.** A hidranencefalia é a substituição do córtex cerebral normal por líquido cefalorraquidiano, resultando de comprometimento vascular ou infecção congênita do tecido cerebral do feto.

19. **d.** A síndrome de Dandy-Walker é uma malformação do cerebelo e do quarto ventrículo. Os achados sonográficos incluem uma fossa posterior dilatada, chanfradura dos hemisférios cerebelares e ausência completa ou parcial do vérmis.

20. **b.** Os achados clínicos associados à adenomiose incluem dismenorreia e sensibilidade uterina *durante o exame físico*. Os achados sonográficos da adenomiose incluem: miométrio não homogêneo, dilatação uterina difusa, áreas anecoicas mal definidas no miométrio e canal endometrial normal.

21. **c.** A seta identifica um artefato de redução em ecogenicidade do fundo uterino. Este é um artefato de refração (sombra da borda) resultando da distensão subjacente da bexiga urinária. A distensão apropriada da bexiga se estende levemente além da porção mais superior do útero.

22. **a.** Massas uterinas hipoecoicas mal definidas estão presentes neste sonograma sagital do útero. As considerações diferenciais poderiam ser: fibroides uterinos, leiomiossarcomas, adenomiose e massa peritoneal secundária a um quadro de endometriose.

23. **c.** Massa sólida, predominantemente hipoecoica contendo focos hiperecoicos e sombreamento acústico é mais suspeita de teratoma cístico (dermoide). Um endometrioma ou cisto hemorrágico geralmente não demonstra calcificações. A gestação ectópica não é provável com história de ciclos menstruais normais e a ocorrência do último período menstrual três semanas antes.

24. **b.** A ausência de abóbada craniana e dos hemisférios cerebrais subjacentes está presente neste sonograma. A anencefalia pode ser diagnosticada no final do primeiro trimestre e está associada a olhos dilatados, poli-hidrâmnio, nível elevado de alfafetoproteína materna e outros defeitos da coluna vertebral.

25. **b.** Essa imagem documenta uma estrutura linear hiperecoica em "forma de T" no endométrio do útero. Isso é mais coerente com um dispositivo contraceptivo intrauterino (DIU).

26. **c.** Tamoxifeno é um medicamento antiestrogênico usado no tratamento de carcinoma primário de mama. Os efeitos colaterais da terapia com tamoxifeno incluem: neoplasia endometrial (pólipo ou carcinoma) ou hiperplasia endometrial. A aparência complexa da cavidade endometrial é um achado sonográfico do efeito desse medicamento.

27. **a.** A massa da linha média, grande e hipoecoica em paciente com amenorreia é mais suspeita de hematometra (acúmulo de sangue no útero). A área anecoica contígua ao útero superior é, mais provavelmente, uma dilatação dos cornos uterinos.

28. **d.** Uma estrutura cística levemente irregular é demonstrada no ovário esquerdo em paciente em menarca no meio do ciclo. Observam-se também paredes ecogênicas proeminentes. Isso é mais suspeito de cisto de corpo lúteo.

29. **b.** Um saco cheio de fluido e um outro cheio de cérebro se estendem pelos defeitos da calvária, o que é mais coerente com encefalocele. Essa anormalidade demonstraria um nível normal de alfafetoproteína materna. Esse feto demonstra também regressão caudal.

30. **d.** O sonograma demonstra dilatação fluida do intestino fetal. Isso é mais coerente com peritonite por mecônio, que pode ser o resultado de atresia do intestino ou íleo de mecônio.

31. **b.** Durante a fase menstrual tardia, o revestimento do endométrio demonstra diâmetro fino de 2 a 3 mm. Esse revestimento mede, aproximadamente, 4 a 6 mm durante o início da fase de proliferação.

32. **d.** A herniação fisiológica do intestino fetal para dentro do cordão umbilical permite o desenvolvimento dos órgãos abdominais. A herniação do intestino se resolve por volta da 11ª semana de gestação e será anormal se persistir após 12 semanas de gestação.

33. **b.** O tipo II é a classificação mais letal de osteogênese imperfeita, demonstrando

hipomineralização, tórax em forma de sino e encurtamento ósseo significativo.

34. **d.** Um fibroide submucoso desloca e distorce o canal endometrial resultando em sangramento uterino irregular ou pesado.

35. **d.** A medição em corte axial da circunferência abdominal é feita ligeiramente superior à inserção do cordão, na junção das veias porta esquerda e direita.

36. **d.** O ventrículo direito fica mais anterior, mas próximo da parede torácica, enquanto o átrio esquerdo fica mais posterior, mais próximo à coluna vertebral.

37. **b.** A translucência nucal normal não excede 3 mm. A medição de translucência nucal é feita entre 11 semanas e 0 dias e 13 semanas e 6 dias.

38. **c.** O descolamento prematuro da placenta é um quadro crítico e indicação para parto imediato. Placenta prévia, vasa prévia e *placenta acreta* são quadros que exigirão uma intervenção cesariana, mas não são indicações para parto imediato.

39. **c.** A amostragem de vilosidades coriônicas é realizada, usualmente, entre 10 e 12 semanas de gestação. A programação de uma amniocentese genética é feita, geralmente, entre 15 e 18 semanas de gestação e antes de 12 semanas.

40. **b.** O cisto do ducto de Gartner está localizado na vagina e é a lesão cística mais comum da vagina, representando geralmente um achado incidental.

41. **c.** O intestino hiperecoico está associado à síndrome de Down, fibrose cística, anormalidades cromossômicas e restrição de crescimento intrauterino. Quando isolado, o intestino ecogênico está associado a um resultado fetal normal.

42. **d.** A clinodactilia é congênita, caracterizada por curvatura anormal de um ou mais dedos.

43. **a.** A espessura do endométrio pós-menopausa é coerentemente benigna quando medir 5 mm ou menos e não deverá exceder 8 mm.

44. **c.** O fluido no endométrio não está incluído na medição endometrial. O fluido em uma cavidade endometrial nem sempre tem origem patológica.

45. **d.** Na pré-menarca, o colo do útero tem duas vezes o tamanho do corpo uterino (2:1). Durante a fase da menarca, o colo do útero é a metade do tamanho do corpo (1:2). O colo e o corpo do útero são iguais em tamanho após a menopausa (1:1).

46. **c.** A falha no desenvolvimento do corpo caloso resulta na dilatação do terceiro ventrículo e na angulação para fora dos cornos frontal e lateral dos ventrículos laterais.

47. **c.** Por ser a porção mais estreita da tuba uterina, o segmento intersticial passa através dos cornos uterinos altamente vasculares. A ruptura nessa área pode causar hemorragia interna grave.

48. **b.** A atresia esofágica resulta de uma malformação congênita do tubo digestório anterior. A ausência do estômago ou um estômago pequeno em sonogramas seriados com associação de poli-hidrâmnio são os achados sonográficos mais comuns em atresia esofágica.

49. **b.** O saco vitelino normal não deve exceder 6 mm em diâmetro. Um diâmetro superior a 8 mm é anormal.

50. **b.** Os vasos ilíacos externos ficam laterais aos ovários. Os vasos ilíacos internos ficam posteriores aos ovários.

51. **d.** A síndrome de Dandy-Walker consiste em graus variáveis de agenesia do vérmis cerebelar, dilatação do quarto ventrículo e dilatação da fossa posterior. O vérmis cerebelar é aberto no início da gestação e se fecha por volta de 18 semanas de gravidez. Cerca de 75% dos casos estão associados a anormalidades cromossômicas. As anormalidades coexistentes podem incluir: microcefalia, encefalocele, malformações faciais e polidactilia.

52. **d.** Neste sonograma, observamos um estômago dilatado e duodeno proximal (bolha dupla), resultantes de obstrução duodenal. A atresia duodenal está associada à síndrome de Down e a anomalias cardíacas e urinárias.

53. **c.** Poli-hidrâmnio é um achado comum em casos de atresia duodenal.

54. **b.** A *inserção central do cordão umbilical* em massa de parede abdominal anterior na linha média é mais suspeita de onfalocele. O defeito conterá volumes variados de conteúdo abdominal e estará coberto por uma membrana de peritônio.

55. **c.** Níveis normais ou levemente elevados de alfafetoproteína sérica materna (MSAFP) são tipicamente observados em casos de onfalocele. A gastrosquise demonstra elevação acentuada nos níveis de MSAFP.

56. **c.** Múltiplos folículos pequenos localizados na periferia e um ovário dilatado ou redondo são aspectos comuns da doença do ovário policístico. Ovários policísticos geralmente demonstram 10 ou mais folículos pequenos.

57. **b.** Uma pequena quantidade de fluido é identificada no saco pericárdico, coerente com uma pequena efusão pericárdica. Isso pode ser um achado normal (≤ 2 mm) no segundo trimestre ou pode estar associado a anormalidades cromossômicas.

58. **a.** Massa de anexos tubular avascular demonstrando margens de parede fina é identificado em uma paciente *assintomática* com história *prévia* de doença inflamatória da pelve. Isso é mais suspeito de hidrossalpinge. A demonstração de ecos internos baixos pode ocorrer em alguns casos.

59. **a.** Massa *de anexos* homogênea e hipoecoica demonstrando margens bem definidas é suspeita de endometrioma.

60. **d.** Ovários multicísticos bilaterais dilatados em paciente submetida à terapia de indução de ovulação são mais suspeitos de síndrome da hiperestimulação ovariana.

61. **b.** Com esse diagnóstico, o sonografista deverá avaliar também o recesso hepatorrenal (bolsa de Morison) e a goteira parietocólica direita quanto à presença de ascite.

62. **c.** O folículo ovariano vesicular (*graafian follicle*) se rompe, geralmente, ao atingir um diâmetro entre 20 e 25 mm.

63. **c.** Cerca de 40% dos casos de doença trofoblástica demonstrarão cistos de tecaluteína.

64. **c.** Quando a borda da placenta está no mínimo 2 cm longe do orifício cervical interno, o quadro de placenta prévia é descartado. A borda da placenta baixa fica dentro de 2 cm do colo do útero.

65. **b.** A oscilação do plexo coroide por causa de forças gravitacionais é um achado sonográfico na ventriculomegalia grave.

66. **c.** O defeito de desenvolvimento do sistema linfático resulta, geralmente, em higroma cístico. Nos estágios iniciais, a espessura nucal pode-se mostrar aumentada.

67. **c.** A demonstração de uma linha tripla para a cavidade endometrial ocorre na *fase de proliferação tardia*. O endométrio ecogênico e fino ocorre durante a fase de proliferação precoce.

68. **a.** As artérias ilíacas *internas* correm posteriores aos ovários e útero e fornecem um marco de imageamento para a investigação dos ovários.

69. a. Os músculos piriformes formam parte do assoalho pélvico e correm posteriores aos ovários. Os músculos obturadores internos estão localizados na porção lateral da pelve verdadeira.

70. a. *O estrogênio estimula* a proliferação do endométrio, desenvolvendo um ambiente para uma possível implantação.

71. c. A hiperplasia endometrial benigna é a causa mais comum de sangramento pós-menopausa. O carcinoma endometrial é uma consideração diferencial, mas não tão provável.

72. d. As massas extrauterinas têm mais probabilidade de se desenvolverem no ligamento largo. Esse ligamento é uma dobra de peritônio em forma de asa que envolve as tubas uterinas, útero, ovários e vasos sanguíneos.

73. b. O folículo ovariano vesicular descreve um cisto fisiológico maduro contendo um *cumulus oophorus*.

74. a. Os músculos levantadores do ânus junto com os piriformes formam o assoalho pélvico que suporta e posiciona os órgãos pélvicos. Eles estão localizados posteriormente, na região da vagina e do colo do útero.

75. a. Os cistos de Naboth são o resultado de um cisto de inclusão obstruído ou de cervicite crônica. *Corpus albicans* é uma cicatriz de um cisto de corpo lúteo anterior. Cistos de teca luteína são o resultado da hiperestimulação ovariana.

76. d. Encefaloceles são defeitos cranianos da linha média que surgem mais frequentemente na porção occipital do crânio do feto.

77. a. Acrania é um quadro no qual o tecido cerebral se desenvolve com ausência completa ou parcial dos ossos cranianos. Esse quadro pode, por fim, evoluir para a anencefalia.

78. a. Anencefalia é o defeito mais comum do tubo neural.

79. a. A holoprosencefalia está mais frequentemente associada à trissomia 13 (síndrome de Patau). A síndrome de Noonan é, às vezes, denominada de síndrome de Turner masculina por causa das similaridades, mas pode ocorrer nos dois sexos.

80. b. Encefalocele é um saco esférico cheio de fluido ou de tecido cerebral estendendo-se a partir de um defeito ósseo da calota. Onfalocele é o resultado de um defeito anterior da parede abdominal.

81. b. Os níveis de MSAFP geralmente permanecem normais em casos isolados de encefalocele. Casos de anencefalia, espinha bífida aberta, gestação multifetal e doença trofoblástica têm a probabilidade de demonstrar níveis elevados de MSAFP.

82. a. *Ectopia cordis* é o deslocamento completo ou parcial do coração para fora da cavidade torácica. O quadro está mais usualmente localizado adjacente à parede torácica, mas pode existir fora da cavidade corporal em outros sítios (abdominal ou cervical). Trata-se de uma das malformações que constituem a pentalogia de Cantrell.

83. c. A seta identifica um lobo placentário acessório ou sucenturiado. As vilosidades coriônicas adjacentes ao sítio de implantação não se atrofiam, resultando em tecido placentário adicional.

84. c. Nesta imagem facial em 3 D de um feto no segundo semestre, identifica-se um quadro de fenda labial.

85. b. A dificuldade de deglutir o fluido amniótico está associada ao feto que demonstre fenda labial facial resultando em poli-hidrâmnio.

86. c. A massa ovariana hipoecoica bem definida e exibida na fase proliferativa tardia e nas fases secretoras iniciais é mais suspeita de cisto de corpo lúteo hemorrágico.

87. d. Uma estrutura vascular cursando ao longo da bexiga fetal normal é mais suspeita de uma artéria umbilical única.

88. c. Uma grande estrutura cística unilocular nos anexos direitos é mais suspeita de cistadenoma. Resíduos se acumularam na porção dependente inferior da massa.

89. d. A imagem translabial do colo do útero demonstra afunilamento do fluido amniótico para o canal cervical, coerente com um colo de útero incompetente.

90. a. Uma estrutura linear hiperecoica fina circunda e se estende além do aspecto posterior do feto, mais coerente com um âmnio normal. A fusão de âmnio e córion ocorre por volta de 16 semanas de gestação.

91. b. A placenta se estende a partir da parede anterior completamente pelo orifício cervical interno, coerente com um quadro de placenta prévia completa.

92. c. A espessura placentária máxima normalmente não excede 4 cm. A placentomegalia demonstra espessura máxima superior a 5 cm.

93. d. A restrição de crescimento intrauterino (RCIU) está, mais provavelmente, associada ao oligo-hidrâmnio. Fenda facial, anencefalia, atresia duodenal e hérnia diafragmática são condições usualmente associadas ao poli-hidrâmnio.

94. b. O ureter e os vasos ilíacos repousam posteriores ao ovário. Os vasos ilíacos externos ficam laterais ao ovário.

95. b. A regressão caudal está mais associada ao *diabetes mellitus* materno.

96. c. Um surto de níveis de hormônio luteinizante desencadeia a ovulação e introduz o folículo residual em um cisto de corpo lúteo.

97. d. O higroma cístico está frequentemente associado a anormalidades cromossômicas (síndrome de Turner) e não demonstra defeito craniano.

98. a. Cistos de Naboth são estruturas císticas benignas comuns localizadas no colo do útero.

99. c. O corno occipital do ventrículo lateral é o primeiro a se dilatar na maioria dos casos de ventriculomegalia.

100. c. Os cistos de teca luteína estão associados a aumentos acentuados em níveis hormonais, um achado clínico na doença trofoblástica.

101. d. A fase lútea tem sobrevida constante de 14 dias e ocorre após a ruptura do folículo ovariano vesicular.

102. a. A separação estreita ou ampla *dentro da cavidade endometrial* é coerente com um útero septado. O útero bicorne demonstra duas cavidades endometriais separadas.

103. a. A espessura do endométrio está diretamente relacionada com níveis hormonais. Níveis crescentes de estrogênio regeneram e espessam a camada funcional do endométrio.

104. b. Uma coleção focal de tecido endometrial ectópico é denominada de *endometrioma* ou "cisto de chocolate".

105. b. Achados sonográficos coerentes com adenomiose incluem um útero dilatado demonstrando áreas anecoicas no miométrio e uma cavidade endometrial normal.

106. c. A bexiga urinária deverá se mostrar na porção superior esquerda da *tela* no plano sagital.

107. a. Estradiol é um hormônio de estrogênio que reflete primariamente a *atividade* do ovário. O hormônio luteinizante desencadeia a ovulação e inicia a conversão do folículo residual em um cisto de corpo lúteo.

108. **b.** Durante a fase proliferativa tardia (dia 10) o endométrio se mostra como uma "linha tripla". A camada funcional é espessa e hipoecoica com uma camada basal hiperecoica.

109. **c.** As reduções nos níveis de estrogênio podem encurtar a vagina e reduzir o muco cervical. Os ovários se atrofiam e podem ser difíceis de visualizar. A espessura do endométrio não deverá exceder 8 mm e será coerentemente benigna quando medir 5 mm ou menos.

110. **d.** O istmo é a "cintura estreita" do útero e está localizado entre o colo e o corpo, sendo denominado de *segmento uterino inferior* durante a gravidez. Essa estrutura está localizada próxima ao ângulo da bexiga urinária.

111. **b.** Os ligamentos suspensores se estendem desde o aspecto lateral do ovário até as paredes pélvicas laterais. O ligamento largo se estende desde o aspecto lateral do útero até as paredes laterais da pelve.

112. **a.** Massa tubular anecoica em paciente assintomática é, mais provavelmente, um quadro de hidrossalpinge. Perguntar à paciente sobre história anterior de cirurgias pélvicas, apendectomia ou infecções pélvicas pode ajudar no diagnóstico.

113. **a.** O alargamento dos centros de ossificação posterior com protrusão anecoica representa, mais provavelmente, um quadro de espinha bífida sacral.

114. **c.** Uma paciente com história de terapia com tamoxifeno demonstrando múltiplas estruturas císticas pequenas no endométrio é mais suspeita de ser portadora de um pólipo endometrial.

115. **a.** A cavidade endometrial exibe aparência hipervascular. Com história recente de um procedimento endometrial invasivo, o sonograma demonstra, muito provavelmente, um quadro de endometrite resultante de produtos retidos da concepção.

116. **c.** Massa de anexos complexa e contígua ao ovário direito é identificada em uma paciente grávida. Trata-se, mais provavelmente, de uma gravidez ectópica.

117. **d.** Um grande saco gestacional vazio está presente na cavidade endometrial, coerente com uma gestação embrionária (ovo gorado).

118. **c.** Uma estrutura anecoica está localizada superior e posterior ao colo do útero, na escavação retrouterina (saco de Douglas).

119. **b.** Três cistos funcionais de aparência normal estão presentes nessa imagem do ovário esquerdo.

120. **b.** A seta identifica um único ventrículo com fusão do tálamo do cérebro, coerente com o quadro de holoprosencefalia alobar.

121. **b.** A holoprosencefalia geralmente está associada à síndrome de Patau. A trissomia 13 é uma anormalidade cromossômica fatal associada a múltiplas malformações graves, incluindo holoprosencefalia, defeitos cardíacos, onfalocele e doença policística infantil.

122. **a.** Estruturas císticas pequenas estão presentes no endométrio de uma gestação precoce. Esses achados sonográficos em uma paciente com hiperemese são mais suspeitos de gravidez molar (doença trofoblástica).

123. **a.** A seta grande (A) identifica os tálamos não fundidos.

124. **b.** A seta pequena (B) identifica o plexo coroide. O tecido cerebral anecoico, a foice do cérebro, os tálamos não fundidos e o plexo coroide são mais coerentes com o quadro de hidranencefalia.

125. **a.** O *diabetes mellitus* materno e a obesidade são fatores de risco para um feto desenvolvendo macrossomia. A regressão caudal está quase unicamente associada ao diabetes materno.

126. **c.** Uma gravidez intrauterina coexistindo com outra extrauterina (heterotópica) ocorre em 1 de 30.000 gestações. A gravidez intrauterina com massa de anexos em crescimento é suspeita de gravidez heterotópica.

127. **c.** Em casos de triploidia, três conjuntos completos de cromossomos estão presentes. A maioria dos casos abortará espontaneamente, ocorrendo em 1 de 5.000 casos. A síndrome de Arnold-Chiari é um quadro recessivo autossômico que afeta a fossa posterior e está associada à ventriculomegalia e à mielomeningocele.

128. **d.** A osteogênese imperfeita é um transtorno da produção de colágeno resultando em ossos desde frágeis até a fratura intrauterina. A displasia diastrófica é um transtorno raro caracterizado por micromelia, pé torto, fenda palatina e anormalidades das mãos.

129. **d.** Os teratomas císticos (cistos dermoides) estão usualmente localizados superiores ao fundo do útero. Eles surgem da parede do folículo e podem conter gordura, cabelo, pele e dentes.

130. **d.** Os exames por ultrassom no segundo trimestre são melhores para determinar a anatomia fetal. A determinação da idade gestacional é mais precisa no primeiro trimestre e do peso fetal no terceiro trimestre.

131. **b.** O forame oval permite a comunicação entre os átrios direito e esquerdo no útero e se fecha próximo ao nascimento. O ducto arterioso se comunica entre a artéria pulmonar e a aorta descendente, fechando-se também após o parto. O ducto venoso liga a veia umbilical à veia cava inferior. A válvula mitral é uma válvula atrioventricular entre o átrio esquerdo e o ventrículo esquerdo.

132. **d.** O início precoce da puberdade (puberdade precoce) pode ser o resultado de uma massa envolvendo o hipotálamo, as gônadas (ovários ou testículos) ou as glândulas suprarrenais.

133. **d.** Uma estrutura cística *unilocular e de paredes finas* é identificada adjacente a um ovário normal, num quadro mais coerente com um cisto paraovariano. A consideração diferencial pode incluir: cistadenoma, hidrossalpinge ou cisto peritoneal.

134. **d.** O carcinoma endometrial é a malignidade mais comum da pelve feminina.

135. **c.** O útero bicorno resulta da fusão parcial dos ductos mullerianos. A insuficiência completa da fusão dos ductos mullerianos está associada à didelfia uterina.

136. **c.** As gestações ectópicas demonstram aumento anormal nos níveis seriados de hCG.

137. **b.** A ovulação ocorre tipicamente dentro de 36 horas após a visualização do *cumulus oophorus*.

138. **a.** O endométrio demonstra a maior espessura na fase secretora, medindo entre 7 e 14 mm.

139. **c.** A fertilização do óvulo ocorre na porção distal da tuba uterina. A fertilização para a implantação endometrial ocorre em 5 a 7 dias.

140. **d.** A glândula hipofisária anterior produz os hormônios luteinizante e de estimulação folicular. O hipotálamo produz o fator de liberação do hormônio de estimulação folicular e do hormônio luteinizante.

141. b. Nas pacientes após a menopausa sem terapia de reposição hormonal espera-se que o endométrio normal apareça como uma linha fina e ecogênica.

142. c. Os cistos do plexo coroide podem ser um achado normal e se resolvem normalmente por volta de 23 semanas de gestação. Eles podem ser associados à trissomia 18.

143. c. O diâmetro biparietal é um prognosticador preciso da idade gestacional antes de 20 semanas. O comprimento coroa-cauda é o parâmetro mais preciso para medir a idade gestacional no primeiro trimestre.

144. a. A síndrome de Meigs é uma combinação de: derrame pleural, ascite e neoplasia ovariana que se resolve após remoção cirúrgica da massa ovariana.

145. a. Os derrames pleurais bilaterais estão presentes neste sonograma do tórax fetal. O derrame pleural pode-se apresentar durante toda a gestação com 10% dos pequenos derrames resolvendo-se espontaneamente.

146. c. A demonstração de um higroma cístico é um achado sonográfico característico associado à síndrome de Turner.

147. d. Observa-se a presença de massa sólida e cística na região do sacro do feto. A linha da pele fetal não mostra evidência de defeito. Isso é mais suspeito de teratoma sacrococcígeo.

148. a. Um foco hiperecoico está presente no quadrante superior direito na área da fossa da vesícula biliar.

149. a. Observa-se a presença de um defeito da parede abdominal anterior adjacente a uma inserção normal do cordão, característica de gastrosquise.

150. a. A inversão anormal persistente do pé do feto em um ângulo perpendicular à porção inferior da perna é mais suspeita de pé torto.

151. d. O defeito ventriculosseptal (VSD) é o defeito cardíaco congênito isolado mais comum. A visualização do septo perpendicular ao feixe sonoro é essencial.

152. b. A análise da artéria umbilical é avaliada após 30 semanas de gestação. Uma reversão do fluxo diastólico na artéria umbilical é um achado crítico.

153. d. A dilatação da bexiga e da uretra proximal (sinal do buraco de fechadura) é mais provavelmente demonstrada nessa imagem da bexiga fetal, coerente com obstrução da válvula uretral posterior.

154. b. A hidronefrose demonstra pelviectasia ≥ 10 mm (1 cm). A pelve renal direita mede 1,1 cm e a esquerda 1 cm de diâmetro. A pelviectasia normal no terceiro trimestre não deverá exceder 0,7 cm.

155. c. Fluxo sanguíneo abundante demonstrando padrão de mosaico no Doppler colorido e fluxo arterial pouco resistente e de alta velocidade combinados com componente venoso na análise do espectro é evidente no miométrio uterino. Com a história de traumatismo pélvico recente (D&C) esse sonograma é mais suspeito de fístula arteriovenosa. Esse é um diagnóstico importante. Uma D&C de repetição pode levar a uma hemorragia catastrófica.

156. a. Durante a fase secretora, a camada funcional espessa do endométrio pode demonstrar realce acústico posterior.

157. d. O cérebro posterior primitivo (rombencéfalo) se mostra como um espaço cístico proeminente na porção posterior do cérebro.

158. a. A decídua basal forma o lado materno da placenta e a decídua frondosa forma o lado fetal. A decídua capsular cobre a superfície do concepto implantado.

159. d. O índice cefálico é elaborado para determinar o estado normal do formato da cabeça do feto.

160. c. O desenvolvimento normal do pulmão depende da troca de fluido amniótico nos pulmões.

161. d. Mittelschmerz é um termo que descreve a dor pélvica antes da ovulação.

162. d. A atresia duodenal é um achado sonográfico associado em cerca de 30% dos casos de síndrome de Down. Outros achados incluem: macrocefalia, braquicefalia, deformidade *sandal toe* e clinodactilia.

163. b. A proliferação do tecido trofoblástico resulta em aumentos dramáticos nos níveis de hCG. O sangramento vaginal e a hiperemese são achados clínicos adicionais associados à doença trofoblástica gestacional.

164. c. O corpo lúteo é um cisto fisiológico que produz progesterona no início da gravidez até o desenvolvimento da placenta.

165. d. Autossômico dominante é um transtorno causado pela presença de um gene defeituoso.

166. c. O crânio em formato de limão e o cerebelo em formato de banana estão associados a um defeito do tubo neural coexistente (mielomeningocele).

167. b. A epífise femoral distal é visualizada por volta de 32 semanas e a epífise tibial proximal por volta de 35 semanas de gestação.

168. d. Um foco hiperecoico não móvel em um ventrículo é, muito provavelmente, o músculo papilar.

169. c. O átrio do ventrículo lateral mede normalmente entre 6 e 10 mm durante toda a gestação e não deverá exceder 10 mm para permanecer dentro dos limites normais.

170. a. O ápice do coração fetal está normalmente posicionado em direção ao lado esquerdo do corpo, em cerca de 45°.

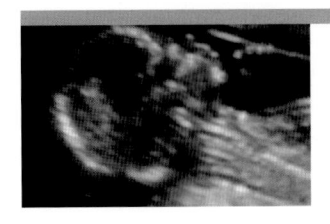

Bibliografia

Burns J, Ladisa-Michalek, Willis A: *National certification exam review: abdominal sonography including superficial structures and musculoskeletal,* 2009, SDMS.

Callen PW: *Ultrasonography in obstetrics and gynecology,* ed 5, Philadelphia, 2008, Saunders.

Cartensen EL: Biological effects of low-temporal, average-intensity, pulse ultrasound, http://www.doi.wiley.com, October 2005.

Craig M: *Essentials of sonography and patient care,* ed 3, St Louis, 2013, Saunders.

Curry RA, Tempkin BB: *Sonography introduction to normal structure and function,* ed 3, Philadelphia, 2011, Saunders.

Glossary of Terms; Society of Vascular Ultrasound; 2005.

Gould BE: *Pathophysiology for the health profession,* ed 3, St Louis, 2006, Mosby.

Hagen-Ansert SL: *Textbook of diagnostic medical sonography,* ed 7, St Louis, 2012, Mosby.

Hedrick W: *Technology for diagnostic sonography,* St Louis, 2013, Mosby.

Henningsen C: *Clinical guide to ultrasonography,* St Louis, 2004, Mosby.

Hrazdira I, Skorpíková J, Dolníková M: Ultrasonically induced alterations of cultured tumour cells, Eur J Ultrasound 8 (1):43-49, 1998.

Hughes S: *National certification exam review: sonography principles and instrumentation,* 2009, SDMS.

Kremkau FW: *Diagnostic ultrasound: principles and instruments,* ed 8, Philadelphia, 2011, Saunders.

Mosby's medical dictionary of medicine, nursing and health professions, St Louis, 2007, Mosby.

Rumack CM, Wilson SR, Charboneau JW, et al: *Diagnostic ultrasound,* ed 4, St Louis, 2011, Mosby.

Society of Thoracic Surgeons; http://www.sts.org/aorticaneurysm.

SonoWorld; http://www.sonoworld.com.

Tempkin BB: *Pocket protocols for ultrasound scanning,* ed 2, Philadelphia, 2007, Saunders.

Ultrasound Diagnosis of Hypertrophied Pyloric Stenosis; Thomas Ball, MD; http://www.radiology.rsnajn/s.org.

Young D, Praska K: *National certification exam review: obstetric and gynecologic sonography,* 2009, SDMS.

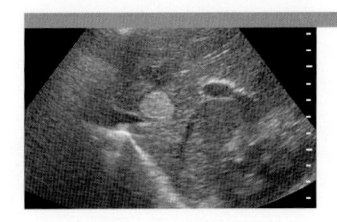

Créditos de Ilustração

Anderhub B: *General sonography: a clinical guide*, St Louis, 1995, Mosby. Figs. 8-6, 11-6, 12-2, 12-3, 12-6, 19-15, 24-8, 24-10, 24-11, 27-1.

Callen PW: *Ultrasonography in obstetrics and gynecology*, ed 5, Philadelphia, 2008, Saunders. Figs. 19-13, 19-18, 20-2 a 20-10, 20-20, 22-8, 23-1, 23-2, 23-12, 28-1, 29-3.

Curry RA, Tempkin BB: *Sonography: introduction to normal structure and function*, ed 2, Philadelphia, 2004, Saunders. Figs. 11-1, 12-1, 13-1, 13-2, 16-1, 29-1, 29-2.

Hagen-Ansert SL: *Textbook of diagnostic ultrasonography*, ed 6, St Louis, 2006, Mosby. Figs. 7-1, 7-2, 9-1, 14-1, 15-1, 15-2, 17-1, 18-1, 19-1, 19-2, 19-4, 19-5, 19-6, 22-9, 22-12, 26-10.

Kremkau FW: *Diagnostic ultrasound: principles and instruments*, ed 7, Philadelphia, 2006, Saunders. Figs. 3-1, 3-2, 3-3, 3-4.

Perry AG, Potter PA: *Clinical nursing skills and techniques*, ed 6, 2006, Mosby. Originally modified from Centers for Disease Control and Prevention, Hospital Infection Control Practice Advisory Committee: Guidelines for isolation precautions in hospitals, *Am J Infect Control* 24:24, 1996. Box de Precauções Padronizadas do Capítulo 29.

Perry AG, Potter PA: *Clinical nursing skills and techniques*, ed 6, St Louis, 2006, Mosby. Originally modified from Occupational Safety and Health Act: Bloodborne pathogens, *Federal Register* 56 (235):64, 175, 1991. Normas OSHA para reduzir a exposição ocupacional à patógenos transmitidos pelo sangue no box do Capítulo 29.

Reuter KL, Babagbemi TK: *Obstetric and gynecologic ultrasound*, ed 2, St Louis, 2007, Mosby. Figs. 25-3, 25-5, 26-8, 26-9, 26-11, 27-8, 27-9, Exame Mock – Obstetrícia e Ginecologia Figs. 11, 12, 13, 14, 15, 16, 17, 18, 19, 20, 25, 26, 35, 36, 37, 38, 39, 40, 43 a 47, ilustração em cores 10.

Rumack CM et al: *Diagnostic ultrasound*, ed 3, St Louis, 2005, Mosby. Figs. 7-9, 7-10, 8-13, 10-17, 10-18, 11-7, 14-2, 28-6, Exame Mock – Física Figs. 5, 6, ilustrações em cores 1, 2, 3, 4, 5, 9.

Tempkin BB: *Pocket protocols for ultrasound scanning*, ed 3, Philadelphia, 2007, Saunders. Fig. 19-3.

Cortesias

Paul Aks, BS, RDMS, RVT. Figs. 7-10, 8-12, 10-11, 16-10, 17-5, 18-4, 18-5, 19-10, 19-11, 19-16, 19-17, 21-3, 21-4, 21-7, 23-3, 27-5, 26-7, 29-4, 29-9, Exame Mock – Abdome Figs. 5, 6, 15, 25, 34, Exame Mock – Obstetrícia e Ginecologia Figs. 3, 31, 34, 40, 51.

Sharon Ballestero, RT, RDMS. Figs. 15-6, 16-9, 21-11, 27-3, Exame Mock – Obstetrícia e Ginecologia Figs. 30, 42.

Carrie Bensen, RDMS. Figs. 12-4, 13-4, 15-3, 21-5.

Julie Camozzi, RDMS. Figs. 15-13, 15-14.

Diasonics. Figs. 7-5, 8-5, 8-7, 13-7, 16-7, 18-6, 19-20, 20-1, 20-7, 20-12, 20-13, 20-14, 21-10, 22-21, 23-4, 23-5, 25-1, 27-6.

Diane Dlugos, BS, RDMS. Fig. 20-22, Exame Mock – Obstetrícia e Ginecologia Fig. 27.

GE Healthcare. Figs. 11-11, 12-7, 18-9, 23-9.

Thomas Hoffman and Jack D. Weiler, Albert Einstein Medical Center, New York. Fig. 12-5.

Amy Ly, BS, RDMS, RVT. Exame Mock – Obstetrícia e Ginecologia Fig. 5.

Jackie Menor, BS, RDMS. Fig. 7-3. Exame Mock – Abdome Fig. 32.

Jean Orpin, RT, RDMS. Fig. 28-6.

Lynne Ruddell, BS, RDMS. Figs. 10-15, 16-3, 16-8.

Diane Short, RT, RDMS. Fig. 24-7.

Siemens Medical Solutions, Ultrasound Division. Figs. 10-3, 10-4, 14-7, 16-5, 16-6, 16-11, 22-4, 24-2, 25-2, 28-2, 28-4, 29-5, Exame Mock – Abdome Figs. 20, 26, 35, 36, 37, 38, 40, Exame Mock – Obstetrícia e Ginecologia Fig. 10.

B. Alex Stewart, RT, RDMS. Fig. 26-2.

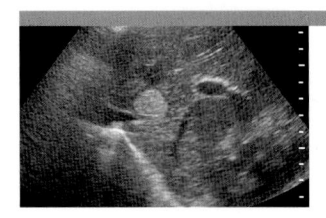

Índice Remissivo

Entradas acompanhadas por um *f* itálico indicam figuras respectivamente.

A

AAA (Aneurisma da Aorta Abdominal), 184
  dissecante, 192
  ectásico, 192
  micótico, 192
  rompido, 192
  pseudoaneurisma, 192
  reparo cirúrgico, 192
Abdome, 85-294
  baço, 158-169
  escroto, 229-244
  estruturas superficiais, 212-228
    ultrassonografia, 212-228
      da mama, 212-228
      musculoesquelética, 212-228
      parede abdominal, 212-228
  exame Mock, 271-294
  fetal, 375*f*
    sonograma do, 375*f*
      em corte transverso, 375*f*
  fígado, 86-104
  músculo do, 212
    reto, 212
  pâncreas, 123-135
  peritônio, 259-270
  pescoço, 245-258
  procedimentos invasivos, 259-270
  próstata, 229-244
  respostas de, 473-500
  retroperitônio, 170-183
  sistema, 105-122, 136-157
    biliar, 105-122
    urinário, 136-157
  superior, 196*f*, 197*f*, 208*f*, 209*f*, 267*f*, 269*f*
    sonograma do, 196*f*, 197*f*, 208*f*, 209*f*, 267*f*, 269*f*
      mediano longitudinal, 209*f*
      transversal, 196*f*, 197*f*
      transverso, 267*f*, 269*f*
  tórax, 259-270
    não cardíaco, 259-270
  trato GI, 199-211
  vasculatura abdominal, 184-198
Abertura
  dinâmica, 25
Aborto, 353
  no primeiro trimestre, 359, 360
    completo, 359
    incompleto, 360
Abruptio
  placentae, 411

Abscesso
  esplênico, 162
  hepático, 93, 114
    amebiano, 93
    fúngico, 93
    piogênico, 93
  na pancreatite, 128
  na parede abdominal, 221
    anterior, 221
  no cólon, 206
    apendicular, 206
    diverticular, 206
  pericolecístico, 114
  por fluido peritoneal, 263
  renal, 144
  retroperitoneal, 177
  testicular, 237
  tubo-ovariano, 344
Absorção, 13
  material de, 25
AC (Circunferência Abdominal)
  no segundo trimestre, 369
  no terceiro trimestre, 379
Acetato
  de medroxiprogesterona, 324
  de depósito, 324
    para contracepção, 324
Achado(s)
  no primeiro trimestre, 357-358
    semanais, 359
      normal, 359
    sonográficos, 357-358
      âmnio, 358
      atividade cardíaca, 358
      embrião, 358
      SG, 357
      VS, 358
Ácinos, 212
Acondrogenesia, 394
Acondroplasia, 395
ACR (*American College of Radiology*)
  padrões de arquivamento do, 46
    de arquivos médicos, 46
  protocolo, 70
Acrania, 388
Acreta
  placenta, 414
Acromelia, 388
ACTH (Hormônio Adrenocorticotrófico)
  valores laboratoriais do, 173
    no retroperitônio, 173

Acústica, 13
Addison
  doença de, 170, 174
Adenoma, 105, 113
  da paratiroide, 252
  da tiroide, 250
  hepático, 94
  no rim, 145
  suprarrenal, 173
Adenomiomatose, 105, 113
Adenomiose, 331, 332
Adrenalina, 170
Aerobilia, 111
AFI (Índice de Líquido Amniótico), 381
Agenesia
  das vesículas seminais, 233
  de corpo caloso, 388
  do rim, 139
  do útero, 303
  ovariana, 306
  renal, 393
Agente(s)
  de contraste, 71
Agulha
  fina, 259, 264
    aspiração por, 259, 264
AHRQ (*Agency for Healthcare Research and Quality*), 425
AIUM (*American Institute of Ultrasound in Medicine*)
  protocolo, 70
Alargamento
  espectral, 55
Alba
  linha, 212
Albumina
  sérica, 92
    valores laboratoriais, 92
      no fígado, 92
Alcance
  ambiguidade de, 37
  equação do, 20
    fórmulas do capítulo, 20
    propagação do som, 20
Aldosterona
  valores laboratoriais da, 173
    no retroperitônio, 173
Alfafetoproteína
  materna, 368
  no segundo semestre, 369
  valores de laboratório, 369

baixa, 369
elevada, 369
valores laboratoriais, 91
no fígado, 91
Aliasing, 55
ALT (Alanina Aminotransferase)
valores laboratoriais, 92, 110
no fígado, 92
no sistema biliar, 110
Alvo
sinal do, 199
Ambiguidade
de alcance, 37
Amenorreia, 315
Amilase, 123
Âmnio
no primeiro trimestre, 358
achados sonográficos, 358
vazio, 353
sinal de, 353
Amniocentese, 405
Amplificação
no sistema, 41
pulso-eco, 41
Amplitude, 13
Ampola
de Vater, 105, 123
AMS (Artéria Mesentérica Superior)
anatomia da, 186
Anasarca, 401
Anatomia
apêndice, 201
arterial, 185
aorta abdominal, 185
ramos principais da, 185, 186
parietais, 186
viscerais, 185
artérias abdominais, 187
adicionais, 187
biliar, 106
ducto(s) biliar(es), 106
CBD, 107
CHD, 106
cístico, 106
tamanho do, 107
canal anal, 202
ceco, 201
cólon, 201, 202
ascendente, 202
descendente, 202
transverso, 202
da bexiga urinária, 148, 307
ápice, 148
colo, 148
trígono, 149
da(s) glândula(s), 247
paratiróideas, 247
tiróide, 247
da mama, 213
ducto lactífero, 213
espaço retromamário, 214
lobo, 213
planos fibrosos, 214
TDLU, 213
da parede abdominal anterior, 218, 219f
linha alba, 218

músculo(s), 218, 219
oblíquos, 219
externos, 219
internos, 219
reto do abdome, 218
transverso do abdome, 219
da pelve, 296-314
espaços pélvicos, 299
falsa, 296
feminina, 297f
ligamentos pélvicos, 298
músculos pélvicos, 297
sistema reprodutor, 299
feminino, 299
vasculatura pélvica, 298
verdadeira, 296
da placenta, 411, 412f
da pleura, 262
da próstata, 230
cápsula cirúrgica, 232
glândulas periuretrais, 232
vascular, 233
artéria(s), 233
capsulares, 233
prostaticovesicais, 233
uretral, 233
vesical inferior, 233
verumontano, 232
vesículas seminais, 232
ZC, 231
ZP, 232
ZT, 232
de Couinaud, 86
de ureter, 138
suprimento arterial, 138
do baço, 158
anomalias congênitas, 159
esplênica, 159f
localização, 159
tamanho esplênico, 160
adulto normal, 160
esplenomegalia, 160
vasculatura esplênica, 158
do cordão umbilical, 416
artérias umbilicais, 416
veia umbilical, 416
do epidídimo, 230
do escroto, 230
do esôfago, 200
do peritônio, 260
omento, 260
gastro-hepático, 260
maior, 260
menor, 260
órgãos contidos, 260
do retroperitônio, 171
do testículo, 230
cordão espermático, 231
ducto deferente, 231
mediastino testicular, 231
rete testis, 231
túnica, 230
albugínea, 230
vaginal, 230
vaso deferente, 231
dos ovários, 304

duodeno, 201
estômago, 200
fetal, 370
no segundo trimestre, 370
abdominal normal, 372
circulação, 370
cordão umbilical, 373
craniana normal, 371
musculoesquelética normal, 372-373
placenta, 373
torácica normal, 371
funcional, 86
lobar-segmentar, 86
íleo, 201
intestino delgado, 201
jejuno, 201
lobar, 86
tradicional, 86
musculoesquelética, 219
articulação, 220
do joelho, 220
do ombro, 220
do quadril, 220
tendão de Aquiles, 219
no primeiro trimestre, 356
crânio, 356
parede abdominal, 356
sistema, 356
cardiovascular, 356
esquelético, 356
pélvica, 309-314
revisão da, 309-314
renal, 137, 138f
reto, 202
sigmoide, 202
suprarrenal, 171f
vascular, 171
venosa, 187, 188f
IVC, 187
tributárias venosas, 187
principais, 187
veias abdominais, 188
adicionais, 188
Anemia, 158
Anencefalia, 3, 90
Aneurisma, 191
da artéria, 146, 158, 162
esplênica, 158, 162
renal, 146
dissecante, 184
ectásico, 184
em *berry*, 184
fusiforme, 184
micótico, 184
sacular, 184
Anexo(s), 296
direito, 350f
sonograma do, 350f
transverso, 350f
doença dos, 343-352
cisto, 343, 344
de inclusão peritoneal, 344
paraovariano, 343
das tubas uterinas, 344
abscesso tubo-ovariano, 344
carcinoma, 344

hidrossalpinge, 344
piossalpinge, 344
salpingite, 344
endometrioma, 343
endometriose, 343
PID, 344
revisão da, 347-352
tumores, 343
de Krukenberg, 343
esquerdo, 341*f*, 348*f*, 351*f*
sonograma do, 341*f*, 348*f*, 351*f*
coronal, 348*f*
endovaginal, 351*f*
sagital, 348*f*
Angiomiolipoma, 136, 145
Angiotensina, 136
Ângulo
de reflexão, 13
incidente, 13
Anoftalmia, 391
Anomalia(s)
congênitas, 90, 125, 139, 159, 215, 303-304, 306, 308
da bexiga urinária, 308
divertículo, 308
ureterocele, 308
da mama, 215
do rim, 139-140
agenesia, 139
duplicação, 139
ectopia renal, 139
cruzada com fusão, 139
em bolo, 139
em ferradura, 140
pélvico, 140
ptose renal, 140
sigmoide, 140
torácico, 140
do útero, 303-304
agenesia, 303
arqueado, 303
bicórneo, 303
didelfia, 303
septos, 303
subseptos, 304
unicórneo, 304
no baço, 159
acessório, 159
aplasia, 159
errante, 159
poliesplenia, 159
no fígado, 90
no pâncreas, 125
anular, 125
divisum, 125
fibrose cística, 125
tecido pancreático, 125
ectópico, 125
ovarianas, 306
agenesia, 306
ovário unilateral, 306
uterinas, 303
de Ebstein, 392
do cordão umbilical, 417
artéria umbilical única, 417
cisto, 417

curto, 417
em prolapso, 417
incisuras falsas do, 417
inserção de cordão velamentoso, 417
longo, 417
nucal, 417
trombose dos vasos umbilicais, 417
variz da veia umbilical, 417
Anormalidade(s)
cromossômicas, 401-402
síndrome, 401, 402
de Down, 402
de Edward, 401
de Patau, 402
de Turner, 402
triploidia, 402
da placenta, 414-415
acreta, 414
calcificações, 415
circunvalada, 415
depósitos de fibrina, 415
descolamento, 414
em raquete, 415
infarto placentário, 415
lagos placentários, 415
placentomalacia, 415
placentomegalia, 415
separação amniocoriônica, 415
sucenturiada, 415
trombose intervilosa, 415
do colo do útero, 418
incompetente, 418
insuficiência cervical, 418
endometriais, 332
carcinoma, 333
efeito do tamoxifeno, 333
endometrite, 333
hematométrio, 333
hiperplasia, 333
pólipo, 333
síndrome de Asherman, 333
fetais, 388-400
cranianas, 388-390
acrania, 388
agenesia de corpo caloso, 388
cisto aracnoide, 388
formato de limão, 389
formato de morango, 390
hidranencefalia, 389
hidrocefalia, 389
holoprosencefalia, 389
malformação de Arnold Chiari, 388
tipo II, 388
microcefalia, 389
prosencefalia, 390
síndrome de Dandy-Walker, 389
ventriculomegalia, 389
da parede do corpo do feto, 394
gastrosquise, 394
hérnia umbilical, 394
onfalocele, 394
teratoma sacrococcígeo, 394
defeito do tubo neural, 390
anencefalia, 3,90
encefalocele, 390
espinha bífida, 390

regressão caudal, 390
do esqueleto, 394-395
acondrogenesia, 394
acondroplasia, 395
displasia tanatofórica, 395
osteogênese imperfeita, 395
pé, 395
fundo oscilante, 395
torto, 395
do pescoço, 391
edema nucal, 391
higroma cístico, 391
do sistema geniturinário, 393-394
agenesia renal, 393
cisto renal, 393
doença policística infantil, 393
extrofia da bexiga, 393
hidronefrose, 393
junção ureterovesical, 394
obstrução, 393
da junção ureteropélvica, 393
da válvula uretral posterior, 393
rim, 393
displásico, 393
multicístico, 393
tumor de Wilms, 394
do tórax, 391-392
anomalia de Ebstein, 392
ectopia do coração, 391
efusão pleural, 392
hérnia diafragmática, 392
malformação adenomatoide cística, 391
tetralogia de Fallot, 392
transposição de grandes vasos, 392
do trato GI, 392-393
atresia, 392
do intestino, 392
duodenal, 392
esofágica, 392
íleo de mecônio, 393
intestino hiperecoico, 392
peritonite por mecônio, 393
faciais, 391
anoftalmia, 391
ciclopia, 391
fenda facial, 391
hipertelorismo, 391
hipotelorismo, 391
macroglossia, 391
micrognatia, 391
revisão de, 396-400
vasculares, 96-97, 336
do ovário, 336
fístula AV, 336
torção ovariana, 336
hepáticas, 96-97
hipertensão portal, 97
síndrome de Budd-Chiari, 96
TIPS, 97
trombose de veia porta, 97
Antebraço
sonograma do, 227*f*
Ânus
levantador do, 297
Aorta
abdominal, 185, 189, 195*f*, 196*f*, 274*f*, 285*f*

Índice Remissivo

aparência ultrassonográfica, 190
  distal, 196f, 274f
    sonograma da, 196f, 274f
      transversal, 196f
  localização da, 189
  ramos parietais da, 186
    artérias, 187
      lombares, 187
      sacral mediana, 187
  ramos viscerais da, 185
    AMS, 186
    artéria, 186
      gonadais, 186
      mesentérica inferior, 186
      renais principais, 186
      suprarrenais médias, 186
    tronco celíaco, 185
  sonograma da, 195f, 196f, 285f
    transversal, 196f
    transverso, 285f
  tamanho, 190
  flutuante, 170
Aparência
  sonográfica, 248, 262, 300, 301, 304, 307, 413
    da placenta, 413
      primeiro trimestre, 413
      segundo trimestre, 413
      terceiro trimestre, 413
    da tuba uterina, 307
    da vagina, 300
    do peritônio, 262
    normal, 301, 304, 307
      das tubas uterinas, 307
      do endométrio, 301
      do útero, 301
      dos ovários, 304
    pescoço, 248
  ultrassonográfica, 90, 108, 126, 160, 172, 190, 203, 215, 220, 234
    artéria hepática, 90
    da aorta abdominal, 190
    da IVC, 190
    da mama, 215
    da parede abdominal, 220
      anterior, 220
    da próstata, 234
    da vesícula biliar, 108
      em jejum, 108
        anormal, 108
        normal, 108
      espessamento da parede, 109
        causas não inflamatórias de, 109
        motivos para não visualização da, 109
    das massas retroperitoneais, 176
    do baço, 160
      normal, 160
    do cordão espermático, 234
    do epidídimo, 234
    do escroto, 234
    do linfonodo, 176
      anormal, 176
      normal, 176
    do pâncreas, 126
      normal, 126
      anormal, 126
    do retroperitônio, 172

    normal, 172, 176
    do sistema musculoesquelético, 220
    do testículo, 234
    do trato GI, 203
    ductos biliares, 90
    fígado, 90
    veia, 90
      hepática, 90
      porta, 90
Apêndice
  anatomia do, 201
  testicular, 229
Apendicite
  aguda, 206
Aplasia
  do baço, 159
Apodização, 25
Apresentação
  fetal, 383
    cefálica, 383
    oblíqua, 383
    pélvica, 383
      completa, 383
      franca, 383
      incompleta, 383
    transversa, 383
    vértex, 383
  3D, 44
    no sistema pulso-eco, 44
Aquiles
  tendão de, 212, 219, 221, 222, 227f
    anatomia do, 219
    laceração do, 222
    sonograma sagital do, 227f
    tendinite, 221
Área, 13
  nua, 86, 259
Armazenamento
  do glicogênio, 95
    doença de, 95
  no sistema pulso-eco, 43, 46
    de arquivos, 46
      disco magneto-óptico, 46
      PACS, 46
    de imagens, 43
      conversor de varredura, 43
      memória, 43
      números binários, 44
      pós-processamento, 44
      pré-processamento, 44
      variação de contraste, 44
    padrões de, 46
Arnold Chiari
  malformação de, 388
    tipo II, 388
Arquivo(s)
  médicos, 46
    padrões de arquivamento de, 46
      ACR, 46
      DICOM, 46
      NEMA, 47
Arranjo
  convexo, 25
  linear, 25
    sequencial, 25
ART (Tecnologia de Reprodução Assistida)

  complicações da, 346
    gestações múltiplas, 346
    gravidez ectópica, 346
    hiperestimulação ovariana, 346
      síndrome da, 346
  métodos de, 345
    fertilização *in vitro*, 345
    terapia de indução ovariana, 345
    transferência, 345
      intrafolicular de gametas, 345
      intratubária de zigotos, 345
Artefato(s), 37
  anisotrópico, 212
  de cintilação, 136
  de imagem, 47-48
  do ultrassom, 47
    causados por, 47
    sistemas de, 47
    suposições no desenho dos, 47
  Doppler, 61
Artéria(s)
  abdominais, 187
    adicionais, 187
      esplênica, 187
      gástrica esquerda, 187
      GDA, 187
      hepática, 187
  capsulares, 233
  carótidas, 245
    comuns, 246
    externas, 246
    função das, 245
    internas, 246
  centrípetas, 232
  cremastérica, 232
  deferencial, 232
  esplênica, 158, 162
    aneurisma da, 158, 162
  frênica, 186
    inferior, 186
  gonadais, 186
  hepática(s), 89, 90, 98
    aparência ultrassonográfica, 90
    após transplante, 98
      estenose da, 98
      trombose da, 98
  ilíacas, 298
    internas, 298
  lombares, 187
  mesentérica, 186
    inferior, 186
  ovarianas, 298
  prostaticovesicais, 233
  renal, 146, 186
    aneurisma da, 146
    estenose da, 146
    principais, 186
  sacral, 187
    mediana, 187
  suprarrenais, 186
    médias, 186
  testiculares, 232
  umbilical(is), 416
    única, 417
  uretral, 233
  uterinas, 298

vertebrais, 247
vesical, 233
  inferior, 233
Arteríola(s), 55
Arteriosclerose, 191
Articulação(ões)
  anatomia, 220
    do joelho, 220
    do ombro, 220
    do quadril, 220
Ascaridíase, 105, 112
Ascite
  benigna, 263
  exsudativa, 259
  loculada, 259
  maligna, 263
  quilosa, 259
  transudativa, 259
Asherman
  síndrome de, 331, 333
Aspiração
  por agulha fina, 259, 264
Asplenia
  síndrome de, 158
AST (Aspartato Aminotransferase)
  valores laboratoriais, 92, 110
    no fígado, 92
    no sistema biliar, 110
Atenuação
  coeficiente de, 13, 20
  valores, 19
Aterosclerose, 191
Atividade
  cardíaca, 358
    no primeiro trimestre, 358
    achados sonográficos, 358
ATN (Necrose Tubular Aguda), 144
Atresia
  biliar, 105, 111
  do intestino, 392
  duodenal, 392
  esofágica, 392
Átrio
  do ventrículo lateral, 371
    no segundo trimestre, 371
Aumento
  no crescimento fetal, 380
    no terceiro trimestre, 380
      grande para a idade gestacional, 380
      macrossomia, 380
Autonomia, 425
AV (Arteriovenosa)
  derivações, 193
  fístula, 147, 184, 193, 336
    do ovário, 336
    dos rins, 147
Avaliação
  do primeiro trimestre, 353-368
    achados sonográficos, 357-358
      âmnio, 358
      atividade cardíaca, 358
      embrião, 358
      SG, 357
      VS, 358
    anatomia, 356
      crânio, 356

      parede abdominal, 356
      sistema, 356
        cardiovascular, 356
        esquelético, 356
    desenvolvimento do blastocisto, 354, 355f
    embriologia inicial, 353, 354f
    gravidez anormal, 359-361
      aborto, 359, 360
        completo, 359
        incompleto, 360
      anembrionária, 359
      ectópica, 360
      hemorragia subcoriônica, 361
      heterotópica, 360
      morte, 360
        embrionária, 360
        fetal, 360
      neoplasia trofoblástica gestacional, 360
      pseudociese, 360
      massa pélvica, 361
        na gravidez inicial, 361
    medições do, 356
      CCN, 356
      CRL, 356
      MSD, 356
      translucência nucal, 357
    normal, 359
      achados semanais no, 359
    protocolo do, 357
      avaliar, 357
      documentar, 357
    revisão da, 362-367
    sonográfica, 357
      indicações para, 357
    valores de laboratório, 356
      hCG, 356
  do segundo trimestre, 368-378
    anatomia fetal, 370
      abdominal normal, 372
      circulação, 370
      cordão umbilical, 373
      craniana normal, 371
      musculoesquelética normal, 372-373
      placenta, 373
      torácica normal, 371
    do feto, 370
    medições biométricas, 368
      AC, 369
      BPD, 368
      CF, 369
      HC, 368
      índice cefálico, 369
    protocolo do, 369
      avaliação da idade fetal, 369
    revisão da, 374-378
    valores de laboratório, 369
      alfafetoproteína, 369
  do terceiro trimestre, 379-387
    apresentação fetal, 383
      cefálica, 383
      oblíqua, 383
      pélvica, 383
      transversa, 383
      vértex, 383
    bem-estar do feto, 382
      perfil biofísico, 382

      crescimento fetal, 379
        aumento no, 380
        diminuição no, 380
      LA, 381
        funções do, 381
        volume de, 381
          medição do, 381
      medições, 379
      revisão, 384
    métodos de, 68
      testes, 68
        de emissão acústica, 68
        operacionais, 68
Axila
  sonograma da, 285f

B

Baço, 158-169
  acessório, 158
  anatomia, 158
    anomalias congênitas, 159
    esplênica, 159f
    localização, 159
    tamanho esplênico, 160
      adulto normal, 160
      esplenomegalia, 160
    vasculatura esplênica, 158
  aparência ultrassonográfica, 160
    normal, 160
  errante, 158
  fisiologia, 158
  função, 158
  imagem do, 165f
    coronal, 165f
  malignidade do, 163
    hemangiossarcoma, 163
    leucemia, 163
    linfoma, 163
    metástase, 163
  patologia esplênica, 162-163
    abscesso, 162
    aneurisma, 162
      da artéria esplênica, 162
    calcificações, 162
    candidíase esplênica, 162
    cisto, 162
    hamartoma, 162
    hemangioma cavernoso, 162
    infarto esplênico, 162
    linfangioma cavernoso, 162
    linfangiomatose cística, 162
    ruptura esplênica, 163
  revisão do, 164-169
  sonograma do, 166f, 167f, 168f, 276f, 290f
    coronal, 166f, 167f
    longitudinal, 276f, 290f
    transversal, 168f
  técnica, 160
    de exame, 160
    indicações para, 160
    otimização da imagem, 160
    preparação, 160
  valores laboratoriais, 161
    eritrócito, 161
    hematócrito, 161

Índice Remissivo

hemoglobina, 161
leucócito, 161
Bainha
  do reto abdominal, 221
    hematoma da, 221
  sinovial, 212
Baker
  cisto de, 212, 222
Banana
  sinal da, 388
Banda
  amniótica, 403
    síndrome da, 403
  fracionária, 13
    largura de, 13
Barrete
  frígio, 105
Beckwith-Wiedemann
  síndrome de, 403
Bem-estar
  do feto, 382
    no terceiro trimestre, 382
      perfil biofísico, 382
Beneficência, 425
Bernoulli
  efeito de, 55, 57
Bertin
  coluna de, 136, 139
    hipertrofiada, 136, 139
Bexiga Urinária
  anatomia da, 148, 307
    ápice, 148
    colo, 148
    trígono, 149
  anomalias congênitas da, 308
    divertículo, 308
    ureterocele, 308
  anormalidades congênitas, 149
    divertículo vesical, 149
    extrofia vesical, 149
    seio uracal, 149
    ureterocele vesical, 149
  aparência, 149, 307
    sonográfica, 307
      normal, 307
    ultrassonográfica, 149
  doença da, 308
    cálculo, 308
    cistite, 308
    debris na, 308
    malignidade da, 308
    pólipo da, 308
  extrofia da, 388, 393
  imagem da, 150*f*, 151*f*, 153*f*
    longitudinal, 150*f*
      do lado direito, 151*f*
    sagital, 153*f*
  no segundo trimestre, 372
  patologia da, 149
    cálculo vesical, 149
    cistite, 149
    lama vesical, 149
    malignidade vesical, 149
    pólipo vesical, 149
  sonograma da, 277*f*, 286*f*, 290*f*, 313*f*
    longitudinal, 290*f*

transverso, 277*f*, 286*f*, 313*f*
Bile, 105
Bilirrubina, 105
  valores laboratoriais, 92, 110
  no fígado, 92
  no sistema biliar, 110
Biloma, 105, 112
Bioefeito(s)
  do ultrassom, 7
    estudos sobre os, 7
  revisão dos, 9-12
  segurança, 4
Biópsia, 259, 264
Bit, 37, 43
Blastocisto, 353
  desenvolvimento do, 354, 355*f*
Bócio, 245, 251
Bola
  de Hartmann, 105
  de lama, 105
  de Morison, 88
    hepatorrenal, 88
Bolo
  rim em, 139
Bolsa
  de Morrison, 261
  uterina, 299
  vesicouterina, 299
Borda(s)
  do retroperitônio, 175
  sombreamento de, 37
Bosselação
  frontal, 388
Bouveret
  síndrome de, 105
BPD (Diâmetro Biparietal), 375*f*
  no segundo semestre, 368
  no terceiro trimestre, 379
Bradicardia, 353
Braquiocefálico, 368
Braxton-Hicks
  contração de, 411
Brenner
  tumor de, 335
Budd-Chiari
  síndrome de, 86, 96
Buraco
  de fechadura, 388
    sinal do, 388
Bursa, 212
  omental, 261
Byte, 37

C

CA (Volume do Fluído Aminiótico)
  no terceiro trimestre, 379
Cabeça
  do feto, 375*f*
    sonograma da, 375*f*
Cadência, 37
Calcificação(ões)
  esplênicas, 162
  na placenta, 415
Cálcio
  valores de laboratório, 250

Calcitonina
  valores de laboratório, 249
Cálculo
  na bexiga urinária, 308
  renal, 144
    nefrolitíase, 145
  vesical, 149
Camada(s)
  adiposa, 214
    subcutânea, 214
      da mama, 214
  da parede dos vasos, 184
    túnica, 184
      adventícia, 184
      íntima, 184
      média, 184
  de casamento, 25
  de tecido, 300
    do útero, 300
      endométrio, 300
      miométrio, 300
      perimétrio, 300
  semirredutora, 20
Campo de visão, 37
Canal(is), 25, 37
  anal, 202
    anatomia do, 202
  inguinal, 243*f*
    esquerdo, 243*f*
      imagem sagital do, 243*f*
  paralelo, 105
Candidíase
  esplênica, 162
Cantrell
  pentalogia de, 403
Capilar (es), 55
Cápsula
  cirúrgica, 229, 232
Carcinoma
  adrenocortical, 174
  da paratiroide, 252
  da tiroide, 252
  de células renais, 146
  de vesícula biliar, 114
  do colo, 332
    do útero, 332
  endometrial, 333
  hepatocelular, 96
  na mama, 218
    coloide, 218
    ductal invasivo, 218
    medular, 218
    papilar, 218
  na próstata, 238
  nas tubas uterinas, 344
  no cólon, 206
  no estômago, 204
  no ovário, 335
  no pâncreas, 129
Caroli
  doença de, 105, 111
Casamento
  camada de, 25
Categoria(s)
  sonoras, 14
    infrassom, 14

som audível, 14
ultrassom, 14
Cauda
de cometa, 37
Cavidade
do *septum pellucidum*, 368, 371
no segundo trimestre, 371
endometrial, 301
peritoneal, 262
exame da, 262
indicações para, 262
pleural, 259, 262
exame da, 262
indicações para, 262
Cavitação, 2
estável, 6
transitória, 6
CBD (Ducto Biliar Comum), 105, 106, 107
CCN (Comprimento Cabeça-Nádegas)
no primeiro trimestre, 356
Ceco
anatomia do, 201
Célula(s)
da ilhota pancreática, 129
tumor da, 129
granulosas, 335
tumor de, 335
renais, 146
carcinoma de, 146
Cerebelo
no segundo trimestre, 371
verme do, 368
Cérebro
foice do, 368, 371
no segundo trimestre, 371
Cérvice, 300
CF (Comprimento do Fêmur)
no segundo trimestre, 369
no terceiro trimestre, 379
Chave
T/R, 41
CHD (Ducto Hepático Comum), 105, 106
Chifre
do touro, 388
sinal de, 388
Chorion
frondosum, 411
Ciclo, 13
menstrual, 315
Ciclopia, 391
Cine-loop, 37
Cintilação
artefato de, 136
Circulação
cardíaca, 56
fluxo sanguíneo, 56
variáveis do, 56
fetal, 370
no segundo trimestre, 3670
Circunferência, 13
Cirrose, 86, 94
Cistadenocarcinoma
no ovário, 334
Cistadenoma
no ovário, 334
mucinoso, 334

seroso, 334
Cisterna
magna, 371
no segundo trimestre, 371
Cistite, 149, 308
Cisto(s)
aracnoide, 388
da paratiroide, 253
da tiroide, 250
de Baker, 212, 222
de Gartner, 331
de inclusão peritoneal, 344
de Naboth, 332
do colédoco, 105, 112
do ducto, 331
longitudinal, 331
do epoóforo, 331
do omento, 264
do ovário, 323
corpus albicans, 323
de corpo lúteo, 323
funcional, 323
hemorrágico, 323
simples, 323
do pâncreas, 128-129
cistoadenoma, 128
doença policística, 129
pseudocisto, 129
do pescoço, 245, 251
da fenda branquial, 245, 251
higroma cístico, 251
tireoglosso, 245, 251
epitelial, 334
de superfície, 334
equinocócico, 86, 93
esplênico, 162
ganglônico, 212, 222
hepático, 86, 92-93
cistoadenoma, 92
doença policística, 93
verdadeiro, 86
mesentérico, 259, 264
na mama, 216
na próstata, 238
no cordão umbilical, 417
no epidídimo, 236
no rim, 143
parapiélico, 143
peripiélico, 143
simples, 143
paraovariano, 343
parapélvico, 136
renal, 393
suprarrenal, 173
tecaluteínicos, 334
testicular, 237
Cistoadenoma, 92
no pâncreas, 129
Cistossarcoma
filóide, 216
na mama, 216
Classificação
da placenta, 413
Clonorquíase, 105, 111
Clutter, 55
Código

de conduta, 425
Coeficiente
de atenuação, 13, 20
Colangiocarcinoma, 105, 112
Colangite, 105, 112
ascendente, 114
Colateral(is), 86
na hipertesnão portal, 98
Coleção(ões)
de fluido peritoneal, 263
abscesso, 263
ascite, 263
benigna, 263
maligna, 263
hemoperitônio, 263
linfocele, 263
pseudomixoma, 263
do peritônio, 263
seroma, 263
de fluido torácico, 264
não cardíacas, 264
derrame pleural, 264
hemotórax, 264
Colecistite
aguda, 105, 114
crônica, 105, 115
enfisematosa, 105, 114
gangrenosa, 114
Colecistocinina, 105
Colédoco
cisto do, 105, 112
Coledocolitíase, 105
complicações, 112
colangite, 112
obstrução biliar, 112
pancreatite, 112
Colelitíase, 105, 113
Colesterólise, 113
Colesterolose, 105
Colesterose, 105
Cólica
biliar, 105
renal, 136
Colo
do útero, 300, 332 418
anormalidades do, 418
incompetente, 418
insuficiência cervical, 418
doença do, 332
carcinoma, 332
cisto de Naboth, 332
Cólon
anatomia do, 201, 202
ascendente, 202
descendente, 202
transverso, 202
localização do, 203
patologia do, 206
abscesso, 206
apendicular, 206
diverticular, 206
apendicite aguda, 206
carcinoma, 206
mucocele, 206
pólipo, 206
volvo, 206

sonograma do, 208f, 210f, 276f
    ascendente, 210f
    descendente, 208f
    transverso, 276f
Coluna
  de Bertin, 136, 139
    hipertrofiada, 136, 139
  vertebral, 373
    no segundo trimestre, 373
Cometa
  cauda de, 37
Compensação
  do ganho de tempo, 41, 42f
    curva de, 42f
Complexo
  da parede membro-corpo, 403
  retroplacentário, 411
Complicação(ões)
  na gravidez, 401-410
    anormalidades cromossômicas, 401-402
      síndrome, 401, 402
        de Down, 402
        de Edward, 401
        de Patau, 402
        de Turner, 402
      triploidia, 402
    avaliação sonográfica, 404
    gestações multifetais, 404
      anormalidades das, 405
      monozigóticas, 404
      verificação genética, 405
    hidropsia fetal, 403
      imune, 404
      não imune, 404
    revisão de, 406-410
    síndromes fetais, 402
      complexo da parede membro-corpo, 403
      da banda amniótica, 403
      de Beckwith-Wiedemann, 403
      de Eagle-Barrett, 403
      de Meckel-Gruber, 403
      pentalogia de Cantrell, 403
Composição
  espacial, 37
Compressão, 13
  no sistema, 42
    pulso-eco, 42
Comprimento
  de onda, 13
  do pulso espacial, 13
  focal, 25
Condição(ões)
  hepáticas benignas, 94-95
    adenoma, 94
    cirrose, 94
    doença de armazenamento, 95
      do glicogênio, 95
    hamartoma mesenquimal, 95
    hemangioendotelioma, 95
    hemangioma cavernoso, 94
    hemocromatose, 95
    hiperplasia nodular, 95
      local, 95
    infiltração gordurosa, 94
  inflamatórias, 144
    abscesso renal, 144

ATN, 144
  crônica, 144
  glomerulonefrite, 144
  insuficiência renal, 144
  pielonefrite, 144
Conduta
  código de, 425
Confluência
  porto-esplênica, 123
Congelamento
  da imagem, 37
Conn
  síndrome de, 170, 175
Continuidade
  regra de, 57
    efeito de Bernoulli, 57
    equação de Polseuille, 57
Contração
  de Braxton-Hicks, 411
Contracepção
  dispositivos de, 324
    acetato de medroxiprogesterona, 324
      de depósito, 324
    implantes, 324
      de levonorgestrel, 324
    intrauterinos, 324
    orais, 324
Contraste
  agentes de, 71
  imagem de, 71
    harmônica, 71
Conversor(es)
  de varredura, 43
    no armazenamento de imagens, 43
      analógico-digital, 43
      analógicos, 43
      digitais, 43
      digital-analógico, 43
      memória digital, 43
Cooper
  ligamento de, 212, 214
    na mama, 214
Cor(es)
  mapa de, 55
  de saturação, 55
Coração
  ectopia do, 391
  no segundo trimestre, 371
Corcova
  de dromedário, 136, 139
Cordão
  espermático, 229, 231, 234
    aparência ultrassonográfica, 234
    patologia do, 238
      hidrocele, 238
  nucal, 411
Cordão Umbilical, 372, 373, 411-424
  anatomia, 416
    artérias umbilicais, 416
    veia umbilical, 416
  anomalias do, 417
    artéria umbilical única, 417
    cisto, 417
    curto, 417
    em prolapso, 417
    incisuras falsas, 417

    inserção de cordão velamentoso, 417
    longo, 417
    nucal, 417
    trombose dos vasos umbilicais, 417
    variz da veia umbilical, 417
  no segundo trimestre, 372, 373
    avaliação do, 373
    inserção do, 372
  revisão de, 419-424
  tamanho, 417
Cordocentese, 405
Cório
  liso, 411
Corioangioma, 416
Coriocarcinoma, 416
Córion, 353
Corno(s)
  do útero, 301
Coroide
  plexo da, 371
    no segundo trimestre, 371
Corpo
  caloso, 388
    agenesia de, 388
  do feto, 394
    anormalidades da parede do, 394
      gastrosquise, 394
      hérnia umbilical, 394
      onfalocele, 394
      teratoma sacrococcígeo, 394
  do útero, 300
  lúteo, 323, 315, 361
    cisto de, 323
    na gravidez inicial, 361
Corpus albicans, 315, 323
Couinaud
  anatomia de, 86
Courvoisier
  sinal de, 105
Craniana(s)
  anormalidades fetais, 388-390
    acrania, 388
    agenesia de corpo caloso, 388
    cisto aracnoide, 388
    formato de limão, 389
    formato de morango, 390
    hidranencefalia, 389
    hidrocefalia, 389
    holoprosencefalia, 389
    malformação de Arnold Chiari, 388
      tipo II, 388
    microcefalia, 389
    prosencefalia, 390
    síndrome de Dandy-Walker, 389
    ventriculomegalia, 389
Crânio
  no primeiro trimestre, 356
  no segundo trimestre, 371
Creatinina
  valores laboratoriais, 142
Crescimento
  fetal, 379
    aumento no, 380
    diminuição no, 380
    no terceiro trimestre, 379
      aumento no, 380

diminuição no, 380
intrauterino, 379, 380
 restrição de, 379, 380
  assimétrica, 379, 380
  simétrica, 379, 380
Criptorquidismo, 229, 233
Cristal, 25
CRL (Comprimento Cabeça-Nádegas)
 no primeiro trimestre, 356
Crohn
 doença de, 199, 205
CRT (Tubo de Raios Catódicos), 37
 monitor de computador, 45
Crura
 diafragmática, 170
CT (Tomografia Computadorizada)
 axial, 308
Cuidado(s)
 com o paciente, 425-439
  controle de infecções, 425
  história da paciente, 428
   ginecológica, 428
   obstétrica, 429
  parceria de, 425
  precauções padronizadas, 425
   contra patógenos transmitidos pelo sangue, 426-427
  revisão de, 435-439
  situações de emergência, 427
Cumulus oophorus, 315
Curie
 ponto de, 25
Curvatura
 do estômago, 199
  maior, 199
  menor, 199
Cushing
 doença de, 175
 síndrome de, 170

D

Dandy-Walker
 síndrome de, 389
dB (Decibel), 13
 valores, 19
DDH (Displasia do Desenvolvimento do Quadril), 212
de Quervain
 síndrome de, 245
Debris
 na bexiga urinária, 308
Decídua
 basal, 353
 capsular, 353
 dupla, 353
  sinal de, 353
 parietal, 353
Defeito
 do tubo neural, 390
  anencefalia, 3,90
  encefalocele, 390
  espinha bífida, 390
  regressão caudal, 390
 juncional, 136, 139
 do parênquima, 136, 139

Deformidade
 sandal gap, 401
Delay
 de pulso, 41
Demodulação
 no sistema, 42
 pulso-eco, 42
Denonvillier
 fáscia de, 229
Densidade, 13
 de pixel, 37
 linha de, 37
Depósito(s)
 acetato de, 324
  de medroxiprogesterona, 324
   para contracepção, 324
 de fibrina, 415
  na placenta, 415
Derivação(ões), 86
 AV, 193
 porto-cava, 98
Dermoide, 334
Derrame
 pleural, 264
Descolamento
 da placenta, 411, 414
Desenvolvimento
 do blastocisto, 354, 355*f*
Desvio
 de frequência Doppler, 55
 Doppler, 59
  detecção do, 59
  fatores que influenciam o, 59
Diafragma
 no segundo trimestre, 371
 pilares do, 259
Diálise
 renal, 147
Diâmetro
 do feixe, 30*f*
 para transdutor, 30*f*
DICOM (Comunicação de Imagens Digitais em Medicina)
 padrões de arquivamento de, 46
 de arquivos médicos, 46
Didelfia, 303
Difração, 25
Dilatação
 biliar, 105, 111
 gástrica, 204
 venosa, 193
  abdominal, 193
Diminuição
 no crescimento fetal, 380
  no terceiro trimestre, 380
   pequeno para a idade gestacional, 380
   restrição de crescimento intrauterino, 380
DIN (Rede de Digitalização de Imagens), 46
Direcionamento
 do feixe sonoro, 30
Diretriz
 antecipada, 425
Disco
 magneto-óptico, 46
  para armazenamento de arquivos, 46

 no sistema pulso-eco, 46
Disgerminoma, 335
Dismenorreia, 315
Dispersão, 37
 de Rayleigh, 13, 18
Displasia
 do desenvolvimento, 222
 do quadril, 222
 multicística, 143
 no rim, 143
 tanatofórica, 395
Dispositivo
 de gravação, 46
 digital, 46
Distância, 13
Distensão, 212
Divertículo
 da bexiga, 308
 de Meckel, 199, 205, 343
 vesical, 149
Divisão(ões)
 da tuba uterina, 307
  ampola, 307
  infundíbulo, 307
  intersticial, 307
  istmo, 307
 do pâncreas, 124
  cabeça, 125
  cauda, 124
  colo, 124
  corpo, 124
  processo uncinado, 125
 dos linfonodos, 176
  parietais, 176
  viscerais, 176
 hepáticas, 87
  lobo, 87, 88
   caudado, 88
   direito, 87
   esquerdo, 87
Dobra
 juncional, 105
Doença
 da bexiga urinária, 308
  cálculo, 308
  cistite, 308
  debris na, 308
  malignidade da, 308
  pólipo da, 308
 de Addison, 170, 174
 de armazenamento, 95
  do glicogênio, 95
 de Caroli, 105, 111
 de Crohn, 199, 205
 de Cushing, 175
 de Graves, 245, 251
 de Hashimoto, 245, 251
 de Rh, 401
 do ovário, 331-342
  anormalidades vasculares, 336
   fístula AV, 336
   torção ovariana, 336
  cística, 334
   cistadenocarcinoma, 334
   cistadenoma, 334
   mucinoso, 334

        seroso, 334
        dermoide, 334
        epitelial de superfície, 334
        policística, 334
        tecaluteínicos, 334
        teratoma cístico, 334
    neoplasias sólidas, 335
        carcinoma, 335
        disgerminoma, 335
        fibroma, 335
    revisão da, 337-342
        tecoma, 335
        tumor, 335
            de Brenner, 335
            de células granulosas, 335
do útero, 331-342
    adenomiose, 332
    do colo, 332
        carcinoma, 332
        cisto de Naboth, 332
    leiomioma, 332
        intramural, 332
        pedunculado, 332
        submucoso, 332
        subseroso, 332
    leiomiossarcoma, 332
    revisão da, 337-342
dos anexos, 343-352
    cisto, 343, 344
        paraovariano, 343
        de inclusão peritoneal, 344
    das tubas uterinas, 344
        abscesso tubo-ovariano, 344
        carcinoma, 344
        hidrossalpinge, 344
        piossalpinge, 344
        salpingite, 344
    endometrioma, 343
    endometriose, 343
    PID, 344
    revisão da, 347-352
    tumores, 343
        de Krukenberg, 343
fibrocística, 212, 217
    na mama, 217
mamária, 218
    metastática, 218
metastática, 114
    da vesícula biliar, 114
ovariana, 334
pélvica, 331
    termos descritivos, 331
policística, 93, 129, 143, 393
    hepática, 93
    infantil, 393
    no pâncreas, 129
    renal, 143
        do adulto, 143
        infantil, 143
trofoblástica, 416
    gestacional, 416
uterina, 331
    anormalidades endometriais, 332
        carcinoma, 333
        efeito do tamoxifeno, 333
        endometrite, 333

        hematométrio, 333
        hiperplasia, 333
        pólipo, 333
        síndrome de Asherman, 333
Dolicocefálico, 368
Doppler, 13
    desvio, 59
        detecção do, 59
        fatores que influenciam o, 59
            artefatos, 61
            instrumentação, 60-61
    efeito, 55
    frequência, 55
        desvio de, 55
    hemodinâmica, 55-67
        instrumentação e, 55-67
            circulação cardíaca, 56
            desvio Doppler, 59
                detecção do, 59
                fatores que influenciam o, 59
            efeito Doppler, 59
            equação Doppler, 59
            fluxo volumétrico, 57
                taxa de, 57
                tipos de, 57
            razões espectrais, 61
            revisão, 63-67
            venosa, 58
Douglas
    saco de, 259
Down
    síndrome de, 402
Dromedário
    corcova de, 136, 139
Ducto(s) Biliar(es)
    aparência ultrassonográfica, 90
        anormais, 107
            extra-hepáticos, 107
            intra-hepáticos, 107
        normal, 107
            extra-hepáticos, 107
            intra-hepáticos, 107
    CBD, 107
    CHD, 106
    cístico, 106
    normal, 107
        tamanho do, 107
Ducto(s)
    alantoico, 411
    cístico, 105
    comum, 105
    de Santorini, 123
    de Wirsung, 123
    deferente, 229, 231
    do pâncreas, 125
        de Santorini, 125
        de Wirsung, 125
    lactífero, 212, 213
    pancreático, 126
        aparência ultrassonográfica, 126
            anormal, 126
            normal, 126
Duodeno
    anatomia do, 201
    localização do, 202
    sonograma do, 210f

    transversal, 210f
Duplicação
    do rim, 139
Duração
    do pulso, 13

E

Eagle-Barrett
    síndrome de, 403
Ebstein
    anomalia de, 392
Eclampsia, 401
Ectasia
    piélica, 136
    tubular, 237
        do *rete testis*, 237
Ectopia
    cordis, 401
    do coração, 391
    renal, 139
        cruzada com fusão, 139
Edema
    nucal, 391
Edward
    síndrome de, 401
EFD (Epífise Femoral Distal)
    no terceiro trimestre, 379
Efeito
    do tamoxifeno, 333
        no endométrio, 333
Efeito(s)
    biológicos, 2, 6
        cavitação, 6
    de Bernoulli, 55, 57
    Doppler, 55, 59
    piesoelétrico, 26
Efusão
    pleural, 259, 392
Elastografia, 71
Elemento, 25
Em fase, 25
Embrião, 353
    no primeiro trimestre, 358
        achados sonográficos, 358
Embriologia
    inicial, 353, 354f
Embrioscopia, 405
Emissão
    acústica, 68, 69
        avaliação da, 69
            métodos para, 69
        testes de, 68
Empiema, 114
Encefalocele, 390
Endócrino, 123
Endométrio, 300
    aparência sonográfica do, 301
        normal, 301
    fase do, 317, 318, 319
        de proliferação, 318
        menstrual, 317
        secretora, 319
    fisiologia do, 317
    medição do, 301
        sonográfica, 302f

na infertilidade, 345
  monitoramento do, 345
    por ultrassom, 345
Endometrioma, 343
Endometriose, 343
Endometrite, 333
Energia
  gradiente de, 55
Epidemiologia, 2
Epididimite, 229, 236
Epidídimo
  anatomia, 230
  aparência ultrassonográfica, 234
  função do, 229
  patologia do, 236
    cisto, 236
    epididimite, 236
    espermatocele, 236
    tumor adenomatoide, 236
Epinefrina, 170
Equação
  de Poiseuille, 55, 57
  do alcance, 20
    fórmulas do capítulo, 20
    propagação do som, 20
  Doppler, 59
Ergonomia, 2
Eritrócito
  valores laboratoriais, 161
Escavação
  retouterina, 259
Escroto, 229-244
  anatomia, 230, 232
    vascular, 232
      artérias, 232
        centrípetas, 232
        cremastérica, 232
        deferencial, 232
        testiculares, 232
      veias, 233
        espermáticas, 233
        testiculares, 233
  anomalias congênitas, 233
    agenesia, 233
      das vesículas seminais, 233
    criptorquidismo, 233
    poliorquidismo, 233
  aparência ultrassonográfica, 234
  direito, 240f, 241f, 242f
    imagem do, 240f
      sagital, 240f
    sonograma do, 241f, 242f
      sagital, 241f, 242f
  esquerdo, 240f, 288f
    borda inferior do, 240f
      sonograma transversal da, 240f
    porção inferior do, 288f
      sonograma duplex da, 288f
    sonograma do, 242f
  fisiologia, 229
    função do, 229
  patologia do, 236
    hematocele, 236
    hérnia, 236
    hidrocele, 236
    varicocele, 236

revisão do, 239-244
sonograma do, 275f, 279f
  transverso, 275f, 279f
tamanho, 234
  adulto, 234
  pré-puberdade, 234
  recém-nascido, 234
técnica, 234
  indicações, 235
  otimização da imagem, 235
  preparação, 234
Esfíncter
  de Oddi, 123
Esôfago
  anatomia do, 200
  localização do, 202
Espaço(s)
  de Retzius, 229
  hepático(s), 88
    bolsa de Morison, 88
      hepatorrenal, 88
    subfrênico, 89
    sub-hepático, 88
  no retroperitônio, 175
    pararrenal, 175
      anterior, 175
      posterior, 175
    perirrenal, 175
  pélvicos, 299
    bolsa, 299
      uterina, 299
      vesicouterina, 299
    retropúbico, 299
  peritoneais, 261
    bolsa de Morison, 261
    bursa omental, 261
    goteiras parietocólicas, 261
    pélvicos, 261
    recesso hepatorrenal, 261
    saco menor, 261
    subfrênicos, 261
    sub-hepático, 261
  retromamário, 214
    fáscia profunda, 214
    músculos peitorais, 214
      maior, 214
      menor, 214
Especular, 37
Espelho
  imagem em, 37
Espermatocele, 229, 236
Espessura
  nucal, 371, 388
    no segundo trimestre, 371
Espinha
  bífida, 390
Esplenomegalia, 160
Esqueleto
  anormalidades fetais do, 394-395
    acondrogenesia, 394
    acondroplasia, 395
    displasia tanatofórica, 395
    pé, 395
      fundo oscilante, 395
      torto, 395
    osteogênese imperfeita, 395

Esquistossomose, 94
Estenose
  após transplante hepático, 98
    da artéria hepática, 98
    da veia porta, 98
  arterial, 191
    da artéria, 146
    renal, 146
  hipertrófica, 204
    do piloro, 204
Estiramento, 212
Estômago
  anatomia do, 200
  curvatura do, 199
    maior, 199
    menor, 199
  localização do, 202
  no segundo trimestre, 372
  patologia do, 204-205
    carcinoma, 204
    dilatação gástrica, 204
    estenose hipertrófica, 204
      do piloro, 204
    gastrite, 204
    leiomioma, 205
    leiomiossarcoma, 205
    pólipo, 205
    úlcera gástrica, 204
Estradiol
  valores de laboratório, 315
Estrogênio
  valores de laboratório, 315
Estrutura(s)
  faciais, 372
  no segundo trimestre, 372
Estrutura(s) Superficial(is)
  da mama, 212-228
    anatomia, 213
      ducto lactífero, 213
      espaço retromamário, 214
      lobo, 213
      planos fibrosos, 214
      TDLU, 213
    anomalias congênitas, 215
    aparência ultrassonográfica, 215
    fisiologia, 213
      função da, 213
    localização, 213
    patologia, 217, 218
      benigna, 217
      maligna, 218
    técnica, 215
      exame, 215
      indicações, 216
      otimização da imagem, 215
      preparação, 215
    vasculatura mamária, 214
      sistema nervoso, 215
      suprimento arterial, 214
  musculoesquelética, 212-228
    anatomia, 219
    aparência ultrassonográfica, 220
    fisiologia, 213
      função da, 213
    patologia, 221-222
    técnica, 220

exame, 220
   indicações, 221
   otimização da imagem, 220
  parede abdominal, 212-228
   anterior, 218
    anatomia, 218
    aparência ultrassonográfica, 220
    patologia da, 221
    técnica, 220
   fisiologia, 213
   função da, 213
  revisão das, 223-228
Estudo(s)
  sobre os bioefeitos, 7
  do ultrassom, 7
Ética, 425
ETP (Epífise Tibial Proximal)
  no terceiro trimestre, 379
ex vivo, 2
Exame
  Mock, 271-294, 440-459
   abdome, 271-294
   para obstetrícia, 440-459
    e ginecologia, 440-459
Excitação
  codificada, 37
Exencefalia, 401
Exibição
  modos de, 38
   A, 38
   B, 38
   M, 38
   varredura volumétrica, 38
Exócrino, 123
Exoftalmia, 245
Exposição
  acústica, 2
Extrofia
  da bexiga, 388, 393
  vesical, 149

F

Facial(is)
  anormalidades fetais, 391
   anoftalmia, 391
   ciclopia, 391
   fenda facial, 391
   hipertelorismo, 391
   hipotelorismo, 391
   macroglossia, 391
   micrognatia, 391
Faixa
  dinâmica, 37
Falência
  renal, 136
Fallot
  tetralogia de, 392
Fantoma, 68
Fáscia
  de Denonvillier, 229
  de Gerota, 136
  na mama, 214
   profunda, 214
   superficial, 214
Fase
  do ovário, 320
   folicular, 320
   lútea, 322
   ovulatória, 321
  embrionária, 353
Fator
  de trabalho, 13
Fator Q (Fator de Qualidade), 13
Fecaloma, 199
Fechadura
  buraco de, 388
  sinal do, 388
Feixe(s)
  sonoro, 28, 29, 30
   direcionamento do, 30
   focalização do, 29
    tipos de foco, 29
   não focalizado, 28
    características do foco, 29
  de transdutores, 28f
   em forma de disco, 28f
  diâmetro do, 30f
   para transdutor, 30f
  gerador de, 41
   digital, 41
  incidente, 13, 17
  refletido, 13, 17
  transmitido, 13, 17
Fenda
  branquial, 245, 251
  cisto de, 245, 251
  facial, 391
Fenômeno
  de interferência, 25
Feocromocitoma, 170, 174
Ferradura
  rim em, 140
Ferrovia
  sinal da, 368
Fertilização
  in vitro, 345
Feto
  abdome do, 376f, 377f
   sonograma do, 376f, 377f
  avaliação do, 370
   no segundo trimestre, 370
  bem-estar do, 382
   no terceiro trimestre, 382
    perfil biofísico, 382
  cabeça do, 375f, 376f
   sonograma da, 375f, 376f
  coluna vertebral do, 377f
   sonograma da, 377f
  corpo do, 376f, 394
   anormalidades da parede do, 394
    gastrosquise, 394
    hérnia umbilical, 394
    onfalocele, 394
    teratoma sacrococcígeo, 394
  papiráceo, 401
  sonograma do, 376f
   sagital, 376f
  tórax do, 376f
   sonograma do, 376f
Fibrila, 212
Fibroadenoma
  na mama, 216
Fibroide, 332
Fibroma, 335
  no retroperitônio, 178
Fibrose
  cística, 123, 125, 128
  retroperitoneal, 170, 177
Fibrossarcoma
  no retroperitônio, 178
Fígado, 86 104
  anatomia, 86, 87
   anomalias congênitas, 90
   divisões hepáticas, 87
    lobo, 87, 88
     caudado, 88
     direito, 87
     esquerdo, 87
   espaços hepáticos, 88
    bolsa de Morison, 88
     hepatorrenal, 88
    subfrênico, 89
    sub-hepático, 88
   ligamentos hepáticos, 88
    coronário, 88
    falciforme, 88
    gastro-hepático, 88
    hepatoduodenal, 88
    teres, 88
    triangular, 88
    venoso, 88
   superfície, 87f
    anterior, 87f
    posterior, 87f
   tamanho, 90
   vascular, 89
    artérias hepáticas, 89
    veias, 89
     hepáticas, 89
     portas, 89
  anormalidades hepáticas, 96-97
   vasculares, 96-97
  aparência ultrassonográfica, 90
   artéria hepática, 90
   ductos biliares, 90
   veia, 90
    hepáticas, 90
    portas, 90
  cistos hepáticos, 92-93
  condições hepáticas, 94-95
   benignas, 94-95
  derivações porto-cava, 98
  fisiologia, 86
   funções do, 86
  hipertensão portal, 98
   colaterais na, 98
  imagem do, 100f
   sagital, 100f, 102f
   transversal, 100f, 101f, 104f
  infecção hepática, 93-94
  inflamação hepática, 93-94
  localização, 89
   lobo, 89
    caudado, 89
    direito, 89
    esquerdo, 89
  neoplasias hepáticas, 96

malignas, 96
no segundo trimestre, 372
revisão do, 99-104
sonograma do, 120f, 276f, 283f, 284f, 286f, 287f, 291f, 292f, 293f
    longitudinal, 120f, 286f
    sagital, 284f, 287f
    transversal, 291f, 292f, 293f
    transverso, 276f, 283f, 284f
técnica, 91
    de exame, 91
        otimização da imagem, 91
    indicações para exame, 91
    preparação, 91
transplante hepático, 98
    complicações, 98
        pós-operatórias, 98
    protocolo, 98
        pré-operatório, 98
ultrassonografia do, 103f, 104f
    sagital, 103f, 104f
    transversal, 103f
valores laboratoriais, 91
    albumina sérica, 92
    alfafetoproteína, 91
    ALT, 92
    AST, 92
    bilirrubina, 92
    fosfatase alcalina, 91
    tempo de protrombina, 92
    TGO, 92
    TGP, 92
Filme
    radiográfico, 46
Fimbria
    ovariana, 296
Fimbriae Ovarica, 296
Física, 1-83
    instrumentação, 37-67
        do sistema pulso-eco, 37-54
        e hemodinâmica Doppler, 55-67
    princípios físicos, 13-24
    QA, 68-74
        novas tecnologias, 68-74
        protocolos, 68-74
    respostas de, 460-472
    segurança clínica, 2-12
    simulado de, 75-83
    ultrassom, 25-36
        transdutores de, 25-36
Fissura
    lobar, 105
        principal, 105
Fístula
    AV, 147, 184, 193, 336
        do ovário, 336
        dos rins, 147
Fleimão, 123
    na pancreatite, 128
Fluído(s)
    acúmulo de, 98
        após transplante, 98
            hepático, 98
    amniótico, 381
        volume de, 381
            anormal, 382

        método de avaliação de, 381
    peritoneal, 263
        coleções de, 263
            abscesso, 263
            ascite, 263
                benigna, 263
                maligna, 263
            hemoperitônio, 263
            linfocele, 263
            pseudomixoma do peritônio, 263
            seroma, 263
    torácico, 264
        coleções não cardíacas de, 264
            derrame pleural, 264
            hemotórax, 264
Fluxo
    em pistão, 55
    helicoidal, 55
    sanguíneo, 56
        variáveis do, 56
    venoso, 58
        características do, 58
    volumétrico, 55, 57
        taxa de, 55, 57
            regra da continuidade, 57
        tipos de, 57
            arterial, 58
Focalização
    dinâmica, 25
    do feixe sonoro, 29
        tipos de foco, 29
            eletrônico, 30
            espelhos acústicos, 29
            externo, 30
            interno, 30
            receptor dinâmico, 29
Foco
    tipos de, 29
        eletrônico, 30
        espelhos acústicos, 29
        externo, 30
        interno, 30
        receptor dinâmico, 29
Foice
    do cérebro, 368, 371
        no segundo trimestre, 371
Folículo
    ovariano, 315
    de Graaf, 315
Força
    de radiação, 2
Formato
    de limão, 389
    de morango, 390
Fosfatase
    alcalina, 91, 110
        valores laboratoriais, 91, 110
            no fígado, 91
            no sistema biliar, 110
Fossa
    poplítea, 225f
        medial, 225f
            sonograma sagital da, 225f
Fraunhofer
    zona de, 25
Frequência

    de repetição, 13, 37
        do pulso, 13, 37
    de ressonância, 25
    Doppler, 55
        desvio de, 55
    fundamental, 13
    harmônica, 13
    operacional, 25
Fresnel
    zona de, 25
FSH (Hormônio de Estimulação de Folículos), 315
    fator de liberação do, 316
    valores de laboratório, 315
Função(ões)
    da mama, 213
    da memória, 43
        no armazenamento de imagens, 43
        no sistema pulso-eco, 43
    da placenta, 412
        armazenamento, 412
        excreção, 412
        nutrição, 412
        produção de hormônios, 412
        proteção, 412
        respiração, 412
    da próstata, 230
    das artérias, 245
        carótidas, 245
    das glândulas, 245
        paratiroides, 245
        tiroide, 245
    das tubas uterinas, 306
    das veias, 245
        jugulares, 245
    do baço, 158
    do epidídimo, 229
    do escroto, 229
    do fígado, 86
    do LA, 381
    do pâncreas, 123
        endócrino, 124
        exócrino, 123
    do peritônio, 260
    do sistema, 106, 136, 184
        biliar, 106
        urinário, 136
        vascular, 184
    do testículo, 229
    do trato GI, 199
    dos linfonodos, 176
Fundo
    do útero, 301

G

Galactocele, 212, 217
Gameta(s)
    transferência de, 345
        intrafolicular, 345
Grande(s) Vaso(s)
    transposição de, 392
Ganho, 37
    de tempo, 41, 42f
        compensação do, 41, 42f
            curva de, 42f

Gastrite, 199, 204
Gastroparesia, 199
Gastrosquise, 394
Gate, 55
GDA (Artéria Gastroduodenal)
  anatomia da, 187
Geléia
  de Wharton, 411
Gêmeo(s)
  acardíaco, 405
  desaparecido, 405
  preso, 405
  unidos, 405
Gerador
  de pulsos, 40
    chave T/R, 41
    de feixes digital, 41
    delay de pulso, 41
    transmissor, 40
Gestação(ões)
  multifetais, 404
    anormalidades das, 405
      gêmeo(s), 405
        acárdico, 405
        desaparecido, 405
        preso, 405
        unidos, 405
      TTS, 405
    monozigóticas, 404
      dicoriônica/diamniótica, 404
      monocoriônica/diamniótica, 404
      monocoriônica/monoamniótica, 404
    verificação genética, 405
      amniocentese, 405
      cordocentese, 405
      embrioscopia, 405
      vilosidades coriônicas, 405
        amostragem das, 405
  múltiplas, 346
  pós-termo, 379
GI (Gastrointestinal)
  anatomia 200*f*
  trato, 199-211, 392-393
    anatomia, 200
      apêndice, 201
      canal anal, 202
      ceco, 201
      cólon, 201, 202
        ascendente, 202
        descendente, 202
        transverso, 202
      duodeno, 201
      esôfago, 200
      estômago, 200
      íleo, 201
      intestino delgado, 201
      jejuno, 201
      reto, 202
      sigmoide, 202
    anormalidades fetais do, 392-393
      atresia, 392
        do intestino, 392
        duodenal, 392
        esofágica, 392
      íleo de mecônio, 393
      intestino hiperecoico, 392

      peritonite por mecônio, 393
    aparência ultrassonográfica, 203
    fisiologia, 199
      funções do, 199
    localização, 202
      cólon, 203
      duodeno, 202
      esôfago, 202
      estômago, 202
      íleo, 203
      intestino delgado, 202
      jejuno, 202
    patologia, 204
      do cólon, 206
      do estômago, 204-205
      do intestino delgado, 205
      vascular, 206
    revisão do, 207-211
    tamanho, 203
    técnica, 203
      exame, 203
      indicações, 204
      otimização da imagem, 203
      preparação, 203
Ginecologia, 45
  obstetrícia e, 295-459
    anatomia da pelve, 296-314
    anormalidades fetais, 388-400
    avaliação, 353-387
      do primeiro trimestre, 353-368
      do segundo trimestre, 368-378
      do terceiro trimestre, 379-387
    complicações na gravidez, 401-410
    cordão umbilical, 411-424
    cuidados com o paciente, 425-439
    doença, 331-352
      do útero, 331-342
      do ovário, 331-342
      dos anexos, 343-352
    exame Mock para, 440-459
    infertilidade, 343-352
    pelve feminina, 315-330
      fisiologia da, 315-330
    placenta, 411-424
    respostas de, 501-521
    técnicas com o paciente, 425-439
Ginecomastia, 212, 217
Glândula(s)
  paratiroide(s), 245, 247, 248
    anatomia das, 247
    função das, 245
    localização, 248
      ectópica, 248
    patologia da, 252-253
      adenoma, 252
      carcinoma, 252
      cisto, 253
      hipercalcemia, 252
      hiperparatiroidismo, 252, 253
      hiperplasia, 253
      hipocalcemia, 252
      hipoparatiroidismo, 252
  periuretrais, 229, 232
  suprarrenais, 170, 174-175, 180*f*
    condições associadas às, 174-175
    doença, 174, 175

      de Addison, 174
      de Cushing, 175
    síndrome, 175
      adrenogenital, 175
      de Conn, 175
    função das, 170
    neonatal, 180*f*
  tiroide, 245, 247, 250, 255*f*, 256*f*, 293*f*
    anatomia da, 247
    função da, 245
      hipertiroidismo, 250
      hipotiroidismo, 250
      neoplasias, 250-252
        benignas, 250-251
        malignas, 252
      nódulos, 250
    patologia da, 250
    sonograma transversal, 293*f*
      inferior à, 293*f*
      superior à, 293*f*
    sonograma(s) da, 255*f*, 256*f*
      longitudinais, 255*f*
      transverso, 256*f*
    vasculatura da, 247
Glicocorticoide(s), 170
Glicogênio
  armazenamento do, 95
  doença de, 95
Glicose, 123
Glomérulo, 136
Glomerulonefrite, 136, 144
Glutaraldeído, 425
Goteira(s)
  parietocólicas, 261
Graaf
  folículo de, 315
  ovariano, 315
Gradiente
  de energia, 55
  de pressão, 55
Granulação, 13
Gravação
  digital, 46
    dispositivo de, 46
  técnicas de, 46
    imagens impressas, 46
      dispositivo de gravação digital, 46
      filme radiográfico, 46
      imagem a *laser*, 46
      processadores térmicos, 46
      reprodutores de vídeo, 46
Graves
  doença de, 245, 251
Gravidez
  complicações na, 401-410
    anormalidades cromossômicas, 401-402
      síndrome, 401, 402
        de Down, 402
        de Edward, 401
        de Patau, 402
        de Turner, 402
      triploidia, 402
    avaliação sonográfica, 404
    gestações multifetais, 404
      anormalidades das, 405
      monozigóticas, 404

verificação genética, 405
hidropsia fetal, 403
  imune, 404
  não imune, 404
  revisão de, 406-410
  síndromes fetais, 402
    complexo da parede membro-corpo, 403
    da banda amniótica, 403
    de Beckwith-Wiedemann, 403
    de Eagle-Barrett, 403
    de Meckel-Gruber, 403
    pentalogia de Cantrell, 403
ectópica, 346
intrauterina, 353
molar, 411
no primeiro trimestre, 359-361
  anormal, 359-361
    aborto, 359, 360
      completo, 359
      incompleto, 360
    anembrionária, 359
    ectópica, 360
    hemorragia subcoriônica, 361
    heterotópica, 360
    morte, 360
      embrionária, 360
      fetal, 360
    neoplasia trofoblástica gestacional, 360
    pseudociese, 360
  inicial, 361
    massa pélvica na, 361

H

Hamartoma, 158, 162
  mesenquimal, 95
  na mama, 217
Hartmann
  bolsa de, 105
Hashimoto
  doença de, 245, 251
Haustra, 199
HC (Circunferência da Cabeça)
  no segundo trimestre, 368
  no terceiro trimestre, 379
HC/AC (Proporção entre Circunferência da Cabeça e Circunferência Abdominal)
  no terceiro trimestre, 379
hCG (Gonadotrofina Coriônica Humana), 343
  valores de laboratório, 356
    no primeiro trimestre, 356
Hemangioendotelioma, 95
Hemangioma
  cavernoso, 86, 94, 162
Hemangiossarcoma, 96
  do baço, 163
Hematocele, 236
Hematocolpo(s), 331
Hematocolpométrio, 331
Hematócrito, 158
  valores laboratoriais, 161
Hematoma
  da bainha, 221
    do reto abdominal, 221
  intraparenquimal, 158
  subcapsular, 158

Hematométrio, 331, 333
Hematúria
  valores laboratoriais, 142
Hemiabdome
  superior, 290f
    sonograma do, 290f
    transversal, 290f
Hemobilia, 105
Hemocromatose, 95
Hemodinâmica
  Doppler, 55-67
    instrumentação e, 55-67
      circulação cardíaca, 56
      desvio Doppler, 59
        detecção do, 59
        fatores que influenciam o, 59
      efeito Doppler, 59
      equação Doppler, 59
      fluxo volumétrico, 57
        taxa de, 57
        tipos de, 57
      razões espectrais, 61
      revisão, 63-67
      venosa, 58
Hemoglobina, 158
  valores laboratoriais, 161
Hemoperitônio, 259, 263
Hemorragia
  na pancreatite, 128
  retroperitoneal, 177
  subcoriônica, 361
    no primeiro trimestre, 361
  suprarrenal, 173
Hemotórax, 259, 264
Hepatite, 93
Hepatoblastoma, 96
Hepatofugal, 86
Hepatoma, 96
Hepatomegalia, 86
Hepatopetal, 86
Hérnia
  abdominal, 212
  diafragmática, 392
  no escroto, 236
  umbilical, 221, 394
Herniação
  umbilical, 411
Hidranencefalia, 389
Hidrocefalia, 388, 389
Hidrocele, 229, 236
  no cordão, 238
    espermático, 238
Hidrofone, 68
Hidronefrose, 144, 393
Hidropisia, 115
  fetal, 403
    imune, 404
    não imune, 404
Hidrossalpinge, 343
  nas tubas uterinas, 344
Higroma
  cístico, 251, 391
HIPAA (Health Insurance Portability and Accountability Act), 425
Hiperaldosteronismo, 170
Hipercalcemia, 245, 252

Hiperestimulação
  ovariana, 346
    síndrome da, 346
Hiperparatiroidismo, 245, 252, 253
Hiperplasia, 331
  da paratiroide, 253
  endometrial, 333
  nodular, 95
    local, 95
  suprarrenal, 173
Hipertelorismo, 388, 391
Hipertensão, 379
  portal, 86, 97, 98
    colaterais na, 98
Hipertiroidismo, 245, 250
Hipocalcemia, 245, 252
Hipocôndrio
  direito, 120f
    sonograma do, 120f
      longitudinal, 120f
  esquerdo, 292f
    sonograma do, 292f
      longitudinal, 292f
Hipoparatiroidismo, 245, 252
Hipotelorismo, 388, 391
Hipotiroidismo, 245, 250
Holoprosencefalia, 389
Hormônio(s)
  gonadais, 171
HPB (Hiperplasia Prostática Benigna), 229, 238
Huygens
  princípio de, 25
HVL (Camada Semirredutora), 13
Hz (Hertz), 13

I

Iceberg
  ponta do, 331
Icterícia, 105
Idade
  embriológica, 353
  fetal, 369
    avaliação da, 369
      no segundo trimestre, 369
  gestacional, 353, 380
    pequeno para a, 380
    grande para a, 380
Íleo, 199, 205
  anatomia do, 201
  de mecônio, 393
  localização do, 203
Ilhota
  pancreática, 129
    tumor de células da, 129
IMACS (Gestão de Informação Arquivística e Estações de Comunicações), 46
Imageamento
  modalidades associadas de, 308
    pélvica, 308
      CT axial, 308
        investigação por MR, 308
        ultrassonografia abdominal, 3085
Imagem (ns)
  armazenamento de, 43
    no sistema pulso-eco, 43

Índice Remissivo **539**

    conversor de varredura, 43
    memória, 43
    números binários, 44
    pós-processamento, 44
    pré-processamento, 44
    variação de contraste, 44
artefatos de, 47-48
com Doppler, 122*f*, 157*f*
    sagital, 157*f*
    transversal, 122*f*
congelamento da, 37
da bexiga urinária, 150*f*, 151*f*, 153*f*
    longitudinal, 150*f*
        do lado direito, 151*f*
    sagital, 153*f*
da vesícula biliar, 117*f*, 118*f*, 119*f*, 121*f*
    em decúbito lateral, 121*f*
        esquerdo, 121*f*
    longitudinal, 118*f*, 122*f*
        da fossa, 122*f*
    sagital, 117*f*
    transversal, 117*f*, 119*f*
do baço, 165*f*
    coronal, 165*f*
do canal inguinal, 243*f*
    esquerdo, 243*f*
    sagital, 243*f*
do fígado, 100*f*
    sagital, 100*f*, 102*f*
    transversal, 100*f*, 101*f*, 104*f*
do pâncreas, 131*f*
    sagital, 135*f*
    transversal, 131*f*-135*f*
do rim, 151*f*, 155*f*
    direito, 153*f*, 155*f*
        sagital, 155*f*
        transversal, 153*f*
    esquerdo, 156*f*
        sagital, 156*f*
    longitudinal, 151*f*, 155*f*
do RUQ, 152*f*
    sagital, 152*f*
do testículo, 242*f*
    direito, 242*f*
    sagital, 242*f*
Doppler, 103*f*
    do quadrante superior, 103*f*
        esquerdo, 103*f*
dos grandes vasos, 182*f*
    na linha média, 182*f*
    transversal, 182*f*
em espelho, 37
em tempo real, 37, 38
    limitações, 38
    parâmetros, 38-39
    técnicas imagiológicas, 39
    vantagens, 38
harmônica, 71
    de contraste, 71
impressas, 46
    dispositivo de gravação digital, 46
    filme radiográfico, 46
    imagem a *laser*, 46
    processadores térmicos, 46
    reprodutores de vídeo, 46

otimização da, 91, 109, 126, 141, 160, 172, 190, 203, 215, 220, 235, 248
    da aorta abdominal, 190
    da IVC, 190
    da mama, 215
    da parede abdominal, 220
        anterior, 220
    da próstata, 235
    do baço, 160
    do escroto, 235
    do fígado, 91
    do pâncreas, 126
    do pescoço, 249
    do retroperitônio, 172
    do sistema musculoesquelético, 220
    do sistema, 109, 141
        biliar, 109
        urinário, 141
    do trato GI, 203
panorâmica, 37
transretal, 243*f*
    da próstata, 243*f*
Impedância
    acústica, 13
Implante(s)
    de levonorgestrel, 324
        para contracepção, 324
in vitro, 2
    fertilização, 345
in vivo, 2
Incidência
    oblíqua, 13, 17
    perpendicular, 13, 17
Incisura(s)
    do cordão umbilical, 417
    falsas, 417
Inclusão
    peritoneal, 344
        cisto de, 344
Índice(s)
    cefálico, 368, 369
        no segundo trimestre, 369
    de Pourcelot, 62
    de pulsatilidade, 55, 61
    de resistência, 55, 62
    de saída acústica, 7
    estatísticos, 70
Indução
    ovariana, 345
        terapia de, 345
Inércia, 55
Infarto
    dos rins, 146
    esplênico, 158, 162
    placentário, 415
Infecção
    hepática, 93-94
        abscesso, 93
            amebiano, 93
            fúngico, 93
            piogênico, 93
        após transplante, 98
        cisto, 93
            equinocócico, 93
        esquistossomose, 94
Infertilidade, 343-352

    complicações da ART, 346
        gestações múltiplas, 346
        gravidez ectópica, 346
        hiperestimulação ovariana, 346
            síndrome da, 346
    endométrio, 345
        monitoramento do, 345
        por ultrassom, 345
    métodos de ART, 345
        fertilização *in vitro*, 345
        terapia de indução ovariana, 345
        transferência, 345
            intrafolicular de gametas, 345
            intratubária de zigotos, 345
    revisão da, 347-352
    útero, 345
        avaliação do, 345
        por ultrassom, 345
        monitoramento do, 345
        por ultrassom, 345
Infiltração
    gordurosa, 86, 94
Inflamação
    do pâncreas, 127-128
        fibrose cística, 128
        pancreatite, 127-128
            aguda, 127
            crônica, 127
    hepática, 93-94
        hepatite, 93
        peliose, 94
Infrassom, 14
Inserção
    de cordão velamentoso, 417
Instrumentação
    do sistema pulso-eco, 37-54
        armazenamento, 43, 46
            de arquivos, 46
            de imagens, 43
            padrões de, 46
        artefatos do ultrassom, 47
        CRT, 45
        funções, 40
        gerador de pulsos, 40
        imagem em tempo real, 38
        LCD, 45
        modo de exibição, 38
        monitor, 45
        potência, 40
        processador de sinais, 41
        receptor, 41
        revisão da, 50-54
        sincronização principal, 40
        técnicas de gravação, 46
        terminologia ultrassonográfica, 49
        transdutor, 40
        transmissor, 40
Doppler, 60-61
e hemodinâmica Doppler, 55-67
    circulação cardíaca, 56
    desvio Doppler, 59
        detecção do, 59
        fatores que influenciam o, 59
    efeito Doppler, 59
    equação Doppler, 59
    fluxo volumétrico, 57

taxa de, 57
tipos de, 57
razões espectrais, 61
índice, 61, 62
de Pourcelot, 62
de pulsatilidade, 61
de resistência, 62
revisão, 63-67
venosa, 58
desvio Doppler, 59
Instrumento
saída do, 6
intensidade de, 6
Insuficiência
cervical, 418
do colo do útero, 418
renal, 136, 144
crônica, 144
Integridade, 425
Intensidade, 13
de saída, 6
do instrumento, 6
do ultrassom, 5
PA, 5
SA, 5
SP, 5
TA, 5
TP, 5
medidas de, 5
SAPA, 5
SATA, 5
SATP, 6
SPPA, 6
SPTA, 5
SPTP, 6
Interferência
destrutiva, 25
fenômeno de, 25
Interpolação
de pixels, 37
Intestino(s)
atresia do, 392
delgado, 201, 202, 205, 210f
anatomia do, 201
localização do, 202
patologia do, 205
divertículo de Meckel, 205
doença de Crohn, 205
íleo, 205
intussuscepção, 205
linfoma, 205
sonograma do, 210f
hiperecoico, 392
no segundo trimestre, 372
Intussuscepção, 199, 205
Inversão
de pulso, 37
Iodeto, 245
IRC (Coeficiente da Intensidade de Reflexão), 17
Isquemia
mesentérica, 206
Istmo
da tiroide, 248
aparência sonográfica, 248
ausente, 248

anomalias congênitas, 248
localização, 248
do útero, 301
ITC (Coeficiente da Intensidade de Transmissão), 18
IVC (Veia Cava Inferior)
anatomia da, 187
aparência ultrassonográfica, 190
localização da, 189
neoplasia da, 193
infiltrativa, 193
primária caval, 193
tamanho, 190
trombose da, 193

J

JCAHO (*Joint Commission on Accreditation of Healthcare Organizations*), 425
Jejuno
anatomia do, 201
localização do, 202
Joelho
articulação do, 220
Junção
ureteropélvica, 393
obstrução da, 393
ureterovesical, 394

K

kHz (Quilohertz), 13
Klatskin
tumor de, 105, 111
Krukenberg
tumores de, 343

L

LA (Líquido Amniótico)
no segundo trimestre, 373
no terceiro trimestre, 381
funções do, 381
volume do, 381
medição do, 381
Laceração
do tendão, 222
de Aquiles, 221
Lago(s)
placentários, 415
Lama
biliar, 105, 113
bola de, 105
tumefeita, 105
vesical, 149
LAN (Rede de Área Local), 46
Largura
de banda, 13
fracionária, 13
Laser
imagem a, 46
LCD (Tela de Cristal Líquido), 45
Leiomioma
intramural, 331, 332
na gravidez inicial, 361
no estômago, 205
pedunculado, 332
submucoso, 331, 332

subseroso, 331, 332
Leiomiossarcoma, 332
no estômago, 205
no retroperitônio, 178
Leitura
zoom de, 44
no armazenamento de imagens, 44
no sistema pulso-eco, 44
Lesão(ões)
na WRMSD, 3
prevenção de, 3
tipos de, 3
musculoesqueléticas, 3
Leucemia, 158, 163
Leucócito
valores laboratoriais, 161
Leucocitose, 158
Leucopenia, 158
LFTs (Provas de Função Hepática), 86, 91
LH (Hormônio Luteinizante), 315
valores de laboratório, 316
LHRF (Fator de Liberação do Hormônio Luteinizante)
valores de laboratório, 316
Ligamento(s), 296
coronários, 259
de Cooper, 212, 214
na mama, 214
hepáticos, 88
coronário, 88
falciforme, 88
gastro-hepático, 88
hepatoduodenal, 88
teres, 88
triangular, 88
venoso, 88
pélvicos, 298
cardeal, 298
largo, 298
ovariano, 298
redondo, 298
suspensor, 298
uterossacro, 298
Limão
formato de, 389
sinal do, 388
Limite
de Nyquist, 37, 55
Linfadenopatia, 170
padrões da, 177
Linfangioma
cavernoso, 162
Linfangiomatose
cística, 162
Linfocele, 177, 259, 263
Linfoma, 158, 163
no intestino delgado, 205
peritoneal, 264
Linfonodo(s)
aparência ultrassonográfica do, 176
anormal, 176
normal, 176
divisões dos, 176
parietais, 176
viscerais, 176
funções dos, 176

linfadenopatia, 177
    padrões da, 177
Linha
    alba, 212, 218
    de densidade, 37
    iliopectínea, 296
    média, 257f
        sonograma do pescoço na, 255f, 257f
            sagital, 257f
            transverso, 255f
Lípase, 123
Lipoma
    na mama, 217
    na parede abdominal, 221
        anterior, 221
    no retroperitônio, 178
    no rim, 145
Lipomatose
    do seio renal, 136, 145
Lipossarcoma
    no retroperitônio, 178
Lobo(s), 212
    da tiroide, 248
        aparência sonográfica, 248
        localização, 248
    de Riedel, 86
    do fígado, 87, 88, 89
        caudado, 88, 89
        direito, 87, 89
        esquerdo, 87, 89
    laterais, 25
    na mama, 213
    piramidal, 248
        anomalias congênitas, 248
    secundários, 25, 37
Lobulação
    fetal, 136, 139
Lóbulo, 212
Localização
    da aorta abdominal, 189
    da IVC, 189
    da mama, 213
    das tubas uterinas, 307
    do cólon, 203
    do duodeno, 202
    do esôfago, 202
    do estômago, 202
    do fígado, 89
        lobo, 89
            caudado, 89
            direito, 89
            esquerdo, 89
    do íleo, 203
    do intestino delgado, 202
    do jejuno, 202
    do peritônio, 261
    do retroperitônio, 171
    do útero, 301
    dos ovários, 304
    glândula(s), 248
        paratiroide(s), 248
            ectópica, 248
        tiroide, 247, 248
            istmo da, 248
            lobos da, 248

M
Má Rotação, 199
Macroglossia, 388, 391
Macrossomia, 379-381
Malformação
    adenomatoide, 391
        cística, 391
    de Arnold Chiari, 388
        tipo II, 388
Malignidade
    da bexiga, 308
    do baço, 163
        hemangiossarcoma, 163
        leucemia, 163
        linfoma, 163
        metástase, 163
    vesical, 149
Mama
    sonograma da, 225f, 226f, 269f
        direita, 225f, 226f
        região inferior da, 226f
    ultrassonografia da, 212-228
        anatomia, 213
            ducto lactífero, 213
            espaço retromamário, 214
            lobo, 213
            planos fibrosos, 214
            TDLU, 213
        anomalias congênitas, 215
        aparência ultrassonográfica, 215
        fisiologia, 213
            função da, 213
        localização, 213
        patologia, 217, 218
            benigna, 217
            maligna, 218
        técnica, 215
            exame, 215
            indicações, 216
            otimização da imagem, 215
            preparação, 215
        vasculatura mamária, 214
            sistema nervoso, 215
            suprimento arterial, 214
Manobra
    de Barlow, 212
    de Ortolani, 212
Manutenção
    do sistema, 8
Mapa
    de cores, 55
    de saturação, 55
Massa(s)
    pélvica, 361
        na gravidez inicial, 361
            corpo lúteo, 361
            leiomioma, 361
        peritoneais, 264
            cisto, 264
                do omento, 264
                mesentérico, 264
            linfoma, 264
            mesentérico linfomatoso, 264
        retroperitoneais, 176
            aparência ultrassonográfica das, 176

Mastite, 217
Material
    de absorção, 25
Matriz, 37, 45
Maturidade
    da placenta, 413
McBurney
    ponto de, 199
    sinal de, 199
Meckel
    divertículo de, 199, 205, 343
Meckel-Gruber
    síndrome de, 403
Mecônio, 368
    íleo de, 393
    peritonite por, 393
Mediastino
    testicular, 229, 231
Medição(ões)
    biométricas, 368
        do segundo trimestre, 368
            AC, 369
            BPD, 368
            CF, 369
            HC, 368
            índice cefálico, 369
    do endométrio, 301, 302f
        sonográfica, 302f
    do primeiro trimestre, 356
        CCN, 356
        CRL, 356
        MSD, 356
        translucência nucal, 357
    do terceiro trimestre, 379
    do útero, 301
    dos ovários, 305
    uterinas, 302f
Medida(s)
    de intensidade, 5
        SAPA, 5
        SATA, 5
        SATP, 6
        SPPA, 6
        SPTA, 5
        SPTP, 6
Medidor
    de perfil, 68
Medroxiprogesterona
    acetato de, 324
        de depósito, 324
            para contracepção, 324
Meigs
    síndrome de, 331
Membro-Corpo
    complexo da parede, 403
Memória, 37
    no armazenamento de imagens, 43
        bit, 43
        digital, 43
        funções, 43
        RAM, 43
        ROM, 43
Menarca, 296
    fisiologia da, 317
        fase do endométrio, 317, 318, 319
            de proliferação, 318

menstrual, 317
secretora, 319
Menopausa, 296, 315
Menorragia, 315
Mesentérico
  cisto, 264
  linfomatoso, 264
Mesentério, 259
Mesomelia, 388
Mesotelioma
  no retroperitônio, 178
Metástase(s)
  do baço, 163
  no fígado, 96
  no rim, 146
  suprarrenal, 174
MI (Índice Mecânico), 2
Microcalcificação(ões)
  testicular, 237
Microcefalia, 389
Microcirculação, 55
Microftalmia, 401
Micrognatia, 391, 401
Micromelia, 388
Mielomeningocele, 388
Migração
  placentária, 411
Mineralocorticóide(s), 171
Miométrio, 300
Mirizzi
  síndrome de, 105, 113
Mittelschmerz, 315
Mixedema, 245
Mixoma
  no retroperitônio, 178
Mock
  exame, 271-294, 440-459
    abdome, 271-294
    para obstetrícia, 440-459
      e ginecologia, 440-459
Modo(s)
  B, 44
    colorido, 44
  de exibição, 38
    A, 38
    B, 38
    M, 38
    varredura volumétrica, 38
  de variância, 55
  de velocidade, 55
Monitor
  no sistema pulso-eco, 45
    matriz, 45
      pixel, 45
        densidade de, 45
      voxel, 45
Moralidade, 425
Morango
  formato de, 390
Morison
  bolsa de, 88, 261
Morte
  no primeiro trimestre, 360
    embrionária, 360
    fetal, 360
Morton

neuroma de, 212, 222
Mórula, 353
MR (Ressonância Magnética)
  investigação por, 308
MSD (Diâmetro Médio do Saco)
  no primeiro trimestre, 356
Mucocele, 199
  no cólon, 206
Músculo(s)
  do pescoço, 245, 246
    em fita, 245, 246
    esternoclidomastóideos, 245, 246
    longos, 245, 246
    plastima, 246
  oblíquos, 219
    externos, 219
    internos, 219
  pélvicos, 297
    iliopsoas, 297
    levantador do ânus, 297
    obturadores internos, 297
    piriformes, 297
    psoas maior, 297
  reto, 212, 218
    do abdome, 212, 218
  transverso, 219
    do abdome, 219

N

Naboth
  cisto de, 332
Nefroblastoma, 146
Nefrocalcinose, 145
Nefrolitíase, 145
Nefroma
  mesoblástico, 145
NEMA (Associação Nacional de Fabricantes de Produtos Elétricos)
  padrões de arquivamento da, 47
    de arquivos médicos, 47
Neoplasia(s)
  da IVC, 193
    infiltrativa, 193
    primária caval, 193
  da tiroide, 250-252
    benignas, 250-251
      adenoma, 250
      bócio, 251
      cisto, 250
      doença, 251
        de Graves, 251
        de Hashimoto, 251
      tiroidite, 251
    malignas, 252
      carcinoma, 252
  do retroperitônio, 178
    benigna, 178
      fibroma, 178
      lipoma, 178
      mesotelioma, 178
      mixoma, 178
      teratoma, 178
    malignas, 178
      fibrossarcoma, 178
      leiomiossarcoma, 178

lipossarcoma, 178
rabdomiossarcoma, 178
hepáticas, 96
  malignas, 96
    carcinoma hepatocelular, 96
    hemangiossarcoma, 96
    hepatoblastoma, 96
    hepatoma, 96
    metástases, 96
  maligna, 237
    testicular, 237
  pancreáticas, 129
    carcinoma, 129
    tumor, 129
      de células da ilhota, 129
  sólidas, 335
    do ovário, 335
      carcinoma, 335
      disgerminoma, 335
      fibroma, 335
      tecoma, 335
      tumor, 335
        de Brenner, 335
        de células granulosas, 335
  trofoblástica, 360
    gestacional, 360
      no primeiro trimestre, 360
Neoplasma(s)
  da placenta, 416
    corioangioma, 416
    coriocarcinoma, 416
    doença trofoblástica, 416
      gestacional, 416
Neuroblastoma, 170
  suprarrenal, 174
Neuroma
  de Morton, 212, 222
Nitrogênio
  ureico, 142
    valores laboratoriais, 142
Nódulo(s)
  da tiroide, 250
Norepinefrina, 170
NTA (Necrose Tubular Aguda), 136
Número
  binário, 37, 44
    no armazenamento de imagens, 44
    uso de, 44
      tons de cinza com, 44
  de Reynold, 55
Nyquist
  limite de, 37, 55

O

Objeto(s)
  de teste, 68
Obstetrícia
  e ginecologia, 295-459
    anatomia da pelve, 296-314
    anormalidades fetais, 388-400
    avaliação, 353-387
      do primeiro trimestre, 353-368
      do segundo trimestre, 368-378
      do terceiro trimestre, 379-387
    complicações na gravidez, 401-410

cordão umbilical, 411-424
cuidados com o paciente, 425-439
doença, 331-352
    do útero, 331-342
    do ovário, 331-342
    dos anexos, 343-352
exame Mock para, 440-459
infertilidade, 343-352
pelve feminina, 315-330
    fisiologia da, 315-330
placenta, 411-424
respostas de, 501-521
técnicas com o paciente, 425-439

Obstrução
biliar, 112
da junção, 393
    ureteropélvica, 393
da válvula uretral, 393
    posterior, 393
duodenal, 128
    na pancreatite, 128
renal, 144
    hidronefrose, 144
    uretero-hidronefrose, 145

Oddi
esfíncter de, 123

Oligo-hidrâmnio, 379
Oligomenorreia, 315
Ombro
articulação do, 220
Omento
cisto do, 264
gastro-hepático, 260
maior, 259, 260
menor, 259, 260
Onda(s)
comprimento de, 13, 15
contínua, 13
longitudinal, 13
sonoras, 14
    prefixo métrico, 14
    propriedades do ultrassom, 15
    variáveis de onda, 15
Onfalocele, 394
Orifício
cardíaco, 199
cervical, 373, 418
    abordagem, 418
        transabdominal, 418
        transperineal, 418
        transvaginal, 418
    comprimento cervical, 418
    no segundo trimestre, 373
pilórico, 199
Orquite, 229, 237
OSHA (Administração de Saúde e Segurança Ocupacional), 2
Osso(s)
longos, 372
    no segundo trimestre, 372
metatarsais, 228f
    esquerdos, 228f
        sonograma transversal dos, 228f
Osteogênese
imperfeita, 395

Otimização
da imagem, 91, 109, 126, 141, 160, 172, 190, 203, 215, 220, 235, 248, 262
    da aorta abdominal, 190
    da IVC, 190
    da mama, 215
    da parede abdominal, 220
        anterior, 220
    da próstata, 235
    do baço, 160
    do escroto, 235
    do fígado, 91
    do pâncreas, 126
    do pescoço, 249
    do retroperitônio, 172
    do sistema musculoesquelético, 220
    do sistema, 109, 141
        biliar, 109
        urinário, 141
    do trato GI, 203
Ovário(s)
anatomia dos, 304
anomalias congênitas, 306
    agenesia, 306
    ovário unilateral, 306
aparência sonográfica do, 304
    normal, 304
doença do, 331-342
    anormalidades vasculares, 336
        cistadenocarcinoma, 334
        cistadenoma, 334
            mucinoso, 334
            seroso, 334
        dermoide, 334
        epitelial de superfície, 334
        fístula AV, 336
        policística, 334
        tecaluteínicos, 334
        teratoma cístico, 334
        torção ovariana, 336
    cística, 334
    neoplasias sólidas, 335
    revisão da, 337-342
        carcinoma, 335
        disgerminoma, 335
        fibroma, 335
        tecoma, 335
        tumor, 335
            de Brenner, 335
            de células granulosas, 335
fisiologia dos, 304, 320
    cistos do, 323
        corpus albicans, 323
        de corpo lúteo, 323
        funcional, 323
        hemorrágico, 323
        simples, 323
    fase, 320
        folicular, 320
        lútea, 322
        ovulatória, 321
localização dos, 304
medição dos, 305
na infertilidade, 345
    monitoramento do, 345
    por ultrassom, 345

sonograma do, 311f, 326f, 327f, 328f, 340f
    direito, 327f, 328f, 340f
    sagital, 327f
    esquerdo, 311f
tamanho do, 305
    menarca, 305
    volume ovariano, 305, 306
variante anatômica, 306
    em forma de L, 306
Ovulação, 315

P

PA (Média do Pulso), 2
Paciente
cuidados com o, 425-439
técnicas com o, 425-439
Pacote, 55
PACS (Sistema de Comunicação e Arquivamento de Imagens)
no sistema pulso-eco, 46
Padrão(ões)
de saída acústica, 7
índices de, 7
Pâncreas(s), 123-135
anatomia do, 124
    divisões, 124
        cabeça, 125
        cauda, 124
        colo, 124
        corpo, 124
        processo uncinado, 125
    ductos, 125
        de Santorini, 125
        de Wirsung, 125
    localização, 124
    tamanho, 126
anomalias congênitas, 125
    anular, 125
    divisum, 125
    fibrose cística, 125
    tecido pancreático, 125
        ectópico, 125
anular, 123
aparência ultrassonográfica, 126
    anormal, 126
    ducto pancreático, 126
        anormal, 126
        normal, 126
    normal, 126
cistos do, 128-129
fisiologia do, 123
    funções, 123
        endócrino, 123
        exócrino, 123
imagem do, 131f
    sagital, 135f
    transversal, 131f-135f
inflamação do, 127-128
neoplasias pancreáticas, 129
pancreatite, 128
    complicações da, 128
pancreatoduodenectomia, 129, 130f
    critérios pré-operatórios, 129
    procedimento, 129, 130
        básico, 130

de Whipple, 129
revisão do, 131-135
sonograma do, 275f, 289f
transversal, 289f
transverso, 275f
técnica, 126
de exame, 126
indicações para exame, 127
otimização da imagem, 126
preparação, 126
valores laboratoriais, 127
amilase, 127
sérica, 127
urinária, 127
glicose, 127
lipase sérica, 127
Pancreaticoduodenal, 123
Pancreatite, 112
aguda, 123, 127
crônica, 123, 128
complicações da, 128
abscesso, 128
fleimão, 128
hemorragia, 128
obstrução duodenal, 128
pseudocisto, 128
Pancreatoduodenectomia, 123, 130f
critérios pré-operatórios, 129
procedimento, 129, 130
básico, 130
de Whipple, 129
Papila, 136
Papiloma
na mama, 217
Paracentese, 259, 264
Parceria
de cuidados ao paciente, 425
Parede Abdominal
anterior, 224f, 225f
sonograma transversal da, 224f, 225f
esquerda, 224f
no primeiro trimestre, 356
ultrassonografia da, 212-228
anterior, 218
anatomia, 218
aparência ultrassonográfica, 220
patologia, 221
técnica, 220
Parede
do corpo do feto, 394
anormalidades da, 394
gastrosquise, 394
hérnia umbilical, 394
onfalocele, 394
teratoma sacrococcígeo, 394
dos vasos, 184
camadas da, 184
túnica, 184
adventícia, 184
íntima, 184
média, 184
membro-corpo, 403
complexo da, 403
Parênquima
defeito do, 136, 139
juncional, 136, 139

renal, 136
Paridade, 353
Parte(s)
do transdutor, 25
Parto
pré-termo, 401
Patau
síndrome de, 402
Patologia
arterial, 191
aneurisma, 191
arteriosclerose, 191
aterosclerose, 191
estenose, 191
pseudoaneurisma, 191
da mama, 216-218
benigna, 216-217
cisto, 216
cistossarcoma filoide, 216
doença fibrocística, 217
fibroadenoma, 216
galactocele, 217
ginecomastia, 217
harmatoma, 217
lipoma, 217
mastite, 217
papiloma, 217
maligna, 218
carcinoma, 218
coloide, 218
ductal invasivo, 218
medular, 218
papilar, 218
doença mamária metastática, 218
da paratiroide, 252-253
adenoma, 252
carcinoma, 252
cisto, 253
hipercalcemia, 252
hiperparatiroidismo, 252, 253
hiperplasia, 253
hipocalcemia, 252
hipoparatiroidismo, 252
da parede abdominal, 221
anterior, 221
abscesso, 221
hematoma da bainha, 221
do reto abdominal, 221
hérnia umbilical, 221
lipoma, 221
da próstata, 238
carcinoma, 238
cisto, 238
HPB, 238
prostatite, 238
da tiroide, 250
hipertiroidismo, 250
hipotiroidismo, 250
neoplasias, 250-252
benignas, 250-251
malignas, 252
nódulos, 250
da vesícula biliar, 113-114
do cólon, 206
abscesso, 206
apendicular, 206

diverticular, 206
apendicite aguda, 206
carcinoma, 206
mucocele, 206
pólipo, 206
volvo, 206
do cordão, 238
espermático, 238
hidrocele, 238
do epidídimo, 236
cisto, 236
epididimite, 236
espermatocele, 236
tumor adenomatoide, 236
do escroto, 236
hematocele, 236
hérnia, 236
hidrocele, 236
varicocele, 236
do estômago, 204-205
carcinoma, 204
dilatação gástrica, 204
estenose hipertrófica, 204
do piloro, 204
gastrite, 204
leiomioma, 205
leiomiossarcoma, 205
pólipo, 205
úlcera gástrica, 204
do intestino delgado, 205
divertículo de Meckel, 205
doença de Crohn, 205
íleo, 205
intussuscepção, 205
linfoma, 205
do pescoço, 51
cistos, 251
dos rins, 143, 145
benigna, 145
adenoma, 145
angiomiolipoma, 145
esponjomedular, 145
lipoma, 145
lipomatose do seio renal, 145
nefrocalcinose, 145
nefroma mesoblástico, 145
cística, 143
displasia multicística, 143
doença renal policística, 143
cisto parapiélico, 143
cisto peripiélico, 143
cisto simples, 143
maligna, 146
carcinoma de células renais, 146
metástase, 146
nefroblastoma, 146
tumor de Wilms, 146
extra-hepática, 112
intra-hepática, 111
musculoesquelética, 221-222
cisto, 222
de Baker, 222
ganglônico, 222
desenvolvimento do quadril, 222
displasia do, 222
neuroma de Morton, 222

quadril séptico, 222
ruptura muscular, 222
tendão de Aquiles, 221, 222
   laceração do, 222
   tendinite, 221
no retroperitônio, 177-178
   benigna, 177-178
     abscesso retroperitoneal, 177
     fibrose retroperitoneal, 177
     hemorragia retroperitoneal, 177
     linfadenopatia, 177
     linfocele, 177
     urinoma, 178
  suprarrenal, 173-174
   benigna, 173-174
    adenoma, 173
    cisto, 173
    feocromocitoma, 174
    hemorragia, 173
    hiperplasia, 173
   maligna, 174
    carcinoma adrenocortical, 174
    metástase, 174
    neuroblastoma, 174
testicular, 237
  abscesso, 237
  cisto, 237
  ectasia tubular, 237
   do *rete testis*, 237
  microcalcificações, 237
  neoplasia maligna, 237
  orquite, 237
  ruptura testicular, 237
  torção testicular, 237
vascular, 206
  do trato GI, 206
   isquemia mesentérica, 206
venosa abdominal, 193
  derivações AV, 193
  dilatação, 193
  fístula AV, 193
  neoplasia da IVC, 193
   infiltrativa, 193
   primária caval, 193
   trombose da IVC, 193
Pé
  fundo oscilante, 395
  torto, 395
Pele
  da mama, 214
Peliose, 94
Pelve
  anatomia da, 296-314
   espaços pélvicos, 299
   falsa, 296
   feminina, 297*f*
   ligamentos pélvicos, 298
   músculos pélvicos, 297
   revisão, 309-314
   sistema reprodutor, 299
    feminino, 299
   vasculatura pélvica, 298
   verdadeira, 296
  extrarrenal, 139
  feminina, 268*f*, 315-330
   contracepção, 324

endométrio, 317
fisiologia da, 315-330
  normal, 315
  revisão da, 325-330
menarca, 317
ovários, 320
pós-menopausa, 323
  com terapia de reposição hormonal, 323
  sem terapia de reposição hormonal, 323
pré-menarca, 317
  pseudopuberdade precoce, 317
  puberdade precoce, 317
sonograma sagital da, 268*f*
valores de laboratório, 315
  estradiol, 315
  estrogênio, 315
  FSH, 316
   fator de liberação do, 316
  LH, 316
  LHRF, 316
  progesterona, 316
no segundo trimestre, 373
Pentalogia
  de Cantrell, 403
Pepsina, 199
Perfil
  biofísico, 379, 382
  medidor de, 68
Perfuração
  da vesícula biliar, 114
Perimenopausa, 315
Perimétrio, 300
Períneo, 296
Período
  de repetição, 13, 37
  do pulso, 13, 37
Peristalse, 199
Peritônio, 259-270
  anatomia, 260
   omento, 260
    gastro-hepático, 260
    maior, 260
    menor, 260
    órgãos contidos no, 260
  aparência sonográfica, 262
  espaços peritoneais, 261
   bolsa de Morrison, 261
   bursa omental, 261
   goteiras parietocólicas, 261
   pélvicos, 261
   recesso hepatorrenal, 261
   saco menor, 261
   subfrênicos, 261
   sub-hepático, 261
  fisiologia, 260
   funções do, 260
  fluido peritoneal, 263
   coleções de, 263
  localização do, 261
  massas peritoneais, 264
  pleura, 262
   anatomia da, 262
  revisão, 266-270
  técnica, 262, 265
   indicações para cavidade, 262
   peritoneal, 262

   pleural, 262
  preparação, 262, 265
  otimização de imagens, 262
  valores de laboratório, 263
Peritonite
  por mecônio, 393
Persistência
  no pré-processamento, 44
  no armazenamento de imagens, 44
  no sistema pulso-eco, 44
Pescoço, 245-258
  anatomia, 246
   das glândulas, 247
    paratiroideas, 247
    tiroide, 247
   músculos do, 246
    em fita, 246
    esternoclidomastóideos, 246
    longos, 246
    plastima, 246
  anomalias congênitas, 248
   lobo piramidal, 248
   localização da glândula paratiroide, 248
    ectópica, 248
   istmo ausente, 248
  anormalidades fetais do, 391
   edema nucal, 391
   higroma cístico, 391
  aparência sonográfica, 248
  fisiologia, 245
   função, 245
   das artérias carótidas, 245
   das glândulas, 245
    paratiroides, 245
    tiroide, 245
   das veias jugulares, 245
  localização, 247
   glândulas paratiroides, 248
   tireoide, 247
    istmo da, 248
    lobos da, 247
  músculos do, 245
   longos, 245
  patologia, 250
   da tiróide, 250
    hipertiroidismo, 250
    hipotiroidismo, 250
    neoplasias, 250-252
     benignas, 250-251
     malignas, 252
    nódulos, 250
    cistos, 251
   da paratiroide, 252-253
    adenoma, 252
    carcinoma, 252
    cisto, 253
    hipercalcemia, 252
    hiperparatiroidismo, 252, 253
    hiperplasia, 253
    hipocalcemia, 252
    hipoparatiroidismo, 252
  revisão, 254-258
  sonograma do, 255*f*, 256*f*
   na linha média, 255*f*, 256*f*
    sagital, 256*f*
    transverso, 255*f*

tamanho, 248
técnica, 248
    indicações para, 249
    otimização da imagem, 248
    preparação, 248
valores de laboratório, 249
    paratiroide, 250
        cálcio, 250
        PTH, 250
    tiroide, 249
        calcitonina, 249
        T_3, 249
        T_4, 249
        TSH, 249
vasculatura, 246
    artérias carótidas, 246
        comuns, 246
        externas, 246
        internas, 246
    artérias vertebrais, 247
    da glândula tiroide, 247
    veias jugulares, 247
        externas, 247
        internas, 247
    veias vertebrais, 247
Pico
    de velocidade, 55
PID (Doença Inflamatória da Pelve), 343, 344
Pielonefrite, 144
Piezoeletricidade, 25
    partes do transdutor, 26
Pilar (es)
    do diafragma, 259
Piloro
    estenose do, 204
        hipertrófica, 204
Pilorospasmo, 199
Piossalpinge
    nas tubas uterinas, 344
Pirâmide
    medular, 136
Pixel(s)
    densidade de, 37, 45
    interpolação de, 37
Placa
    basal, 411
    coriônica, 411
Placenta, 411-424
    accreta, 411
    anatomia, 411, 412f
    anormalidades da, 414-415
        acreta, 414
        calcificações, 415
        circunvalada, 415
        depósitos de fibrina, 415
        descolamento, 414
        em raquete, 415
        infarto placentário, 415
        lagos placentários, 415
        placentomalacia, 415
        placentomegalia, 415
        separação amniocoriônica, 415
        sucenturiada, 415
        trombose intervilosa, 415
    aparência sonográfica, 413
        normal, 413

        primeiro trimestre, 413
        segundo trimestre, 413
        terceiro trimestre, 413
    avaliação da, 373
        no segundo trimestre, 373
    circunvalada, 411
    classificação da, 413
    descolamento da, 411
    em raquete, 411
    fisiologia, 411
    funções, 412
        armazenamento, 412
        excreção, 412
        nutrição, 412
        produção de hormônios, 412
        proteção, 412
        respiração, 412
    increta, 411
    maturidade da, 413
    neoplasmas da, 416
        corioangioma, 416
        coriocarcinoma, 416
        doença trofoblástica, 416
        gestacional, 416
    no segundo trimestre, 373
    percreta, 411
    posição da, 413
    prévia, 411, 413
        completa, 414
        incompleta, 414
        marginal, 414
        parcial, 414
        posição baixa, 414
        vasa prévia, 414
    revisão de, 419-424
    sucenturiada, 411
    tamanho, 412
Placentomalacia, 415
Placentomegalia, 415
Plano(s) Fibroso(s)
    da mama, 214
        camada adiposa, 214
            subcutânea, 214
        fáscia superficial, 214
        ligamentos de Cooper, 214
        pele, 214
        zona mamária, 214
Pleura
    anatomia da, 262
Plexo
    da coroide, 371
        no segundo trimestre, 371
Plug flow, 55
PM (Manutenção Preventiva)
    serviço de, 68
Pneumobilia, 105, 111
Poiseuille
    equação de, 55, 57
Polidactilia, 401
Poliesplenia, 158, 159
Poli-hidrâmnio, 379
Polimenorreia, 315
Poliorquidismo, 229, 233
Pólipo, 105
    da bexiga, 308
    endometrial, 333

    no cólon, 206
    no estômago, 205
    vesical, 149
Ponta
    do *iceberg*, 331
Ponto
    de Curie, 25
    de McBurney, 199
    focal, 25
Porta, 55
    hepática, 86, 118f
        sonograma da, 118f
            longitudinal, 118f
    hepatis, 116f
        sonograma da, 116f
            longitudinal, 116f
Posição(ões)
    da placenta, 413
    uterinas, 303
        anteflexão, 303
        anteversão, 303
        dextroflexão, 303
        levoflexão, 303
        retroflexão, 303
        retroversão, 303
Pós-Menopausa
    fisiologia da, 323
        com terapia de reposição hormonal, 323
        sem terapia de reposição hormonal, 323
Pós-Processamento
    no armazenamento de imagens, 44
        apresentação 3D, 44
        modo B, 44
            colorido, 44
        variação de contraste, 44
        zoom de leitura, 44
Potássio
    valores laboratoriais do, 173
    no retroperitônio, 173
Potência
    no sistema pulso-eco, 40
Pourcelot
    índice de, 62
Precisão
    de registro, 68
Pré-Eclâmpsia, 401
Prega(s), 199
Pré-Menarca, 296
    pseudopuberdade, 317
        precoce, 317
    puberdade, 317
        precoce, 317
Pré-Processamento, 44
    no armazenamento de imagens, 44
        persistência, 44
        região, 44
            de interesse/expansão, 44
        zoom de escrita, 44
Pressão, 13
    gradiente de, 55
    hidrostática, 55
Primeiro Trimestre
    aparência sonográfica no, 413
        normal, 413
            da placenta, 413
    avaliação do, 353-368

Índice Remissivo

achados sonográficos, 357-358
  âmnio, 358
  atividade cardíaca, 358
  embrião, 358
  SG, 357
  VS, 358
anatomia, 356
  crânio, 356
  parede abdominal, 356
  sistema, 356
    cardiovascular, 356
    esquelético, 356
desenvolvimento do blastocisto, 354, 355f
embriologia inicial, 353, 354f
gravidez anormal, 359-361
  aborto, 359, 360
    completo, 359
    incompleto, 360
  anembrionária, 359
  ectópica, 360
  hemorragia subcoriônica, 361
  heterotópica, 360
  morte, 360
    embrionária, 360
    fetal, 360
  neoplasia trofoblástica gestacional, 360
  pseudociese, 360
massa pélvica, 361
  na gravidez inicial, 361
medições, 356
  CCN, 356
  CRL, 356
  MSD, 356
  translucência nucal, 357
normal, 359
  achados semanais, 359
protocolo, 357
  avaliar, 357
  documentar, 357
revisão da, 362-367
sonográfica, 357
  indicações para, 357
valores de laboratório, 356
  hCG, 356
sonograma, 365f
  sagital, 365f
  transvaginal, 365f
Princípio(s)
  ALARA, 2, 4
  de Huygens, 25
Princípio(s) Físico(s), 13-24
  alcance, 20
    equação do, 20
  atenuação, 19
    coeficiente de, 20
  camada semirredutora, 20
  categorias sonoras, 14
    infrassom, 14
    som audível, 14
    ultrassom, 14
  dB, 19
  feixe, 17
    incidente, 17
    refletido, 17
    transmitido, 17
  frequências, 18

    harmônicas, 18
  incidência, 17
    oblíqua, 17
    perpendicular, 17
  ondas sonoras, 14
  pulso ultrassônico, 16
  revisão dos, 22-24
  ultrassom, 16, 17, 18
    propagação do, 16
    reflexão do, 17
    refração do, 18
    transmissão do, 18
Probóscide, 388
Procedimento(s)
  de Whipple, 123, 129, 130
    básico, 130
    critérios pré-operatórios, 129
  invasivos, 259-270
    revisão, 266-270
    tipos de, 264
      aspiração com agulha fina, 264
      biopsia, 264
      paracentese, 264
      toracentese, 265
  radiográficos, 308
    no sistema reprodutor, 308
      feminino, 308
Processador (es)
  de sinais, 41
  térmicos, 46
Progesterona, 315
  valores de laboratório, 316
Prolapso
  cordão umbilical em, 417
PROM (Ruptura Prematura das Membranas), 401
Propagação
  do som, 20
  velocidade de, 14
Prosencefalia, 390
Próstata, 229-244
  anatomia, 231
    cápsula cirúrgica, 232
    glândulas periuretrais, 232
    vascular, 233
      artéria(s), 233
        capsulares, 233
        prostaticovesicais, 233
        uretral, 233
        vesical inferior, 233
    verumontano, 232
    vesículas seminais, 232
    ZC, 231
    ZP, 232
    ZT, 232
  anomalias congênitas, 233
    agenesia, 233
      das vesículas seminais, 233
    criptorquidismo, 233
    poliorquidismo, 233
  aparência ultrassonográfica, 234
  fisiologia, 229
  funções, 230
  imagem da, 243f
    transretal, 243f
  patologia da, 238

    carcinoma, 238
    cisto, 238
    HPB, 238
    prostatite, 238
  revisão da, 239-244
  sonograma da, 240f
  tamanho, 234
    adulto, 234
  técnica, 234
    indicações, 235
    otimização da imagem, 235
    preparação, 235
    valores laboratoriais, 236
      PSA, 236
Prostatite, 238
Proteinúria
  valores laboratoriais, 143
Protocolo
  do primeiro trimestre, 357
    avaliar, 357
    documentar, 357
  do segundo semestre, 369, 370
    avaliação, 369, 370
      da idade fetal, 369
      do feto, 370
Protrombina
  tempo de, 92
    valores laboratoriais, 92
    no fígado, 92
PSA (Antígeno Específico da Próstata), 229
Pseudoaneurisma, 184, 191
Pseudociese
  no primeiro trimestre, 360
Pseudocisto, 123
  na pancreatite, 128
  no pâncreas, 129
Pseudomixoma
  do peritônio, 263
PTH (Paratormônio)
  valores de laboratório, 250
Ptose
  renal, 140
Puberdade, 296
  precoce, 315, 317
Pulmão(ões)
  no segundo trimestre, 371
Pulsatilidade
  índice de, 55, 61
Pulso(s)
  inversão de, 37
  duração do, 13
  comprimento do, 13
    espacial, 13
  propagação do, 16
    velocidade de, 16
  gerador de, 40
    chave T/R, 41
    de feixes digital, 41
    delay de pulso, 41
    transmissor, 40
  ultrassônico, 13, 16
    propriedades do, 16
  repetição do, 13, 37
    frequência de, 13, 37
    período de, 13, 37
Pulso-Eco

sistema, 37-54
    instrumentação do, 37-54
        armazenamento, 43, 46
            de arquivos, 46
            de imagens, 43
            padrões de, 46
        artefatos do ultrassom, 47
        CRT, 45
        funções, 40
        gerador de pulsos, 40
        imagem em tempo real, 38
        LCD, 45
        modo de exibição, 38
        monitor, 45
        potência, 40
        processador de sinais, 41
        receptor, 41
        revisão da, 50-54
        sincronização principal, 40
        técnicas de gravação, 46
        terminologia ultrassonográfica, 49
        transdutor, 40
        transmissor, 40
Punho
    esquerdo, 227f
    sonograma do, 227f
PZT (Titanato Zirconato de Chumbo), 25

Q

QA (Garantia de Qualidade)
    índices estatísticos, 70
    métodos de avaliação, 68
        testes, 68
            de emissão acústica, 68
            operacionais, 68
        novas tecnologias, 68-74
            agentes de contraste, 71
            elastografia, 71
            imagem harmônica, 71
                de contraste, 71
        protocolos, 68-74
        revisão de, 72-74
        sistema de registros, 70
QC (Controle de Qualidade), 68
Quadrante
    superior esquerdo, 103f, 164f, 165f, 166f, 168f, 277f
        imagem Doppler do, 103f
        sonograma do, 164f, 165f, 166f, 168f, 277f
            coronal, 164f, 166f
            transversal, 165f, 166f
            transverso, 277f
Quadril
    articulação do, 220
    desenvolvimento do, 222
        displasia do, 222
    séptico, 222
    sonogramas sagitais do, 226f
        direito, 226f
        esquerdo, 226f
Quadro, 37
Quimo, 199

R

Rabdomiossarcoma
    no retroperitônio, 178
Radiação
    força de, 2
RAM (Memória de Acesso Aleatório), 37, 43
Ramo(s)
    da aorta abdominal, 185
        parietais, 186
            artérias, 187
                frênica inferior, 186
                lombares, 187
                sacral mediana, 187
        viscerais da, 185
            AMS, 186
            artérias, 186
                gonadais, 186
                mesentérica inferior, 186
                renais principais, 186
                suprarrenais médias, 186
            tronco celíaco, 185
Raquete
    placenta em, 415
Rarefação, 13
Rayleigh
    dispersão de, 13, 18
Razão(ões)
    espectrais, 61
        índice, 61, 62
            de Pourcelot, 62
            de pulsatilidade, 61
            de resistência, 62
    sinal-ruído, 37
Receptor
    no sistema pulso-eco, 41
        amplificação, 41
        compressão, 42
        demodulação, 42
        ganho de tempo, 41
            compensação do, 41
        rejeição, 42
            limiar, 42
            supressão, 42
Recesso
    hepatorrenal, 261
Reflexão(ões), 37
    ângulo de, 13
    do som, 17
    do ultrassom, 17
        dispersão, 18
            de Rayleigh, 18
        do som, 17
    especulares, 13, 17
Reforço
    acústico, 37
Refração, 14, 37
    do ultrassom, 18
Região(ões)
    de interesse/expansão, 44
        no pré-processamento, 44
        no armazenamento de imagens, 44
    do útero, 300-301
        cavidade endometrial, 301
        cérvice, 300
        colo, 300
        cornos, 301
        corpo, 300
        fundo, 301
        istmo, 301
        inguinal, 182f
            esquerda, 182f
            sonograma da, 182f
Registro(s)
    precisão de, 68
    sistema de, 70
Regra
    da continuidade, 57
        efeito de Bernoulli, 57
        equação de Polseuille, 57
Regressão
    caudal, 390
Rejeição
    no sistema, 42
        pulso-eco, 42
            limiar, 42
            supressão, 42
Renina, 136
Repetição
    do pulso, 13, 37
        frequência de, 13, 37
        período de, 13, 37
Reprodutor(es)
    de vídeo, 46
Resistência
    índice de, 55, 62
Resolução
    axial, 25
    de elevação, 25
    detalhada, 25
    lateral, 25/
    otimizando a, 32
    tipos de, 31
Responsabilidade, 425
Resposta(s)
    de abdome, 473-500
    de física, 460-472
    de obstetrícia, 501-521
    e ginecologia, 501-521
Ressonância
    frequência de, 25
Restrição
    de crescimento, 379, 380
        intrauterino, 379, 380
            assimétrica, 379, 380
            simétrica, 379, 380
Rete Testis, 229, 231
Reto
    anatomia do, 202
    abdominal, 221
        bainha do, 221
        hematoma da, 221
Retroperitoneal, 170
Retroperitônio, 170-183
    anatomia, 171
        vascular, 171
    aparência ultrassonográfica, 172
        normal, 172
    bordas do, 175
    espaços no, 175
        pararrenal, 175
            anterior, 175
            posterior, 175
        perirrenal, 175
    fisiologia, 170

glândulas suprarrenais, 170
    função das, 170
    adrenalina, 170
    epinefrina, 170
    glicocorticoides, 170
    hormônios gonadais, 171
    mineralocorticoides, 171
    norepinefrina, 170
glândulas suprarrenais, 174-175
    condições associadas às, 174-175
    linfonodos, 176
        aparência ultrassonográfica do, 176
            anormal, 176
            normal, 176
        divisões dos, 176
            parietais, 176
            viscerais, 176
        funções dos, 176
        linfadenopatia, 177
            padrões da, 177
    localização, 171
    massas retroperitoneais, 176
        aparência ultrassonográfica das, 176
    neoplasias do, 178
        benigna, 178
            fibroma, 178
            lipoma, 178
            mesotelioma, 178
            mixoma, 178
            teratoma, 178
        malignas, 178
            fibrossarcoma, 178
            leiomiossarcoma, 178
            lipossarcoma, 178
            rabdomiossarcoma, 178
    patologia, 173-174-177
        benigna, 177-178
        suprarrenal, 173-174
            benigna, 173-174
            maligna, 174
    revisão do, 179-183
    tamanho, 171
    técnica, 172
        de exame, 172
        indicações para, 172
        otimização da imagem, 172
        preparação, 172
    valores laboratoriais, 173
        ACTH, 173
        aldosterona, 173
        potássio, 173
        sódio, 173
Retzius
    espaço de, 229
Reverberação, 37
Reynold
    número de, 55
Rh
    doença de, 401
Riedel
    lobo de, 86
Rigidez, 14
Rim (ns)
    anomalias congênitas do, 139-140
        agenesia, 139
        duplicação, 139

ectopia renal, 139
    cruzada com fusão, 139
em bolo, 139
em ferradura, 140
pélvico, 140
ptose renal, 140
sigmoide, 140
torácico, 140
aparência ultrassonográfica, 141
    normal, 141
        adulto, 141
        pediátrico, 141
direito, 274f, 278f
    sonograma, 274f, 278f
        longitudinal do, 274f
        sagital do, 278f
displásico, 393
distúrbios dos, 146-147
    vasculares, 146-147
        artéria renal, 146
            aneurisma da, 146
            estenose da, 146
            fistula arteriovenosa, 147
            infarto, 146
        veia renal, 147
            extensão do tumor da, 147
            trombose da, 147
esquerdo, 277f, 278f, 287f, 292f
    sonograma, 277f, 278f, 287f, 292f
        longitudinal do, 277f
        sagital do, 278f, 287f
estrutura dos, 138
    de suporte, 138
localização, 139
multicístico, 393
neonatal, 285f
    sonograma, 285f
        sagital do, 285f
no segundo trimestre, 372
patologia, 143, 145, 146
    benigna, 145
        adenoma, 145
        angiomiolipoma, 145
        esponjomedular, 145
        lipoma, 145
        lipomatose do seio renal, 145
        nefrocalcinose, 145
        nefroma mesoblástico, 145
    cística dos, 143
        displasia multicística, 143
        doença renal policística, 143
            do adulto, 143
            infantil, 143
        parapiélico, 143
        peripiélico, 143
        simples, 143
    maligna, 146
        carcinoma de células renais, 146
        metástase, 146
        nefroblastoma, 146
        tumor de Wilms, 146
tamanho do, 140
    adulto, 140
    criança, 140
    recém-nascido, 140
Rizomelia, 388

RLQ (Quadrante Inferior Direito)
    sonograma do, 209f, 268f, 313f
        sagital, 313f
ROM (Memória Somente de Leitura), 37, 43
RTU (Ressecção Transuretral da Próstata), 229
Ruído, 37
    de fundo, 55
Ruptura
    esplênica, 163
    muscular, 222
    testicular, 237
RUQ (Quadrante Superior Direito)
    imagem do, 152f, 180f
        sagital, 152f, 180f
    sonograma do, 181f, 182f, 195f, 209f, 267f, 268f, 275f, 277f, 279f, 284f
        longitudinal, 275f
        sagital, 267f, 277f, 284f
        transversal, 181f, 182f
        transverso, 267f, 268f, 277f
    ultrassonografia do, 101f

S

SA (Média Espacial), 2
Saco
    de Douglas, 259
    escrotal, 278f
        esquerdo, 278f
            sonograma do, 278f
    menor, 261
    pseudogestacional, 353
Saída(s) Acústica(s)
    padrões de, 7
    índices de, 7
    quantidades de, 4
Salpingite, 343
    nas tubas uterinas, 344
Sandal gap
    deformidade, 401
Santorini
    ducto de, 123
SAPA (Média Espacial-Média do Pulso), 5
SATA (Média Espacial-Média Temporal), 5
SATP (Média Espacial-Pico Temporal), 6
Segundo Trimestre
    aparência sonográfica no, 413
        normal, 413
            da placenta, 413
    avaliação do, 368-378
        anatomia fetal, 370
            abdominal normal, 372
            circulação, 370
            cordão umbilical, 373
            craniana normal, 371
            musculoesquelética normal, 372-373
            placenta, 373
            torácica normal, 371
        do feto, 370
        medições biométricas, 368
            AC, 369
            BPD, 368
            CF, 369
            HC, 368
            índice cefálico, 369
            protocolo do, 369

avaliação da idade fetal, 369
revisão da, 374-378
valores de laboratório, 369
alfafetoproteína, 369
Segurança Clínica, 2-12
bioefeitos, 4, 9-12
revisão dos, 9-12
efeitos biológicos, 6
ergonomia, 2
intensidade, 5
de saída, 6
do instrumento, 6
do ultrassom, 5
medidas de, 5
manutenção do sistema, 8
OSHA, 2
princípios ALARA, 4
saída acústica, 7
padrões de, 7
WRMSD, 3
Seio
lactífero, 212
renal, 136, 145
lipomatose do, 136, 145
uracal, 149
Sensibilidade
do sistema, 68
Separação
amniocoriônica, 415
da placenta, 415
Septicemia
da vesícula biliar, 114
Septo(s)
do útero, 303
Septum pellucidum
cavidade do, 368, 371
no segundo trimestre, 371
Seroma, 263
Serviço
de PM, 68
SG (Saco Gestacional), 353
no primeiro trimestre, 357
achados sonográficos, 357
Sigmoide
anatomia do, 202
Simulado
de física, 75-83
Sinal(is)
da banana, 388
da ferrovia, 368
de âmnio vazio, 353
de chifre do touro, 388
de Courvoisier, 105
de decídua dupla, 353
de McBurney, 199
de Spalding, 401
do alvo, 199
do buraco de fechadura, 388
do limão, 388
processador de, 41
WES, 105
Sincronizador
principal, 40
Sindactilia, 401
Síndrome(s)
adrenogenital, 170, 175

da hiperestimulação, 346
ovariana, 346
de Asherman, 331, 333
de asplenia, 158
de Bouveret, 105
de Budd-Chiari, 86, 96
de Conn, 170, 175
de Cushing, 170
de Dandy-Walker, 389
de de Quervain, 245
de Down, 402
de Edward, 401
de Meigs, 331
de Mirizzi, 105, 113
de Patau, 402
de Turner, 402
fetais, 402
complexo da parede membro-corpo, 403
da banda amniótica, 403
de Beckwith-Wiedemann, 403
de Eagle-Barrett, 403
de Meckel-Gruber, 403
pentalogia de Cantrell, 403
Sinéquia(s), 343
Sistema
avaliação do, 69
operacional, 69
métodos para a, 69
biliar, 105-122
anatomia biliar, 106
ductos biliares, 106
aparência ultrassonográfica, 107
ductos anormais, 107
extra-hepáticos, 107
intra-hepáticos, 107
ductos biliares normais, 107
extra-hepáticos, 107
intra-hepáticos, 107
funções do, 106
inflamação, 114-115
da vesícula biliar, 114-115
patologia, 111-114
da vesícula biliar, 113-114
extra-hepática, 112
intra-hepática, 111
revisão do, 116-122
técnica, 109
de exame, 109
indicações para exame, 110
otimização da imagem, 109
preparação, 109
valores laboratoriais, 110
ALT, 110
AST, 110
bilirrubina, 110
fosfatase alcalina, 110
vesícula biliar, 107
anatomia da, 107
anomalias congênitas, 108
aparência ultrassonográfica, 108
fisiologia da, 107
tamanho da, 108
variantes anatômicas da, 108
cardiovascular, 356
no primeiro trimestre, 356
de registros, 70

esquelético, 356
no primeiro trimestre, 356
geniturinário, 393-394
anormalidades fetais do, 393-394
agenesia renal, 393
cisto renal, 393
doença policística infantil, 393
extrofia da bexiga, 393
hidronefrose, 393
junção ureterovesical, 394
obstrução, 393
da junção ureteropélvica, 393
da válvula uretral posterior, 393
rim, 393
displásico, 393
multicístico, 393
tumor de Wilms, 394
manutenção do, 8
musculoesquelético, 212, 220
aparência ultrassonográfica do, 220
pulso-eco, 37-54
instrumentação do, 37-54
armazenamento, 43, 46
de arquivos, 46
de imagens, 43
padrões de, 46
artefatos do ultrassom, 47
CRT, 45
funções, 40
gerador de pulsos, 40
imagem em tempo real, 38
LCD, 45
modo de exibição, 38
monitor, 45
potência, 40
processador de sinais, 41
receptor, 41
revisão da, 50-54
sincronização principal, 40
técnicas de gravação, 46
terminologia ultrassonográfica, 49
transdutor, 40
transmissor, 40
reprodutor, 299
feminino, 299
bexiga urinária, 307
ovários, 304
procedimentos radiográficos, 308
tubas uterinas, 306
útero, 300
vagina, 299
sensibilidade do, 68
urinário, 136-157
anatomia, 137, 148
anomalias congênitas, 139-140
da bexiga urinária, 148
de ureter, 138
localização, 138
renal, 137
variantes renais, 139
vasculatura renal, 137
aparência ultrassonográfica, 149
normal, 149
diálise renal, 147
fisiologia, 136
funções do, 136

revisão do, 150-157
  tamanho, 140
    adulto, 140
    criança, 140
    recém-nascido, 140
  técnica, 141
    de exame, 141
    indicações para exame, 142
    otimização da imagem, 141
    posições do paciente, 142
    preparação, 141
  transplante renal, 147
    aparência anormal do, 148
      Doppler, 148
      ultrassonográfica, 148
    aparência normal do, 148
      Doppler, 148
      ultrassonográfica, 148
    complicações do, 147-148
  valores laboratoriais, 142
    creatinina, 142
    hematúria, 142
    nitrogênio ureico no sangue, 142
    proteinúria, 143
    urinálise com urina, 143
      concentrada, 1431
      diluída, 143
  venoso, 215
    da mama, 215
Sobreposição
  espectral, 55
Sódio
  valores laboratoriais do, 173
    no retroperitônio, 173
Som
  audível, 14
  propagação do, 20
  reflexão do, 17
Sombreamento
  de borda, 37
Sonograma(s)
  anexial, 350*f*
  axial, 227*f*
    do punho esquerdo, 227*f*
  coronal, 164*f*, 166*f*, 167*f*, 312*f*, 341*f*, 349*f*, 350*f*, 375*f*
    do baço, 166*f*, 167*f*
    do útero, 312*f*, 341*f*
    do quadrante superior, 164*f*, 166*f*
      esquerdo, 164*f*, 166*f*
  da aorta, 195*f*
    abdominal, 195*f*
  da axila, 285*f*
  da cabeça, 375*f*, 376*f*
    do feto, 375*f*, 376*f*
  da coluna vertebral, 377*f*
    do feto, 377*f*
  da mama, 225*f*, 226*f*, 269*f*
    da região inferior, 226*f*
      direita, 225*f*
  da próstata, 240*f*
  da região inguinal, 182*f*
    esquerda, 182*f*
  do abdome, 208*f*, 209*f*, 375*f*, 376*f*, 377*f*
    do feto, 376*f*, 377*f*
    fetal, 375*f*

em corte transverso, 375*f*
superior, 208*f*, 209*f*
  mediano longitudinal, 209*f*
do anexo, 341*f*, 348*f*, 350*f*
  direito, 350*f*
    transverso, 350*f*
  esquerdo, 341*f*, 348*f*
    coronal, 348*f*
    endovaginal, 350*f*
    sagital, 348*f*
do antebraço, 227*f*
do cólon, 208*f*, 210*f*, 276*f*
  ascendente, 210*f*
  descendente, 208*f*
  transverso, 276*f*
do escroto, 242*f*
  esquerdo, 242*f*
do fígado, 283*f*
do intestino delgado, 210*f*
do ovário, 311*f*, 326*f*, 327*f*, 328*f*, 339*f*, 340*f*, 349*f*, 351*f*
  clinicamente estimulado, 351*f*
  direito, 327*f*, 328*f*, 340*f*
    sagital, 327*f*
  esquerdo, 311*f*, 339*f*
  do primeiro trimestre, 365*f*
do quadrante superior, 168*f*
  esquerdo, 168*f*
do RLQ, 209*f*
do RUQ, 209*f*, 268*f*, 279*f*
do saco escrotal, 278*f*
  esquerdo, 278*f*
do terceiro trimestre, 385*f*
do tórax, 376*f*
  do feto, 376*f*
duplex, 288*f*
  da porção inferior, 288*f*
    do escroto esquerdo, 288*f*
endovaginal, 310*f*, 312*f*, 326*f*, 328*f*, 338*f*, 339*f*, 340*f*
  do útero, 310*f*, 338*f*
longitudinal, 116*f*, 118*f*, 119*f*, 120*f*, 255*f*, 274*f*-276*f*, 286*f*, 290*f*
  da bexiga, 290*f*
  da glândula tiroide, 255*f*
  da porta, 116*f*, 118*f*
    hepática, 118*f*
    hepatis, 116*f*
  da vesícula biliar, 119*f*, 120*f*, 286*f*
  do baço, 276*f*, 290*f*
  do fígado, 120*f*, 286*f*
  do hipocôndrio direito, 120*f*
  do rim, 274*f*, 277*f*
    direito, 274*f*
    esquerdo, 277*f*
  do RUQ, 275*f*
sagital, 154*f*, 155*f*, 195*f*, 225*f*-227*f*, 240*f*-242*f*, 256*f*, 267*f*, 268*f*, 274*f*, 275*f*, 277*f*, 278*f*, 284*f*, 285*f*, 287*f*, 290*f*, 310*f*-313*f*, 327*f*, 328*f*, 339*f*, 340*f*, 364*f*, 365*f*, 376*f*, 377*f*, 420*f*-422*f*
  da aorta abdominal, 274*f*
    distal, 274*f*
  da fossa poplítea, 225*f*
    medial, 225*f*
  da pelve, 155*f*, 268*f*
    feminina, 268*f*

da vesícula biliar, 275*f*, 290*f*
do corpo, 376*f*
  do feto, 376*f*
do escroto, 241*f*, 242*f*
  direito, 241*f*, 242*f*
do fígado, 284*f*, 286*f*
do pescoço, 256*f*
  na linha média, 256*f*
do quadril, 226*f*
  direito, 226*f*
  esquerdo, 226*f*
do rim, 154*f*, 278*f*, 285*f*, 287*f*
  direito, 278*f*
  esquerdo, 154*f*, 278*f*, 287*f*
  neonatal, 285*f*
do RLQ, 313*f*
do RUQ, 195*f*, 267*f*, 277*f*, 284*f*
do tendão de Aquiles, 227*f*
do testículo, 240*f*
  esquerdo, 240*f*
do útero, 310*f*, 339*f*, 364*f*
  endovaginal, 340*f*
  transvaginal, 365*f*
    do primeiro trimestre, 365*f*
    do útero, 365*f*
supino, 288*f*
  da vesícula biliar, 288*f*
transabdominal, 327*f*, 329*f*, 338*f*, 363*f*
  do útero, 338*f*, 363*f*
transvaginal, 363*f*, 364*f*
transversal, 118*f*, 156*f*, 165*f*, 166*f*, 168*f*, 181*f*, 182*f*, 195*f*-197*f*, 210*f*, 224*f*, 225*f*, 228*f*, 240*f*, 256*f*, 289*f*-291*f*, 294*f*, 310*f*
  ao nível da vagina, 310*f*
  com Doppler, 156*f*
  da aorta abdominal, 196*f*, 197*f*
    distal, 196*f*
  da borda inferior, 240*f*
    do escroto esquerdo, 240*f*
  da glândula tiroide, 256*f*
  da parede abdominal anterior, 224*f*, 225*f*
    esquerda, 224*f*
  da vesícula biliar, 118*f*
  do abdome superior, 196*f*, 197*f*
  do baço, 168*f*
  do duodeno, 210*f*
  do fígado, 291*f*
  do hemiabdome superior, 290*f*
  do pâncreas, 289*f*
  do quadrante superior, 165*f*, 166*f*, 168*f*
    esquerdo, 165*f*, 166*f*, 168*f*
  do RUQ, 181*f*, 182*f*, 195*f*
  dos ossos metatarsais, 228*f*
    esquerdos, 228*f*
  dos testículos, 289*f*
  supraumbilical, 294*f*
    linha média, 294*f*
transverso, 255*f*, 267*f*-269*f*, 275*f*-277*f*, 279*f*, 283*f*, 285*f*-287*f*, 311*f*-313*f*, 326*f*, 329*f*, 330*f*, 385*f*, 420*f*, 422*f*
  da aorta abdominal, 285*f*
  da bexiga urinária, 277*f*, 286*f*, 313*f*
  da vesícula biliar, 283*f*, 287*f*
  do abdome superior, 267*f*, 269*f*
  do escroto, 275*f*, 279*f*
  do fígado, 276*f*, 283*f*, 284*f*

do pâncreas, 275f
do pescoço, 255f
  na linha média, 255f
do RUQ, 267f, 268f, 277f
do útero, 311f, 312f
transabdominal, 311f, 330f
Sopro, 55
SP (Pico Espacial), 2
Spalding
  sinal de, 401
SPPA (Pico Espacial-Média do Pulso), 6
SPTA (Pico Espacial-Média Temporal), 5
SPTP (Pico Espacial-Pico Temporal), 6
Stent, 86
Subdicing, 25
Subsepto(s)
  do útero, 304
Suprimento
  arterial, 138, 214
    ao ureter, 138
    da mama, 214

T

T/R (Transmissor/Receptor)
  chave, 41
T_3 (Tri-iodotironina)
  valores de laboratório, 249
T_4 (Tiroxina)
  valores de laboratório, 249
TA (Média Temporal), 2
Tálamo, 368
  no segundo trimestre, 371
Tamanho
  da aorta abdominal, 190
  das glândulas, 248
    paratiroides, 248
    tiroide, 248
  da IVC, 190
  da placenta, 412
  da próstata, 234
    adulto, 234
  das tubas uterinas, 307
  do cordão umbilical, 417
  do escroto, 234
    adulto, 234
  do fígado, 90
  do istmo, 248
    do pescoço, 248
  do ovário, 305
    menarca, 305
    volume ovariano, 305, 306
  do pâncreas, 125
  do retroperitônio, 171
  do rim, 140
    adulto, 140
    criança, 140
    recém-nascido, 140
  do testículo, 234
    adulto, 234
    pré-puberdade, 234
    recém-nascido, 234
  do trato GI, 203
  do útero, 302
    menarca, 302
    pós-menopausa, 302
    pré-menarca, 302
  esplênico, 160
    baço adulto, 160
    normal, 160
    esplenomegalia, 160
Tamoxifeno, 331
  efeito do, 333
    no endométrio, 333
Taquicardia, 353
Taxa
  de fluxo volumétrico, 55
TDLU (Unidade Ductolobular Terminal), 212, 213
Tecido
  do útero, 300
    camadas de, 300
      endométrio, 300
      miométrio, 300
      perimétrio, 300
  pancreático, 125
  ectópico, 125
Técnica(s)
  com o paciente, 425-439
    cuidados com o transdutor, 434
    exame ginecológico, 431
      indicações, 431
    exame obstétrico, 431
      indicações, 432
    exame transabdominal, 429
      finalidade da distensão da bexiga, 429
      orientação, 430
    exame translabial, 433
      ginecológico, 434
      indicações, 434
      obstétrico, 434
      orientação, 433
      preparação, 434
    exame transvaginal, 432
      ginecológico, 433
      obstétrico, 433
      orientação, 432
      preparação, 433
    história da paciente, 428
      ginecológica, 428
      obstétrica, 429
    interação paciente-sonografista, 427-428
    responsabilidade do sonografista, 428
    revisão de, 435-439
  de gravação, 46
    imagens impressas, 46
      dispositivo de gravação digital, 46
      filme radiográfico, 46
      imagem a *laser*, 46
      processadores térmicos, 46
      reprodutores de vídeo, 46
Tecoma, 335
Tempo
  de protrombina, 92
    valores laboratoriais, 92
    no fígado, 92
  ganho de, 41, 42f
    compensação do, 41, 42f
    curva de, 42f
  real, 37
    imagem em, 37
Temporal, 14
Tendão
  de Aquiles, 212, 219, 221, 222, 227f
    anatomia do, 219
    laceração do, 222
    sonograma sagital do, 227f
    tendinite, 221
Tendinite
  de Aquiles, 221
Tendinose, 212
Tentório, 368
Terapia
  de indução ovariana, 345
  de reposição hormonal, 323
    pós-menopausa com, 323
    pós-menopausa sem, 323
Teratoma
  cístico, 334
  no retroperitônio, 178
  sacrococcígeo, 394
Terceiro Trimestre
  aparência sonográfica no, 413
    normal, 413
    da placenta, 413
  avaliação do, 379-387
    apresentação fetal, 383
      cefálica, 383
      oblíqua, 383
      pélvica, 383
      transversa, 383
      vértex, 383
    bem-estar do feto, 382
      perfil biofísico, 382
    crescimento fetal, 379
      aumento no, 380
      diminuição no, 380
    LA, 381
      funções do, 381
      volume de, 381
        medição do, 381
    medições, 379
    revisão da, 384
    sonograma do, 385f
Terminologia
  ultrassonográfica, 49
Teste(s)
  de emissão acústica, 68
  de Thompson, 212
  objetos de, 68
  operacionais, 68
Testículo(s)
  anatomia, 230
    cordão espermático, 231
    ducto deferente, 231
    mediastino testicular, 231
    rete testis, 231
    túnica, 230
      albugínea, 230
      vaginal, 230
    vaso deferente, 231
  aparência ultrassonográfica, 234
  direito, 242f
    imagem do, 242f
    sagital, 242f
  esquerdo, 240f
    sonograma do, 240f
    sagital, 240f

função do, 229
patologia testicular, 237
  abscesso, 237
  cisto, 237
  ectasia tubular, 237
    do *rete testis*, 237
  microcalcificações, 237
  neoplasia maligna, 237
  orquite, 237
  ruptura testicular, 237
  torção testicular, 237
sonograma dos, 289f
  transversal, 289f
tamanho, 234
  adulto, 234
  pré-puberdade, 234
  recém-nascido, 234
Tetralogia
  de Fallot, 392
TGO (Aspartato Aminotransferase)
  valores laboratoriais, 92
  no fígado, 92
TGP (Alanina Aminotransferase)
  valores laboratoriais, 92
  no fígado, 92
Thompson
  teste de, 212
TI (Índice Térmico), 2
TIB (Índice Térmico no Osso), 2
TIC (Índice Térmico Craniano), 2
TIPS (Anastomose Portossistêmica
  Intra-Hepática Transjugular), 97
Tiroidite, 251
  pós-parto, 245
TIS (Índice Térmico de Tecidos Moles), 2
TJC (*The Joint Commission*), 425
Toracentese, 259, 265
Tórax
  anormalidades fetais do, 391-392
    anomalia de Ebstein, 392
    ectopia do coração, 391
    efusão pleural, 392
    hérnia diafragmática, 392
    malformação adenomatoide cística, 391
    tetralogia de Fallot, 392
    transposição de grandes vasos, 392
  não cardíaco, 259-270
    coleções de fluido, 264
    revisão, 266-270
Torção
  ovariana, 336
  testicular, 229, 237
Touro
  chifre do, 388
  sinal de, 388
TP (Pico Temporal), 2
Trabalho
  fator de, 13
Transdutor (es)
  de ultrassom, 25-36
    cuidados com o, 32
    feixe sonoro, 28, 29, 30
      direcionamento do, 30
      focalização do, 29
      não focalizado, 28
      na ultrassonografia diagnóstica, 26

piezoeletricidade, 26
resolução, 31
revisão do, 33
de varredura linear, 31f
diâmetro do feixe para, 30f
em forma de disco, 28f
  feixes de, 28f
no sistema pulso-eco, 40
  canais, 40
partes do, 25, 26
tipos de, 26, 27
  onda, 27
    contínua, 27
    pulsada, 27
Transferência
  intrafolicular, 345
  de gametas, 345
  intratubária, 345
  de zigotos, 345
Translucência
  nucal, 353, 357
    no primeiro trimestre, 357
Transmissão
  do ultrassom, 18
Transplante
  hepático, 98
    complicações, 98
      pós-operatórias, 98
    protocolo, 98
    pré-operatório, 98
  renal, 147
    aparência Doppler do, 148
      anormal, 148
      normal, 148
    aparência ultrassonográfica do, 148
      anormal, 148
      normal, 148
    complicações do, 147-148
Transposição
  de grandes vasos, 392
Trato
  alimentar, 199
  GI, 199-211, 392-393
    anatomia, 200
      apêndice, 201
      canal anal, 202
      ceco, 201
      cólon, 201, 202
        ascendente, 202
        descendente, 202
        transverso, 202
      duodeno, 201
      esôfago, 200
      estômago, 200
      íleo, 201
      intestino delgado, 201
      jejuno, 201
      reto, 202
      sigmoide, 202
    anormalidades fetais do, 392-393
      atresia, 392
        do intestino, 392
        duodenal, 392
        esofágica, 392
      íleo de mecônio, 393
      intestino hiperecoico, 392

peritonite por mecônio, 393
aparência ultrassonográfica, 203
fisiologia, 199
  funções do, 199
localização, 202
  cólon, 203
  duodeno, 202
  esôfago, 202
  estômago, 202
  íleo, 203
  intestino delgado, 202
  jejuno, 202
patologia, 204
  do cólon, 206
  do estômago, 204-205
  do intestino delgado, 205
  vascular, 206
  revisão do, 207-211
tamanho, 203
técnica, 203
  exame, 203
  indicações, 204
  otimização da imagem, 203
  preparação, 203
Tributária(s)
  venosas, 187
    principais, 187
    anatomia das, 187
Trombose
  da artéria hepática, 98
    após transplante, 98
  da IVC, 193
  da veia, 97, 98, 147
    porta, 97, 98
      após transplante, 98
    renal, 147
  dos vasos umbilicais, 417
  intervilosa, 415
    na placenta, 415
Tronco
  da aorta abdominal, 185
  celíaco, 185
TSH (Tirotropina)
  valores de laboratório, 249
TTS (Síndrome da Transfusão Feto-Fetal), 401
Tuba(s) Uterina(s)
  aparência sonográfica da, 307
  divisões da, 307
    ampola, 307
    infundíbulo, 307
    intersticial, 307
    istmo, 307
  doenças das, 344
    abscesso tubo-ovariano, 344
    carcinoma, 344
    hidrossalpinge, 344
    piossalpinge, 344
    salpingite, 344
  fisiologia das, 306
  função, 306
  localização das, 307
  tamanho, 307
Tubo Neural
  defeito do, 390
    anencefalia, 3, 90
    encefalocele, 390

espinha bífida, 390
regressão caudal, 390
Tumor (es)
adenomatoide, 236
do epidídimo, 236
da veia renal, 147
extensão do, 147
de Brenner, 335
de células, 129, 335
da ilhota pancreática, 129
granulosas, 335
de Klatskin, 105, 111
de Krukenberg, 343
de Wilms, 146, 394
Túnica
adventícia, 184
albugínea, 229, 230
íntima, 184
média, 184
vaginal, 229, 230
Turner
síndrome de, 402
Úlcera
gástrica, 204

U

Ultrassom, 14
artefatos de, 47
causados por, 47
sistemas de, 47
suposições no desenho dos, 47
avaliação por, 345
do útero, 344
na infertilidade, 345
bioefeitos do, 7
estudos sobre os, 7
intensidade do, 5
PA, 5
SA, 5
SP, 5
TA, 5
TP, 5
monitoramento por, 345
na infertilidade, 345
do endométrio, 345
dos ovários, 345
propriedades do, 15
reflexão do, 17
refração do, 18
transdutor(es) de, 25-36
cuidados, 32
feixe sonoro, 28, 29, 30
direcionamento do, 30
focalização do, 29
não focalizado, 28
na ultrassonografia diagnóstica, 26
piezoeletricidade, 26
resolução, 31
revisão do, 33
tipos de, 26
transmissão do, 18
Ultrassonografia
abdominal, 308S
da mama, 212-228
anatomia, 213

anomalias congênitas, 215
aparência ultrassonográfica, 215
fisiologia, 213
função, 213
localização, 213
patologia, 217, 218
benigna, 217
maligna, 218
técnica, 215
vasculatura mamária, 214
diagnóstica, 26
transdutores na, 26
do fígado, 103f, 104f
sagital, 103f, 104f
transversal, 103f
do quadrante superior, 101f
direito, 101f
duplex, 100f
da veia porta, 100f
principal, 100f
musculoesquelética, 212-228
anatomia, 219
aparência ultrassonográfica, 220
patologia, 221-222
técnica, 220
exame, 220
indicações, 221
otimização da imagem, 220
parede abdominal, 212-228
anterior, 218
anatomia, 218
aparência ultrassonográfica, 220
patologia da, 221
técnica, 220
Úraco, 136
Ureter
anatomia de, 138
suprimento arterial, 138
Ureterocele, 136
da bexiga, 308
vesical, 149
Urinálise
com urina, 143
concentrada, 143
diluída, 143
Urinoma, 178
Útero
anomalias uterinas, 303-304
congênitas, 303-304
agenesia, 303
arqueado, 303
bicórneo, 303
didelfia, 303
septos, 303
subseptos, 304
unicórneo, 304
aparência sonográfica do, 301
normal, 301
colo do, 418
anormalidades do, 418
incompetente, 418
insuficiência cervical, 418
doença do, 331-342
adenomiose, 332
do colo, 332
carcinoma, 332

cisto de Naboth, 332
leiomioma, 332
intramural, 332
pedunculado, 332
submucoso, 332
subseroso, 332
leiomiossarcoma, 332
revisão da, 337-342
localização do, 301
medição do, 301, 302f
na infertilidade, 345
avaliação do, 345
por ultrassom, 345
posições uterinas, 303
anteflexão, 303
anteversão, 303
dextroflexão, 303
levoflexão, 303
retroflexão, 303
retroversão, 303
regiões do, 300-301
cavidade endometrial, 301
cérvice, 300
colo do, 300
cornos, 301
corpo, 300
fundo, 301
istmo, 301
sonograma do, 310f, 311f, 312f, 338f, 339f, 341f, 363f, 364f, 365f
coronal, 312f, 341f
endovaginal, 310f, 338f, 339f
sagital, 310f, 364f
transabdominal, 338f, 363f
transvaginal, 365f
transverso, 311f, 312f
tamanho do, 302
pós-menopausa, 302
pré-menarca, 302
menarca, 302
tecido do, 300
camadas de, 300
endométrio, 300
miométrio, 300
perimétrio, 300

V

Vagina, 299
aparência sonográfica da, 300
Valor (es) de Laboratório
da pelve feminina, 315
estradiol, 315
estrogênio, 315
FSH, 316
fator de liberação do, 316
LH, 316
LHRF, 316
progesterona, 316
no primeiro trimestre, 356
hCG, 356
no segundo semestre, 369
alfafetoproteína, 369
baixa, 369
elevada, 369
paratiroide, 250

cálcio, 250
PTH, 250
peritônio, 263
tireoide, 249
  calcitonina, 249
  T_3, 249
  T_4, 249
  TSH, 249
Valor (es) Laboratorial(is)
  no baço, 161
    eritrócito, 161
    hematócrito, 161
    hemoglobina, 161
    leucócito, 161
  no fígado, 91
    albumina sérica, 92
    alfafetoproteína, 91
    ALT, 92
    AST, 92
    bilirrubina, 92
    fosfatase alcalina, 91
    tempo de protrombina, 92
    TGO, 92
    TGP, 92
  no pâncreas, 127
    amilase, 127
      sérica, 127
      urinária, 127
    glicose, 127
    lípase sérica, 127
  no retroperitônio, 173
    ACTH, 173
    aldosterona, 173
    potássio, 173
    sódio, 173
  no sistema, 110, 142
    biliar, 110
      ALT, 110
      AST, 110
      bilirrubina, 110
      fosfatase alcalina, 110
    urinário, 142
      creatinina, 142
      hematúria, 142
      nitrogênio ureico, 142
      proteinúria, 143
      urinálise com urina, 143
        concentrada, 143
        diluída, 143
  PSA, 236
Válvula
  uretral, 393
    posterior, 393
      obstrução da, 393
Variância
  modo de, 55
Variante(s)
  anatômicas, 108, 139
    da vesícula biliar, 108
    renais, 139
Variável(is)
  acústicas, 14
  do fluxo sanguíneo, 56
Varicocele, 229, 236
Variz (es), 86
  da veia umbilical, 417
  da vesícula biliar, 115
Varredura
  conversor de, 43
    no armazenamento de imagens, 43
      analógico-digital, 43
      analógicos, 43
      digitais, 43
      digital-analógico, 43
      memória digital, 43
  volumétrica, 38
Vasa
  previa, 411
Vasculatura
  abdominal, 184-198
    AAA, 192
    anatomia, 184
      arterial, 185
      parede dos vasos, 184
        camadas da, 184
      venosa, 187, 188*f*
    aparência ultrassonográfica, 190
    fisiologia, 184
      funções, 184
    localização, 189
    patologia arterial, 191
      aneurisma, 191
      arteriosclerose, 191
      aterosclerose, 191
      estenose, 191
      pseudoaneurisma, 191
    patologia venosa, 193
      derivações AV, 193
      dilatação, 193
      fistula AV, 193
      neoplasia da IVC, 193
        infiltrativa, 193
        primária, 193
      trombose da IVC, 193
    revisão da, 194-198
    tamanho, 190
    técnica, 190
      de exame, 190
      indicações para, 191
      otimização da imagem, 190
      preparação, 190
  da glândula, 247
    tiroide, 247
  do pescoço, 246
    artérias carótidas, 246
      comuns, 246
      externas, 246
      internas, 246
    artérias vertebrais, 247
    da glândula tiroide, 247
    veias jugulares, 247
      externas, 247
      internas, 247
    veias vertebrais, 247
  esplênica, 158
  mamária, 214
    sistema venoso, 215
    suprimento arterial, 214
  pélvica, 298
    artérias, 298
      ilíacas internas, 298
      ovarianas, 298
      uterinas, 298
      vasos arqueados, 298
      veias ovarianas, 298
  renal, 137
Vaso(s)
  arqueados, 298
  deferente, 231
  umbilicais, 417
    trombose dos, 417
Vater
  ampola de, 105, 123
Veia(s)
  anatomia das, 187
    abdominais, 188
      adicionais, 188
      esplênica, 189
      gonadais, 189
      hepáticas, 187
      ilíacas, 187
        comuns, 187
      lombares, 189
      mesentérica, 189
        superior, 189
      porta, 188
        principal, 188
      renais, 187
  espermática, 233
  hepáticas, 89, 90
    aparência ultrassonográfica, 90
  jugulares, 245, 247
    externas, 247
    função das, 245
    internas, 247
  ovarianas, 298
  porta(s), 89, 90, 97, 98, 100*f*
    aparência ultrassonográfica, 90
    após transplante, 98
    estenose de, 98
    principal, 100*f*
      ultrassonografia duplex da, 100*f*
    trombose de, 97, 98
  renal, 147
    tumor da, 147
      extensão do, 147
    trombose da, 147
  testiculares, 233
  umbilical, 416, 417
    variz de, 417
  vertebrais, 247
Velocidade(s)
  de propagação, 14, 16
  do ultrassom, 16
  modo de, 55
  pico de, 55
Ventrículo
  lateral, 371
    átrio do, 371
      no segundo trimestre, 371
Ventriculomegalia, 388, 389
Vênula(s), 55
Veracidade, 425
Verificação
  genética, 405
    nas gestações multifetais, 405
      amniocentese, 405
      cordocentese, 405

embrioscopia, 405
vilosidades coriônicas, 405
amostragem das, 405
Verme
do cerebelo, 368
Vermis, 388
Vernix
caseosa, 379
Verumontano, 229, 232
Vesícula(s)
seminais, 229, 232, 233
agenesia das, 233
Vesícula Biliar, 107
anatomia da, 107
divisões, 108
localização, 108
parede, 108
camadas da, 108
anomalias congênitas, 108
aparência ultrassonográfica, 108
em jejum, 108
anormal, 108
normal, 108
espessamento da parede, 109
causas não inflamatórias de, 109
não visualização da, 109
motivos para, 109
de porcelana, 105
fisiologia da, 107
funções, 107
imagem da, 117f, 118f, 119f, 121f
em decúbito lateral esquerdo, 121f
longitudinal, 118f, 122f
da fossa, 122f
sagital, 117f
transversal, 117f, 119f
inflamação da, 114-115
colecistite, 114, 115
aguda, 114
crônica, 115
enfisematosa, 114
gangrenosa, 114
hidropsia, 115
perfuração, 114
varizes, 115
no segundo trimestre, 372
patologia da, 113-114
adenoma, 113
adenomiomatose, 113

carcinoma, 114
colelitíase, 113
colesterólise, 113
doença, 114
metastática, 114
em porcelana, 113
lama biliar, 113
síndrome de Mirizzi, 113
sonograma da, 118f, 119f, 120f, 275f, 283f, 286f, 287f, 288f, 290f
longitudinal, 119f, 120f, 286f
sagital, 275f, 290f
supino, 288f
transversal, 118f
transverso, 283f, 287f
tamanho da, 108
variantes anatômicas, 108
Via(s)
múltiplas, 37
Vídeo
reprodutores de, 46
Vilosidade(s)
coriônicas, 405, 411
amostragem das, 405
Volume, 14
de amostra, 55
de fluído amniótico, 381
anormal, 382
oligo-hidrâmnio, 382
poli-hidrâmnio, 382
método de avaliação de, 381
AFI, 381
bolsa isolada mais profunda, 381
subjetiva, 381
de LA, 381
no terceiro trimestre, 381
medição do, 381
ovariano, 305, 306
sistólico, 55
Volvo, 199
no cólon, 206
Voxel, 37, 45
VS (Saco Vitelino), 353

W

WES
sinal, 105
Wharton

geleia de, 411
Whipple
procedimento de, 123, 129, 130
básico, 130
critérios pré-operatórios, 129
Wilms
tumor de, 146, 394
Wirsung
ducto de, 123
procedimento de, 130
WRMSD (Distúrbios Musculoesqueléticos Relacionados com o Trabalho), 2
lesões, 3
prevenção de, 3
tipos de, 3
musculoesqueléticas, 3
na ultrassonografia, 3
causas de, 3

Y

YS (Vesícula Vitelina)
no primeiro trimestre, 358
achados sonográficos, 358

Z

ZC (Zona Central), 229, 231
Zigoto(s)
transferência de, 345
intratubária, 345
Zona
de Fraunhofer, 25
de Fresnel, 25
distante, 25
focal, 25
mamária, 212, 214
morta, 68
próxima, 25
retromamária, 212
Zoom
no armazenamento de imagens, 44
no sistema pulso-eco, 44
de escrita, 44
de leitura, 44
ZP (Zona Periférica), 229, 232
ZT (Zona de Transição), 229, 232